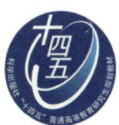

科学出版社"十四五"普通高等教育研究生规划教材

组织工程与再生医学

主　　编　顾晓松
副 主 编　李晓红　蒋　青　丁建东　王秀梅　赵远锦　易　晟　邱小忠
编　　者（以姓氏笔画为序）

丁建东（复旦大学）	邵文威（天津大学）
于　彬（南通大学）	易　晟（南通大学）
王乐禹（广州医科大学）	赵远锦（南京大学）
王有为（天津大学）	侯金星（南京大学）
王秀梅（清华大学）	侯鸿浩（南方医科大学）
代　秀（南通大学）	费　飞（南京大学）
汤　欣（南通大学）	姚　淳（南通大学）
李枚原（南通大学）	姚　斌（天津大学）
李晓红（天津大学）	顾晓松（天津大学）
李晓明（北京航空航天大学）	龚蕾蕾（南通大学）
邱小忠（南方医科大学）	蒋　青（南京大学）
陈力群（天津大学）	

科学出版社
北　京

内 容 简 介

本书适应新医科新工科背景下课程教学改革的要求，依照高层次复合交叉型人才的培养目标而编写。全书共十四章，主要包括组织工程与再生医学概述、组织再生与功能重建原理、组织工程基本要素、组织工程构建技术与产品研发，以及组织工程皮肤、神经、脊髓、骨、类器官与组织芯片等。在内容方面力求做到科学性、先进性与继承性、实用性的统一。本书从理论创新、技术创新到产品研发与临床转化都展开了系统而深入的介绍，并增加了组织工程与再生医学领域的最新研究进展。

本书适合高等院校临床医学、基础医学、生命科学、高分子材料与工程、生物医学工程、智能医学工程等相关专业的研究生使用，也可供科学研究人员和临床医务工作者使用。

图书在版编目（CIP）数据

组织工程与再生医学 / 顾晓松主编. -- 北京：科学出版社，2024.11. --（科学出版社"十四五"普通高等教育研究生规划教材）. --ISBN 978-7-03-079285-3

Ⅰ. R329; R318

中国国家版本馆 CIP 数据核字第 20240WY517 号

责任编辑：胡治国/责任校对：宁辉彩
责任印制：赵　博/封面设计：陈　敬

科学出版社 出版
北京东黄城根北街16号
邮政编码：100717
http://www.sciencep.com

涿州市般润文化传播有限公司印刷
科学出版社发行　各地新华书店经销

*

2024年11月第 一 版　开本：787×1092　1/16
2024年11月第一次印刷　印张：24 3/4
字数：731 000
定价：198.00 元
（如有印装质量问题，我社负责调换）

前　言

组织工程与再生医学是一门新兴学科，组织工程是把生命科学与工程学的原理相结合，创建能修复组织或器官损伤并实现其功能重建的新技术、新方法与新产品。再生医学是应用生命科学与医学的原理，针对修复受损组织或器官的再生机制与要素，创建可实现受损组织再生或器官重建的有效治疗方法、技术以及功能器械。组织工程与再生医学的核心与终极目标是修复或再生各种组织和器官，并实现其功能重建。

近年来，科学技术的不断创新发展，促进了组织工程与再生医学的快速发展，使之成为全球科学研究的重要领域、重要热点。组织工程与再生医学的发展，也推动着理论创新、技术创新与临床转化，一些新技术与新产品逐步进入临床应用，给患者带来了希望与福音，为人类社会的进步和发展、人民的健康与福祉作出了贡献。

党的二十大报告强调"实施科教兴国战略，强化现代化建设人才支撑""高质量发展是全面建设社会主义现代化国家的首要任务"。在科学与技术迅猛发展的今天，在推进健康中国与建设科技强国的新时代，加强和发展组织工程与再生医学显得格外重要。为此，我们组织全国该领域知名专家学者从理论创新、技术创新到产品研发与临床转化进行系统介绍。本书共设十四章，第一至八章内容涉及组织再生与功能重建原理、组织工程基本要素、组织工程构建技术与产品研发等；第九至十四章分别对组织工程皮肤、神经、脊髓、骨、类器官与组织芯片等展开了深入的叙述。本书既总结现状，又尽可能地展示着前沿方向，颇具特色。

编写特色鲜明、时代感强、内容新颖的精品教材，是每一位编者的良好心愿。我们希望通过《组织工程与再生医学》的出版，为新医科新工科高素质人才培养模式的探索发挥有益的作用。由于学术水平与编写能力有限，本书难免有不足之处，恳请广大读者和同仁给予批评指正，以便修订完善。

顾晓松
2024 年 9 月 25 日

目　　录

第一章　组织工程与再生医学概述 … 1
　　第一节　组织工程与再生医学的概念 … 1
　　第二节　组织工程与再生医学的发展 … 6
　　第三节　组织工程与再生医学研究现状 … 10
　　第四节　组织工程与再生医学发展趋势 … 17
　　第五节　组织工程与再生医学产业化进程 … 22

第二章　组织再生与功能重建原理 … 28
　　第一节　再生的系统演化 … 28
　　第二节　组织再生的细胞学基础 … 33
　　第三节　组织再生的免疫调控 … 40
　　第四节　组织再生的分子信号调控 … 45
　　第五节　功能重建 … 57

第三章　组织工程基本要素——生物材料 … 63
　　第一节　组织工程生物材料及其制备方法概述 … 63
　　第二节　合成高分子材料 … 66
　　第三节　天然高分子材料 … 70
　　第四节　无机非金属类材料 … 77
　　第五节　金属材料 … 79
　　第六节　生物衍生材料 … 81
　　第七节　组织工程材料展望 … 82

第四章　组织工程基本要素——细胞 … 84
　　第一节　组织工程种子细胞 … 84
　　第二节　胚胎干细胞 … 88
　　第三节　成体干细胞 … 96
　　第四节　细胞重编程及诱导性多能干细胞 … 106
　　第五节　结论与展望 … 114

第五章　组织工程基本要素——因子 … 115
　　第一节　生物因子和组织工程 … 115
　　第二节　物理因子和组织工程 … 139
　　第三节　化学因子和组织工程 … 141
　　第四节　多因子联合应用 … 142
　　第五节　结论与展望 … 143

第六章　组织工程基本要素——细胞外基质 … 144
　　第一节　细胞外基质的功能和主要组分 … 144
　　第二节　细胞外基质的制备 … 149
　　第三节　细胞外基质相关专利 … 155
　　第四节　细胞外基质在组织工程中的应用 … 158
　　第五节　结论与展望 … 167

第七章　组织工程基本要素——再生微环境 … 169
　　第一节　组织工程再生微环境概述 … 169
　　第二节　材料相关微环境 … 169
　　第三节　生物力学相关微环境 … 179
　　第四节　生物学相关微环境 … 183
　　第五节　再生微环境展望 … 184

第八章　组织工程构建技术与产品研发 … 186

第一节　传统构建技术……186
　第二节　水凝胶制备技术……193
　第三节　3D生物打印……200
　第四节　其他先进构建技术……202
　第五节　组织工程构建技术的应用……204
　第六节　结论与展望……212

第九章　组织工程皮肤……213
　第一节　引言……213
　第二节　皮肤的发育过程及其结构……213
　第三节　皮肤创伤修复与再生……216
　第四节　组织工程皮肤发展历程及其种类……220
　第五节　组织工程皮肤相关细胞……225
　第六节　组织工程皮肤相关生物材料……227
　第七节　组织工程皮肤相关生长因子……231
　第八节　组织工程皮肤的构建方法……232
　第九节　组织工程皮肤产品及其临床应用……235

第十章　组织工程与周围神经缺损修复……241
　第一节　周围神经损伤与修复……241
　第二节　神经组织工程……244
　第三节　微环境……252
　第四节　基于干细胞及各类因子的疗法……256
　第五节　细胞外基质……260
　第六节　外泌体作为一种有前途的周围神经损伤治疗策略……265

第十一章　基于生物材料的脊髓损伤修复研究进展……268
　第一节　引言……268
　第二节　脊髓损伤治疗现状……268
　第三节　脊髓损伤后的病理过程……270
　第四节　治疗脊髓损伤的常见干细胞类型……272
　第五节　脊髓损伤修复的生物材料……274
　第六节　组织工程在脊髓损伤中的作用……282
　第七节　结论与展望……288

第十二章　骨组织工程与再生医学……291
　第一节　骨——复杂的天然复合材料……292
　第二节　骨的形成与生物矿化……296
　第三节　骨缺损与组织工程、再生医学策略……297
　第四节　骨组织工程与再生医学前沿进展……308
　第五节　骨组织工程产品的临床转化和应用……320

第十三章　类器官与再生医学研究……324
　第一节　绪论……324
　第二节　自组织类器官……327
　第三节　组织工程类器官……337
　第四节　类器官与再生医学研究……347

第十四章　组织芯片与类器官芯片……355
　第一节　微流控芯片……355
　第二节　微流控器官芯片……356
　第三节　器官芯片检测技术……359
　第四节　组织芯片……363
　第五节　类器官芯片……375

参考文献……386

第一章 组织工程与再生医学概述

第一节 组织工程与再生医学的概念

一、组织工程的概念

由于先天缺陷、创伤和疾病，机体常失去部分或全部的组织或器官，而且人体的再生潜力相对较低，因此在全球范围内有数百万患者正在遭受器官损伤的痛苦。在很长一段时间里，体外构建组织以及器官，在整个医学发展的历史长河中一直是一个神话和梦想。随着组织工程的出现和发展，体外构建的组织或器官已经进入临床实践。组织工程学（tissue engineering，TE）是在1987年被引入医学领域的，当时学界达成一致的定义是：组织工程学是应用工程学和生命科学的原理和方法，从根本上理解正常和病理性哺乳动物组织的结构与功能关系，并开发生物替代品，以恢复、维持或改善功能。随着研究的深入，它的含义也在发展演化。目前认可度较高的说法是：组织工程学是应用工程学、生命科学和材料学的原理与方法，将在体外培养、扩增的功能相关的活细胞种植于多孔支架上，细胞在支架上增殖、分化，构建生物替代物，然后将之移植到组织病损部位，达到修复、维持或改善损伤组织功能的一门科学。

组织工程是由生命科学、工程学和材料学等领域多学科融合发展而来的新兴领域和学科。从原本的简单修复以及支持治疗过渡到构建具有功能的组织和器官，组织工程的出现将深刻改变疾病的治疗方式。组织工程学发展最初是在免疫缺陷动物模型中构建出各种组织，进一步的研究已经证实工程组织可以修复拥有正常免疫功能的各类哺乳动物的组织缺损。随着科学研究与临床转化的深入，科学家们已经把组织工程传统的生物材料支架、种子细胞与生长因子的三要素拓展为生物材料支架、种子细胞、生长因子、细胞外基质与再生微环境五要素。随着基础实验研究的日益成熟，科学家们更加期望它能够用于提高治疗效果以及患者生活质量。为了实现这些期望，需要应对有关科学、技术、临床、伦理和社会问题的挑战。可喜的是，部分工程化的组织已在临床应用中取得了稳定而持久的疗效（组织工程外周神经、血管等），已有部分组织工程产品经过批准并进入市场（组织工程皮肤、软骨等），极大地推动了临床医学和生命科学的发展。

组织工程的进展是显而易见的。体外制造功能完全的组织和器官一直以来都是人类所追求的目标。就目前来看，这一目标还需要很长时间的发展，因为器官远比人们想象的要复杂得多。所以，从"形似"到"神似"，像更换汽车零件一样更换人体受损的组织和器官，是科学家们对组织工程发展的最终愿景。

二、再生医学的概念

20世纪90年代，人们拉开了胚胎干细胞（embryonic stem cell，ESC）研究的序幕。干细胞的研究及应用促成了组织工程研究的飞跃和再生医学概念的提出。威廉·哈兹尔廷（William Haseltine）最早提出了再生医学的概念，即再生医学（regenerative medicine，RM）是通过替代或再生人类细胞、组织或器官，来恢复或建立原有功能的医学。再生医学是研究组织和器官再生的一门科学。许多学者认为，对于再生医学的概念，应该进行广义和狭义的划分。广义上讲，再生医学是研究如何促进创伤和组织、器官缺损的生理性修复，以及如何进行组织、器官再生和功能重建的一门新兴学科。它涉及研究机体正常组织的特征和功能、创伤修复和再生机制，以及干细胞分化机制，旨在寻找有效的生物治疗方法，帮助机体自我修复和再生，或者构建新的组织和器官，以维持、修复、再生或改善受损组织和器官的功能。狭义上说，再生医学是基于生命科学、材料科学、计算机科学和工程学等学科的原理与方法，专注于研究和开发用于修复、改善或再生人体各种组织、器官的技术或产品。这些技术或产品旨在治疗因疾病、创伤、衰老或遗传因素造成的组织、器官缺损或功能障碍。

再生医学旨在修复受伤或患病的组织和器官，是一个涵盖基础生命科学和工程领域的多领域交叉学科。再生医学的研究内容也非常丰富，包括细胞移植、基因编辑、组织工程器官构建、再生生物学、组织再生的机制研究及器官再造与功能重建等多方面。不同于组织工程学，干细胞的研究是再生医学的核心内容，利用干细胞的可塑性，经过诱导分化可达到治疗目的；或者利用成体细胞进行去分化，形成诱导性多能干细胞（induced pluripotent stem cell，iPSC），从而达到治疗目的。总的来说，再生医学的发展在很大程度上依赖于生命科学、医学、材料科学和工程技术的共同努力。

三、组织工程与再生医学的联系

组织工程和再生医学之间有一定的联系，因为它们都是利用细胞机制、生物技术和医学技术，来修复和替代受损的器官和组织，恢复损伤的功能。组织工程和再生医学都基于多学科方法，是一门将生物科学、基础医学、前沿材料科学以及工程和临床学科等多个科学领域相结合的学科，但是两者的侧重点又有不同的地方。组织工程是一种工程技术，它是通过以医学为基础的技术，利用生物材料、细胞和生物分子等，制造和修复组织、器官和身体功能来改善人类健康的一种技术。它可以改善组织病理，帮助患者恢复正常生理功能，延长患者的生命。组织工程的重点在于体外培育组织、器官并将人工组织、器官用于损伤器官的替换，组织工程一般不包括单纯的干细胞治疗。此外组织工程中体外构建成熟组织和器官的技术是再生医学所不涵盖的。

再生医学的目标是利用细胞机制和生物技术，通过再生细胞和组织，来修复和替代受损的器官和组织，恢复损伤的功能，其最终目标是使受损的器官和组织能够完全恢复功能，所以更加侧重于组织的自我修复能力以及细胞的使用，因此相关的研究内容也更加广泛，涵盖了组织工程、促再生药物及干细胞治疗等方面。再生医学实行3R原则（图1-1）：替换（replacement）、修复（repair）与再生（regeneration）。再生医学主要涉及来自胚胎、胎儿或成人及其他动物来源的干细胞的研究。目前普遍认为，组织工程是实现再生医学的一种重要手段，同时也拓宽了再生医学的深度和广度。

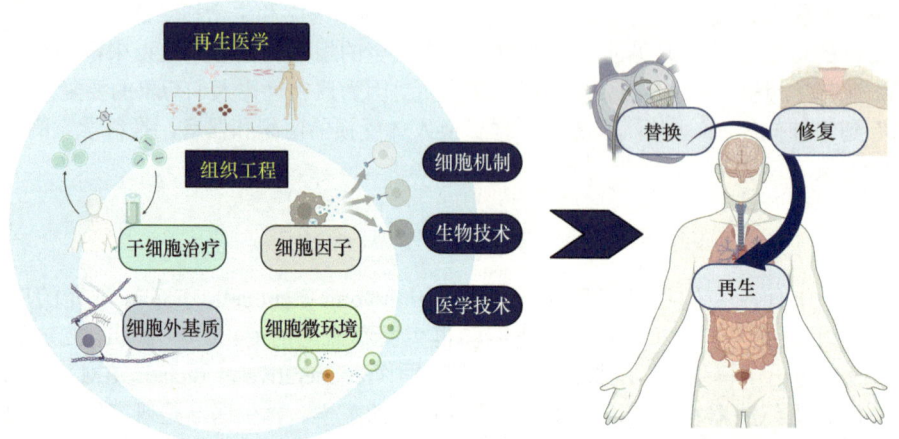

图1-1　组织工程与再生医学的关系

就目前来看，组织工程与再生医学之间的界限仍然比较模糊。国际再生医学基金会把组织工程定义为再生医学的分支；同时，2005年，组织工程协会更名为组织工程与再生医学国际协会。生物材料支架、干细胞治疗、细胞因子、细胞外基质和微环境等能引起组织再生的方法都属于组织工程的范畴，并且组织工程与再生医学的最终目的相同，两者经常混用，因此作为修复损伤的组织或治愈疾病的一种新的临床工具，组织工程与再生医学被认为将改变治疗制度，并在未来几十年对临床医学做出重大贡献。

四、组织工程与再生医学的研究内容

（一）种子细胞

组织工程与再生医学成功应用的一个关键问题是细胞的来源，无论预期用途是组织替代、修复还是再生，种子细胞的来源都包括了异种细胞、同种异体细胞和自体细胞。目前研究最广泛的组织工程方法就是在植入前在支架内播种和扩大体外培养细胞，这个过程中有一个重要的考虑因素是细胞来源以及细胞增殖和分化的能力。来自患者自身健康组织的原代细胞（即自体细胞）可能是一个最优的选择，因为这避免了许多与外来组织免疫排斥相关的问题。通过体外培养，细胞数量大大增加，根据使用的细胞类型不同，达到特定应用所需的细胞数量往往可能需要数天到数周。由于疾病的快速进展或者患者自身并不能耐受自体细胞提取，所以同种异体来源的细胞可能相对更有优势。来自同一物种（即同种异体细胞）正常供体原代细胞的优势在于可以提前获取、冻存并且数量足够，这保证了在患者需要时可以及时获取，然而在这种情况下，宿主免疫系统的排斥和疾病传播的可能性是需要重点考虑的风险。

使用细胞系可以克服其中的一些限制，但这些永生化细胞在受体中有较大的成瘤风险。人胚胎干细胞（human embryonic stem cell，hESC）根据特定的培养条件，基本上可以产生体内所有的细胞类型，这为组织工程提供了最令人兴奋的替代细胞来源。然而就目前来讲，研究人员仍然不能完美控制胚胎干细胞在培养中的精准分化。hESC作为种子细胞同样面临着成瘤风险和一系列伦理问题。另一种细胞来源是从组织中分离出的祖细胞（progenitor cell），这些细胞往往部分分化，但是仍保留了足够的灵活性以便改变它们的发育过程。例如，从人类脂肪组织中可以分离出祖细胞，这些细胞可以在体外分化成制造骨骼的成骨细胞。近年来随着细胞重编程技术的成熟，iPSC渐渐走入了大众视野，这些细胞可以来源于患者本身，这免除了免疫排斥的重大风险。对于干细胞领域的研究，类器官技术可以说是最新也是最有前景的研究方向。类器官（organoid）是将具有干性潜能的细胞在体外进行三维（three-dimensional，3D）培养，从而形成相应器官的类似组织，并具有自我更新和自我组织能力，它具有能够高度模拟其来源组织生理结构和功能的特点。类器官技术结合细胞重编程，为组织工程体外构建器官及个性化治疗提供了一条前景光明的道路。总的来说，干细胞领域的这些最新发展对组织工程的进展产生了重大影响，并为获得无限的细胞供应开辟了一条新途径。随着技术的进一步发展，未来有可能构建出针对各个器官的细胞"仓库"，可以在体外快速构建和替代受损器官。

（二）生物材料支架

运用组织工程技术构建新的组织或器官行使替代功能，生物支架的选择在这个过程中举足轻重。一种性能良好的生物支架对组织重建的意义非常重大。使用生物材料可以诱导周围组织和细胞的生长，或作为临时支架促进移植的细胞附着、增殖和分化。在这个过程中，生物支架不仅提供了支持和保护作用，而且与细胞间的相互作用同样调控着细胞的生长、迁移以及功能。

构建生物支架的材料包括天然材料，如胶原、明胶、透明质酸等；合成材料，如聚乳酸、聚己内酯、陶瓷等，以及各种复合材料。生物支架通过构建支架不同材料降解的动态变化、支架的力学因素和拓扑结构作用于细胞膜、细胞核，从而诱导特定基因的表达，影响细胞命运的选择。生物材料的制备方法多样，一般包括热压成型、激光雕刻、静电纺丝、粒子浸出、气体发泡、冷冻干燥、3D打印等。

一般来说，应用于组织工程的生物材料支架需要具备以下通用特征：①良好的生物相容性。生物相容性一般指生命体组织或细胞与材料间相互作用产生的反应。任何用于组织工程支架的第一个标准是它具有生物相容性；细胞必须黏附、正常运作、迁移到表面并最终穿过支架，在铺设新的基质之前开始增殖。植入后，支架或组织工程构建物需引起尽可能小的免疫反应，以防止出现严重的炎症反应，导致身体排斥反应和愈合延缓。②良好的生物降解性。组织工程学的目标是让人体自身细胞，随着时间的推移，最终取代植入的支架。一般来说，支架并不用作永久性植入物。因此，支架必须是可生物降解的，以便细胞能够产生自己的细胞外基质，这种降解后的产物应是无毒的，能够在不干扰其他器官的情况下从体内排出。为了使支架降解与细胞生长和组织形成相匹配，应该严格控制支架水解或酶解的速率以及机体的炎症反应等。③良好的机械性能。理想情况下，支架的机械性能应该与其要植入的解剖部位一致。从实用角度来看，支架需要足够坚固或坚韧，以便在手术植入的过程中方便操作。另外，愈合率在不同年龄中的差异也应该着重考虑，在年轻人中，骨折通常在大约6周内愈合到可以负重的程度，直到骨折后大约1年才能恢复完全的机械完整性，但老年人的修复速度会减慢。因此，机械性能是组织工程产品临床成功应用的关键。④具备三维多孔结构。支架应具有相互连接的孔状结构和高孔隙率，以确保细胞能够在支架中迁移以及营养物质扩散到结构内的细胞中；同样，细胞分泌细胞外基质同样也需要一定的空间；此外，相互连接的多孔结构，允许将细胞代谢产生的废物扩散到支架外。另一个关键因素是支架的平均孔径。首先孔径应足够大，以允许细胞迁移到支架结构内部；其次，在允许细胞迁移的范围内尽量减小孔径可以形成较高的接触表面积比，以允许细胞与支架上的整合素配体结合。因此，对于任何支架，都存在一个关键的孔径范围，这可能会因所使用的细胞类型和对应的组织、器官而有所不同。⑤可制备加工性。为满足不同医疗应用需求，材料可被特定的加工和改性手段制备成目标形式。在生物支架加工的过程中除了需要注意材料的力学性能外，还需关注材料能承受的消毒方式等。

（三）生长因子

生长因子（growth factor，GF）是组织工程的5个关键要素之一，其作用是调控再生细胞的增殖、迁移、分化和成熟。对于组织再生，细胞的功能和行为是通过细胞与其环境之间的相互作用而进行调节，通常通过细胞间直接接触或小分子（如激素和介质）的分泌进行通信。生长因子在不同细胞群之间的信息传递中起着重要作用。在器官系统中，这些蛋白质控制和调节着不同细胞的生物活性，主要通过结合特异性受体促进介质的分泌并进一步诱导靶细胞的分化来触发信号级联反应。自1953年发现神经生长因子以来，已经有超过30种类型、70多个细胞生长因子逐步被发现，包括但不局限于白细胞介素、类胰岛素生长因子、表皮生长因子、血小板源性生长因子、成纤维细胞生长因子、促红细胞生成素、血管内皮细胞生长因子、集落刺激因子及转化生长因子等，且多数在临床上已有应用。

生长因子（GF）功能复杂，除了各自的作用之外，不同的细胞类型可产生相同的GF，但由于分泌浓度不同或接收细胞类型不同也会引起不同的细胞反应，因此将GF应用于组织工程时存在许多限制。首先GF的生物半衰期很短，容易在生理微环境中降解或失活；此外，GF功能具有浓度依赖性，不适当的剂量或GF的释放动力学可能导致干细胞明显分化和出现副作用；并且，相同的GF在不同的受体细胞或不同的微环境中作用也不尽相同。为了克服这些问题，现阶段对于GF的研究重点多为GF-受体细胞/微环境的作用机制和可控的GF缓释系统。主要方法之一是将GF封装在聚合物基质中，以保护它们免于降解；此外，可以通过调整聚合物基质的降解速率或促进GF与基质之间的物理和化学相互作用来控制GF的释放动力学。除了持续释放外，能够感知微环境中的信号并作出相应反应的"智能"材料在GF输送的应用中也越来越受到关注。

组织损伤会导致细胞活动出现异常以及微环境发生改变，包括酶、氧化还原反应、缺氧、pH、温度等多种因素在受伤开始或愈合过程中变得失调，因此除了生长因子之外，一些具有促进组织修复的物理或化学因子，如应力、电刺激、光刺激和小分子药物等也逐渐成为研究热点，物理和化学因子也已经非常广泛地应用到了组织修复和功能康复治疗中。

越来越多的研究结果表明，组织工程基本要素因子是组织工程实施过程中必不可少的，其单独使用能够在一定程度上促进细胞再生，但难以达到组织的完全修复，因此组织工程基本要素因子通常是和生物材料、移植细胞等联合应用，从而达到修复受损组织的目的。

（四）细胞外基质

细胞外基质（extracellular matrix，ECM）包含了除细胞以外的所有组织成分，主要包括多糖和蛋白质，为细胞和组织提供了理想的三维生物环境。ECM在组织再生中起着重要的作用，如为细胞提供物理结构以及力学支持，并且可以调节细胞活动，包括生长、增殖、分化、迁移、平衡和形态发生，然而在实际治疗过程中，由于缺乏细胞外基质的补充，人体损伤的器官再生往往比较困难。因此，细胞外基质已渐渐成为组织工程研究的热点。

对于细胞外基质的研究起源于天然生物材料。天然生物材料由于其固有的生物活性，包括促进细胞增殖、黏附并且无组织毒性，因此成为组织修复研究的热点。纤维素、甲壳素、壳聚糖、海藻酸盐、葡聚糖、胶原蛋白、明胶、弹性蛋白、纤维蛋白原、层粘连蛋白等都是天然生物材料，在天然生物材料中，胶原蛋白、糖胺聚糖、弹性蛋白、纤维蛋白原是天然细胞外基质成分的模仿物，因此，基于ECM的生物材料在再生医学中的应用正在迅速扩大。天然ECM可以从动物器官或组织的脱细胞中获得，或由体外培养的细胞分泌，鉴于ECM的成分和结构没有被完全破坏，天然ECM保留了细胞生存的自然结构，目前已有研究证实将小鼠心脏进行脱细胞处理，并重新接种人源细胞，形成的心脏可以重新跳动。由于自体器官和组织的来源有限，目前研究也尝试了异种ECM，但由于机械和化学手段脱细胞对复杂基质结构的破坏以及脱细胞批次之间的差异，使来自异种组织的ECM缺乏生物相容性，而且潜在疾病的传播风险也限制了其应用。

与组织来源的ECM相比，体外培养细胞产生的ECM应用起来灵活性更强，体外培养细胞的持续扩增能力可以保证获得足够数量的细胞来源ECM。此外，细胞来源的ECM可以为移植的细胞提供定向分化指导，即不同组织来源细胞分泌的ECM具有特定的分化指导能力。通过表面覆盖或与无细胞基质的器官、无机材料和聚合物生物材料混合的方法，可以获得高强度和高生物活性的组织再生支架。随着ECM从实验室走向临床实践，它们必将为组织工程与再生医学领域大放光彩。

（五）再生微环境

微环境是决定细胞命运的主要因素，并已证实其在心血管疾病、神经系统疾病、癌症和衰老等疾病的发生、发展中起着关键作用。微环境由实质细胞、基质细胞、结构性细胞外基质蛋白和信号分子组成，是一个复杂的、协同的体系，在不同组织之间存在差异。例如，将骨髓间充质干细胞与多孔聚乳酸共聚物支架构建后植入关节腔内，可以分化成软骨细胞；相反，这个支架的皮下植入只会导致瘢痕组织的生成。适当的细胞微环境是实现组织、器官再生及重建的关键，每个组织和每种病理状况可能需要不同的微环境来获得最佳效果。因此，精准调控特定组织区域的再生微环境，将是组织再生的关键。这些微环境条件包括氧气浓度、细胞因子梯度、pH、离子和电位、可用的营养物质和机械力等因素，所有这些因素都处于动态平衡状态，其时间和空间模式对每个组织和器官都是独一无二的。

细胞微环境不仅包括器官或组织本身的微环境，还包括受植入材料影响的微环境。现代生物材料不仅局限于生物惰性材料，随着研究的深入，生物活性已经被认为是支架材料越来越重要的特性。生物活性的高低离不开细胞与材料的相互作用，因此，细胞与支架材料之间的微环境同样重要（图1-2）。在目前大多数研究中，组织工程和再生医学的理想生物材料旨在模仿相应的ECM，为细胞提供一个适当的微环境。因此，对再生微环境的研究可以指导新一代组织工程材料的设计。

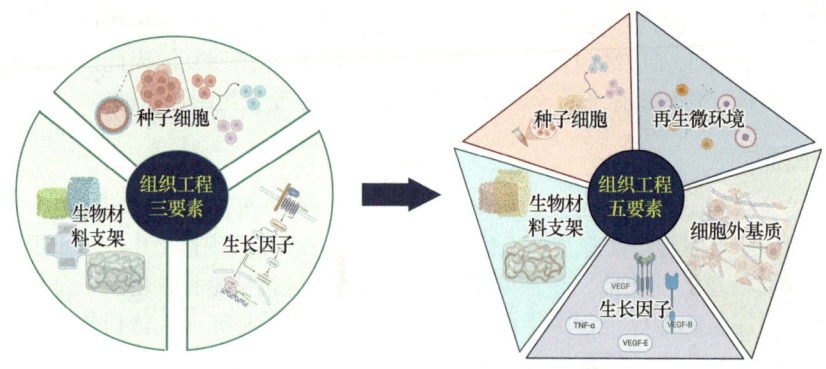

图 1-2 组织工程与再生医学的研究内容

五、组织工程与再生医学的研究意义

组织工程与再生医学的转化应用为许多疾病提供了新的治疗思路，具有巨大的社会效益和经济效益。1997年，美国食品药品监督管理局（Food and Drug Administration，FDA）批准了第一个组织工程产品——由 Advanced Biohealing 公司生产的组织工程真皮 TransCyte，它可用于烧伤皮肤的治疗。2007年，我国的国家食品药品监督管理局正式为"安体肤"颁发了产品注册证书。这些组织工程产品极大丰富了创伤的治疗手段，开创了崭新的再生性修复新时代。目前，组织工程与再生医学的转化研究及商品化已成为各国政府、科学界和企业的重点关注领域，同时也成为代表国家科技实力的高端科技领域。

第二节 组织工程与再生医学的发展

一、组织工程的诞生与发展

对于组织工程的探索，其实在人类历史的早期就有了相关描述，见图 1-3。来自希腊神话的故事，普罗米修斯的诞生可以被认为是创造生命的早期描述。著名的绘画《查士丁尼的治愈》是对科斯马斯（Cosmas）和达米安（Damien）传说的描绘，画中体现了将同种异体肢体移植到受伤的士兵身上，这是组织工程的早期实例，也代表了人类对生命工程进行设计的梦想。随着人类对自然认知的进步，以及开发出了更先进的培养技术，科学家们设想通过应用物理、化学或生物技术来创造生命。在欧洲从中世纪到文艺复兴的转变过程中，许多科学家希望或者相信通过炼金术可以产生活的机体。约翰·格奥尔格（Johann W. von Goethe）在他的文学著作《浮士德》中论述了对人造人以及人类灵魂中的各种转变过程，在《浮士德》著名的实验室场景中，他描述了人类能够通过炼金术创造生命。纵观组织工程学的历史，这幅绘画代表了人类对生命进行工程设计的梦想。后来，随着科学和医学的进步，大量的故事、报道、绘画和电影都涉及这样一个观点，即人类可以通过现代科学手段创造生命。文学和电影中较新的一个突出例子是玛丽·雪莱（Mary Shelley）在 1818 年写的《弗兰肯斯坦》，描述了一个生物由不同的身体部位重组成新的个体。与此同时，许多科学家进行了开创性的实践工作，以产生、治愈或再生身体的部位。在早期的重建医学中，通常采用非生命假体装置（假牙、木腿）替代身体部分。因此，组织工程学的出现与临床医学（假肢、重建外科、移植医学、显微外科）和生物学（细胞生物学、生物化学、分子生物学、遗传学）的发展密切相关。约翰·亨特（John Hunter）在他的开创性工作中不仅于临床水平上研究了移植的影响，而且进行了相关动物实验工作，从而为移植医学的科学方法奠定了基础。现代组织工程观点中的一个里程碑是皮肤移植物的使用。皮肤移植的使用与著名外科医师约翰·弗里德里希·迪芬巴赫（Johann Friedrich Dieffenbach）的工作密切相关。迪芬巴赫进行了皮肤移植的动物实验和临床工作，还建立了使用带蒂皮瓣的方法，是现代整形和重建外科的奠基人之一，被认为是移植医学的早期实践者。海因里希·克里斯蒂安（Heinrich Christian）首次成功地进行了自体皮肤移植。卡尔·蒂尔希（Karl Thiersch）使用中厚皮片进行了移植。由于临床皮肤移植成功的潜在生物学原因在很大程度上是未知的，鲁道夫·魏尔肖（Rudolf Virchow）的基础生物学工作为解释移植物命运的生物学机制提供了启示，通过研究，他描述了组织再生依赖于细胞增殖。哈里森（Harrison）在体外细胞培养方面取得了里程碑式的突破，证实了细胞在培养中可以活跃生长。从那时起，细胞生物学，特别是体外细胞培养成为经典组织工程的支柱，以及随后的细胞移植、现代组织工程和再生医学相结合的体外细胞培养均与显微外科直接相关。亚历克西斯·卡雷尔（Alexis Carrel）被认为是现代器官移植的奠基人，因为他阐述了血管吻合的方法，通过这种技术，整个器官移植或身体部分移植成为可能。器官移植在医学中最著名的里程碑之一是南非外科医师克里斯蒂安·巴纳德（Christiaan Barnard）于1967年进行的第一次心脏移植，他的事迹不仅在当时的报纸上有广泛的报道，而且还引发了一场关于移植医学伦理问题的激烈而有争议的辩论。

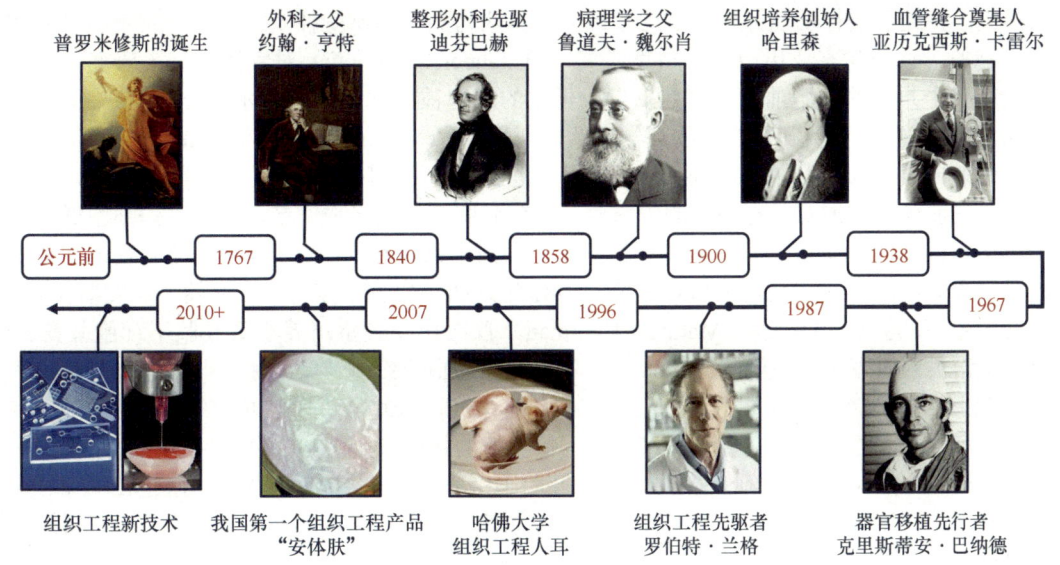

图 1-3　组织工程发展历程

"组织工程学"这个术语是在1987年被引入医学领域的。早期组织工程学的研究内容基本都是围绕细胞和组织培养方法。弗雷德里克·埃尔萨斯（Frederick Elsas）在20世纪70年代初进行了一系列实验，利用软骨细胞培养技术和"骨支架"相结合来生成软骨，尽管无法生成新的软骨，但Elsas创新性地将细胞与支架结合，作出了一次大胆的尝试。这种方法的创新是马萨诸塞州总医院和波士顿麻省理工学院的实验室合作做出的，他们旨在通过于蛋白质支架上培养真皮成纤维细胞或角质形成细胞来生成皮肤，并将其用于烧伤创面的再生。波士顿儿童医院的约瑟夫·瓦坎蒂（Joseph Vacanti）医师和麻省理工学院的罗伯特·兰格（Robert Langer）博士的密切合作为组织工程学的创立和发展作出巨大的贡献，他们在 Science 杂志上的文章描述了组织工程学这项新技术，阐述了基本原理及未来发展方向，被誉为全新生物医学学科的开始。事实上"组织工程学"术语的确定源于华人教授冯元桢，后来，世界各地的许多研究中心都将研究重点放在了这一领域。随着英国广播公司的一次探索组织工程潜力的播报，马萨诸塞大学医学中心 Vacanti 博士实验室背上有人耳朵的小鼠图像得到了展示，组织工程学立即走进公众视野中，这张照片的视觉力量，帮助人们将产生新组织或器官的想法从幻想带到了现实，从那时起，组织工程就被认为是20世纪最有前途的生物医学技术之一。

回顾组织工程学30余年的发展，大量新材料和新技术的出现，推动组织工程与再生医学领域进入了一个新的时代。一方面，生物材料正在从简单的构象超越到"智能"的构象，能够对周围的环境刺激作出反应，如温度、光、湿度、pH和压力。这些智能生物材料为理解复杂的细胞–材料相互作用奠定了基础，并为控制细胞行为提供了丰富的方法；另一方面，生物技术和材料加工技术，包括但不限于合成生物学、微/纳米制造、电纺、3D/4D打印、微流控技术、器官芯片、类器官等，刺激了组织工程的发展，这些技术能够以高分辨率设计和重建组织结构，并更好地模仿人体组织和器官。

二、干细胞与再生医学的发展史

再生医学的发展离不开其研究核心，也就是干细胞。干细胞是指体内所有尚未分化的细胞，它们具有强大的自我复制功能和分化成为其他类型细胞的能力。在干细胞早期的发展中，两位动物学家西奥多·波弗利（Theodor Boveri）和瓦伦丁·海克（Valentin Häcker）将可以产生生殖系统的细胞定义为干细胞。Boveri是一位比较解剖学家，他的细胞学和遗传学研究发现，一些细胞可以再生，并随后进行功能分化，在此基础上，他认为癌细胞不受控制地连续分裂是由染色体被打乱引起的。组织学家亚历山大·马克西莫（Alexander Maximow）对骨髓进行了研究，发现所有细胞有一个共同的细胞前体。这些以自我再生的细胞被恩斯特·海克尔（Ernst Haeckel）称为干细胞。20世纪60年代初，生物物理学家欧内斯特·麦卡洛克（Ernest McCulloch）和细胞生物学家詹姆斯·埃德加·蒂尔（James Edgar Till）是使用定量克隆法研究干细胞的先驱者，他们将细胞引入先前辐照过的实验室小鼠的骨髓后，观察到脾脏层面形成结节，证实这些细胞群都来自一个单一的祖细胞，后来二人与分子生物学家卢·西米诺维奇（Lou Siminovitch）意识到细胞可以通过形成克隆的方式在功能上自我更新。1981年，两位生物学家马丁·约翰·埃文斯（Martin John Evans）和马修·考夫曼（Matthew Kaufman）首次在实验室培养小鼠胚胎干细胞并在2007年获得了诺贝尔生理学或医学奖。1988年，第一例脐带血干细胞移植发生在一名患有范科尼贫血的儿童身上，直到2021年，已经进行了6000多例移植。1992年，美国成立了第一家干细胞库。1995年，脐带干细胞被认为与骨髓干细胞有同等价值的临床应用。1998年，生物学家詹姆斯·汤姆森（James Thomson）通过研究发现了人类胚胎干细胞，并在2007年发现了构建iPSC的方法，即将皮肤细胞转化为与人类胚胎干细胞非常相似的细胞。2001年，间充质干细胞从脂肪组织中被分离出来，称为脂肪干细胞（adipose derived stem cell，ADSC），它具有与骨髓间充质干细胞相同的潜力，不仅可以分化为中胚层，如脂肪、骨及软骨、肌肉和心肌，还可以分化为神经外胚层、血管和肝脏。2004年，格辛·科格勒（Gesine Koegler）和他的同事发现，在脐带血中除了造血干细胞外还有多能干细胞。2012年，山中伸弥（Shinya Yamanaka）和约翰·格登（John Gurdon）发现成熟细胞可以转化为干细胞而被授予诺贝尔生理学或医学奖。有趣的是，日本科学家Yamanaka和美国科学家Thomson分别进行了两项独立研究，几乎同时实现了利用人类细胞制造iPSC的壮举。Thomson小组独自确定了14种新的候选重组基因，通过系统的排除过程，他们最终使用了4个基因——八聚体转录因子3（octamer-binding transcription factor 3，*Oct3*）、SRY相关的HMG框转录因子2（SRY-related HMG box transcription factor 2，*Sox2*）、同源盒转录因子（nanog homeobox，*Nanog*）和RNA结合蛋白（*Lin28*），而Yamanaka小组也利用了4种基因——*Oct3*、*Sox2*、骨髓细胞瘤病毒癌基因（cellular-myelocytomatosis viral oncogene，*c-Myc*）和Krüppel样因子4（Krüppel-like factor 4，*Klf4*），两个团队都成功地使人体表皮细胞转变为iPSC。至此，科学家们可以对成体细胞进行操纵，使其成为多能干细胞。

再生医学的发展有一个确切的定义比较难，因为他是一个既古老又崭新的学科。医学之父希波克拉底曾用涂抹橄榄油的方式修复烧伤和创伤。在14～17世纪，大量科学家基于更加详细地观察精细结构，对胚胎和成体的组织结构有了较为详细的描述。在18～19世纪，随着显微解剖学和外科学的发展，细胞被证实是实现生命化学反应的基本单位，也是在本阶段内，水螅再生和蝾螈再生被发现，有关再生生物学的研究同样为再生医学的发展提供了理论支持。19世纪末至20世纪初科学家们围绕肢体发育和再生的研究对理解生物发育和再生作出了重要的贡献，那时，再生被认为是一个调整过程，是将剩余的部分组织或器官修复成完整的状态。现在，大多数科学家认为，再生医学是一个以干细胞为核心的领域，利用干细胞诱导组织再生，重塑人类受损组织和器官的过程。

干细胞克隆的应用被认为是现代再生医学的发展。在克隆过程中，成体细胞核被移植到卵子中，消除成体基因组的表观遗传标记，这样就可以重新表达建造新动物所需的每一个基因。罗伯特·布里格（Robert Brigg）和托马斯·金（Thomas King）最先用蝌蚪肠道上皮的细胞核取代受精卵的细胞核克隆青蛙。克隆研究的另一个重要发展是梅根（Megan）和莫拉格（Morag）于1996年用胚胎细胞克隆了两只羔羊。从公众意识的角度来看，克隆绵羊"多莉"是干细胞研究中的关键事件。爱丁堡附近的罗斯林研究所的伊恩·维尔穆特（Ian Wilmut）和他的同事在1997年2月27日的 Nature 杂志上报道，他们培育出了一只出生于前一年7月的羔羊，名叫多莉，这是第一个使用成年细胞的遗传物质创造的哺乳动物克隆。从成年绵羊乳腺细胞克隆的多莉的诞生，推翻了哺乳动物中发育的细胞不能逆转其命运的观点。1998年，日本研究人员报告称，使用屠宰场内脏的成体细胞成功克隆了8头小牛，这增加了克隆动物以提高其肉类质量的可能性。一个世纪之后，科学家们仍旧致力于再生医学，同时期望最终能够再生组织和器官。现在，在21世纪的第3个10年，生命科学跨学科研究的飞速发展使这个目标触手可及（图1-4）。

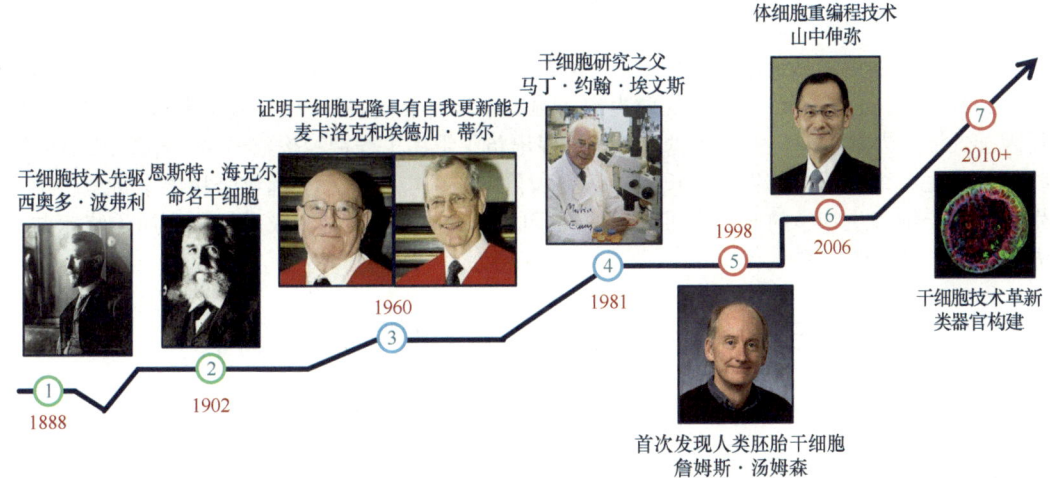

图1-4 干细胞发展历程

三、现代组织工程与再生医学的重要发展阶段

回顾组织工程学建立30年来，经历了这些阶段（图1-5）：①Vacanti和Langer博士的合作发文，为组织工程学的创立和发展作出巨大的贡献；②组织的工程化实践与应用，其标志是1996年轰动世界的"鼠背上的人耳"以及1997年美国FDA批准组织工程皮肤上市；③复杂功能器官的构建，其标志是2006年阿塔拉（Atala）在《柳叶刀》（Lancet）杂志上发表了组织工程膀胱临床应用的学术论文；④组织工程学与再生医学概念的融合，其标志是2005年组织工程协会更名为组织工程与再生医学国际协会；⑤大量的新材料和新技术的出现，以及合成生物学、微/纳米制造、电纺、3D/4D打印、微流控、器官芯片、类器官等技术的发展，促进组织工程学的研究进一步向前。

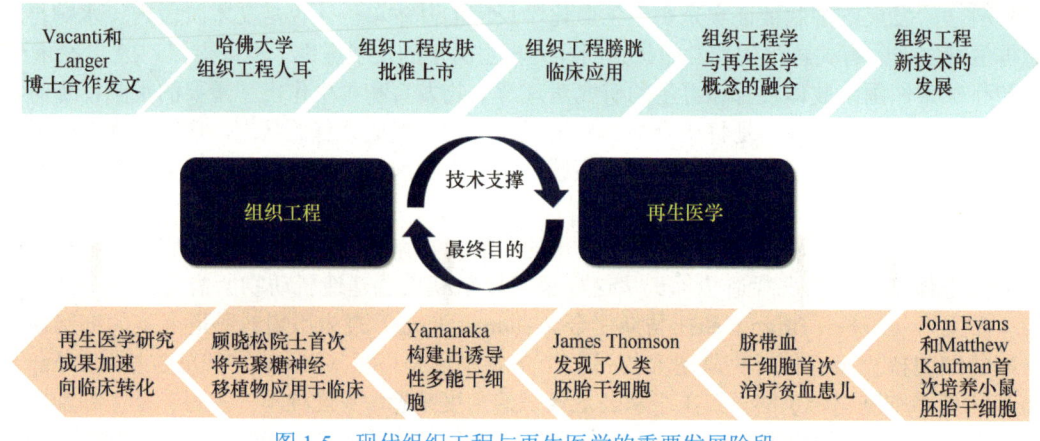

图 1-5 现代组织工程与再生医学的重要发展阶段

对于现代再生医学的发展，可以归纳为：① 1981 年，两位生物学家 John Evans 和 Matthew Kaufman 首次在实验室培养小鼠胚胎干细胞，为再生医学理论诞生奠定了牢固的基础；② 1988 年，医师首次将脐带血干细胞移植到一名贫血的儿童身上，这标志着干细胞治疗的空前进步；③ 1998 年，生物学家 James Thomson 通过他的研究发现了人类胚胎干细胞，后续科学家们致力于胚胎干细胞的定向分化，以求构建组织和器官，再生医学真正发展起来；④ 2006 年，Shinya Yamanaka 和 John Gurdon 分别发文，利用转录因子可将成体细胞诱导为多能干细胞，并于 2012 年被授予诺贝尔生理学或医学奖，这标志着再生医学突破了伦理问题，可以用患者自身细胞进行干细胞治疗，促使再生医学更加贴近临床治疗；⑤ 2012 年，*Science* 报道壳聚糖神经移植物首次应用于临床；⑥ 2021 年，*Engineering* 的述评文章提出了组织工程五要素的新概念，即材料支架、种子细胞、生长因子、细胞外基质与再生微环境，并首次提出仿生组织工程神经构建理论，即生物材料仿生、拓扑结构仿生、细胞基质仿生、生长因子仿生和再生微环境仿生；⑦近年来科学家将遗传学、发育生物学及干细胞生物学的研究成果成功应用于临床，促使基础研究成果加快应用于临床并对医疗方式产生了深远的影响。

第三节　组织工程与再生医学研究现状

一、干细胞在组织工程与再生医学中的重要作用

（一）干细胞的基本知识

干细胞是指具有自我更新和分化潜能的细胞。如图 1-6 所示，根据分化潜能的不同，干细胞可以分为全能干细胞、多能干细胞和单能干细胞。全能干细胞能够形成所有细胞类型，发育成完整的生物体和胚胎外组织。最严格意义的全能干细胞是受精卵。

多能干细胞包括胚胎干细胞（embryonic stem cell，ESC）、iPSC、造血干细胞（hematopoietic stem cell，HSC）、神经干细胞（neural stem cell，NSC）、间充质干细胞（mesenchymal stem cell，MSC）、肝脏干细胞（liver stem cell，LSC）、表皮干细胞（epidermal stem cell，EpiSC）等。ESC 是从哺乳动物囊胚的内细胞团中分离出来的，这些细胞能够在体外无限自我更新，并能分化为三个胚胎胚层的所有细胞。iPSC 是由体细胞通过引入基因或蛋白质，或者通过化学或药物处理进行人工重编程而产生的。iPSC 在形态（紧密堆积、扁平和高核质比）、表面蛋白标志物、基因表达、表观遗传学、端粒酶活性以及体外体内分化潜力方面与 ESC 非常相似。ESC 的分离需要破坏人类胚胎，而 iPSC 没有这种伦理负担，并且可以来源于患者自身的细胞，从而有助于降低免疫排斥。HSC 是一类能够分化发育成血液系统中所有细胞的成体干细胞，存在于外周血、骨髓和脐带血中。

HSC 主要以非复制和静止状态存在，在造血系统承受压力的情况下，如慢性感染，这些静止的干细胞被招募到细胞周期中。HSC 已广泛用于骨髓移植，以治疗白血病等血液疾病。HSC 移植是应用最广泛的细胞免疫疗法，该过程涉及用造血干细胞取代受体的造血系统。NSC 是神经系统中的干细胞，具有分化成神经元和神经胶质细胞等的能力，以维持大脑稳态。NSC 可以从成人和胎儿中枢神经系统以及脑脊液中分离。成年哺乳动物的大脑包含 3 个主要的再生 NSC 库（称为"神经源性生态位"）——侧脑室的脑室下区、海马体的齿状回以及下丘脑。NSC 可以迁移到受损区域，以促进功能和结构组织修复。NSC 可以发挥免疫调节作用，并且 NSC 的移植已被证明可以抑制 T 细胞增殖；此外，NSC 具有分泌营养因子（如神经胶质细胞衍生因子和脑源性神经营养因子）的能力，可以刺激内源性修复。MSC 是一类广泛存在于多种组织中，具有多向分化和免疫调节功能的干细胞。体外试验证明，MSC 具有分化为脂肪、骨、软骨等多种组织的能力。MSC 起源于胚胎中胚层，存在于骨髓、脐带血、脂肪组织、肝、肺等间充质组织中。原始间充质干细胞可从围产期组织来源分离，如脐带组织、脐带血、胎盘血、胎盘组织等。MSC 通过与免疫细胞的相互作用发挥免疫调节的作用，并表现出旁分泌作用；此外，MSC 具有免疫原性低的特点，不易引发免疫排斥反应，而且 MSC 可以"归巢"炎症和肿瘤部位。基于上述性质，间充质干细胞可作为修复衰老和病理变化所致组织和器官损伤的理想种子细胞，在自身免疫病、炎症相关疾病、癌症的治疗等方面也具有广阔的临床应用前景。LSC 在 2006 年首次被描述为源自健康人类肝脏的新干细胞群。肝脏干细胞可以分化为肝细胞和胆管上皮细胞。与 MSC 类似，LSC 通过抑制免疫细胞的活化来展现免疫调节特性。EpiSC 主要位于表皮基底层和毛囊凸起处，EpiSC 具有产生多种表皮细胞的潜力，可分化角质形成细胞、毛囊细胞以及皮脂细胞等。1981 年，科学家首次使用氚化胸腺嘧啶核苷酸，并发现了一个细胞群，其中标志物在小鼠基底层细胞中的保留时间长达 2 年，后来被证实为 EpiSC。EpiSC 已普遍用于皮肤移植，特别是在大面积烧伤后。

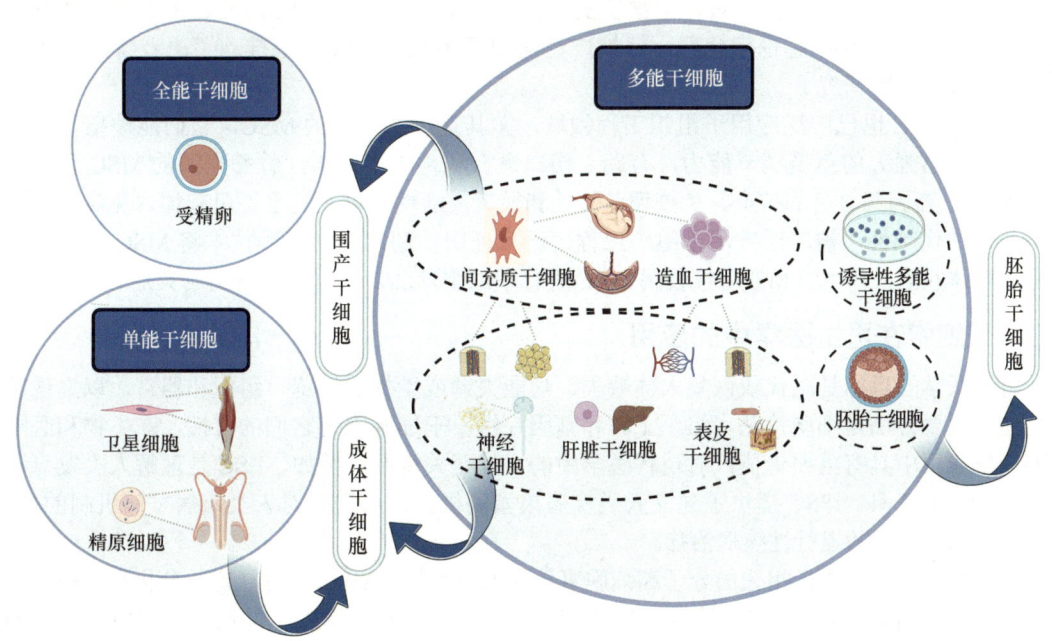

图 1-6 干细胞的分类

单能干细胞是只能沿着一个谱系分化的细胞。单能干细胞是在成人组织中发现的，与其他类型的干细胞相比，单能干细胞具有最低的分化潜力，只能分化为一种细胞类型，如骨骼肌的卫星细胞和生殖系统中的干细胞。

细胞分裂的模式在干细胞的活动中起着至关重要的作用。干细胞的细胞分裂模式可以分为两种：对称分裂和不对称分裂。干细胞的对称分裂产生两个相同的干细胞或分化的子细胞；干细胞的不对称分裂产生一个分化细胞和一个干细胞，或者产生两个明显分化的子细胞。经历不对称细胞分裂是干细胞的一个显著标志，在此期间干细胞可产生不同命运、增殖潜力、大小或其他特征的子细胞，同时干细胞也可以通过对称细胞分裂扩大干细胞或更分化的后代库。

（二）干细胞与组织工程的关系

组织再生的原理是向受损的组织或器官输送特定种类的细胞或细胞产物，目的是修复并恢复其功能。在这个过程中，干细胞起到了关键作用。尽管干细胞移植有助于解决患病组织自体移植的难题，但这并不意味着干细胞移植就是治疗所有疾病的绝对解决办法。为了提高干细胞移植的细胞活力、分化和治疗效果，推动组织工程技术的发展，并将其与干细胞技术相结合，值得一提的创新技术是3D打印，这项技术为干细胞的活性和再生能力提供了新的增强方式。通过3D打印技术，可以制作专门的支架并在其上进行干细胞培养，从而提升干细胞对受损组织的修复效果。不同的组织由各种不同的细胞和层次结构组合构成，这也促使在利用干细胞进行组织工程时，需设计和运用多层次的3D支架。

干细胞的来源在组织工程中非常关键，并非所有类型的体细胞都能提供足够的、适用于治疗的干细胞。终末分化的细胞缺乏增殖能力或活体检查程序的侵害性，使某些细胞不适用，因此，常从脂肪、脐带等资源丰富的地方获取干细胞，如MSC和iPSC。在体外组织工程中，干细胞的分化可以通过在特定的支架上进行细胞生长来引导，这些支架需要有适当的成分、结构，以及物理、化学性质和机械性能。例如，选用层粘连蛋白和玻连蛋白包裹的生长载体，能增强心血管祖细胞向内皮细胞的分化，而使用纤连蛋白包裹的载体，则能支持向血管平滑肌细胞的分化。由聚己内酯（polycaprolactone，PCL）制作的纳米纤维三维结构，比2D纳米纤维PCL支架更能有效刺激从猪骨髓中提取的MSC成功分化为成骨细胞。不仅如此，把iPSC培养成其他种类的类器官，如肠道类器官，也被证实有促进再生的能力。因此，iPSC由于其能够变为任何所需的细胞类型并规避伦理问题，已被广泛应用于组织工程领域，推动了患者特异性细胞的研究机制和临床前研究。

此外，MSC也已广泛应用于组织工程领域，尤其是脂肪来源的MSC，它们能被招募到炎症部位，表现出强大的免疫调节能力，有助于伤口愈合和再生；同样，骨髓来源的MSC和脐带来源的MSC，亦因其显著的抗炎、免疫调节特性和发育灵活性，以及几乎不引起体内免疫排斥反应和不致瘤的优越性，被广泛应用于组织工程。研究证明，利用组织工程技术将MSC与生物材料结合成球体并植入体内，相较直接使用MSC进行干细胞疗法，可以提高对结肠炎症的治疗效果。

（三）干细胞在再生医学中的应用

再生医学的目标是取代或恢复人体缺失、功能失调或受损的细胞、组织和器官，以重现其正常功能。主要方法是细胞疗法、组织工程和基因疗法。干细胞因为它们的特性，在生物和医学科学的广泛应用中具有重要价值，对现代医学中的贡献至关重要。例如，ESC是理解人类发育和器官发生的极好工具。iPSC提供了建立人类疾病模型的机会，可提高对人类疾病发病机制的理解，并将改进基于细胞的退行性疾病治疗。

慢性伤口是伤口愈合相关的分子和细胞事件失调引起的，MSC具备一定的分化和免疫调节特性，可以介导血管的形成、募集祖细胞、刺激细胞分化和ECM形成，并通过释放免疫介质和外泌体促进伤口愈合；MSC能够分化成软骨细胞，可能有助于改善软骨的恢复过程，以实现关节康复；另外，MSC也可以分化为成骨细胞，这为骨折愈合提供了基本的条件。在某些临床研究中，也已经使用MSC结合骨再生支架来治疗牙龈衰退，证明了MSC在牙周再生中的重要作用。此外，对于2型糖尿病患者而言，通过静脉输注MSC可以有效减少外源性胰岛素的需求，并且有助于缓解胰岛素抵抗，为这些患者带来了希望；MSC还可以通过不同的机制调节肝再生，其疗效已在许多动物实验和临床研究中证明。

iPSC 技术的发明提供了一个无限的干细胞来源，它们可以分化成人体中的任何细胞类型，在体外发育成组织或器官后进行植入。将成体体细胞转化为 iPSC 并将其衍生为任何所需的细胞类型，彻底解决了患者疾病的个性化治疗难题。围绕 ESC 的伦理问题仍在争论中，而 iPSC 可以避免破坏人类胚胎的过程。iPSC 目前已被广泛用于心脏疾病建模，研究遗传性心律失常、神经疾病（如阿尔茨海默病）、肝病和脊髓损伤等。

MSC 与 iPSC 的最新研究结合了石墨烯、纳米生物材料及基因编程等创新技术，使得精准医疗和个性化临床治疗的前景日益明朗。如今老龄人口逐渐增多，慢性病和退行性疾病的问题日益凸显。细胞疗法作为新兴再生医学技术的一部分，其重要性不言自明。体细胞被重编程为 iPSC 的这一发现，极大地扩大了可供利用的细胞池，使研究人员不仅能够使用 ESC，还可以利用疾病特异性的 iPSC，如患者自身的细胞。此外，基因工程带来的便利性也不容忽视，能够使用多能干细胞进行疾病建模、药物开发和细胞疗法研究。遗传性视神经病变通常导致儿童和年轻人视力逐渐丧失，不可逆转，并由于缺乏有效治疗，大多数患者最终发展为严重的视力障碍，然而，将体细胞重编程为 iPSC 的技术有可能改变这一现状，为治疗遗传性视神经病变开拓了新的道路。同时，iPSC 技术的最新进展也使得从患者体内生成多巴胺能神经元和构建帕金森病类器官模型成为可能。这些新模型有利于揭示疾病机制，并帮助找到新的候选治疗药物。有研究小组已成功将 iPSC 衍生的神经祖细胞移植到人体内，患者手术后，植入部位周围细胞对多巴胺的摄取增加，帕金森病的症状也得到了显著改善。

HSC 在移植后能稳定地重建整个造血系统，可以从健康的供体身上采集 HSC 进行同种异体移植，也可以从患者身上收集 HSC 进行自体移植。在放疗或化疗后，患者造血系统发生失调，通过移植健康 HSC，可以在患者体内重建功能性造血系统。在白血病、免疫缺陷、贫血等疾病中已成功使用 HSC 移植，从而使功能性血液系统替换了患者功能失调的血液系统。

外泌体在再生医学领域中具有重要应用，并引起了广泛关注，尤其是在特定微环境下衍生的外泌体能在组织再生中显现出更出色的效果。MSC 来源的外泌体能够促进血管生成，保护心肌组织免受缺血损伤，抑制心脏纤维化，增强免疫调节能力，最终促进心肌修复、改善心脏功能，已在缺血性心脏病中显示出显著治疗效果和应用前景，取得了重要的研究进展。此外，MSC 衍生的外泌体和细胞外囊泡由于具备其母细胞的相应功能，可以用来代替单纯的细胞方法。这些外泌体通过促进组织再生，调控免疫活性，以及影响组织稳态，已在一些临床前研究中显示出了巨大的治疗潜力。已有研究证实，MSC 衍生的外泌体能够通过刺激人体内的真皮成纤维细胞的增殖和迁移，同时增加胶原蛋白的合成，从而诱导伤口愈合。此外，它们还能够减轻心脏和肾的缺血或再灌注损伤。还有研究发现，MSC 衍生的外泌体可以降低皮炎部位的炎症细胞水平，从而改善特异性皮炎症状。

二、生物材料在组织工程与再生医学中的重要作用

（一）生物材料的基本知识

生物材料是已经被工程化并且可以与生物系统相互作用的用于医疗目的的物质，既可以是治疗性的（治疗、扩充、修复或更换身体的组织功能），也可以是诊断性的。基于化学结构，生物材料可以分为金属、陶瓷、聚合物。

金属生物材料已经以各种形式用于替代受损的结构部件并恢复人体内失去的功能。抗拉强度、断裂韧性和疲劳强度的良好特性保证了金属在骨科和牙科中的应用，如人工关节、钢板、正畸、牙套和牙科植入物，以及心血管和神经外科设备，如人工心脏、支架。谢尔曼钒钢是第一种专为生物医学应用设计的金属合金，如作为将骨折骨连接在一起的板和螺钉。目前用于植入物制造的金属包括铁、铬、钴、镍、钛、钽、钼和钨。

陶瓷生物材料具有生物相容性好、降解性差、熔融温度高、无腐蚀性、机械性能好等优点。

羟基磷灰石是一种具有骨结合能力的生物陶瓷，已被广泛用作骨科手术中的骨替代材料，临床上通常将羟基磷灰石用作骨与植入物之间的间隔物、填充剂。氧化铝、氧化锆、二氧化钛、生物活性玻璃等生物材料已被用于牙科、骨科、钙化组织、金属植入物的涂层、医疗传感器和许多其他应用。

聚合物是生物材料最常见的类型，它可以应用于软、硬组织。根据来源不同，聚合物可以分为天然聚合物和合成聚合物。天然聚合物包括藻酸盐、胶原蛋白、明胶、壳聚糖、丝素蛋白和透明质酸等。主要的合成聚合物有聚乳酸 [poly（lactic acid），PLA]、聚乙醇酸 [poly（glycolic acid），PGA]、聚乳酸-羟基乙酸共聚物 [poly（lactide-co-glycolic acid），PLGA]、PCL、聚乙烯醇 [poly（vinyl alcohol），PVA] 和聚氨基甲酸酯（polyurethane，PU）。

（二）用于组织工程的生物材料

在组织工程方面，构建系统的材料选择是至关重要的一步。支架的结构和所选择材料的种类都会改变细胞与系统的相互作用方式，因此不同的材料会导致不同程度的组织形成，这已在软骨组织工程中得到证实。组织工程的目标是通过不同的方式修复和再生受损组织，用于组织工程的生物材料是与生物系统相互作用的任何材料、结构或表面，它可以来自天然来源或合成制成，用于部分或全部组织替代。目前的组织工程与再生医学策略涉及使用多种材料，包括聚合物（天然聚合物和合成聚合物）以及无机生物材料（金属和陶瓷）。

生物相容性是植入材料在体内发挥作用而不会在体内引起有害的局部或全身反应的能力。用于组织工程的生物材料应该具有生物相容性以避免诱导免疫反应，可以灭菌并安全地掺入宿主组织，可生物降解以在发挥其功能后从组织中消失，并且具有生物活性以刺激组织反应。目前，尽管供体组织、器官移植已被广泛应用，但患者仍需要终身接受免疫抑制药治疗，以防止移植物被排斥。开发具有生物相容性、可生物降解性的且由患者自身细胞组成的系统将消除对免疫抑制药治疗的需要。

1. 聚合物　天然材料包括蛋白质、多糖和脱细胞组织基质等，最大的好处之一是它们通常不会出现毒性问题。此外，天然聚合物具有特定的蛋白质结合位点和生化信号，可触发分子和细胞相互作用，从而增强整合。然而它们通常也存在一些缺点，包括免疫原性和污染风险，这可能会导致不良免疫反应，继而引发免疫排斥反应。天然聚合物的不稳定性可能会影响生物降解和生物力学特性。与天然聚合物相反，合成聚合物很容易合成，成本效益高，具有可重现机械性和降解性等物理、化学性质。然而，合成聚合物的主要局限之一是它们缺乏与细胞和蛋白质相互作用的特定分子，这通常需要对聚合物进行表面处理以促进与细胞和组织的整合。聚合物的不完全整合最终可能导致宿主组织内出现不良的炎症反应。在生物材料领域，已经开发出了多种合成和天然生物材料。生物可降解聚合物，如胶原蛋白、明胶、纤维蛋白、透明质酸和聚乳酸-羟基乙酸共聚物已在组织工程中得到了广泛应用，这些材料可以与干细胞结合使用，如用于皮肤伤口愈合的组织工程。

2. 无机生物材料　包括金属和陶瓷，它们可以用来修复或替代肌肉骨骼系统和牙周异常的患病和受损部位。这些类型的生物材料已被用于骨科承重涂层（髋臼杯）、骨移植、骨水泥以及牙齿修复。金属生物材料（如钛及其合金）具有高强度、低弹性模量和低密度的特点，而陶瓷生物材料，也称为生物陶瓷（如氧化铝、氧化锆、磷酸钙骨水泥和硅酸盐），具有生物相容性、骨传导性和成骨能力。

根据在植入后与天然组织直接结合的能力，无机生物材料也可分为生物惰性材料、生物活性材料和生物可吸收性材料。生物惰性材料（如氧化铝、氧化锆、钛及其合金）在植入后与其邻近组织没有相互作用，通常用作结构支撑植入物，如骨装置和股骨头。生物活性材料（如生物玻璃和微晶玻璃）可直接与活组织结合，并已用于填充小骨缺损和牙周不规则处。生物可吸收性材料（如磷酸钙、碳酸钙或硅酸钙）可在体内逐渐被吸收，并随时间被骨骼替代。

（三）生物材料在再生医学中的应用

用于促进组织再生的生物材料包括生物活性陶瓷、天然聚合物（如壳聚糖、透明质酸、胶原蛋白等）和合成聚合物（如 PCL 和 PLGA），这些材料在骨骼和软骨修复以及神经再生方面显示出了巨大的潜力，提供了增强移植细胞和宿主细胞再生潜力的微环境。例如，支架孔结构可调节 MSC 的软骨形成和软骨内骨化并促进血管化；细胞外分子水凝胶的排列可促进成肌细胞的肌管形成。

无机生物材料因其可调节特性而在一系列再生医学应用中具有吸引力，如指导组织再生的物理或生化信号。①生化特性，如离子溶解产物或治疗性生物分子的释放，可以通过细胞内信号来指导细胞功能。②无机生物材料的固有特性，如生物活性离子（钙、镁、铁、铜、锂等）的释放，可以用来诱导细胞的表型变化并调节免疫微环境，从而指导组织的修复和再生。例如，锂离子能诱导成骨分化，钙离子可以调节细胞凋亡，镁离子可以促进辅因子激活。③生物分子可以从基于矿物的生物材料中释放，以控制细胞功能。例如，硬质生物材料可促进细胞黏附并促进干细胞的成骨分化，而软质生物材料可促进软骨分化。因此，无机生物材料的物理和生化属性决定了它们与生物系统的相互作用，在再生医学中发挥着关键作用。

三、组织工程技术与方法

（一）静电纺丝

静电纺丝是一种通过高压生产微纳米到纳米直径的聚合物纤维的纳米制造技术。在静电纺丝过程中，将液滴（聚合物或乳液）置于高电场下以产生射流，然后进行连续拉伸，使纤维射流过度伸长。一些关键参数如电场强度、聚合物溶液的浓度和黏度以及纺丝距离决定了纺出纤维的效率、再现性和一致性。根据喷丝头的不同可以分为单喷嘴静电纺丝、同轴静电纺丝和多喷嘴静电纺丝。单喷嘴静电纺丝通过单个孔口产生纤维，有助于制造集成多种聚合物或溶剂系统的复合纤维。多喷嘴静电纺丝组装由两种或更多种不混溶的聚合物溶液产生的复合纳米纤维，其中，喷嘴与接地收集器并排或相反放置。多喷嘴静电纺丝的另一种改进方法是同轴静电纺丝，其中带有一个喷嘴的喷丝头被放置在一个更大的喷嘴内，以利于核-壳纳米纤维、中空纤维等生成，可用于药物输送和蛋白质易位。

用于组织工程的静电纺丝的主要优势之一是能够生成具有定制结构特征的 3D 支架，可模拟 ECM 的纳米到微米级纤维结构。纳米纤维支架因其增加的表面积与体积比和增加的孔隙率以及与天然组织 ECM 环境的密切相似性而被广泛应用于组织工程领域。静电纺丝是生产纳米纤维支架的最优选技术之一。通过静电纺丝生产的支架可以通过控制参数来调整支架表面，从而形成最适合应用的形貌。此外，纳米纤维板可以根据所需的应用塑造为几乎任何形状。静电纺丝支架有助于许多组织的再生，如皮肤、脉管系统、神经、骨骼、韧带和肌腱。在标准条件下生产的电纺纤维具有极小孔径和高堆积密度，限制了细胞渗入网状物，为了克服这一限制，可以在静电纺丝过程中加入牺牲成分（聚合物、盐和冰晶），然后将其移除以在纤维网中创建空隙空间。此外，静电纺丝可能使细胞在给定支架结构上的分布不均匀，从而导致无细胞区域。静电纺丝的另一个限制是当它用于承重组织工程应用时，由于聚合物降解，电纺支架的机械性能会在一段时间后丧失，可将碳纳米管或铝晶须等添加剂添加到可生物降解的聚合物中，以改善阻力和机械性能。

现有的研究已将静电纺丝应用于各种不同组织结构的组织工程，如骨骼、软骨、神经导管、血管、皮肤等。有研究团队使用 PCL 明胶混合物通过静电纺丝方法开发出了人造皮肤层，在这项研究中，PCL 提供了机械稳定性，同时包含明胶增加了电纺支架的生物相容性。此外，生物医学工程师利用静电纺丝合成神经引导导管或其他无孔模板来帮助神经再生，还研究了电纺壳聚糖支架的神经再生潜力。除了应用于离体组织工程中，静电纺丝也被应用于原位组织工程，如用于治疗皮肤伤口和眼部药物输送。

（二）3D 打印

3D 打印是通过使用打印头、喷嘴或其他打印机技术沉积材料来制造物体的组织工程常用方法。支持 3D 打印的最基本原理是增材制造（additive manufacturing, AM）。与传统的机器技术不同，AM 是将连接材料堆叠成层以赋予 3D 模型的过程，制造过程涉及几个步骤：首先，物体的建模通常是通过某些软件来完成的，最好是计算机辅助设计（computer-aided design, CAD），生成高分辨率的 3D 模型；其次，生成的文件保存为曲面细分语言配置（.stl）；最后是打印阶段，创建的模型被分割成可打印的部分，通过堆叠感兴趣的材料以构建模型。经典 3D 打印过程是指基于 CAD 数据逐层构建 3D 物理对象的过程，传统上用于快速制作工业级塑料、玻璃、金属、陶瓷等物体的原型。AM 具有许多优势，可以使用各种类型的生物材料、活细胞和可生物降解的聚合物来开发新策略以创建复杂的组织，并可能在未来创建整个器官。此外，可以使用患者特定数据设计 3D 打印的组织工程支架。由于在 CAD 3D 模型中可以修改活体器官的选定特征，如孔隙率或脉管系统，CAD 方法能够精确设计 3D 器官或其缺失部分。由于这些显著的优势，3D 打印在再生医学和组织工程中获得了广泛关注。

一般来说，用于组织工程的 3D 打印方法需要在打印后将细胞植入支架中，或者在打印前将细胞封装到打印墨水中。前者描述的制造支架最常用的打印方法有立体光刻、喷墨打印、熔融沉积建模等；后一种方法被称为"3D 生物打印"，可进一步分为基于支架的 3D 生物打印和无支架的 3D 生物打印。基于支架的方法通常使用载细胞的水凝胶，主要的增材制造技术有墨水直写、多喷头建模成型、还原聚合和激光诱导正向转移技术。而无支架的方法是使用高密度细胞悬浮液，以细胞颗粒或组织球体的形式，添加或不添加载体聚合物，依赖于细胞间的相互作用和细胞融合，需要在生物反应器中成熟一段时间。3D 生物打印能够制造结合生物材料、活细胞和生长因子的软 3D 组织支架，可以构建出最大限度模仿自然组织特性的生物医学部件。3D 打印在组织工程领域已经成功应用于制造不同的组织，如皮肤、骨骼、软骨，以及其他血管化器官，如肝脏、肾脏和心脏。

（三）类器官

类器官是来源于多能干细胞的体外 3D 细胞培养物，能够通过基因组织扩增而用于自体移植，从而为器官替代策略提供可再生资源。类器官在体外快速繁殖，保留了原始组织的 3D 结构、生理功能、遗传和表型特异性，可分化和自组织形成人体相应器官的部分特定功能和结构。类器官的这些优势对于移植组织或器官至关重要，可以实现无免疫抑制、无并发症，避免因终生抗排斥治疗产生巨额的费用，这无疑为再生医学带来了新的曙光。目前已成功生成了很多种器官，包括肠道、肺、甲状腺、胃、心脏、肾脏、肝脏、脑和视网膜，这些器官可以储存在生物样本库中，用于癌症、遗传病、感染性疾病、组织再生、器官和疾病建模、药物测试、开发和基因分析等研究。在类器官用于疾病的研究中，可以建立寄生虫、细菌、病毒和其他病原体及其宿主之间相互作用的模型，如隐孢子虫和小肠或肺类器官模型、寨卡病毒和脑类器官模型、乙型肝炎病毒和功能性肝脏类器官模型。这些模型为病原体感染的类器官生物库奠定了基础，为药物筛选和抗病毒治疗评价提供了有价值的模型。随着越来越多的感染类器官的使用，可以更多地了解疾病机制。

最新一项研究将人胆囊、胆管类器官移植到受热化疗影响的肝内胆管中，发现能够再生 40%~85% 的导管，因此可用于人肝内胆管的再生。此外，有研究发现肝外胆管细胞类器官可用于患有药物性胆管病的免疫缺陷小鼠的肝内胆管再生。在肠道类器官的研究中，用于再生医学的一种方法是通过将肠道类器官植入宿主体内来促使它们成熟、形成功能性肠，如使用合成支架进行组织再生的组织工程化小肠，以及利用天然肠中的黏膜下组织作为支架的直接类器官移植。皮肤类器官在体外的寿命非常长，能够持续发育 140d 或更长时间。有研究发现，皮肤类器官在移植后整合到裸鼠皮肤中，可以形成具有正确毛囊方向的表皮平面层，同时完全分离的人类胎儿皮肤也能够在裸鼠模型中重建毛发和皮肤。这些发现表明，皮肤类器官可用于皮肤重建或促进伤口愈合。

3D 细胞培养系统的建立消除了 2D 模型在细胞适应以及组织结构和功能方面的缺点，保留了简化且易于获取的细胞培养模型的优势，因此，类器官技术能成为细胞和组织移植的替代方案，但是与血管化结构形成、细胞活力和功能相关的问题仍然是基于类器官的移植疗法的障碍，相信在不久的将来，当与细胞活力和组织整合相关的限制得到解决时，基于类器官移植的临床应用终将实现。

（四）器官芯片

器官芯片（organs-on-a-chip）指以微流控技术为核心，随后引入细胞、ECM、检测细胞功能的传感器等元素构成的人体器官生理微系统，主要优势在于能够精确控制细胞及其微环境，将生物学、材料学以及工程学知识相结合，在体外模拟包含活细胞、生物流体、机械力刺激等要素的组织、器官微环境。工程微流控器官芯片能够增加体外生长的人干细胞来源组织的细胞多样性和功能。iPSC 技术与"器官芯片"微生理平台相结合，能够实现器官功能的高度模拟。器官芯片是未来可能替代动物实验的革命性技术。近年来，器官芯片技术的迅速发展，使得在体外培养各种组织和器官成为可能，增强了我们对几乎所有主要器官的了解，如皮肤、胰腺、骨骼肌、血管、脑和血脑屏障，以及中枢神经系统。

器官芯片是概括了器官和组织的关键功能方面的生物工程微装置，范围从 USB 拇指驱动器大小的设备到反映标准 96 孔板内多个连接器官的更大系统。所有的器官芯片平台都有 3 个关键特点：平台上组织的 3D 性质和排列、多种细胞类型的存在和整合、与被建模组织相关的生物力学力的存在（如肺组织的牵张力或血管组织的血流动力学剪切力），从而反映细胞（如实质细胞、基质细胞、血管细胞和免疫细胞）更多的生理平衡。器官芯片系统可以高度保真地模拟患者的生理学特性，为患者提供个体化药物或疗法的测试结果。此外，器官芯片不仅能够研究器官特异性问题，如肠道吸收、药物分配至脂肪组织、药物的肝脏代谢或药物在肾脏中的代谢，还能够研究不同器官的疾病机制，如炎性肠病、哮喘或肝病。器官芯片也可以通过整合器官特异性 ECM、多种细胞类型或免疫系统方面的模型来实现复杂的生理过程。

第四节 组织工程与再生医学发展趋势

一、组织工程与再生医学的应用前景

组织工程和再生医学领域通过使用细胞编程、生物材料和先进生物制造技术等手段，加深了对当今医学问题的理解，并提供了全新的解决方案，目前正探索细胞来源和用途的更优方案，其中涉及了同种异体疗法及使用自体细胞进行替换等方式，如 iPSC 和直接细胞转分化等研究，这将为未来的个体化医疗和疾病治疗提供巨大的潜力。随着生物材料和制造技术的不断发展，我们将能够更精细地控制这些生物材料以符合生物机体的需求。全新的智能生物材料和纳米技术也正在进一步优化治疗策略，以期望满足更高水平的预期效果，组织工程和再生医学领域也将进一步随新技术和新工具的发展而提高，以确保患者获得更精准、更有效的治疗。智能生物材料、干细胞研究、纳米技术等新领域的应用将成为未来发展的驱动力，带动临床界不断迈向新的高峰；组织工程和再生医学将以推动全面创新（核心为科技创新）为战略，助推人类健康的持续提升。

（一）临床应用缺口

在肝脏相关疾病中，如肝衰竭、肝硬化和肝癌是常见的严重问题，目前的临床治疗效果相对较差。虽然肝移植被认为是晚期肝脏疾病的最有效治疗方法，但由于器官短缺和高昂的成本限制，其应用存在困难。干细胞治疗因其在临床试验中显示出治疗肝脏疾病（尤其是肝硬化）的能力，受到了越来越多的关注。例如，MSC 可以分化为肝细胞，促进肝再生，抑制肝纤维化并诱导肝细胞凋亡，MSC 具有低免疫原性，并且可以通过与免疫细胞相互作用来调节免疫应答。在临床治疗中，干细胞归巢能力是其有效应用的关键因素，因为干细胞必须在目标组织中归巢才能发挥作用。已有研究表明，从患者自身骨髓中提取的 MSC 移植可有效改善肝硬化患者的肝功能。

在临床实践中，周围神经损伤的诊疗一直存在显著的缺口。周围神经损伤可能导致感觉和运动功能缺陷，甚至终身残疾。常规的修复手段如术后康复、药物治疗等，虽能在一定程度上恢复功能，但其治疗成效及修复水平并不理想。因此，以组织工程和再生医学为基础的新型治疗手段已经引起了注意，这种新型治疗手段通过模拟天然神经的生理结构和功能，利用生物材料、细胞因子等构建人工神经，以期达成更好的神经功能重建。目前，已有研究尝试构建组织工程化神经移植物作为自体神经移植物的补充甚至替代物，用于桥接周围神经缺损。此外，将干细胞作为种子细胞掺入到生物材料支架中可以提高组织工程化神经移植物的有效性，并显著促进再生过程。目前神经组织工程中的干细胞包括 ESC、NSC、MSC 和 iPSC。

骨组织在身体内具备多个重要的功能，并且在受伤后展现出一定的修复和再生能力，然而，它的自我恢复过程非常缓慢，新生的骨组织无法在短时间内恢复到原来的强度和结构，临床中采取保守治疗的腿部骨折患者常需要 3 个月时间才能恢复正常的行走功能，而新生的骨组织恢复到原来的程度则需要更久。同时，骨骼的受伤、感染及手术失败都可能导致骨骼结构的破坏，以及随之产生的功能损失。因此，经常需要使用骨移植或者骨生成生物材料以加速骨的愈合进程，并保持其数量和质量。组织工程在骨再生医学中具有广阔的应用前景。骨组织工程将干细胞植入到具有生物相容性的支架中，结合生长因子，以此重建骨骼，这种支架可以为骨骼缺损部位提供结构支撑，并刺激身体再生能力，推动细胞增殖、迁移和分化。此外，骨形态发生蛋白、血小板源性生长因子和血管内皮生长因子都可以作用于干细胞和成骨细胞，以诱导缺损部位的骨再生。目前，因为 MSC 具有自我更新、大量增殖和多向分化的能力，并且其易于分离、培养和扩增，可长时间保持多向分化潜力，因此在骨组织工程中的使用日渐增多。

骨缺损中临界尺寸骨缺损的治疗仍面临着挑战，因为所使用的植入物需要满足生物相容性和可降解性，有足够的多孔性以让细胞和液体能够渗透，机械强度要足以承受生理负荷，形状要适合缺损部位，并且易于外科医师处理和操作。目前，使用增材制造（additive manufacturing，AM）技术能定制支架，使其外部形状完全符合给定的缺损部位，内部结构则优化了骨组织的修复。通过将 AM 技术、适当的材料以及支架改进相结合，可以控制植入物的机械和生物特性。这些技术在临床应用上还存在缺口，AM 是 3D 打印的原理，尽管 3D 打印骨支架在临床应用上有所进展，但仍面临几个限制，阻碍了其进一步的发展。首先，缺乏能用于 AM 的医用级材料，目前像 PCL、PLGA、PLA、磷酸钙和钛这些医用级材料的供应量并不充足，而且价格也较高；其次，与制造相关的成本，由于植入物是按照每个患者的特定需求制作的，其成本将远超过批量制造；再次，引进 AM 技术到医院、诊所需要对临床医师或助手进行培训，才能使他们能够操作相关的机器和软件；最后，还需要更多关于灭菌影响材料的研究，且这项研究应集中在使用 AM 工艺制备的材料上，因为制造过程可能会改变一些材料特性，因此，研究不同灭菌过程对 3D 打印支架的影响是必要的。

肌腱损伤常见且难治，不仅治疗过程缓慢，效果也未必理想。对比肌肉和骨骼等高代谢组织，发现成人肌腱因受到了其较低的组织代谢率、有限的细胞构成和不良血供的影响，以致于愈合过程进展更加缓慢。对于肌腱损伤，无论是采取手术修复措施，还是非手术治疗方式，其再破裂的概率都是存在的，这是因为肌腱在愈合的时候往往伴随着瘢痕组织的形成，所以面临着再次断裂的风险，其后续可能会出现持续的疼痛和功能下降。对此，组织工程师们正致力于寻找能够让肌腱在受伤后得以重新生长的可能性。目前，通过使用各类细胞作为种子细胞，以及采用各种天然或合成生物材料作为支架，已经可以构建出组织工程肌腱。尽管在动物实验中这已经取得了一些乐观的结果，但在实际的临床应用中能否找到最佳的种子细胞支架组合，仍是一个亟待解决的问题。

（二）展望

再生医学主要是使用细胞、生物材料及生物分子的组合来修复或替换受损或病变的组织。自然的细胞过程，如干细胞和祖细胞的分化、细胞组装、ECM 的分泌和重塑等在胚胎形成和生长过程中规划了一系列生物原理，有助于修建和维持组织，这些过程以及由伤口愈合引发的细胞过程，揭示了细胞的再生潜力，并为医疗行业提供了理论方案。

在组织再生的过程中，需对细胞的来源（患者自体或供体）及用途等因素进行周详的考量。实施同种异体疗法，虽然提取和应用过程简单直接，但是可能带来免疫排斥和医源性感染的风险，因此需要考虑的是，是否需要用相同类型的细胞进行替换，如使用自体软骨细胞修复软骨缺损。iPSC 的出现，为理解细胞状态和可塑性提供了新的视角，并引发了深入研究重编程策略的热潮，这些策略包括了直接将体细胞重编程，无须经过 iPSC 阶段。虽然"转分化"策略受限于较低的产出，但它们提供了比 iPSC 更经济、更快速的方法来形成再生细胞系。

再生过程的平衡和协调也是十分关键的，生物材料可以在生物打印、微成型和生物材料注射等过程中发生动态相变来助力再生过程；同时，也可以通过调控生物材料的降解，来推动工程组织的成熟或从生物材料中释放药物。免疫系统与再生医学紧密相连，因为不论是植入的细胞还是生物材料，都有可能激发宿主的免疫反应，对整合和功能表现产生阻碍作用，因此要针对这一问题，设计与宿主免疫系统相容的再生疗法，以实现免疫逃避，使植入的细胞或生物材料在最小的宿主干扰下发挥效应。

临床转化到实际应用的过程常费时费力，且需要巨额资金投入。尽管商业模式的确存在，但高昂的代价和风险依然需要大量的资本投入，这使得许多风险投资人士保持着警惕态度。临床前的研究和试验设计必须与临床医师和统计学家协作，并从临床试验数据库、临床研究和失败分析文件中得到足够的数据支持。理想情况下，临床前试验会使用经过验证的具有较高相似度的动物模型，然而现实中大多数模型并不能满足这一需求。跨入人体临床试验阶段，治疗方案必须经过严谨的分期：Ⅰ期、Ⅱ期、Ⅲ期、Ⅳ期。在新产品获得市场准入前，制造商务必证实其安全性和有效性，特别是针对预定的目标群体和预期的用途。研究者需要清晰明确定义这些临床参数，明确产品如何产生效用，确定疗效是否真正显著。

未来的组织工程研究将主要集中在智能生物材料的使用、干细胞研究、纳米技术的进步、新的生物制造技术及合成生物技术的整合上。为了满足体内细胞和组织与生物材料的复杂相互作用，生物材料的选择和设计是至关重要的一步。配备一体化的智能化生物材料对于组织工程的 3D 结构有极大益处。未来我们有可能看到组织工程领域使用新一代的智能生物兼容材料，并实时满足患者需求。

二、组织工程与再生医学发展的瓶颈与挑战

目前，无论是组织工程还是再生医学的临床应用，都还处在探索阶段，面临着许多需要解决的问题和挑战。组织工程与再生医学虽然极具前景，但在其发展道路上仍面临着若干挑战与瓶颈。

第一，移植问题是最主要的挑战之一。同种异体移植问题涉及供体匮乏和免疫排斥反应，虽然使用自体细胞可以避免这些问题，但提取和扩增这些细胞则需要复杂的技术。第二，免疫问题更是影响再生医学的重要因素。无论移植什么样的组织或细胞，体内的免疫系统都可能对其产生排斥反应，因此，如何设计和制造出能防止免疫排斥的生物材料和细胞产品，是当前科研急需解决的问题。第三，伦理问题是再生医学领域无法绕开的挑战。在涉及干细胞、类器官等研究领域，都存在大量的伦理争议，如何在遵守伦理边界的同时推进科研，是所有研究者需要深思的问题。此外，将临床前的研究成果成功转化为临床疗法，是再生医学面临的巨大挑战，这不仅需要大量投资，也需要严格的临床试验流程和严谨深远的策划。第四，现有的法律和监管制度在许多方面尚不能完全适应这一新兴领域的发展。新技术、新疗法的监管和标准化制定是一个长期而复杂的

过程，这确保了患者的安全和疗法的有效。

（一）移植问题

在组织工程中，最大的挑战之一是解决支架植入体内后细胞的生存问题。细胞的生存离不开足够的营养源，通常它们只能在距离营养源 100~200μm 的范围内生存。因此，构建工程组织时，需要保障细胞有充足的氧气和营养物质，以维持活力并加速细胞的增殖。然而，制约这一过程的氧气是非常重要的因素，与其他营养物质相比，氧气在运输和扩散过程中面临着扩散过程慢、溶解度低以及细胞氧耗量大等问题；此外，传统的组织工程支架，如藻酸盐水凝胶，可以在基质中捕获水和其他营养分子，但也限制了氧气的供应和废物的清除，从而影响细胞呼吸和生长。现代的 3D 打印技术能通过操纵组织的形状以及调控支架内氧气分布来改善这些问题，但同时这一技术也对材料的刚度和弹性提出了更高的要求。目前，人们已经开始研发不同的工艺以便在新血管生成的同时，为工程组织中的细胞提供必要的营养物质和氧气，其中一种方法就是使用生物材料来制造氧气，并将其输送到工程组织中。

安全性的问题也是组织工程中的关键挑战之一，如细胞致瘤性风险。致瘤性风险对于 ESC、iPSC、MSC 而言均存在，这些细胞在进行体外扩增后重新植入患者体内时可能会诱发肿瘤；同时，从隔离到移植的过程中也可能会产生感染风险；再者，MSC 也可能导致纤维化和肺部滞留问题；对于生物材料的接受性、生物相容性也是一个关键问题，如某些生物材料可能会导致骨关节假体过早磨损和脱位、牙种植体感染和排斥、冠状动脉支架狭窄和阻塞等问题。

对于重新构造出完整、复杂和有功能的器官或组织，或者是为了创造未来能够临床应用的独立血管结构，血管化一直是组织工程所面临的重要挑战之一。血管网络是身体不可或缺的组成部分，从大的血管到毛细血管，血管在身体中无所不在，如果缺少血管，就不能向细胞输送氧和营养物质，也不能调控新组织生长的信号分子和细胞过程，因此在组织工程中，维持健康、快速生长的正常新组织需要血管化。新生血管形成，几乎只在伤后重生和肿瘤生长的区域里出现。修复性的新生血管形成会恢复功能性并且能够产生相互连接的血管网络，而肿瘤内的新生血管形成则会产生许多不成熟且杂乱无章的血管。因此，了解调节健康和病理性新生血管形成过程的机制，将为我们提供宝贵的线索。期待在不远的未来，组织工程与再生医学能为患者带来更有效的治疗方案，实现器官移植的目标。

（二）免疫问题

免疫应答是指由人体免疫系统产生的针对异体物质、病原体及危险信号的反应，主要包括免疫防御、免疫稳定和免疫监视。固有免疫和适应性免疫均参与对生物材料及异体细胞的免疫应答，包括对基质材料的炎症反应和对异体细胞的排斥反应。

生物材料被植入宿主后，宿主免疫系统将生物材料识别为外来物，从而启动由各种免疫细胞和分子介导的复杂级联反应，这最终可能导致生物材料的纤维包裹（导致生物材料失效）和由于免疫细胞释放的酶和反应性物质而导致的生物材料的不良降解。在急性炎症期间，首先被植入生物材料募集的是循环中的中性粒细胞，它们浸润周围组织以清除碎片并激活进一步的免疫应答。中性粒细胞可在植入的生物材料周围持续数周。中性粒细胞过度募集可能导致生物材料的纤维包裹，阻止宿主组织与生物材料之间的整合，从而损害组织再生并导致生物材料失效。此外，中性粒细胞还可以通过分泌细胞因子，进一步募集单核巨噬细胞、树突状细胞和淋巴细胞等于生物材料周围，进而导致针对植入物的持续炎症反应。在生物材料植入后数天内，具有促炎表型的巨噬细胞是浸润移植物的主要免疫细胞亚群，植入数周之后，巨噬细胞从促炎表型转变为促组织修复的免疫调节表型，介导慢性炎症的巨噬细胞促进针对生物材料的包裹和瘢痕的形成，以及针对生物材料的排斥。

和异体器官或组织移植排斥类似，针对组织工程中异体细胞的排斥主要由自然杀伤细胞（NK

细胞）和 T 细胞所启动，并由多种免疫细胞所介导。异体细胞人类白细胞抗原（human leukocyte antigen，HLA）的差异，不但会激活 T 细胞表面的受体，也可以通过 NK 细胞表面的抑制性受体激活 NK 细胞，激活的 T 细胞和 NK 细胞会对异体细胞进行直接杀伤，或者通过募集其他免疫细胞介导对组织工程中异体细胞的免疫排斥。自体组织来源的 iPSC 细胞由于不涉及 HLA 的差异，有望大幅度降低针对组织工程中细胞的排斥反应（图 1-7）。

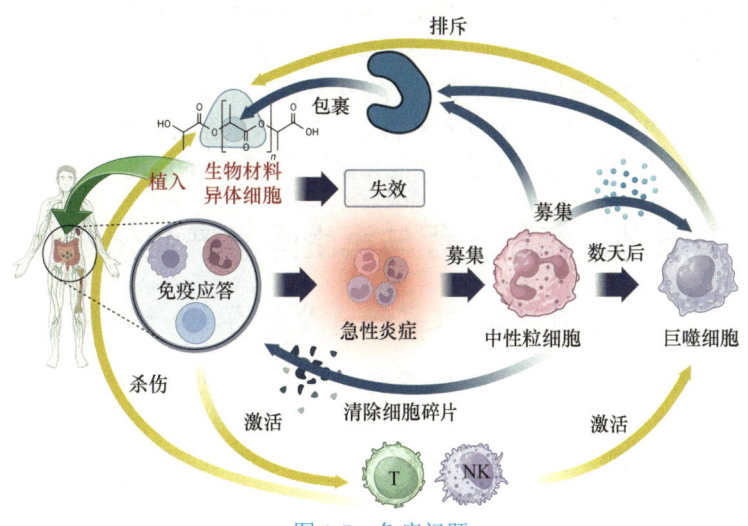

图 1-7　免疫问题

（三）伦理问题

在组织工程与再生医学中，对于类器官和干细胞技术的应用，需要进行相应的伦理考量。第一，干细胞和类器官可用于创制个性化治疗方案，因此需要权衡患者的隐私权与获取关键治疗信息的需求；第二，创建类器官需要时间长，并且成本高昂；第三，类器官可以高度模拟供体的原始器官，但它并不能代表整个人体系统，因此类器官所能提供的信息准确性、安全性、有效性需要重视；第四，从胎儿和成人身上获取干细胞通常具有争议，如脐带血干细胞与胚胎干细胞的获取。

总的来说，无论是类器官技术还是干细胞技术，虽然它们在医学研究和实践中具有巨大的潜力，但它们的应用也带来了一系列的伦理问题。面对这些问题，在推动科技进步的同时，必须恰当考虑和处理这些伦理问题。

（四）转化与监管问题

组织工程产品从实验室研究阶段成功转化到工业生产阶段经常是一个漫长的过程，一部分原因在于临床医师在产品设计和结构制定的初期阶段缺乏参与；此外，临床医师通常希望通过高效能、可靠、使用方便且能降低成本的产品来解决医疗问题，只有当组织工程产品能证明其治疗效果超过现有的且更有性价比的解决方案时，其市场的话语权才会有所提高；此外，市场准入需要大量的精力和资金去进行临床试验，从而提供能支持产品安全、有效、准确的高质量临床证据。因此，研究团队可以考虑采用从临床到实验室，再回到临床的模式，这可使他们的研究产生更有实际意义的临床影响。

监管的重要性自不必说，既是保障新技术健康发展，也是维护社会公众利益的重要措施。在组织工程和再生医学这样直接涉及人类生命健康的领域，需要更加谨慎和严格的监管。新技术往往意味着未知的风险，因此，良好的监管机制有助于跟踪和应对这些风险，防止其对社会产生负面影响。

组织工程与再生医学的迅速发展也带来了一定的监管问题,最为人所关注的就是监管不及时的问题。一方面,科技进步的步伐往往超越了现有法规和监管策略的更新速度,使得监管体系在新技术普及后才开始介入,这给风险防控带来了困难;另一方面,由于组织工程与再生医学的高度复杂性和专业性,监管部门必须具备足够的科学理解和技术能力来确定有效的风险质控点,这对监管机构的人才和资源提出了较高要求。面对这些问题,一方面,需要建立科技快速迭代的响应性法规和政策体系,加强对科学技术发展的前瞻性思考和规划,以使监管措施能更快地适应新的科技变革,防止监管滞后;另一方面,需要加强专业力量的培养,提高监管人员的技术理解和判断能力,以便他们可以更准确地评估潜在的风险并作出有效的决策。

因此,严格和及时的监管对于组织工程和再生医学的发展至关重要,政府监管机构需要积极应对监管不及时的问题,以确保新的医学成果能在保护公众利益的前提下广泛应用。

第五节 组织工程与再生医学产业化进程

一、国外组织工程和再生医学的产业化

再生医学是一个比较新颖的领域,它针对修复、重建、再生损伤或疾病组织和器官展开多维度研究,包括体内试验、体外试验、临床试验等,拥有很高的应用前景。近年来,细胞疗法(尤其是干细胞疗法)和基因疗法热度不减,一些国家和企业在其中投入的资金和人才成本很高,有许多成果产品不断出现(表1-1)。从再生医学科学研究的临床转化到商业化和产业化,涌现出了众多的再生医学产品,通常也被称为人类细胞和组织产品。整体来看,全球实现的产业化较大的板块是再生医学材料。随着干细胞研究的深入,干细胞治疗技术向临床的转化水平在不断提升。根据现有的市场分析评估,基于再生医学产品的制造和销量,已有不少临床转化的产品获得了不错的收益。虽然现有产品的种类、数量有限,但是对再生医学和组织工程产业化具有良好的推动作用。

表1-1 一些商业化和候选的再生医学产品

产品名称	产品组成	阶段	制造商	标识
Zolgensma	腺相关病毒载体基因疗法	FDA批准	AveXis	治疗2岁以下儿童脊髓性肌萎缩(spinal muscular atrophy,SMA)
Luxturna	腺相关病毒载体的基因治疗	FDA批准	Spark	治疗视网膜营养不良患者
Kymriah	免疫细胞疗法(包含自体T细胞)	FDA批准	Novartis Pharmaceuticals	治疗难治性急性淋巴细胞白血病(25岁以下)
Zynteglo	改良的自体$CD34^+$细胞	FDA批准	Bluebird Bio	输血依赖型β地中海贫血(12岁及以上)的治疗
AMT-061	基于AAV5病毒体的基因治疗	临床试验(第三阶段)	uniQure	血友病B患者的治疗
OTL-103	基于慢病毒载体的基因治疗	临床试验(第三阶段)	Orchard Therapeutics	湿疹-血小板减少-免疫缺陷(Wiskott-Aldrich)综合征的治疗
PTC-AADC	腺病毒载体介导的正常多巴脱羧酶基因治疗	临床试验(第三阶段)	PTC Therapeutics	芳香族氨基酸脱羧酶缺乏症的治疗
Lenti-D	转基因患者来源的干细胞	临床试验(第三阶段)	Bluebird Bio	脑部疾病的治疗;肾上腺脑白质营养不良(17岁及以下)的治疗
AGT103-T	转基因患者来源的细胞	临床试验(第一阶段和第二阶段)	American Gene Technologies	艾滋病患者的治疗

续表

产品名称	产品组成	阶段	制造商	标识
BMN 270	AAV-第Ⅷ因子基因治疗	临床试验（第一阶段和第二阶段）	BioMarin Pharmaceuticals	甲型血友病 A 患者的治疗
SRP-9003（LGMD 2Eβ-sarcoglycan）	腺相关病毒为基础的基因治疗	临床试验（第一阶段和第二阶段）	Sarepta Therapeutics	肢带型肌营养不良症的治疗
SRP-9005（LGMD 2Cγ-sarcoglycan）	腺相关病毒为基础的基因治疗	临床前	Sarepta Therapeutics	肢带型肌营养不良症的治疗

再生医学产品能够投入市场实现产业化，需要相应监管政策的支持。各种政府部门已经提供了一些标准来评估这些产品是否可以投入市场。美国《公共卫生服务法》（Public Health Service Act，PHSA）中涉及了细胞治疗产品（特别是血液和骨髓祖细胞）的规范。美国联邦政府也在《联邦法规法典》（Code of Federal Regulations，CFR）介绍了细胞治疗产品的使用、生物制品的法规以及细胞和组织产品的使用指南。欧洲药品管理局的先进治疗委员会提供了再生医学产品质量安全性和有效性的评估草案。《欧盟委员会条例》（第 1394/2007 号）描述了再生药物产品分类、评估、授权和商业化的具体规则。此外，《加拿大食品药品管理法》《澳大利亚治疗商品登记簿》《澳大利亚政府治疗商品法》等都对这些治疗产品的安全性和质量效果提出了要求。《日本药品和医疗器械法》和《韩国药事法》对再生医学产品的生产也有严格的限制和规范。

（一）干细胞的产业化

在众多组织工程产品产业化发展中，以干细胞为主题的产品产业化进程发展迅速，这一现象主要源自其应用前景广泛，并且为当今世界人类健康事业做贡献的潜力巨大。随着全球越来越多的企业将发展目标转向组织工程和再生医学领域，世界各国对干细胞产业的投资量也逐渐增多。2000 年，全球 66 家企业从事可再生医疗的研发，到 2002 年，这个数字上升到了 99 家，在美国就有 50 家，现在这个行业的规模已经达到了 60 亿美元，并且正在以 25% 的年增长率增长。在 2015 年底之前，美国干细胞相关产品的交易量达到了 4000 亿美元，如果算上治疗前和治疗后所产生的相关成本，其市场规模将达到 10 000 亿美元。

当前，干细胞的研究与临床试验都有了一定的技术性突破。在世界范围内，美国、欧洲、中国是干细胞制剂向产业转化程度较大的国家或地区，其再生医学产品的临床研究主要集中在前期（Ⅰ期）和中期（Ⅱ期），呈现出明显的增长趋势。当前主流的干细胞疗法是利用造血干细胞和间充质干细胞，现在也有利用如神经干细胞这样的多能干细胞的例子出现。截至 2013 年 7 月末，美国国立卫生研究院（National Institutes of Health，NIH）临床研究网站上注册的与 MSC 相关的研究项目共计 334 例，比前一年增加了将近百例。目前，国内外已有 5 种 MSC 产品（1 种来自加拿大、1 种来自新西兰、3 种来自韩国）获批，主要应用于异体骨髓来源的移植物抗宿主病（graft versus-host disease，GVHD）、自体骨髓来源的急性心肌坏死、退行性关节炎以及克罗恩病性肠功能衰竭等。有资料显示，在接下来的几年中，干细胞的产业化程度将更加壮大，预计近十年后仅美国的干细胞及其相关产品的销售额，就将达到十亿美元以上。对干细胞产品的开发，美国仍然是其产业巨头。美国有超百家公司在研究和开发各种类型的干细胞产品，包括知名的奥西里斯治疗公司 [Osiris Therapeutics（MSC 产品研发）]、干细胞股份有限公司（Stem Cells Inc）和 Neural Stem Inc（神经干细胞产品研发）、Advanced Cell Therapies（ESC 和 iPSC 产品研发）等公司。另一种迹象是，一些传统医药工业的大公司也在研究干细胞，如辉瑞（Pfizer）早已启动了以 MSC 为主的干细胞类药物的研发。在美国，干细胞行业的上游，已经形成了一条完整的产业链，包括从基础研究到细胞培养，最后到干细胞产品以及其《药品生产质量管理规范》（good manufacturing practice，GMP）理念的制定等。

从各国对干细胞产品的管理来看，全球先进国家的管理政策经历了一段长久变革。大多数国家由食品药品监督管理局对干细胞的产品进行监督管控，少部分国家以双轨制对其进行管制。美国 FDA 早在 20 世纪末就出台了关于干细胞治疗的指南，并且在此之后又向联邦政府提议将细胞治疗纳入药品管理法案。到 2005 年，美国出台了《人体细胞及组织产品的管理规定》，规定对细胞和基因疗法的相关产品进行分类，高风险的产品，需要符合国家对医疗设备的监管要求，且生产厂家还需要达到一定的标准，在经过 FDA 的审核之后，才能投放到市场上。相对于美国，欧洲药品管理局在其两年后颁布了《先进治疗医药产品管理规定》，并在次年 12 月 30 日正式实施，其对投入到市场的干细胞产品进行了规范和管制，这一规定将干细胞相关制剂等组织工程产品归类为先进治疗药品（advanced therapy medicinal product，ATMP）进行管理，此条规指出干细胞类产品在欧盟各国的临床应用前，必须经过欧洲 EMA 的批准，且规定医院对患者是否使用某一项产品具有主导权。为了能对 ATMP 流入市场后进行安全性保障，需要生产厂家和医院都要建立起一套可溯源的体系，厂家要提供和记录从生产的原料到包装运输各个环节信息，医院要确保所使用产品具有可溯源的"轨迹"。《再生医学促进法》《再生医学安全法》于 2013~2014 年相继颁布，其中安全法案指出公司需要对干细胞类产品的安全性进行 3 个等级的分类。到 2017 年，欧洲又出台了《先进治疗医药产品生产质量管理规范指南》，对此前规定又进行了一定扩充。对比西方等发达国家，日本在 2013 更新了原先的药物管理法案，出台了《药物、医疗器械与其他产品法》，将再生医学类产品与医药器械类产品区分开来，成为一个单独的领域进行管理。

除了上面的法律法规，制造过程、免疫、物理和人力资源评估要求等也是影响产品产业化的重要方面。相较于再生医学与组织工程科研水平的研究而言，商业化产品的产业化是需要考虑市场的现有产品类型，如针对烧伤的液体敷料，效果显著和价格适宜等都是竞争的优势。

对再生医学产品从 2008~2011 年的销售额分析表明，商业工程组织产品的销售额增加了 2 倍，达到 35 亿美元，预测到 2027 年会达到 237 亿美元。2019 年的数据统计显示，全世界以再生医学为主营业务的超过 900 家，其中在北美 534 家，欧洲与以色列 237 家，亚洲 180 家。截至 2019 年，全世界共有 17 个再生医学产品获再生医学先进疗法（regenerative medicine advanced therapy，RMAT）的认定。目前全世界再生医学领域注册临床研究项目超过了 100 多项；2019 年再生医学产业融资也非常活跃，全年高达 98 亿美元，主要投向是基因治疗和细胞治疗，分别是 76 亿美金和 51 亿美金。虽然 2019 年全行业投融资额的绝对值不如 2018 年，但风险投资额和公司并购却非常活跃，并且一些传统的大、中药厂对细胞、基因治疗药展现出了强烈兴趣，并购也非常活跃，欧洲再生医学产业的投融资也呈现类似特征，全年的投融资额达到了 30 亿美金。这些数据表明，2019 年可以说是名副其实的国际再生医学产业年。

科研与产业化之间的相互作用，源自许多再生医学产品与高校的合作，但是也有人认为企业与高校合作减缓了再生医学的产业化进程。从整体趋势来看，一些再生医学相关的企业数量在不断增加，特别是近几年的美国，见表 1-2。

表 1-2 再生医学相关的企业数量

企业名称	成立时间	专长
Conmed	成立于 1970 年（美国）	开发组织工程和医疗设备
MTF	成立于 1987 年（美国）	开发组织工程和医疗设备
Bluebird Bio	成立于 1993 年（美国）	开发针对严重遗传性和罕见疾病的基因疗法
uniQure	成立于 1998 年（荷兰）	开发基因治疗产品
Humacyte，INC.	成立于 2004 年（美国）	开发和制造脱细胞组织，用于治疗各种疾病、损伤和慢性病
Orchard Therapeutics	成立于 2015 年（英国）	开发基因治疗产品

续表

企业名称	成立时间	专长
Prellis Biologics	成立于 2016 年（美国）	研发针对器官移植的 3D 打印和干细胞
Evox Therapeutics	成立于 2016 年（英国）	开发创新的外泌体疗法
Avery Therapeutics	成立于 2016 年（美国）	开发组织工程疗法以治疗人类肌肉疾病和损伤
Rubedo Life Sciences，Inc	成立于 2018 年（美国）	开发针对年龄相关性疾病定制的药物
Cultured Decadence	成立于 2020 年（美国）	开发制造甲壳类动物副产品的方法

从世界范围来看，其中 45% 的干细胞临床试验尚处于初期，22.5% 的处于第二期临床试验，只有 4.9% 的处于验证性第三期临床试验。目前全球已有超过数十种干细胞药物上市。以下列举了 2009~2018 年干细胞产品种类和针对的疾病（表 1-3）。

表 1-3 2009~2018 年干细胞产品种类和针对的疾病

国家/组织	时间	公司	干细胞种类	治疗疾病
欧盟	2009 年 10 月	ChondroCelect（比利时 TiGenix 公司）	自体软骨细胞	膝关节软骨缺损
美国	2009 年 12 月	Prochymal（美国 Osiris 公司）	人异基因骨髓来源间充质干细胞	移植物抗宿主病、克罗恩病
澳大利亚	2010 年 7 月	MPC（Mesoblast 公司）	自体间质前体细胞产品	骨修复
韩国	2011 年 7 月	Hearticellgram-AMI（FCB-Pharmicell）公司	自体骨髓间充质干细胞	急性心肌梗死
美国	2011 年 11 月	Hemacord（纽约血液中心）	脐带血造血祖细胞用于异基因造血干细胞移植	遗传性或获得性造血系统疾病
韩国	2012 年 1 月	Cartistem（Medi-post 公司）	脐带血来源间充质干细胞	退行性关节炎和膝关节软骨损伤
韩国	2012 年 1 月	Cuepistem（韩国 Anterozen 公司）	自体脂肪来源间充质干细胞	复杂性克罗恩病并发肛瘘
美国	2012 年 7 月	MultiStem（美国 Athersvs）	骨髓等来源的多能成体祖细胞	黏多糖贮积症
韩国	2014 年 7 月	NeuroNATA-R（韩国 Corestem 公司）	自体骨髓间充质干细胞	肌萎缩侧索硬化
欧盟	2015 年 2 月	Holoclar（意大利 Chiesi Farmaceutici）	人类自体角膜干细胞	中重度角膜缘干细胞缺乏症
欧盟	2015 年 6 月	Stempeus（印度 StempeuticsResearch）	骨来源混合间充质干细胞	血栓闭塞性动脉炎
日本	2016 年 2 月	TEMCELL（日本 JCRPharmaceutical）	骨髓间充质干细胞	移植物抗宿主病
美国	2016 年 12 月	Maci（美国 Vericel）	自体软骨细胞	膝关节软骨缺损
欧盟	2018 年 3 月	Alofisel（比利时 TGenix/武田制药）	体脂肪间充质干细胞	克罗恩病患者复杂肛周瘘

（二）组织工程产业化

组织工程产品包括人造心、肝、肾及胰等各类脏器和神经、血管、软骨等部分结构等，以及各类人造肢体的组织工程化产物，虽然基础研究中种类繁多，但实际上投入产业化的比例少之又少。目前获批的产品也都是在临床上应用比较多的，包括软骨及骨产品、血管产品、皮肤等构造较为简单的人造器官。对比干细胞产业化发展猛烈的趋势，组织工程产业化的势头并不强，没有成为治疗的主流，但是组织工程最初所针对的也有自己产业化逐渐成熟的产品。同样在美国，组织工程产品正以市值每年增加 22.5% 的速度成为国民经济的支柱产业之一，无论是中空的器官如耳、鼻、膀胱还是实质性的器官如肝、肾、骨骼都将逐渐进入市场轨道。日本在 2006 年就上市了两种组织工程产品，一个是再生医学皮肤产品，另外一个是再生医学软骨产品。

组织工程化复合皮肤是最早产业化也是目前最为成熟的产品之一。最早的主要产品为美国 Organogenesis 公司生产的 Apligraf 人工皮肤，1998 年被 FDA 批准用于治疗糖尿病性溃疡和静脉性溃疡等小面积创面的修复。组织工程皮肤是通过组织工程在体外培养扩增大量的上皮细胞、成纤维细胞等种子细胞，再将成熟的种子细胞复合到支架材料上，通过细胞与支架相互作用，构建出的用于修复、维护和改善损伤皮肤组织功能和形态的生物替代物。按照其材料构成的不同可分为种子细胞和支架材料体外三维构建培养的组织工程皮肤、细胞组成的组织工程皮肤、支架材料构成的组织工程皮肤。第一类皮肤产品比较多，又可分为组织工程化复合皮肤、工程化表皮和工程化真皮等。2007 年中国首次获得注册证的陕西艾尔肤组织工程有限公司的产品安体肤（复合皮肤）已用于二度烧伤。复合皮肤的产业化最为成熟。人工皮肤可用于治疗烧伤、烫伤、溃疡等多种皮肤疾病，且治疗效果显著。随着技术的不断进步，组织工程皮肤在临床上的应用正逐渐增多，市场需求也将持续扩大，产业化更加成熟，但随着多种皮肤产品的涌现，对组织工程皮肤深度的研究也将是一项巨大的挑战。

2020 年，我国自主研发的"周围神经修复移植物"产品获国家药品监督管理局批准注册上市。该产品由导管和内置纤维组成，其组成结构为国内外首创，导管由壳聚糖、甲壳素制成，纤维支架为聚乙交酯-丙交酯（PGLA），导管发挥桥梁作用，为神经再生提供合适的空间，内置纤维支架为引导轴突生长提供适宜的攀附条件，随着缺损神经的修复与功能重建，该移植物在体内被逐步降解吸收。该产品入选"中国 2020 年度重要医学进展"。

其他组织工程产品，如组织工程软骨是美国 Genzyme 公司采用自体软骨生产的商品 Carticel，获 FDA 批准应用于临床修复膝关节软骨损伤，取得了良好效果。心脏瓣膜这一类组织工程血管产品也是产业化成熟的，占据着巨大的市场份额，主要是由于每年对冠状动脉旁路移植手术的需求在不断增多。全世界这些人工器官每年被植入超过万件，包括人工关节、人工角膜、人工心脏等。中国在人工器官上与国外还是有一些差距的，无论是产品还是技术，以及市场规范和资金问题，目前实际实现产业化的产品屈指可数。

二、我国组织工程和再生医学的产业化

随着再生医学研究的进展深入，我国再生医学科研水平位于国际前列，但仍然存在很多局限。虽然我国每年对再生医学技术研究的投入呈比例增长，但是转化收益并不是很突出。统计 2018～2020 年中国再生医学企业规模，5000 万及以上的企业比例为 8.8%，不足 1000 万的企业超过 50%，其中中国再生医学行业大部分都是有限责任公司，股份有限公司占比较少。近年来，我国再生医学市场规模不断推进。2021 年我国再生医学行业市场规模从 2017 年的 82.17 亿元增长至 285.11 亿元，年复合增长率达到了 36.48%，2022 年突破 300 亿元，达到 331 亿元。中共中央、国务院印发的《"健康中国 2030"规划纲要》全文公布，"干细胞与再生医学"作为重大科技项目被列入规划纲要，旨在推进医学科技进步，推动健康科技创新，促进我国再生医学产业化发展。国家政策支持再生医学行业发展的倾向愈加明朗，随着再生医学科技的不断发展，干细胞与再生医学行业准入政策、监管政策的不断完善，预计在不久的将来，行业准入再生医学的适应证范围将继续扩大，尚未准入的相关技术也将获得准入许可，再生医学的时代终会完全敞开大门。

从我国近年的干细胞产业化发展情况来看，目前国内已形成了大小数十家的干细胞公司，其业务涵盖了从以脐带血为主的干细胞库建立到干细胞产品的研发和推广。国内企业在干细胞修复与再生医学上的布局已经较为广泛，而再生器官布局企业较少。我国的 MSC 临床研究也正在逐步发展，相关数据统计曾在美国国立卫生研究院登记的就有 50 多个，其中也有小部分进入了临床Ⅲ期研究。目前全球范围内，已知超过 10 种干细胞治疗产品在市面上可见。在国内，各企业的干细胞产品研发中，主要还是以间充质干细胞为主体，其所占比例相较于其他干细胞产品较大，不过相关产品能达到质量标准的企业并不多。

国家药品监督管理局（National Medical Products Administration，NMPA）已逐渐放宽了对人类胚胎干细胞临床试验的限制。据科研网站的数据预测，未来 5 年内，我国干细胞和再生医疗行

业的市场规模将突破 60 亿元。无论是基础研究还是临床研究，以及与之关联的外包产业、该领域的规范标准，中国都将会占据不小的比例，拥有较多的话语权。

我国针对干细胞等再生医学医疗产品的管理和监督也在不断地更新，对干细胞产品的产业化标准也越来越细分和严格。目前，国家针对医疗企业和机构设定了两重注册监管体系，依据《中华人民共和国药品管理法》《干细胞临床研究管理办法（试行）》《干细胞制剂质量控制及临床前研究指导原则（试行）》，由国家卫生健康委员会（国家卫健委）和国家药品监督管理局两个部门共同对干细胞临床研究和企业项目进行监管。如后续申请药品注册临床试验，可将已获得的临床研究结果作为技术性申报资料提交并用于药品评价，但不能直接进行临床应用。中国的再生医学产业尚未形成稳定成熟的产业化链条，但再生医学产品巨大的市场需求一直在吸引着国内众多企业投身其中，再生生物产品的研究还缺乏很多知识理论的深入支持。因此，需要不断对多种风险因素进行合理研究，保证以干细胞治疗为首的再生医学产品在使用过程中具有稳定、可靠且可观的效果，并以此为基础，构建出一套高效、严格的质控方法。

对比干细胞这类再生医学产品，我国的组织工程类产品产业化进度缓慢。除了前面介绍的组织工程皮肤外，人工骨骼和软骨以及角膜的科学研究进展迅速但产业化进程并不是很明显，产品的成本效益以及产品效能都有待提高。目前，中国在组织工程材料产业化板块的比例较大，以水凝胶为例，中国用于组织工程水凝胶的厂商正逐年增多。未来的研究应更多关注针对神经和血管修复的组织工程和再生医学产品，以创造出具有更高效率的产品。一件产品的设计必须结合临床和市场需求，要遵循《药物临床试验质量管理规范》（good clinical practice，GCP）和 GMP 规定的临床试验要求，有充足的临床试验验证，以获得资金支持和监管机构的批准，也确保在后期能够对这些产品进行扩展和改进新的功能和整合新的元素，以便于对这些产品进行长期、有效的评估。此外也需要考虑成本效益，这也是组织工程和再生医学产业化发展不可避免的问题。产品开发中的任何一项出现局限和不足都会是产品产业化发展的阻碍。

第二章　组织再生与功能重建原理

第一节　再生的系统演化

　　动物的再生能力似乎是沿着与演化过程相反的方向进行进化，一方面，低等动物往往具有较高的再生能力，高等动物的再生能力则相对较弱。原生动物只要保留一定的细胞核成分和少量的细胞质就能够再生成一个新个体。无脊椎动物水螅（腔肠动物）和涡虫（扁形动物）均有极强的再生能力，有性生殖与无性生殖交替出现，如果切成几小段，每段都能长成一个完整的个体；脊椎动物的再生能力相对较弱，仅局限在某些特定器官或身体结构，被称为部分再生，如蝾螈附肢的再生；哺乳动物的再生能力只限于组织水平，如鸟类仅保留了羽毛的再生能力。另一方面，处于同一个进化层面的不同动物间，再生能力也各不相同，如各种动物肢体再生能力不同，只有很少种类的肢体能够再生；即便在同一种类，不同发育时期的再生能力也不相同，幼年时期肢体有较强的再生能力，而成年时期肢体再生能力相对较差。

　　变形再生是一个很普遍的现象，发生在双侧和非双侧的可能代表了祖先的再生方式，而上位则是两侧对称动物的创新。变形再生（morphallaxis）与割处再生（epimorphosis）有很大的相似点，这两种再生方式是与进化相关的过程。在一些原口动物和后口动物中，去分化细胞与干细胞均在芽基的形成中扮演着重要角色，但在扁形蠕虫和胶蚧芽基的形成中却只有干细胞的参与。再生最初是由什么进化机制产生的，仍然是个未解之谜。再生与个体发育，特别是胚胎后期发育之间存在着广泛相似性，表明再生起源于个体发育的一种附带现象，再生最初可能是一种个体发育过程中获得的自然特性，当某一个结构失去时，可以自动启动。在不同的动物中，再生和无性繁殖、组织内稳态和生长，甚至胚胎发生之间都有明显的相似之处，再生能力可能起源于不同的个体发育，作为一种个体发育次级收益的附带现象，再生相对容易进化，这就是再生起源的附带现象假说（epiphenomenon hypothesis）。作为一种附带现象，再生过程一方面取决于再生体本身的生物学因素，包括再生体的结构、组织分化程度或个体发育阶段；另一方面也会受到生存环境的调控作用，如涡虫在低于3℃情况下不能再生，在29.7℃的情况下很快再生，而超过31.5℃，再生又缓慢了。生物学因素对肢体的再生起着决定性作用，如果被切断的肢体创面没有表皮覆盖，就不能形成再生芽基。再生能力还受整体的神经、内分泌因素控制，再生能力与神经供应的数量有直接关系。对于两栖类肢体再生，历来认为神经是有决定意义的。激素也可能影响芽基的形成和生长，促肾上腺素和促甲状腺激素可引起靶组织专一性的改变而导致再生能力的变化。

一、再生方式的多样性

　　再生能力是生命系统的一种基本属性，再生过程是一种在机体损伤条件下的个体发育重演，是一种包括无性繁殖、生长以及胚胎发生的特殊形态发育过程。不管再生的起源如何，不同物种的损伤修复过程都有很多的共同点，包括免疫系统的激活、细胞增殖的启动、细胞去分化、上皮-间充质转化以及细胞外基质重建等。19世纪末期摩尔根（Morgan）提出动物的再生包括割处再生与变形再生两种不同的再生起源方式，见图2-1。不同动物种类往往有着不同的再生起源方式，有的动物则同时存在多种再生起源方式。

（一）涡虫的割处再生

　　涡虫属于扁形动物门，为典型的两侧对称动物。Morgan最早研究了涡虫的变形再生，他首先观察到切割下来的涡虫头部是一个相对又短又宽的组织块，后变得又窄又长，2周后，一条比例合适的小涡虫就形成了，出现了典型的变形再生。此外，割处再生是涡虫更重要的再生方式，割处再生需要细胞增殖，细胞增殖后再生新组织，涡虫中枢神经系统的再生就依赖于割处再生，通过细胞增殖形成胚基，产生神经再生区，组成脑芽基，再通过神经连接整合到原有的神经系统中。尽管涡虫的中枢神经系统较为复杂，但可以在 7d 内再生出完整的脑，其神经元每周更新 25%，由此可见涡虫有强大的再生能力。涡虫还存在退行生长的特殊再生方式，当食物缺乏时，虫体开始萎缩，当食物供应后，虫体恢复生长。退行生长时，细胞增殖仍然存在，但细胞增殖和细胞凋亡的动态平衡可发生改变，细胞凋亡比例超过细胞增殖比例。退行生长导致老龄化过程逆转，使涡虫获得新的生命力。

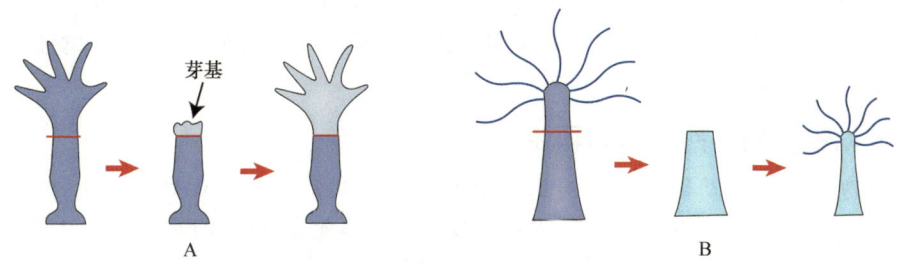

图 2-1　两种不同的再生方式
A. 割处再生；B. 变形再生

（二）水螅的变形再生

水螅属于刺胞动物门水螅虫纲，为低等的两胚层动物，具有简单的单个极性体轴，包括口区、胃区、足区。在自然状态下，水螅的极性体轴是水螅进行正常捕食活动的前提条件。水螅具有有性和无性两种繁殖方式，其中，无性繁殖是通过出芽方式形成完整的个体。水螅有着强大的再生能力，将水螅切成数段，每一小段都可再生出一个完整的个体，甚至解离后细胞的聚合体也能再生为完整的水螅。水螅早期的再生过程为变形再生，变形再生不需要细胞增殖，而是细胞和组织类型发生转变。水螅早期的变形再生，没有脱氧核糖核酸（deoxyribonucleic acid，DNA）的合成，其消化腔的细胞是能通过去分化后再分化为头部或者基盘的特殊细胞，形成体积较小的新个体。变形再生通常都能维持生物体原有的极性，分离部分的顶端再生出头部，基部末端再生出基盘，通过喂养、细胞增殖，个体长大。

（三）海参的吐脏再生

棘皮动物是一类再生能力极强的后口无脊椎动物，其中对海盘车、海百合、海参、海胆、海蛇尾等棘皮动物的再生过程研究得较为深入。海盘车断腕后同时存在割处再生与变形再生，但其再生受到神经系统的调控作用，去除副神经的海盘车在切去腕部后不能再生。棘皮动物同时还具有强大的内脏再生能力，其中对海参的内脏再生研究得最为深入。吐脏再生是海参最主要的再生方式，其再生过程涉及多个器官。海参的吐脏方式有 3 种：①仅排出消化道，在食道和泄殖腔的残端形成断面，由食道和泄殖腔断面的尖端产生上皮细胞，形成腔隙，体中部形成消化道芽基，沿肠系膜整体延长后，逐步形成空心的消化道；②体腔内仅剩石灰环食道残基和泄殖腔，其余均排出体外，食道残基和泄殖腔形成两个芽基，沿着增厚的肠系膜游离的边缘向体中部生长，形成新的肠腔；③仅由口一端排出消化道，不在食道和泄殖腔的残端形成断面，由前端的伤口处与肠系膜的游离边缘各形成一个结缔组织增厚物，愈合成芽基，最后融合形成肠腔。

（四）蝾螈的断肢再生

两栖类动物蝾螈具有非凡的再生能力，其肢体、尾巴、晶状体、颌骨、视网膜以及脊髓等均能完全再生，是常见的再生研究模式动物。蝾螈的断肢再生属于割处再生。蝾螈肢体断端形成芽基（blastema），芽基细胞能够提供再生所需的各种信号分子，不需要对剩余机体组织进行重组。

蝾螈的断肢再生包括伤口愈合、细胞去分化、芽基形成、肢体形态发生和重建5个相互重叠的过程。蝾螈断肢后伤口立即收缩，细胞连接被破坏，免疫细胞激活，损伤的细胞和凝血块组成临时覆盖，表皮细胞向伤口处迁移，形成加厚的表皮冠（apical epidermal cap，AEC），提供再生信号。邻近伤区残肢内部的组织，如肌肉、软骨（骨）以及结缔组织失去成熟的组织形态学特征，产生大量的去分化细胞，成为芽基细胞的重要来源，在AEC和基质金属蛋白酶（matrix metalloproteinase，MMP）的双重作用下，去分化细胞重新进入细胞周期，分化成特定的前体细胞，前体细胞聚集形成芽基，随着芽基细胞向再生肢顶端集中，增厚的表皮冠相应地变薄，使残肢末端呈芽状，故称为再生芽基，再生芽基形成后残肢去分化随即终止。芽基细胞进一步分化成肌肉和骨骼，伴随着新生血管和神经的长入，逐步形成一个有功能的肢体，幼小肢体继续生长形成正常尺寸的完整肢体，完成断肢再生过程。

（五）哺乳动物的指（趾）末端再生

哺乳动物包括人类幼体仅具有极为有限的肢体再生能力，幼体肢体再生能力仅限于指（趾）末端受损后的割处再生，一般认为哺动物的割处再生需要MSH同源蛋白1样蛋白（msh homeobox 1，*msx1*）基因的正常表达，*msx1*基因的突变将导致幼鼠肢体再生的失败。哺乳动物如小鼠趾骨包括近端趾骨、中端趾骨和末端趾骨，仅有末端趾骨具备再生能力，称为趾末端再生（digit tip regeneration）。趾末端再生包括一系列相互依赖的阶段：破骨细胞介导的组织溶解、表皮伤口闭合、芽基形成以及芽基分化改造断指。

二、再生的系统演化

和高等动物相比，仅有低等结构的低等动物，一般表现出较强的再生能力，这和低等动物组织构造及分化均非常简单有关，但仅从动物的进化程度来比较再生能力是不可行的，线虫虽然低等，但再生能力很弱。海鞘在进化学上比软体和节肢动物都高，却有强大的再生能力，甚至身体的个别片段都能再生出一个完整的海鞘。从个体发育来看，早期发育阶段的再生能力往往比成熟期强大很多，但不同器官发育过程中的再生能力往往不平衡，高度分化的神经组织和心肌组织再生能力弱，而分化程度低的结缔组织有强大的再生能力，往往引起纤维化修复占优势的代偿性再生。物种的自然进化过程也会受到生存环境的影响，无论是达尔文的自然选择学说，还是拉马克的用进废退学说，无不强调生存环境对物种进化的影响；同样地，生存环境对动物体的再生能力也有极大的影响，低温可抑制再生过程，有尾两栖类动物在生存环境温度降到10℃以下时，肢体的再生几乎完全停止。尽管对动物再生能力的研究有着漫长的历史，但是科学家对动物再生能力进化机制的研究还远没有解析清楚。

再生芽基细胞的来源在再生系统演化中也扮演着重要角色，不同类型动物中再生芽基细胞的来源不同。低等动物再生芽基细胞既可来自局部组织因去分化形成的去分化细胞，也可以来自离切割面很远的贮备干细胞。低等动物的再生芽基细胞显然是多潜能的，具有多种分化潜能，能完整地修复损伤肢体。高等动物（如有尾两栖类）的再生能力来源于伤区局部的触发，芽基的形成是由于残存组织特别是接近切割面的内部组织去分化形成间叶状芽基细胞，为芽基提供再生芽基细胞，但是再生芽基作为一个整体而言，一开始就是一个按其来源进行自主分化的发育系统，把蝾螈前肢和后肢再生芽基同侧互换，芽基将按其来源发育为完整的前肢或后肢。如把蝾螈前肢和后肢再生芽基异侧互换，结果除按芽基来源再生出前肢或后肢外，还可出现多肢或多指的再生体。不同动物肢体再生能力各不相同，只有很少种类的肢体能够再生；即便在同一种类，幼年肢体能够再生，而成体肢体就不能再生，动物再生的系统发育和个体发育机制仍然有待于深入研究。

（一）再生能力的维持

一旦再生能力进化，再生就可以通过自适应选择、基因多效性以及系统发育惯性进行维持。

早在 19 世纪，魏斯曼（Weismann）就提出再生是一种系统发育变更中的动物自适应特征，他认为一个器官的再生能力取决于以下 3 个因素：①该器官解剖学结构与生理学功能的复杂性，越复杂的器官，再生能力越差；②该器官的易损伤频率，不容易受外界损伤的器官再生能力相对较差；③器官对于动物生存的重要性。随着研究的不断深入，Weismann 的观点受到了诸多的挑战，如某些损伤频率极低的器官也可以保留强大的再生能力。研究表明，再生确实与能量耗损程度和引起生物体生存和繁殖能力损伤的功能性机会成本密切相关。重新生成特定结构的能力可能是通过主动选择来维持的，需同时满足以下 3 个条件：①该特定的器官能与相处的生态环境相适应，容易在野外丢失；②该器官缺失将导致显著的个体功能丧失，而修复该器官将给生物个体带来积极的益处，但不能以牺牲动物的生命为代价；③修复该器官的益处应该超过再生过程中的耗损。在动物进化过程中，为了适应残酷的生态环境进化出了一些能自残的动物，某些动物能通过自残来逃跑以此增加生存的机会。部分器官的损失会导致局部组织损伤、体液丢失和感染，在一些动物中（如蓝蟹），自残伤害成本几乎是微不足道的，能迅速愈合伤口，但在哺乳动物中，截肢导致感染的重大风险则可能危及生命。一旦某器官结构丢失，生物个体可经常表现出补偿行为，使再生的成本最小化，并尽快重新生长并恢复该结构的功能。

在进化生物学中，基因多效性（pleiotropy）指的是与某个器官的重要形态形成密切相关的再生能力的维持力，这些重要形态形成的过程包括无性繁殖、生长、胚胎发生或引发另外一个器官的再生，多效性意味着引发该器官再生的相关形态形成过程的默认激活。基因多效性是再生维持的重要因素。当再生能力没有给物种带来明显的选择优势，也没有显示出与任何其他形态发生过程的明显关联时，系统发育惯性（phylogenetic inertia）可能是再生维持的重要原因，再生能力是原始祖先的一个重要特征，器官的损伤将触发这些发育过程中一直保留的再生能力，再生被保留下来是因为没有足够的选择压力（或时间）来消除它，系统发育惯性能很好地解释为何一些环节动物保留了再生能力，而另一些则失去了再生能力。

（二）再生与无性繁殖

事实上，人们很难不将再生与无性繁殖联系起来，在许多生物体中，再生和通过萌发或裂变的无性繁殖在形态上是很难区分的，无性繁殖的机制和再生机制也有很多相似之处，它们的关键区别在于触发无性繁殖与再生过程的刺激因素不同，水螅、涡虫、环节动物的无性繁殖本身就是一个再生的过程，同样地，从一个断裂的碎片恢复成一个完整的个体也可以认为是一个无性繁殖过程。环节动物蠕虫在再生和无性繁殖过程中，其神经系统均表达同源盒蛋白转录因子 En1；前体壁、前肠和神经系统均表达同源盒基因 1（orthodenticle homeobox 1，otx1）和 otx2。因为与分裂现象和克隆过程有密切的联系，对于一些无脊椎动物来说，再生是无性生殖的补充，但再生不能等同于无性繁殖，如在海葵的无性繁殖中并没有发现其再生的标记分子同源盒蛋白 OTX（homeobox protein OTX，otxC）和同源盒蛋白 Hox-C4（homeobox protein Hox-C4，anthox1）。

（三）再生与胚胎发生

再生与胚胎发生的关系是进化生物学研究的重要内容，并可以通过新生结构的实验研究来进一步求证，胚胎肢芽与再生芽基在组织形态以及分子信号调控方面有很多的相似性。生物体及其器官大都存在形态和生理上的极性，如蝾螈的肢体可以区分出头-尾轴、背-腹轴和远心-近心轴等。再生的部分通常都能维持胚胎发育原有的极性，保持机体的统一。涡虫自前向后存在着蛋白质合成速率递减的梯度说明生物体中存在着生理代谢的极性，与胚胎发生类似，涡虫的芽基能感受并整合位置依赖性的信号分子，通过 Wnt 信号调节再生过程中的头-尾轴极性，通过骨形态生成蛋白（bone morphogenetic protein，BMP）信号调控背-腹轴极性，并且能通过梯度的或局域特异性的信号分子的分布，实现位置记忆。

(四) 再生能力的进化丢失

再生能力的进化丢失是生物学中一个基本而且复杂的问题。再生能力的下降是一种强大的系统发育趋势，在任何动物门中都可以找到这种趋势的例子，在四足脊椎动物中，火蜥蜴具有远远超过其他四足脊椎动物的再生能力，在现代火蜥蜴一生中，其肢体、尾巴以及内在器官等都能通过再生完整恢复，而普通的蜥蜴一生中只能断尾重生一两次，而且仅是在尾部填充软骨一样的组织。通过化石研究发现，在石炭纪和二叠纪时期，四足脊椎动物均有强大的再生能力，而这一能力在绝大部分物种中随着进化都慢慢消失了，动物在不断进化过程中，再生能力受损或者完全丢失，这一现象也是进化生物学中比较困惑的复杂问题。再生能力丧失的原因仍不是非常清楚，在不同动物群体中对其进行精确的比较评价也是非常复杂的，再生能力的下降可能是器官适应性显著变化的结果，适应性显著变化导致器官的损伤可能会杀死个体，而不给再生机会。再生是一种古老的技能，人类等哺乳动物就是在遗传信息中只保留了部分再生手段，导致部分组织仅具备有限的再生能力。伴随着动物的进化过程，生物体组织结构的复杂性不断增加以及机体适应性免疫能力的不断完善，动物的再生能力不断下降。组织学水平上结构复杂性的增加可以阻止形态因子或生物电信号梯度的传播，从而导致再生能力的下降；适应性免疫的出现降低了机体的再生能力，而再生能力强大的有尾目两栖类动物，其适应性免疫能力并不发达。

再生能力丢失的研究仍然存在较大的难度，确定再生能力是否丢失既需要系统的再生能力比较实验研究，也需要一个完善的系统发育框架来解读再生进化的模式。截肢再生实验是研究不同物种再生能力丢失的常用手段，截肢再生实验应该对个体不同的生命阶段（年轻/年老、性不成熟/成熟）、不同的营养状况（饥饿/饱食）以及不同环境条件下的再生能力进行比较分析，以确定再生的成功是否仅依靠某些变量的函数。

(五) 衰老与再生

从发育开始到生命结束，大多数生物的再生能力都在逐步下降。在目前研究的大多数生物中，再生能力的下降与衰老过程之间存在着很强的关联，衰老是再生能力不足而无法维持适当的组织结构和功能造成的，有极端再生能力的生物体（如涡虫），它们的衰老迹象可以忽略不计。组织、器官和全身结构的再生能力在不同的动物中有很大的差异，如水螅和淡水涡虫具有全身再生能力，斑马鱼和蝾螈能够完成复杂结构的再生，而哺乳动物仅具备有限的再生能力。此外，在一个特定的有机体中，再生能力可能会根据组织特性和机体的年龄而发生变化。随着年龄的增长，再生能力会逐渐下降（图2-2）。

细胞衰老过程是再生能力下降的基础，细胞衰老在传统上被理解为细胞周期的永久停滞状态，伴随着各种表型改变，这是由暴露于DNA损伤、端粒侵蚀、衰老调控因子的表观遗传改变、氧化损伤和致癌应激等刺激引起的。与凋亡细胞相比，衰老细胞仍然保持代谢活性，并经历一系列表型转化，包括线粒体和溶酶体网络的扩展。尽管衰老细胞在抑制肿瘤方面具有有益的功能，但它可能对生物过程产生不利影响。随着哺乳动物年龄的增长，衰老细胞在各种组织（包括皮肤、肺、肝、脾和肾）中不断积累，而清除衰老细胞可以预防或延缓组织功能障碍，延长寿命。衰老的肌卫星细胞将失去其可逆的静止状态，再生功能受损，通过药理抑制丝裂原激活蛋白激酶14（mitogen-activated protein kinase 14）或特异性沉默周期素依赖性激酶抑制因子2A（cyclin dependent kinase inhibitor 2A）可恢复其可逆的休眠和再生功能。这些研究表明，静态状态的维持依赖于对衰老途径的主动抑制，细胞衰老是与年龄相关的再生能力下降的主要原因。通过对衰老相关的分泌表型（senescence-associated secretory phenotype，SASP）进行分析发现，细胞衰老还可以间接引起组织变性、功能障碍和炎症发生，SASP的特定成分也会影响细胞再生潜力。

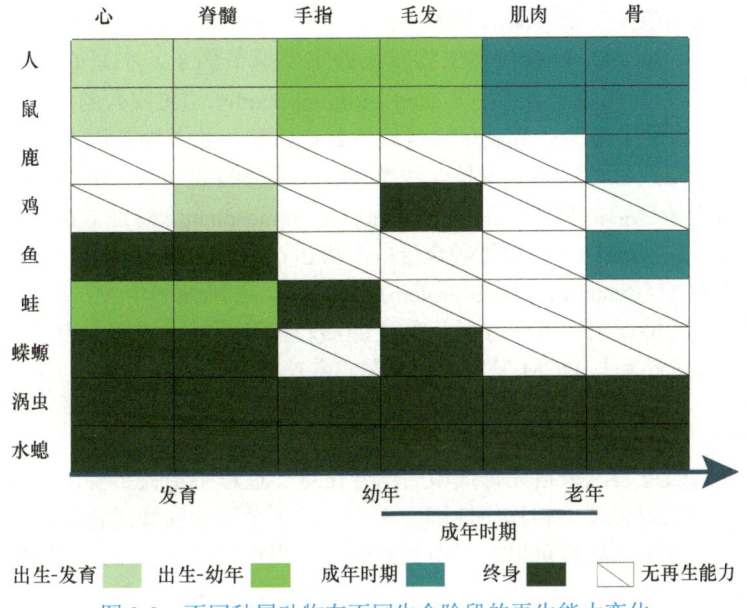

图 2-2　不同种属动物在不同生命阶段的再生能力变化

第二节　组织再生的细胞学基础

一、组织损伤后的细胞命运

组织损伤后的修复过程是纤维化修复与再生的动态平衡过程，不同组织的损伤修复包括完全再生以及纤维化完全替代两个极端结局。机体损伤后，免疫细胞浸润并吞噬坏死组织，释放大量细胞因子，释放内源性细胞信号，通过细胞凋亡或细胞自噬清除坏死的细胞，启动修复相关的基因表达，促使损伤处细胞重新进入细胞周期，促进细胞的增殖、分化和迁移，细胞外基质被重塑，成纤维细胞发生凋亡或增殖，最终实现组织、器官的修复和再生。在一些难以再生的组织，如哺乳动物的心肌组织，发生心肌梗死后，成纤维细胞和肌成纤维细胞大量增殖，而心肌细胞再生能力极差，导致心肌损伤后的替代性纤维化和反应性纤维化修复。

（一）线粒体稳态失衡

线粒体是细胞获取三磷酸腺苷（adenosine triphosphate，ATP）的主要来源，线粒体在细胞内处于动态变化的过程中。线粒体网络的重塑是维持细胞内稳态的关键过程，新线粒体的形成（生物发生）和受损线粒体的清除（线粒体自噬）之间的相互作用为线粒体网络的再生提供了一种手段，线粒体通过不断分裂和融合，为细胞提供能量，调节细胞自噬、钙稳态、先天免疫、信号转导和细胞凋亡等过程。线粒体裂变和融合是生物发生和线粒体自噬之间的桥梁，线粒体分裂与融合的相对平衡是保证细胞正常活动的重要基础。为应对不同的能量需求，细胞常经历线粒体的生物发生和线粒体降解，以维持线粒体稳态（mitochondrial homeostasis）。线粒体生物发生受到核基因编码的各种转录调控因子的严格调控，而线粒体降解是通过自噬进行的细胞内降解的过程，以清除不需要或受损的细胞成分。线粒体的稳态维持在肌肉再生中扮演着重要角色，线粒体网络重塑在骨骼肌再生调控中的意义已经被广泛研究，线粒体重塑过程的改变可导致骨骼肌再生不完全，骨骼肌功能受损。当用氯霉素抑制线粒体蛋白质合成时，肌肉再生受损，肌肉损伤后，基于多亚单位 RNA 的导入复合物（RNA import complex，RIC）可提高细胞内线粒体水平，肌内 ATP 水平将恢复活力，同时可提高卫星细胞增殖潜能和成肌细胞的分化能力，促进肌肉再生，恢复肌肉的收缩能力。过氧化物酶体增殖物激活受体共激活子 1α（peroxisome proliferator-activated receptor-γ-coactivator 1 alpha，Pgc1α）是线粒体生物发生的主要调节因子，小鼠心脏中 Pgc1α 的过度表达与线粒体体积增加和扩张型心肌病（dilated cardiomyopathy，DCM）的发生有关；另一方面，Pgc1α 基因敲除小鼠心脏中与脂肪酸氧化或线粒体氧化磷酸化相关的基因表达受到抑制，表明心肌组织的再生能力涉及线粒体稳态的调控。线粒体融合或分裂的动态平衡对于维持健康心肌至关重要，其相关调节因子包括：鸟苷三磷酸（guanosine triphosphate，GTP）酶、视神经萎缩蛋白 1（optic atrophy protein 1，Opa1）、线粒体融合蛋白 1 和 2（mitochondrial fusion protein 1/2，Mfn1/2）和发动蛋白相关蛋白 1（dynamin-related protein1，Drp1）。心肌细胞中 Mfn1/2 的条件性双敲除也可导致线粒体形态和功能缺陷；另一方面，Drp1 是线粒体分裂的主要调节因子，其心肌细胞特异性敲除可导致线粒体延长和与 DCM 发展相关的左心室功能降低。

（二）细胞凋亡

再生是一个复杂的过程，来自死亡细胞的信号在这一过程中至关重要，细胞凋亡是细胞再生的重要机制之一，细胞凋亡是一种程序性细胞死亡，是一个基本的和进化保守的过程。组织坏死会诱导凋亡的发生，组织坏死后可以在损伤处激活细胞凋亡以促进再生。组织损伤后将导致大量的细胞凋亡，细胞凋亡在不同生物中均可作为再生的重要信号来源。例如，凋亡细胞产生的信号对果蝇肠等组织的稳态和再生是必需的；细胞凋亡依赖的 Wnt 信号通路能介导玻璃海鞘的再生和稳态生长；在蝾螈的视网膜再生过程中，细胞凋亡伴随着视网膜的增殖、分化、视网膜层的形成和视网膜顶盖突起的形成而发生。

细胞凋亡是器官发生、组织重塑、稳态、伤口愈合和再生所必需的，水螅和涡虫的再生会出现两个细胞凋亡高峰，第 1 个细胞凋亡高峰发生在肢体截断后的 1～4h，肢体截断后第 3 天，出现第 2 个细胞凋亡高峰。细胞凋亡和再生往往存在相同的调控因子，BMP 是再生过程中诱导细胞凋亡的一个重要调节因子，BMP 信号可调节发育中的脊椎动物肢体的前后模式、增殖、分化和凋亡，BMP2 似乎对凋亡的调控与对肢体的发育和再生的调控具有相同的功能；Jun 氨基端激酶（Jun N-terminal kinase，JNK）在发育过程中对细胞凋亡起着调控作用，在再生细胞凋亡中可能起着类似的作用；活性氧（reactive oxygen species，ROS）在细胞凋亡依赖的再生过程中扮演着重要的角色，损伤部位的 ROS 水平在截肢后立即增加，高水平的 ROS 与细胞凋亡的第 2 个高峰密切相关。

细胞凋亡可以促进水螅、海螺、爪蟾和斑马鱼再生过程中的细胞增殖。在再生过程中，凋亡细胞可以作为细胞信号转导的发起者，在再生环境中也是如此，如斑马鱼上皮再生过程中细胞凋亡也可刺激 Wnt/β-联蛋白（Wnt/β-catenin）信号转导，Wnt 配体存在于凋亡小体中，被邻近细胞吞噬以诱导增殖，促进再生。细胞凋亡在复杂组织的再生模式中也具有指导作用，修复头部需要较高水平的凋亡，而较低水平的凋亡就足以诱导残肢细胞的增殖。组织再生中的细胞凋亡需要严格控制，过度的细胞凋亡会耗尽组织中再生所需的物质，正常再生的组织也会因细胞凋亡过度增加而发生退化。

（三）细胞自噬

细胞自噬在脊椎动物和无脊椎动物中都是一种高度保守的生物功能，通过清除缺陷蛋白质、细胞器和入侵病原体，在维持细胞内稳态中起着至关重要的作用，从酵母到哺乳动物都是高度保守的。细胞自噬还参与调控组织损伤后的细胞再生与重塑。例如，细胞自噬在果蝇肠道上皮细胞持续更新中发挥着关键作用，果蝇肠道干细胞需要自噬来维持增殖，促进再生；斑马鱼视神经损伤后自噬增强，轴突自噬反应的模式遵循轴突再生的时空窗口；细胞自噬在哺乳动物的肝、肾等器官的再生中也一样扮演着重要角色，缺氧、炎症和营养缺乏等多种应激反应均能触发自噬的发生，在哺乳动物中，自噬负责受损组织的修复和损伤后受损器官或身体部位的替换。自噬功能障碍会导致肌肉卫星细胞功能和数量下降，自噬是骨骼肌损伤再生的一个必要细胞过程。抑制自噬后，骨骼肌损伤后的再生延迟；自噬还能通过清除造血干细胞（hematopoietic stem cell，HSC）中活跃的线粒体而维持细胞干性，人类等高等动物的细胞去分化也可以通过细胞自噬来实现，我国学者朴英杰教授通过透射电镜观察了哺乳动物细胞自噬触发细胞去分化的形态学变化，观察到自噬能导致大量细胞质脱落，清除损伤的细胞器和其他细胞质成分，使得细胞质得到净化，细胞核变大，异染色质向常染色质转化，核仁重新出现，最终形成去分化幼稚细胞，细胞去分化是维持组织再生的重要细胞来源。

（四）干细胞激活

按再生能力的强弱，可将动物组织的细胞分为3类：不稳定细胞、稳定细胞以及永久性细胞。不稳定细胞（labile cell）能在机体损伤后快速增殖，以代替损伤细胞，成纤维细胞的快速增殖往往引起纤维化修复。肝、胰、涎腺、内分泌腺、汗腺、皮脂腺和肾小管的上皮细胞以及间充质细胞都属于稳定细胞（stable cell），在生理情况下，稳定细胞处于静止期（G_0），但受到组织损伤的刺激时，则进入DNA合成前期（pre-synthetic phase，G_1），表现出较强的再生能力。神经细胞、骨骼肌细胞及心肌细胞属于永久性细胞（permanent cell），仅有微弱的再生能力，损伤后机体基本上只进行纤维化修复。机体内储备的大量干细胞是不稳定细胞和稳定细胞不断更新的必要条件，机体内的一些干细胞的分化潜能可能远比想象中强大，干细胞的存在使得某些永久性细胞也有一定的可塑性。很多动物强大的再生能力依赖于成体干细胞的储备，如涡虫的多能干细胞和水螅的多能间充质干细胞，损伤组织的再生依赖于这些干细胞的增殖和分化，使机体恢复完整的结构和功能。

几乎所有的器官和组织都具有以干细胞为基础的组织再生和生长的潜力，如肌肉、心脏、大脑、肺、皮肤等组织的再生。骨骼肌卫星细胞是参与骨骼肌再生的重要干细胞，肌卫星细胞位于肌纤维的肌膜和基底层之间，成人中大部分肌卫星细胞处于有丝分裂静止状态，仍停留在G_0期，核质比大，线粒体数量少，配对盒基因7（paired box 7，Pax7）、配对盒基因3（paired box 3，Pax3）、M-钙黏着蛋白（M-cadherin）、多配体蛋白聚糖4（SDC4）、分化抗原簇34（cluster of differentiation 34，CD34）、整合素α7（integrin-7α）和趋化因子C-X-C-基元受体4（C-X-C motif chemokine receptor 4，CXCR4）均在肌卫星细胞中表达，呈现出特定的基因表达谱。一旦骨骼肌损伤，静止的卫星细胞被激活，并进入G_1期，重新进入细胞周期不断增殖，融合形成终末分化的多核肌纤维，以再生受损的肌纤维。激活卫星细胞最早的标志物是p38的磷酸化以及肌分化因子（myogenic differentiation，MyoD）的表达。在G_1期，MyoD被激活后不直接促进分化，而是调控细胞分裂周期蛋白6（cell division cycle 6，Cdc6）的表达，使细胞重新进入细胞周期。

与哺乳动物一样，果蝇的神经干细胞在胚胎发生期间增殖，在胚胎晚期处于静止状态，然后在胚胎后期再次增殖（重新激活），产生神经元和神经胶质细胞。膳食氨基酸可诱导成年果蝇血脑屏障中的胶质细胞分泌胰岛素/果蝇胰岛素样肽（drosophila insulin-like peptide，dILP），dILP可激活胰岛素信号通路，激活神经干细胞。在哺乳动物大脑的海马齿状回（dentate gyrus，DG）颗粒下区（subgranular zone，SGZ）的神经干细胞也能被激活，成年神经干细胞激活后产生的新神经元整合到邻近的颗粒细胞层，可参与学习和记忆过程。

二、细胞重编程与再生

在发育过程中，细胞分化使干细胞逐渐变成单能干细胞，终末分化的细胞不再具备分化能力。哺乳动物的骨骼肌细胞、心肌细胞以及神经元都属于终末分化细胞，在自然状态下，几乎难以再生。细胞重编程（cell reprogramming）指的是分化细胞在特定的条件下被逆转为未成熟细胞，重新进入细胞周期的过程。

2006年，山中伸弥（Shinya Yamanaka）实验室利用逆转录病毒将八聚体结合转录因子

（octamer-binding transcription factor 4，Oct4）、性别决定区 Y 框蛋白 2（sex determining region Y box protein 2）、Krüppel 样因子 4（Klf4）和原癌基因蛋白（如 c-Myc）等 4 种转录因子导入小鼠成纤维细胞中获得了具有诱导性多能干细胞（induced pluripotent stem cell，iPSC），实现了成体细胞的重编程。此后，很多人工的细胞重编程手段被广泛应用于再生医学研究中。1987 年一个能够重编程细胞身份的单一因素被识别出来，MyoD 蛋白的表达被证明能将成纤维细胞转化为收缩肌细胞。通过体内重编程米勒细胞和无长突细胞定向生成视网膜神经节细胞，可实现一定程度的视网膜神经节细胞（retinal ganglion cell，RGC）再生，恢复部分视功能。心肌细胞重编程技术在心脏再生研究中得到了广泛的应用，未分化的 iPSC 移植后可在心脏内分化成心肌细胞、内皮细胞和平滑肌细胞等主要心血管细胞，同时可显著改善缺血后的心脏功能。

心脏由心肌细胞与内皮细胞、平滑肌细胞和心肌成纤维细胞等非心肌细胞组成，心肌细胞占心脏总体细胞数量的 30%，而心肌成纤维细胞（cardiac fibroblast，CF）占心脏非心肌细胞的 20%。3 种心源性转录因子 GATA 结合蛋白 4（GATA binding protein 4，Gata4）、肌细胞促进因子 2c（myocyte enhancer factor 2c，Mef2c）和 T-box 转录因子 5（T-box transcription factor 5，Tbx5）组合（GMT）可参与心脏来源细胞的重编程，能直接在体内将心肌成纤维细胞重编程为诱导心肌样细胞（CM-like cell，iCM）。利用 miRNA 组合（miR-1、miR-133、miR-208、miR-499）可增加转录因子诱导成纤维细胞转分化效率，诱导心脏表型，心脏再生治疗的目标是提供一种功能性的心肌细胞来替代体内丢失的心肌。急性心肌梗死（acute myocardial infarction，AMI）后，利用逆转录病毒或慢病毒传递重编程因子，在小鼠体内原位重编程，诱导心脏固有心肌成纤维细胞产生新的心肌样细胞，并与内源性心肌细胞形成缝隙连接，从而改善缺血后梗死心肌的功能。

利用化学合成小分子来激活细胞重编程过程是一个有效的策略，诱导细胞重编程的化学方法有选择性靶向、易控制、处理简单以及成本低廉等优点。采用 G9a 组蛋白甲基转移酶抑制剂 BIX-01294 和钙激动剂 Lchannel，结合 Oct3/4 和 Klf4 转导，可以使小鼠成纤维细胞重编程为 iPSC。一系列小分子（SB431542、CHIR 99021、parnate 和 forskolin，合称 SCPF）也能直接诱导心肌细胞的重编程（图 2-3）。

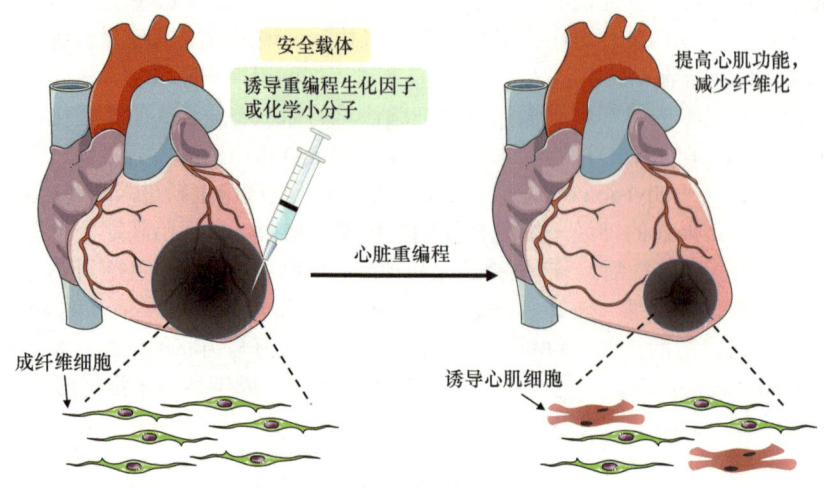

图 2-3 利用外源性因子激活体内成纤维细胞重编程

三、细胞去分化与再生

组织损伤能诱导细胞进入类似于重编程的细胞状态，促进组织再生，其中特定细胞类型的去分化是组织再生中普遍存在的主要方式。在具有更广泛再生能力的脊椎动物中，如蝾螈，新的干细胞或祖细胞是通过细胞去分化过程产生的，在这个过程中，已经分化的细胞可以逆转正常的发育过程，再次成为前体细胞。正是这种去分化的过程，可将那些具有非凡再生能力的脊椎动物与那些能力较有限的脊椎动物区分开来。最近研究发现，蝾螈失去肢体或尾巴后，肌纤维、施万细胞、骨膜细胞和结缔组织细胞能从组织中分离出来，重新形成单个核细胞，这些细胞迁移到残端形成再生母细胞，研究人员常把这些再生母细胞描述为去分化细胞。总体来说，去分化是指终末分化细胞从其自身谱系中返回到低分化阶段，并重新进入细胞周期，完成细胞增殖的过程。这些由终末细胞去分化形成的幼稚细胞，称为去分化细胞。极端的细胞去分化过程可以通过自噬、胞质脱落和残体外排等手段清除衰老的细胞器和胞质成分来实现。局部组织损伤后的再生过程实质上是胚胎时期组织分化过程的重演，大量成熟细胞的去分化形成类祖细胞。周围神经损伤后，受损的神经纤维发生沃勒变性（Wallerian degeneration），伤灶远侧段轴突的变性坏死和髓鞘崩解，在巨噬细胞的作用下，局部大量的施万细胞通过自噬机制吞噬自身髓鞘成分和衰老的细胞器，形成去分化细胞。去分化细胞是有活力的、具备增殖能力的细胞，有助于再生胚基的形成。

哺乳动物的心肌损伤后，心肌细胞可以通过去分化促进部分心肌组织的再生，心肌细胞去分化的标志是肌节解体、脱细胞粘连以及 RUNT 相关转录因子 1（RUNX family transcription factor 1，RUNX1）的高表达。斑马鱼和小鼠心肌细胞发生去分化与持续激活的酪氨酸激酶受体 2（ERBB2）蛋白密切相关，在持续激活的 ERBB2 的心肌组织中，心肌细胞排列紊乱，细胞间隙扩大，细胞粘连中断，提示心肌细胞处于去分化状态。斑马鱼视杆细胞的前体主要来源于内核层的视网膜米勒细胞（Müller 细胞），Müller 细胞能够通过去分化形成 Müller 细胞衍生祖细胞（Müller glia derived progenitor，MGP），MGP 具有再生视锥细胞的能力。肝脏在化学或手术损伤后通过成熟肝细胞和胆道细胞的去分化实现组织再生。成熟脂肪细胞作为一种终末分化的细胞，在体外培养过程或体内受到缺血、缺氧等刺激时可发生去分化，转变为成纤维细胞样的去分化脂肪细胞（图 2-4）。

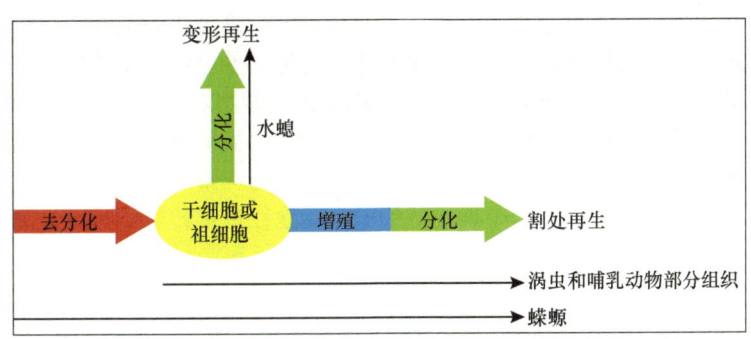

图 2-4　不同动物中细胞去分化对再生的影响

细胞的去分化过程可受到细胞内、外众多微环境因素的调控。①组织损伤微环境能诱导细胞去分化，该过程与局部的大量细胞自噬、趋化因子分泌增加以及巨噬细胞数量增多密切相关；在蝾螈肌管的体外培养过程中，添加血小板源性生长因子（platelet-derived growth factor，PDGF）以及表皮生长因子（epidermal growth factor，EGF）能诱导肌管去分化，重新进入 S 期。②细胞去分化与细胞间通信的丢失密切相关。如间隙连接，细胞-细胞间通信的丢失与视网膜色素上皮细胞的去分化有关；心肌细胞的去分化总是伴随着肌节解体与脱细胞粘连。③细胞去分化受到诸多转录因子的调控。Rb 蛋白是一种肿瘤抑制因子，Rb 蛋白的磷酸化/去磷酸化是其调节细胞生长分化的主要形式。蝾螈肢体损伤后，Rb 蛋白大量磷酸化，导致细胞重新进入 S 期；哺乳动物的骨骼肌损伤后，Rb 蛋白普遍处于非磷酸化状态，导致细胞去分化能力弱，骨骼肌的再生能力降低。转录因子 msx1 也能调控细胞的去分化过程，msx1 在蝾螈再生胚芽中表达，产生大量的去分化细胞，维持了蝾螈肢体强大的再生能力。有研究发现，如果在小鼠肌管中过表达 msx1，也可能诱导肌管去分化为单个核细胞。效应 T 细胞中过表达早期特征转录因子（B 细胞淋巴瘤因子 6、脱中胚蛋白、叉头框蛋白 P1、Klf4）可诱导效应 T 细胞去分化。

四、细胞转分化与再生

转分化（transdifferentiation）是指特定表型的分化细胞通过基因选择性表达使其在结构和功能上转变成另一种稳定表型的分化细胞。细胞转分化在临床上经常用"细胞化生"来表述，细胞转分化属于细胞化生的一个分支现象，细胞转分化是在动物组织发生发育、组织再生以及细胞癌变中普遍存在的细胞重编程现象。在年龄较大的鸡胚胎中，上皮细胞转变为晶状体细胞；鸡胚的神经视网膜细胞在体外可转分化为晶状体和色素细胞；铜耗尽大鼠补铜后发现功能性胰腺细胞能向肝细胞转分化。体外培养过程中，从大鼠肝脏分离的脂肪储存细胞能自发转分化为肌成纤维细胞样细胞。

（一）直接转分化与间接转分化

转分化是一种自然发生的重编程过程，一种类型的细胞向另一种类型细胞的转分化常伴随着基因重编程，这导致不同基因组的激活和失活。以往科学家往往将研究重点放在如何将体细胞重编程为多能干细胞，然而，体细胞转分化为具有部分干细胞特性的中间细胞可能是更为普遍的生物学现象。转分化可能存在一个与发育过程相似的过渡过程，首先分化的细胞去分化形成一个中间细胞，中间细胞可能表现出部分干细胞的特性，但不会完全恢复成干细胞样状态，中间细胞进一步分化为另一种特定类型的细胞。例如，成纤维细胞经过转分化到神经元可能存在一个类似于祖细胞的过渡状态；Mef2c、Gata4 和 Tbx5（MGT）的表达导致小鼠心脏成纤维细胞通过几种过渡状态（中间成纤维细胞、诱导心肌样细胞等）向心肌细胞转化。研究表明，干细胞或祖细胞存在着另一种细胞类型转换，这种现象往往称为转决定（transdetermination）。在果蝇早期胚胎构建时，幼虫体内形成各种成虫盘，成虫盘是已经决定发育命运但尚未分化的细胞团，随着果蝇的生长可逐渐发育为躯体各个部分的结构。通常，成虫盘能稳定地沿着已经确定的组织类型进行发育，但环境和遗传的扰动会使得它发育成其他组织，如 JNK 信号通路对聚合酶组蛋白（polymerase 组蛋白）的抑制可引起果蝇成虫盘的变化，使得果蝇触角的成虫盘细胞分化发育成腿部的细胞。在植物（金鱼草、拟南芥等）中，转决定在将花药和雌蕊转化为花瓣时发生，并产生不育的全花。转决定不是基因突变的结果，而是从一个确定的细胞命运途径直接转换到另一个途径的过程；也不同于重编程，其没有发生去分化，形成"更年轻"的细胞，而是从一个特定的谱系祖细胞直接转化为另一个谱系祖细胞。

转分化在自然界的一些特定生物中天然存在，包括海绵、水母、两栖动物、斑马鱼以及鸡胚。例如，在水螅、水母中，横纹肌细胞可转化为各种细胞类型，包括平滑肌细胞和神经细胞。转分化可能通过两种不同的机制发生，包括直接转分化和间接转分化。直接转分化没有细胞分裂的细胞类型转变，而间接转分化则伴随着细胞分裂的细胞类型转变。鸟类听觉上皮的支持细胞可以直接转分化为毛发细胞，也可以首先去分化并失去其初始表型，重新进入细胞周期，通过产生具备增殖能力的中间前体细胞，再进一步分化为毛发细胞。

转分化诱导再生普遍存在于各种动物体中。在棘皮动物门海参的肠道常在捕食者攻击时丢失，可以通过转分化维持其肠道的完全再生；有尾两栖动物（如蝾螈）能够在尾巴切除后通过脊髓末端的表皮或放射状胶质细胞转分化生成肌肉、软骨细胞和神经元；将蝾螈等的成体或幼体的晶状体全部摘除时，虹膜色素上皮的上缘部位可发生组织转化，使晶状体再生，此现象称为沃尔夫（Wolffian）晶状体再生。转分化也发生在哺乳动物中，在支气管上皮受损后，一些细胞如纤毛细胞通过自发转分化转化为不同的上皮细胞类型，并修复受损部位的缺失上皮；静脉内皮细胞出芽转分化为动脉内皮细胞和毛细血管内皮细胞，促使血管再生。

转分化也受到转录因子的调控作用，配对盒基因 6（paired-box 6，Pax6）是维持视网膜前体细胞的多能性与增殖的决定因子之一，将转录因子 Pax6 转移到视网膜色素上皮细胞中，视网膜色素上皮细胞可以转分化为神经视网膜。无刚毛鳞甲复合体样蛋白 1 可以将星形胶质细胞转分化为神经元，且这些神经元能在脑内发育成熟并与已有的神经网络进行整合。有研究表明，刺激与肝细胞发育相关的转录因子的表达，如肝细胞核因子 4α、核受体亚家族 1 组 I 成员 2（Nrli2）和胆汁酸受体，可以将小鼠的成纤维细胞转分化为功能性肝细胞。

（二）上皮-间充质转化

20 世纪 80 年代初，伊丽莎白·海尹（Elizabeth Hay）描述了鸡胚中"上皮细胞向间质细胞转化"的现象，这种分化过程被称为上皮-间质转化（epithelial-mesenchymal transition，EMT）。在 EMT 过程中，上皮细胞能重组细胞骨架，一些重编程基因表达被激活，EMT 是机体发育和组织再生不可或缺的一部分。成体动物中的上皮-间质转化是指上皮细胞在某些生理或病理条件下失去上皮细胞特征，极化的上皮细胞通过基底表面与基底膜相互作用，经历多种生化变化，从而获得间充质表型的生物学过程。上皮细胞向间充质细胞转化过程中，细胞间黏附性降低，迁移能力与侵袭能力增强，对凋亡的抗性增强。上皮-间充质转化是在机体内广泛存在的一种细胞转分化现象，将有极性的上皮细胞转化为可塑性较强的无极性的间充质细胞，增加了细胞的迁移能力。

组织修复通常包括再生修复和纤维性修复，EMT 通常被认为是器官损伤修复过程中纤维化形成的主要细胞应激反应。EMT 分为 3 种不同的亚型：EMT-1 型、EMT-2 型和 EMT-3 型。EMT-1 型参与胚胎发生和器官发育；EMT-2 型与伤口愈合、组织再生和器官纤维化相关，在器官纤维化过程中，EMT-2 型是对持续炎症反应的修复过程，并最终导致器官纤维化损伤；EMT-3 型与癌症进展有关，可促进克隆生长和局部肿瘤的形成。在胚胎形成与器官发育中，经常通过 EMT 形成不同类型的细胞；在损伤后的组织再生过程中，往往通过 EMT 产生成纤维细胞和其他细胞来完成损伤组织的修复；在肿瘤发生时，癌细胞也可以通过 EMT 进行迁移和侵袭。

EMT 在炎症细胞和成纤维细胞介导的伤口愈合过程中起着关键作用（图 2-5）。在哺乳动物的表皮细胞再生过程中，角质细胞发生 EMT，角质细胞内的细胞骨架发生重组，细胞失去极性，上皮细胞分化为新的成纤维细胞样细胞，以重建创伤和炎症损伤后的组织。细胞间连接消失，基底膜部分降解，导致细胞迁移至损伤区域，促进表皮细胞再生以修复创伤。EMT-2 型与炎症相关，一旦修复完成，炎症减少，则终止。EMT-2 型与纤维化等组织修复反应有关，上皮细胞通过 EMT 产生肌成纤维细胞，完成修复性纤维化再生；在持续的慢性炎症中，EMT 产生肌成纤维细胞的异常增生，引发进行性纤维化，导致器官实质破坏。可见，损伤再生后的 EMT 过程是一把双刃剑。

成纤维细胞特异蛋白 1（fibroblast specific protein1，FSP1）、α-平滑肌肌动蛋白（alpha-smooth muscle actin，α-SMA）和 I 型胶原是上皮细胞 EMT 产生间充质细胞参与创伤修复的重要标记分子；转化生长因子 $β_1$（transforming growth factor $β_1$，TGF-$β_1$）是施万细胞发生 EMT 参与神经损伤修复的关键细胞因子。通常认为上皮细胞通过 EMT 转化主要形成成纤维细胞和肌成纤维细胞。心外膜细胞的 EMT 过程与心脏再生密切相关，心外膜细胞经过 EMT 形成心外膜源性细胞（epicardium-derived cell，EPDC），EPDC 可以进一步分化为间充质成纤维细胞、冠状动脉平滑肌细胞和外膜成纤维细胞。近年来的研究表明，EPDC 还可能分化为心肌细胞、内皮细胞和其他细胞。心外膜细胞迁移到心肌并在心室损伤后致密心肌形成和浦肯野纤维的分化中扮演着重要角色。

EMT-1 型与胚胎着床和发育以及多器官形成密切相关，EMT-1 型既不会引发纤维化也不会诱导侵袭性表型。再生过程是胚胎发育过程的部分重现，如果能在再生过程中诱导 EMT-1 型的发生，将有利于损伤组织的完全再生性修复。例如，斑马鱼的心外膜细胞能通过 EMT 实现损伤心脏的完全再生。哺乳动物的心脏发育过程中，心外膜细胞可以通过 EMT 过程分化为完全功能的心肌细胞，小鼠肾母细胞瘤心外膜细胞与心脏特异性同源盒转录因子 2.5$^+$/LIM 同源框蛋白 1$^+$（Nkx2.5$^+$/ISL1$^+$）的心脏祖细胞具有相同的发育起源，如果能诱导心外膜细胞完成 EMT-1 型，则有可能通过心外膜细胞的 EMT 过程产生心肌细胞、平滑肌细胞和内皮细胞等，促进损伤心肌组织的完美修复。

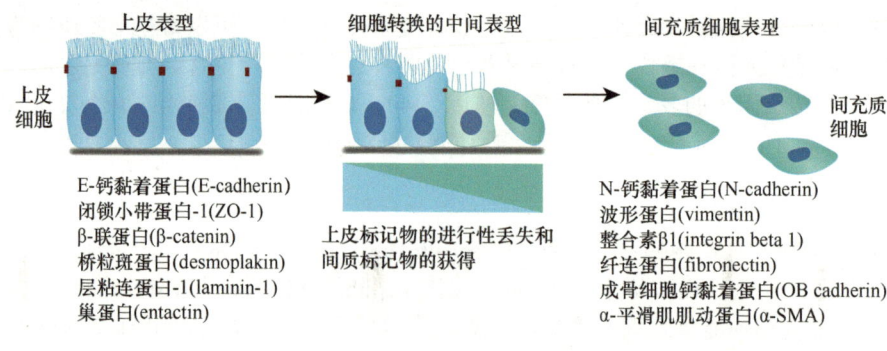

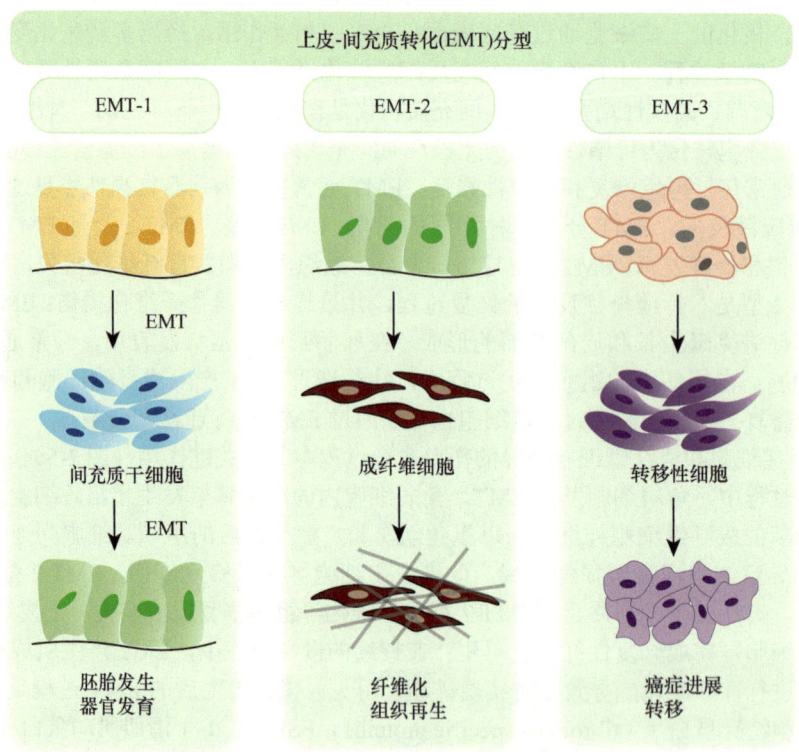

图 2-5　EMT 示意图及其不同分型

第三节　组织再生的免疫调控

免疫系统在损伤后的组织再生过程以及体内稳态过程中发挥着不可或缺的作用。组织损伤修复的过程一般包括炎症发生、细胞增殖与分化以及组织重建 3 个阶段。急性组织损伤后通常会出现炎症和免疫细胞募集，坏死细胞和微血管损伤释放的细胞成分可导致血管壁通透性增强和巨噬细胞和中性粒细胞浸润。此外，B 细胞、$CD4^+$ T 细胞和 $CD8^+$ T 细胞等适应性免疫细胞也会被激活。在伤口部位，免疫细胞不仅有助于清除碎片，还分泌大量的信号分子，坏死细胞被吞噬后可导致肿瘤坏死因子 α（tumor necrosis factor α，TNF-α）、白细胞介素-1（interleukin-1，IL-1）、各种趋化因子和白三烯等促炎因子的释放，以调控在损伤部位的动态平衡，诱导适当的细胞增殖和分化程序，促进组织再生。细胞免疫与体液免疫均参与了再生过程，损伤后，免疫细胞与免疫调节分子往往与成纤维细胞、内皮细胞、干细胞和祖细胞一起共同促进组织再生。巨噬细胞是参与再生的关键免疫细胞之一，巨噬细胞可以感知并对环境信号作出反应，过少的巨噬细胞会抑制组织修复。M1 型巨噬细胞（促炎巨噬细胞）可分泌几种促进炎症的分子，将 M1 型极化为 M2 型巨噬细胞（抗炎巨噬细胞）极化态，M2 型巨噬细胞又可以产生抑制炎症的分子。在再生过程中，促炎和抗炎巨噬细胞都必须在适当的时间开启和关闭，完美的组织再生需要平衡的免疫细胞反应，免疫系统与再生调节是一个双向调控过程。

一、免疫细胞和组织再生

机体损伤后，细胞死亡后的细胞碎片堆积在伤口部位，阻碍组织再生进程，单核细胞和巨噬细胞是最先对组织损伤作出反应的免疫细胞类型，这些免疫细胞通过清除细胞碎片、重塑细胞外基质、合成多种细胞因子和生长因子，在恢复组织内稳态方面发挥着主要作用。M1 型巨噬细胞是参与清除这些坏死碎片的关键免疫细胞，巨噬细胞吞噬碎片可以进一步激活再生所必需的信号级联。坏死细胞和受损的细胞外基质（extracellular matrix，ECM）也能释放大量损伤相关分子模式（damage-associated molecular pattern，DAMP），包括热休克蛋白（heat shock protein，HSP）、尿酸钠、细胞外 ATP、核酸分子和炎症细胞因子（IL-1α 和 IL-33）。Toll 样受体（Toll-like receptor，TLR）能识别 DAMP，并通过激活转录因子 NF-κB 触发炎症的发生，TLR 可激活组织中的巨噬细胞，促进中性粒细胞、单核细胞和巨噬细胞的趋化因子水平升高，动员中性粒细胞、单核细胞、树突状细胞（dendritic cell，DC）、自然杀伤（natural killer，NK）细胞、固有淋巴细胞（intrinsic lymphocyte，ILC）和 T 细胞聚集于受损部位。固有免疫细胞（促炎性 DC、N1 型中性粒细胞、M1 型巨噬细胞、NK1 和 NK17 细胞）释放各种促炎性细胞因子、白介素（IL-1β、IL-6、IL-8）和趋化因子，触发急性炎症反应阶段。损伤组织中的大多数巨噬细胞通常来源于从血液循环中募集的单核细胞，组织内巨噬细胞在损伤时也同时被激活，并分泌趋化因子，招募中性粒细胞和单核细胞，根据损伤微环境中的信号分化诱导巨噬细胞的动态表型改变，从促炎（经典激活的"典激巨噬细胞"噬状态）切换到抗炎或促修复（可选择激活的"选择巨噬细胞"噬状态）。抗炎性 N2 型中性粒细胞、M2 型巨噬细胞和耐受性 DC 则产生抗炎性细胞因子、营养因子和生长因子，促进调节性 NK 细胞（regulatory NK cell，NKreg 细胞）和调节性 T 细胞（regulatory T cell，Treg 细胞）的生成和浸润，抑制持续的炎症过程，恢复组织内稳态，促进再生。

免疫系统与骨折愈合过程密切相关，特别是在早期炎症愈合阶段。骨修复既依赖于成骨细胞和破骨细胞的相互协调，也涉及间充质干细胞-成骨细胞谱系和单核细胞-巨噬细胞-破骨细胞谱系之间更复杂的相互作用。骨折发生后，局部和血液循环的单核巨噬细胞系统作为组织哨兵，可感知和调节随后的生物事件，骨损伤引起的炎症反应在急性和高度调节时有利于愈合，破骨细胞分化因子（RANKL）可以促进 T 细胞增殖和激活树突状细胞的功能，RANKL 与破骨细胞前体和树突状细胞上的 RANK 结合后，促进破骨细胞存活，是破骨细胞分化和活化的主要调节因子。巨噬细胞可调节 RANKL 诱导的破骨细胞发生，通过分泌 TNF-α、IL-1、IL-6 和干扰素-γ（interferon-γ，IFN-γ）等各种细胞因子、趋化因子和生长因子，以招募更多的炎症细胞，促进新生血管形成，引导骨髓间充质细胞迁移和分化，并介导骨重塑。单核细胞和巨噬细胞通过释放细胞因子（包括 BMP2、BMP4 和 TGF-β_1）支持成骨细胞的分化和增殖。

软骨受伤时首先被招募的免疫细胞是中性粒细胞，它分泌促炎介质和弹性蛋白酶促进软骨损伤，并招募巨噬细胞、DC 细胞和 NK 细胞。先被招募的 NK 细胞和 Th1 细胞被激活后释放干扰素，使浸润的巨噬细胞极化为 M1 型巨噬细胞。M1 型巨噬细胞分泌促炎因子，干扰间充质干细胞（mesenchymal stem cell，MSC）的成软骨分化。在修复过程中，M1 型巨噬细胞被 Th2 细胞分泌的 IL-4 极化为 M2 型巨噬细胞，M2 型巨噬细胞具有抗炎特性以及修复和再生软骨的能力，促进软骨修复。树突状细胞是软骨损伤后产生的具有保护作用的免疫调节细胞，不成熟的树突状细胞可引发炎症反应，而成熟树突状细胞可增强免疫调节反应。破骨细胞是由单核巨噬细胞系统产生的大型多核细胞，破骨细胞可促进软骨细胞的肥大分化和软骨下骨的重塑。肥大细胞是一种非特异性免疫细胞，存在于全身的组织和器官中，肥大细胞能诱导软骨退化和软骨下骨重塑。T 细胞和 B 细胞也参与了软骨修复过程，T 细胞通过分泌细胞因子和生长因子促进 ECM 降解和重塑；B 细胞通过分泌抗体和炎症细胞因子调节 ECM 降解。

心肌梗死后，死亡的心肌细胞释放 DAMP，并触发先天免疫细胞应答动员。在心肌梗死后的最初阶段，肥大细胞是免疫反应的重要启动器，驻留心脏的肥大细胞可释放促炎介质，如肿瘤坏死因子 α（TNF-α）、组胺和肥大细胞蛋白酶，并启动邻近的驻留巨噬细胞、内皮细胞和随后浸润的中性粒细胞的信号级联反应。中性粒细胞最初通过包括肥大细胞在内的驻留心肌细胞释放的炎症信号从循环血液和骨髓中招募到损伤部位，通过毛细血管渗透到受损心脏，并迅速迁移到梗死组织，通过吞噬作用清除碎片和死亡细胞。而单核细胞和巨噬细胞是梗死心肌中主要的免疫细胞类型，在心包内存在着大量 GATA6$^+$ 巨噬细胞，可保护心脏免受损伤后的不良纤维化。嗜酸性粒细胞是先天性免疫粒细胞，在心肌梗死后 24h 被招募到梗死心脏，可以减少心肌细胞死亡、心肌成纤维细胞活化和心肌梗死后心脏的纤维化。NK 细胞是心肌梗死后渗入心脏的固有淋巴细胞，能通过限制趋化因子的产生和分泌 IFN 和抗炎趋化因子来限制固有免疫细胞的浸润和活性，抑制肌成纤维细胞产生过多的胶原蛋白。其他免疫细胞包括树突状细胞、T 细胞以及 B 细胞都参与了梗死心肌的修复过程（图 2-6）。

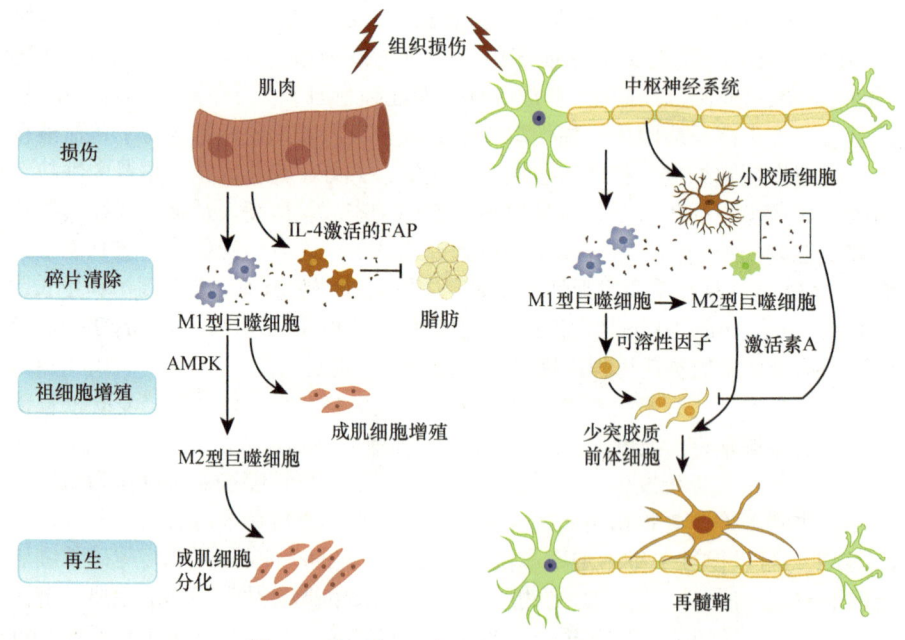

图 2-6　免疫细胞清除碎片协调组织再生

二、免疫细胞与干细胞的相互作用

（一）干细胞对免疫细胞的调控作用

干细胞可以影响各种生理和病理生理过程，包括免疫反应和炎症反应。作为常见的多能干细胞，间充质干细胞（MSC）几乎存在于所有组织中，并保持了强大的分化潜能。骨髓 MSC 最初从骨髓中分离出来，后来在包括脐带血、胎盘和脂肪在内的其他各种胎儿和成人组织中被发现。MSC 在机体内能分化为脂肪细胞、软骨细胞和骨细胞等中胚层来源的细胞；在特定条件下，能够分化为神经元、星形胶质细胞、少突胶质细胞等神经外胚层细胞和肝细胞等内胚层来源细胞。除了其巨大的分化潜能外，MSC 还具有强大的免疫调节和血管调节特性。在 DAMP 的影响下，MSC 产生抗炎表型，诱导免疫抑制性 M2 型巨噬细胞、耐受性 DC、NKreg 细胞和 Treg 细胞的生成和浸润，可有效缓解有害免疫反应和持续炎症。在组织损伤修复的早期，局部的骨髓 MSC 以 IL-8 和巨噬细胞移动抑制因子依赖性方式增强中性粒细胞的吞噬能力，有助于有效清除坏死组织和细胞碎片。在组织修复的后期，骨髓 MSC 能减少促炎性 N1 型中性粒细胞的存在，并诱导其在抗炎性 N2 型中性粒细胞中的转化，并有效地清除 N1 型中性粒细胞。在组织损伤修复的早期，骨髓 MSC 支持 M1 型巨噬细胞的吞噬特性，MSC 可产生单核细胞吸引趋化因子（CCL2、CCL3、CXCL2、CCL12），促进单核细胞从骨髓中排出，并使其能够募集到损伤和炎症部位。在组织修复的后期，MSC 促进抗炎 M2 型巨噬细胞的生成和浸润，MSC 以 TSG-6、PGE2 和吲哚胺 2,3-双加氧酶（IDO）依赖性方式诱导产生 M1 型巨噬细胞转化为免疫抑制细胞，产生 IL-10 的 M2 型巨噬细胞，可减轻持续的炎症并促进组织再生。MSC 一旦到达损伤部位，必须与各种基质细胞和炎症细胞密切相互作用，才能参与组织修复。MSC 可以释放表皮生长因子（epidermal growth factor，EGF）、成纤维细胞生长因子（fibroblast growth factor，FGF）、血小板源性生长因子（PDGF）、转化生长因子 β（transforming growth factor，TGF-β）、血管内皮生长因子（vascular endothelial growth factor，VEGF）、肝细胞生长因子（hepatocyte growth factor，HGF）、胰岛素样生长因子（insulin-like growth factor，IGF）-1、血管生成素-1 和基质细胞衍生因子-1（stromal cell derived factor-1，SDF-1）等一系列的生长因子，这些生长因子在 MSC 介导的组织修复中起着重要作用。

未分化的胚胎干细胞可以跨越主要组织相容性（MHC）屏障而不引起免疫反应，表明胚胎干细胞具有免疫特权。组织损伤后，骨髓 MSC 可以停留在损伤部位，产生生长因子以缓解炎症和促进组织修复，机体内的骨髓 MSC 也可以有效抑制过度的免疫反应，MSC 可以通过抑制 NKG2D 受体表达和前列腺素 E_2（prostaglandin E_2，PGE_2）、IDO 和 TGF-β 的分泌来抑制 T 细胞介导的免疫激活。体外培养的骨髓 MSC 同样具有高度的免疫抑制作用，在移植时很少引起免疫反应，使得其在临床上得到了广泛应用。MSC 在组织修复和再生的所有阶段均能调节中性粒细胞的表型和功能。MSC 可产生 TSG-6，减少活性氧（ROS）的产生，并诱导中性粒细胞中 IL-10 的表达增强，有利于其在免疫抑制 N2 表型中的极化。MSC 在组织愈合的诱导阶段还能增强 NK 细胞的细胞毒性，在组织损伤和炎症的消退阶段，MSC 以 PGE_2 和 IDO 依赖性方式诱导炎症 NK 细胞极化为产生 IL-10、抗炎的 NKreg 细胞。此外，有效的组织修复和再生依赖于 MSC 和 Treg 细胞之间的相互作用。MSC 来源的 IDO 通过激活 KYN/AhR 轴导致叉头盒蛋白 P3（forkhead box protein P3，FoxP3）[+]Treg 细胞的生成增加，有助于创建免疫抑制微环境，从而实现有效的组织愈合。除 IDO 外，MSC 来源的 IL-6、PGE_2、一氧化氮、TGF-β 和 IL-10 也促进了 Treg 细胞在愈合组织中的迁徙，与仅移植 MSC 的实验动物相比，同时移植 Treg 细胞和 MSC 能更加显著地改善心肌功能。

然而，外源性的 MSC 通常是异质细胞群，这些细胞的表型、分化潜力和基因表达随体外传代而发生显著变化，炎症细胞因子、趋化因子和效应分子的协同作用对 MSC 介导的免疫抑制至关重要。MSC 的不同治疗效果也与它们所遇到的特定微环境有关，如高传代数的 MSC 对心脏心肌会产生不利影响。

（二）免疫细胞激活干细胞促进组织再生

免疫系统的许多组成部分，包括炎症介质、免疫细胞和细胞因子，对内源性干细胞和祖细胞的内稳态调节和再生活性都具有明确的调节作用，事实上，利用和控制免疫系统成分可能是促进组织再生最有效的方法之一。成功的再生需要平衡的免疫调控，尽管炎症加剧会抑制再生过程，但适量的免疫细胞不仅有助于清除碎片，还能分泌大量信号分子，特定的免疫细胞类型经历表型和功能变化，最终可导致微环境从促炎症状态转变为促再生状态，从而指导干细胞的行为，维持干细胞和干细胞后代增殖与分化之间的平衡。

创伤性脑损伤会引起炎症反应，产生的免疫细胞可分泌白三烯 C4（leukotriene C4，LTC4），从而促进神经元祖细胞的增殖和新生神经元的生成，M2 型小胶质细胞和巨噬细胞也能在中枢神经损伤期间驱动少突胶质细胞分化。分泌 IL-4 的嗜酸性粒细胞可通过激活肌卫星细胞以及成纤维/脂肪细胞祖细胞（fibro-adipocyte progenitor，FAP）介导骨骼肌再生。促炎巨噬细胞可通过分泌促炎性因子 IL-6、IL-1β、VEGF-A、IL-13 和 TNF-α 刺激肌原前体细胞增殖，而抗炎巨噬细胞可通过分泌 TGF-β 加速肌细胞分化和肌管形成。抗炎巨噬细胞分泌 IL-10、TGF-β 和 VEGF-A，能提高骨髓 MSC 的存活率和分化潜能，促进成骨。肠巨噬细胞被招募到损伤部位后能支持和促进结肠上皮祖细胞的增殖。免疫细胞还可以通过释放外泌体调节干/祖细胞的增殖和分化。采用脂多糖刺激人原代单核细胞释放外分泌体，能刺激骨髓 MSC 的成骨分化，诱导细胞因子分泌和基质金属蛋白酶基因上调，促进骨重塑。

巨噬细胞对骨骼肌再生的作用已被广泛研究。如果在肌肉损伤后的最初几个小时内，耗竭血液循环中的单核细胞，则肌肉组织无法再生。几种巨噬细胞衍生因子可直接诱导卫星细胞活化和增殖。巨噬细胞分泌的 IGF-1 刺激活化的卫星细胞增殖，可促进巨噬细胞极化，是肌肉修复和卫星细胞增殖所需的关键因子；巨噬细胞释放的谷氨酰胺能促进肌卫星细胞增殖和分化；巨噬细胞分泌的 IL-10 能促进血液来源的肌源性干细胞分化和融合到肌纤维中。巨噬细胞除了分泌因子调控骨骼肌再生外，还通过和肌原细胞的直接物理相互作用，传递血管细胞黏附分子 1（vascular cell adhesion molecule-1，VCAM-1）和趋化因子 CX3CL1，促进肌原性细胞存活。

骨组织中含有巨噬细胞亚群，它分布于骨内膜和骨膜内的骨衬里细胞中，在诱导成骨细胞增殖分化以及成骨细胞介导的骨形成中起着积极作用。巨噬细胞在调节生理性骨形成和骨折愈合中至关重要。巨噬细胞与早期炎症、软骨形成和编织骨沉积区均密切相关，在内膜成骨和软骨成骨过程中均扮演着重要角色，巨噬细胞耗竭可导致编织骨沉积受损以及软、硬愈伤组织的形成减少。

三、免疫细胞与血管形成

血管生成被定义为从已有的血管系统中形成新的血管，是一系列生理过程中不可缺少的，包括正常胚胎发育、妊娠维持和组织再生。血管生成是一个高度协调的过程，取决于调节血管生成的促血管生成因子和抗血管生成因子的平衡，二者协同调控血管内皮细胞增殖和迁移。免疫细胞参与组织愈合的最关键的作用之一就是促血管化。

组织损伤后，血液循环中的单核细胞大量聚集到皮肤伤口部位，进一步分化为巨噬细胞，巨噬细胞能分泌促血管生成因子，还能够促进内皮源性祖细胞的分化，可见，巨噬细胞提供了必要的信号来驱动组织的血管生成和再生，促进新生毛细血管的形成和血管重塑。巨噬细胞在组织和血管修复中的功能包括：①分泌促炎性细胞因子和趋化因子以维持初始白细胞浸润；②通过吞噬作用清除侵入的病原体和坏死细胞碎片；③释放基质金属蛋白酶（MMP）以促进细胞外基质重塑；④通过引导新血管的萌芽和刺激内皮细胞和平滑肌细胞的增殖来促进血管生成。血供减少后，会导致组织内氧气和营养素供应减少，低氧环境触发低氧诱导因子（hypoxia-inducible factor，HIF）激活，HIF-1α 激活单核细胞，促巨噬细胞形成并聚集于新生血管处，激活巨噬细胞和内皮细胞中的 VEGF-VEGFR 和血管生成素（angiopoietin，Ang）/酪氨酸激酶受体 Tie 轴两个配体受体系统，促进血管出芽和控制血管分支的融合。

中性粒细胞是先天免疫系统的一部分，组织损伤后很快就会聚集到伤口部位，分泌细胞因子和生长因子促进血管生成，中性粒细胞在炎症性血管生成中扮演着重要角色。中性粒细胞可以通过释放重要的血管生成生长因子促进新血管生成，包括 VEGF-A、PDGF、血管生成素-1、IL-6 和 HGF。中性粒细胞衍生的 MMP 可以促进侧支生长和灌注恢复；中性粒细胞是对植入生物材料产生反应的第一批细胞，在多种组织的血管生成中起着不可或缺的作用，在生物材料引导的原位组织再生方面，可以利用中性粒细胞通过 MMP-9 的强大分泌功能来促进血管生成。

Treg 细胞被定义为 CD4$^+$CD25$^+$FOXP3$^+$ T 细胞，是已知的最重要的抗炎性 T 细胞亚群，可介导免疫耐受和组织内稳态，在新生血管形成过程中起着动态调控作用。血管内皮钙黏着蛋白-Cre 重组酶和 ApIn-Cre 重组酶的遗传谱系追踪研究表明，Treg 细胞能增加血管密度，并以旁分泌方式诱导新生血管生成。

四、免疫细胞在组织再生中的两面性

免疫细胞在组织再生中的作用是一把双刃剑。以心肌损伤修复为例，免疫细胞在心脏稳态中起着重要作用，免疫细胞刺激是心肌梗死后最早可在梗死部位检测到的反应之一，免疫反应在协调控制心脏修复的多个过程中起着重要作用。驻留或浸润于心脏组织的各种免疫细胞在损伤修复过程中发挥着作用。在心脏中发现的免疫细胞，包括巨噬细胞、单核细胞、中性粒细胞、树突状细胞（dendritic cell，DC）、T 细胞和 B 细胞、嗜酸性粒细胞、肥大细胞，可驻留或浸润心脏组织以维持心脏功能；中性粒细胞、单核细胞、内皮细胞和周细胞有助于抑制和消除炎症反应；心脏组织驻留巨噬细胞（cardiac tissue resident macrophage，cTM）可调节心脏祖细胞增殖，尤其是在心脏损伤后的增殖期。巨噬细胞耗竭模型显示心肌梗死后心脏再生和新生血管依赖于新生儿巨噬细胞。缺乏巨噬细胞的新生儿心肌不能再生，并形成纤维瘢痕，导致心功能和血管生成能力降低。NK 细胞在心脏损伤后增殖期的调节中起着重要作用。在增殖阶段，NK 细胞通过直接限制心脏成纤维细胞胶原蛋白的形成，以及特定炎症种群和心肌嗜酸性粒细胞等原纤维细胞类型的积累来阻止心脏纤维化的发展；此外，NK 细胞可与心脏内皮细胞相互作用，促进心肌梗死后血管化和血管新生。

炎症细胞过度浸润心肌会加重心肌损伤，并通过释放促炎性细胞因子、细胞毒性介质和 ROS 加重心肌梗死后的心肌重构。在缺血性心肌病中，有广泛功能失调性 Treg 细胞的全面扩张和增殖，抗血管生成和促纤维化特性增强，功能失调的 Treg 细胞可导致不良心脏重构，诱导 Treg 细胞的功能恢复可能是免疫调节修复心肌梗死后的慢性心力衰竭的有效途径。M1 型巨噬细胞刺激心肌纤维化，M2 型巨噬细胞在促进血管生成的同时，也加速了心肌梗死瘢痕的形成。中性粒细胞是第一类渗透到梗死心肌的免疫细胞，在早期，巨噬细胞和中性粒细胞分泌促炎性细胞因子，中性粒细胞的减少会使心功能恶化和导致心力衰竭，增加心脏纤维化，而且中性粒细胞的招募可增加炎症，引发持续炎症和心肌损伤，导致心脏功能障碍，因此，必须严格控制中性粒细胞的激活。心肌肥大细胞（mast cell，MC）可诱导心肌重构和心肌肥厚，是晚期心力衰竭合并高血压的典型特征。

第四节　组织再生的分子信号调控

一、代谢调控与再生

新陈代谢是生命所必需的由一系列酶促反应组成的过程，其包括物质代谢和能量代谢两个方面，往往通过有氧代谢和无氧代谢两种方式来实现。代谢调控着机体从胚胎发育到成年的一系列细胞过程，包括细胞增殖、细胞分化和细胞的功能效应，以维持组织内稳态和修复，而代谢的变化会影响组织内稳态和再生。在机体的代谢调控过程中，合成代谢途径可影响组织再生，其在细胞分裂过程中短暂激活，随后又恢复到静止状态。静息状态细胞的合成代谢途径被抑制，从而维持了成体细胞的干细胞特性。干细胞的激活在组织再生中扮演着重要角色。损伤组织中的干细胞激活与细胞的线粒体功能、溶酶体活性和脂质代谢的变化有关。由于损伤组织中较为复杂的代谢变化过程，细胞对代谢酶缺乏的良好耐受能力为组织修复奠定了基础，其中，干细胞具有十分强大的代谢可塑性，仅在极端条件下，代谢酶的缺失才会影响干细胞的增殖与特异性分化。

由于低氧微环境有利于组织再生，因此斑马鱼先天的心脏低氧微环境，是其心脏具有强大再生能力的重要原因之一。斑马鱼心脏由一个心房和一个心室组成，特殊的心脏结构导致循环系统的动静脉血液混合，从而造成了相对缺氧的环境。同时，鱼类、两性动物和哺乳动物胚胎的血液含氧量相对较低，因此其组织再生能力则相对较强。哺乳动物出生后由于动静脉分流的关闭，新生动物的心肌细胞暴露于相对较高的氧气水平，心肌细胞从糖酵解的无氧呼吸转变为线粒体的有氧呼吸，导致心肌细胞再生能力急剧下降。成体干细胞也通常存在于缺氧的微环境中，如骨髓壁龛中的造血干细胞、滤泡隆起中的毛囊干细胞、肠隐窝底部的肠干细胞以及肌基底膜旁的肌肉干细胞。这些缺氧微环境保证了机体内的成体干细胞在大部分时间处于静止状态，静止状态的干细胞能量主要由糖酵解代谢过程来维持，线粒体氧化磷酸化水平提高可促使静止的干细胞向活跃的干细胞发生转变。将造血干细胞短暂暴露于大气氧中，会增加造血干细胞中的ROS水平，进而造成造血干细胞衰竭，损害细胞的功能。氧化磷酸化和糖酵解之间的平衡改变可能影响干细胞的功能，如毛囊干细胞中线粒体丙酮酸载体1（mitochondrial pyruvate carrier1，Mpc1）的缺失可减少丙酮酸进入三羧酸（tricarboxylic acid，TCA）循环，从而增加了糖酵解过程，促进干细胞活化，而在肌肉损伤时，骨骼肌干细胞也被激活，细胞糖酵解过程的增加促进了肌源性基因表达。

线粒体是细胞代谢过程中重要的双层膜细胞器，其通过氧化磷酸化生成大量ATP，因此，线粒体是动态的生物能量细胞器，经历着受控的融合、裂变、转运和靶向更新。再生过程中，线粒体的数量和质量均能发生动态变化，线粒体的分裂/融合平衡与组织再生密切相关，如神经生长锥板层突起再生和生长锥控制均需要线粒体分裂，产生更多的线粒体，为轴突再生提供能量。在线粒体内可完成多种代谢活动，包括三羧酸循环、蛋白质代谢和脂肪酸代谢，代谢过程中产生的电子从还原型黄素腺嘌呤二核苷酸或还原型烟酰胺腺嘌呤二核苷酸转移到线粒体内膜体系的电子传输链上，最终将其传递给氧，形成水，其间通过氧化磷酸化生成ATP；部分电子也从电子传输链泄漏，导致ROS的产生，线粒体是细胞产生活性氧的主要场所。氧化还原调控对维持干细胞功能至关重要，能增加造血干细胞和神经干细胞中的ROS水平，还会降低干细胞功能。尽管干细胞可能比分化细胞更少依赖氧化磷酸化，但线粒体功能、电子传递链或三羧酸循环酶的严重缺陷可影响干细胞的自我更新，从而抑制了干细胞在组织损伤后的再生能力。正常的线粒体功能对于表皮基底干细胞的分化、毛囊干细胞和神经干细胞的维持是必要的，电子传递链成分细胞色素c氧化酶的缺失会降低干细胞的增殖和分化能力。

二、旁分泌调控与再生

组织愈合过程是一个动态的现象，涉及许多细胞类型的协调作用。哺乳动物的成体细胞有丝分裂后难以启动自主的再生反应，往往依赖于邻近细胞旁分泌释放外部因子，以触发修复反应所需的关键信号通路。越来越多的实验证据表明，有丝分裂后细胞中可靶向的信号通路能启动细胞的内在再生反应。机体内的施万细胞、星形胶质细胞、骨髓MSC和成骨细胞等成体干细胞以及巨噬细胞等免疫细胞，已被确认能通过旁分泌作用，参与细胞的发育、内稳态和修复过程。研究表明，ROS和氧化还原信号介导了旁分泌依赖的再生修复过程，ROS介导的氧化还原代谢维持着细胞稳态，调控着细胞分化、增殖、应激反应、自噬、细胞凋亡以及再生等过程。

旁分泌信号分子主要包括释放的细胞因子或生长因子等可溶性因子，包括VEGF、PDGF、MMP、血管生成素、磷酸鞘氨醇（sphingosine-1-phosphate，S1P）和TGF-β等。除了经典的可溶性蛋白因子外，旁分泌信号还可分泌包括非编码RNA在内的其他核酸小分子，同时旁分泌信号也可通过细胞外囊泡传递，越来越多的证据表明，干细胞移植促进组织再生大多通过旁分泌作用来实现。

(一) 干细胞的旁分泌效应与再生

干细胞由于其多向分化潜能,已成为再生治疗的重要手段。外源性干细胞可以通过旁分泌作用,释放各种调节因子,实现机体微环境分子信号的有效组合,以唤起驻留干细胞的反应。干细胞通过旁分泌作用可产生广泛的细胞因子、趋化因子、生长因子和 ECM 分子。许多干细胞/祖细胞群分泌的生长因子能够促进细胞增殖和迁移。干细胞和祖细胞还可以通过产生抗氧化剂和抗凋亡分子来保护其他细胞免受氧自由基的破坏。MSC 可以释放多种生长因子,如脑源性神经营养因子 (brain-derived neurotrophic factor,BDNF)、睫状神经营养因子 (ciliary neurotrophic factor,CNTF)、FGF2、胶质细胞源性神经营养因子 (glial cell-derived neurotrophic factor,GDNF)、IGF-1、神经生长因子 (nerve growth factor,NGF)、神经营养素 3 (neurotropin-3,NT-3) 和 TGF-β,免疫调节因子如粒细胞-巨噬细胞集落刺激因子、白血病抑制因子 (leukemia inhibitory factor,LIF) 和巨噬细胞趋化蛋白 1/趋化因子配体 2 和促血管生成分子 (HGF 和 VEGF);iPSC 能分泌生长因子 (BDNF、CNTF、FGF8、GDNF、NGF、NT-3、NT-4/5)、VEGF 和 HGF 等促血管生成因子,促进组织新生血管的形成,同时通过分泌抗纤维化因子抑制组织纤维化形成。

胚胎干细胞和神经干细胞通过释放大多数生长因子 (FGF1、FGF2、FGF9、IGF1、PDGF、BDNF、CNTF、EGF、GDNF、IGF-I、NGF、NT-3、NT-4/5 和 PDGF) 和 VEGF 等促血管生成因子来保护神经细胞并促进神经再生;神经干细胞通过分泌神经胶质细胞和脑源性神经营养因子保护功能失调的运动神经元;脑基质的 MSC 通过分泌 GDNF、BDNF 和 NGF 来提高多巴胺能神经元的存活能力,同时,其还能释放抗炎分子以减弱小胶质细胞的激活,从而保护多巴胺能神经元免于死亡。

MSC 是临床上应用于免疫调节和缺血组织修复的常用干细胞类型。MSC 具有分化为其他细胞类型的能力,包括外胚层、中胚层和内胚层;MSC 除了具有多向分化潜能外,具有的强大旁分泌能力还被认为是促进组织修复的主要机制;在组织修复中,MSC 除了具有分泌细胞因子/趋化因子的能力外,还表现出强大的线粒体转移和细胞外囊泡分泌能力。MSC 细胞治疗的作用主要包括以下途径:①外源性 MSC 与宿主细胞融合形成多核的合胞体,调控宿主细胞的功能;② MSC 与相邻细胞接触,形成缝隙连接通道,通过该通道将其线粒体转移到受损细胞中;③ MSC 向微环境释放含有 RNA、微 RNA (miRNA) 和 (或) 蛋白质的细胞外囊泡,附近的细胞通过内吞作用吞噬这些囊泡;④ MSC 可分泌生物活性细胞因子和趋化因子,发挥免疫调节、促血管生成、抗凋亡、抗氧化和促细胞迁移的作用。MSC 释放的因子可在保护受损神经元、减少神经细胞凋亡、促进神经纤维再生、调节神经细胞免疫微环境 (诱导 M2 型巨噬细胞产生和减少促炎性细胞因子的表达)、增加血管生成方面发挥作用,进而减少髓鞘的丢失。除了 MSC 在神经修复中的重要作用外,胚胎干细胞 (ESC) 和神经干细胞 (NSC) 也可促进组织保存、血管生成和轴突再生,它们的移植也能修复和重组皮质脊髓束纤维的神经元连接,减少巨噬细胞活化并促进髓鞘再生;同时,iPSC 衍生的神经球保留髓鞘,可增强轴突保留/再生,并促进血管生成。

成体干细胞能通过产生和释放可溶性介质来保护心脏 (图 2-7)。利用干细胞移植修复心肌损伤,外源性干细胞仅可能与宿主心肌细胞进行部分融合,难以分化为真正的心肌细胞。外源性干细胞主要通过旁分泌作用减少心肌细胞的凋亡和坏死,促进血管形成。例如,胚胎干细胞移植到梗死心肌后,能通过分泌碱性成纤维细胞生长因子 (basic fibroblast growth factor,bFGF)、VEGF、PDGF、IL-1β、IL-10、SDF-1、HGF、IGF-1、Thβ4 和 Wnt-5a 等营养分子抑制心肌细胞凋亡、肥大和心肌组织纤维化。这些旁分泌因子通过激活 PI3K/Akt 信号通路发挥作用;分泌的 bFGF 和促红细胞生成素 (erythropoietin,EPO) 等因子可以激活蛋白激酶 C 通路;分泌的 IL-11 调控 PI3K/Akt 和胞外信号调节激酶/信号转导转录激活因子 3 (extracellular signal-regulated kinase/signal transducer and activator of transcription 3,ERK/STAT3) 信号通路。这些旁分泌因子介导的信号通路均能保护心脏并促进心脏修复。

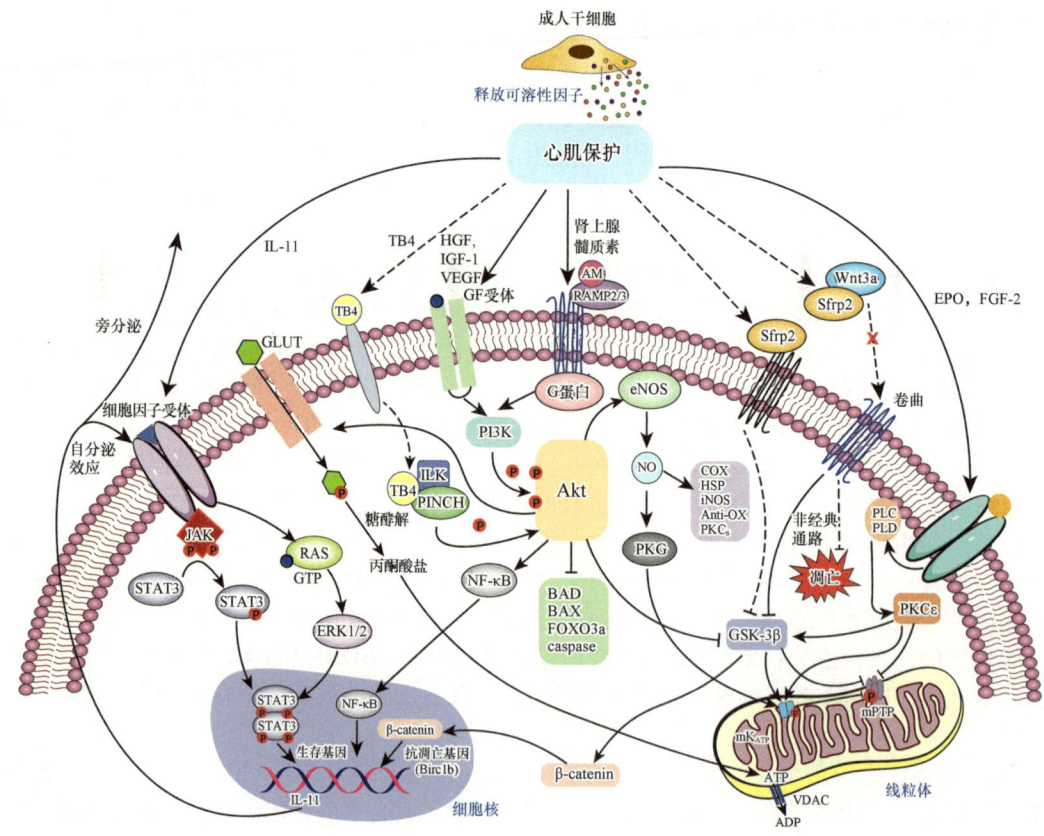

图 2-7 促心肌再生的旁分泌因子

(二) 非编码 RNA 与再生

非编码 RNA 是一类大部分不具有蛋白质编码功能的 RNA 分子，非编码 RNA 可影响机体的正常生理功能，包括发育、分化、调节转录和翻译水平的基因表达。在再生调控中发挥重要作用的非编码 RNA 主要包括 miRNA、长链非编码 RNA（long noncoding RNA，lncRNA）和环状 RNA（circular RNA，circRNA）。

miRNA 为短的非编码内源性 RNA，核苷酸长度不等，miRNA 的初始体结构（primary miRNA，pri-miRNA）由 RNA 聚合酶 Ⅱ 从 DNA 序列转录，然后加工成前体 miRNA（pre-miRNA），随后，pre-miRNA 通过核 RanGTP 依赖性核转运受体输出蛋白-5 复合体运输到细胞质中，进一步由 Dicer 核酸内切酶处理，产生成熟的约含 22 个核苷酸的 miRNA 双链，通过 RNA 诱导沉默复合体（RNA-induced silencing complex，RISC）解缠绕成单链 miRNA。miRNA 通常与目标 mRNA 上 3′ 非翻译区序列配对，部分互补导致翻译抑制，而完全互补导致靶信使核糖核酸（messenger RNA，mRNA）的切割。miRNA 能调节各种细胞功能，包括细胞形态、分化、增殖和代谢。通过比较斑马鱼鳍再生不同阶段的 miRNA 表达谱，发现 miRNA 参与了组织的再生过程。与发育阶段的鳍相比，截肢后 1d 的胚基形成过程中分别有 24 和 13 个上调和下调的 miRNA；与未损伤的鳍结构相比，截肢后 1d 的胚基形成过程中分别有 51 和 14 个上调和下调的 miRNA。miRNA 在神经发生过程、干细胞多能自我更新及突触可塑性和重排中均扮演着重要角色。在 miR-17-92 敲除的成年小鼠的腹侧齿状回，神经祖细胞发育存在缺陷；同时，在成年小鼠的神经祖细胞中超表达 miR-17-92 可促进神经发生。miR-27b、miR-126、miR-130a、miR-133a、miR-133b、miR-210 和 miR-296 均与再生过程中的血管生成有关，miR-27b 的下调能同时增强血管生成和激活成纤维细胞增殖。新生小鼠 miR-195 的上调促使出生后心肌细胞有丝分裂的停止；miR-590 和 miR-199a 的超表达能促进新生和成年小鼠心肌细胞的增殖。触发细胞的潜在再生能力和抑制心肌细胞凋亡已经成为抑制心力衰竭和调控心脏重塑的新治疗策略。miR-21、miR-24、miR-30 家族、miR-31a、miR-133、miR-138、miR-199a、miR-181c 和 miR-499 是抑制心肌细胞凋亡的主要 miRNA；相反地，miR-1、miR-29、miR-34a、miR-124 和 miR-320 在心肌细胞中表现出促凋亡作用。miRNA 在骨的发育与再生中同样扮演着重要角色。miR-96、miR-124 和 miR-199a 在诱导骨髓 MSC 成骨、成脂肪和成软骨中发挥着重要作用，miR-7b、miR-9、miR-21、miR-26a、miR-27a、miR-210、miR-（195～497）簇、miR-378 和 miR-675 能同时促进血管形成和成骨。

lncRNA 属于长度超过 200nt 的一系列转录本家族，没有或具有非常低的蛋白质编码潜能。在人类基因组中，已经鉴定出 14 470 个 lncRNA 基因的 15 787 个 lncRNA 转录本。最近的研究发现，lncRNA 在发育过程中对于调节核染色质结构和基因表达起着至关重要的作用，同时也可以通过多种机制调节骨愈合和再生，包括促进成骨细胞增殖、干细胞分化为成骨细胞和软骨细胞、血管生成等。相反地，一些 lncRNA 对骨形成具有负调控作用。血管内皮细胞中存在大量高表达的 lncRNA，其中，lnc00657、牛磺酸上调基因 1（taurine up-regulated1，TUG1）、母系表达基因 3（maternally expressed gene 3，MEG3）、肺腺癌转移相关转录因子 1（metastasis associated in lung denocarcinoma transcript 1，MALAT1）和 lnc00439 在人和小鼠中都是保守的。MALAT1 可抑制基底内皮细胞的细胞周期，促进细胞迁移和萌发，进而阻碍新生血管。lncRNA 能通过增强或抑制细胞周期进程来调节心肌细胞增殖。lncRNA NR-045363 主要表达于心肌细胞，很少表达于非心肌细胞，能通过与 miR-216a 的相互作用刺激心肌细胞增殖并改善心肌功能，以应对心肌梗死。

环状 RNA 分子（circRNA）是一类不具有 5′ 端帽子和 3′ 端 poly（A）尾巴的封闭的环状非编码 RNA 分子。circRNA 分子呈封闭环状结构，不易被水解 RNA 磷酸二酯键的酶降解，广泛存在于机体细胞中。成骨分化过程中有 158 种 circRNA 表达差异，其中 74 种表达下调，84 种表达上调。非编码 RNA 与具有编码蛋白质能力的信使 RNA（mRNA）之间存在着一种被称为竞争性内源 RNA（competing endogenous RNA，ceRNA）的相互作用机制，即含有 miRNA 反应元件的 ncRNA 通过与 miRNA 结合，可解除 miRNA 对靶基因的抑制作用。近年来，circRNA 的 ceRNA 作用也得到了许多关注，许多 circRNA 分子富含 miRNA 结合位点，在细胞中可直接结合 miRNA 进而解除 miRNA 对下游靶基因的调控作用，如 circ-DAB1 在骨髓 MSC 的成骨分化中显著上调，通过直接与 MSC 的 miRNA 结合，发挥成骨作用。circRNA 通过与 miR-4793-5p 相互作用，可促进心肌细胞增殖，改善心肌梗死后的心脏功能。circAmot1 在新生儿人类心脏组织中高度表达，circAmot1 的过度表达通过与体内丙酮酸脱氢酶激酶 1 和 Akt1 结合，可防止阿霉素诱导的细胞凋亡和心肌病。circRNA 核因子Ⅸ（circNfⅨ）是一种与超级增强子相关的 circRNA，在啮齿类动物和人类的心脏中高度保守，circNfⅨ的过表达在体外和体内能抑制心肌细胞增殖，而下调 circNfⅨ可促进心肌细胞增殖并减少心肌梗死后心肌细胞凋亡。

（三）细胞外囊泡在旁分泌调控中的作用

细胞外囊泡（extracellular vesicle，EV）主要包括外泌体（exosome）、微囊泡（microvesicle，MV）和凋亡小体（apoptosis body，ApoBD）。EV 的大小通常不均匀，直径为 20～1000nm，这取决于它们的来源和释放机制，即直接脱落或从质膜出芽。外泌体由多泡体与质膜融合后释放出来，微囊泡直接从细胞膜出芽释放。细胞外囊泡在旁分泌信号分子传递中扮演着重要角色。EV 作为重要的自分泌和旁分泌信号载体，携带着大量分子，包括蛋白质、脂质、小分子和长分子、编码 RNA 和非编码 RNA，这些分子靶向作用于局部和远处的细胞，从而改变细胞表型。EV 可与受体细胞通过不同的骨骼肌相互作用，包括网格蛋白介导的内吞作用、网格蛋白独立的内吞作用、吞噬作用和大胞吞作用，将蛋白质、膜复合物、脂质、mRNA 和 miRNA 等生物活性物质从一个细胞传递到另一个细胞。EV 通过生物活性物质的传递参与维持组织内稳态，有助于组织修复和再生；

EV 还可以通过调节细胞因子表达来调节免疫活性，影响免疫细胞向受损组织的浸润，抑制促炎过程和免疫细胞活性。

组织损伤后的细胞凋亡过程中，能产生大量的不同大小的细胞外囊泡，由凋亡细胞产生的细胞外囊泡为 ApoEV。凋亡小体 BD（apoptotic body，ApoBD）是第一个被鉴定的 ApoEV，即凋亡细胞表面出现膜泡，以微管尖突、凋亡和珠状凋亡的形式出现凋亡膜突起，进一步形成 ApoEV。ApoEV 可以将核酸、蛋白质和脂质信号传输到目标细胞，ApoEV 已被证明可以促进心血管系统、皮肤、骨骼、肌肉、肾脏等的再生。Rho 相关蛋白激酶（Rho-associated protein kinase 1，ROCK1）和肌球蛋白轻链激酶 1（myosin light-chain kinase，MLCK）能促进 ApoEV 的产生，而质膜通道 1（pannexin 1，PANX1）可抑制 ApoEV 的形成。ApoEV 与细胞存活、增殖和分化密切相关。例如，内皮细胞来源的 ApoEV 能促进内皮祖细胞的增殖；来自心肌细胞的 ApoEV 通过运输特定的 miRNA 来增强驻留干细胞的增殖和分化。ApoEV 能激活 Wnt/β-catenin 的增殖和分化信号通路，促进细胞增殖和分化。心肌细胞源性 ApoEV 可刺激心肌细胞前体的增殖和分化。在 Wistar 大鼠心力衰竭模型中，心肌细胞衍生的凋亡小体在早期凋亡期改善了心脏的收缩功能。外源性骨髓 MSC 衍生的 ApoBD 逆转了骨髓 MSC 损伤，改善了骨质减少。骨髓 MSC 衍生的 ApoBD 还可以通过分泌泛素连接酶 RNF146 和 miR-328-3p 从而激活 Wnt/β-catenin 通路。ApoBD 也介导破骨细胞和成骨细胞之间的细胞间通信，骨细胞来源的 ApoBD 可以招募破骨细胞并启动局部骨吸收。

骨髓 MSC 具有多谱系分化能力，被认为是促进组织损伤再生的理想种子细胞。临床前研究表明，MSC 释放的外泌体可用于心血管疾病、肾损伤、骨软骨再生和骨骼肌再生。近年来的研究逐步表明，MSC 的再生效应归因于其强大的旁分泌作用。骨髓 MSC 来源的 EV（MSC-EV）能促进新生血管形成、骨和软骨再生，为骨骼再生提供了极好的生物活性分子。将人源 MSC-EV 复合到磷酸三钙支架中，可通过激活 PI3K/Akt 信号通路增强颅骨缺损的骨愈合。MSC-EV 已被证明具有促血管生成、抗纤维化、免疫抑制和抗氧化特性，可以改善心脏收缩功能、血管生成和灌注能力，并减少心肌细胞凋亡、抑制梗死面积扩大和减轻心脏纤维化过程。MSC-EV 还可通过激活 PI3K/Akt 信号通路来减少心肌缺血再灌注损伤的梗死面积，MSC-EV 在心脏中的抗纤维化作用可能与其对先天和适应性免疫细胞的免疫抑制作用有关。MSC-EV 还含有超氧化物歧化酶 1（superoxide dismutase，SOD1）、SOD2、过氧还蛋白 1~6（peroxiredoxin，PRDX1~6）、过氧化氢酶（catalase，CAT）、硫氧还蛋白（thioredoxin，TXN）、谷胱甘肽 S-转移酶（glutathione S-transferase，GST）ω 和 GSTP1 抗氧化酶。骨髓 MSC 能通过分泌 MSC-EV 促进周围神经再生，MSC-EV 能在受损的周围神经部位积累，刺激轴突并产生施万细胞来隔离单个轴突，从而减少肌肉、神经萎缩，促进周围神经再生和神经突生长。MSC-EV 还可以促进中枢神经系统损伤后的神经再生，MSC-EV 在脑卒中治疗中具有促进神经突重塑、血管生成和神经发生的潜力。

心外膜是环绕心脏和大血管根部双层心包的浆膜层的脏层，是脊椎动物心脏最外层的一种薄间皮组织。在器官发育过程中，心外膜细胞在心肌的发育生长中提供重要的分子信号以诱导心肌生长；在成年哺乳动物的心脏中心外膜细胞可分泌对心肌细胞增殖和存活必不可少的细胞因子。心外膜与心包液直接接触，也是心包液中细胞外囊泡的产生者和作用靶点。心外膜细胞来源的细胞外囊泡能通过分泌 miR-30a 和 miR-100 诱导心肌细胞增殖，延长心肌细胞的增殖期，具有促心脏组织再生的能力。

三、调控组织再生的分子信号通路

（一）Wnt 信号通路与再生

Wnt 信号通路是随着多细胞生物出现而产生的重要分子调控途径。Wnt 信号通路在胚胎发育过程中的细胞增殖、分化和细胞迁移中发挥着重要作用；此外，在成年生物体中仍然保持活跃，在干细胞维护和自我更新中发挥着重要作用，以实现正常组织内稳态和损伤后再生。Wnt 途径分为典型 Wnt/β-catenin 信号通路或非经典 Wnt 信号通路。经典的 Wnt/β-catenin 信号通路，由 β-catenin 的核转移介导，导致淋巴增强因子（lymphoid enhancing factor，LEF）和 T 细胞因子（T-cell factor，TCF）等与靶基因启动子/增强子区域的特异性序列结合，进而调控 cyclin D 等细胞周期细胞增殖相关基因表达；非经典 Wnt 信号通路不依赖于 β 信号通路，不依赖于 β 介导，主要包括平面细胞极化（planar-cell-polarity，PCP）信号通路和 Wnt/Ca^{2+} 信号通路。PCP 信号通路通过 Frizzled（Fzd）和 Disheveled 受体蛋白分子传递信号，主要影响细胞骨架重排，改变细胞形态，并调控相关基因转录过程；Wnt/Ca^{2+} 信号通路通过磷脂酶 C（phosphoinositide-specific phospholipase C，PLC）传递信号，并释放细胞内钙储备，主要调控与细胞命运和迁移相关的基因表达。

Wnt 信号通路与组织修复密切相关，即使在最原始的动物中，Wnt 也能协调组织损伤后的再生。涡虫在切除尾巴后会重新再生尾巴，然而，当 β-catenin 在协调组织损伤后耗竭时，则导致产生多个头部。在水螅中，Wnt 来源于伤口部位的凋亡细胞，通过提供 Wnt-3 来驱动底层细胞的增殖，从而促进再生。在斑马鱼和啮齿类动物中的研究中表明，激活 Wnt/β-catenin 信号通路可促进轴突再生，Wnt/β-catenin 信号通路可促进成年视神经和脊髓损伤后的轴突再生。在哺乳动物的大脑中，Wnt 信号对不同神经发育阶段的突触形成、神经发生均有调控作用，在神经退行性变性疾病中往往存在 Wnt/β-catenin 信号的失调。

Wnt 信号通路能促进 MSC 的成骨分化，参与内膜成骨和软骨成骨过程，Wnt 配体可刺激成骨细胞增殖并促进成骨细胞成熟，β-catenin 可以促进骨髓 MSC 分化为成骨细胞，而且可抑制 MSC 向脂肪生成和软骨生成谱系的分化。骨形态生成蛋白（bone morphogenetic protein，BMP）和 Wnt 信号之间存在大量串扰，BMP 诱导的 MSC 成骨分化依赖于 Wnt 信号通路，BMP2 诱导异位成骨能被 Wnt 通路抑制剂 Dkk-1 过表达或 β-catenin 的条件性敲除所拮抗。Wnt 信号通路在骨折愈合过程中被激活，Wnt-4、Wnt-5a、Wnt-5b、Fzd、β-catenin、Dvl、TCF-1、低密度脂蛋白受体相关蛋白 5（low density lipoprotein receptor-related protein 5，LRP-5）、纤连蛋白、磷酸酶 2A、连接蛋白 43 以及 c-Myc 等 Wnt 信号成分及其靶基因均上调。

Wnt/β-catenin 信号转导可调节胚胎发生期间的心脏发育，包括心脏中胚层形成、心肌增殖和分化，Wnt/β-catenin 信号对心肌细胞代谢也具有调节作用，以维持成体心脏的代谢可塑性。Wnt 信号抑制因子 Dkk 可抑制心肌细胞分化，但 Dkk1/Dkk2 双基因敲除小鼠可表现出多种心脏发育缺陷，表明在心脏发生过程中需要 Dkk。大多数证据支持抑制 Wnt 信号有利于损伤修复和心脏功能恢复，β-catenin 缺失的梗死心脏显示心外膜下和心内膜下肌钙蛋白 T2（troponin T2，cTnT$^+$）心肌细胞数量增加，心脏特异性 Dkk3 缺乏小鼠心肌梗死风险加大，而在梗死心脏中 Dkk2 过度表达可导致心功能恢复。分泌型卷曲相关蛋白（secreted frizzled-related protein，SFRP）、SFRP2 和 SFRP5 能通过阻滞 Wnt 信号通路促进心肌前体细胞分化为心肌细胞。同样，Wnt 信号能调控骨骼肌再生，激活 C2C12 成肌细胞的 Wnt 信号可刺激线粒体增殖和线粒体氧化磷酸化。在心脏损伤修复和伤口愈合过程中，Wnt 拮抗药在多种细胞类型中诱导增多，在受损心脏中可以检测到 Dkk1 和 Dkk2 以及 Fzd1、Fzd2、Fzd5 和 Fzd10 的表达增加；在人类扩张型心肌病或冠状动脉粥样硬化性心脏病（冠心病）中，SFRP3 和 SFRP4 的 mRNA 水平升高。*sFrp1* 基因的过表达可减少 MMP2/MMP9 活性、胶原沉积和梗死面积，抑制纤维化，改善心功能。

Notch 和 Wnt 信号通路在信号转导级联的多个层次上协同或反向相互作用，当这两条通路同时被激活时，它们之间会存在相互串扰，以协调它们的调控作用。Notch 受体对 β-catenin 的稳定性具有负调节作用，编码 Notch 配体 Jag1 的基因则是 Wnt/β-catenin 信号通路的靶点。Notch 靶基因（Hes family bHLH transcription factor 1，*Hes1*）也在转录水平上受 Wnt/β-catenin 信号调节。Notch 和 Wnt 信号通路的相互协调广泛存在于耳、骨、心脏、肝脏和其他组织器官再生中。此外，在软骨生成的调控中也存在 MAPK 和 Wnt 信号之间的相互串扰。

（二）YAP信号通路与再生

Hippo通路及其下游效应子在动物发育和再生过程中对器官生长和细胞可塑性具有广泛的调节作用，其下游效应子包括转录辅助激活子Yes-相关转录调节因子（Yes-associated transcriptional regulator，YAP）和PDZ-结合结构域的转录共激活子（PDZ-transcriptional co-activator of the binding domain，TAZ）。Hippo途径是一种高度保守的信号转导途径，Hippo分子对YAP信号可进行负调控。该途径的核心是一个由丝氨酸/苏氨酸激酶所致的磷酸化级联反应，该通路的活性受到了一系列刺激的调节，包括机械信号、细胞形状、ECM硬度、细胞极性、代谢和细胞间接触，其激活关键激酶MST1/2、丝氨酸/苏氨酸激酶25（serine/threonine kinase 25，STK25）和MAP4K，这些激酶磷酸化并激活LATS1/2，促使YAP/TAZ磷酸化后，通过与14-3-3蛋白结合或泛素介导的降解引发YAP/TAZ在细胞质中保留。当Hippo途径不激活时，这些磷酸化不会发生，导致YAP/TAZ定位在核，并结合到转录因子，即TEA域家族成员（TEA domain family member，TEAD），与TEAD-YAP/TAZ复合物与基因增强子结合，调节RNA聚合酶Ⅱ驱动或抑制靶基因的表达，调控细胞命运。YAP/TAZ能促进体内、外不同细胞类型的细胞增殖，YAP/TAZ可直接调控参与细胞周期进程的基因表达，通过驱动细胞增殖和抑制凋亡来促进细胞数量的增加。YAP/TAZ还参与细胞代谢、促进细胞去分化以及维持细胞干性等调节活动，在多种组织再生中扮演着重要角色。肝部分切除术后肝损伤时，YAP和TAZ不需要肝细胞维持，而是在肝再生过程中被激活，再生完成后再次被抑制（图2-8）。

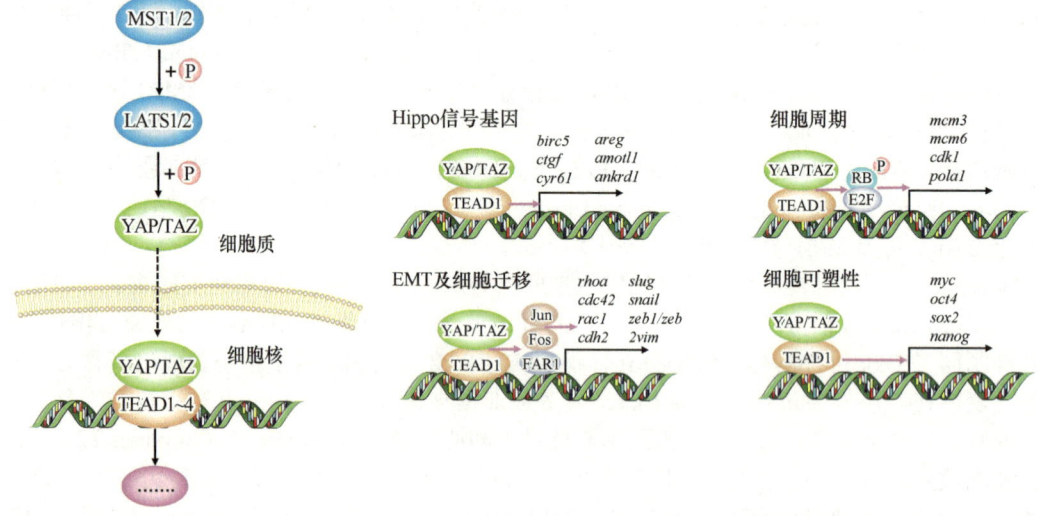

图2-8　Hippo-YAP/TAZ信号通路及其对再生的调控作用

长期以来，人们一直认为哺乳动物心肌细胞的增殖仅限于胚胎阶段，在出生后几乎没有再生能力，然而，最近研究发现，除胚胎鼠心脏外，新生鼠心脏在心肌梗死（MI）后也能再生。Hippo-YAP信号转导能有效调节胎儿心脏生长和心肌细胞的增殖，从E8.5开始激活的YAP过表达可显著刺激心肌细胞增殖，在新生小鼠的心脏里，YAP1继续促进心肌细胞增殖，导致新生小鼠心脏保留了较强的再生能力，这种再生能力能持续到出生后第7天。新生儿Hippo途径激酶的失活或Yap的激活足以维持其心肌细胞的增殖能力。Hippo成分MST1/2、LATS2或Sav的心脏条件性敲除会导致心肌肥大，心肌细胞增殖增加。在MI后，通过有条件地删除Sav1或LATS1/2或使用表达人YAP1sa或Sav1 siRNA的腺相关病毒亚型9激活YAP/TAZ可触发心脏修复，改善心功能并增加小鼠生存率。YAP对成熟心肌细胞内稳态至关重要，YAP功能丧失会加剧慢性MI后的功能下降和瘢痕形成，而激活YAP可减少慢性MI患者心脏瘢痕的形成，改善心脏功能。miRNA 簇 miR302-367 能抑制 Hippo 信号成分 MOB 激酶激活因子 1A（MOB1A）、MOB 激酶激活因子 1B（MOB1B）、MST1 和 LATS2，通过激活 YAP 增加心肌细胞增殖，改善 MI 后的心脏功能。

神经干细胞（neural stem cell，NSC）具有自我更新能力，可产生多种神经元和胶质谱系，存在于哺乳动物的胎儿和成人神经系统中。Hippo 信号在控制神经干细胞增殖、分化和成熟以及细胞命运决定中起着至关重要的作用。YAP 在 NSC 和星形胶质细胞中选择性表达，YAP 是星形胶质细胞增殖所必需的信号分子。NSC 或星形胶质细胞中缺失 YAP 会导致星形胶质细胞生成受损，并增加新皮层神经退行性变性疾病的患病可能性。在神经管中抑制 YAP 或 TEAD 生成均可导致细胞死亡、细胞周期阻滞和神经元分化显著增加。此外，YAP 对于室管膜祖细胞的增殖、祖细胞的顶端附着以及维持导水管心室内膜的完整性都是必要的。

YAP/TAZ 在上皮损伤后的修复中起着极其重要的作用。黏膜愈合受损是炎性肠病（IBD）的一个显著生物学特征。肠道自我更新主要依赖功能性肠干细胞（intestinal stem cell，ISC），尤其是 Lgr5$^+$ 隐窝基底柱细胞（Lgr5$^+$ crypt-base columnar cell，Lgr5$^+$ CBC）和隐窝基底中的瞬时扩增细胞。肠道伤口愈合是一个复杂的过程，通常与黏膜微环境中的上皮细胞、间充质细胞和免疫细胞相关。肠损伤后，非增殖细胞迅速向伤口床迁移，重新密封受损上皮，随后细胞增殖和分化。在稳态条件下，YAP 定位于 Lgr5$^+$ CBC 的细胞核中而激活下游基因，促进上皮细胞增殖和沿隐窝迁移，以加速自我更新。

YAP/TAZ 信号在组织再生中的作用也存在两面性。YAP/TAZ 过度激活可以通过调节肌成纤维细胞的激活来促进组织纤维化。在人和小鼠纤维化的肺、肾和肝中，肌成纤维细胞和星形细胞中显示出明显的核 YAP 积聚。

（三）Notch 信号通路与再生

Notch 信号通路是一种高度保守的通路，在各种组织的发育和内稳态过程中介导细胞增殖、细胞命运决定、细胞死亡和干细胞维持。Notch 信号通路广泛参与各种器官的再生过程，包括心脏、大脑、脊髓、肝脏、骨骼系统等。Notch 通路负责两个相邻细胞之间的细胞间通信，有 4 种 Notch 跨膜蛋白受体（Notch 1~4），Notch 受体和配体位于邻近细胞的质膜上。4 种 Notch 受体在结构上都是相似的，作为跨膜受体，它们由 1 个 Notch 胞外结构域（Notch extracellular domain，NECD）、1 个跨膜结构域（transmembrane，TM）和 1 个 Notch 胞内结构域（Notch intracellular domain，NICD）组成，NICD 由重组信号结合蛋白 κ-J 区相关模块（kappa-associated module，RAM）和 7 个重复的锚定蛋白（ankyrin，ANK）结构域组成。Notch 1 和 Notch 2 具有转录激活域（transcriptional-activation-domain，TAD），这在 Notch 3 和 Notch 4 受体中是不存在的。4 种 Notch 受体都携带一个 PEST 结构域到达它们的 C 端。哺乳动物中，细胞膜外的 Notch 蛋白被 δ 样 DLL1/3/4 配体或 jagged 型 Jag1/2 配体的 DSL（δ/Serrate/LAG-2）家族配体激活，它们的结合可触发 ADAM 金属蛋白酶家族和 γ 属分泌酶对 Notch 受体的顺序切割，导致 NICD 的释放，在典型的 Notch 通路中，NICD 转位进入细胞核并与 RBP-JK 蛋白[CBF1/Su（H）/LAG1]转录因子结合，激活靶基因的转录。2003 年拉亚（Raya）发现斑马鱼鳍再生过程中，Notch 受体和配体表达上调，Notch 信号在鳍修复过程中发挥着关键作用。大鼠肝切除术后 Notch 受体和配体上调，Notch 信号可调节导管细胞积累和胆道分化，促进肝祖细胞的扩张和分化，拮抗 Wnt 信号。Notch 和 Wnt 信号通路在所有多细胞动物中都有发现，Notch 和 Wnt 信号通路在信号转导级联的多个水平上具有协同或反作用，以协调和微调各自信号调控行为。编码 Jag1（Notch 配体）的基因是典型 Wnt/β-catenin 信号的靶标；Notch 靶基因 Hes1 在转录水平上也受到 Wnt/β-catenin 信号的调控。破坏复合体中介导 β-catenin 降解的组分糖原合成酶激酶 3β（glycogen synthase kinase 3 β，GSK3β）可磷酸化 NICD，进而促进 NICD 核定位，提高其转录活性和稳定性。Notch 和 Wnt 信号通路参与了多种再生过程，Notch 和 Wnt 通路之间的相互作用已经在耳、骨、心脏、肝脏和其他器官、组织的许多再生研究中得到了证实。

在切除的成年斑马鱼心脏中发现了 Notch 受体和配体表达上调，心肌再生过程中，Notch 信号在心内膜细胞中被显著激活，它限制炎症因子的表达和巨噬细胞的募集，并与 Serpine1 协调控制心内膜的成熟和心肌细胞增殖。心内膜 Notch 激活导致心肌 Erbb2 和 BMP 信号的启动，可调控心肌细胞重编程。一旦 Notch 信号被小分子抑制剂阻断，心肌细胞的转分化和增殖就会受到损害，导致心脏再生失败，这提示 Notch 通路在激活心脏再生反应中发挥着重要作用。Notch 信号在哺乳动物心脏损伤和修复过程中具有功能保守性。Notch 信号在心脏肥大和心力衰竭的小鼠心肌细胞和间充质心脏前体中广泛激活，Notch1 敲除可导致心脏纤维化和心脏肥大加剧，表明 Notch 信号通路对心脏损伤具有保护作用。成年小鼠心脏中超表达 Notch 配体 Jagged1 不仅能显著降低成纤维细胞增殖，还能刺激 SC-1$^+$ 细胞数量增多，表明 Notch 信号可调控成人心脏纤维化和再生修复之间的平衡。

骨组织除了正常骨代谢中骨形成和骨吸收之间的微妙平衡以外，还表现出较高的再生能力，这在骨折愈合过程中表现得尤为明显。骨再生是一个复杂的过程，涉及一系列不同的细胞类型和信号通路。Notch 信号被认为对骨再生至关重要，对骨折愈合过程有积极影响。在膜内成骨和软骨内成骨过程中，Notch 家族的所有受体和各自的靶基因（包括 *hes1*、*hes2*、*hes5* 等）均被诱导表达。Notch 受体及其配体在成骨细胞、破骨细胞和骨细胞中也存在表达差异，并表现出不同的功能。Notch 信号通路在骨转换中起着二态作用，并呈环境依赖性。在未成熟的成骨细胞中，Notch 信号特异性的激活使得成骨分化受损，从而导致骨质减少。在骨细胞中 NICD1 超表达时，骨吸收减少，导致骨量积累。骨髓 MSC 中的 Notch 信号也对骨再生至关重要。在骨髓 MSC 中，RBP-JK 等转录因子的缺失，会导致骨折愈合受损，而诱导 NICD1 超表达的小鼠在骨折修复后，表现出软骨减少，矿化组织增多，骨骼变得更强更硬。Notch 信号还和其他信号通路协同调控着骨再生的进程。Notch 信号和 Wnt 信号共同调控 MSC 向成骨细胞祖细胞分化；HIF-1α 信号导致 Notch 配体 DLL4 上调，Notch 信号激活小鼠 HIF 依赖性成骨和血管生成。HIF-1α 能稳定 NICD 并延长 Notch 靶基因的转录。因此，Notch 信号通过与 HIF-1α 途径的相互作用可间接影响成骨和血管生成；Notch 信号的激活可抑制核心结合因子 α1（Core binding factor α1，Cbfα1）的转录活性，进而抑制成骨细胞祖细胞向成骨细胞的进一步分化。

（四）TGF-β 超家族信号与再生

TGF-β、血清胰岛素样生长因子-β（IGF-β）和骨形态生成蛋白（BMP）是 TGF-β 超家族的亚家族 TGF-β 家族成员，通过形成两个亚家族的受体激发细胞反应，即一个由 7 个成员 TGF-β 受体 1（transforming growth factor beta receptor 1，TGFBR1）（Ⅰ型）组成，另一个由 5 个成员 TGFBR2（Ⅱ型）组成，取决于 TGF-β 亚家族与Ⅱ型（即 TGF-β1、TGF-β2、TGF-β3、Nodal 和 Activin）或Ⅰ型受体（即 BMP）之一结合。TGF-β 信号在再生中的作用至关重要，其调控着不同的再生过程，包括细胞增殖、细胞分化和再上皮化。TGF-β 信号由一对跨膜丝氨酸/苏氨酸激酶转导，称为Ⅰ型（TGFBR1）和Ⅱ型（TGFBR2）。TGF-β 与 TGFBR2 结合，导致 TGFBR1 的募集和磷酸化，激活的 TGFBR1 将 SMAD2 和（或）SMAD3 磷酸化，磷酸化的 SMAD2 和（或）SMAD3 从受体释放并与 SMAD4 形成复合物，然后易位到细胞核，并与 DNA 相互作用，从而调节靶基因的表达。SMAD 转录因子是 TGF-β 超家族信号的主要细胞内介质。哺乳动物中有 8 种已确定的 SMAD 负责将 TGF-β 超家族的级联反应从细胞表面受体传递到细胞核。在再生过程中，TGF-β 主要参与再生准备阶段的组织修复、创面愈合和迁移。BMP 是 TGF-β 超家族中最大的亚群，它们在细胞增殖、分化、迁移、细胞凋亡、细胞外基质重塑等过程中都发挥着直接或间接的调控作用。

在斑马鱼心脏的再生过程中，TGF-β$_1$、TGF-β$_2$、TGF-β$_3$ 和激活素 A 激活 SMAD3，诱导梗死区域细胞外基质合成和心肌细胞增殖。TGF-β$_1$ 和 TGF-β$_2$ 促进瘢痕形成相关分子的表达；TGF-β$_3$ 能通过下调纤连蛋白、1 型胶原和结缔组织生长因子的表达，导致无瘢痕修复。心外膜 TGF-β 和 BMP 信号在心脏发育和再生中均扮演着重要角色。心肌梗死后，小鼠心脏中 TGF-β 配体的蛋白质表达增加，TGF-β$_1$ 和 TGF-β$_2$ 表达迅速下降，诱导 TGF-β$_3$ 的表达持续增加。TGF-β 处理的心外膜细胞经历了从鹅卵石样上皮细胞向梭形间充质细胞的表型转变，表明 TGF-β 处理后促进了心外膜细胞 EMT。BMP 信号在心血管疾病中也有广泛的作用，小鼠心脏损伤后 1d 内，BMP2 配体表达量开始增加，3d 后达到最大值，后表达量下降，7d 后，其他 BMP 配体如 BMP4、BMP6 和 BMP10 出现表达。当 BMP 信号在斑马鱼中被抑制时，心肌细胞去分化和增殖受到抑制，心肌再生减弱。

在蝾螈肢体再生过程中，TGF-β$_1$ 通过 SMAD2 介导细胞增殖和胚基形成。TGF-β 家族与肌源性分化的调节密切相关，是成肌细胞分化的有效抑制剂。外源 TGF-β$_1$ 可阻止大鼠原代成肌细胞和其他体外培养细胞系的分化，即融合和肌管形成。TGF-β$_1$ 通过抑制两种肌源性调节因子（myogenic regulatory factor，MRF）即 MyoD 和 myogenin 的表达，抑制成肌细胞分化。SMAD3 干扰 MyoD 的 bHLH 结构域，防止 MyoD/E 蛋白二聚体和随后与 E-box 结合。TGF-β$_1$ 和 SMAD3 介导的信号通路还参与调控 ECM 成分的表达，通过不同途径影响成肌细胞的分化，包括调节增殖、分化和凋亡。

TGF-β 信号转导在肠上皮损伤修复过程中非常关键，肠上皮创伤后 2h 内 TGF-β$_1$ 的表达大量增加，TβR-II 的全上皮性或 Lgr5$^+$ ISC 特异性敲除会导致小肠和结肠照射后再生受损。TGF-α 信号转导的缺失能干扰肠再生和修复，全身注射 TGF-β$_1$ 中和抗体可增强大鼠吻合口模型的黏膜修复和血管生成性修复（图 2-9）。

（五）再生调控的其他信号通路

哺乳动物雷帕霉素靶蛋白（mammalian target of rapamycin，mTOR）是一种丝氨酸/苏氨酸蛋白激酶，是 PI3K 相关激酶（PIKK）家族成员，与其他蛋白质形成 mTORC1 和 mTORC2 复合物。mTORC1 是一种异源三聚体蛋白激酶，主要由 3 个核心成分组成，包括 mTOR、Raptor 和 mLST8。mTORC2 还包含两个抑制亚单位，即 PRAS40 和 DEPTOR。mTORC2 主要通过血清/糖皮质激素调节激酶（serum/glucocorticoid regulated kinase，SGK）、蛋白激酶 B（Akt）和蛋白激酶 C（PKC）激酶家族控制细胞存活和迁移。mTOR 的失调涉及人类疾病，包括癌症、心血管疾病、神经退行性变性疾病和癫痫。mTOR 在神经元、肌肉和肝脏等多种组织损伤中被激活。激活 mTOR 可显著增强视网膜神经节细胞的再生；激活星形胶质细胞的 mTOR 可促进胶质瘢痕形成，从而阻碍脊髓损伤后的再生。在脊髓半横断损伤中，刺激 mTOR 可促进脊髓损伤后皮质脊髓束的再生。mTORC1 能刺激卫星细胞的活化和增殖，其后代在 mTORC2 调控下可分化为成肌细胞；mTORC1 还促进成肌细胞融合形成肌纤维；mTORC1 还能调节肝细胞增殖，调节胆管细胞的增殖和双潜能祖细胞的形成。

音猬因子（sonic hedgehog，SHH）在发育过程能形成一个 Hedgehog（HH）激活梯度，从而决定细胞不同的命运、行为和功能。HH 信号通路可参与许多细胞的修复和再生，包括心脏、肺以及前列腺等不同组织、器官。HH 信号通路在心脏修复和再生中起着重要作用，HH 信号也可以促进斑马鱼心肌细胞的形成，SHH 通路的损伤导致心脏功能障碍，上调 HH 信号通路的表达可改善心脏功能。肺泡间充质中 HH 信号的调控对肺泡形成至关重要。从肺泡形成到肺泡维持的过渡需要 HH 激活域的动态调节，用抗 SHH 单抗抑制 HH 信号转导，通过抑制 GLI1$^+$ 细胞分化为肺泡肌成纤维细胞，能破坏肺泡的形成。

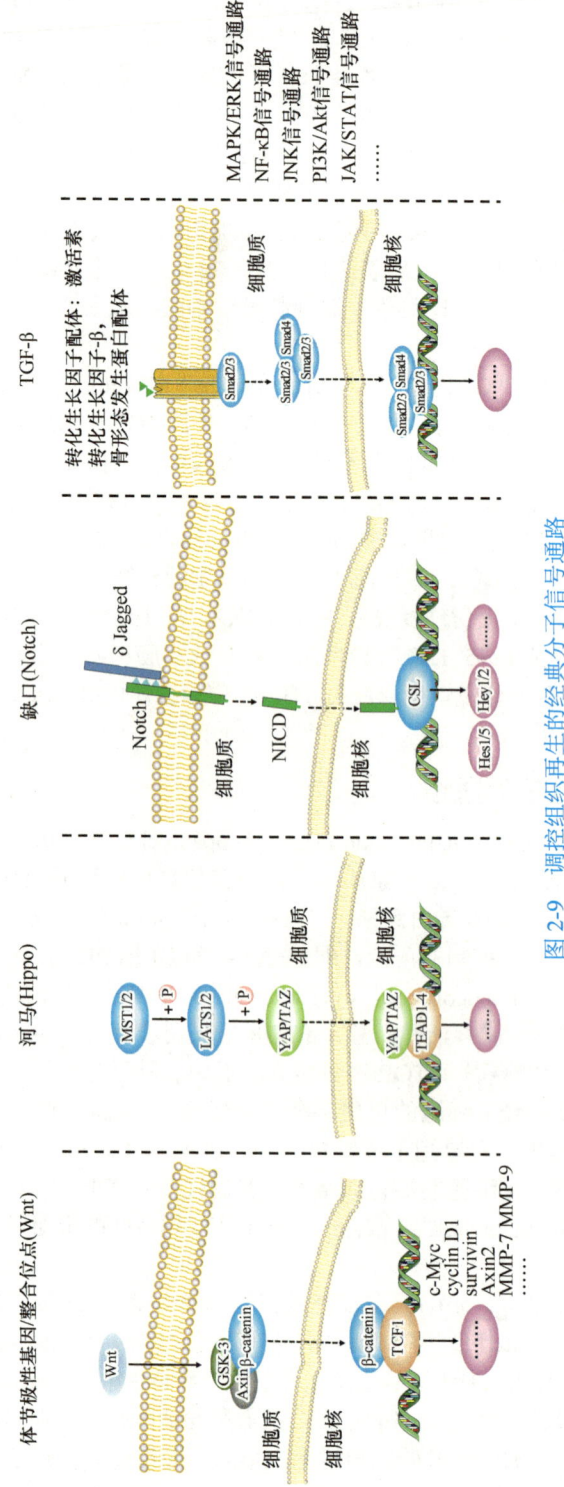

图 2-9 调控组织再生的经典分子信号通路

MAPK/ERK 信号通过磷酸化细胞质和细胞核内的多种底物参与多种生物活动。MAPK/ERK 信号可对损伤刺激作出迅速反应，并协调重要的促再生细胞事件，包括细胞存活、细胞命运转化、迁移、增殖、生长等。MAPK/ERK 信号在心脏切除或心肌梗死后可诱导心肌细胞重编程和血管形成，ERK/YAP 轴能有效地调控心肌细胞的可塑性；激活 ERBB2 能促进出生后小鼠心肌细胞的去分化和增殖。激活的 ERK 诱导 YAP 激活，可以驱动肌骨架和核膜成分改变，从而导致肌节分解、细胞的 EMT 行为和心肌细胞增殖。ERK 是促进肝细胞和胆管细胞增殖的潜在核心信号通路之一，能促进肝再生，生长激素受体基因敲除小鼠的肝脏再生严重受损，EGFR 信号的下游 ERK1/2 可调控肝细胞 G_1 期至 S 期的细胞周期。MAPK/ERK 信号在中枢神经和周围神经再生中也扮演着重要角色，Ras/Raf/ERK 通路的激活能诱导施万细胞去分化，促进周围神经的再生；增强 MAPK/ERK 活性可增加小脑、脑干、脊髓和坐骨神经发育中的髓鞘厚度和少突胶质细胞祖细胞增殖。在中枢神经系统再生过程中，MAPK/ERK 通路受到多方面的控制，发挥着不同的功能。

氧化还原信号与氧化应激在组织再生中的调控作用越来越受到科学家们的重视。氧化还原信号与细胞内稳态有关，包括分化、增殖、应激反应、自噬、凋亡以及再生等生命过程。活性氧可以激活或抑制转录因子、激酶/磷酸酶、转运体、半胱氨酸天冬氨酸酶、转位酶以及代谢酶和结构蛋白，支持它们在细胞代谢和信号传递中的作用。ROS 通常通过与目标蛋白质中的半胱氨酸和蛋氨酸巯基的化学反应来调节信号传递。大多数生理信号反应被认为是由过氧化氢（hydrogen peroxide，H_2O_2）介导的，H_2O_2 通过使酪氨酸磷酸酶失活来调节酪氨酸磷酸化，H_2O_2 还可以直接激活 Src 家族的蛋白酪氨酸激酶，这些激酶通过对其他分子（如 STAT3、RAS/MEK/ERK 和 PI3K）的影响参与再生调控。

其他与再生调控有关的信号通路还包括 NF-κB 信号、JNK 信号、PI3K/Akt 信号、JAK/STAT 信号等（图 2-9）。

第五节　功能重建

一、干细胞功能调控

（一）干细胞命运与调控

干细胞在再生医学与功能重建中扮演着越来越重要的角色。中枢及周围神经组织、胰腺组织、表皮组织、结缔组织、肝组织、骨组织、肌肉组织和内皮组织等机体组织均存在干细胞或具有干细胞样性质的细胞。干细胞的可塑性强，细胞命运受机体微环境的影响比较大。干细胞经历 3 种不同细胞命运的一种或多种：①细胞增殖，保留干细胞的特性；②细胞分化，诱导干细胞特异性分化为不同的目标细胞；③不对称分化，其中一个子细胞保留干细胞的特性，另一个细胞分化。每个细胞的命运决定本身都是一个复杂的动态过程。例如，骨髓间充质干细胞在不同诱导条件下，能够分化为内皮前体细胞、脑小胶质细胞和大胶质细胞、骨骼肌、心肌、肝细胞等不同类型的细胞。

利用干细胞进行组织与器官功能重建需要对干细胞命运的分子调控机制有更深入的了解。例如，胚胎干细胞多能状态的维持需要转录因子（transcription factor，TF）、Oct4、Nanog 和 Sox2 组成一个小分子网络控制，将 Oct4、Sox2、Nanog 这些转录因子转入已分化的体细胞中，能改变已分化细胞的命运，形成诱导性多能干细胞。基因和蛋白质调控网络在干细胞的命运决定中起主导作用，YAP/TAZ、Notch、Wnt、SHH 和 SMAD 信号通路均参与了干细胞的命运决定。综合生物网络的协调作用驱动着干细胞命运决定和新陈代谢调控。基因调控网络分子由 DNA、RNA、蛋白质和相互关联的调控小分子组成，可协调转录因子发挥其基因调节功能，通过组蛋白的募集和 DNA 修饰调控基因的时空表达。基因转录是一个嘈杂的过程，以"突发"的方式发生，同一基因群体中的不同细胞个体之间的基因表达都存在一定的噪声，其控制基因存在一定水平的随机变异，这种随机性导致了细胞间的异质性，并且该细胞异质性受到机体微环境的调控作用。

线粒体和溶酶体等细胞器也介导了干细胞命运调控。为了促进大脑的血管重建,星形胶质细胞内部可形成线粒体-内质网接触簇,以驱动内质网吸收 Ca^{2+},内质网是细胞内主要的 Ca^{2+} 储存部位。溶酶体和内质网、过氧化物酶体、高尔基体和线粒体等多种细胞器接触形成膜接触点,膜接触点是细胞生长的重要调节器,对正确的代谢调节至关重要。

干细胞的命运决定同时受到内在机制和局部微环境的共同调控。局部微环境通过可溶性因子、细胞外基质(ECM)和邻近细胞的协同作用提供了生化和机械信号,使细胞能够增殖、存活、迁移或分化。机体的每一个细胞都处在细胞外基质中,整合素和钙黏着蛋白分别介导细胞与 ECM 支架和邻近细胞的黏附,使得细胞能够感受到来自细胞外基质的机械信号。细胞外基质的黏附性能、硬度和成分等因素都影响着干细胞的行为。

(二)生物材料对干细胞命运的调控

干细胞存在于一个动态的、特定的机体微环境中,三维的细胞外基质为细胞的生长提供了物理支撑和分子调控信号,还能作为促进免疫反应、血管生成和组织再生的媒介。生态位 ECM 成分,包括层粘连蛋白、纤连蛋白和胶原蛋白,提供了调节 SC 的物理框架和指导性信号。利用生物材料来模拟细胞外基质已成为再生医学与组织工程的有力手段。生物材料的化学结构和形貌属性都可以影响干细胞行为,控制细胞形状、功能和运动性。基于对细胞命运的外部调节因子的理解,可利用通用技术来设计和制备细胞外基质,再现干细胞微环境。细胞和生物材料的进一步协同作用的研究有望对干细胞生物学产生深远的影响,并为推进基于干细胞的组织再生临床方法提供新手段。

干细胞可通过表面受体,如整合素和细胞黏附分子与生物材料相互作用。基于固有的细胞黏附性和生物功能设计合适的生物材料,能产生特定的干细胞天然微环境。改变材料的疏水性可以影响蛋白质吸附,也可以将蛋白质或其类似物直接交联到材料上,提高干细胞的黏附性。生物材料作为支架可以模拟细胞外基质的结构与功能,由生物材料建立起来的细胞外基质的临时代替物可用于诱导受损组织的结构与功能的重建。其主要作用包括:①为细胞的黏附提供物理支撑,并且将细胞准确地投递到受损部位;②为细胞的增殖、代谢提供空间;③提供特定的宏观与微观结构,引导细胞构建特定功能的组织;④传递化学或力学信号,调控细胞的表型。此外,生物材料还能提供其他化学信号,通过控制蛋白质相互作用直接或间接地操纵干细胞相互作用和分化。例如,将天然 ECM 成分精氨酸-甘氨酸-天冬氨酸(RGD)整合到支架材料中,可以控制干细胞的相互作用;RGD 及其协同序列 PHSRN 肽,可以显著影响骨髓间充质干细胞的铺展和增殖。干细胞的形态、增殖和分化均与 RGD 的密度和配体间距密切相关,控制支架材料中的 RGD 密度以及配体间距,可以显著影响骨髓间充质干细胞的铺展和分化,较低的配体间距有利于黏着斑形成和干细胞扩散,而较高的配体间距可导致更多的骨钙素表达。

干细胞具有自我更新和多向分化的潜能,通过材料递送生长因子可以优化干细胞分化和组织形成。与聚(L-赖氨酸)偶联的聚乙二醇(polyethylene glycol,PEG)能促进神经祖细胞存活和向成熟神经表型的分化,使用与 RGD 肽偶联的 PEG 水凝胶能与骨髓间充质干细胞结合,导致糖胺聚糖产量增加,以及Ⅱ型胶原的百分比增加,可抑制骨髓间充质干细胞的成软骨分化。将骨形态生成蛋白 2(BMP2)掺入到 HA 水凝胶中可以诱导骨髓间充质干细胞的骨钙素和 CD31 的表达增加,促进成骨;使用 EDC/NHS 碳化二亚胺将肝素和蛋白聚糖共价连接到胶原和明胶电纺支架上,也同样可以促进骨再生。使用聚(N-异丙基丙烯酰胺-共聚-丙烯酸)热响应性水凝胶,使用非共价手段负载肝素结合 TGF-β,可以诱导间充质干细胞中Ⅱ型胶原、Sox9 和聚集蛋白聚糖水平提高,促进成软骨。

支架材料的力学性能也能调控干细胞的命运,干细胞对力非常敏感,它们可以将机械响应转化为生物化学响应。水凝胶是各种天然(如蛋白质和多糖)和合成(如聚乙二醇和聚乳酸)聚合物的亲水性交联网络,在水凝胶中孵育细胞是研究三维细胞培养的有效平台,并能够基于此来研究不同条件下对干细胞生长和分化的影响。例如，弹性模量为 10kPa 的 I 型胶原-透明质酸三维支架有利于将人源骨髓间充质干细胞转化为神经胶质细胞。当用纤连蛋白作为 ECM 的配体时，40.7kPa 的水凝胶可诱导肌源性分化，而 10.2kPa 的水凝胶可诱导成骨分化，表明不同的基质硬度能诱导干细胞成骨或成肌分化。

自 1953 年骨组织的压电性能被报道以来，电学微环境对组织再生的影响越来越受到关注，电刺激疗法已经广泛用于不愈合骨折、骨质疏松和骨坏死等治疗中。组织细胞处于天然的生物电微环境中，导电微环境在干细胞的增殖、分化和迁移中也扮演着重要角色。电刺激能通过磷酸化 SMAD 和非 SMAD 依赖的 MAPK 途径激活骨髓间充质干细胞。当骨髓间充质干细胞在壳聚糖/聚吡咯导电支架上培养时，BMP2 及其受体表达上调。导电微环境还能诱导心外膜细胞的 EMT 过程，使之迁移到心肌梗死区，诱导血管形成，促进心肌梗死修复。

二、组织功能重建

（一）重建力电耦合微环境

由细胞间离子通道和缝隙连接产生的内源性膜电位存在于所有组织中。这些生物电网络处理控制基因表达的形态发生信息，调控着细胞的命运决定。细胞通过缝隙连接与相邻细胞连接，这种缝隙连接允许电流和小分子在细胞之间传播，从而调控组织再生和器官重建。细胞的膜电位 V_{mem} 是跨越细胞膜的电位差，这种膜电位来自膜两侧钾（K）和钠（Na）浓度的调节。V_{mem} 可以在调节细胞命运中发挥作用，如不同的生物电 V_{mem} 预模式决定了涡虫的头部数量和位置。生物电也可以跨细胞协调产生组织水平的行为和模式。

细胞力电耦合可以形成扩展的功能单元，促进区域性信号传递，组织中缝隙连接功能的丧失通常会干扰正常发育与组织再生。早期采用成肌细胞移植修复心肌损伤的研究中发现，在缺乏与邻近宿主心肌的力电耦合的情况下，成肌细胞形成肌管，无法分化成心肌细胞，导致心律失常。在伤口愈合和再生过程中，生物电可介导早期细胞向损伤部位迁移。高度再生动物在截肢后表现出明显的电流逆转，而非再生动物通常缺乏这一特征。力电耦合微环境在促进神经、心肌以及骨骼肌等可兴奋组织再生中的作用更加明显。在心脏组织中，可通过一种称为"兴奋-收缩耦合"的细胞内钙依赖性过程由电去极化触发心肌的机械收缩。心肌细胞是电活动细胞，它们的收缩松弛活动由电场和跨膜电位差驱动，并在相邻细胞间通过间隙连接传递动作电位，实现同步收缩。心肌细胞的收缩力和频率取决于 Ca^{2+} 瞬态振幅和动力学。合适的电生理信号和 Ca^{2+} 流动力学特征对于维持心脏的同步收缩至关重要；异常的电生理信号和 Ca^{2+} 流，可导致心律失常，诱发心力衰竭。

在心肌梗死中，缺血损伤导致梗死区组织阻力增加，限制心脏同步电传递，心肌和纤维化组织之间的异步传导导致非同步收缩，进而发展为心室功能障碍。基于生物材料的心肌组织工程已经成为心脏损伤修复的常用手段。除了生物材料的孔隙率、孔径和表面微结构影响心脏补片的治疗效果外，心脏补片还必须具有与原始心脏组织相同的力学性能和导电性，以便更好地适应跳动的心脏。大量的研究表明，利用导电材料构建的心脏补片，能够有效地重建心肌梗死区域的力电耦合微环境，促进血管形成和心脏的再生性修复，以改善瘢痕区域的电传导，恢复心脏的同步收缩功能，延缓心力衰竭的发生。

在心肌组织中，心肌细胞和微环境之间构成了密不可分的力电耦合系统，环境的力学性能可影响心肌细胞搏动，进而影响心肌组织的一系列功能和电生理，反之，心肌组织电生理的改变又会影响心肌细胞的搏动和收缩力。南方医科大学邱小忠研究团队研发了大量的导电生物材料，研究结果证实导电生物材料能够促进梗死心肌的力电整合，实现梗死心肌的功能修复。压电材料是一种具有压电效应的智能材料，在受到外界压力作用时产生变形，变形可导致压电材料中离子或电荷的不对称移动，从而引起极化而产生电活动。骨骼、皮肤、血管等天然组织均具有压电性能，压电材料本身能起到智能支架的作用，产生和传输电信号，从而调节其生理功能。已有研究表明由压电陶瓷包覆的多孔支架材料通过压电特性能显著促进骨组织修复。除此之外，有研究结果表明，小分子氨基酸定向排列，也具有一定的压电特性，基于γ-甘氨酸定向排列结晶的薄膜可以得到大尺寸的力电耦合特性。未来基于天然分子的力电耦合效应有望达到实时传感检测、驱动和电整合的目的，具有极好的前景。压电材料在组织再生与功能重建上越来越受到关注。

（二）血管化组织工程

血管化工程组织是组织工程产品走向临床应用的最大挑战之一。在组织工程构建中，能够向细胞传递氧气和营养的功能性血管网络对于构建物在体内植入后的存活是必要的。如果体内植入的组织工程移植物没有血管化，氧气和营养物质只能在植入物中扩散到200mm的深度。依赖植入物在体内发生自发性血管化，诱导的血管长入通常很浅，氧气和营养物质的被动扩散无法到达其内部，内部形成缺氧和缺营养微环境，无法构建真正的三维工程化组织。理想的组织工程产品，应该能通过构建的工程化血管系统和宿主血管系统相互整合。

尽管生物反应器能够增加三维（three dimensional, 3D）组织结构内部的质量传输，从而能在体外构建更大、更均匀的组织移植物，但植入体内后，仍然存在供血不足的问题。组织工程支架预制血管和宿主血管在植入到目标部位后能否成功连接取决于最终植入后的生长情况。工程化组织移植后必须尽早建立与宿主血液系统的有机整合。一种有效的血运重建策略是在体内移植之前在工程化组织结构内形成工程化血管和毛细血管网络，植入后通过血管吻合建立宿主血管与工程化血管的融合。在采用生物支架材料（包括各种复合支架材料以及脱细胞支架材料）与种子细胞构建的工程化组织中，血管内皮细胞以及VEGF常用于构建血管化网络。

过高比例的内皮细胞实际上会抑制工程化组织移植后的血管新生，采用体内血运重建策略是目前常采用的血管化重建手段，即利用宿主作为新生血管的生物反应器，将工程化组织移植到机体内，依赖于体内血管的长入建立血管化组织，将其手术切除并植入目标部位。宿主和移植物血管系统之间的连接可以通过手术或自然吻合来建立。体内血运重建策略已经在临床使用，如在次要部位进行血运重建，再使用皮瓣技术植入到目标部位。采用皮瓣技术重建血运的另一种手段是将组织构建物植入肌瓣，以促进其周围组织的新生血管，然后将泛血管化组织转移到靶部位，并将新形成的血管与宿主血管进行手术吻合，从而实现匹配患者组织的特定的三维重建。

血运重建技术包括补充血管生成因子以增强血管生成。bFGF、VEGF和其他生长因子经常用于在体外诱导新生血管形成。将生长因子固定在支架上或直接注射血管生成因子的一个重要挑战是其在体内的不稳定性，如VEGF在常压下的半衰期只有30~45min。通过优化支架材料或使用生长因子传递系统实现工程化组织内的血管生成，无疑是一个重要的血管化重建策略。基于生物材料构建的缓释体系是局部、长期的方式，是为组织移植提供血管生成因子的有效手段，能持续、逐渐释放生长因子。支架可以与不同的生长因子结合，允许细胞附着并为细胞间通信创建3D环境，从而实现植入后病损组织新生血管形成。

得益于微纳制造技术的快速发展，现在可以在组织工程支架中构建出类似于血管的空心微通道，结合材料学、增材制造技术以及先进的细胞电化学分离技术可以使通道形成和内皮化同时发生。

（三）神经支配与再生

再生医学的主要目标是修复损伤组织和器官的结构和功能。在组织再生过程中，周围神经是营养因子甚至细胞成分的重要来源。尽管蝾螈有强大的断肢再生能力，截肢前通过轴切断术去除神经时，蝾螈肢体则无法完整再生，表明神经对于再生至关重要。来源于周围神经的施万细胞能同时为轴突再生和周围非神经组织再生提供营养支持。与两栖类肢体一样，哺乳动物的指尖再生取决于Wnt依赖性神经支配，再生性指尖截肢可以某种方式从局部间充质组织中招募细胞，诱导其去分化为一种独特的胚芽前体状态，施万细胞可为胚芽扩展和指尖再生提供营养支持。

带神经支配的组织构建目前仍然是组织工程研究中的难点。神经元的存在能增强骨骼肌细胞的分化和成熟，显著增加了体内卫星细胞的迁移、微血管形成、血运重建和神经肌肉接头密度。有研究表明，神经元和成肌细胞在单层或 3D 共培养体系中，能在体外形成神经肌肉接头，采用骨骼肌成肌细胞和诱导性神经干细胞在胶原/基质支架内进行三维培养，能获得含有类似神经肌肉接头的工程化骨骼肌。利用神经生长因子和神经肽的递送有望在体内重建工程化组织的神经支配功能。然而，要完整构建带神经支配的组织工程产品，还有很长的路要走。

三、器官重建

（一）类器官

几十年来，研究人员一直试图通过组织工程技术将功能细胞、支架材料和生物活性物质结合起来，使器官再生。尽管先前的研究对器官再生作出了一定的贡献，但基于组织工程构建功能性人工器官仍然存在较大的瓶颈。随着发育生物学和干细胞生物学的不断发展以及新型三维细胞培养技术的不断完善、调控上皮和间充质干细胞的命运决定，有效模拟胚胎器官形成、重演器官发育模式的类器官构建新技术日益成熟。采用多能干细胞诱导形成类器官，通过原位和异位植入类器官为器官再生提供了新策略。尽管在目前的技术手段下，由多能干细胞或组织干细胞生成的类器官由于尺寸限制，只能部分恢复原始器官功能，实现微型器官的再生，对机体器官结构和功能的恢复有限，但是随着科技的发展，类器官技术必将成为再生医学研究和未来可能的器官替代再生疗法的有力工具。

复制器官部分结构和功能的类器官是从多能干细胞中产生的，其原理是将器官形成的诱导过程与胚胎器官的发生过程相结合，通过使用各种细胞因子组合实现细胞的自组织。成人组织干细胞，如肠、肺、胃和胰腺干细胞，也能够通过其生态位的自组织产生类器官，以及部分复制原始组织结构。目前，科学家们已经成功制备了视网膜、垂体、大脑、内耳、毛囊、甲状腺、肺、小肠、胃、肾脏和胰腺等各种类型的类器官。几乎所有的小器官都可以由多能干细胞和组织干细胞通过模拟胚胎发育的模式和定向发育分子信号生成，通过类器官的构建和体内移植，可以部分重演器官或组织结构，可以生长到有限的小尺寸，因此被称为微型器官。类器官在原位移植后不能完全替代其原始器官的功能，通过多器官原位和异位移植可以部分恢复器官功能。

肠上皮类器官的研究较为成熟。位于肠腺底部的 Lgr5 肠干细胞（Lgr5 intestinal stem cell，ISC）的激活受到 BMP、Wnt、Notch 等信号通路的调控作用。在条件培养基中，添加相应的信号分子能够促进自我更新和分化，随后细胞自组织形成肠道类器官。成熟的肠上皮类器官的主要细胞类型包括肠细胞、肠内分泌细胞、帕内特细胞和杯状细胞。肠道类器官能形成隐窝绒毛结构，呈现一定的吸收和分泌功能。

由于心脏组织中心肌细胞和脉管形成细胞扩散、分化和迁移的复杂性，利用多能干细胞和心脏干/祖细胞构建心脏类器官仍然是一个挑战。心脏是一个高度特化的器官，在心肌梗死或其他疾病后自我修复和再生能力有限。类器官构建需要大量功能性心肌细胞，这些心肌细胞可以从 iPSC 或心脏干细胞中获得，但目前尚未实现复制心脏组织中复杂的血管网络。缺乏血管网络就无法为类器官提供营养和氧气，微流控等技术可以提供部分的解决方案，但在体外完整复制心脏所有结构仍存在未能解决的瓶颈。基于人源 iPSC 构建的 3D 细胞聚合体在基质中进一步分化时，通过在特定培养基中分阶段添加相应关键生长因子，可以增强多能干细胞的肌源性分化。该分化过程受到细胞间相互作用和相关旁分泌因子的影响，心肌发生对糖原合成酶激酶-3（GSK-3）抑制剂 CHIR99021 敏感，添加 CHIR99021 的心血管球体可表达更高水平的心肌 α-辅助肌动蛋白（α-actinin）以及更高比例的肌节条纹和 Z 线肌节。较为成熟的心脏类器官中糖酵解和脂质生物合成相关基因的下调，线粒体氧化磷酸化系统相关基因的表达增加。此外，类器官中心钙蛋白-T、α-actinin、心房肌细胞特异性肌球蛋白轻链 2a、心室肌细胞特异的肌球蛋白轻链 2v 搏动细胞和起搏细胞特异性超极化激活环核苷酸门控钾通道蛋白 4 等蛋白的水平提高，形成了心室样、心房样、结节样细胞和起搏器样细胞的混合体。事实上,目前人源 iPSC 衍生的心肌细胞的表型以亚群组合为主,不具有与正常人心肌细胞相同的收缩特性。

脑类器官如何体现真实生物系统中脑的复杂性,还存在诸多未解的科学理论和技术难点。在 BMP、Wnt、SHH、RA 和 FGF 等信号分子的调控下,iPSC 可以被诱导分化为层锥体神经元、中脑多巴胺能神经元和脊髓运动神经元等不同的神经元。2013 年兰卡斯特(Lancaster)等报道了一种神经类器官,在单个神经类器官中包含多个但相互依赖的大脑区域。然而,目前的脑类器官尚缺乏周围组织和体轴,无法呈现真正的大脑形状和功能结构。采用生物医学工程手段对干细胞生长模式和关键信号分子进行时空调控,将有利于完善脑类器官的区域分化和神经信号传递模式。

(二)基于组织工程的器官重建

组织工程研究的最终目标是开发用于临床移植的组织和器官替代品,以取代受损区域并恢复器官功能。利用组织工程手段实现了从单细胞到多层次复杂性组织的体外构建,简单的组织构建已经成功用于临床组织重建,如人工皮肤和人工膀胱。每个器官都有其独特的结构成分,包含不同的细胞类型、各自独特的结构和理化环境、不同的细胞因子,以支持特定的器官功能。对于复杂的器官,细胞类型更加多样,细胞所处的微环境更加复杂,复杂器官的人工重建还存在很多挑战。通过在分子、细胞和组织水平上控制细胞、基质和结构,可以在不同程度上进行复杂器官结构的重建。

基于生物支架材料发展了自上而下和自下而上等多种组织构建策略。采用人工组装的支架材料或天然脱细胞支架材料为种子细胞的生长提供了支撑,根据发育生物学、细胞生物学以及再生医学原理,可精确调控细胞重塑和自我组装,形成复杂的工程化组织,是常用的器官重建手段。此外,也可以基于细胞-细胞和细胞-基质相互作用的基本单元和组织,设计组织的最小组成元素,采用 3D 生物打印技术自下而上直接组装成更大的结构。采用生物反应器能够精确调控细胞生存的理化微环境,使工程化组织暴露于特定的生物、物理(即流量、压力、氧张力)和生化刺激(器官特异性生长因子和细胞因子)微环境中,并且能够根据时间、空间需要随时调控细胞-细胞和细胞-基质的相互作用。

以生物材料和细胞为基础的组织工程在组织修复或替换中遇到的一个挑战是如何再生出具有复杂三维结构的器官。基于生物材料构建的复合真皮人工皮肤也已经在临床上取得了成功,可用于皮肤功能修复等多种应用。基于生物材料的组织角膜也在临床上进行了转化,以实现无须人类供体组织的角膜修复。再生医学已经能够在动物和人类身上成功复制多种管状结构,包括尿道、气管和食管。膀胱等中空内脏器官的体外重建也获得了较大进展,采用自体来源的泌尿器官上皮细胞和平滑肌细胞复合胶原-聚乙醇酸支架,已实现了膀胱组织的再生。肾脏、心脏、胰腺和肝脏等实体器官,具有高度的组织复杂性,这些器官的完全再生需要更加复杂和成熟的血管网络,以支持整个器官中细胞的正常细胞生命活动,以及多种细胞类型的精确组合,这些器官的重建往往采用脱细胞支架来实现其部分功能。利用组织工程手段构建功能性的人工肾、含有肝血窦和基质细胞的功能性人工肝、可灌注和泵送的人工心脏以及满足肺部独特血管和机械需求的人工肺,仍然是未来器官重建的发展方向。

第三章 组织工程基本要素——生物材料

组织工程方法利用合适的生物材料支架可维持拟修复组织的外形，且为组织再生提供一个仿生三维微环境。在组织再生初期，支架应起到有效的力学支撑作用和调控细胞微环境的作用；随着支架逐渐降解及被人体吸收代谢，支架逐渐被细胞所分泌的细胞外基质所代替，组织恢复正常的外形、内部结构和功能，在这一动态过程中支架也与其周围细胞和组织产生着相互作用。本章对组织工程中常用的生物材料进行了分类介绍，包括合成高分子、天然高分子、无机非金属、金属和生物衍生材料。

第一节 组织工程生物材料及其制备方法概述

一、组织工程生物材料的含义和分类

生物材料已经从简单植入发展到组织工程和再生医学。人体的一些组织在遭受损伤后具有一定的再生能力，然而，在严重的创伤性损伤、退行性疾病或感染等许多情况下，大多数组织仍无法自发地实现完全愈合，因此需要临床干预。此时，借助于生物材料的组织工程和组织原位诱导就成为重要的再生医学手段。

在经典的组织工程中，需要在体外构建生物材料与细胞的复合体，然后将复合体植入体内。组织工程的构建需要支架材料支持细胞在体外进行扩增培养，而组织原位诱导则是直接将生物材料支架植入体内。组织诱导的过程并非不需要细胞参与，而是诱导内源细胞黏附、迁移、增殖和分化，以再生新的组织。组织工程和组织诱导原位再生都需要促进细胞响应的支架材料。本章所述的材料将涵盖组织工程和组织诱导所使用的生物材料，且不作严格区分。

这里特别值得一提的是中国生物材料学家张兴栋教授等提出的组织诱导生物材料的概念，这个概念在2016年中国成都召开的国际生物材料科学与工程学会联合会（IUSBSE）对生物材料定义和相关关键术语的最新共识会议中得到了多数与会海内外专家的认可。组织诱导生物材料被正式定义为"一种生物材料，旨在诱导受损或缺失的组织或器官的再生，而无须添加细胞和（或）生物活性因子"，而生物材料被定义为"通过与生命系统的相互作用而促进任何治疗或诊断过程的材料"。

我国学者在组织工程和再生医学领域中还取得了其他一些重要的贡献。例如，南通大学顾晓松教授团队在天然高分子材料用于神经组织工程方面进行了持之以恒的努力，开展了卓有成效的全链条研究和开发。

对于生物材料的分类，可从不同角度进行，如按照构建的组织分类、按照材料的理化特性和来源分类以及按照支架材料的植入方式分类。本章的思路将按照材料的理化特性和来源将生物材料分为合成高分子、天然高分子、无机非金属、金属和生物衍生材料，并进行介绍。

二、组织工程生物材料的基本要求

组织工程和组织诱导支架通常需要满足以下3个基本的共性要求，见图3-1。

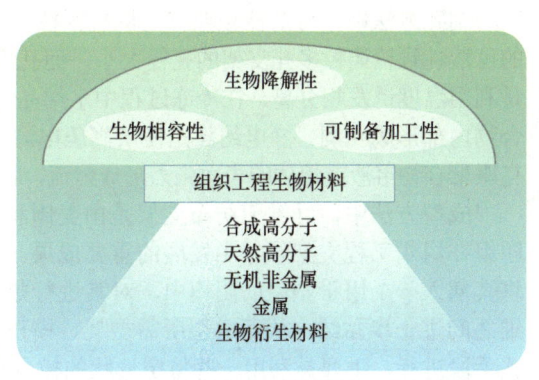

图3-1 组织工程生物材料的要求和种类

（一）生物相容性

生物相容性是指生物材料植入体内后，生物组织对材料产生的响应在可接受的范围内，不产生有害的后果，如急性炎症、溶血、热原反应、致畸、致癌等。由于组织工程是一个相对长时间的修复过程，支架植入期间的慢性炎症、降解产物的安全性等问题也都需要慎重考查，以确保材料是安全的。

（二）生物降解性

组织的再生应伴随支架的降解一同进行，理想情况下二者速率应相匹配。复旦大学丁建东教授形象地将组织工程和组织再生支架起到的作用比喻为"搭桥过河、过河拆桥"。组织工程的目标是实现生物组织的再生，若使用不可降解材料，那么异物反应的问题或隐患将会一直存在，而自身组织的重建从长久来看则更为安全、可靠。

（三）可制备加工性

生物材料的原材料需经过一定的成型加工手段使其变为目标应用的物理形态，人体组织往往不是规整的几何形状，因而支架需要被制备成具有复杂特定外形；同时，对于组织工程和组织再生支架而言，其中的孔应当连通，以利于细胞的长入、营养物质交换、代谢物以及材料降解产物的排出；此外，支架的力学强度需要能够支持植入初期时的细胞生长，在降解前维持目标的外形和尺寸。由此可见，若是材料在多数常见溶剂中溶解度低或是不发生降解的耐受温度范围很窄，就会给材料的成型加工带来很大的难度。另外，对于组织工程支架这类高风险的第三类医疗器械，需要严格保证产品的无菌性，因此材料应用前的消毒灭菌过程十分关键，而常见的灭菌方式，如辐射、高温等对可降解生物材料而言都是一大考验。如若材料不具有一定的可制备加工性，那么即便原材料能够满足生物相容性和生物降解性，其实际应用也无法实现。

三、组织工程生物材料的制备方法

不同的生物材料在化学组成和物理性质以及应用形式上均存在差异，设计组织工程支架要根据目标组织的特性和需求挑选合适的生物材料，且根据材料自身性质以及应用需求选择制备加工方法。按植入方式，组织工程材料可分为预成型多孔支架和可注射水凝胶两大类。多孔支架更能体现组织工程材料有别于其他生物材料的特点，因此，接下来对制备方法的介绍将侧重多孔支架的制备。

组织工程和组织再生多孔支架的制备包含制孔和成型两个层次。制孔方法主要有可溶性颗粒的浸出、冷冻干燥（温度诱发相分离）、静电纺丝、3D打印等；成型方法主要有纤维无纺布的黏结、模压、3D打印等。

制孔方法中，可溶性颗粒有无机盐颗粒（如氯化钠）、明胶颗粒、糖类等，通过选用不同粒径的可溶性颗粒调控多孔支架的孔径大小，而孔隙率的调控则可通过改变所加制孔剂的量。冷冻干燥是利用温度诱发相分离，在冷冻过程中水结晶为冰，与聚合物发生相分离，干燥时冰晶升华而在聚合物内部形成孔洞。静电纺丝是使用高压电源对聚合物溶液或熔体施加几千至几万伏的高压静电，克服聚合物溶液或熔体的表面张力形成射流，而后通过接收器收集聚合物细丝形成多孔材料。

成型方法中，纤维无纺布支架是由美国科学家罗伯特·萨缪尔·兰格（Robert S. Langer）课题组在组织工程支架领域中发展的重要成果。例如，将聚乙醇酸纺丝后形成无纺布或织物，随后将其塞入一个用于塑型的阴模中，对其进行热处理或使用聚乳酸稀溶液灌注挥发溶剂的方式使纤维之间进一步黏结，从而成型所需支架。模压成型一般配合粒子浸出、气体发泡或冷冻干燥等制孔手段进行，主要是利用一些特定形状的模具对支架起到塑型的作用。

3D打印也称增材制造或快速成型，同时兼备制孔和成型两方面的作用，是一种个性化的材料加工成型方法，其应用范围甚至远超生物医学领域。主要的3D打印方式见图3-2。

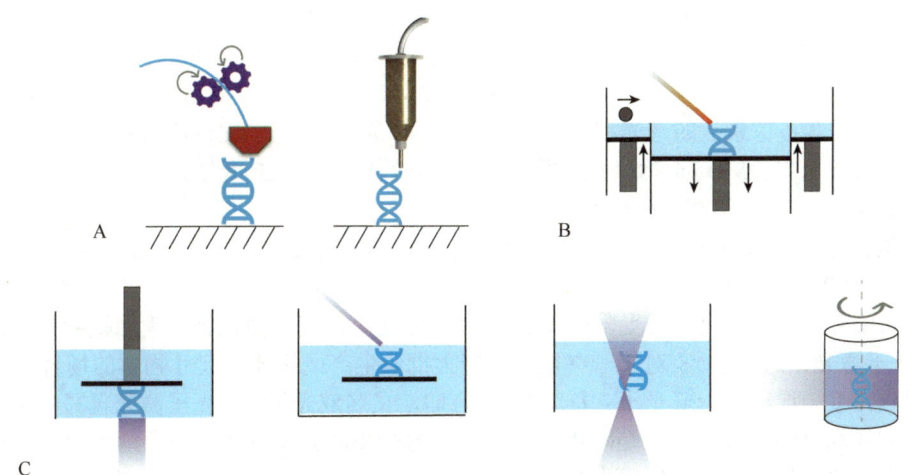

图3-2　各类3D打印技术
A. 熔融沉积型（线材FDM、粒料或浓溶液挤出）；B. 粉末烧结型；C. 光固化型（DLP、LCD型、SLA型、双光子/多光子型、容积型）

第一大类是熔融沉积型（fused deposition modeling，FDM）。最为典型的是线材FDM，直接将线材高温熔融后，通过细的喷头挤出，并按照计算机设定的空间方式来排列支架梁，然后借助于挤出后的降温固定住所打印的支架的外形。这是一类相当便捷、打印成功率高的成型方式。家用3D打印机多是基于此原理的机器，一般是基于齿轮推送线材的机器形式，配套的线材常为聚乳酸、ABS（丙烯腈-丁二烯-苯乙烯共聚物）、聚氨酯等。这类打印方式对材料的要求是其需要具备热塑性，且在一定程度上耐高温，使打印后的材料不降解、不分解。

另外，科研上也使用基于螺杆或气压推动高温料筒内的热塑性材料或者高分子溶液的挤出式机器进行3D打印，也属于熔融沉积的原理，不过原料无需线材形式，可为粒料或粉末甚至高分子浓溶液，装载在料筒中。螺杆式能提供的推动力稍大，而气压式较难推动熔融状态下具有高黏度特性的高分子材料或者只能熔融打印一些分子量较低的高分子材料。

挤出以后如何即刻固定住支架的形状，这也至关重要。除了降温以外，利用物质的非线性流变行为也是重要的方式。如利用某些材料剪切变稀的特性，可以做到施加剪切力使材料流动挤出，而挤出后材料失去剪切力，则以固态沉积；利用高分子材料在良溶剂和不良溶剂切换后的溶解性差异，使其在不良溶剂浴内析出沉积；也可以利用高熔点溶剂溶解材料，配备低温打印舱室，使得材料溶液边打印边冷冻固化，随后通过冷冻干燥去除溶剂，会在材料内部形成多孔结构。这些成型方式一般在挤出式3D打印机中实现。

挤出式3D打印的可发挥空间相对较大，打印复合材料，如高分子-无机共混物也较为方便，还可以对喷头进行改造，装配同轴挤出针头，做到内外多层结构的打印，在体外血管模型等方面的研究上十分有用。

第二大类是粉末烧结型。本质上也是利用材料的熔化-冷却固化，机器配有粉末槽。一个典型的工作流程大致为：二氧化碳激光束烧结预设区域内的粉末，每烧结固化一层，平台下降，刮刀自动铺匀粉末，再进行下一层的打印。材料可以是高分子材料粉末，也可以是金属或陶瓷粉末及多种粉末的混合物。

第三大类是光固化型。光固化同样可以应用在上述熔融沉积分类里提到的挤出式3D打印机上，仅需在打印喷头上配备紫外灯即可实现边挤出边固化。原材料一般为液态，含有可在特定波长的光照下能够引发基体材料自由基聚合或其他聚合形式的光引发剂。应用光固化原理最典型的还是基于平面光源的数字光处理（digital light processing，DLP）、液晶显示器（liquid crystal displayer，LCD）类的3D打印以及基于紫外激光束光源的立体光刻成型（stereolithography appearance, SLA) 和超高分辨率双光子/多光子 3D 打印。DLP 型 3D 打印机的核心部件是数字微镜元件 (digital micromirror device, DMD), 用于在打印过程中呈现每层的预设图像。目前 DLP 型 3D 打印机打印精度一般为几十微米, 主要取决于 DMD 部件中微镜的大小。LCD 型 3D 打印机的工作流程与 DLP 类似, 同样也是面光源, 逐层成型, 区别是图像的呈现由 LCD 面板控制其背后紫外面光源在其各像素点的透光程度, 精度取决于作为掩膜板的 LCD 屏幕的像素大小, 同样为几十微米。由于无需 DMD 部件, LCD 型 3D 打印机价格要比 DLP 型便宜许多, 但机器光源寿命不长, 且 LCD 较难达到 100% 遮光率。

SLA 型打印机比较特殊, 并非面光源而是采用紫外激光束照射液态光敏树脂逐点固化成型, 价格一般比 DLP 型 3D 打印机要高, 其打印精度和速度不如 DLP 型, 但由于 DLP 型和 LCD 型这类面光源的可打印总面积尺寸是受限的, 而 SLA 的激光束可更自由地打印大面幅物件且精度不变 (精度取决于激光光斑大小), 对于一些需要进行大批量生产或构建大尺寸物体的场合, SLA 就更具优势或成为唯一选项了。双光子/多光子 3D 打印, 又名双光子/多光子激光直写, 需要使用特殊的光敏材料和打印设备, 原理是利用材料对光子的非线性吸收特性以及材料内部由于自由基猝灭剂的存在而需达到一定阈值才可发生聚合的化学非线性特质, 在激光强度超过阈值的焦斑中心区域进行逐点固化, 精度极高, 一般在亚微米尺寸。此类机器价格相对昂贵。

研究人员近来报道了一类容积式 3D 打印方式, 运用了类似计算机断层扫描 (computed tomography, CT) 重构三维模型的工作思路, 对盛有液态光敏树脂的透明容器进行环绕轴线的多角度平面曝光, 叠加曝光量超过阈值的部分会发生固化。可以看出, 其核心思想与双光子/多光子光刻是相像的, 精度上未能达到亚微米, 但是打印效率很高。在合适的材料选择下, 可在容器内部的液态树脂里悬浮成型三维实体, 这项工作实现了在无支撑梁克服重力下进行毫米尺度复杂结构快速三维成型。若混合细胞打印, 可能对细胞的损伤也会比其他 3D 打印方式小很多, 对人造器官之类的医学应用有重要启发。

3D 打印的原理和机器形式多种多样, 基于不同原理的打印形式正在被不断开发和完善, 以适应更多材料需求。打印良品率不仅取决于机器的机械精度、显示精度, 所使用材料的性质也同样重要。

本章后面将对组织工程中常用生物材料的原材料进行分类介绍, 包括合成高分子、天然高分子、无机非金属、金属和生物衍生材料。由于本书的重点是组织工程材料, 而组织工程材料应具备生物可降解性, 因此一些重要但不可降解的生物材料很少在此提及。

第二节　合成高分子材料

高分子材料在组织工程和组织再生领域占有举足轻重的地位。合成高分子的生物活性一般不如天然高分子, 但相较于天然高分子而言制备的批次稳定性更高, 在力学性质和降解速率的调控上更易操作。近几十年来, 很多基于合成高分子材料的产品已经通过产品审批或进入了临床研究阶段。部分合成高分子的化学结构式见图 3-3, 以下将逐一进行介绍。

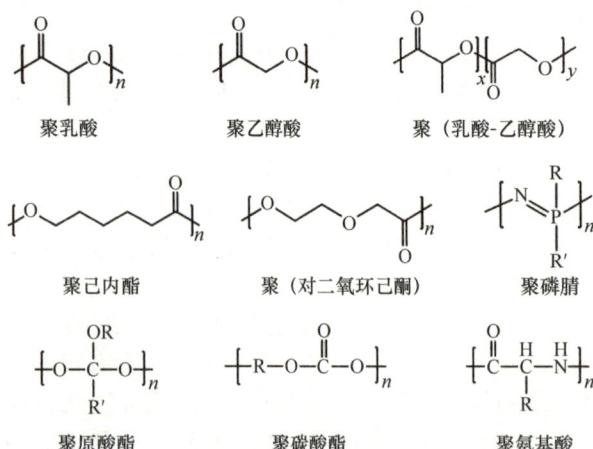

图 3-3　常用可降解合成高分子的化学结构式

一、聚 乳 酸

聚乳酸（PLA）是组织工程和组织再生中最重要的合成高分子之一。美国食品药品监督管理局（Food and Drug Administration，FDA）将 PLA 归类为公认安全（generally recognized as safe，GRAS）以及可以与生理体液直接接触的材料。PLA 可由乳酸缩聚或由丙交酯（lactide，LA）开环聚合等合成方式得到，为一类热塑型脂肪族聚酯。合成所使用的原料乳酸可以通过从甘蔗或玉米淀粉等可再生资源中获得的多糖成分发酵方式来制备，因此，PLA 是一种生态友好型产品。

最初，PLA 于 1932 年由杜邦公司 Carothers 合成，当时研究人员只是能够通过加热乳酸的同时去除冷凝水的方式来生产低分子量的 PLA，所以那时主要的难题是如何提升 PLA 的分子量，最终，人们通过丙交酯的开环聚合方法成功得到了高分子量的 PLA。

PLA 的一个特点是其单体的手性，使得 PLA 材料具有 D 型、L 型和 D，L 型 3 种光学构型，而地球上的哺乳动物体内天然存在的是 L 型乳酸，因此 L 型 PLA（PLLA）和 D，L 型 PLA（PDLLA）更为常用。PLLA 是结晶聚合物，玻璃化转变温度 T_g 在 60~65℃，熔融温度 T_m 约 175℃。结晶的 PLLA 在体内降解十分缓慢，需要 3~5 年才能降解吸收完全。PDLLA 是非晶聚合物，T_g 在 55~60℃，降解速率较 PLLA 更快，模量不如 PLLA，但是往往韧性更佳。

生物材料的降解途径有本体降解和表面溶蚀两大类。PLA 的降解主要为本体降解方式，材料内外部分子量同时下降。酯键的水解使得 PLA 分子量下降直到变为乳酸，最终乳酸能够被人体代谢。

PLA 是一种常用的 3D 打印线材的原材料，可通过 FDM 的方式得到三维支架。除了 3D 打印支架，PLA 还可被加工成薄膜、管材、无纺布以及丝线等形式，应用于不同的生物医学场合。

PLA 不溶于水、甲醇、乙醇、丙二醇等醇类以及未取代的烃类溶剂，但可溶解在二噁烷、乙腈、氯仿、二氯甲烷，以及 1, 1, 2-三氯乙烷和二氯乙酸中。溶解以后，PLA 可在溶液状态下被加工成型，后续再通过自然挥发、干燥、清洗等步骤除去溶剂。

二、聚 乙 醇 酸

聚乙醇酸（polyglycolide，PGA）是一种半结晶型聚合物，结晶度在 45%~55%，T_g 为 35~40℃，T_m 为 220~225℃。PGA 主要通过乙交酯（glycolide，GA）的开环聚合方式得到。PGA 早在 1969 年就获得 FDA 批准作为一款可降解手术缝线产品 DEXON® 应用于人体。1994 年，麻省理工学院生物材料科学家 Robert Langer 教授课题组使用 PGA 纤维黏结成无纺布成功作为组织工程支架构建了耳郭软骨，成为组织工程历史上的重要事件。

PGA 的体内降解时间受其分子量及分布、结晶度、植入部位等因素的影响，总体短于 PLA，为几周至几个月。PGA 的降解产物为乙醇酸，可被人体代谢。

PGA 不溶于大多数常见的有机溶剂，如四氢呋喃、氯仿、甲苯或二甲基亚砜，且热降解温度约为 255℃，接近其熔点，因此表征 PGA 的一些物化性质以及对其进行各类加工相对比较困难。在更多的报道中，PGA 是与其他材料进行共聚后使用的，形成如聚乳酸-羟基乙酸共聚物（PLGA）等共聚物。

三、聚乳酸-羟基乙酸共聚物

PLGA 是由乙交酯和丙交酯无规共聚而成的一种高分子。常见的 LA 和 GA 的质量比例有 50∶50、75∶25、85∶15、90∶10 等，不同比例的材料具有不同的降解时间和力学性能。由于 PLGA 可通过改变化学组成而调节其性质以及其加工性能良好，因此在组织工程中广为应用，大量的研究实验都基于 PLGA 材料而展开。

如果单体丙交酯是 D，L 型而非 L 型，且 GA 的比例不太高，则 PLGA 是无定型的；在高 GA 含量下或在高 L-丙交酯的情况下，共聚物是半结晶的。结晶程度必然显著影响降解行为。多孔支架的降解会影响组织工程中的细胞活力、细胞生长，甚至宿主反应。因此，对于 PLGA 高分子，首先应当关注 LA 和 GA 的比例以及聚合物是否结晶。

PLGA 同样遵循本体降解模式，降解产物为乳酸和乙醇酸。乳酸和乙醇酸无毒，可通过正常代谢途径从体内清除。不同 LA 和 GA 比例的 PLGA 在体内降解时间差距较大，一般范围在几个月左右，当然也受分子量及分布、植入部位等因素的影响。由于聚酯的主要降解机制是水解，因此体外和体内降解速率的差异并不那么显著。尽管如此，差异仍然不容忽视。通过观察家兔软骨缺损 12 周的 PLGA75/25 支架，研究人员证实体内降解比体外降解快。

复旦大学丁建东团队观察了 PLGA 多孔支架在 37℃下磷酸盐缓冲液（PBS）中的体外降解过程。聚合物的分子量随时间呈指数下降，表明材料表面和内部同时降解，这是聚酯本体降解机制的典型特征。除了分子量及其分布的变化外，还测量了一组其他量，如支架的重量、直径和压缩模量。基于这些量变化的比较，将无定型 PLGA 组成的多孔支架的体外降解过程分为准稳定阶段（第一阶段）、强度降低阶段（第二阶段）以及失重和支架破碎阶段（第三阶段）。降解的第一阶段包括两个子阶段，即 I-1 和 I-2。I-1 阶段的特征是多孔支架尺寸有所减小和机械性能增加，而支架重量没有显著变化；在 I-2 阶段，除分子量外的所有数量都没有显著变化。在第二阶段，机械性能下降，分子量分布扩大，有多个峰值，但支架重量和尺寸仍然恒定。表现出明显重量减轻、尺寸减小和支架最终破坏的阶段被定义为第三阶段。质量减轻伴随着酸性降解产物（即低聚物、乳酸和乙醇酸）扩散和溶解到 PBS 中，从而导致培养基 pH 降低。这个三阶段降解模型得到了广泛认可。

PLGA 可溶解于大多数常见的有机溶剂中，加工性能良好，可以加工成无纺布材料、海绵状多孔支架和 3D 打印支架等。另外，PLGA 可与聚乙二醇（PEG）形成嵌段共聚物，用作可注射水凝胶材料，在生物医药领域中用途广泛。

四、聚己内酯

聚己内酯（polycaprolactone，PCL）是一种半结晶型聚合物，结晶度可达 69%。PCL 的一些物理性质与上述几种聚酯相比较为特殊，其 T_g 为 -65～-60℃，T_m 为 56～65℃，这使得 PCL 在室温下较软；PCL 分解温度在 350℃左右，与其 T_m 之间存在较大的可供材料热加工的范围空间。PCL 在体内的降解时间较长，一般大约需要 3 年，但具体情况还要根据其结晶度、分子量及分布等情况分析。

PCL 可溶于氯仿、二氯甲烷、四氯化碳、苯、甲苯、2-硝基丙烷和环己酮，微溶于丙酮、2-丁酮、乙酸乙酯、乙腈和二甲基甲酰胺，不溶于醇、乙醚、石油醚和水。PCL 是静电纺丝的常用原材料，广为使用的是溶液形式的静电纺丝，而熔融形式的静电纺丝由于免去了有机溶剂的使用，因此对于生物医用材料而言避免了对残留溶剂可能造成的不良后果的担忧，但技术上尚存在一定不足。

通过使用适当的方法开发具有模拟细胞外基质（ECM）的合适材料的支架在组织工程中至关重要。研究人员通过改良喷嘴和温度参数的调整优化了熔融静电纺丝过程，使得所纺丝线的直径可以达到与溶液静电纺丝比肩的纳米级别。此外，PCL 也是一种很好的药物递送材料，如在体内的长期缓释避孕药左炔诺孕酮。

五、聚二氧环己酮

聚二氧环己酮 [poly（p-dioxanone），PDO] 是一种无色半结晶聚合物，玻璃化转变温度较低，T_g 在 -10℃到 0℃。它由对二氧环己酮开环聚合制备，是一种强度相对较弱的线形聚酯。为改进多丝医用缝合线摩擦力较大这个问题，研究人员试图寻找能作为单丝缝合线的材料，20 世纪 80 年代第一种以 PDS® 商品名开发的单丝缝合线出现在市场上。除缝合线外，PDO 还被研究用于多种骨科应用，如非长干骨和骨-软骨部位的固定螺钉（在美国商标名为 Orthosorb®，在欧洲商标名为 Ethipin®），以及在心血管领域中尝试作为可降解封堵器的原材料。

PDO 的降解时间一般在一年左右，在同等质量上与 PLA、PGA 等材料相比较，其降解释放的酸性产物相对更少，但力学性能略微逊色。

六、聚磷腈

聚磷腈在 20 世纪 60 年代后期被研究开发，其骨架与上述烃基聚合物不同，由无机磷、氮元素构成，主链可以水解为磷酸盐和铵盐。聚磷腈的骨架柔性很高，通过改变侧基，能够调节聚磷腈的很多性质，如结晶度、溶解性、亲疏水性以及聚合物的降解。聚磷腈的降解可以从几小时到几年不等。含氟烷氧基的疏水性聚磷腈得到了广泛关注，与特氟龙材料有类似的性质，具有良好的生物惰性。

广泛研究的聚磷腈合成路线基于两种方案：第一种是通过六氯环三磷腈的开环聚合制备聚二氯磷腈，该聚合物中的氯原子侧基随后可被各种各样的有机侧基取代，这个反应是一个成熟的过程；为合成具有可控结构的聚磷腈而开发的另一种合成路线是基于活性阳离子聚合工艺，活性聚合可以在室温下进行，并能得到具有可控链长和窄分子量分布的聚合物。

七、聚原酸酯

聚原酸酯于 20 世纪 70 年代被研究开发，它的特别之处在于为一种遵循表面溶蚀降解机制的聚合物，这使得聚原酸酯有望成为一种独特的药物缓释载体。

多种类型的聚原酸酯已被合成。以 2，2-二乙氧基四氢呋喃和二醇缩聚合成的聚原酸酯（商品名为 Biochronomer® 和 Alzamaer®）得到的酸性降解产物之一为 γ-羟基丁酸，该产物会对聚合物产生自催化效应，使得降解不断加快。之后，研究人员又新开发了一类聚原酸酯，基于 3，9-二（亚乙基)-2，4，8，10-四氧杂螺[5.5]十一烷而合成，可防止在降解过程中产生酸性产物而导致自催化加速降解。通过选择不同结构的二醇，可得到固体材料或软凝胶状材料，且降解速率、pH 敏感性也可被调节。

八、聚碳酸酯

聚碳酸酯是一类主链上含有碳酸酯基团的线性聚合物，其中一种高分子量的柔性聚碳酸酯——聚三亚甲基碳酸酯（poly trimethylene carbonate，PTMC）可通过碳酸三甲酯的开环聚合获得。与前述聚酯不同，PTMC 的降解源于酶解，因此，体内降解速率与体外降解往往显著不同。

PTMC 是一种具有优异柔韧性的弹性聚酯，T_g 约为 -17℃，机械强度相对不高，因此可作为软组织再生的一类可选原材料。低分子量的 PTMC 已作为用于开发药物递送的合适载体。弱的机械性能严重限制其应用，因此研究人员开发了一些共聚组分以提高其力学强度，并将材料应用于缝合线、骨钉等医学领域。

另一种典型的聚碳酸酯是含有碳酸酰胺键的酪氨酸衍生聚碳酸酯（tyrosine polycarbonate，TyrPC）。TyrPC 的 T_g 在 52～93℃，分解温度高于 290℃，这一性质使得其易于被热加工以及消毒处理，该材料有望用于骨、神经、肌肉的再生修复以及用作心血管支架材料。

九、聚氨基酸

生物体内天然存在的蛋白质就是由氨基酸组成的，但是"聚氨基酸"一词通常不是指蛋白质，也未必直接由氨基酸来聚合。最为典型的聚氨基酸由 N-羧基环内酸酐开环聚合获得。由此得到的聚（L-谷氨酸）极易被溶酶体酶降解，降解产物是 L-谷氨酸，具有良好的生物相容性以及非免疫原性。聚（L-谷氨酸）具有多种独特的性质，使其成为聚合生物材料的候选材料，该聚合物在生理pH下具有高电荷，已作为基因/质粒递送载体。聚（L-谷氨酸）的α-羧酸侧链具有高反应性，可以进行化学修饰以引入各种生物活性配体或调节聚合物的物理性质。通过将抗癌药物偶联到聚合物主链上，聚（L-谷氨酸）也被广泛研究用于开发大分子药物。聚（L-谷氨酸）的高功能性还促进了可生物降解磁共振成像（MRI）造影剂的开发。

此外，通过化学交联明胶，聚（L-谷氨酸）已被研究为一种生物可降解生物黏合剂和止血药。在一些动物模型的研究中，与纤维蛋白胶相比，基于聚（L-谷氨酸）的黏合剂显示出更好的软组织结合和止血性能。

开环聚合还可得到另一种聚氨基酸——聚天冬氨酸，这是一种高度水溶性的聚合物，已被开发用于药物递送领域。

由于N-羧酸酐的高反应活性和对水分的敏感性，其制备过程较为困难，成本也较高。有研究人员开发出了非酰胺键（如酯键）组成的"伪"聚氨基酸，使得聚合物从以酶降解为主转变为以水解为主，也颇具特色。

第三节　天然高分子材料

天然高分子材料得益于其通常较好的生物相容性，在组织工程和组织再生领域中同样得到了许多研究者的重视，不过其应用难点一般在于材料的纯化和批次间的稳定性。天然高分子材料大体上包含结构型蛋白质类和多糖类等。

一、胶　原

胶原或称为胶原蛋白，是最为丰富的结构型蛋白质，几乎占人体总蛋白质的1/4，人体皮肤干重的3/4，人体肌腱和角膜组织的90%以上，骨骼中有机质的80%。它是主要的ECM分子，它能自组装成交错纤维网络，为细胞生长提供支持，使结缔组织具有弹性。胶原蛋白由3条左旋肽链以右手超螺旋形成。胶原蛋白分子质量约为300kDa，长度约280nm，直径约1.4nm。

目前发现的胶原有多种类型，有些类型的组织分布和功能仍不清楚，其中，人体中Ⅰ、Ⅱ和Ⅲ型胶原占大多数，它们共同构成了人体胶原总量的80%～90%。Ⅰ型胶原蛋白是最丰富的胶原蛋白类型，以细长原纤维的形式存在，直径约500nm，长度可大于500μm。胶原纤维表现出高度的轴向排列，这导致特征性的D条带/周期性，在天然水合状态下可产生67nm的平均周期性，然而在电子显微镜的常规样品制备过程中脱水和收缩导致这一数值降低为55～65nm。Ⅰ型胶原蛋白的体外纤维生成取决于温度、pH和离子强度。

在适当的条件下，胶原分子会自发地自组装形成微观原纤维、原纤维束和宏观纤维。这一特征在20世纪40年代后期首次通过透射电子显微镜（transmission electron microscope，TEM）被观察到，是胶原蛋白的典型特征。人们通过原子力显微镜（atomic force microscope，AFM）对大胶原纤维表面的形貌分析证实，其脊部与5～15nm深的凹槽交替出现，周期为60～70nm。

胶原蛋白材料的获取来源主要有以下4种方式。①提取法，即从猪、牛的皮肤和软骨及鼠尾、海洋动物等中提取获得。虽然陆地动物来源更普遍，但海洋动物中提取的胶原携带致病病毒的可能性更低，因此也得到了许多关注。②体外培养细胞产生胶原蛋白。③重组胶原蛋白。④多肽合成。

有多种检测方法可用于评估胶原蛋白基材料的纯度、浓度和交联密度。从不同组织来源和细胞层中提取的胶原蛋白可以使用十二烷基硫酸钠-聚丙烯酰胺凝胶电泳（sodium dodecylsulfate-polyacrylamide gel electrophoresis，SDS-PAGE）进行表征，该电泳根据蛋白质的分子量、电荷、大小和形状分离蛋白质，随后使用考马斯亮蓝或银染（比考马斯亮蓝敏感211倍以上）观察蛋白质条带，并通过密度测定法定量。为了确定胶原蛋白含量，通常使用羟脯氨酸测定法，可用放射性氨基酸进行代谢标记。现在已经发展出了高效液相色谱法和比色法。还引入了一种简化的比色测定法，用于定量细胞和组织培养中的胶原蛋白。

胶原的体内降解主要是通过胶原酶和基质金属蛋白酶（matrix metalloproteinase，MMP）等的作用变为对应的氨基酸小分子。一系列基质金属蛋白酶，如 MMP-1、MMP-2、MMP-8、MMP-13 和 MMP-14 能够水解 Ⅰ、Ⅱ 和 Ⅲ 型胶原蛋白，而 MMP-3 和 MMP-9 不能降解原胶原。

胶原蛋白在人体组织中普遍存在，且具有细胞识别信号能力、可控的机械性能和生物降解性，因而已成为各种临床适应证的组织工程支架原材料的自然选择。胶原蛋白是一种天然丰富的细胞外基质成分，且序列保守，因此，即便异种胶原的免疫原性也不高，也被认为是身体的内源性成分，而不是异物，但这不等于胶原不存在免疫原性问题。

胶原蛋白是一种复杂的超分子结构，在不同组织中可以高度多样化的形态发生，因此也赋予了它们一系列生物学功能。胶原蛋白成分彼此之间以及与其他 ECM 成分相互作用，可以产生具有许多分层关联和特定功能的高级结构。胶原蛋白作为结缔组织的基本结构成分，在维持其结构和生物完整性方面起着关键作用。通过对这些特性的深入了解为开发新型生物材料铺平了道路，这些生物材料模仿天然组织的结构和生物学特性，特别是主要由 Ⅰ 型或 Ⅱ 型胶原蛋白组成的组织。

胶原蛋白的主要机械强度来自胶原蛋白分子自组装成三螺旋和胶原纤维，三螺旋和胶原纤维通过分子内和分子间交联而产生额外的稳定性。非胶原成分被认为可通过其独特的黏弹性（如弹性蛋白）或通过它们与胶原纤维（如糖胺聚糖和蛋白聚糖）的相互作用而发挥重要作用，并使组织能够承受压缩力和拉力。胶原纤维的长度和直径、空间分布、存在的胶原类型、非胶原分子的含量和交联含量决定了皮肤、肌腱、角膜、血管、软骨、骨骼等组织的功能及其机械性能。胶原结构的变形机制类似于产生并经历塑性流动的结晶聚合物的变形机制。

最为常见的胶原蛋白材料的加工方法之一是直接取目标组织进行脱细胞处理后获得细胞外基质，也可以进一步冻干形成海绵状支架。干态支架产品的货架期相对较长，目前许多已经批准临床使用的胶原产品均是以此类形式存在。自组装水凝胶则通常以液态形式经注射后使用，这是因为胶原蛋白能在生理的 pH 环境、离子强度和温度下，通过熵驱动过程在体外形成由纳米纤维所构成的水凝胶。各种物理形式的基于胶原蛋白的产品已广泛用于生物医学。新兴的支架制造技术希望能够模拟复杂的天然组织结构、层次结构和机械完整性。虽然脱细胞方法能够使得组织实现最大化的结构仿生，但其存在可用性有限（自体移植物）和潜在的免疫反应（同种异体移植物和异种移植物）问题。静电纺丝使 3D 组织仿生材料的开发成为可能，然而，控制空间纤维分布仍然具有挑战性，致密的纳米纤维限制了细胞浸润，并且使用的溶剂会诱导胶原蛋白变性。

基于胶原材料的组织修复产品非常多，已应用在牙科、皮肤辅料、止血材料、骨修复、软骨修复等。例如，由下层接种有人成纤维细胞和上层接种有人角质形成细胞的双层胶原凝胶已被用作人造皮肤产品的"真皮"基质。美国 Organogenesis 公司以 Apligraf® 的名称将其商业化，并于 1998 年成为首个获得 FDA 批准的生物工程皮肤，已在临床上用于皮肤置换、烧伤创面和糖尿病足溃疡。

胶原蛋白水凝胶的独特性质使其成为许多临床适应证的首选支架。例如，在软组织修复中，将成纤维细胞接种到 Ⅰ 型胶原水凝胶上形成的组织修复材料能够表现出类似于真皮的致密结构。当 Ⅰ 型胶原水凝胶受到机械张力时，胚胎干细胞分化为心肌细胞，而心肌细胞在 Ⅰ 型胶原水凝胶上可形成心肌束，类似于成人心脏组织。在神经系统中，Ⅰ 型胶原水凝胶单独或与生长因子和多肽组合已被证明可以促进神经元的极化，并改善神经细胞的黏附、存活和生长。生长因子负载胶原蛋白 Ⅰ 型水凝胶在中枢神经系统应用中也显示出潜力。在眼科治疗方面，Ⅰ 型胶原蛋白水凝胶已被用作各种眼部相关细胞的生长基底材料。在肌腱修复和再生中，Ⅰ 型胶原水凝胶已被用作体外扩增肌腱细胞的手段。Ⅰ 型胶原蛋白和 Ⅱ 型胶原蛋白水凝胶已被用于软骨缺损修复。胶原蛋白 Ⅱ 是一种典型的软骨胶原蛋白，理论上更有利于维持软骨细胞表型并驱动间充质干细胞向成软骨谱系分化，但实验结果表明，Ⅰ 型胶原蛋白的软骨修复效果也不错。在羊软骨模型中，含有已分化为软骨细胞的自体间充质干细胞的 Ⅰ 型胶原水凝胶可促进软骨再生。

二、明　　胶

明胶是一种提取自胶原部分水解产物的天然蛋白质，通常用于制药和医疗应用，在生理环境中具有高度的生物相容性和生物可降解性。根据胶原蛋白预处理的方法，可以生产两种不同类型的明胶。碱性工艺主要针对天冬酰胺和谷氨酰胺的酰胺基团，并将它们水解成羧基，而酸性预处理对存在的酰胺基团影响很小。用碱性预处理的明胶与酸性加工的明胶在电学上不同，这是由于胶原蛋白酰胺基团的水解产生明胶，碱性加工明胶中存在更高密度的羧基，使其带负电荷并降低其等电点。相比之下，胶原蛋白的带电性质几乎不会通过酸过程改变，因为对胶原蛋白酰胺基团的侵入性反应较小。因此，通过酸法获得的明胶的等电点将与胶原蛋白的等电点保持相似。利用这种技术，制造商现在可提供各种等电点值的明胶，最常用的是等电点为9.0的基本明胶和等电点为5.0的酸性明胶。

为了防止可能的传染病传播，研究发展了用于生产人重组明胶的基因工程方法。与一些缺乏细胞识别基序的合成高分子材料相比，明胶结构中存在氨基酸序列（如RGD），提高了其生物学性能。由于价格低廉和多用性，明胶已广泛用于医药和医疗应用，并被美国FDA认定为GRAS材料。

明胶溶液本身具有在低温下形成物理交联水凝胶的独特性质，也可对其进行化学修饰，如广泛使用的甲基丙烯酰化修饰，可赋予明胶光交联性，配合光引发剂，使其能在紫外线的照射下形成化学交联的凝胶。通过控制甲基丙烯酰化明胶的交联程度、水溶液浓度等参数，可获得一系列不同硬度、不同降解时间等性质的水凝胶体系。通过改变交联的程度可以控制降解，这反过来又会产生具有不同含水量的水凝胶。与它的来源胶原蛋白一样，明胶及其衍生化合物也可通过体内的酶实现降解。

根据制备方法的不同，可以实现明胶体系物理性能的变化，正是这种加工的灵活性使基于明胶的系统能够在从组织工程到药物输送和基因治疗等领域得到多种应用。由于易于加工和凝胶化的特性，明胶被制造成各种形状，包括海绵和可注射水凝胶。还可以先制备明胶微球，然后将其复合嵌入水凝胶基体支架。通常使用这种策略来结合单种细胞生长因子如TGF-β_1，或与IGF-1联合用于双重释放，以及将骨髓间质成骨细胞包封在明胶微球中。研究结果表明了使用明胶基微球作为组织工程应用载体的有效性和安全性。除了掺入生长因子和细胞外，细胞黏附蛋白和肽的掺入也是成功实现组织工程方法的一种策略。

三、丝　蛋　白

目前研究的天然丝蛋白主要来自蚕丝和蜘蛛丝材料。天然蚕丝纤维由蚕等节肢动物产生，如家蚕（*Bombyx mori*，也称为桑蚕）、柞蚕（*Anthereae pernyi*）。蚕和蜘蛛产生各种丝，其机械性能范围可以从橡胶状到极其坚硬的状态。蚕用蚕丝纤维构建茧，以便在蜕变成蝴蝶或飞蛾前提供保护。蜘蛛用它们的丝来制造网，这些网用来悬挂自己和捕捉昆虫，或者作为巢或茧来保护它们的后代。蜘蛛丝是一种奇特的生物材料，重量轻、强度高、弹性足，其机械性能与现代技术所能生产的最佳合成纤维相当，不过由于蜘蛛在大量饲养以及丝的获取上较蚕而言困难许多，因此蚕丝的研究和应用更为广泛。蚕丝通常用作纺织纤维。在医疗领域，丝蛋白材料早已被用于外科缝合。

家蚕产丝以织茧，其主要成分是丝素蛋白和丝胶蛋白。丝素蛋白是构成丝的纤维蛋白，而丝胶蛋白是围绕丝素蛋白的胶状蛋白。蚕丝由于其生物相容性和优异的机械性能，是组织工程中有一定吸引力的生物材料。丝蛋白材料可通过冷冻干燥、各类纺丝手段制备成膜、微球、水凝胶、支架等不同应用形式。丝素蛋白的生物降解总体偏慢且难以控制，这是此类材料的一个重要不足之处。

一般来说，天然丝上的细胞附着不佳，大量的研究工作主要是致力于通过化学和遗传方法改善细胞对丝绸表面的附着，包括表面的等离子体处理；合成由丝蛋白和 ECM 蛋白（如胶原蛋白、层粘连蛋白和纤连蛋白）组成的杂交基质；用胶原蛋白、纤连蛋白、层粘连蛋白或弹性蛋白涂覆蚕丝纤维；通过化学交联或通过基因工程用精氨酸-甘氨酸-天冬氨酸（RGD）短肽序列修饰蚕丝蛋白。

基于蛋白质材料的优点之一是可以对蛋白质的一级序列进行基因工程改造，从而生成结构定义的蛋白质。基因工程允许在重组丝蛋白中掺入 RGD 序列。与在未修饰的丝纳米纤维上培养的细胞相比，杂交和涂层丝基支架上各种细胞（如人颊角质形成细胞、表皮角质形成细胞、人间充质干细胞和牙龈成纤维细胞）的黏附得到了改善。在基因工程丝蛋白制成的薄膜上培养成纤维细胞也揭示了细胞黏附性的改善。

长期以来，人们对天然蚕丝的生物相容性存在担忧，主要是由于这些肽（丝心蛋白和血清素）的异源性质。已经使用不同的细胞类型在体外分析了丝基材料。蚕丝生物相容性结果存在争议的原因是蚕丝可以通过各种方法提取，这导致蚕丝表现出不同的物理和生物特性。此外，蚕丝基材料（如脱胶蚕丝）可能存在多种毒性来源，这些来源尚不完全清楚，有时也包含蚕丝蛋白加工过程中使用的残留有机溶剂的作用，如用于丝加工的 1, 1, 1, 3, 3, 3-六氟-2-丙醇（1, 1, 1, 3, 3, 3-hexafluoro-2-propanol，HFIP）可能导致细胞死亡。细胞死亡率增加的另一个原因可能与缺乏附着和细胞-细胞网络有关，这可能诱导细胞凋亡。因此，有必要改进丝加工技术。

有证据表明丝胶蛋白可诱导强烈的过敏反应。因此，在用于医学的蚕丝产品中必须去除丝胶蛋白，并可被明胶蛋白取代。丝蛋白的免疫原性已被广泛研究，表明丝蛋白的存在仅导致低的免疫应答。丝材料的加工条件被证明对诱导细胞因子的产生很重要，这进一步表明支架内的残留溶剂分子可能是免疫反应的部分原因。

丝蛋白材料的生物降解速率受其加工过程的影响很大。例如，由全水过程制备的丝蛋白支架在大鼠模型中的体内降解为 2～6 个月完成，而由有机溶剂如六氟异丙醇制备的丝蛋白支架的降解则相对较慢。此外，将其他材料（如壳聚糖）与丝蛋白混合，已被证明可以促进基质降解并改善细胞浸润。尽管对蜘蛛丝生物降解的研究相对不多，但已经清楚总体上蜘蛛丝的降解速率比蚕丝慢得多。

蚕丝模量为 6～9GPa，极限拉伸强度约为 1GPa，断裂伸长率约为 10%。人体的软组织和器官呈现的杨氏模量值在 1～200kPa。蚕丝基材料更适合生产刚性和（或）半刚性植入物（如骨骼或韧带）。

四、纤维蛋白胶

纤维蛋白胶是由纤维蛋白原产生的蛋白质基质，可以从患者身上自体获取，由此提供免疫相容的天然高分子材料。聚合纤维蛋白是血栓的主要成分，在随后的伤口愈合反应中起着至关重要的作用。

纤维蛋白胶是一种生物黏合剂。纤维蛋白胶通过凝血酶激活纤维蛋白原来模仿体内凝血级联反应的最后一步，从而产生具有黏附特性的纤维蛋白凝块。纤维蛋白原通过凝血酶转化为纤维蛋白的单体形式，凝血酶促进形成纤维蛋白凝块。纤维蛋白黏合剂产品中纤维蛋白原的浓度比体液中高 20～40 倍，该浓度还决定了纤维蛋白凝块的性质（黏附强度、形成速率、网络构象、渗透性和纤维直径），并且可以控制浓度以使纤维蛋白胶适合应用。除凝血酶和纤维蛋白原浓度外，许多变量也会影响纤维蛋白胶的结构，包括局部 pH、离子强度和钙离子浓度。

纤维蛋白原和凝血酶浓度在最终凝胶结构和性质中的相对影响尚不完全清楚。有些研究表明纤维蛋白原浓度对最终特性更为关键，也有研究表明凝血酶浓度比纤维蛋白原浓度的改变导致凝块结构的改变更多。极低浓度的凝血酶（<1nmol/L，<0.1U/ml）足以分解纤维蛋白肽并催化纤维蛋白聚合。这些低凝血酶浓度会产生浑浊的纤维蛋白凝块，由厚而松散编织的纤维蛋白链组成。

较高浓度的凝血酶会产生纤维蛋白凝块，这些凝块由相对较细、更紧密的纤维蛋白链组成。在体外和体内随着时间的推移，纤维蛋白凝胶逐渐溶解，这可能是伤口密封或其他手术应用以及细胞和生长因子递送的优势。

纤维蛋白胶是一种可以快速侵入、重塑，并被细胞相关蛋白水解活性取代的物质，但是其快速降解在组织工程中用作形状特异性支架时则往往成为不足，因此优化纤维蛋白组成是获得支架系统中经常使用的方法，可为组织工程中的特定应用提供最佳的形状稳定性和完整性。尽管存在这一因素，纤维蛋白胶作为活性生物分子的载体，特别是作为细胞递送的基质，已经被尝试应用于组织工程领域。

五、壳 聚 糖

部分多糖类天然高分子的结构式见图3-4。

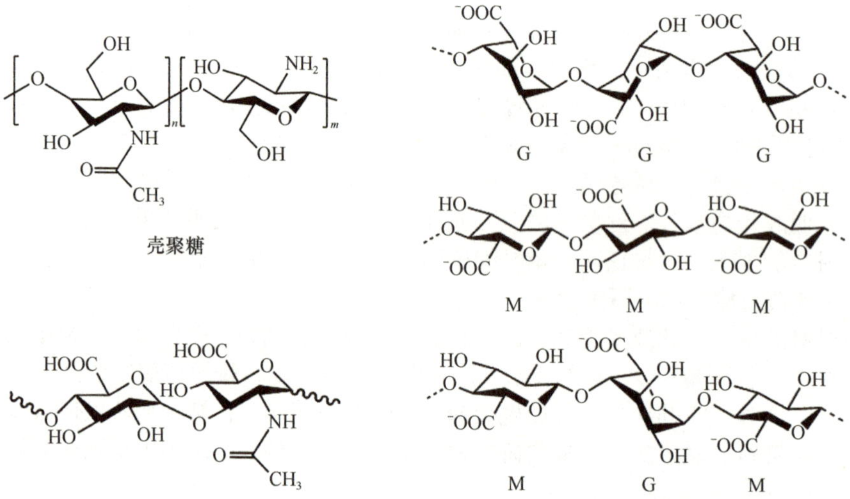

图3-4 部分多糖类天然高分子的化学结构式

壳聚糖、甲壳素和纤维素等均为多糖类天然高分子材料。纤维素是地球上储量最丰富的天然高分子，主要存在于植物的细胞壁中。1838年，法国科学家安塞尔姆·佩恩（Anselme Payen）首次用硝酸和氢氧化钠从木材中分离出纤维素。1932年，德国科学家施陶丁格（H. Staudinger）确定了纤维素的结构式。纤维素难溶于一般溶剂，也不能熔融，但通过糖环上活泼羟基的衍生化反应，可得到易于使用的衍生物，如纤维素酯和纤维素醚。

纤维素不可在体内降解。在组织工程中，广为使用的是由甲壳素衍生的壳聚糖材料。甲壳素分布于节肢动物外骨骼、昆虫表皮，以及乌贼、贝类等软体动物的骨骼，储量仅次于纤维素。甲壳素同样难溶于一般溶剂，也不能熔融，中国研究人员发现其可溶于碱/尿素水体系。

壳聚糖是部分脱乙酰化的甲壳素，典型商用壳聚糖的脱乙酰程度通常在70%～95%，分子质量在10～1000kDa。壳聚糖的性质、生物降解性和生物学作用取决于N-乙酰基-d-葡萄糖胺和d-葡萄糖胺残基的相对比例。在制备壳聚糖时，对磨碎的壳通过碱和酸顺序处理，进行脱蛋白质和脱矿，然后将提取的几丁质在高温下通过碱性水解脱乙酰为壳聚糖。

壳聚糖是FDA批准的食品添加剂。在体内，壳聚糖在植入时几乎不引发或很少引发纤维囊包封，产生的异物反应小；壳聚糖与甲壳素的体内降解主要是由于溶菌酶，降解可导致N-乙酰氨基葡糖的形成，N-乙酰氨基葡糖是皮肤组织的主要成分，其存在对无瘢痕的组织修复至关重要，因此，壳聚糖可作为伤口愈合促进剂；另外，壳聚糖上的强正电荷使其成为一种有效的黏膜组织黏附剂，因为它可以与带负电荷的黏膜强烈相互作用。壳聚糖由于其特性已在组织工程和药物输送领域引起了广泛的关注，应用范围广泛，从皮肤、骨骼、软骨和血管移植物到哺乳动物细胞培养的底物，它已被证明具有生物可再生性、可生物降解性、生物相容性、无抗原性、无毒和生物功能性。

壳聚糖分子具有氨基和羟基，可以进行化学修饰，能提供高度的化学多功能性，并被溶菌酶等某些人类酶代谢。壳聚糖也是一种生物黏合材料，壳聚糖在溶胀状态下的黏合性能已被证明在壳聚糖和基材料的反复接触中可保持良好，这意味着，除了通过水合黏附外，还可能涉及许多其他机制，如氢键和离子的相互作用。此外，壳聚糖由于其链上含有大量氨基而表现出pH敏感行为，壳聚糖在低pH下易溶解，而在较高pH范围内不溶。pH敏感溶胀的机制涉及壳聚糖胺基团在低pH条件下的质子化。

交联通常用于定制壳聚糖基材料的特性。用于交联壳聚糖的最常见交联剂是二醛，如乙二醛和戊二醛。醛基团与壳聚糖的氨基可形成共价亚胺键，这是由于通过希夫反应与相邻的双乙基键反应。二醛允许在水介质中和温和的条件下通过直接反应发生交联。此外，戊二醛等二甲醛可稳定胶原蛋白结构，防止酶或细菌消化组织，并降低材料的抗原性，它还增加了保持聚合物的生物相容性。

六、透明质酸

透明质酸是ECM的主要成分之一。1934年，梅耶（Meyer）和帕默（Palmer）首次从牛眼玻璃体中分离出透明质酸。透明质酸几乎存在于脊椎动物的每种组织中，是由β-1，4-葡糖醛酸和β-1，3-N-乙酰葡糖胺组成二糖重复单元构成的线形多糖，其分子质量可达几百万Da。与人体中存在的糖胺聚糖家族的其他成员（如硫酸软骨素、硫酸皮肤素、硫酸角蛋白和硫酸肝素）不同，透明质酸不与蛋白质共价键合。透明质酸呈水溶性，能形成高黏性溶液。

最初，人们从鸡冠和牛眼玻璃体中提取透明质酸，这种方式产量少还需经过严格纯化，后续被生物技术细菌发酵工艺逐渐替代。透明质酸可通过物理和化学交联方式进行一定程度的交联，延长其在体内的存留时间，以凝胶形式作为伤口敷料等组织修复应用。

透明质酸是伤口愈合过程中的一部分，由于其能够维持有利于细胞浸润的水合环境，因此基于透明质酸的水凝胶是治疗慢性伤口或愈合受损患者（如糖尿病患者）伤口的选择之一。透明质酸表现出蛋白质的低非特异性吸附，而支架和生长细胞之间的特异性相互作用可以借助细胞受体（CD44、RHAMM、ICAM-1）进行定制，以促进组织生长和修复。

新型透明质酸组织工程材料的制造是通过各种化学改变来实现的，以提供更高机械性能的材料。所得衍生物的物理、化学性质可能与天然聚合物显著不同，但大多数衍生物保留了天然透明质酸的生物相容性和生物降解性。透明质酸最常见的修饰是交联，以形成水凝胶，已经在酸性、中性和碱性条件下由各种工人完成。此外，研究人员已经设计了几种方法用于透明质酸的功能化与侧基，以作为药物递送系统或获得其他生物医用性能。

透明质酸的化学结构具有两个最常用的共价修饰位点—羧酸和羟基官能团。透明质酸上的羟基可以通过醚键交联，羧基可以通过酯键交联。如果需要，可以在交联之前对透明质酸进行化学修饰以形成其他化学反应性基团。例如，透明质酸可以用酸或碱处理，使得它将经历至少部分脱缩醛化，导致游离氨基的存在，这些氨基可以通过酰胺、亚氨基或仲胺键交联。亚氨基键可以在还原剂存在下进一步转化为胺键。交联反应可在酸性、中性和碱性条件下使用碳酰亚胺、醛、硫化物和多官能环氧化物完成。

七、海藻酸

海藻酸是一种天然存在的阴离子聚合物，由1,4链接的β-D-甘露糖醛酸（mannuronic acid，以字母M指代）和α-L-古罗糖醛酸（guluronic acid，以字母G指代）组成线形聚合物，分子链中存在 GG、MM 和 MG 3 种序列。市售海藻酸盐通常从褐藻中提取，通过碱性水溶液处理，通常是氢氧化钠溶液，经过过滤后，将氯化钙等物质加入滤液中以沉淀出海藻酸盐，随后，这些海藻酸盐可以通过酸处理方式转化为可溶性的海藻酸盐，以粉末状干态形式售卖。细菌生物合成可以提供比海藻衍生的海藻酸盐更明确的化学结构和物理性质。最近对于通过细菌生物合成海藻酸盐的调控进展，可能使海藻酸盐的生产具有量身定制的特征，并使其在生物医学中的广泛应用成为可能。

海藻酸的一个特性是能与多价金属阳离子产生螯合作用，邻近的海藻酸分子链之间形成离子桥键。例如，向海藻酸钠水溶液中加入钙离子，可形成海藻酸钙凝胶，随后，通过与单价离子交换，或是加入柠檬酸，可使得海藻酸凝胶重新溶解。这一温和的凝胶形成方式对细胞较为友好。海藻酸盐已广泛应用于制药、食品行业，可以在复合体系中起到增稠、稳定的作用。由于取自天然来源，海藻酸在应用于人体时需要严格的纯化步骤，以除去可能存在的重金属等有毒、有害杂质。迄今为止，海藻酸盐水凝胶在伤口愈合、药物递送和组织工程应用中得到了广泛研究，因为这些海藻酸凝胶与组织中细胞外基质的结构具有很高的相似性，且具有可与体内单价离子交换而逐渐溶解的特性。

海藻酸盐在哺乳动物中本质上是不可降解的，因为它们缺乏像藻酸酶这样可以切割聚合物链的酶。离子交联藻酸盐凝胶可以通过释放二价离子将凝胶交联到周围介质中来溶解，但由于与一价阳离子（如钠离子）的交换反应，即使凝胶溶解，许多市售藻酸盐的平均分子量也高于肾脏的肾清除阈值，难以完全从体内清除。使藻酸盐在生理条件下可降解的一种方法是藻酸盐链的部分氧化，轻微氧化的藻酸盐可以在水性介质中降解，这些材料已显示出作为各种应用的药物和细胞递送载体的潜力。海藻酸盐通常用高碘酸钠氧化，高碘酸盐可氧化裂解尿酸残基中顺二醇基团的碳-碳键，并将椅式构象改变为开链加合物，从而能够降解藻酸盐主链。氧化过程中分子量可能会略有降低，然而，在二价阳离子存在下，藻酸盐的部分氧化不会明显干扰其凝胶形成能力，由此产生的凝胶降解速率在很大程度上取决于氧化程度以及培养基的 pH 和温度。

八、硫酸软骨素

细胞外基质组分是制备涉及组织工程生物材料的宝贵成分。一个例子是硫酸软骨素，它是生理上最重要的糖胺聚糖（glycosaminoglycan，GAG）之一。GAG 存在于关节的润滑液中，是软骨、滑液、骨骼和心脏瓣膜的组成部分。除透明质酸外，这些多糖与蛋白质核心共价连接，从而形成蛋白聚糖。GAG 的生物学特征包括生长因子和细胞因子的结合和调节、蛋白酶的抑制以及参与细胞的黏附、迁移、增殖和分化。此外，GAG 免疫原性低，并降解为无毒的低聚糖。这些特性及其物理和化学特性使其成为组织工程材料之一。

硫酸软骨素是一种有吸引力的天然来源聚合物，主要用于软骨组织工程等。由于其生物学特性（主要是与各种生长活性分子相互作用的能力），也用于其他组织工程应用中以评估其他聚合物的价值，以便与细胞和蛋白质相互作用来改善所开发材料的细胞行为。

硫酸软骨素由 d-葡糖醛酸和 N-乙酰半乳糖胺的重复二糖单元组成，在 4 位或 6 位硫酸化。硫酸软骨素可以与核心蛋白质结合产生高吸收性聚集体，这是软骨内部的主要结构，可作为缓冲器；也可以产生一种细胞受体，与黏附蛋白等相互作用。体外研究表明，硫酸软骨素还能够增加人软骨细胞产生基质成分。此外，硫酸软骨素蛋白多糖在中枢神经系统的再生和可塑性中具有作用。硫酸软骨素的易水溶性限制了其作为固态药物递送载体的应用，因此，通常进行交联处理以定制硫酸软骨素的性质，或将其与其他聚合物结合，如壳聚糖、明胶、透明质酸、胶原蛋白、聚乙烯醇或聚（乳酸-乙醇酸），以生产更稳定的材料。

此外，由于硫酸软骨素带负电，与带正电荷的分子，如聚合物或生长因子的相互作用有望成为促进输送系统设计的关键问题。例如，这种特性用于生产硫酸软骨素-壳聚糖海绵作为血小板源性生长因子-BB（platelet-derived growth factor-BB，PDGF-BB）的输送系统，用于骨再生，这种相互作用可导致诱导生长因子更持久地释放。如前所述，由于其生物学特性，硫酸软骨素已在一定程度上用于组织工程领域，主要用于软骨应用。

在商业可用性方面，硫酸软骨素已在美国和欧洲广泛销售，作为营养补充剂与葡糖胺一起用于治疗骨关节炎患者。硫酸软骨素也是 FDA 批准的用于治疗烧伤的皮肤替代品真皮层的组成部分，可用的商业产品是在美国销售的 Integra® 真皮再生模板，这是一种用于皮肤置换的双层膜系统，为真皮再生提供支架。真皮置换层由交联牛腱胶原蛋白纤维和糖胺聚糖的多孔基质制成，具有受控的孔隙率和规定的降解速率。Integra® 真皮再生模板是第一个 FDA 批准的用于烧伤和重建手术的组织工程产品。作为透明质酸，硫酸软骨素也被用作眼前段手术的辅助工具，包括白内障摘除术和人工晶状体植入术，如英国爱尔康实验室的 Viscoat®，是含 4% 硫酸软骨素和 3% 透明质酸钠的溶液。

第四节　无机非金属类材料

应用于组织工程和组织修复的无机非金属材料主要可分为生物陶瓷和生物玻璃两大类。生物陶瓷一般是由钙、磷等元素构成的结晶性无机材料，人体天然骨组织内就含有大量的羟基磷灰石生物陶瓷成分。生物活性玻璃则是由美国佛罗里达大学拉里·亨奇（Larry Hench）教授于 1969 年开发的一类无定型材料，用于人体硬组织修复，这种材料可以与生物组织化学键合，具有良好的骨诱导活性。

一、生物陶瓷

在生物矿化过程中，生物体能够结晶并沉积多种矿物质，其中就包含磷酸钙陶瓷。磷酸钙不仅在脊椎动物的正常钙化（骨骼、牙齿）中产生，也在组织的病理钙化（牙石和尿路结石、动脉粥样硬化病变）中产生。磷酸钙类生物陶瓷材料具有与天然骨矿物质相近的化学组成以及良好的生物相容性、骨传导性和骨诱导性，使其成为一种非常有前景的骨修复再生材料。

医用陶瓷分为生物惰性陶瓷和生物活性陶瓷。氧化铝和氧化锆是生物惰性陶瓷，不产生明显的生物反应；相反，生物活性陶瓷可以诱导身体在材料植入后产生生物反应。磷酸钙陶瓷由于其仿生化学成分及其骨诱导和可生物降解能力，已广泛用于骨再生。磷酸钙陶瓷的骨诱导活性于 1991 年首次被明确认识到，之后，又发现一些无机材料支架有助于表面的新骨沉积。

生物活性陶瓷不仅具有促间充质干细胞（MSC）成骨分化的功能，而且还具有免疫调节能力，可为骨再生创造有利的炎症微环境。炎性巨噬细胞（M1 型）能够放大炎症级联反应，在初始阶段对骨愈合起重要作用，炎症微环境在骨愈合过程中也可发生变化，因此，需要及时调节 M1 型巨噬细胞并转化为 M2 型，以获得更好的骨再生。研究人员发现硅酸钙的离子产物可以增强人骨髓 MSC 的免疫抑制功能，发现硅酸二钙可以通过诱导 M1 型巨噬细胞促进小鼠骨髓 MSC 的成骨分化。例如，硅酸二钙释放的钙和硅离子会影响 RAW264.7 细胞的线粒体功能并诱导自噬，导致 M1 极化。

磷酸钙陶瓷在山羊模型中实现了大节段骨缺损的再生骨修复。研究人员比较了具有立方体、八角构架、倒面心立方体和泡沫结构的各种钙磷陶瓷支架的骨诱导效应。由于一些非通孔和较小孔径引起的局部高离子微环境，具有泡沫状结构的支架表现出最强的骨诱导作用。与立方体和八角构架相比，倒面心立方体组的球形孔结构表现出更高的骨诱导能力。

传统陶瓷仍然存在一些缺点，如固有的脆性。陶瓷的可加工性通常不如聚合物，因此，人们尝试将陶瓷和聚合物结合制成复合材料，适当的复合材料不仅可以提高陶瓷的抗压强度，还可以提高聚合物的韧性。研究人员通过静电纺丝将羟基磷灰石涂覆在负载骨形态生成蛋白-2（BMP-2）的 PLA 纤维中，不仅不会阻碍孔隙互连，而且支架的载药聚合物涂层提高了支架的抗压强度和成骨能力。另外，研究人员开发了一种陶瓷海绵，该海绵由无缝交织的羟基磷灰石纳米线和磷酸三钙纳米纤维的自支撑网络组成，该方法在不同形状和尺寸下表现出优异的加工性能。

下面将分别介绍研究和报道最为广泛的生物陶瓷种类，包括羟基磷灰石（hydroxyapatite，HAp）、β-磷酸三钙（β-tricalcium phosphate，β-TCP）、双相磷酸钙（biphasic calcium phosphate，BCP）。

（一）羟基磷灰石

HAp 是人体骨骼内天然存在的一类磷酸钙生物陶瓷，构成了骨骼无机成分的主要部分，约占70%，其化学式为 $Ca_{10}(PO_4)_6(OH)_2$，钙磷比为 1.67。HAp 可以从天然形成的材料中获得，但一般各种离子和空位会形成较多的缺陷结构，因此在研究应用中使用的 HAp 一般是合成得到的。

HAp 可为单斜晶体和六方晶体，但在生物环境中，它们大多呈现六方晶体，因为这是更稳定的结构。在常见的生物陶瓷中，HAp 是最稳定的一类磷酸钙，在生理环境中溶解度很低，其表面可作为体液中骨矿物质的成核位点。据报道，HAp 的力学性质偏脆，因此不太常用于需要承载高负荷的情况，而是广泛作为涂层、颗粒、糊剂等形式使用，或与高分子材料等复合使用。

（二）β-磷酸三钙

β-TCP 与 HAp 一样得到了广泛的研究，其化学式为 $Ca_3(PO_4)_2$，钙磷比为 1.5，分为 α 相和 β 相。α 型磷酸三钙（α-TCP）为单斜晶系，β-TCP 为斜方晶系。据报道，α-TCP 可在 1125℃或更高的温度下形成，β-TCP 在 900～1100℃的温度下生成。β-TCP 具有比 α-TCP 更稳定的结构和更高的生物降解速率，相较于 α-TCP，β-TCP 更常应用于研究骨再生，关于 α-TCP 的骨修复报道少。β-TCP 的稳定性不如羟基磷灰石，其溶解度更高，降解速度更快。β-TCP 已被用于研究骨再生修复，作为骨水泥和骨替代物的成分。

（三）双相磷酸钙

为了同时利用 TCP 和 HAp 的特性，研究人员开发了双相材料。双相或多相磷酸钙以未分离的形式存在，因为每个组分在亚微米水平上均匀且紧密地混合。磷酸钙的双相形式于 1986 年首次制备，为 HAp 和 β-TCP 的混合物。关于 HAp 和 β-TCP 的混合物在刺激间充质干细胞的成骨分化、增加细胞黏附、生长因子附着和增强机械性能方面已得到了较多的研究。据报道，β-TCP 与 HAp 的比例为 7∶3 时，BMP-2 在动物模型中比单纯的 BCP 或单纯的 HAp 显示出更高的骨诱导性。BCP 已被用作骨移植物、骨替代材料和牙科材料。BCP 支架有望在承重骨组织工程中提供更强的力学性能。

二、生物玻璃

玻璃为无定型的无机固体。生物玻璃或称生物活性玻璃（bioactive glass），是另一大类在组织工程中得到广泛研究的无机非金属材料。据报道，生物活性玻璃比生物活性陶瓷能够更好地促进骨的再生，但就商业性方面而言，它们仍落后于生物陶瓷材料。

Larry Hench 的 45S5 生物玻璃®是第一种被发现与骨骼形成化学键的人造材料，开创了生物活性玻璃这个领域。他的主要发现是，一种摩尔组成为 46.1%SiO_2、24.4%Na_2O、26.9%CaO 和 2.6%P_2O_5 的生物活性玻璃（后来称为 45S5 化合物®或 Bioglass®）与骨骼形成了非常牢固的结合，在不破坏骨骼的情况下无法将其移除。"Bioglass®"这个名字被佛罗里达大学注册为初始 45S5 化合物的商标，因此，它仅用于指代 45S5 化合物，而不能作为生物活性玻璃的通用术语。

生物活性玻璃的骨结合机制归因于初始玻璃溶解后，其表面形成羟基碳酸盐磷灰石（hydroxycarbonate apatite，HCA）层，HCA 类似于骨矿物质，被认为能与胶原纤维相互作用，可以与宿主骨整合。生物活性玻璃的成骨特性被认为来源于其溶解产物，即可溶性二氧化硅和钙离子，它们可刺激成骨细胞产生骨基质。

最初的 45S5 化合物®用于修复颌面和骨科的骨缺损已治疗了 100 多万名患者，它的主要商业成功是以 NovaMin®（英国葛兰素史克公司）的商品名作为牙膏中的活性修复剂成分。临床研究表明，该牙膏可以矿化牙本质中的小孔洞，以降低牙齿敏感性。生物活性玻璃最初加工性能较差，它在烧结过程中会结晶，现在通过了解其组成结构和烧结过程，已经开发出了可以在烧结时不发生结晶的新化合物；另外，凝胶铸造法、溶胶-凝胶发泡和固体自由成型等新型加工方式可用于制造模拟多孔骨的结构。这些新产品的转化对于在临床上使用是非常重要的。

第五节 金属材料

金属因其优异的力学性能和可重复性等，在临床上得到了广泛的应用。以钛（titanium，Ti）为例，它具有优良的机械性能和高的腐蚀稳定性，被用于骨科植入物等。最近的研究集中在表面改性、合金化或其他提高材料性能的方法。例如，表面粗糙度被认为能通过增加与骨组织的贴合和有利于上皮附着到植入物上来促进骨整合。表面微纳米结构可以通过喷砂、酸蚀、激光法和电化学法获得。除了改变植入物的表面物理性质外，使用生物活性成分进行表面改性还可以改善材料与细胞之间的相互作用。表面由氧化钛组成的膜可以将钛植入物与周围环境分开，实现高的耐腐蚀性。

在钛材料中引入一些合金元素来制造二元钛合金有助于改进钛基材料，使用最广泛的钛相关医用合金是 Ti_6Al_4V。与钛植入物一样，Ti_6Al_4V 也需要表面修饰以改善细胞-材料相互作用，以实现骨整合和抗炎作用。复旦大学丁建东课题组制备了纤维蛋白原修饰的 Ti_6Al_4V 植入物，考虑到蛋白质很难在金属中结合，他们借鉴美国梅瑟史密斯（Messersmith）小组开创的聚多巴胺（polydopamine，PDA）涂层来介导蛋白质和金属之间的共价结合，体内试验表明其产生了良好的与软组织的生物密封和与硬组织的骨整合效果。

由于钛材料在体内性能非常稳定，无法与组织再生的动态过程相匹配，有时还需要进行二次手术取出，增加了患者的痛苦和医疗成本。因此，钛以及其他的不可降解金属原则上不是理想的组织工程材料。

一部分金属在体内具有腐蚀和生物再吸收特性，使其成为可降解的生物材料。金属的降解时间因类型而异。例如，镁（magnesium，Mg）材料在几个月内可降解，而铁（iron，Fe）材料在几年内降解。骨组织愈合通常需要超过 12 周，因此镁的降解太快，无法匹配新骨形成的过程。换句话说，当应用于骨再生时，快速降解可能会阻碍骨折愈合。同样当用于心血管治疗时，金属生物材料的腐蚀过慢可能会阻碍可生物降解的性能。因此，将金属的降解速率调整到适当的时间范围对于生物医学应用非常重要。研究人员提出了一些策略来实现金属材料的预期降解率。

在本章中的金属类组织再生生物材料特指体内可腐蚀吸收的金属，如铁、镁、锌等。金属材料的一大应用场景是心血管领域，金属可以做到在相同使用体积下，相较于高分子材料能提供更大的力学支撑，尤其作为心血管支架时，金属支架的管壁一般可以做到更薄，这可以大大减轻对于血流等生理环境的影响。

一、铁基生物材料

铁是人们日常生活中最常接触到的金属材料之一，也是人体所需的重要元素。人体内的铁元素总量为 3～4g，大部分存在于红细胞的血红蛋白中。作为一种力学性能良好的金属，铁成为心血管支架材料的一种选择。2001 年，德国研究人员在兔子的降主动脉中植入了一个铁支架，并证明了其作为生物可降解支架的可行性。然而，他们发现，铁支架的大部分结构在植入 18 个月后仍然没有被腐蚀，支架停留和存在的时间过长，超过了所需的目标时间。从那时起，铁的低腐蚀速率严重限制了其作为可生物降解支架的应用。因此，在过去的二十几年中，铁支架未被视为可能商业化的主流可生物降解支架。虽然一些研究人员作出了宝贵的努力，通过合金化加速铁腐蚀或表面改性使得铁的腐蚀速率在一定程度上提高，但还是很难实现铁支架在体内合适时间的腐蚀。

复旦大学丁建东课题组和元心公司张德元团队等报道了一种通过聚合物涂层使铁支架可生物降解的复合材料技术，为可生物降解材料提供了新的见解，为可生物降解的心血管支架提供了一种简便的候选技术，并开发了由铁基基底和聚酯涂层组成的金属-聚合物支架（metal-polymer stents，MPS）。这是迄今为止唯一报道的使铁在 6 个月内在哺乳动物体内可生物降解的策略。元心公司的铁基冠状动脉支架已经由阜外医院的高润霖院士主导进入临床试验阶段。

二、镁基生物材料

人体内约含有 1mol 的镁元素，1/2 以上位于骨基质，35%～40% 位于软组织中，还有少部分位于血清中。与其他金属或聚合物材料相比，镁可以促进骨生长并促进局部血液流通，因此可在骨修复领域中发挥作用。镁合金也可作为血管支架材料，其合金有多种组成形式，有些镁合金可能包含少量的铝、锰、锌、锂和稀土元素等。

2007 年发表在医学著名期刊《柳叶刀》上一项多中心、非随机前瞻性研究中显示，镁合金作为冠状动脉支架在患者体内随着时间的推移而消失，但它们的位置仍然可以在随访时通过血管内超声识别。动物研究中的组织学和光谱学表明，镁在 2 个月内完成吸收，取而代之的是钙，并伴有含磷化合物。在这项研究中，血管内超声的系列检查表明，生物可吸收金属支架植入后的增生不如传统的永久裸金属支架植入后那么明显，这一发现也曾在最初的动物研究中报道过。不过，镁支架的体内降解速率偏快以及不均匀腐蚀的问题可能会使得镁支架在较短时间内就失去力学支撑作用，如果是在需要长时间支撑的应用场景下，这会是一个不足之处；降解过程中释放氢气也值得关注。

近年来，提高可生物降解镁合金力学性能和生物腐蚀性能的方法，如合金化、热加工和表面改性已经被尝试。生物镁合金在临床应用方面具有广阔的前景，在骨科和心血管支架方面具有市场潜力。

三、锌基生物材料

锌也是生物学基本功能的必需元素，除了与多种有机配体相互作用外，它还参与核酸代谢、信号转导、细胞凋亡调节和基因表达。有研究认为锌也是一种很好的血管支架材料，因其具有适当的降解速率（镁偏快，铁偏慢），但其力学性能较铁而言要弱。1996 年美国科学家的一项研究表明，锌表现出强的抗动脉粥样硬化特性，研究人员认为，这种情况源于锌离子作为抗氧化剂和内皮膜稳定剂的作用，通过这两种相互作用，内皮的完整性得到增强，使组成细胞免受脂质或细胞因子诱导的扰动。这一特征增加了生物可吸收锌支架可能的健康益处。

研究者将纯锌支架植入家兔腹主动脉 12 个月，采用 CT、扫描电子显微镜（scanning electron microscope，SEM）、扫描透射电子显微镜（scanning transmission electron microscope，STEM）和组织学染色等多尺度分析，揭示了纯锌支架的基本降解机制及其生物相容性。结果显示，纯锌支架能够保持时长 6 个月的机械完整性，并在植入 12 个月后降解支架体积，植入后所有时间点均未观察到严重炎症、血小板聚集、血栓形成或明显的内膜增生。锌支架的降解在动脉重塑和愈合过程中发挥了有益的作用。纯锌支架随时间的降解机制演变如下：在内皮化之前，动态血流主导纯锌支架的降解，形成相对均匀的腐蚀模式；内皮化后，纯锌支架的降解取决于水分子、亲水溶质和离子的扩散，从而导致局部腐蚀。血液中产生的磷酸锌在转化过程中转化为氧化锌和少量磷酸钙降解微环境。良好的生理降解行为使锌成为未来支架应用的有希望的候选者，但锌离子细胞毒性等仍有待关注。

第六节　生物衍生材料

生物衍生材料是指取材于天然生物组织，而且通过后处理使其能应用于体内修复的一类材料。该类材料可具有良好的生物相容性、生物活性，在组织工程中有重要的应用价值。生物衍生材料通常是一种脱细胞基质（acellular matrix，ACM）构成的特殊的复合材料。

脱细胞的概念出现在 1948 年，它是去除免疫原性物质的最广泛使用的方法。脱细胞技术用于获得没有残基细胞的 ECM 结构，因此免疫原性能够降低。ACM 可分为组织 ACM、细胞 ACM 和器官 ACM，目前第一种占主导地位。

值得一提的是，脱细胞会导致初始 ECM 结构的破坏，这个损害可以最小化，但不能完全避免。胰蛋白酶是一种有效的脱细胞酶，可以将细胞与结构型蛋白质分离。虽然该方法可用于制备脱细胞血管移植物，但它会导致血管强度降低并且不利于对血压的抵抗力。交联可用于改善天然生物材料的机械性能，包括物理方法和化学方法，以戊二醛（glutaraldehyde，GA）化学交联最为常见。

一、脱细胞基质材料

ACM 材料的主要成分是组织、细胞或器官脱细胞处理后保留的 ECM，其中含有结构蛋白（如胶原蛋白和弹性蛋白）、细胞黏附蛋白（如层粘连蛋白和纤连蛋白）、多糖（如糖胺聚糖和蛋白聚糖）以及生长因子和信号因子等多种化学物质。

脱细胞处理应最大程度地去除细胞膜物质、可溶性蛋白以及核酸等易引起免疫反应的物质，同时尽量减少对 ECM 成分和微结构的破坏。ACM 材料的处理效果应当经过检验，以确保其使用时的安全性。常用检验方法：脱氧核糖核酸（deoxyribonucleic acid，DNA）含量测定、组织学染色、免疫组织化学染色、酸水解法、酶联免疫吸附测定等。

脱细胞方法有物理法、化学法以及生物法。物理法包括冻融、高静水压、机械刮除等；化学法通常采用酸碱、去垢剂（如曲拉通 X-100、脱氧胆酸钠、磺基甜菜碱等）以及其他溶剂（如聚乙二醇、丙酮、磷酸三丁酯等）；生物法则通常采用核酸酶、胰蛋白酶、胶原酶、酯酶等处理。最常用的是化学法。

ACM 材料可根据取材形式分为以下 3 类。

（一）组织脱细胞基质材料

组织 ACM 是研究应用较多的一类 ACM 材料，包含脱细胞羊膜基质、脂肪组织来源、小肠黏膜下层、脱细胞真皮基质、脱细胞软骨基质、脱细胞骨基质、神经组织来源脱细胞基质等。

以脱细胞真皮基质为例，其包含真皮层的胶原纤维网络结构以及剩余的细胞外基质。已有一款人来源的脱细胞真皮产品 Alloderm®（美国 Lifecell 公司）。关于异种脱细胞真皮基质，已有研究开发的包括兔皮来源、胎牛皮来源、小鼠来源的脱细胞真皮基质。

小肠黏膜下层（small intestinal submucosa，SIS）是从猪空肠黏膜下层分离出来的 ACM 生物材料，由几种胶原蛋白和生长因子组成，包括血管内皮生长因子（vascular endothelial growth factor，VEGF）、转化生长因子、碱性成纤维细胞生长因子等。SIS 通常用于涂覆其他合成支架以提高生物相容性或用作组织修复的生物贴片。

最近，复旦大学丁建东课题组和先健公司提出了一种含有生物表面活性剂的两步脱细胞策略，以修饰牛心包与 GA 交联的生物大分子网络，所得的生物人工心脏瓣膜（bioprosthetic heart valve，BHV）表现出了高度有效的体内植入后抗钙化的性能。

（二）细胞来源的脱细胞基质材料

除了从动物组织获得的 ECM 外，细胞来源的 ECM 也是组织工程的替代材料。例如，接种心脏成纤维细胞 10d 后，脱细胞处理可获得具有心肌样特性的 ECM 组分。与来自组织的 ECM 相比，细胞来源的 ECM 可以更容易进行脱细胞。

细胞来源的 ACM 是对体外扩增的细胞进行脱细胞处理所得到的生物材料。目前已获得了骨髓 MSC、滑膜来源干细胞、星形胶质细胞、成纤维细胞、软骨细胞等来源的 ACM 材料，并应用于组织工程骨、软骨、神经、皮肤以及心血管等领域。应用形式可以是单纯的细胞来源或与支架材料复合的 ACM 材料。这一类材料的优势是可使用患者自体细胞，从而避免免疫排斥。

（三）器官脱细胞基质材料

器官 ACM 主要包含心脏 ACM、肝 ACM、肺 ACM 等。基于器官的 ACM 材料完整地保留了相应器官的结构。

以心脏 ACM 为例，目前已获得鼠、猪、人来源的材料，研究证实其具有诱导胚胎干细胞和心脏祖细胞向心肌细胞分化和成熟的能力，其活性与供体年龄以及健康状况有关。该类 ACM 材料的再细胞化方式常用血管内皮细胞和其他心脏细胞通过灌注、直接注射或联合方式接种细胞，以达到更好的修复重建效果。

其他基于器官的 ACM 材料还有子宫 ACM、肾脏 ACM、喉 ACM、耳蜗 ACM、膀胱 ACM 等，均有用于对应器官、组织的修复重建的相关研究。

二、脱钙骨基质材料

脱钙骨基质材料是历史较为悠久的一款生物衍生材料。在牙科中使用的同种异体脱钙骨基质材料已具有几十年的安全性和有效性历史，其被证实具有促进新骨、牙骨质和牙周韧带再生的能力。在引导组织和骨再生过程中使用脱钙骨基质材料能显著提高骨修复效果，尤其在大型骨损伤中功效显著。

三、珊　　瑚

珊瑚主要由群居生活的珊瑚虫死后堆积在一起的骨骼所形成，其主要成分是碳酸钙。研究人员在 20 世纪 70 年代初开始在动物身上评估珊瑚作为潜在的骨移植替代物，1979 年开始在人类身上进行实验研究。通常使用的珊瑚的结构与松质骨相似，其初始力学性能与骨骼相似。这些高含量碳酸钙珊瑚支架已经显示出了良好的生物相容性、骨传导性和生物可降解性，其降解速率取决于支架孔隙率、植入部位和物种。珊瑚支架能允许细胞黏附、生长、迁移和分化。

珊瑚支架可以在非承重骨骼位置缺损处再生替代人类骨骼。多尺度、相互连接的孔隙和通道与高度生物活性的表面化学相结合，使珊瑚成为天然的组织工程多孔支架。珊瑚支架系统通过仿生过程重塑成新的钙化结构，可作为骨组织细胞和血管生长的场所。珊瑚养殖和无机化学方面的技术进步有助于改造天然珊瑚，创造出合成珊瑚结构，能够在更多骨骼部位通过适当的宿主整合加速骨骼再生。

第七节　组织工程材料展望

近年来，组织工程材料得到了长足进步，已从生物惰性材料演变为生物活性材料。组织工程材料的主要类型包括金属、陶瓷、聚合物和生物衍生材料，每种类型的生物材料都有其优点和缺点。金属材料通常具有优良的机械性能，在特别注重可靠机械支撑的情况下非常有用。虽然溶解的生物活性离子可能赋予生物材料更多的功能，但在医疗应用中应考虑不良细胞响应的副作用。生物活性无机材料（包括生物陶瓷和生物玻璃）由于其骨诱导活性而成功地实现了骨科组织的再生，脆性是大多数无机生物材料的主要弱点，但可以在一定程度上得到改善。高分子水凝胶作为一种出色的高分子软材料，可以完美匹配软组织的生物力学，高含水量和 3D 网络赋予了药物递送的能力。其他高分子材料，特别是可生物降解的聚合物，在人体中显示出了巨大的应用潜力。对于生物衍生材料，虽然免疫原性等是临床转化的障碍，但是生物衍生材料的 ECM 结构使其在某些情况下非常独特。

随着材料的最新进展和对细胞-生物材料相互作用的深入探索，组织工程生物材料取得了令人兴奋的成果，同时仍存在一系列挑战，部分值得努力的方向总结如下。

1. 新材料的创造是再生生物材料创新的源泉　分子工程允许精确设计生物材料，化学家和材料科学家的合作可有效促进再生生物材料的发展。不同类型的材料各有优势，有时可以整合到同一个医疗器械中以提高整体性能。组织工程和再生医学支架生物制造的先进技术也应引起重视。此外，利用先进技术对现有材料进行改性是提高材料性能的有效策略。

2. 生物材料降解和组织再生需要相互匹配　可生物降解材料将逐渐成为新型医疗器械和药物递送系统的主流。因此，如何调节可生物降解过程成为关键的科学技术问题。理想的组织工程材料的降解曲线应与特定微环境中目标组织的再生过程相匹配。此外，再生植入物的体外和体内降解速率和特征可能不同，也应当给予重视。最近发现，降解速率提供了一种"动态因素"来调节干细胞，值得后续关注，部分内容将在本书第七章"组织工程基本要素——再生微环境"中进行介绍。

3. 宿主反应可显著影响生物材料的临床结果　在"材料生物学"概念提出后，研究细胞-材料相互作用尤为重要。体内改变会受到宿主反应的显著影响，组织工程材料的设计应考虑治疗效果和材料本身的体内变化。研究人员已逐渐意识到生物材料免疫调节作用的重要性。因此，有望开发更多的策略，以便在植入组织工程材料时可诱导有利的免疫环境。

4. 应更加关注组织工程材料的体内长期效果　一些新型生物材料刚刚出现，长期结果尚无定论，更多的临床前研究和生物安全性评估很有必要，更具挑战性和成本的是其体内效果的长期评估。不同物种之间生物材料的功效可能有显著差别。作者强烈呼吁建立相关的研发中心，并鼓励那些大型研究团队花费更多的时间和金钱来承担这些棘手且昂贵的任务。

5. 需要开发用于监测植入材料体内动态演变和组织再生的无创方法　生物材料开发的最终目标是临床转化，虽然已经开发出了一些方法来观察和评估体外降解过程，但生物材料的最终评估仍然需要依据体内甚至临床数据。如果没有合适和精确的无创监测方法，就无法获得生物材料在人体中的功效。磁共振成像（magnetic resonance imaging，MRI）、荧光成像、超声成像、计算机断层扫描、正电子发射断层扫描和 X 射线成像等均需要进一步探讨和完善，尤其需开发更多的无创成像技术来推进组织工程材料的临床转化。

6. 临床转化需要全链条推进　需要搭建组织工程材料的基础研究和临床转化之间的桥梁。随着新材料和新技术的出现，相应的标准必须跟上。生物材料的成功转化涉及完整的研发和产业链条。组织工程生物材料应在组织工程和再生医学的大背景下开展切实有效的研究和开发。

第四章 组织工程基本要素——细胞

第一节 组织工程种子细胞

种子细胞是指应用组织工程学的方法再造组织和器官所用的各类细胞的统称,是组织工程研究的基本要素之一。组织工程研究的成败主要取决于种子细胞、生物材料支架、生长因子、细胞外基质与再生微环境能否相互配合并成长为一个三维的有功能的组织或器官。获得数量充足、不引起免疫排斥反应且具备再生活性的种子细胞是开展组织工程研究的首要前提和物质基础,对组织工程研究从实验室走向临床应用至关重要。尽管当前种子细胞的研究与应用仍面临诸多问题和挑战,但随着干细胞体外分离、培养和扩增技术取得成功,干细胞作为组织工程种子细胞的研究已经取得了突破性进展。

一、种子细胞的基本要求

组织工程研究对于种子细胞的来源、数量、功能及生物安全性等诸多方面均有严格的要求。一般而言,用于组织工程技术的种子细胞应满足下列基本要求。

1. 采用非侵袭手段或微创手段即可获取 组织工程研究的基本设想是以最小的损伤修复最大的缺损,因此,应选择对供体无损伤或者损伤小的细胞来源和取材方式,避免因供区创伤大造成继发的组织缺损。

2. 分裂增殖能力强,可大量扩增 这是组织工程研究对种子细胞"量"的要求,充足的种子细胞是组织顺利再生的物质基础。

3. 功能旺盛 具备所构建组织的特定生物学功能,能连续传代且形态、功能及遗传物质不发生改变。这是组织工程研究对种子细胞"质"的要求,也是形成功能正常组织的必备条件。

4. 无或仅有极微弱的免疫排斥 这是机体容纳并适应工程化组织,进而永久性修复缺损的重要条件。

5. 生物安全性好 种子细胞的生物安全性直接关系到患者的生命与健康,因此必须绝对安全,没有致瘤、致畸、致病等各种潜在的危险。

二、种子细胞的主要种类

按照不同的分类标准可将种子细胞分为不同的类型。按照细胞是否来源于患者自身,可分为自体细胞、同种异体细胞及异种细胞;按照细胞的分化程度则可分为具有分化潜能的干细胞和分化成熟的成体细胞。

(一) 根据来源分类

1. 自体细胞 自体种子细胞是指来源于患者自身正常组织的功能细胞,将这种细胞分离纯化后,经过体外培养和传代获得有限的扩增。此种细胞构建的工程化组织移植回患者体内不会引起免疫排斥反应,并且组织相容性好,无伦理学限制,可进行个性化治疗,是较为理想的细胞来源。自体细胞来源有限,取材部位也可能遭受不同程度的损伤;同时取自疾病或老年患者体内的自体细胞通常状态不佳或增殖能力弱,难以形成新组织,不宜用于移植治疗。对于自体细胞有基因缺陷或免疫缺陷的患者,异体来源的种子细胞就显得尤为重要。

2. 同种异体细胞 同种异体种子细胞可从胚胎、新生儿或成年个体的组织中获取,来源广泛,取材容易,可预先制备并保存。如果将该类细胞进行基因改造,建立无成瘤倾向的标准细胞系，则可大量扩增，进行产业化生产。胚胎来源的细胞免疫原性较低、生命周期长、增殖能力强，在构建组织工程产品中优于成人来源的细胞。因受伦理学约束，胚胎源性的细胞并未得到广泛应用，而成人组织来源的干细胞，如间充质干细胞、神经干细胞和造血干细胞等，因其免疫原性低、致瘤风险小、无伦理学障碍、具有自我更新和多向分化潜能等优点，已经用于临床治疗中。为了增加种子细胞的安全性，仍需进一步降低同种异体细胞的抗原性，如应用免疫隔离技术等。

1997年3月，FDA批准上市了全球第一个组织工程产品——"组织工程皮肤"。2007年，第四军医大学金岩教授主持和研发了国内首个获国家食品药品监督管理局注册批准的组织工程产品——"安体肤"，用于皮肤创面修复。"安体肤"是一种双层人工皮肤替代物，将人成纤维细胞接种在牛胶原蛋白中形成真皮层，表面铺上人表皮细胞，形成表皮，即模拟出了皮肤的真皮和表皮，其中涉及的人表皮细胞和成纤维细胞即为同种异体细胞。

3. 异种细胞 随着异种器官移植研究的不断深入，为应用异种细胞构建工程化组织提供了可能性。异种细胞是指来源于动物组织和器官中的细胞，具有来源广泛、成本较低、无伦理学障碍、可大规模生产等优点。由于异种移植会引发超急性、急性和慢性排斥反应，需要对供体动物或异种细胞进行改造，才能用于组织工程研究。如果能攻克异种细胞诱发的免疫排斥和人畜共患病，异种细胞将成为前景广阔的种子细胞。目前，在异种细胞供体动物中，主要以猪作为研究对象，因为其体型大小、器官结构和功能、基因表型等各方面都较贴近人类，并且猪繁殖能力强、饲养简单，也不存在灵长类动物所面临的伦理争议。

2022年1月，美国马里兰大学医学中心报道了全球首例基因编辑猪心脏移植入终末期心脏病患者体内的手术。该供体猪经10处基因改造以减轻免疫排斥和增加保护作用，心脏移植术后，患者检测到了正常的心跳、脉搏和血压，且没有立即出现明显的排斥反应。遗憾的是手术2个月后，患者还是不幸死亡。虽然结果以失败告终，却是异种移植的一次重要尝试，为未来攻克异种移植带来了希望。

因此，当前从组织中分离出的干细胞是较为现实且可靠的种子细胞来源。这些干细胞尚未充分分化为终末细胞，仍具有发育为多种不同细胞类型的潜能。例如，从人骨髓中分离出的骨髓间充质干细胞可以诱导分化为成骨细胞、软骨细胞、脂肪细胞、肌肉细胞和神经细胞等多种细胞，可广泛用于骨和软骨疾病等的治疗。

（二）根据分化程度分类

1. 成体细胞 是指分化成熟且行使特定组织功能的细胞。成体细胞具有组织来源有限、取材部位创伤大、易造成继发的组织缺损、体外增殖能力差、扩增后又容易丧失细胞功能等局限性，因而在再生医学中的应用有限。近年来，随着核移植、细胞融合和诱导表达多能性因子等体细胞重编程技术的发展，使得成熟细胞获得了逆转分化状态转变为干细胞的能力，从而拓展了成体细胞的应用。

2. 干细胞（stem cell） 是高等多细胞生物体内具有自我更新和多向分化潜能的未分化或低分化细胞，是组织工程与再生医学最理想的种子细胞。从胚胎到成体所有组织、器官都来源于干细胞，也几乎都存在干细胞。干细胞增殖能力强，可在体内自发或体外诱导分化为多种细胞类型，具有促进机体自我修复和再生，改善和恢复损伤组织、器官的功能，在治疗各种疾病中都具有广阔的前景。目前，干细胞的研究几乎涉及生命科学和医药的所有领域，在细胞治疗、组织器官移植、基因治疗、基因功能分析、发育生物学研究、疾病治疗和药物研发等领域发挥了重要作用。

三、干细胞

干细胞是一类具有自我更新能力，并可分化为至少一种类型子代细胞的特殊细胞类群，存在于从受精卵到发育不同阶段的多种组织和器官中,见图4-1。自我更新是指干细胞具有"无限"的增殖能力,分化潜能是指干细胞能分化生成不同类型的成熟细胞。如胚胎干细胞可以分化为个体的所有细胞类型,包括来源于内、中和外胚层的各种细胞。在成体各组织、器官内几乎都存在干细胞,它们在机体内也具有自我更新能力,但是其分化潜能较胚胎干细胞弱,倾向分化为特定谱系的一种或数种成熟细胞。

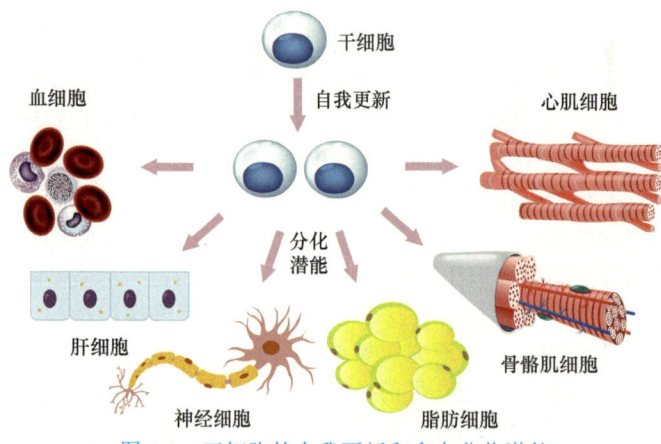

图4-1　干细胞的自我更新和多向分化潜能

(一)干细胞的发展历程

20世纪初就有科学家提出了"干细胞"这个概念,然而直到1963年,才由加拿大科学家欧内斯特·麦卡洛克(Ernest McCulloch)和詹姆斯·蒂尔(James Till)首次通过实验证实干细胞的存在。他们发现小鼠的骨髓细胞中存在可以重建整个造血系统的细胞,即造血干细胞。造血干细胞是目前研究最为深入的成体干细胞,造血干细胞移植也已经成为治疗白血病的有效手段。1981年,英国科学家马丁·埃文斯(Martin Evans)和马修·考夫曼(Matthew Kaufman)以及美国科学家盖尔·马丁(Gail Martin)分别建立了小鼠胚胎干细胞系,而该项成果也让Martin Evans获得了2007年诺贝尔生理学或医学奖。1998年,美国威斯康星大学詹姆斯·汤姆森(James Thomson)等在《科学》杂志上报道首次成功建立了人胚胎干细胞系,引起了科学界的巨大轰动,开创了全球干细胞研究的浪潮。2006年,日本京都大学教授山中伸弥(Shinya Yamanaka)等在《细胞》杂志上报道利用逆转录病毒将4种转录因子导入小鼠成纤维细胞可将其重编程为类似胚胎干细胞的诱导性多能干细胞。诱导性多能干细胞技术凭借重编程因子的诱导即可逆转体细胞的分化状态使其转变为多能干细胞,解决了传统方法建立多能干细胞系面临的技术障碍、伦理争议和免疫排斥等问题,是细胞重编程领域的突破性进展,Yamanaka也因此获得了2012年诺贝尔生理学或医学奖。2009年,美国FDA批准了杰龙(Geron)生物医药公司开展世界上首例基于人胚胎干细胞的临床试验,即利用人胚胎干细胞定向分化的少突胶质前体细胞(human embryonic stem cell-derived oligodendrocyte progenitor cell)治疗患者的脊椎损伤。现今,世界范围内越来越多的干细胞进入了临床试验,其中,造血干细胞和间充质干细胞等已经应用于临床治疗恶性血液病、部分恶性肿瘤、自身免疫病等多种疾病。

目前,干细胞在药物研发、疾病治疗和再生医学等领域的潜力得到了国际上的高度重视。干细胞研究及其转化医学已经成为各国政府、科技、医学和企业界高度关注和大力投入的重要研究领域,成为代表国家科技实力的战略必争领域。

（二）干细胞的基本特性

干细胞的基本特点：①可自我更新，并保持一定的未分化状态；②具有分化潜能，可以分化为至少一种类型的终末分化细胞。干细胞主要通过两种方式分裂：①对称分裂（symmetrical division），产生两个相同的干细胞；②不对称分裂（asymmetrical division），产生两个不同命运的子细胞，其中一个子细胞与亲代相同，仍作为干细胞保留下来，另一个子细胞则不可逆地走向分化路径。

干细胞通过细胞增殖完成自我更新，即能够通过对称分裂和不对称分裂方式产生与亲代相同的子代干细胞，以维持干细胞数量的稳定。有些组织的干细胞（如肝干细胞），虽然长期处于静息状态，但仍具备强大的自我更新能力。在特定分化信号的刺激下，干细胞通过不对称分裂分化为具有特定功能的组织细胞，以补充机体所需的细胞类型。在某些组织、器官（如胃和肠上皮或骨髓）中干细胞较频繁地进行分裂增殖以替代损伤、衰老和死亡的细胞；其他一些器官（如胰腺）的干细胞仅在某些特殊条件下，才能进行分裂增殖（图4-2）。

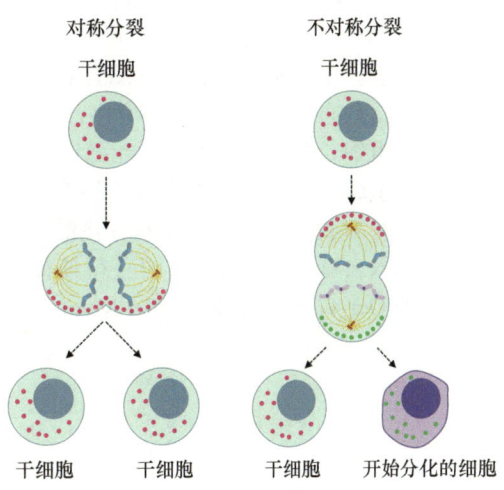

图4-2　干细胞的对称分裂和不对称分裂

（三）干细胞的分类

1. 基于分化潜能分类　从发育生物学的角度，终末分化细胞的生成经历了许多阶段。受精卵是最原始的干细胞，可以分化成任何类型的组织，包括胚外组织。囊胚期的内细胞团可以分化形成体内所有类型的细胞，但不能发育出胚外组织。随着胚层分化，各胚层细胞分化方向趋于确定并逐渐分化成特定的细胞，最终形成组织。当然，很多组织中会驻留一些可增殖分化的干细胞以修复外伤、老化、疾病等引起的组织缺损。

（1）全能干细胞（totipotent stem cell）：是指能够分化为机体所有细胞类型以及胚外组织的干细胞。在体内，一般认为，受精卵到内细胞团形成桑葚胚之前的细胞为全能干细胞，它们可以分化为个体的所有细胞类型（包括内、中和外胚层来源的细胞）和胚外组织（胎盘、脐带和胎膜）。

（2）多能干细胞（pluripotent stem cell）：是指能够分化为个体所有细胞类型的干细胞，如内细胞团的细胞、胚胎干细胞和诱导性多能干细胞。因为缺乏胚外组织的支持，多能干细胞不能独立发育成完整个体，但可以借助四倍体补偿试验，获得完全由多能干细胞发育的个体。胚胎干细胞在体外可以被定向诱导分化为具有滋养层细胞（未来发育成胚外组织）表型的细胞，表明细胞在一定条件下具有可塑性。

（3）定向多能干细胞（directed pluripotent stem cell）：是指能够分化形成多种不同细胞类型的干细胞。在许多组织和器官中的成体干细胞属于定向多能干细胞，如造血干细胞、间充质干细胞和神经干细胞等，它们倾向分化为其所在组织中的细胞类型，同时也具有可塑性，在一定条件下可以跨系，甚至跨胚层分化为其他组织类型的细胞。例如，骨髓间充质干细胞除能分化为骨细胞、软骨细胞和脂肪细胞等中胚层细胞外，还可以分化为表皮细胞和神经干细胞等外胚层细胞，以及肝细胞和胰岛干细胞等内胚层细胞。

（4）单能干细胞（unipotent stem cell）：通常是指特定谱系的干细胞，这类干细胞只能分化为一种特定的或几种密切相关的细胞类型。驻留在许多已分化组织和器官中的成体干细胞是典型的单能干细胞，如上皮组织基底层的干细胞、肌肉中的成肌细胞或肌卫星细胞。

2. 基于组织来源分类 从囊胚和个体发育的不同阶段、不同部位都可以分离出干细胞。根据干细胞来源和发育阶段的不同可以将干细胞分为胚胎干细胞和成体干细胞两大类。另外，使用重编程技术可以将体细胞重编程为多能干细胞。

（1）胚胎干细胞：是经典的多能干细胞，一般指囊胚内细胞团的细胞在体外特定条件下培养和扩增所获得的永生化细胞。胚胎干细胞是一种高度未分化的细胞，能分化出成体动物的所有细胞类型，包括生殖细胞。

（2）成体干细胞：是存在于胎儿和成体不同组织内的具有自我更新和分化潜能的细胞。成体干细胞广泛分布于各种组织、器官中，如骨髓、脂肪、脑、肝脏、胰腺、皮肤、肠、乳腺和脐带等，用以维持组织、器官的结构和功能稳定。

（3）重编程细胞：是指通过核移植、细胞融合、诱导表达多能性因子和直接重编程等手段获得的可进行自我更新且具有多向分化潜能的细胞。例如，通过体细胞核移植技术，将成熟细胞的细胞核导入去核卵母细胞中，可获得具有全能性的重组胚胎（克隆胚胎）；通过诱导表达4种转录因子，即Oct-4、Sox2、Klf4和c-Myc，可以将体细胞逆转为多能干细胞（图4-3）。

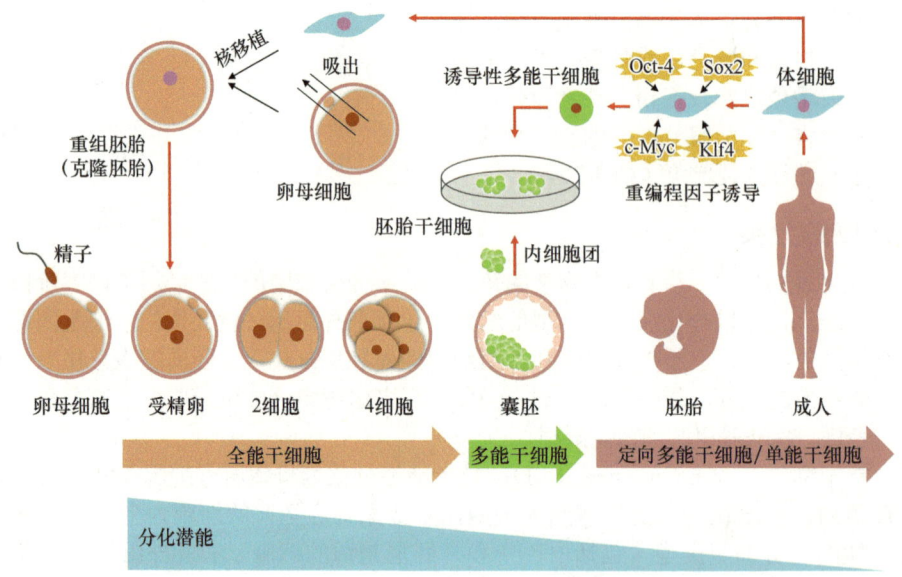

图 4-3 干细胞的分类和分化潜能

第二节 胚胎干细胞

受精卵（zygote）经过数次分裂后形成一个由滋养层细胞和内细胞团（inner cell mass，ICM）组成的中空球形体，即囊胚（blastocyst）。胚胎干细胞（embryonic stem cell，ESC）是指从囊胚ICM分离并在体外特定条件下培养和扩增所获得的多能干细胞，具有无限自我更新和高度的分化潜能。无限自我更新能力是指在体外培养中可以长期自我复制，产生大量的相对均一的多能干细胞。高度的分化潜能是指ESC在一定条件下可以分化为体内任何种类的细胞，包括3个胚层（内、中和外胚层）来源的细胞和生殖细胞（图4-4）。

小鼠的ESC早在20世纪80年代初就已分离建系。1981年，英国科学家Martin Evans和Matthew Kaufman以及美国科学家Gail Martin先后从小鼠囊胚ICM中分离、培养、建立了小鼠ESC系。人的ESC直到1998年才由美国科学家James Thomson成功分离和建系。

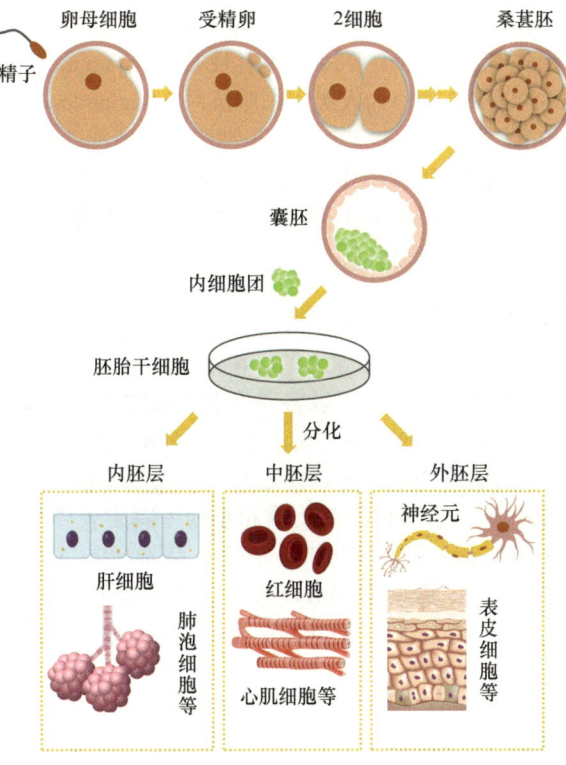

图 4-4 胚胎干细胞的取材和分化能力

一、胚胎干细胞的来源

ESC 来自早期着床前囊胚的 ICM 经过体外培养获得的多能干细胞，建系使用的囊胚主要来源如下。

（一）来源于正常受精发育的囊胚

在动物研究中，如小鼠，可以从妊娠动物体内直接获取囊胚并建立 ESC 系。人的 ESC 来源于卵母细胞体外受精发育至囊胚期的 ICM，也称为人受精 ESC（human fertilization ESC，hfESC，图 4-5A）。这种 ESC 表达父本和母本的表面抗原，它们对亲本双方及其他人都会引发同种异体免疫排斥。利用这种方法得到的 ESC 系未经任何修饰，最接近自然状态，且技术发展较为成熟。

（二）来源于体细胞核移植重组胚胎发育的囊胚

将体细胞核注入去核卵母细胞中获得重组胚胎，经体外培养至囊胚期，分离、培养 ICM，也可用于构建 ESC 系，称为核移植 ESC（nuclear transfer ESC，ntESC，图 4-5B）。理论上，这种 ESC 表达的细胞表面抗原与核供体几乎相同，从而可避免移植 ESC 分化的细胞时出现免疫排斥问题，这也是治疗性克隆的概念。目前，ntESC 已成功在人、猴和小鼠中建系。但是，紧缺的卵细胞来源、复杂的技术和低下的核移植效率，严重限制了 ntESC 的研究和应用。

（三）来源于孤雌生殖的囊胚

孤雌生殖是指通过物理和化学刺激等方法激活未受精的卵母细胞并使其发育成胚胎的过程。从孤雌发育的囊胚 ICM 分离培养的 ESC 称为孤雌 ESC（parthenogenetic/parthenote ESC，pESC，图 4-5C）。目前，已成功建立小鼠、猴和人的 pESC 系。pESC 的主要优势有：①人 pESC 表达的表面抗原和卵母细胞的供体基本相同，故而排卵期妇女有望用与自身免疫原性相同的干细胞治疗疾病或损伤。②人 pESC 只含有母本染色体，基因型为纯合子。同种异体细胞或器官移植会出现免疫排斥，主要是因为受体和供体的主要组织相容性复合体（major histocompatibility complex，MHC）基因型不同。人类的 MHC 被称为人类白细胞抗原（human leucocyte antigen，HLA）。由于 HLA 基因的高度复杂性和多态性，HLA 杂合型的干细胞供体所能匹配的受体非常有限，而 pESC 的 HLA 基因位点是纯合的，与其相配的受体群体数量则会明显增多，其被用于细胞治疗的可能性也会大大增加。③孤雌生殖的哺乳类胚胎不能发育成个体，从而避免了伦理问题。④与 ntESC 相比，pESC 的技术难度更低、成功率更高。

（四）来源于单倍体囊胚

上述的三种 ESC 都是使用二倍体胚胎建立的。单倍体胚胎分为孤雌和孤雄单倍体胚胎。孤雌单倍体胚胎只含有卵母细胞的遗传物质，可以将卵母细胞在体外进行孤雌激活或者去除受精卵雄原核获得（图 4-5D、E）。2011 年，英国和奥地利科学家分别成功地建立了小鼠孤雌单倍体 ESC 系。孤雄单倍体胚胎只含有精子的遗传物质，可以通过将精子注入去核卵母细胞或者去除受精卵雌原核获得（图 4-5F、G）。2012 年，中国科学院周琪和李劲松院士领导的研究组相继成功使用孤雄发育的囊胚建立了小鼠单倍体 ESC 系。2016 年，伊多·萨希（Ido Sagi）等和钟翠青等分别建立了人孤雌单倍体 ESC 系。4 年后，张晓宇等成功建立了人孤雄单倍体 ESC 系。与二倍体 ESC 系一样，单倍体 ESC 系也具有分化为三胚层细胞的潜能和参与生殖传递的能力（图 4-5）。

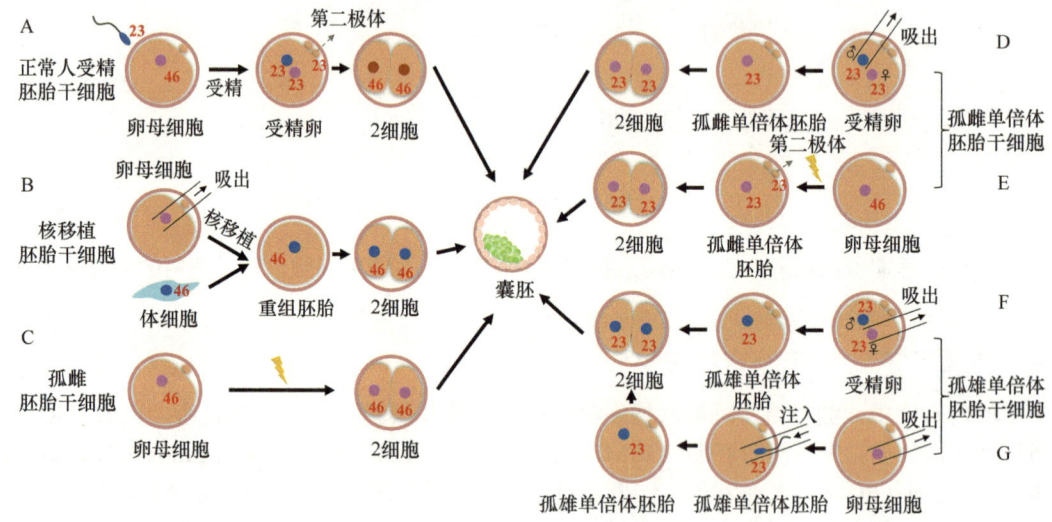

图 4-5 胚胎干细胞的来源

二、胚胎干细胞的特性和鉴定

ESC 作为干细胞的一种，具有干细胞的一些共同特征，同时也有其特有的属性，这些特性也是 ESC 的鉴定指标。

（一）基本特征

1. 具有无限的自我更新能力 ESC 具有无限的自我更新潜能，换句话说，ESC 能够在体外合适的培养条件下长期地对称分裂并保持未分化状态。处于未分化状态的具有自我更新能力的单个 ESC 能够在贴壁培养时形成鸟巢样克隆，一旦细胞开始分化，就失去了形成克隆的能力。因而可以通过克隆形成试验来检测 ESC 的自我更新能力。

2. 具有分化为机体所有细胞类型的潜能 ESC 具有自发或被诱导分化为 3 个胚层（内、中和外胚层）所有细胞类型的能力。可通过体外和体内两种方法验证 ESC 的分化潜能。体外方法主要是拟胚体（embryoid body）形成试验，体内验证方法主要是畸胎瘤（teratoma）和嵌合体（chimera）形成试验，以及四倍体补偿试验。

（1）拟胚体：是 ESC 撤除维持自我更新的生长因子并在悬浮培养中自发形成的类似早期胚胎的球形细胞聚集体，具有内、中、外三胚层结构。通过检查拟胚体中的细胞构成可以确定 ESC 向三胚层细胞分化的能力。

（2）畸胎瘤：在畸胎瘤形成试验中，通过皮下、肌内、肾包膜内及精囊内等途径，将 ESC 注入与 ESC 来源同一品系的小鼠或者免疫缺陷的小鼠体内。当 ESC 在小鼠体内成瘤后，取出瘤体进行组织化学检查，如果含有三胚层来源的细胞或组织，则表明注入的 ESC 具有分化的多能性。

（3）嵌合体：嵌合体形成试验是将待测 ESC 注入受体小鼠的囊胚，然后将囊胚移入假孕小鼠的子宫。供体 ESC 会与受体囊胚内细胞团共同参与胚胎的发育。当供体 ESC 和受体囊胚来自毛色不同的小鼠品系时，若供体 ESC 参与受体胚胎发育，则会获得毛色掺杂的新生小鼠，即形成了嵌合体。最后，将杂毛的嵌合小鼠与提供囊胚的受体小鼠杂交，若得到与供体 ESC 来源小鼠同色的纯毛小鼠，则说明供体 ESC 在嵌合体中参与了生殖细胞的发育，发生了生殖传递，证明 ESC 具有发育多能性。

（4）四倍体补偿试验：是检验 ESC 发育潜能最严谨的方法。在胚胎发育到 2 细胞期时，用电融合的方法将两个细胞融合为一个细胞，即得到四倍体胚胎。待四倍体胚胎体外发育至囊胚期，将待检验的 ESC 注入其中获得重组囊胚，并将重组囊胚植入假孕小鼠的子宫内直至子代小鼠出生。四倍体胚胎不能正常发育，但可以形成胚外组织，如胎盘、脐带等，因此新生小鼠体内所有的细胞都是由供体 ESC 增殖分化而来，从而直接证明供体 ESC 的发育多能性。

上述畸胎瘤形成试验可用于小鼠等动物以及人 ESC 分化潜能的鉴定。嵌合体形成试验和四倍体补偿试验，由于伦理和法律的限制，不能用于人源 ESC 的检验。

（二）形态学特征

ESC 与早期胚胎细胞形态和结构相似，呈圆形或椭圆形，体积小，核质比高，胞核大，胞质少、结构简单，胞质内细胞器较少，但游离核糖体丰富且有少量线粒体，有一个或多个明显的核仁，核中多为常染色质。体外培养时，ESC 呈岛状或巢状生长，形成紧密、折光性强和边缘清晰的细胞集落。集落内细胞呈单层或多层紧密排列，细胞间界限不清。人和其他哺乳动物的 ESC 具有相似的形态和结构特征，不同物种之间稍有差别。一般人和猿猴等灵长类动物的 ESC 集落不及小鼠的 ESC 集落紧密，呈相对扁平、松散的细胞集落，容易被胰蛋白酶消化为单个细胞。

（三）染色体结构

ESC 在体外长期培养、传代、冻存解冻后仍能维持正常、完整和稳定的二倍体核型，这是 ESC 鉴定的重要指标之一。James Thomson 等分离得到的人 ESC 细胞系 H9 连续传代培养超过 8 个月（传至 32 代）仍然核型正常。随着 ESC 体外传代培养时间的延长，染色体发生变异的细胞也随之增加，核型异常的细胞比例逐渐上升，主要表现为染色体数目异常、性染色体缺失及染色体结构缺失、重复和易位等。因此，为了保证 ESC 研究和应用的可靠性与安全性，须定期对 ESC 进行染色体核型分析。

（四）分子标记

ESC 为未分化的多能性细胞，能够表达一些未分化细胞特有的标志性基因，如转录因子 Oct-4、Nanog 和 Sox2，以及碱性磷酸酶（alkaline phosphatase，AKP）、阶段特异性胚胎抗原（stage-specific embryonic antigen，SSEA）和肿瘤识别抗原（tumor recognition antigen，TRA）等。一旦 ESC 发生分化，这些标志基因的表达水平则迅速下降或消失。不同种属来源的 ESC 之间分子标记存在差异，如未分化的人和猴 ESC 表面的 SSEA-3、SSEA-4、TRA-1-60、TRA-1-81 呈阳性，而小鼠的 ESC 仅表达 SSEA-1。表 4-1 显示了小鼠和灵长类 ESC 表达的分子标记的异同。

表 4-1　小鼠和灵长类 ESC 表达的分子标记的异同

分子标记	小鼠 ESC	猴 ESC	人 ESC
SSEA-1	+	-	-
SSEA-3	-	+	+
SSEA-4	-	+	+
TRA-1-60	-	+	+
TRA-1-81	-	+	+
AKP	+	+	+
Oct-4	+	+	+

注：+，阳性；-，阴性。

（五）细胞周期特征

ESC 与已分化的体细胞的细胞周期有所不同，前者大多数时间处于 S 期，进行核酸合成，G_1、G_2 期很短，而且 ESC 通常增殖较为迅速。不同种属来源的 ESC 的增殖周期亦有不同，小鼠的 ESC 一般每 12h 分裂、增殖 1 次，而人 ESC 的生长相对缓慢，通常需要每 36h 增殖 1 次。

（六）端粒酶活性

端粒（telomere）是存在于染色体末端的特化结构，通常由富含鸟嘌呤核苷酸的短串联重复序列及一些结合蛋白组成，作用是保持染色体的完整性和稳定性以及控制细胞的生长和寿命。端粒酶（telomerase）能延长缩短的端粒，从而增强细胞的增殖能力。分化细胞缺乏有活性的端粒酶，随着细胞分裂，端粒长度越来越短，细胞逐渐衰老，当端粒达到某个临界长度时，细胞染色体失去稳定性，进而导致细胞死亡。ESC 具有较高的端粒酶活性，可以让端粒不随细胞分裂而损耗，从而维持 ESC 的长期自我更新。

三、胚胎干细胞的应用

由于 ESC 具有强大的自我更新和分化能力，在体外能自发形成拟胚体，因此被视为一种良好的研究发育和分化调控机制的模型，以此推动人类胚胎发育、细胞分化、衰老和死亡等的研究进程。ESC 可以分化为组成机体的各种细胞类型，通过细胞替代疗法，治疗多种组织和器官的病变。ESC 还可与组织工程技术联用，构建工程化的组织和器官，用以修复组织或器官缺损。同时，应用 ESC 定向分化的细胞建立各种体外模型，不仅可以用来研究疾病的发病机制和干预策略，还可用于药物筛选和新药研发。此外，ESC 还可以作为一种载体，将外源基因导入体内，实现基因治疗。

（一）胚胎干细胞在胚胎发育和细胞分化研究中的应用

尽管科学技术的研究已经取得了一定的成果，但人类对自身的胚胎早期发育过程、细胞分化机制以及相关基因的时空表达调控还了解甚少。由于哺乳动物早期胚胎体积小，又在子宫内发育，加之受伦理和法律限制，因此在体内研究胚胎发育和细胞分化较为困难，而 ESC 具有发育的多能性，可以在体外自发分化形成含有 3 个胚层结构的拟胚体，在一定程度上可以模拟体内胚胎发育的过程，为研究哺乳动物早期胚胎发育提供很好的模型。在特定的体外培养条件下，ESC 可以分化为各种体细胞，因此，ESC 还可作为研究细胞分化的模型。借助高通量测序技术，通过比较 ESC 以及不同发育阶段的干细胞和分化细胞的基因表达与转录差异，可以分析胚胎发育及细胞分化的分子调控机制。此外，利用 ESC 进行发育的研究可推动先天畸形、遗传病和癌症等多个领域的发展。事实上，对 ESC 的研究已经促进了出生缺陷的病因学研究，并将在指导建立有效的预防措施方面发挥重要的作用。

（二）胚胎干细胞在药物筛选和新药研发中的应用

为了增加药物的安全性和提高研发产率，须在研发初期就尽早地评估该化合物的各种潜在毒性以及可能出现的不良反应。ESC 是药物研发及安全性评价的较好模型。

胚胎发育是一个易被药物和有毒化合物侵害的时期，动物模型很难概括药物对人类发育早期事件的影响，而 ESC 是发育毒理学的重要体外模型，胚胎干细胞试验（embryonic stem cell test，EST）是国际上公认的利用细胞系而无需妊娠动物的发育毒性体外替代试验方法。EST 主要通过评价受试物对 ESC 和成纤维细胞的毒性以及对 ESC 分化能力（如心肌细胞等细胞分化的能力）的影响，综合预测受试物的胚胎毒性和致畸性。EST 可避免大量使用妊娠动物，且对受试物的敏感性高于成体组织。

ESC 可以定向分化为各种细胞，可用来模拟各种组织、器官和细胞对受试药物的反应情况，还能观察到动物实验中无法显示的毒性反应。ESC 也可以作为组织工程的种子细胞，开发出三维立体的细胞、组织和器官模型，重建体内细胞间、细胞基质间的相互作用，进一步缩小细胞水平与体内水平的差异，用来探索受试物可能作用的靶器官毒性和作用机制等，如肝毒性、心脏毒性、生殖发育毒性、神经毒性、免疫毒性及致癌性等。

同时，利用具有不同遗传疾病背景的 ESC 系，能有效地研究这些疾病的发病机制和干预策略。很多人类疾病缺乏动物和细胞模型，一些致病性病毒，如人类免疫缺陷病毒和丙型肝炎病毒等只能感染人和黑猩猩的细胞，从而在很大程度上限制了这些疾病的研究，而 ESC 来源的细胞和组织将为研究这些疾病提供很好的模型。ESC 还可以与其他干细胞一样用来作为基因治疗的一种新的基因运载系统。

（三）胚胎干细胞在细胞治疗中的应用

ESC 的多分化潜能使其成为细胞治疗的重要种子细胞。目前，ESC 已经用于治疗多种疾病的研究中，包括中枢神经系统疾病、眼部疾病、心血管疾病、糖尿病、肺部疾病和急性肝衰竭/肝炎等。

1. 胚胎干细胞治疗中枢神经系统疾病　随着老龄化的日益加剧，包括神经退行性变性疾病、创伤性损伤和神经发育性疾病在内的中枢神经系统疾病已成为影响人类健康的重要因素。细胞疗法可以取代受损神经元，增强神经细胞存活，修复神经回路，在治疗中枢神经系统疾病中具有巨大潜力。

帕金森病（Parkinson disease）主要的病理特征是中脑黑质多巴胺能神经元的变性死亡，从而导致纹状体多巴胺递质合成减少。ESC 可以定向分化为多巴胺能神经细胞，并且 ESC 来源的多巴胺能神经元能够部分逆转帕金森病动物模型的行为障碍。2017 年，中国科学院周琪团队和郑州大学第一附属医院联合开展了人受精卵来源的 ESC 分化的多巴胺神经前体细胞治疗帕金森病的Ⅰ/Ⅱa 期临床研究。周琪团队随后在 2018 年还报道了他们用人 pESC 分化的多巴胺能神经元改善了非人灵长类帕金森病模型的行为，且移植物没有形成肿瘤，为临床研究提供了临床前数据支持。

脊髓损伤（spinal cord injury）是指在强烈外力作用下，脊柱遭到破坏，进而导致脊髓神经及其相关组织受损，ESC 也被用于脊髓损伤的治疗。动物实验结果显示，移植 ESC 分化的少突胶质前体细胞（oligodendrocyte progenitor cell，OPC）能够分化为成熟的少突胶质细胞，诱导髓鞘再生，并改善运动功能。2009 年，美国 FDA 批准了 Geron 公司利用人 ESC 分化的 OPC（GRNOPC1）治疗脊髓损伤的临床Ⅰ期试验申请，这是首个 ESC 人体临床试验。数据表明，GRNOPC1 是一种较为安全的治疗手段，不会引发严重的不良反应。2013 年，海星（Asterias）公司收购了 Geron 公司的该临床项目。2014 年，美国 FDA 批准 Asterias 公司开展关于 AST-OPC1 治疗脊髓损伤患者的临床Ⅰ/Ⅱa 期试验，结果显示，AST-OPC1 能够改善部分患者的运动功能，且具有良好的安全性，没有出现严重副作用。

ESC 还用于治疗阿尔茨海默病（Alzheimer disease）、多发性硬化症、缺血性脑损伤、肌萎缩侧索硬化和亨廷顿病等多种神经系统疾病的研究和应用中。

2. 胚胎干细胞治疗眼部疾病　眼是人体重要的感觉器官，黄斑区位于视网膜中央，是视力最敏感的区域，含有稠密的视网膜色素上皮（retinal pigmen epithelium，RPE），该区域的任何病变都会导致视力下降甚至失明。常见黄斑区病变，如年龄相关性黄斑变性（age-related macular degeneration，AMD）和斯特格黄斑营养不良（Stargardt macular degeneration，SMD）都与 RPE 功能异常相关，且欠缺有效的治疗方案。2012年，《柳叶刀》发表的临床前研究首次报道，人 ESC 来源的 RPE 移植入 AMD 和 SMD 患者视网膜下腔后可以长期存活和提升患者视力。2015年，《柳叶刀》发表了后续的临床研究，即对 18 名接受移植治疗的 AMD 和 SMD 患者进行临床Ⅰ/Ⅱ期安全性和耐受性前瞻性研究，结果显示移植物在改善部分患者病情的同时，未引起排斥反应或严重不良事件。2018年，《自然生物技术》发表的一项英国Ⅰ期临床试验也表明 ESC 分化的 RPE 能够提升 AMD 患者的视力。同年，第三军医大学西南医院阴正勤教授团队也报道了 ESC 来源的 RPE 移植治疗 AMD 的临床研究结果，3 例患者在接受移植后，黄斑受损区域有新生 RPE 样细胞层，视觉功能有不同程度的改善，且未观察到移植引起的不良反应。

3. 胚胎干细胞治疗心血管疾病　心血管疾病是指与心脏和血管相关的疾病，尤其是心肌梗死等缺血性疾病，是一种严重威胁人类生命健康的疾病。ESC 可以定向分化为心肌细胞，有望替代受损细胞，实现心脏再生。目前，基于 ESC 的细胞治疗已经应用于急性心肌梗死、缺血性心肌病、缺血再灌注损伤以及其他心血管疾病的研究和治疗中。

多项动物实验的研究结果显示，人 ESC 定向分化的心肌细胞植入心肌梗死动物模型内，可以减轻心室扩张，改善心脏收缩功能。2013年，法国心脏外科医师菲利普·梅纳谢（Philippe Menasché）开始使用人 ESC 来源的心脏祖细胞（cardiac progenitor cell，CPC）治疗急性心脏病的临床试验。2015年，Menasché 团队报道了第 1 例人 ESC 来源的 CPC 治疗心力衰竭（心肌梗死所致）的临床试验结果，该团队将高纯度的 CPC 加载到纤维蛋白贴片中，通过手术将其输送到患者的梗死区域，3 个月后，患者的心功能得到明显改善，且没有出现心律失常、肿瘤形成和免疫排斥等不良反应。2018年，Menasché 团队进一步报道了人 ESC 来源的 CPC 治疗缺血性左心室功能障碍（心肌梗死所致）的临床结果。6 例患者接受了 CPC 贴片治疗，并进行了为期 18 个月左右的随访，以评估该种疗法的安全性，试验结果显示患者的症状有所改善，且没有观察到成瘤和心律失常现象，其中 3 例患者出现了临床上无症状的同种异体免疫反应。这些结果表明 ESC 定向分化的细胞在治疗心血管疾病中具有巨大潜力。

此外，ESC 及其分化的细胞还用于血液疾病、糖尿病、肝脏和肺部疾病、骨科疾病等的研究和治疗中。

四、胚胎干细胞研究的挑战与对策

虽然对 ESC 的研究已经有了长足的进步，但目前仍面临技术和伦理等多方面的挑战，要推广 ESC 的临床应用，尚需解决很多难题。

（一）伦理问题

ESC 来源于囊胚的 ICM，会破坏植入前的胚胎，所以伦理问题是 ESC 疗法目前难以回避的障碍。为了解决这个问题，研究人员将注意力从囊胚转移至更早期的胚胎。因为卵裂期的胚胎，每个卵裂球都具有发育成完整个体的潜力，所以研究人员在患者进行植入前遗传诊断（preimplantation genetic diagnosis，PGD）时获得患者卵裂期胚胎的卵裂球，并成功从单个卵裂球中建立人 ESC 系，因为不会妨碍剩余卵裂球形成正常的胚胎，所以避开了伦理争议。同样，由于没有产生受精胚胎，通过人工诱导的孤雌生殖胚胎和单倍体胚胎，也可作为 ESC 的来源。此外，诱导性多能干细胞具有与 ESC 相似的发育多能性，为规避 ESC 的伦理争议提供了新途径。随着科技的发展，人多能干细胞的来源将更为广泛，而不仅是局限于早期胚胎，围绕 ESC 的伦理争议也将逐渐平息。

（二）免疫排斥问题

除了 ntESC，其他 ESC 只能来源于异体，所以需要攻克 ESC 及其衍生的移植物的免疫排斥问题。引发移植物排斥反应的原因主要是受体和移植物的 MHC（人类为 HLA）不同。因此，供体与受体之间 HLA 的差异程度决定了移植物排斥反应的轻重。ESC 在体外被诱导分化成特定类型的成熟细胞后，其表面的 MHC 分子类型和丰度都会增加，使得异体干细胞移植免疫排斥难以避免。为了解决这一问题，研究者们做了多方努力，其中由患者自身体细胞重编程获得的诱导性多能干细胞不受免疫排斥困扰。此外，患者自身体细胞核移植克隆胚胎来源的 ntESC，与患者的遗传物质相同，可表达患者的 HLA，也可避免免疫排斥问题。

（三）临床应用的安全性问题

ESC 及其分化的细胞在治疗过程中具有潜在的成瘤性风险。如果将 ESC 或其定向分化的细胞，不经筛选直接移植入动物体内，则具有很高的畸胎瘤形成率。研究认为，畸胎瘤的产生是在体外分化过程中移植物残留的未分化细胞引起的，目前研究者们正在努力开发多种手段解决这个问题。

1. 根据不同分化程度的细胞表达不同的表面标志、表达不同的基因、具有不同的特性等筛选、纯化移植物中的细胞，去除残留的未分化细胞 例如，不同分化程度的细胞表面抗原不同，人 ESC 表达 SSEA-3、SSEA-4、TRA-1-60、TRA-1-81 等，随着分化的进行，这些标记逐渐减弱，相应的组织特异性标记出现。可用抗体直接标记未分化或已分化细胞表面的特异性抗原，然后通过流式细胞分选术或磁珠分选技术将标记的细胞分选出来，以此分离未分化与已分化的细胞。

2. 利用自杀基因去除残留的未分化细胞 将移植细胞预先用自杀基因修饰，这样当移植物生长失控时即可被剔除。单纯疱疹病毒胸苷激酶（herpes simplex virus-thymidine kinase，HSV-tk）是基因治疗研究中常用的自杀基因，该基因编码的蛋白质可以催化无毒的更昔洛韦（ganciclovir，GCV）转变为细胞毒物质，从而导致携带 HSV-tk 的细胞死亡。例如，将 HSV1-tk 插入 ESC 的 *Oct-4* 基因启动子下游，因为只有未分化的细胞具有活化的 *Oct-4* 启动子，并表达 HSV1-tk，所以通过 GCV 处理可特异性地去除 ESC 中残留的未分化细胞。

3. 利用细胞毒性因子作用去除残留的未分化细胞 有研究人员针对人 ESC 表面抗原制备了单克隆抗体 mAb84，该抗体能够杀死未分化的人 ESC，却对已分化的 ESC 没有毒性。用 mAb84 处理后的人 ESC 移植入重度联合免疫缺陷小鼠体内未观察到肿瘤形成。此外，研究人员还准备通过优化细胞培养方法、基因芯片测序和基因操作等多种策略避免肿瘤形成，但是目前 ESC 定向诱导和移植细胞纯化的方案多不完善，在真正推广应用前，还需对 ESC 及其衍生细胞的移植安全性进一步作全面的评估。

（四）其他问题

ESC 的应用还面临如何使其高效地定向分化为目标细胞的问题。虽然理论上 ESC 能够分化为机体的所有细胞类型，但是现在的体外定向诱导技术只能将 ESC 定向诱导为有限种类的细胞，且诱导效率不尽如人意，诱导方法也不尽相同，所以需要进一步研究细胞分化的机制，探索更为高效的诱导方法，并最终形成规范化的诱导步骤。在组织工程应用中，ESC 体外发育形成功能性的组织、器官，尤其是肝、肺、肾、心等复杂器官也需要技术上的突破。ESC 临床应用的安全性和可靠性评估体系仍需完善，同时也需制定标准的移植细胞制备规范和临床适用准则。

第三节　成体干细胞

成体干细胞（adult stem cell，ASC）是存在于发育或成熟机体组织、器官中，具有自我更新能力和分化潜能的细胞，能够维持组织结构的完整性和功能的稳定性，并修复组织、器官损伤。ASC 广泛存在于机体多种组织、器官中，目前已经从血液、骨髓、神经、脂肪、肝脏、胰腺、皮肤、肌肉、牙龈及脐带等，甚至尿液和羊水中分离出了干细胞（图 4-6）。

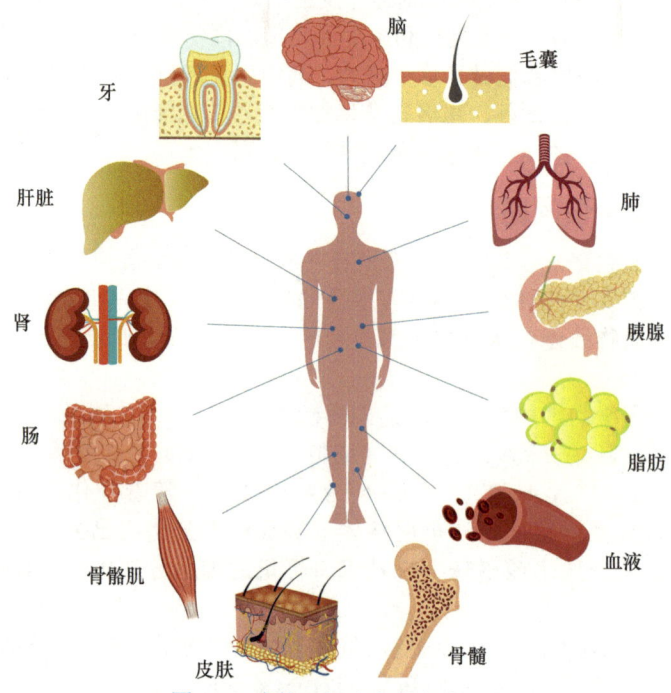

图 4-6　成体干细胞在体内的分布

ASC 的研究始于人们对造血干细胞的研究，早在 20 世纪 60 年代，研究人员便发现骨髓中定居着一些特殊的细胞，在特定的环境和其他因素作用下，能够分化成体内各种类型的血细胞，即造血干细胞。造血干细胞是目前研究得最为清楚和应用最为成熟的 ASC，在移植治疗恶性血液病、自身免疫病、其他部分恶性肿瘤及遗传病等难治性疾病方面取得了令人瞩目的进展，同时还强力推动了其他类型 ASC 的研究和应用。数年后，研究人员发现骨髓中还存在另一类干细胞，即骨髓间充质干细胞。间充质干细胞是一个混合细胞群，可以发育成骨骼、软骨、韧带、脂肪和纤维结缔组织等。20 世纪 90 年代，研究人员发现小鼠脑部的纹状体和海马体中具有分裂细胞，这些细胞可以分化成神经细胞，因而提出神经组织中也存在干细胞的概念。现今，人们已经陆续发现了多种 ASC，如表皮干细胞、肝干细胞、胰腺干细胞、骨骼肌干细胞、肠道干细胞、角膜缘干细胞、血管内皮干细胞和牙髓干细胞等。

成年动物的多种组织和器官具有修复和再生能力，如表皮和造血系统的更新，ASC 在其中起着关键作用。由于 ASC 获取相对容易，致瘤风险很低，无伦理学障碍，并且同样具有多向分化潜能，已成为科学研究的热点，具有广阔的应用前景。

一、成体干细胞的生物学特性

（一）基本特征

1. 能够自我更新　ASC 通过分裂增殖，可产生与其相同的子代干细胞，有效地维持了 ASC

数量和功能的稳定性。

2. 具有谱系定向分化的能力 ASC 具有一定的多向分化潜能，能够分化为特定组织中的多种细胞类型。例如，神经干细胞倾向分化为神经组织里的神经元、星形胶质细胞和少突胶质细胞等。

3. 具有在特定组织定居的能力 ASC 可对组织再生的特异刺激和信号分子产生应答，分化为特定类型的组织细胞，替代受损或死亡的细胞。

（二）成体干细胞的可塑性

ASC 倾向分化成其所在组织、器官里的特定细胞类型，20 世纪末，研究人员逐渐发现，在一定条件下，ASC 可以突破其"发育限制性"，跨谱系甚至跨胚层分化为其他类型组织的细胞，人们称这种现象为 ASC 的可塑性（plasticity）或横向分化（transdifferentiation）。例如，骨髓来源的干细胞在特定环境中可以向肝脏、肌肉、胰腺及神经系统的细胞分化，而肌干细胞和神经干细胞也可以向造血细胞分化。1998 年，朱利亚娜·费拉里（Giuliana Ferrari）等将基因标记的骨髓细胞移植到免疫缺陷小鼠体内，发现骨髓细胞可以迁移至肌肉退化区域转化为肌纤维，参与损伤肌肉的再生。1999 年，克里斯托弗·比约恩森（Christopher Bjornson）等将神经干细胞植入辐照毁髓的小鼠体内，发现神经干细胞可产生多种血细胞类型，包括髓细胞和淋巴细胞以及早期造血细胞。近年来，越来越多的证据表明间充质干细胞经体内、外诱导后可分化为骨骼肌、心肌、肺上皮、皮肤以及神经细胞等（图 4-7）。但是，不同 ASC 的可塑性具有较大差异，并且大部分 ASC 很难在体内诱导出其可塑性。

ASC 可塑性的发现在干细胞研究中具有革命性意义，明确这种可塑性的机制，有望利用患者自身健康组织中的 ASC，诱导分化为可替代病变组织的功能性细胞来治疗各种疾病，这样既可克服异体细胞移植引发的免疫排斥，又可避免细胞来源不足和伦理障碍等问题。

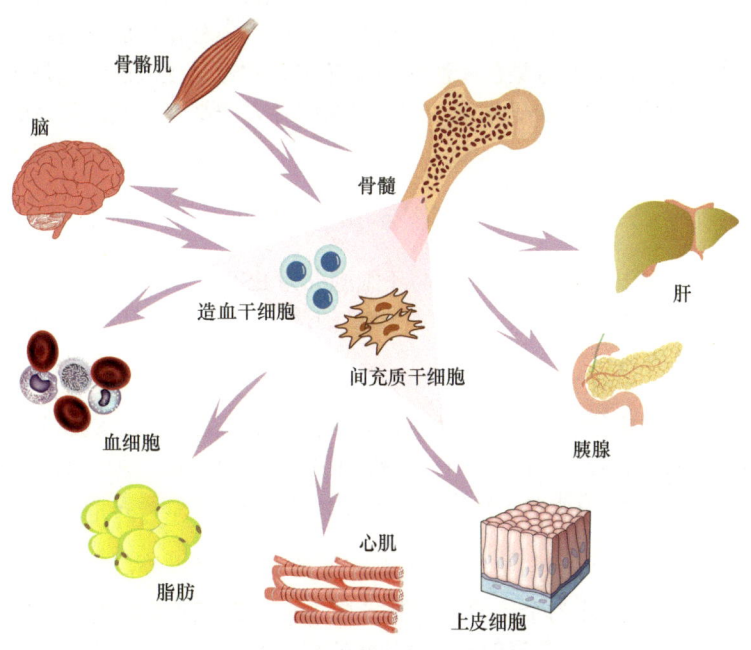

图 4-7 成体干细胞的可塑性

二、成体干细胞的鉴定

鉴定 ASC 通常需要多种手段。例如，可以利用分子标记在活体组织中标记出 ASC，确定这些细胞可能存在的部位，然后用谱系追踪的方法验证它们所产生的特定细胞类型；可以利用物理或化学方法，将 ASC 从活体组织上分离出来，在体外进行标记后，将这些细胞植入另一个动物体内，观察它们是否具有生成其来源组织的能力；分离 ASC 后，进行体外培养，通过加入细胞因子等方式控制这些细胞的分化，并观察它们的分化方向。对于从活体分离出来的 ASC，其鉴定方法主要有以下 3 种。

（一）分离培养和形态学观察

分离培养和形态学观察是最直接、简单的鉴别方法。例如，骨髓中同时存在造血干细胞和间充质干细胞，利用造血干细胞悬浮生长而间充质干细胞贴壁生长的特点，通过弃去未贴壁细胞，即可获得间充质干细胞；显微镜下观察细胞形态，间充质干细胞呈纺锤形，黏附在培养器皿底部，而造血干细胞为圆形，悬浮于培养液中，从而可以分辨这两种细胞。

（二）免疫表型鉴定

免疫表型鉴定是目前研究最多的鉴别方法，其特异性高，主要通过流式细胞仪或免疫磁珠进行分选，对仪器有一定的要求，且需要表面抗体试剂。由于多数成体细胞没有独特的免疫标志物，只能通过排除其他细胞，或者联合鉴定多个表面抗原，来确定是否为目的细胞。例如，间充质干细胞没有特异性表面抗原，一般均表达 CD105（endoglin，内皮糖蛋白）、CD73（ecto-5′-nucleotidase，胞外-5′-核苷酸酶）和 CD90（thy-1 cell surface antigen，Thy 1），不表达 CD45（leukocyte common antigen，白细胞共同抗原）、CD34 和 HLA-DR（human leukocyte antigen DR，人类白细胞 DR 抗原）等，可通过筛选多个表面抗原结合排除法鉴定间充质干细胞。

（三）分化潜能检测

分化潜能检测主要是通过观察 ASC 是否能够诱导分化成多种特定的细胞类型来判断其是否具有多向分化潜能。例如，间充质干细胞可在不同条件下被诱导分化为成骨细胞、软骨细胞和脂肪细胞，通过茜素红染色、阿利新蓝染色和油红 O 染色来证实诱导生成的细胞是成骨细胞、软骨细胞或脂肪细胞，以此证明是间充质干细胞。一般采用两种方法综合鉴定，常用的是免疫表型联合诱导分化的方法。

三、成体干细胞与胚胎干细胞的比较

根据个体发育过程中出现的先后顺序可将干细胞分为 ESC 和 ASC，两者各有利弊，无法互相替代，对于干细胞的研究均不可或缺。ESC 和 ASC 的差异主要体现在以下几方面。

（一）细胞来源

ESC 分离自囊胚的内细胞团，取材较为困难且来源有限（表 4-2）。ASC 主要取自发育或成熟个体的组织和器官，来源更为广泛，但也有一些因素限制了 ASC 的应用，如取材可能有创、有的组织 ASC 含量较少、遗传缺陷或者免疫缺陷患者的干细胞可能存在异常等。

（二）分化潜能

虽然理论上 ESC 可以分化为个体的所有细胞类型，但是目前在体外并不能控制 ESC 定向分化为所有的细胞类型，而且已经建立的分化程序还需进一步规范和提高诱导效率。ASC 分化潜能弱于 ESC，可以分化为其所在组织的特定细胞类型，因其具有可塑性，也可诱导分化为其他谱系或者胚层的细胞。

（三）临床应用的安全性

目前尚不能控制 ESC 在特定部位分化成相应的细胞，容易形成畸胎瘤，所以直接移植 ESC 并不可行，需在体外将 ESC 定向分化为受损组织所需的功能细胞，然而，ESC 定向分化的细胞与

ESC 一样，在移植治疗后也有致瘤性风险，通过表面标志物筛选等方式纯化移植细胞，可显著降低肿瘤形成的风险。相对而言，ASC 处于调控干细胞生长发育的各种信号分子组成的特定微环境中，细胞已较大程度定向，正常情况下处于相对静止状态，癌变的可能性小，如骨髓移植实验并不引发肿瘤形成。

（四）免疫排斥

由于个体之间 MHC 存在差异，同种异体的 ESC 及其诱导分化的细胞如果移植入患者体内，可能会引起免疫排斥反应。为了解决这一问题，研究者们利用患者自身体细胞核移植的克隆胚胎建立 ESC 系，以及通过患者体细胞重编程获得的诱导性多能干细胞替代 ESC，以此突破免疫排斥的困境。ASC 可以直接从患者自身组织取材，无免疫排斥问题。当然，自体干细胞存在遗传或免疫缺陷的患者，在进行异体 ASC 移植时，也需要注意免疫排斥问题。

（五）伦理问题

ESC 来源于囊胚 ICM，其建系需要破坏早期胚胎，因此人 ESC 的研究和应用存在很大的伦理争议，研究者们通过使用孤雌生殖胚胎和单倍体胚胎等建立 ESC 系，以及通过使用诱导性多能干细胞等方案避开了传统囊胚 ICM 来源的 ESC 引发的伦理问题。ASC 取自成体组织、器官，不存在伦理学障碍。二者的区别见表 4-2。

表 4-2 胚胎干细胞和成体干细胞的比较

比较项目	胚胎干细胞	成体干细胞
来源	体外受精时多余的配子或囊胚、自然或自愿选择流产的胎儿细胞、体细胞核移植技术所获得的囊胚和单性分裂囊胚、自愿捐献的生殖细胞	胚胎组织或成人组织
分化潜能	可以分化为人体 3 个胚层几乎所有类型的细胞	可以分化为其所在组织的特定细胞类型，也可跨系甚至跨胚层分化
安全性	容易导致畸胎瘤	癌变的可能性小
免疫排斥	存在	自体移植不存在
伦理问题	存在很大的伦理学障碍	不存在伦理学障碍

四、主要的成体干细胞

ASC 一般按照其来源组织或分化方向命名，如造血干细胞、神经干细胞、表皮干细胞、肝干细胞、胰腺干细胞、骨骼肌干细胞、肠道干细胞和角膜缘干细胞等。目前应用较为广泛的 ASC 主要有造血干细胞、间充质干细胞和神经干细胞等。

（一）造血干细胞

造血干细胞（hematopoietic stem cell，HSC）是最早被鉴定和应用的 ASC，主要存在于骨髓、外周血和脐带血中，是体内各种血细胞的来源，能够重建人体造血系统和免疫系统（图 4-8）。

1. 造血干细胞的生物学特征 HSC 具有高度的自我更新能力和多向分化潜能，其通过自我更新保持自身数量的相对稳定，这对支撑机体一生的造血功能意义重大；同时，通过不对称分裂可产生新的造血祖细胞，并进一步分化为各系统的血细胞系，如红细胞系、粒细胞系、单核吞噬细胞系、巨核细胞系以及淋巴细胞系等，以补充和维持人体外周血细胞。HSC 具有可塑性，在一定条件下，可以跨胚层横向分化为肝脏、肌肉及神经等组织类型的细胞。此外，其他组织的干细胞，如肌肉、神经干细胞等，也可以向 HSC 分化，但这种分化多在相应组织遭受严重损伤时才会发生。

成体内的 HSC 只有少数处于活跃的增殖与分化状态，以维持日常的造血活动，多数 HSC 处于静止期。当机体大量失血等需要大量造血，或因捐献 HSC 造成工作中的 HSC 数量减少时，处于静止状态的 HSC 才进入增殖和分化周期，参与造血工作。

在个体发育过程中，造血干细胞历经多次迁移，先由卵黄囊转移到胎肝，最后到达骨髓。在某些条件下，也可出现髓外造血的情况。其他成体干细胞多在固定场所发育成特定的组织。

HSC 具有归巢能力，可以定向迁移至造血组织或者损伤部位。HSC 由静脉移植经外周血液循环迁移进入受体后，最终回归到造血器官内，并被识别和定位。造血微环境为其提供营养和黏附作用，使其增殖、分化及重建造血和免疫。

HSC 体积小，直径约 8μm，呈圆形，胞核较大，为圆形或肾形，具有 2 个核仁，染色质细致而分散，胞质少，含大量游离核糖体和少量线粒体，形态上与小淋巴细胞相似。因此，难以用形态学识别 HSC，并与其他单核细胞相区别。体内重建造血能力是判断 HSC 最可靠的方法。

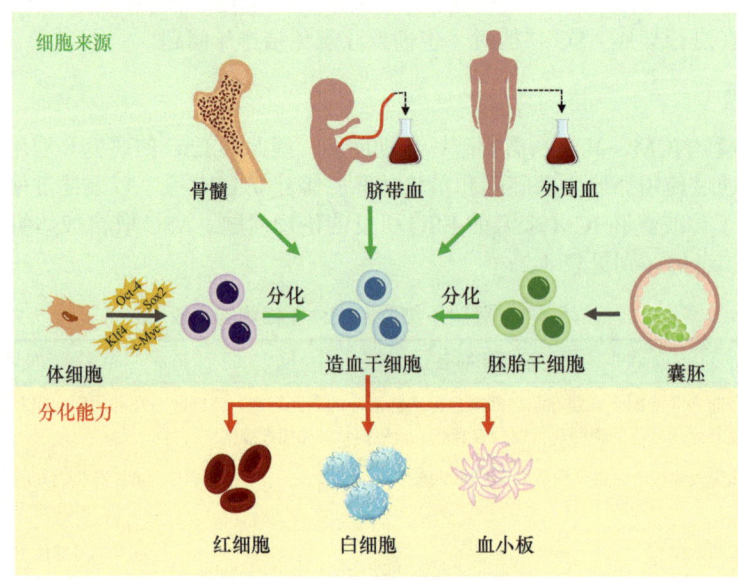

图 4-8　造血干细胞的来源和分化

2. 造血干细胞的应用　HSC 在再生医学中的应用主要是通过造血干细胞移植（hematopoietic stem cell transplantation，HSCT）实现的。HSCT 是生命科学和医学的重大突破性实践，在治疗恶性血液病、部分恶性肿瘤和遗传病等多种疾病中效果显著，包括急性白血病、慢性白血病、地中海贫血、再生障碍性贫血、恶性淋巴瘤、多发性骨髓瘤、骨髓增生异常综合征等血液系统疾病，以及睾丸癌、乳腺癌、卵巢癌、神经母细胞瘤等实体肿瘤疾病及自身免疫病等。

HSC 在临床上的主要应用是放化疗后造血功能和免疫功能的重建。HSCT 治疗的机制主要为首先先用大剂量放、化疗或其他免疫抑制药清理患者体内的病理性细胞，如病态造血细胞、异常克隆细胞和肿瘤细胞等，同时也摧毁了患者的造血和免疫系统，然后将自体或者异体 HSC 移植入患者体内，HSC 会重建机体的造血和免疫功能，从而达到治疗疾病的目的。HSCT 前需进行 HLA 配型，否则会引起移植物排斥反应，轻则移植失败，重则危及生命。HLA 是人体细胞表面的 MHC，由遗传决定。理论上，同卵双胞胎之间 HLA 完全相合，同胞兄弟姐妹有 25% 的概率配型完全相合，而在无血缘关系的人群中，10 万人以上才可能有两个 HLA 完全相合的个体。由于国内独生子女家庭普遍，在血缘关系中寻找 HLA 相合供体的可能性很小，HSC 主要从骨髓库中登记的捐髓者中获取。骨髓库实际上是志愿者 HLA 资料库，在患者需要供体时，可将其 HLA 资料与数据库中志愿者的资料检索配型，再由配型匹配者捐献骨髓或外周血用于移植。通过 HSC "动员" 技术，可以从 200ml 外周血得到足够数量的 HSC 用于移植。此外，脐带血中也含有丰富的 HSC，可用于 HSCT。类似地，脐带血造血干细胞库也将会使大批患者受益。脐血 HSC 的优势在于无来源的限制、免疫原性低、对 HLA 配型的要求低、移植物抗宿主病的危险性较低、不易受病毒或肿瘤的污染等。

此外，HSC 还在基因治疗、细胞治疗、损伤修复和组织工程等方面有广泛的应用。

（二）间充质干细胞

间充质干细胞（mesenchymal stem cell, MSC）是干细胞家族的重要成员，分布于多种组织和器官中，如骨髓、脂肪、脐带、脐带血、牙髓、牙周、肌肉、羊膜、羊水、肺、肝和扁桃体等，具有自我更新和多向分化潜能（图4-9）。在体内或体外特定的培养条件下，MSC 可分化为脂肪、骨、软骨、肌腱、韧带、肌肉、内皮、神经、肝和心肌等多种组织细胞，连续传代培养和冷冻保存后仍具有多向分化潜能，已成为组织、器官损伤修复以及再生医学领域研究的热点。

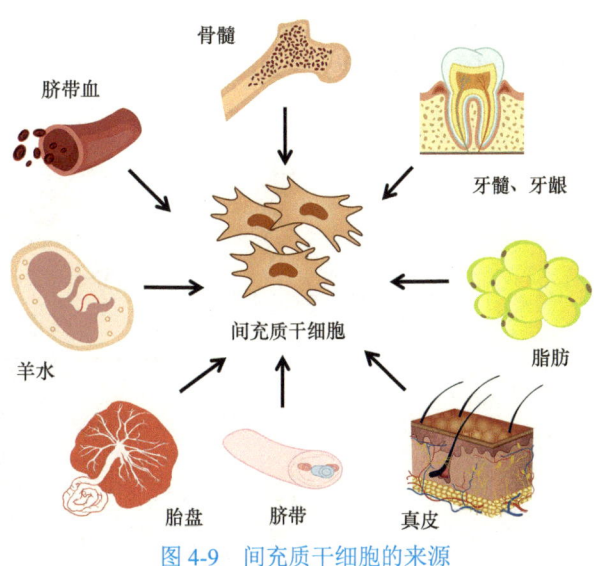

图 4-9　间充质干细胞的来源

MSC 多根据其组织来源命名，如骨髓间充质干细胞、脂肪间充质干细胞、脐带间充质干细胞、牙髓间充质干细胞、羊膜间充质干细胞等。

1. 间充质干细胞的生物学特征

（1）自我更新：MSC 与其他干细胞一样，具有自我更新的能力。在生理条件下，处于活跃状态的 MSC 只占极少数，超过 90% 的 MSC 处于静止期。体外分离培养时，一旦获得适宜的环境，MSC 可以很快贴壁，逐渐伸展成纺锤形态，并且迅速增殖，形成大量均一的 MSC 群体。

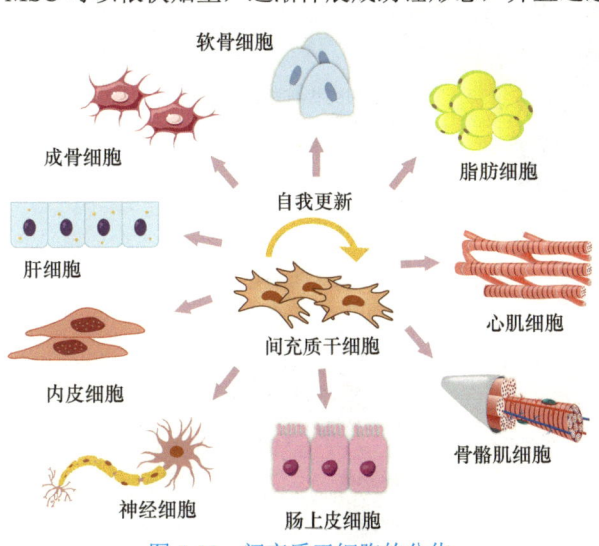

图 4-10　间充质干细胞的分化

（2）多向分化潜能：MSC 具有可塑性，在适宜的体内或体外环境下，具有分化为脂肪细胞、成骨细胞、软骨细胞、肌细胞、神经细胞、肝细胞、表皮细胞和胰岛细胞等多种细胞的能力（图4-10）。

（3）细胞表型：在体外培养条件下，MSC 多呈成纤维细胞样，贴壁生长于支持物表面，呈梭形或不规则三角形，细胞中央有卵圆形核，胞质向外伸出长短不同的突起。传代后细胞呈均质、旋涡状排列。由于目前尚无特异性标志，MSC 只能作为一种细胞群体进行研究。2006 年，国际细胞治疗协会（International Society for Cell & Gene Therapy，ISCT）发表了对 MSC 的最基本定义，也就是对 MSC 的最低鉴定标准：①在标准培养条件下，呈贴壁生长；②表面标志 CD105、CD73 和 CD90 呈阳性，CD45、CD34、CD14 或 CD11b（integrin alpha M，Itgam）、CD79a 或 CD19 以及 HLA-DR 呈阴性；③在体外诱导可以分化为成骨细胞、脂肪细胞和软骨细胞（图4-11）。

（4）低免疫原性：正常组织的细胞表面可以表达较多的 MHC-Ⅰ、MHC-Ⅱ 以及一些协同刺激分子，MHC-Ⅰ、MHC-Ⅱ 提呈抗原后，在协同刺激分子的作用下，可以分别激活 $CD8^+$ T 细胞、$CD4^+$ T 细胞等免疫细胞，从而产生免疫反应。很多研究证实，MSC 低表达或不表达 MHC-Ⅱ，因此，无法激活 $CD4^+$ T 细胞。虽然鼠和人的 MSC 中表达或低表达 MHC-Ⅰ，但是却不表达 CD40、

CD80、CD86、淋巴细胞功能相关抗原-3（lymphocyte function associated antigen-3，LFA-3）等协同刺激因子，所以同样无法激活 $CD8^+$ T 细胞，表明 MSC 具有免疫原性低的特征。

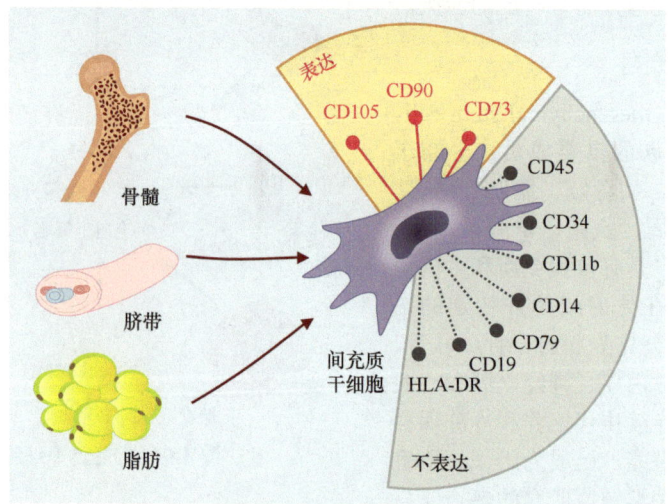

图 4-11　间充质干细胞的表面标志

（5）免疫调节性：MSC 具有强大的免疫调节作用，可以调控免疫细胞的增殖、分化、凋亡、活性和功能等。MSC 可以抑制 $CD8^+$ T 细胞、$CD4^+$ T 细胞和记忆 T 细胞的增殖、分化及炎症因子的分泌；能够抑制 B 细胞增殖、分化为成熟的浆细胞；能够抑制自然杀伤细胞的细胞增殖、激活及其对细胞的杀伤作用；能够抑制树突状细胞的增殖、成熟、趋化及抗原呈递能力；能够抑制肥大细胞的功能；能够促进调节性 T 细胞的产生和激活等（图 4-12）。

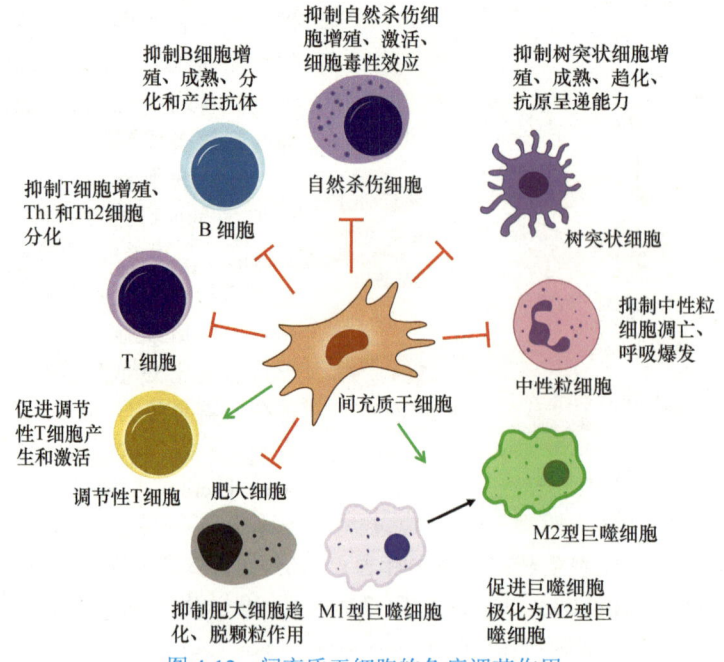

图 4-12　间充质干细胞的免疫调节作用

（6）归巢：MSC 可以不受组织来源的限制，选择性地归巢到缺血或者损伤的组织、器官中发挥治疗作用。MSC 的归巢现象在许多系统和局部注射的动物研究中已经得到了证实。

2. 间充质干细胞的应用　作为再生医学的重要组成部分，MSC 及其相关技术几乎涉及人体各个重要器官，以应对人类面临的众多医学难题，如心血管疾病、自身免疫病、糖尿病、骨质疏松、骨关节炎病、阿尔茨海默病、帕金森病、脊髓损伤、大面积烧伤、毛囊再生、遗传病、恶性肿瘤和抗衰老等方面的治疗。

（1）免疫性疾病治疗：MSC 具有免疫调节作用，可用于治疗各种免疫性疾病。目前，临床上已经应用 MSC 治疗系统性红斑狼疮、干燥综合征、类风湿关节炎等多种自身免疫病，并获得了不错的疗效。MSC 支持造血和调节免疫的能力使得其与 HSC 共同移植能降低移植物抗宿主病的发生，提高移植存活率，加快造血系统和免疫系统的重建，且可用来防治器官移植后的免疫排斥反应。

（2）MSC 移植：MSC 具有向成骨细胞、成软骨细胞、脂肪细胞、成肌细胞、神经细胞、神经胶质细胞、肝细胞、胰岛细胞等分化的能力，故其能够作为种子细胞应用于修复/替代损伤或病变的多种组织、器官。研究表明，MSC 在骨、软骨、半月板、肌腱和韧带、椎间盘、神经系统、肝脏、心肌、角膜、气管以及皮肤等组织、器官的损伤修复和再生中起着重要作用。

研究人员将 MSC 种植于 Ⅰ 型胶原凝胶上构建出的组织工程软骨可以修复全层膝关节软骨缺损，而将骨髓来源的 MSC 与 Ⅰ 型胶原混合并植入恢复中的跟腱，可以改善跟腱的力学特性。MSC 联合新型支架在治疗骨缺损中也取得了一定的进展。例如，牙科医师可使用该技术来解决牙槽裂缺陷、颌骨缺损重建和上颌窦扩大，并取得了良好的结果。人类管状骨的缺损或不愈合也已通过局部植入 MSC（带或不带支架）进行初步治疗。

移植骨髓 MSC 可以减少脊髓损伤区域的瘢痕形成，并促进轴突再生。缺氧条件下，MSC 可迁移到脑出血性卒中大鼠的脑损伤区域，释放各种生长因子，促进神经发生和神经恢复。

MSC 可通过免疫调节作用改善非缺血性心肌病患者的左心室射血分数。超表达胰岛素样生长因子 1（insulin-like growth factor 1，IGF1）的 MSC 可以抑制大鼠心肌纤维化，减少心肌细胞的凋亡，并减少心肌梗死后的梗死面积。一项临床 Ⅱ 期试验显示，自体骨髓 MSC 移植可以抑制酒精性肝硬化患者的组织纤维化并改善肝功能。移植脐带 MSC 可通过抑制 T 细胞和 B 细胞的增殖并上调调节性 T 细胞水平，来减少肝脏炎症反应和肝细胞损伤。

MSC 在皮肤修复和再生中也有不错的疗效，MSC 可通过抑制巨噬细胞活化、炎症和纤维化来改善伤口愈合。

（3）外泌体治疗：MSC 主要通过细胞替代和旁分泌发挥治疗作用。外泌体作为干细胞旁分泌途径中的重要成分，是 MSC 发挥作用的重要效应器。MSC 分泌的外泌体包裹有蛋白质、脂质和核酸等多种活性成分，与其来源的 MSC 具有相似的生物活性，可介导细胞间通信、参与免疫调节、组织损伤修复和再生等过程。MSC 外泌体对肝脏具有保护和治疗作用，可以缓解肝纤维化、保护肝脏免受肝缺血再灌注损伤、促进肝细胞的再生和维持肝功能，在肝细胞癌、病毒性肝炎、肝纤维化、酒精性和非酒精性脂肪性肝病、肝衰竭等的诊断、治疗及预后中具有重要价值。

外泌体可以促进神经再生、血管形成、中枢神经系统的神经发生、外周神经细胞的再生，减少神经炎症、神经损伤，因而可应用于神经组织疾病的治疗。免疫调节能力使得外泌体在治疗系统性红斑狼疮、干燥综合征等自身免疫病中也具有一定的疗效。MSC 来源的外泌体还具有改善糖耐量，提高胰岛素敏感性，促进受损胰岛 B 细胞修复再生的能力，因而还用于糖尿病及其并发症的治疗中。此外，外泌体还可以作为药物治疗的载体。

（4）基因治疗：鉴于基因编辑技术的发展以及 MSC 易于外源基因的转染和长期表达，因此可将 MSC 作为一种基因治疗的载体用于局部或系统疾病的治疗，综合发挥基因治疗和细胞治疗作用。例如，埃德温·霍维茨（Edwin Horwitz）等将野生型 Ⅰ 型胶原基因转入 MSC 中治疗儿童成骨不全，研究结果显示在骨小梁中发生了明显的组织变化，提示有新的骨密质形成，并且移植物还促进骨的生长，降低骨折发生率。

MSC 由于具备多向分化潜能、免疫调节、低免疫原性、来源广泛、易于获取、体外增殖快等特点，已经在多种疾病的临床试验和治疗中展现出了巨大的潜力。

（三）神经干细胞

1992 年，布伦特·雷诺兹（Brent Reynolds）和琳达·理查兹（Linda Richards）等先后从成年小鼠的纹状体和海马体中分离出神经干细胞（neural stem cell，NSC），打破了成体哺乳动物脑内神经细胞不再更新和再生这一传统观点。1998 年，彼得·埃里克松（Peter Eriksson）等表明成人海马和侧脑室也能进行神经发生。1999 年，克拉斯·约翰松（Clas Johansson）等从成人脑室管膜中分离出 NSC。这一系列的证据表明成体动物脑内也存在 NSC。

NSC 是来源于神经系统中的成体干细胞，具有自我更新和多向分化潜能，可分化为神经系统的各类细胞，包括神经元、星形胶质细胞、少突胶质细胞和施万细胞等，主要分布在脑室管膜、室下区、纹状体和海马齿状回等区域，具有重建神经环路、修复神经组织等能力（图 4-13）。

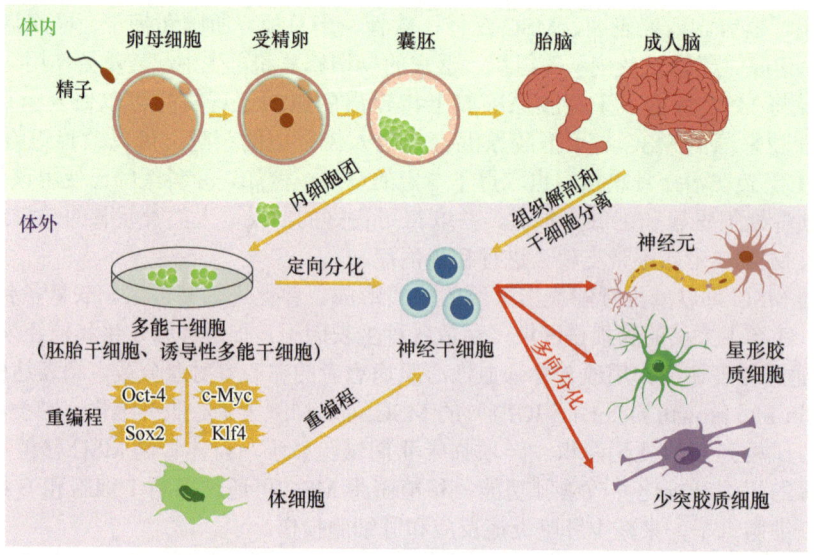

图 4-13　神经干细胞的来源和分化

1. 神经干细胞的生物学特征

（1）自我更新能力和自稳定性：NSC 通过对称分裂和不对称分裂，进行自我更新，并维持自身数目的稳定。

（2）多向分化潜能：NSC 具有分化为神经元、星形胶质细胞和少突胶质细胞等神经组织细胞的潜能。

（3）可塑性：在一定条件下，NSC 可跨系甚至跨胚层横向分化为骨骼肌细胞和造血样细胞等。

（4）表达神经干细胞标志：NSC 可特异性地表达一种中间丝蛋白——巢蛋白，作为 NSC 的特征性标志物。

（5）归巢效应：NSC 和其他干细胞一样，能够识别并迁移至损伤或病变部位，产生新的神经细胞或分泌神经营养因子修复损伤部位。移植后的 NSC 同样具有迁移能力，且在病变部位神经源性信号的动员下进一步增殖、分化。

（6）低免疫原性：NSC 属于未完全分化的细胞，缺乏成熟细胞的抗原标志，免疫原性低，故在移植后出现异体排斥反应的概率相对较小，可以与患者的神经组织良好融合，并在宿主体内长期存活。

2. 神经干细胞的应用　脑部疾病严重威胁着人类的生命健康和生活质量，然而，目前临床上很多脑部疾病都缺乏有效的治疗策略。NSC 在神经系统发育和修复受损神经组织中发挥着重要的作用，在治疗脑外伤、脑梗死、脑出血、帕金森病、阿尔茨海默病、脑萎缩、末梢神经障碍、脊髓灰质炎、脑瘫、肌萎缩侧索硬化、亨廷顿病、脊髓损伤等多种脑部疾病上都取得了重要进展。

（1）NSC 的治疗机制主要包括：①损伤和病变部位释放的各种趋化因子吸引 NSC 迁移到受损区域，并在局部微环境的影响下分化为不同种类的功能细胞，补充及替代损伤的神经细胞；② NSC 可以分泌多种神经营养因子，促进受损细胞的存活和功能修复；③ NSC 可以增强神经突触之间的联系，构建新的神经回路；④ NSC 可以促进血管新生，为改善神经功能提供充足的血供和营养支持；⑤ NSC 还可以减少炎症反应、抑制胶质细胞增生、减轻氧化应激、促进内源性神经干细胞的功能等，整体提升神经细胞的活性和功能。

（2）原位诱导：NSC 主要存在于成年哺乳动物的脑和脊髓中，正常生理条件下处于静止期，在神经组织受损后能够增殖、迁移到受损部位分化成新的神经细胞整合入神经回路。缺血、缺氧、损伤或生长因子等都是刺激在体 NSC 增殖和分化的信号。研究发现，神经营养因子、外源刺激分子、针灸、中药、高压氧和物理脉冲等手段在一定程度上可以动员 NSC。例如，碱性成纤维细胞生长因子（basic fibroblast growth factor，bFGF）能够促进脑损伤和脑梗死动物的神经发生，缓解疾病症状。多数情况下，仅由内源性干细胞产生的神经组织可能不足以替代损伤后缺失的神经组织，因此，需要进一步研究 NSC 原位诱导的确切机制，探索更为高效的内源 NSC 动员手段。在现有内源性 NSC 研究的基础上，NSC 移植仍然是最有前途的神经组织替代性治疗策略。

（3）NSC 移植：国外的临床实践表明，移植流产胎儿的脑组织治疗帕金森病等神经系统退行性变性疾病可以明显改善疾病症状，但由于胎脑的来源及伦理和法律上的障碍，限制了该方案的应用。NSC 的发现和体外培养，为神经系统疾病的细胞替代疗法提供了新思路。

研究显示，移植 NSC 能够缓解脊髓损伤小鼠的症状，且移植的 NSC 不仅能在损伤部位长期存活和短距离迁移，支持脊髓损伤后的轴突再生，还能分泌神经营养因子促进轴突细胞生长和血管形成。马塞尔·达迪（Marcel Daadi）等将 ESC 定向分化为 NSC，并将其移植入大脑中动脉闭塞卒中模型大鼠中，发现移植细胞存活良好，并能分化成神经元、星形胶质细胞和少突胶质细胞，改善模型对侧前肢的独立使用。塞缪尔·马什（Samuel Marsh）等将正常小鼠 NSC 移植入老年阿尔茨海默病小鼠的海马中，观察到 NSC 移植可以改善海马突触密度，挽救海马体依赖性记忆和学习。在肌萎缩侧索硬化小鼠实验模型中，也发现取自脊髓的 NSC 可以延缓小鼠疾病的进展。这些研究均展现了 NSC 在治疗脑部疾病中的巨大潜力（图 4-14）。

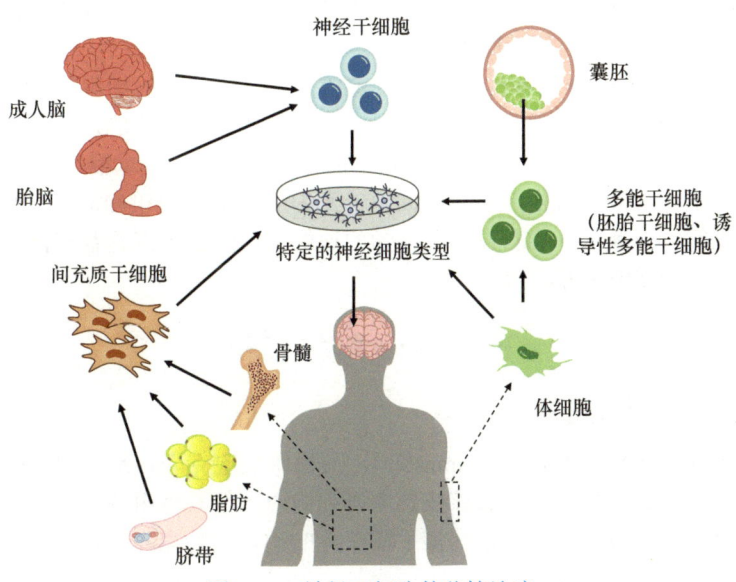

图 4-14　神经干细胞的移植治疗

（4）外泌体治疗：NSC 分泌的外泌体包裹有蛋白质、脂质和核酸等多种活性成分，可以促进神经再生、修复神经损伤、调节神经炎症、增强血管生成和提高组织修复能力等,已经用于卒中、脊髓损伤、帕金森病、阿尔茨海默病等多种神经系统疾病的研究和治疗中。此外,NSC 分泌的外泌体还可以作为神经疾病药物治疗的载体。与 NSC 移植相比,用外泌体进行治疗的优势主要有:①外泌体体积小,可以通过血脑屏障,静脉注射不会导致小血管阻塞,甚至可以通过滴鼻的方式传递到大脑的不同区域;②没有致瘤性,免疫原性低,可避免引发免疫排斥,安全性好;③易于存储,可长期冷冻保存;④可以直接被细胞摄入,作用效率快等。因此,NSC 分泌的外泌体是一种潜在的神经系统疾病治疗的新途径。

(5)基因治疗:由于 NSC 具有多潜能性、低免疫原性、迁移性和归巢性等特征,因此可以利用 NSC 作为基因治疗的载体治疗神经系统疾病。即通过基因编辑技术,将报告基因、治疗因子、神经营养因子等基因导入 NSC 中,移植入患者的神经组织,NSC 会迁移并整合于病变部位,让外源因子在病灶处表达,从而达到治疗目的。例如,导入神经生长因子治疗中枢和外周的神经损伤。NSC 还可用于神经系统肿瘤的治疗。例如,改造 NSC 使其负载肿瘤杀伤/抑制相关基因,移植入肿瘤患者脑内,不仅可以清除残留的肿瘤细胞,还可以修复因肿瘤生长造成的组织损伤。

此外,由于 NSC 的生物学性状稳定,建系后可获得遗传背景均一的细胞群体,因此还可以用作神经系统疾病的药物筛选平台。还可以利用运载报告基因的逆转录病毒感染脑内的增殖细胞来追踪神经前体细胞的分布、增殖、分化和迁移情况,以便研究中枢神经系统的发育过程。总之,NSC 无论是在基础研究还是在临床应用领域都具有十分广阔的前景。

第四节 细胞重编程及诱导性多能干细胞

在受精卵逐渐发育为一个成熟个体的过程中,特定类型的细胞一般都是按照一定的分化程序沿着"单行道"逐渐形成的。随着发育的不断推进,细胞会逐渐失去可塑性,最终成为某一特定类型的细胞。在正常生理条件下,终末分化的细胞不会自动地转变为另一种类型的细胞。例如,一个肝脏细胞不会自主地转变为一个小肠细胞,而心脏细胞也不会转变成脑细胞。传统的观念认为发育的终末状态是永久的和不可逆的,然而随着细胞重编程研究的不断突破,这一观点已被打破,逐渐积累的研究成果证明终末分化状态具有可塑性,合适的内在和外在条件可以促使细胞脱离其自然分化的路径转变为另一种细胞类型。

细胞重编程(cell reprogramming)是指在特定的条件下,分化的细胞被逆转后恢复到全能性状态或者形成胚胎干细胞系,或者直接转化为另一种类型的成熟细胞的过程。诱导细胞重编程的手段主要有体细胞核移植、细胞融合、诱导表达多能性因子以及直接重编程等。通过重编程技术,可以实现不同类型细胞之间的转换,包括体细胞转变为全能干细胞和 ESC,以及不同成熟细胞之间的转化。细胞重编程革新了人们对发育生物学的理解,同时也为细胞替代治疗和构建工程化组织提供了更广泛的种子细胞来源。

一、体细胞核移植

(一)体细胞核移植研究进展

体细胞核移植(somatic cell nuclear transfer),又称体细胞克隆,是应用显微操作技术将动物体细胞的核移植入同种或异种动物的去核成熟卵母细胞内,使其重组并发育为一个新的胚胎,并能最终发育成完整个体的技术。通过核移植手段获得的动物称为克隆动物。体细胞核移植可以逆转体细胞的分化状态,使其获得全能性。

早在 20 世纪初,德国生物学家汉斯·斯佩曼(Hans Spemann)就构建了第 1 例核移植动物,他将蝾螈的受精卵不对称结扎,一半有原核,一半仅含胞质,待有核的那一半发育至 16

细胞时，将其中一个细胞核挤入无核的那一半，形成新的重组胚胎，将该胚胎独立分离出来，发现其可以发育成一个完整的个体。1952 年，英国科学家罗伯特·布里格斯（Robert Briggs）和托马斯·约瑟夫·金（Thomas Joseph King）将林蛙（*Rana pipiens*）囊胚细胞的核注射入去核卵细胞中，成功孵育出了林蛙幼体，并且这种将细胞核移植入卵细胞的程序一直沿用至今。然而，他们未能成功用分化程度更高的细胞核进行核移植培育出完整个体。直到 1958 年，发育生物学家约翰·格登（John Gurdon）将非洲爪蟾（*Xenopus laevis*）肠上皮细胞的核移植入去核卵细胞中，孵育出了健康的成体爪蟾。这是历史上第 1 例体细胞核移植动物，表明即使已经分化的单个体细胞也具有所有的遗传物质，在一定条件下也能够逆转为全能细胞。这些理论在哺乳动物上也得到了验证。1996 年，伊恩·维尔穆特（Ian Wilmut）与基思·坎贝尔（Keith Campbell）等将成年芬兰多塞特母绵羊乳腺细胞和苏格兰黑面母羊去核卵细胞通过电融合形成融合细胞，该细胞也能像受精卵一样分裂、分化而形成胚胎细胞，将其植入代孕母羊子宫内，成功培育出了世界上第 1 例体细胞核移植哺乳动物，命名为多莉（Dolly）。自克隆羊 Dolly 诞生后，相继开展了牛、小鼠、山羊、猪、大鼠等多个物种的体细胞核移植研究。2018 年，中国科学院神经科学研究所孙强和刘真等利用猕猴胎儿皮肤成纤维细胞进行核移植，成功获得了两只健康的克隆猴，命名为"中中"和"华华"，这是世界首例体细胞克隆的灵长类动物，将体细胞核移植技术推向了新的高度。

（二）体细胞核移植过程

1. 体细胞的采集和卵母细胞的准备 从供体取出体细胞，并进行体外培养。同时，采集卵母细胞，体外培养到减数第二次分裂中期，通过显微操作去除卵母细胞中的核，由于减数第二次分裂中期卵母细胞核的位置靠近第一极体，用微型吸管可以一并吸出细胞核和第一极体。

2. 细胞促融 将供体细胞注入去核的卵母细胞，通过电刺激使两细胞融合，供体细胞进入受体卵母细胞内构建重组胚胎，通过物理或化学方法（如电脉冲、乙醇、钙离子载体、蛋白酶合成抑制剂等）激活受体细胞，使其完成细胞分裂和发育进程。

常用的细胞核移植方法主要有两种，即细胞质内注射和透明带下注射。细胞质内注射是用微型注射针将供体细胞的核吸出，再注射到去核卵母细胞质内。透明带下注射是直接将供体细胞注入到去核卵母细胞透明带内，然后用电脉冲或者病毒介导等方式使两个细胞融合。因为后者操作简便，对卵母细胞损伤较小，所以现在较为常用。

3. 植入代孕母体 体外完成早期胚胎培养后，将胚胎移植入代孕母体内，使其继续发育为新个体（图 4-15）。

（三）体细胞核移植的应用

1. 生殖性克隆 上述利用核移植获得克隆动物的研究称为生殖性克隆（reproductive cloning），其中动物生殖性克隆，对人类的日常生活、科学研究和疾病治疗等均有重要的意义，包括促进家畜遗传改良，繁殖优良种群；拯救濒危物种，保护生态平衡；建立遗传一致的动物模型；克隆转基因动物，作为异种移植的供体；建造动物药厂，生产珍贵的医用蛋白质。

2. 治疗性克隆（therapeutic cloning） 是指将患者体细胞的核移植入去核卵母细胞中形成重组胚胎，体外培养到囊胚后建立 ESC 系，并诱导 ESC 分化，形成相应的细胞、组织和器官，用于细胞治疗或组织、器官移植。如果用患者自身的体细胞进行治疗性克隆，获得的细胞或工程化组织在理论上不存在免疫排斥问题。

3. 其他应用 利用体细胞核移植还可以研究其他重大科学问题，如线粒体疾病的下一代预防、提高高龄妇女卵细胞质量、获得体外培养和遗传操作的"精子"、获得多倍体研究模型、研究基因组的稳定性、研究细胞重编程机制、解答表观遗传学的基础问题等。

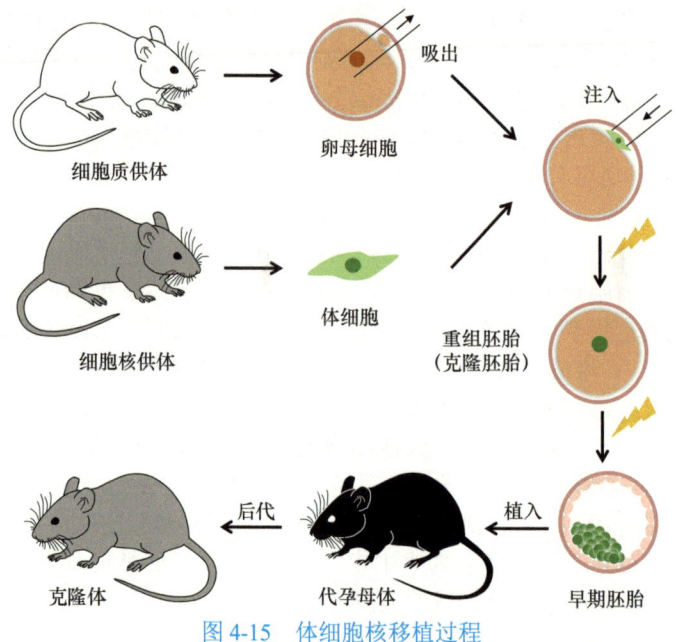

图 4-15 体细胞核移植过程

（四）体细胞核移植的局限性

核移植的成功是生命科学领域的重大突破，但是该研究仍有诸多问题亟待解决。

1. 克隆的成功率很低 虽然体细胞移植已经成功克隆出了多种动物，但是克隆动物的效率依然很低，低于 5%，主要表现为囊胚发育率不稳定，移植入代孕动物体内受胎率低，而畸胎、死胎、流产及出生后早夭率高，克隆动物后期寿命也较短且死亡率高。当前体细胞克隆猴仅来自胎儿的皮肤细胞，所以核移植技术还受限于供体的年龄和体细胞种类。同时，异种克隆很难获得健康的个体，成功出生的动物也会在短期内死亡。此外，人核移植克隆胚胎来源的 ESC 的构建效率也低，目前仅有少数实验室获得了成功。

2. 并非完美复制，缺陷不可避免 大多数克隆动物还存在严重的缺陷和畸形，在胎儿和新生儿时期就已有了死亡率；少数能全程发育的个体也表现出体型庞大、超重、发育不良、器官缺陷等异常表型；个别表型正常的动物也存在免疫系统缺陷，以及关节炎或肾、脑畸形等问题，导致个体后期死亡。Dolly 的寿命也只有普通羊的一半。

3. 对核移植的重编程机制了解甚少 目前大部分研究仍停留在获得克隆动物的表象上，深入挖掘机制方面的研究却较少。

4. 存在伦理问题 人类生殖性克隆由于伦理等问题被禁止，应用卵母细胞作为供体细胞的治疗性克隆也饱受伦理学质疑。

二、诱导性多能干细胞概述

（一）诱导性多能干细胞研究进展

诱导性多能干细胞（induced pluripotent stem cell，iPSC）是指通过导入重编程因子等方法诱导已分化的动物体细胞重编程为类似 ESC 的多能干细胞。

体细胞核移植和细胞融合等方法可以实现细胞重编程，使其达到胚胎状态，然而，技术复杂、效率低下和伦理问题等阻碍了这些方法的治疗应用。2006 年，日本科学家山中伸弥（Shinya Yamanaka）等利用逆转录病毒载体将 4 种转录因子 Oct-4、Sox2、Klf4 和 c-Myc（OSKM）导入小鼠成纤维细胞中，发现可以将体细胞诱导为类 ESC 的干细胞，即 iPSC。iPSC 与 ESC 具有类似的形态结构、基因和蛋白质表达谱、表观遗传修饰状态、拟胚体与畸胎瘤形成能力以及增殖与分化能力等,植入早期胚胎后可参与嵌合体的发育和生殖细胞的形成。2007 年,Yamanaka 和 James Thomson 实验室几乎同时对人类体细胞进行了重编程。Yamanaka 实验室仍旧采用逆转录病毒载体将 OSKM 因子引入人成纤维细胞,而 Thomson 实验室则将 Oct-4、Sox2、Nanog 和 Lin28(OSNL)这 4 种转录因子通过慢病毒载体转入人成纤维细胞中,将体细胞重编程为 iPSC,证明了通过转录因子诱导方法重编程人类体细胞的可行性。此后,陆续建立了大鼠、猴、猪和犬等多种动物的 iPSC 系。2009 年,周琪院士和曾凡一教授等通过四倍体补偿试验获得了全球第 1 只由 iPSC 发育而来的小鼠——命名为"小小",证明了 iPSC 具有与 ESC 一致的发育多能性。2013 年,邓宏魁教授团队仅使用小分子化合物就实现了体细胞重编程为 iPSC,显著降低了外源基因插入造成细胞基因突变的风险,开辟了新的 iPSC 诱导途径,增加了 iPSC 临床应用的安全性。

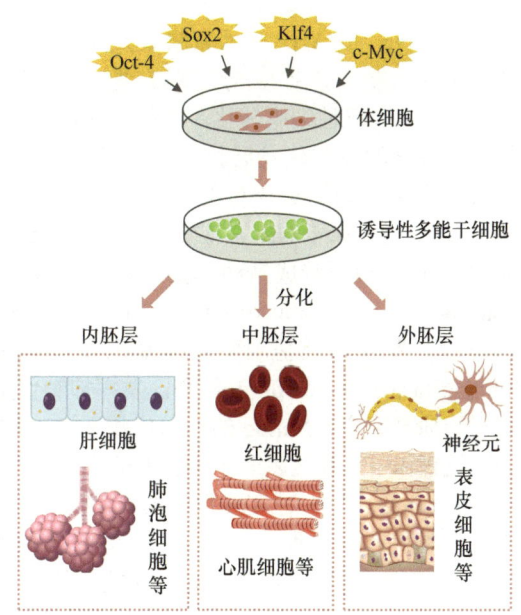

图 4-16 诱导性多能干细胞的建系步骤和分化能力

如图 4-16 所示,iPSC 具有与 ESC 相当的增殖和分化能力,却不存在伦理争议,更重要的是自体细胞取材容易且不存在免疫排斥反应,在疾病病理学研究、细胞移植治疗、药物筛选、组织工程和再生医学等众多方面具有广泛的应用前景,是重编程领域里程碑式的科学突破,Yamanaka 也因此获得了 2012 年诺贝尔生理学或医学奖。

(二)体细胞重编程因子

Yamanaka 实验室首次将转录因子 Oct-4、Sox2、Klf4 和 c-Myc 导入小鼠真皮成纤维细胞中获得了 iPSC,随后这 4 种重编程因子被证明可用于诱导多种类型和种属(人、小鼠、大鼠、猪和猴等)细胞的重编程。Thomson 实验室应用 Oct-4、Sox2、Nanog 和 Lin28 这 4 种转录因子也成功地诱导人成纤维细胞转为多能干细胞。随着研究的进展,研究人员发现这些因子的组合并不是一成不变的,也可以用其他因子替代这些经典的转录因子。

1.Oct-4 又称为 Oct-3、Oct3/4 或 POU5F1 等,属于 POU 转录因子家族,主要表达于早期胚胎、ESC 及原始生殖细胞中,是维持细胞多能性和自我更新能力的关键转录因子,也是鉴定 ESC 的重要标志。Oct-4 不仅在多能干细胞中表达,而且在某些恶性生殖细胞肿瘤中也有表达,因此可以作为这些类型肿瘤的特异性标志物。Oct-4 被广泛认为是 OSKM 中最重要的因子。研究显示,仅向小鼠和人的神经祖细胞中转入 Oct-4 一个因子即可成功建立 iPSC 系,但是建系效率非常低。最近的研究表明 Oct-4 也是可以缺少或者被替代的。谢尔盖·伟利奇科(Sergiy Velychko)等报道 Sox2、Klf4 和 c-Myc 组合也足以将小鼠体细胞重编程为 iPSC。

2.Sox2 是 Sox 家族成员之一,参与早期胚胎发育和神经发育等方面的调控,其在着床前胚胎的外胚层中表达,原肠胚形成后主要在中枢神经系统中表达。Sox2 的异常表达也与卵巢癌和肺癌等多种肿瘤相关。Sox2 是维持干细胞自我更新和多潜能性的核心分子,它的存在可作为评估多能性的标志之一。研究显示,仅将 Oct-4 和 Sox2 两个重编程因子转入人成纤维细胞,在丙戊酸作用下即可成功获得 iPSC。在 iPSC 的诱导过程中,Sox2 的作用可被 Sox1、Sox3、Sox7、Sox15、Sox17 或 Sox18 等替代。

3.Klf4 属于 Kruppel 样转录因子家族,其基因本身既是抑癌基因又是原癌基因,且对于细胞的增殖和分化承担着重要的开关作用。研究表明，Klf4 可以抑制 c-Myc 诱导的 p53 介导的细胞凋亡，而 c-Myc 可以抑制 Klf4 诱导的 p21 介导的增殖停滞，表明 c-Myc 和 Klf4 的平衡在 iPSC 的诱导过程中起着关键作用。此外，Klf4 还可以通过直接抑制 p53 来促进分化过程中的 Nanog 表达。Klf4 的作用可被 Klf2 或 Klf5 替代。

4. c-Myc 是 Myc 基因家族重要成员之一，在哺乳动物基因组中有众多结合位点，其下游靶基因很多都参与 iPSC 诱导过程的调控。单独超表达 c-Myc 也可以让小鼠胚胎成纤维细胞的基因表达特征向多能性细胞转化。然而，它也是一种原癌基因，可参与细胞增殖、分化和凋亡等过程，与多种肿瘤的发生、发展相关。研究显示，c-Myc 不是 iPSC 诱导的必需因子，可以用 L-Myc 代替或不使用，以降低 iPSC 的成瘤性，但同时也降低了重编程效率。

5. Nanog 属于 NK 家族基因，是 ESC 维持多能性和促进细胞增殖的重要转录因子，与 Oct-4、Sox2 和 Klf4 可以形成互动，通过 RNA 多聚酶上调 ESC 特异的信号转导和转录激活因子 3（signal transducer and activator of transcription 3，STAT3）和 ZIC3（Zic 家族成员 3）基因；另外，它们也可以与发育调控基因配对盒基因 6（paired box 6，PAX6）和 AT 基序结合因子 1（AT motif-binding factor 1，ATBF1）结合，发挥抑制作用。在最初的研究中，Yamanaka 发现它不是必需的。进一步研究证实，Nanog 的作用依赖于 Oct-4 的表达，Nanog 处于 Oct-4 的下游或需要 Oct-4 的协同而发挥作用，通过阻断干细胞的分化而维持多能性。

6. Lin28 是一种高度保守的 RNA 结合蛋白，可负向调控 let-7 miRNA 家族，从而间接促进干细胞增殖和重编程效率。c-Myc 是 let-7 的靶基因，Lin28 可以促进 Oct-4 mRNA 的翻译，辅助证实了 Lin28 参与调节干细胞的功能。然而，Lin28 的多个靶基因都是癌基因，let-7 也可能具有抑癌作用，因此超表达 Lin28 可以将细胞引向恶性转化。

7. 重编程因子的选择和组合 OSKM 和 OSNL 两组经典的转录因子已成功用于体细胞重编程。除此以外，研究人员还尝试利用不同的转录因子组合在不同的体细胞中不断地提高 iPSC 产生的效率、质量和安全性。c-Myc 是原癌基因，有致瘤风险，可导致嵌合体小鼠的肿瘤发生率高达 20%，因此，探索 c-Myc 的消除和替代方案就成为了首要工作。中川正人（Masato Nakagawa）等仅使用 3 个转录因子（Oct-4、Sox2、Klf4）转染小鼠成纤维细胞即获得了 iPSC 系，虽然诱导效率降低了（约是经典方案效率的 1/10），但 iPSC 植入不再引发小鼠肿瘤形成。研究人员继续尝试用两种转录因子构建 iPSC，发现 Oct-4 与 Klf4 和 c-Myc 两者之一的组合就可以将 NSC 诱导为 iPSC。进一步简化诱导因子的研究显示，仅用 Oct-4 即可成功诱导 NSC 的重编程。除此以外，引入一些新转录因子，如 T-box 转录因子 3（T-box transcription factor 3，TBX3）、未分化胚胎细胞转录因子 1（undifferentiated embryonic cell transcription factor 1，UTF1）等也可以提高 iPSC 的诱导效率和质量。

此外，通过非转录因子的引入以及药物诱导的方法也能提高重编程效率。例如，通过抑制 p53 和 p21 通路进而加速细胞增殖、抑制细胞衰老可以提高 iPSC 的诱导效率。下调其他抑癌基因，如 p27 等也可提升重编程效率。最近，RNA 被引入重编程，用病毒载体向小鼠成纤维细胞中转染 miR-302/367 可以诱导 iPSC 的形成。这些 miRNA 在细胞周期调控、上皮-间充质转化、表观遗传学调控、囊泡转运等干细胞发育的一系列关键过程和生物学行为中发挥了作用，效果显著。2013 年，邓宏魁教授团队报道通过 7 种小分子化合物联合诱导也可实现体细胞重编程为 iPSC，为 iPSC 的诱导提供了新的思路。

三、诱导性多能干细胞建系和特性

（一）诱导性多能干细胞的建系

为建立 iPSC 系，首先需要将重编程因子（一般应用 Oct-4、Sox2、Klf4 和 c-Myc）导入体细胞内。以人成纤维细胞的诱导为例，通常用携带编码 4 个重编程因子序列的病毒感染人成纤维细胞，过夜培养。24h 后，将细胞消化为单个细胞并重新接种到明胶包被的铺有小鼠胚胎成纤维胞（mouse embryonic fibroblast，MEF）的培养皿中。第2天，将培养液换为ESC培养液。在最初的几天里，细胞形态无明显变化。由于供体细胞状态和病毒滴度的不同，细胞形态开始变化的时间也有所不同。一般10d左右，一些成功感染的成纤维细胞开始变短，逐渐由长梭形变为多边形，进而变为圆形。一些变形的细胞开始相互靠近，聚集成簇。但是，最开始发生形态变化的细胞最终不一定能被诱导为iPSC。挑选iPSC的标准与挑选ESC克隆相似，即选择细胞体积小、核大且细胞之间紧密靠近的细胞团。将这些满足标准的细胞团分别挑出后继续扩增。在评估iPSC建系效率时，目前常用的方法是计算Oct-4或Nanog阳性的iPSC克隆数与起始供体细胞数目之间的比例。有些研究组采用碱性磷酸酶阳性的克隆数与起始供体细胞数目之间的比例来评估建系成功率。虽然，这一检测方法更为方便，但研究显示表达碱性磷酸酶的细胞不一定是完全重编程（fully reprogramming）的iPSC，它们可能停止在部分重编程（partially reprogramming）的阶段或被称为pre-iPSC，它们还可能又恢复到起始的分化状态。因此，在同批次的诱导细胞中，含有处于分化或去分化不同阶段不同形态的细胞，确定挑选什么样的克隆和什么阶段挑选克隆很具有挑战性。熟悉ESC的培养方法和ESC的形态特征对成功建立iPSC系很有帮助。有些研究组应用Oct-4或Nanog启动子驱动的eGFP转基因小鼠的体细胞来建立iPSC系，这样，诱导后可挑选eGFP阳性的细胞集落作后续培养，但是，这种策略并不适用于人iPSC系的建立。

（二）诱导性多能干细胞的特性和鉴定

iPSC与ESC具有相似的生物学特征，包括形态和生长特点、无限的自我更新能力、分化的多能性、二倍体核型、分子标志、基因表达谱和表观遗传修饰等，因此，鉴定新建系的iPSC，需要检测ESC的指标。除此以外，还需检测iPSC特有的指标。

评价重编程首先要观察iPSC的形态学特征。iPSC与ESC形态相似，细胞核大、核质比高、核仁也较大，细胞可形成紧凑的集落，集落之间具有清晰的边界，并且iPSC增殖迅速、倍增时间短、能长期传代并保持正常的二倍体核型。此外，为了确定iPSC的永生化能力，通常还需要检测其端粒酶活性。

完全重编程的iPSC可表达一系列多能性相关基因，包括Oct-4、Sox2、Nanog、SSEA-1、SSEA-3、SSEA-4、TRA-1-60、TRA-1-81等，它们的表达可以达到ESC的水平，而在诱导前的体细胞中并不表达。人iPSC表达SSEA-3、SSEA-4、TRA-1-60和TRA-1-81，不表达SSEA-1，而小鼠iPSC则相反。iPSC经碱性磷酸酶染色呈阳性，但是碱性磷酸酶不足以作为真正的iPSC标志，因为非完全重编程的细胞碱性磷酸酶染色也会出现阳性。

此外，对于iPSC特有的指标，需要检查外源性重编程因子的表达是否已经被沉默。一般而言，外源性重编程因子在激活内源性多能性相关基因表达的同时，其自身的表达被抑制或沉默，而且在iPSC后续的分化过程中不再被激活。持续表达或再次被激活的外源性重编程因子会影响iPSC的分化，也会导致移植后形成肿瘤。由于iPSC系的建立过程实质上是外源性重编程因子诱导体细胞发生表观遗传的改变，因此可以通过评估多能性相关基因以及分化相关基因的启动子区域的DNA甲基化程度来衡量。最常应用的检验是Oct-4或Nanog基因启动子CpG序列中胞嘧啶的甲基化状态，在完全重编程的iPSC中，这些区域的胞嘧啶由体细胞的高甲基化状态变为低甲基化状态。

完全重编程细胞还需通过体内外的功能鉴定。在体外，iPSC可以分化为具有内、中、外三胚层结构的拟胚体，分化后的组织可以通过三胚层的标志物来鉴定。在体内，可通过畸胎瘤和嵌合体形成试验，以及四倍体补偿试验进行多能性鉴定。因为人类的胚胎学研究受到了严格的伦理学限制，人iPSC的功能性评估多检测其畸胎瘤的形成能力，即将人或小鼠的iPSC通过皮下和肌内注射等途径注入免疫缺陷小鼠体内，观察这些细胞能否在体内分化形成含有三胚层来源组织的瘤体，但畸胎瘤形成试验不能检查iPSC能否产生人体全部表型的细胞，也不能验证iPSC能否实现生殖传递。嵌合体形成试验是将iPSC注入囊胚中，让其与受体内细胞团一起发育、共同形成小鼠的成体结构,并观察这些小鼠是否可以在后代中产生完全由 iPSC 组成的成体小鼠,以评估 iPSC 的多能性和生殖传递能力。对于小鼠 iPSC 最严格的评估是四倍体补偿试验。将待检测的 iPSC 注入四倍体胚胎(将两个 2 细胞期的胚胎融合成 1 个四倍体胚胎,该胚胎不能继续发育,仅为 iPSC 提供营养和发育环境),然后再植入代孕母鼠体内,观察其是否具有发育成为完整小鼠的能力。迄今为止,仅有很少的 iPSC 通过了这项实验。2009 年,周琪院士首次通过四倍体补偿试验证实小鼠 iPSC 与 ESC 具有相同的发育潜能。

四、诱导性多能干细胞的应用

应用患者特异性的多能干细胞替代受损的组织、器官是再生医学的终极目标。与 ESC 不同,iPSC 没有伦理争议,也无须考虑配型和免疫抑制治疗等问题。通过重编程获取疾病特异和患者特异的 iPSC 为理解多种疾病的机制、评估治疗潜力、实施体外药物筛选、探讨基因修复和细胞替代治疗等提供了重要平台。

(一)诱导性多能干细胞在疾病研究及药物研发中的应用

iPSC 技术可以构建患者特异的细胞模型,深化疾病发病机制的研究并促进新药研发的进展。目前,基于疾病特异的 iPSC 已建立了多个疾病模型,证实 iPSC 能够在体外重建疾病表型。

例如,在长 Q—T 间期综合征患者成纤维细胞中建立的 iPSC 可以向心肌细胞分化,并表现出疾病的特征;Leopard 综合征患者中建立的 iPSC 向心肌细胞分化后,可显示出肥大的特征性病变;先天性角化不良患者成纤维细胞诱导而来的 iPSC 端粒较短;儿茶酚胺敏感的多形性室性心动过速患者中建立的 iPSC 分化的心肌细胞具有电压门控钠通道 5α(sodium voltage-gated channel alpha subunit 5,SCN5A)基因突变,可显示病变特征;雷特综合征(Rett syndrome)患者发育神经元中建立的 iPSC 具有突触缺陷和钙离子信号异常;脊髓性肌萎缩患者来源的 iPSC 向运动神经元分化后出现进行性丧失;早衰患者的 iPSC 分化的平滑肌细胞具有早衰倾向。这些模型的建立不仅为探索疾病的发病机制和治疗策略提供了研究平台,也为药物筛选和新药研发提供了工具。

(二)诱导性多能干细胞在细胞治疗中的应用

除应用于模拟疾病和筛选药物外,iPSC 还可用于疾病的细胞治疗,特别是自体细胞移植治疗。

2014 年日本眼科学家高桥雅代(Masayo Takahashi)领导的团队首次完成了 iPSC 在临床上的应用,他们将 iPSC 定向分化为视网膜色素上皮细胞,并将其移植入一名 AMD 患者的眼中,未观察到不良反应且患者视力得到维持。这是世界上首例应用 iPSC 来源的细胞在人类患者中进行的移植手术。

小鼠 iPSC 与 ESC 均可向心脏中主要的 3 种细胞类型分化,人类 iPSC 也具备这种向心血管细胞分化的能力。研究人员将 iPSC 源性的心肌细胞移植入心肌梗死动物模型体内,可以改善左心室功能,重建心脏缺血后的收缩能力、左心室室壁薄和电稳定性,并且能够原位再生心肌、平滑肌和上皮组织。

将正常的 iPSC 移植入无法形成胰腺的突变小鼠的囊胚中,可获得具备完全由 iPSC 构成胰腺的嵌合鼠。收集这种小鼠的成熟胰岛 B 细胞,移入链脲佐菌素诱导的糖尿病小鼠中,可以恢复后者的血糖调节能力,在大鼠实验中也获得了同样的结果。

帕金森病患者的成纤维细胞可被诱导为 iPSC,由这种 iPSC 系产生的 NSC 可以向功能性多巴胺能神经元分化。研究人员将 iPSC 定向诱导分化为多巴胺能神经元并植入大鼠大脑后,能够与鼠脑完成功能整合,并且改善大鼠帕金森病模型的存活和行为缺陷,恢复中脑多巴胺能神经元数目,重塑大鼠纹状体。

2007 年,雅各布·汉娜(Jacob Hanna)等利用人类 α-珠蛋白基因替代小鼠的 α-珠蛋白基因,人类的 $A^γ$ 和 $β^s$ 镰状珠蛋白基因替代小鼠的 β-珠蛋白基因构建了"人源化"小鼠的镰状细胞贫血模型，并诱导获得了成年贫血雄性小鼠来源的 iPSC。他们使用同源重组的办法修复了该遗传病 iPSC 的基因缺陷，在体外使其分化为造血前体细胞后，重新移植入人源化的小鼠模型中。细胞移植治疗纠正了镰状细胞贫血的功能缺陷，小鼠的红细胞、血红蛋白水平显著上升。

此外，iPSC 还可用于治疗肾脏疾病、角膜疾病、心力衰竭、关节软骨损伤、脊髓损伤、癌症免疫疗法、血小板输注、移植物抗宿主病等疾病的研究和应用中（图 4-17）。

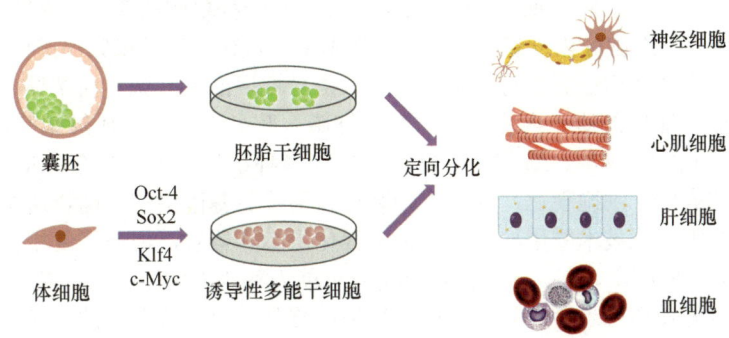

图 4-17　多能干细胞的移植治疗

五、诱导性多能干细胞面临的挑战

尽管诱导重编程能让成熟体细胞重新获得多能性，继而可以如 ESC 一样定向分化为各种组织细胞用于临床研究和治疗，但是其也面临着很多挑战。

（一）诱导效率低

尽管诱导重编程技术已经取得了突破，但是诱导效率并不理想，由成纤维细胞重编程为 iPSC 的比例不足 1%。研究人员正在尝试多种方法提高重编程效率，如有研究发现在应用经典 OSKM 因子的同时，沉默 p53、DNA 甲基转移酶（DNA methyltransferase，DNMT）或增加 Nanog、UTF1 等因子能明显提高 iPSC 建系的效率。

（二）成瘤性问题

首先，诱导重编程引入的 6 种转录因子（Oct-4、Sox2、Klf4、c-Myc、Lin28、Nanog），多与肿瘤的发生、发展有关；其次，慢病毒和反转录病毒可以整合到宿主细胞基因组中，整合位点难以预测，可能会引发细胞功能紊乱、激活原癌基因、打断抑癌基因、破坏抗凋亡基因等异常情况，进而促进肿瘤发生；最后，与 ESC 一样，应用 iPSC 及其分化的细胞进行细胞移植治疗时，残余未分化细胞也具有成瘤性风险。

（三）基因不稳定性

相关研究表明，重编程过程及后续的培养过程中 iPSC 可能出现拷贝数变异、点突变和异常的 DNA 甲基化模式等，培养的时间越长，变异的积累越多。一些研究显示，人类 iPSC 体外多次传代后可以自发获得缺失突变，部分与癌症有关，这些变异可能会改变 iPSC 的生长及特性，导致体内植入后无法预测它们的生物学行为，易于成瘤。因此，还需进一步开发更安全、更高效的 iPSC 诱导方法。

第五节 结论与展望

种子细胞是组织工程研究与应用中最为关键的要素之一，是工程化组织能够再生的首要物质基础。用于组织、器官再生的种子细胞包括干细胞和成体细胞，其中干细胞是组织工程与再生医学中最重要的种子细胞，具有广泛而深远的研究及应用前景。

在基础研究方面，通过对干细胞生长、分化、迁移等调控机制的探索，有助于认识胚胎发育、器官形成、组织修复、细胞分化、衰老和死亡等基本生命规律，以及研究促进再生的机制和方法。在临床应用方面，研究者们已成功将胚胎干细胞和诱导性多能干细胞定向诱导分化为肝细胞、神经细胞、肌肉细胞、脂肪细胞、内皮细胞、心肌细胞、胰岛细胞和造血细胞等，并成功从皮肤、骨髓、脑、脂肪、肌肉、神经、脐带、肝脏和牙髓等多种组织、器官中分离培养出成体干细胞，这些多能干细胞和成体干细胞现已广泛用于细胞替代治疗、基因治疗、药物研发和疾病研究等领域。将干细胞与组织工程技术联用构建出各种工程化组织和器官，用来修复相应的组织或器官缺损，也是干细胞的重要应用方向。干细胞治疗将有可能为解决人类面临的众多科学难题提供保障，如放射性损伤、意外损伤等患者的植皮；神经组织的修复；髋、膝关节的置换；肌肉、骨及软骨缺损的修补；糖尿病患者的胰岛植入；血管疾病或损伤的血管替代；癌症患者化疗及手术后的造血和免疫重建；切除组织或器官的替代；遗传缺陷疾病的治疗等。

虽然干细胞具有巨大的应用潜力，但是其也面临着众多的挑战。胚胎干细胞的应用存在伦理争议、成瘤性和免疫排斥等问题，还需进一步评估其临床应用的安全性与可靠性。诱导性多能干细胞是细胞重编程领域的突破性进展，解决了胚胎干细胞面临的免疫排斥和伦理问题，推动了多能干细胞的临床应用。诱导性多能干细胞也遭遇了重编程效率低、成瘤性和基因不稳定等困难。相较之下，成体干细胞的分化潜能弱于多能干细胞，分化方向也受到限制，因而致瘤风险很低，加之其无伦理学障碍，部分细胞现已投入临床使用，然而也有一些因素限制了成体干细胞的应用，如部分组织中尚未分离出成体干细胞或成体干细胞含量少，以及一些成体干细胞需要有创取材等。为了扩大干细胞的临床应用，需要进一步探究干细胞增殖、分化、基因表达、表观遗传等的调控机制，开发高效的干细胞分离培养、定向分化的方法以及细胞重编程手段，完善干细胞临床应用的管理规范，以期进一步推动干细胞在组织工程和再生医学中的发展进程。

第五章 组织工程基本要素——因子

第一节 生物因子和组织工程

细胞因子是细胞通过自分泌、旁分泌或内分泌产生的一种蛋白质、多肽或者类固醇激素等，能够刺激细胞增殖、分化和成熟。细胞因子包括细胞生长因子、细胞营养因子、细胞趋化因子、白细胞介素、集落刺激因子、干扰素、肿瘤坏死因子和激素等。

20世纪50年代初，意大利著名神经生物学家丽塔·列维-蒙塔尔奇尼（Rita Levi-Montalcini，1909—2012）观察到动物受伤以后会用舌头去舔伤口，分析这一行为也许能够促进伤口的愈合。在1952年从小白鼠的唾液中发现了一种能够促进动物皮肤表皮细胞生长和神经细胞生长发育的物质，命名为神经生长因子（nerve growth factor，NGF）。从此揭开了细胞生长研究的序幕。她和发现表皮生长因子的美国科学家斯坦利·科恩（Stanley Cohen，1922—2020）共同获得了1986年的诺贝尔生理学或医学奖（图5-1）。

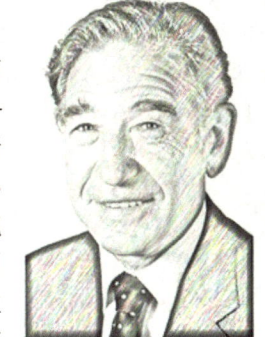
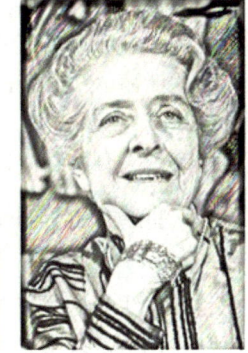

斯坦利·科恩 (1922—2020)　丽塔·列维-蒙塔尔奇尼 (1909—2012)

图 5-1　1986 年诺贝尔生理学或医学奖获得者

一、细胞生长因子

细胞生长因子是指能够与细胞表面特异性受体结合，刺激靶细胞生长，调节靶细胞分裂、分化等多效性的多肽类生物活性物质。在组织工程中，细胞生长因子已经被广泛应用。细胞生长因子包括肾上腺髓质因子、血管生成因子、骨形态生成蛋白家族、睫状神经生长因子、表皮生长因子、肝配蛋白家族、促红细胞生成素、成纤维细胞生长因子家族、生长分化因子家族、肝细胞生长因子、肝癌衍生生长因子、胰岛素、类胰岛素生长因子家族、角质形成细胞生长因子、肌肉生长抑制因子、神经调节因子、胎盘生长因子、血小板源性生长因子、促血小板生长因子、转化生长因子、血管内皮细胞生长因子等。本节逐个介绍细胞生长因子的结构、功能以及在组织工程中的应用研究。

（一）肾上腺髓质因子

1. 肾上腺髓质因子（adrenomedullin，ADM）的分子特征　1993年，日本学者北村一雄（Kazuo Kitamura）发现在人的嗜铬细胞瘤组织提取液中，含有一种能够增加大鼠血小板环磷酸腺苷酸（adenosine cyclophosphate，cAMP）水平的多肽类物质，因嗜铬细胞瘤是肾上腺髓质的一种肿瘤，因此命名为肾上腺髓质因子。在2004年发现了ADM的同源肽，命名为ADM2。ADM的合成需先编码一个含有185个氨基酸残基（amino acid residue，AA）的前体肽，经激活经切割后形成一个不活跃的包含53个AA的ADM，后形成52个AA的成熟ADM（92位缬氨酸-144位酪氨酸）（图5-2），包含6个环形结构，在108和113位半胱氨酸之间通过二硫键连接。在循环系统中，ADM由酰胺化活性形式和糖基化非活性

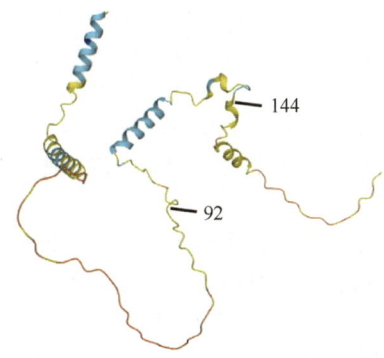

图 5-2　AlphaFold 预测 ADM 前体的 3D 结构图
切割后产生的 92 位缬氨酸-144 位酪氨酸片段为 ADM 的结构

形式组成，血浆半衰期为 22min。

2. ADM 的功能和作用机制 ADM 的受体是降钙素受体样受体（calcitonin receptor-like receptor，CRLR）和协同分子受体活性修饰蛋白（receptor activity-modifying protein，RAMP）形成的异源二聚体。ADM2 的受体是 CRLR/RAMP3。ADM 和两种受体的亲和力相等。ADM 需要和受体结合后，才能发挥激活 cAMP 和促进一氧化氮产生的生物学功能。

3. ADM 和组织工程 ADM 是一种内源性血管扩张肽，可刺激内皮细胞、成纤维细胞和角质形成细胞等多种细胞的增殖和迁移。含有重组人 ADM 的缓释软膏，可以加速肉芽形成，诱导血管和淋巴管生成，显著改善了压疮的伤口愈合。骨髓间充质干细胞（bone marrow mesenchymal stem cell，BMSC）具有成骨分化和促血管生成的潜能。研究发现，ADM2 的处理能够提高 BMSC 的成骨分化和促血管生成的潜能。此外，ADM 在血管再生中也可发挥重要作用，且与内皮细胞中蛋白激酶 A（protein kinase A，PKA）和磷脂酰肌醇 3-激酶（PI3K）依赖的蛋白激酶 B（protein kinase B，Akt）激活有关，表明 ADM 可促进人脐静脉内皮细胞的增殖和迁移，并对血管损伤和组织缺血具有治疗潜力。

（二）血管生成因子

1. 血管生成因子（angiogenic factor，ANGPT）的分子特征 ANGPT 是一种内皮生长因子，属于血管生长因子家族的一部分，在胚胎期和出生后的血管生成中发挥作用。ANGPT 是在 1985 年从人的上皮肿瘤细胞中分离的。目前已知有 4 种 ANG 因子：ANGPT1、ANGPT2、ANGPT3 和 ANGPT4。小鼠的 ANGPT1 由 145 个 AA 组成，人的 ANGPT1 含有 147 个 AA，分子质量约为 15kDa（图 5-3）。

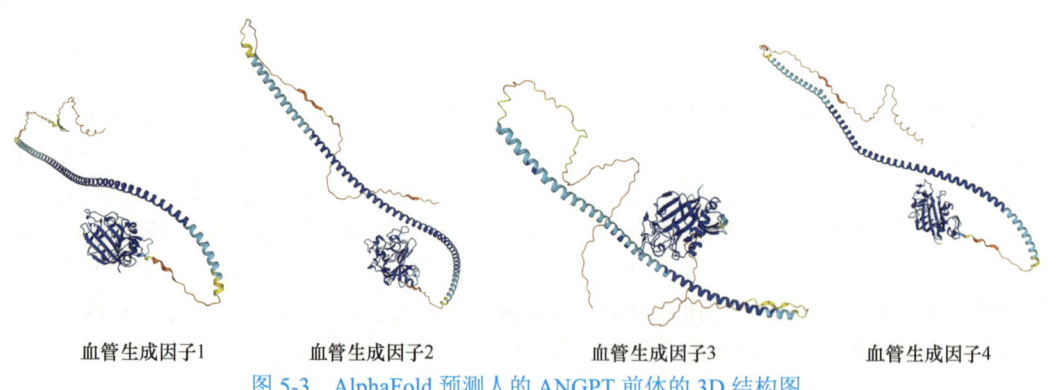

血管生成因子1　　　血管生成因子2　　　血管生成因子3　　　血管生成因子4

图 5-3　AlphaFold 预测人的 ANGPT 前体的 3D 结构图

2. ANGPT 的功能和作用机制 ANGPT 是由血管支持细胞、肾脏中的特化周期细胞和肝脏中的肝星状细胞产生的，是一种糖蛋白。ANGPT 和内膜内皮细胞激酶（tunica interna endothelial cell kinase，TIE）相互作用，形成了两条信号通路：TIE1 和 TIE2。TIE1 是一种孤儿受体，TIE2 是一种特异性酪氨酸激酶受体。ANGPT1 和 ANGPT2 调控血管生成是通过竞争性结合到 TIE2 受体上。ANGPT1 激活 TIE2 受体后诱导非受体酪氨酸激酶（non-receptor tyrosine kinase，Src）隔离，使血管平滑肌细胞和周细胞包括上皮细胞形成完整的血管壁，从而促进成熟血管中的上皮细胞存活和静息。

3. ANGPT 和组织工程 ANGPT1 可通过对内皮的作用影响微血管系统的破坏。ANGPT1 的上调和下调分别通过影响内皮细胞的存活和再生来减轻肾损伤和损害肾脏的恢复，表明 ANGPT1 的调控作用将为缺血性肾损伤的治疗提供一种新的治疗方法。利用培养的三维干细胞簇和 ANGPT1 联合治疗，能够增强血管生成效果。此外，ANGPT1 通过诱导肌肉祖细胞的肌肉生成程序和内皮细胞的血管生成程序而促进骨骼肌再生。

（三）骨形态生成蛋白（BMP）家族

1. BMP 的分子特征 BMP 家族是一组生长因子，最初是因具有诱导骨和软骨形成的能力而被发现。现在认为 BMP 家族是一组关键的形态发出信号，其编排了整个身体的组织结构。BMP 是在 1965 年首次被鉴定出来的，在 1988~1989 年 BMP3（也称为生骨素）被纯化和测序，后来人的 BMP2、BMP4 也被克隆出来。至今，已发现了 30 多种 BMP 家族成员。BMP 是属于十分保守的分子。人的 BMP2 首先合成一个由 396 个 AA 构成的前体，在 279 位精氨酸和 282 位精氨酸保守位点，经高尔基体中弗林蛋白（Furin）转化酶切割产生 C 端 117 个 AA（280 位谷氨酸至 396 位精氨酸）的 BMP2 成熟肽，分泌到细胞外（图 5-4）。在胚胎发育和出生后，BMP 介导的信号通路发挥着至关重要的作用，包括细胞增殖、分化、迁移、凋亡，以及器官的形成；组织的稳定、修复和再生；炎症和机体免疫等。

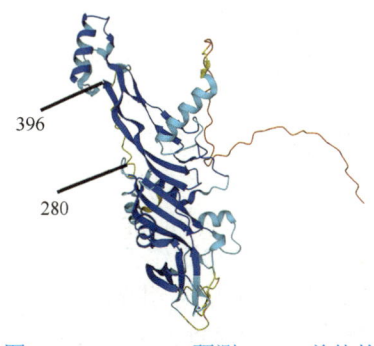

图 5-4 AlphaFold 预测 BMP2 前体的 3D 结构图
280 位谷氨酸至 396 位精氨酸是成熟 BMP2 的蛋白序列

2. BMP 的功能和作用机制 BMP 通过和 BMP 受体（bone morphogenetic protein receptor，BMPR）结合发挥作用。结合后经 BMPR 信号转导激活 SMAD 家族（srosophila mothers against decapentaplegic，SMAD）蛋白质，在心脏、中枢神经系统和软骨发育以及出生后的骨骼发育中都很重要。BMP 可以结合到两种类型的丝氨酸/苏氨酸激酶受体上，分别称为 BMPR-Ⅰ和 BMPR-Ⅱ。BMPR-Ⅰ和 BMPR-Ⅱ具有相似的结构，包含细胞内结构域、跨膜结构域和细胞外结构域，细胞内结构域执行丝氨酸/苏氨酸激酶活性。BMPR-Ⅰ的亲和力大于 BMPR-Ⅱ的亲和力，当受体形成异源四聚体时，亲和力会大大提升。此外，BMP 还可以和激活素 2A 受体（ACVR2A）和 ACVR2B 激活下游信号通路。ACVR2A 和 ACVR2B 也广泛表达在人的各种组织中，一般是在 BMP 激活了 BMPR 之后才被激活。重组人的 BMP 被用于骨科，如脊柱融合、骨不连和口腔外科。人的 BMP2 和 BMP7 是美国 FDA 批准的药物。

3. BMP 和组织工程 在大鼠颈动脉球囊损伤模型中，通过腺病毒超表达 BMP2 可显著减少膜增生，证明 BMP2 可抑制平滑肌细胞增殖，提示 BMP2 可用于预防血管增生的可能性。另外有研究表明，BMP4 可抑制肺动脉近端平滑肌细胞的增殖，促进肺动脉远端平滑肌细胞增殖。BMP3 通过促进周细胞发育来调节斑马鱼大脑血脑屏障的完整性。在白质周细胞中高表达的 BMP4 可促进血管生成，这表明 BMP4 信号通路是治疗皮质下小血管疾病的潜在治疗策略。最近的研究表明，BMP 信号通路具有促进神经干细胞和少突胶质细胞前体细胞分化为星形胶质细胞的功能。在脊髓损伤（spinal cord injury，SCI）的小鼠中注射 BMP4 病毒载体，能够促进轴突的生长。一种基于血管源性外泌体水凝胶递送 BMP2 的系统，在骨愈合过程中可提供内在的血管生成诱导。BMP 和 Notch 信号通路之间的相互作用对心脏再生过程中的心肌细胞增殖功能的维持十分必要。BMP7 或 BMP2 可以诱导指端再生反应。

（四）睫状神经生长因子

1. 睫状神经生长因子（ciliary neurotrophic factor，CNTF）的分子特征 CNTF 是一种多能性的神经营养因子，分子质量为 22.7kDa（图 5-5），在 1976 年最先从鸡胚胎睫状神经元中发现，在 1984 年蛋白质被纯化，在 1989 年取得了 CNTF 的互补脱氧核糖核酸（complementary deoxyribonucleic acid，cDNA）序列。半衰期只有 2.9min。

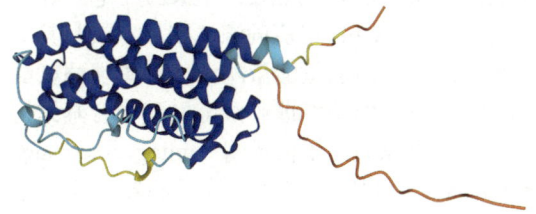

图 5-5 AlphaFold 预测 CNTF 前体的 3D 结构图

2. CNTF 的功能和作用机制 CNTF 具有刺激感觉、交感和运动神经元中信号通路，以及诱导神经元存活和分化的功能，对神经系统的发育和维持具有重要作用。CNTF 的受体 α（ciliary neurotrophic factor receptor α，CNTFRα）是一个糖基磷脂酰肌醇锚定细胞膜的受体，但不具有信号传递功能。CNTF 和 CNTFRα 结合后的复合物再和糖蛋白 130 受体（glycoprotein-130，gp130）相结合，最后招募白血病抑制因子受体 β（leukemia inhibitory factor receptor β，LIFRβ）形成异源三聚体。三聚体中的 gp130/LIFRβ 具有信号转导功能，且广泛表达。

3. CNTF 和组织工程 在啮齿类帕金森病（PD）模型中，通过移植仓鼠的肾成纤维细胞超表达 CNTF 能够明显地减少动物模型身体的转动和运动的非对称性，表明 CNTF 具有治疗 PD 的潜在应用价值。亨廷顿病（Huntington disease）主要是由纹状体中的 γ-氨基丁酸能神经元（γ-aminobutyric acid ergic，GABAergic）退变引起的，超表达 CNTF 后，保护了纹状体中胆碱能神经元和 GABAergic 神经元，使其免受免疫反应的影响，从而达到延缓疾病发展的治疗效果，表明通过细胞分泌的 CNTF 是治疗亨廷顿病的一种很有前途的方法。CNTF 是外伤性或缺血性视神经损伤、退行性病变引起的几种眼病（如青光眼）的主要治疗候选药物，在动物模型中被证明可诱导视神经再生。由于 CNTF 的超短半衰期，导致体外重组的 CNTF 没有效果，因此只能采用基因疗法体内超表达 CNTF。通过腺相关病毒载体干扰 Ras 同源基因家族 A（Ras homolog gene family member A，RhoA）和超表达 CNTF 结合，能够显著增加视神经轴突再生的治疗效果。

（五）表皮生长因子

1. 表皮生长因子（epidermal growth factor，EGF）的分子特征 1962 年，美国科学家斯坦利·科恩在研究神经生长因子时发现了 EGF。他发现将颌下腺提取物注射到新生小鼠体内，可诱导眼睑早熟打开和提前长出门牙。后来纯化了的这种因子，命名为 EGF。人的 EGF 是一个包含 1207 个 AA 的前体蛋白（prepro-EGF）。prepro-EGF 基因是一个马赛克基因，因为它的 15 个外显子（6～15、17～19 和 20～21 号外显子）的编码序列和其他蛋白质的外显子编码区域同源。例如，8～15 号外显子是和低密度脂蛋白的受体基因同源。8 个独立的富含半胱氨酸的模体（EGF-motif）是由外显子 6～9、15 和 17～19 编码的，内含子中断编码序列并标记每个重复的结束。prepro-EGF 蛋白是 N 端糖基化蛋白，包含两个疏水区域，一个是信号肽，一个锚定在细胞膜上固定前体。成熟的 EGF 是由 53 个 AA 组成的单链多肽，由 21 号外显子编码，蛋白质区间是 962 位谷氨酸至 1017 位亮氨酸，分子质量约为 6.0kDa（图 5-6）。

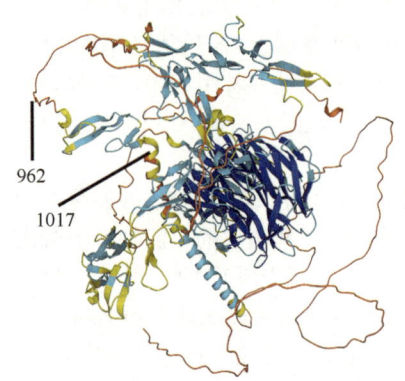

图 5-6 AlphaFold 预测人的 EGF 前体的 3D 结构图
962 位谷氨酸至 1017 位亮氨酸为成熟 EGF 蛋白结构域

2. EGF 的功能和作用机制 EGF 和 EGF 受体（EGF receptor，EGFR）结合，激活其固有的酪氨酸激酶活性，并将受体与控制细胞增殖、分化、存活或运动的下游信号通路耦合。在各种组织中，prepro-EGF 和 EGF 都被证明是通过与其受体 EGFR 结合而发挥生物活性。EGFR 也被称为表皮生长因子受体 1（epidermal growth factor receptor 1，ErbB1）或人表皮生长因子受体 2（human epidermal growth factor receptor 2，HER2），是一种 I 型跨膜受体酪氨酸激酶。EGF 和受体结合后，EGFR 与另一个 EGFR 形成同源二聚体，或与其他 EGFR/ERBB 家族成员形成异源二聚体。受体形成二聚体后，激活酪氨酸激酶活性和碳端酪氨酸的特异性残基进行自磷酸化，这些残基是多种含有 Src 同源性 2 结构域或磷酸酪氨酸结合基结构域的信号分子的对接位点，这些信号分子的聚集激活下游丝裂原激活蛋白激酶（mitogen-activated protein kinase，MAPK）信号通路、Janus 激酶（Janus kinase，JAK）/信号转导子和转录激活子（signal transducer and activator of transcription，STAT）信号通路、磷脂酰肌醇 3- 激酶/蛋白激酶 B （phosphatidylinositol 3-kinase and protein kinase B，PI3K/Akt）信号通路，进而调控细胞增殖、分化和凋亡的磷脂酶 C（phospholipase Cγ，PLC）/ 蛋白激酶 C 信号通路，调控器官发育、生长、再生、离子运输等诸多生理过程。

3. EGF 和组织工程 EGF 已成为不同组织中干细胞的强大调节剂，如神经干细胞 / 祖细胞、神经嵴干细胞、种系干细胞、心脏干细胞、骨髓多能基质细胞、脑瘤干细胞、小鼠胚胎干细胞、肠道干细胞、角化细胞干细胞和心脏多能基质细胞。EGF 已被证明在联合治疗中与其他生长因子或通过 EGF 引发的其他生长因子 [如血管内皮细胞生长因子（vascular endothelial growth factor，VEGF）、肝细胞生长因子（hepatocyte growth factor，HGF）、肝素结合表皮生长因子（heparin-binding epidermal growth factor-like growth factor，HB-EGF）等] 的上调对干细胞扩增具有协同作用。与其他生长因子相比，EGF 在某些类型干细胞的增殖中也可能发挥着不同的作用。EGF 是一种促进伤口修复的有丝分裂多肽，由于具有促进皮肤细胞生长、增殖和分化的治疗功能，已被公认为一种优良的伤口愈合剂。由于表皮生长因子的半衰期短，且缺乏有效的配方，其经皮给药面临着巨大的挑战，将 EGF 和透明质酸结合，并将其配制成贴片型薄膜，可用于皮肤伤口愈合。此外，EGF 能够促进肝脏再生。

（六）肝配蛋白家族

1. 肝配蛋白（ephrin，EFN）的分子特征 人的 EFN 家族分为两种类型，分别是 EFNA1～EFNA5 和 EFNB1～EFNB3（图 5-7）。在 1990 年从环己酰胺和 TNF-α 诱导人脐静脉内皮细胞表达的 3 个新基因中发现了 EFNA1。EFNA1 是一个亲水性分子，但是 N 端和 C 端都含有一个疏水区域。成熟的蛋白质由 187 个 AA 组成，分子质量约为 22kDa。在 1998 年鉴定出了 EFNA2 的基因组序列，EFNA2 是由 213 个 AA 组成的。在 1994 年从 SH-SY5Y 成神经细胞瘤细胞系 cDNA 文库中克隆出了 EFNA3 基因，发现 EFNA3 由 234 个 AA 组成。在 1995 年克隆出了 EFNA4。在 1996 年通过测序 BT20 人类乳腺癌细胞和 HeLa 细胞中与受体酪氨酸激酶相互作用的蛋白质，然后进行 PCR 和筛选人类胎儿大脑 cDNA 文库，克隆出了 EFNA5。在 1994 年克隆了 EFNB1，1995 年克隆了 EFNB2，1997 年克隆了 EFNB3（图 5-7）。

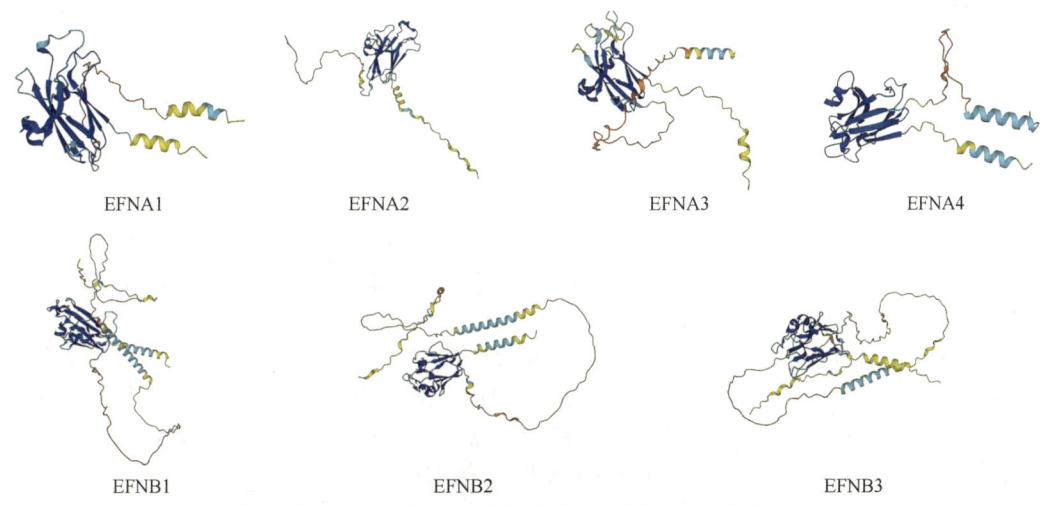

图 5-7　AlphaFold 预测人的 EFN 的 3D 结构图

EFNA 亚类配体（A1～A5）通过糖基磷脂酰肌醇锚定在膜上，而 EFNB 亚类配体（B1～B3）是跨膜蛋白。相应地，有两个 EFN 受体（ephrin receptor，EPH）亚类，分为 A 和 B，表现出对两个配体亚类的优先亲和性。EFN/EPH 信号的一个独特特征是受体和配体在相互作用时都能转导信号。EFN 激活的信号被称为正向信号，EPH 激活的信号被称为反向信号。

2. EPH 的功能和作用机制　EFN 和 EPH 在胚胎发育几乎所有组织中都有表达，它们参与了一系列广泛的发育过程，如心血管和骨骼发育、轴突引导和组织发生等。EPH 是受体酪氨酸激酶（receptor tyrosine kinase，RTK）的最大家族，调节细胞间通信。在激活之前，EPH 在细胞表面松散分布；在激活之后，EPH 形成簇迅速聚集在细胞膜表面，这种方式和其他类型的 RTK 不同，EPH 需要高度的局部密度来诱导下游信号通路。EPH 和 EFN 是以 2∶2 的化学计量法结合形成的环形四聚体结构，而经典的 RTK 的受体/配体通常以 2∶1 的化学计量方法进行合成。最近的研究也发现 EFN 的受体还有非 RTK 受体，包括 EGF、成纤维细胞生长因子（fibroblast growth factor，FGF）和 VEGF 的受体，以及细胞趋化因子受体和 N-甲基-D-天冬氨酸（N-methyl-D-aspartate，NMDA）受体。例如，EPHA4 和 FGFR1 形成的复合物增强了 FGFR 介导的下游信号转导；EPH4A 和 VEGF 相互作用和肿瘤血管发生相关；EPHB2 和 EPHB4 参与 SDF1 诱导的内皮细胞运动和组装结构；EPHB2 与突触 NMDA 受体钙依赖性脱敏作用相关。

3. EPH 和组织工程　多项研究表明，EPH/EFN 在多种与胶质增生和胶质瘢痕形成有关的细胞上表达，主要功能是促进神经胶质瘢痕的形成，从而抑制轴突再生，促进中枢神经系统损伤。在小鼠和斑马鱼的遗传实验中表明，EPHB2 促进血管生成内皮的发芽行为，控制着血管生成和淋巴管生成的生长。在金鱼视网膜神经节细胞（retinal ganglion cell，RGC）轴突再生过程中，EPH/EFN 相互作用也参与了形态恢复，EPH/EFN 在恢复精确形态和调节再生过程中起关键作用。最近的研究证明了 EPH/EFN 在组织的上皮再生过程中具有重要作用，在血管生成中是必不可少的。

（七）促红细胞生成素

1. 促红细胞生成素（erythropoietin，EPO）的分子特征　人的 EPO 是一种分子质量为 34kDa 的酸性糖蛋白激素。在 1984 年从大肠埃希菌中克隆了 EPO 的 cDNA。EPO 基因编码了 193 个 AA 的前体，27 个 AA 的信号肽被从前体氨基端切除，产生了具有功能的 166 个 AA 的蛋白质（图 5-8），分子质量为 30.4kDa。它是一种酸性糖蛋白，具有两个二硫键，在 29 位和 33 位、7 位和 161 位半胱氨酸之间。EPO 的三维结构由 4 个 α 螺旋组成。螺旋 A 通过 7 位和 171 位半胱氨酸连接到螺旋 D，螺旋 A 和 B 通过 29 位和 33 位半胱氨酸连接。

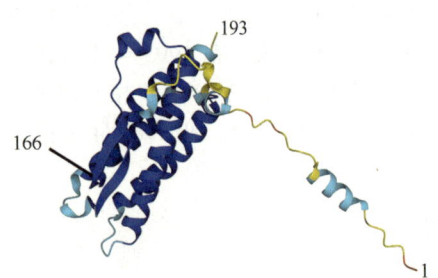

图 5-8　AlphaFold 预测人的 EPO 前体的 3D 结构图

1 位甲硫氨酸至 166 位精氨酸为成熟 EPO 结构序列

2. EPO 的功能和作用机制　EPO 是一种多肽激素，产生于发育早期的胎儿肝脏和成人人体的肾脏。作为一种主要的造血生长因子，它通过促进每天大量生产（2000 亿）充满血红蛋白 A（$α_2β_2$ 型）的红细胞来调节骨髓的红细胞生成，这些红细胞携带氧气并将其从肺部转移到组织中。EPO 的受体 EPOR 总体分子质量为 56～57kDa。EPOR 是 I 型细胞因子受体超家族的成员，作为一个跨膜蛋白，它包含 3 个结构域：1 个含 226 个 AA 的细胞外结构域，参与 EPO 的结合；1 个含 23 个 AA 的跨膜螺旋结构域，可促进任何细胞外 EPO 诱导的构象变化的关键细胞内转移；1 个含 235 个 AA 的 C 端细胞内结构域，包含 JAK2 结合位点和 8-酪氨酸磷酸化位点，作为转录因子，如 STAT5 的结合位点，激活下游信号通路。EPOR 通常作为同源二聚体存在，并经历构象变化，激活 JAK2 激酶的自磷酸化。

3. EPO 和组织工程　EPO 具有防止组织变性、诱导骨重塑、促进 BMSC 血管生成分化和骨髓红细胞生成的独特能力，可作为开发和制造先进治疗药品的有价值的制剂。骨髓间充质干细胞在免疫抑制动物体内的移植和对可能形成的骨的平行监测表明，骨的形成依赖于 EPO/EPOR 信号来影响异位骨的形成。在 20 世纪 90 年代的开创性工作证实了 EPO 诱导培养的内皮细胞能够促血管生成，最终促进体内新生血管形成。EPO 具有良好的抗炎和牙周组织再生作用，为牙周炎的临床治疗提供了一个很好的潜在选择。

（八）成纤维细胞生长因子家族

1. 成纤维细胞生长因子（fibroblast growth factor，FGF）的分子特征　最早于1939年在小鸡的生理盐水提取物中观察到存在促进有丝分裂活性的因子，称为FGF。在1974年证明垂体提取物的活性成分就是一种FGF。在人和小鼠体内，存在22个FGF基因，根据序列同源性和系统发育，其中15个是旁分泌因子，3个是类激素因子，4个是细胞内蛋白质缺少结合FGF受体的能力。旁分泌型FGF又分为5个亚科，包括FGF1亚家族（FGF1和FGF2）、FGF4亚家族（FGF4、FGF5和FGF6）、FGF7亚家族（FGF3、FGF7、FGF10和FGF22）、FGF8亚家族（FGF8、FGF17和FGF18）和FGF9亚家族（FGF9、FGF16和FGF20）（图5-9）。内分泌亚科是FGF19亚家族（FGF19、FGF21和FGF23），以内分泌方式发出信号。小鼠FGF1~FGF9的大小范围是150~260个AA，其中120个AA为保守序列，30%~70%的序列具有一致性。根据保守AA序列，通过同源聚合酶链反应分离或在核苷酸序列数据库中进行同源搜索鉴定了FGF10~FGF14和FGF16~FGF23。此外，FGF15被鉴定为嵌合同源域原癌基因E2A-Pbx的下游靶点和人的FGF19同源。FGF20~FGF23的大小范围是160~250个AA，同样具有120个保守AA。FGF3、FGF8、FGF10、FGF15、FGF17、FGF18、FGF21、FGF22和FGF23是含有可裂解AA末端信号肽的分泌蛋白。FGF9、FGF16和FGF20也是分泌蛋白，但包含不可切割的双向信号序列。

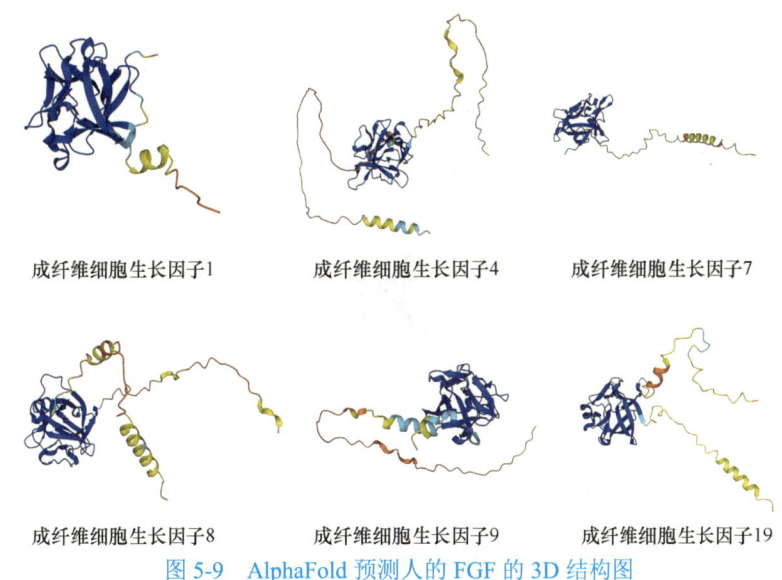

图5-9　AlphaFold预测人的FGF的3D结构图

2. FGF的功能和作用机制　FGF通过和细胞膜表面FGF受体（FGF receptor，FGFR）结合而激活下游信号通路。FGFR属于细胞表面RTK家族，分为FGFR1~FGFR4，和不同的FGF具有不同的亲和力和特异性。FGFR包含1个细胞外的配体结合结构域、1个跨膜结构域、1个细胞内含有分裂型酪氨酸激酶的结构域。细胞外结构域包含3个类免疫球蛋白的结构，命名为D1、D2和D3。D1和位于D1~D2之间的酸性箱被认为对配体和硫酸乙酰肝素（heparan sulfate，HS）的结合具有自抑制作用。D2~D3结构域及其之间的连接段是和配体结合的结构域。FGF和FGFR的结合是一个相对复杂的过程，需要其他因子协同作用。硫酸乙酰肝素在旁分泌型FGF信号通路中起着强制性辅助因子的作用，起着类似作用的因子还有克洛托（Klotho）蛋白。FGF-HS复合物结合到FGFR后，诱导FGFR形成二聚体，从而形成2：2：2的FGF-FGFR-HS复合物。受体细胞内结构域的多个酪氨酸位点发生自体磷酸化而激活，FGFR激活可对多个分子进行磷酸化修饰，包括为Suc1相关神经营养因子靶点1（Suc1-associated neurotrophic factor target 1，SNT1或者FGF receptor substrate 2，FRS2）、生长因子受体结合蛋白2（growth factor receptor-bound protein 2，

GRB2）及其相关蛋白 1（GRB2 associated protein 1，GAB1）、STAT 和 PLCγ。FRS2 和 MAPK 信号通路、PI3K/Akt 信号通路相关联，并激活它们的受体。FGF 也能激活应激反应激酶信号通路，如核因子 κB（nuclear factor-κB，NF-κB）。

3. FGF 和组织工程 在 FGF 家族中，FGF2 一直是促进人类伤口愈合的首选细胞因子。FGF2 治疗的溃疡在伤口闭合方面表现出了最好的愈合效果，并且在伤口液中含有更高水平的 FGF2、PDGF 和 TGF1。外源性 FGF2 治疗压疮会加速愈合。重组的 FGF1 或 FGF2 可加速皮肤伤口、糖尿病溃疡、SCI 和骨折的愈合，具有更高活性和稳定性的 FGF 突变体以及使用缓释凝胶的 FGF 可以提高愈合效率。在中国和日本，FGF 已被批准用于临床协助伤口愈合。FGF 被认为是血管生成因子，能通过介导血管组装和发芽在新生血管形成中发挥关键作用。由于血管生成是癌症的一个标志，因此 FGF 被认为是癌症的主要治疗靶点。

（九）生长分化因子家族

1. 生长分化因子（growth differentiation factor，GDF）的分子特征 GDF 最初被确定为牛软骨的组成部分，是 BMP 家族的成员。GDF 家族成员之间有 80%～86% 的 AA 同源性，与更广泛的 BMP 家族有 50% 左右的 AA 同源性。目前 GDF 的成员包括 GDF1、GDF2、GDF3、GDF5、GDF6、GDF7、GDF9、GDF10、GDF11、GDF15（图 5-10）。1994 年，小鼠 GDF5 被发现。小鼠 GDF5 和人 GDF5 在前体蛋白上序列同源性为 91%，在成熟蛋白质上仅存在一个 AA 差异。GDF5 与其他 BMP 相似，包含 N 端信号肽域、一个前肽区和一个假定的多碱基加工位点，在羧基端有一个 120 个 AA 的多肽。GDF5 最初是以单体前体形式合成，然后经过翻译后加工，包括羧基端半胱氨酸残基与二硫键连接形成二聚体，以及在特有的 R-X-X-R 裂解位点内肽酶裂解，形成成熟的 GDF5，两个 GDF5 之间形成二硫键桥，从而形成同源二聚体。

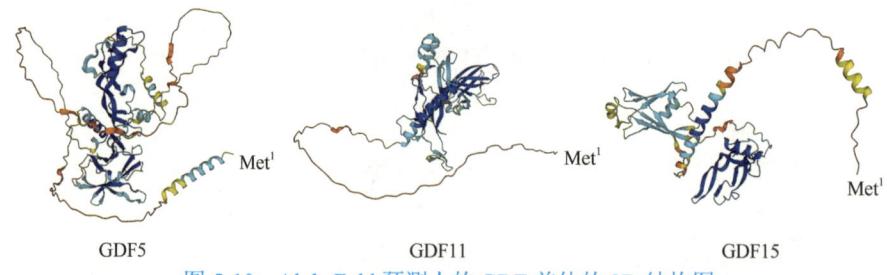

图 5-10 AlphaFold 预测人的 GDF 前体的 3D 结构图

2. GDF 的功能和作用机制 与其他 BMP 家族成员一样，GDF 信号通过包含 Ⅰ 型和 Ⅱ 型受体分子的异体跨膜丝氨酸/苏氨酸激酶受体复合物。GDF5 和 GDF6 通过 BMPR1A 和 BMPR1B，以及 BMPR2、激活素 A 受体 Ⅱ A（activin A receptor type Ⅱ A，ACVR Ⅱ A）和 ACVR Ⅱ B 起作用。在受体结合上，GDF 可以招募并激活 SMAD1/SMAD5/SMAD8。

3. GDF 和组织工程 GDF5 支持牙周组织的再生，并在 MSC 分化中发挥关键作用。重组人 GDF5（recombinant human GDF-5，rhGDF5）在体外和体内均具有促进 MSC 分化为牙周组织的潜力。GDF15 已被发现由损伤周围神经系统的施万细胞分泌，GDF15 参与病变后周围神经再生的复杂编排。

（十）肝细胞生长因子

1. 肝细胞生长因子（hepatocyte growth factor，HGF）的分子特征 在 1988 年从血浆中纯化了 HGF，有多种形式，分子质量在 76～92kDa。HGF 由重链和轻链组成，分子质量分别为 54～65kDa 和 31.5～34.5kDa（图 5-11），这些链是由二硫键连接在一起的。HGF 的序列与纤溶酶原的序列有 35% 的一致性，推测 HGF 的裂解位点与纤溶酶原的裂解位点相同。HGF 是一种有效的肝细胞有丝分裂原，也被称为肝生成素 A。人和小鼠的 HGF 具有 88% 的同源性。

2. HGF 的功能和作用机制　　HGF 是一种多效细胞因子，在原代培养中被分离出来作为一种有效的促上皮细胞运动因子和促肝细胞有丝分裂因子。HGF 的受体是由原癌基因上皮-间充质转化（epithelial-mesenchymal transition，EMT）编码的，HGF 是 EMT 原癌基因编码的酪氨酸激酶受体的唯一配体。EMT 被合成为单链前体，然后在高尔基体中被糠醛家族的蛋白酶裂解成 α, β-异二聚体。EMT 的 α 与 β 链的 N 端通过二硫键连接并组装生成 HGF 结合域，β 链以跨膜区域和细胞内结构域相连，后者由近膜域、酪氨酸激酶和 C 端结构域组成。HGF 与 EMT 结合后，受体形成二聚体激活形式。激活的方式是通过位于激酶结构域的两个催化酪氨酸（Y1234 和 Y1235）的反式磷酸化发生，随后是 C 端尾部的两个对接酪氨酸（Y1349 和 Y1356）的自动磷酸化。EMT 的多功能对接位点可招募到质膜的典型适配器/信号分子，如 GAB1、GRB2、PI3K、Src、PLCγ，以及含有 Src 同源结构域 2 的衔接蛋白（Src2 adaptor protein，SHC）及信号转导和转录激活因子 3（STAT3）等。

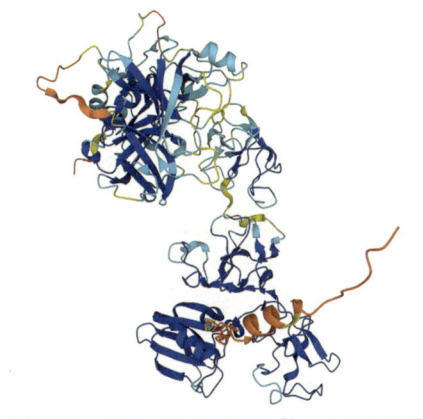

图 5-11　AlphaFold 预测人的 HGF 前体的 3D 结构图

3. HGF 和组织工程　　外源性 HGF 治疗在大脑中动脉闭塞（middle cerebral artery occlusion，MCAO）动物模型中表现出抗纤维化活性，可通过减少脑软膜物质的胶质瘢痕形成和瘢痕厚度来发挥作用。在星形胶质细胞中超表达 HGF 能够减弱单核细胞趋化蛋白-1 的表达，从而减少激活小胶质细胞的积累。HGF 也在神经微血管内皮细胞中表达。HGF 在体外可以增强大鼠 MCAO 后的血管生成，减少细胞凋亡。HGF 在脑缺血动物模型中可保护内皮细胞不发生凋亡，并预防相关的学习记忆功能障碍。最近，一项针对 ALS 患者的临床试验评估了鞘内注射 5 种残基缺失的重组人 HGF 的安全性和有效性。鞘内注射 HGF 对 SCI 动物模型也有积极的功能恢复和髓鞘区保护作用。此外，病毒载体基因转移已经在临床前进行了测试，并且更有前景。通过这种传递方法，HGF 可促进 AD 小鼠大脑血管生成，降低氧化应激，增强突触生成，提高 BDNF 水平。

（十一）肝癌衍生生长因子

1. 肝癌衍生生长因子（hepatoma-derived growth factor，HDGF）的分子特征　　在 1994 年从人肝癌衍生细胞株 HU-7 的条件培养基中纯化了一种新的因子，命名为 HDGF。HDGF 基因最初定位于 X 染色体，最终确认位于 1 号染色体 q21～q23 区域。全长 10 341bp，转录 2380bp mRNA，含 6 个外显子，翻译 240 个 AA 的蛋白质（图 5-12）。

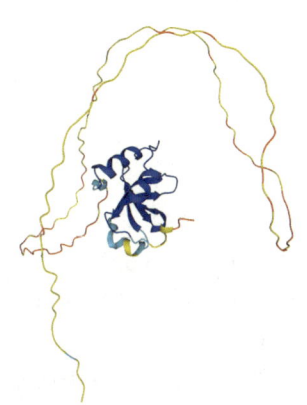

图 5-12　AlphaFold 预测人的 HDGF 的 3D 结构图

2. HDGF 的功能和作用机制　　人的 HDGF 采用新颖的模块化结构实现功能，结构包含 N 端脯氨酸与色氨酸结构域（AA 序列 1～100）和无序的 C 端结构域（AA 序列 101～240）。HDGF 被报道参与了许多生物学过程，包括再生、重塑、神经营养作用、伤口修复、血管生成、放射敏感性、化疗耐药性、有丝分裂、转录调节、凋亡、生长和分化、上皮-间膜过渡和迁移。

3. HDGF 和组织工程　　HDGF 可能是保护和促进由手术切除、病毒感染或药物中毒引起的肝损伤恢复的候选者。HDGF 是一种新型的神经营养因子，在整个生命的生理和病理条件下都有可能以自分泌的方式发挥作用。HDGF 对受伤的成人 RGC 是一种有效的神经保护因子。

（十二）胰岛素

1. 胰岛素的分子特征 胰岛素（insulin）是一种多肽激素和生长因子，具有多种生理作用，主要是调节血糖水平。胰岛素的发现是 20 世纪生物学最伟大的成就之一。在 1921 年从猪胰腺中分离出胰岛素。胰岛素是脊椎动物中发现的最保守的多肽之一，不同物种之间通常只有 13 个 AA 的差异。正常情况下，胰岛素是由聚集在胰腺内的 B 细胞生物合成的。在胰腺内，胰岛素作为单链前体被合成，称为胰岛素前体，由几个片段组成，包括 1 个由 24 个 AA 组成的 N 端信号序列，随后是胰岛素 b 链；1 个精氨酸-精氨酸序列；1 个连接的 C 肽；1 个赖氨酸-精氨酸序列和胰岛素 a 链（图 5-13）。信号序列对于胰岛素前体进一步经过内质网和高尔基体进行翻译后修饰及分泌是必需的。翻译后修饰的胰岛素分子质量约为 5.8kDa，由 1 个含有 21 个 AA 的 a 链和 1 个含有 30 个 AA 的 b 链组成，通过 2 个二硫键连接在一起。经过修饰后，胰岛素与锌复合物在 B 细胞内形成晶体颗粒，在 B 细胞内储存直到释放。结晶是胰岛素在体内长时间保存，在需要时释放的关键。一旦被释放到体循环中，胰岛素即被 4 种不同的机制降解，包括被胰岛素降解酶降解，以及被胰岛素受体（insulin receptor，IR）结合和内化，这些机制避免了长时间的胰岛素刺激，使其被严格地调控。

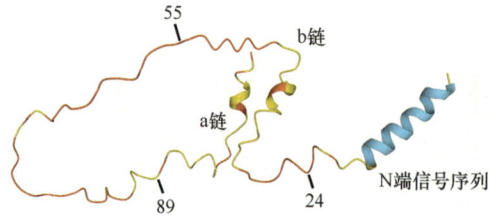

图 5-13 AlphaFold 预测人的胰岛素前体的 3D 结构图

1 位甲硫氨酸-24 位丙氨酸为 N 端信号序列；25 位苯丙氨酸-55 位精氨酸为 b 链；89 位精氨酸-110 位天冬氨酸为 a 链

2. 胰岛素的功能和作用机制 IR 是体内最普遍存在的细胞表面受体之一。IR 属于受体酪氨酸激酶（RTK）跨膜信号蛋白家族。在受体激活期间，胰岛素结合到每个 α、β 单体上的两个结合位点之一，称为位点 1 和位点 2。当胰岛素首先与位点 1 结合时，会发生高亲和力交联反应，使配体结合 2 变得可接近，从而激活受体。这种结合机制意味着 IR 表现出负协同作用，当一个配体与受体结合时，第二个配体的 IR 亲和力将降低。一旦结合，通常阻止 β-亚基自磷酸化的 α-亚基被抑制，导致 β-亚基的激酶活性转磷酸化，改变构象并增加其自身的激酶活性。胰岛素与 IR 二聚体结合后，一系列下游信号转导事件随之而来。信号级联开始于位于受体 β 亚基上的细胞内酪氨酸的磷酸化。磷酸化的酪氨酸作为对接位点，允许在细胞质中发现的 SHC 蛋白通过它们的 Src-2 结构域结合。

3. 胰岛素和组织工程 胰岛素是一种强有力的伤口愈合刺激剂，是一种有效和安全的促进伤口快速恢复的方法，成本明显低于其他治疗生长因子。胰岛素越来越多地被认为是成骨和血管生成的诱导因子。胰岛素在控制伤口组织微环境和组织重组方面表现出了良好的治疗效果，这可能有助于开发新型胰岛素制剂，以有效治疗糖尿病患者的伤口。

（十三）类胰岛素生长因子家族

1. 类胰岛素生长因子（insulin-like growth factor，IGF）的分子特征 在 1957 年首次发现了 IGF1（70 个 AA），在生长激素（growth hormone，GH）的控制下产生。IGF1 和 IGF2 与胰岛素的 AA 序列相似，在 1978 年确定了人类 IGF 的结构（图 5-14），是 3 个二硫键桥交联的 70 个 AA 的单链多肽，计算得到的分子质量为 7.6kDa。IGF 与胰岛素的不同之处在于成熟肽是单链，在 N 端 b 链和 C 端 a 链之间有一个连接域。它们来源于 IGF 前体的翻译后处理，包括去除 N 端信号肽和 C 端 E 肽。IGF 肽的折叠和成熟由协同蛋白 GRP94 调控（图 5-14）。

2. IGF 的功能和作用机制 IGF 的生物学作用是由 3 种不同类型的受体介导的，并且有一些功能重叠。IGF1 的作用主要是由 IGF1 受体（IGF1 receptor，IGF1R）介导的，IGF1R 是一种形成同源二聚体的糖蛋白，但也可能与胰岛素受体起功能性相互作用，这表明 IGF1 与胰岛素信号通路之间存在合作。IGF2 的作用主要是由 IGF2R 介导的，它与 IGF2 的结合具有比 IGF1 更高的亲和力，而不与胰岛素结合，该受体可以招募 G 蛋白并激活下游信号通路，如磷脂酶 C 和蛋白激酶 C 通路。其他生长因子，如 TGF-β，是 IGF2 受体的生理配体。

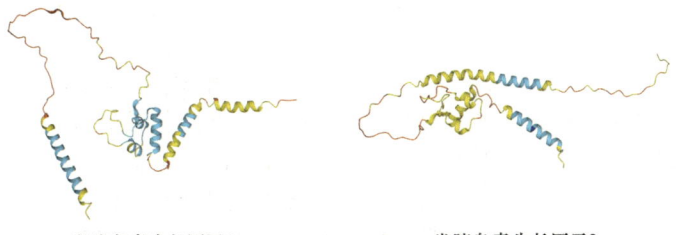

类胰岛素生长因子1　　　　　　类胰岛素生长因子2

图 5-14　AlphaFold 预测人的 IGF1 和 IGF2 前体的 3D 结构图

3. IGF 和组织工程　在骨骼肌修复开始时，炎症细胞，如巨噬细胞，分泌 IGF1，可以激活卫星细胞并诱导细胞增殖。IGF1 可诱导角膜上皮细胞迁移，并增加层粘连蛋白-5 和整合素 $β_1$ 的表达。对小鼠角膜中央上皮进行清创后，角膜上皮细胞中 IGF1 和 IGF2 的分泌增加，而 IGF1R 在角膜边缘的表达增加。越来越多的证据表明 IGF 家族成员在纤维化中起着重要作用。最近一项研究表明，急性卒中后 6h 内测定血浆 IGF1，含量高的患者在 3 个月后具有更好的功能恢复。IGF1 还可能在癫痫发作时发挥神经保护作用。在颞叶癫痫动物模型中，单侧海马内给药红果酸后给予 IGF1 可降低癫痫发作严重程度，防止神经退行性变，并消除由此产生的认知缺陷。有证据表明 GH/IGF1 还参与了调节大脑生长、发育和髓鞘形成。IGF1 还被发现可以增加海马齿状回的祖细胞增殖和新神经元、少突胶质细胞和血管。IGF1 被认为能促进神经延伸和分支。作为一种血管生成因子，已知 IGF1 在骨骼肌再生过程中通过激活 VEGF 和 VEGF 受体促进血管生成。此外，最近的研究表明，IGF1 还可能在再生过程中促进肌肉干细胞的激活。

（十四）角质形成细胞生长因子

1. 角质形成细胞生长因子（keratinocyte growth factor, KGF）的分子特征　在 1989 年从人胚胎肺成纤维细胞系的条件培养基中发现了一种上皮细胞特异性生长因子。由于它在角质形成细胞中的主要活性，被称为角质形成细胞生长因子。KGF 由一个单链多肽链组成，分子质量约为 28kDa（图 5-15）。

2. KGF 的功能和作用机制　KGF 是成纤维细胞生长因子 FGF 家族的一员，也称为 FGF7。KGF 只与 KGF 受体（KGFR）具有高亲和力，特定配体与 KGFR 结合导致

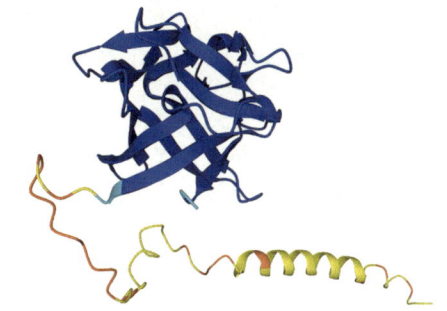

图 5-15　AlphaFold 预测人的 KGF 前体的 3D 结构图

受体二聚化，随后在细胞内结构域的酪氨酸残基上进行自磷酸化，并募集和磷酸化底物蛋白，如成纤维细胞生长因子受体底物 2（FRS2）。

3. KGF 和组织工程　在创面部位，KGF 通过影响角质形成细胞的形态发生、增殖和迁移，在再上皮化中发挥作用，并在毛囊的发育中发挥作用。由白细胞介素-1（interleukin-1，IL-1）诱导的 KGF1 和白细胞介素-6（interleukin-6，IL-6）可促进角质形成细胞中 IL-1 产生的正反馈循环。溃疡性结肠炎创面中存在的 KGF1 可以通过磷酸化 PI3K 和 Akt，阻止 NF-κB 转位到细胞核来减轻炎症。在同一项研究中，还观察到结肠形态和组织损伤的改善。KGF1 也被认为可以降低多种 γ 干扰素（interferon gamma，IFN-γ）诱导基因的转录。IFN-γ 通过 STAT1 转位到细胞核而诱导炎症基因表达。KGF1 可以通过抑制 STAT1 转运的刺激和阻止干扰素诱导基因的表达来减少 STAT1 介导的炎症。KGF1 通过颗粒组织形成和再生上皮刺激促进伤口闭合。与此相反，KGF1 敲除小鼠和野生型小鼠在伤口闭合方面没有差异。此外，KGF1 敲除小鼠的角质形成细胞增殖和 VEGF

表达降低，表明 KGF1 在伤口愈合过程中调节血管生成。转化生长因子 β（transforming growth factor-β，TGF-β）和下游的信号转导分子 SMAD 蛋白，即 TGF-β/SMAD 通路途径可促进创面收缩。除皮肤外，KGF2 的保护和再生能力也在许多类型的组织损伤中得到证实。KGF2 信号通路的效应通路可诱导炎症、细胞迁移、细胞重排、细胞增殖、侵袭和运动以及脂代谢相关基因的表达。KGF2 可通过减轻角膜上皮炎症和抑制角膜水肿形成，加速角膜损伤创面愈合，减少瘢痕形成。KGF2 对创面中 Ⅰ、Ⅲ 型胶原含量的调控可能与 p38 蛋白激酶的激活有关。KGF2 还通过改善蛋白质折叠和刺激毛囊促进正常真皮结构的恢复。在国家食品药品监督管理局批准用于伤口愈合的所有商业化 FGF 中，KGF2 是用于伤口部位毛囊刺激的最佳候选。KGF2 处理的小鼠毛发长度更长，表明在测试的 FGF 中，KGF2 具有最强的毛发生长诱导活性。KGF2 通过上调无翅型 MMTV 整合位点家族成员 3（wingless-type MMTV integration site family member 3，Wnt-3）/β- 联蛋白（β-catenin）和音猬因子（sonic hedgehog，SHH）的表达来诱导毛发生长。KGF2 诱导的 Wnt-3/β-catenin 和 SHH 信号通路也可能参与血管生成和 ECM 重塑。KGF2 通过抑制内质网应激来加速伤口愈合。这可能有助于适当的蛋白质折叠和伤口内稳态的恢复。KGF2 显示出快速伤口闭合和减少瘢痕的最佳结果。

（十五）肌肉生长抑制因子

1. 肌肉生长抑制因子（myostatin，MSTN）的分子特征　MSTN 在 1997 年被发现，属于 TGF-β 超家族成员，也称为 GDF8。在 1998 年克隆了人类肌肉生长抑制素基因和 cDNA。MSTN 转录为 3.1kb 的 mRNA，编码 335 个 AA 前体蛋白。MSTN 通过与相关肽结合以潜伏形式分泌，前肽结构域和 C 端结构域之间的蛋白水解过程可产生 N 端前肽和成熟形式的 MSTN，成为 26kDa 的成熟糖蛋白（图 5-16）。

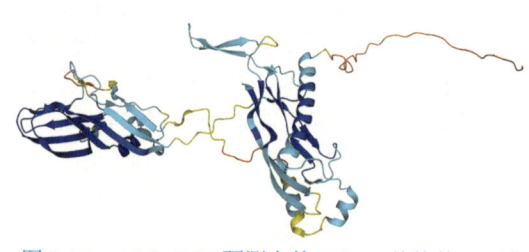

图 5-16　AlphaFold 预测人的 MSTN 前体的 3D 结构图

2. MSTN 的功能和作用机制　与 TGF-β 一样，MSTN 通过和跨膜丝氨酸/苏氨酸激酶结合形成异源四聚体结构而发挥作用，激活该受体，可增强受体自磷酸化，从而刺激丝氨酸/苏氨酸激酶活性。MSTN 基因敲除的小鼠因肌肉增生或肌肉肥大导致骨骼肌质量的急剧增加，表明具有抑制肌肉生长的功能。

3. MSTN 和组织工程　在临床前研究中，惠氏制药公司开发了一种名为 Myo-029 的人源化抗 MSTN 抗体，并正在开展一项针对成年肌萎缩症患者的多中心 Ⅰ/Ⅱ 期试验。如果 Myo-029 或类似药物在肌萎缩症的情况下能安全、有效地增加力量，则有望在其他一些临床情况下，包括炎症性肌病、恶病质和肌肉减少症，测试其刺激肌肉再生的能力。除了抗体外，还有许多内源性的 MSTN 抑制剂，包括肌肉生长抑制素前肽、卵泡抑素等，它们均具有被修改用于治疗药物的潜力。一种经过修饰的肌肉生长抑制素前肽或蛋白酶抑制药，可以特异性地阻断可能负责切割内源性肌肉生长抑制素前肽的金属蛋白酶的功能，是潜在的未来治疗药物。大量的研究已经确定了 MSTN 在成年期肌肉生成和肌肉维持中的生理相关性。MSTN 表达水平的调节似乎也与不同来源的肌萎缩有关。抑制 MSTN 是一种很有前途的肌肉再生疗法。

（十六）神经调节因子

1. 神经调节因子（neuregulin，NRG）的分子特征　NRG 属于一个复杂的蛋白质家族，在结构上与 EGF 类似。目前已经鉴定出来了 6 个 NRG 基因，分别为 NRG1~NRG6。NRG1~NRG4 蛋白亚家族在其类 EGF 结构域中具有高度的序列同源性（图 5-17）。根据可变的序列，把 NRG1 细分为 Ⅰ~Ⅵ 种类型，每种类型都有不同的 N 端、类免疫球蛋白（immunoglobulin-like，IgG-like）结构域和富半胱氨酸结构域。Ⅰ型 NRG1 具有高糖基化区域；Ⅱ型具有 GGF 特异性（kringle）结构域和 IgG-like 结构域；Ⅲ型具有富半胱氨酸结构域。Ⅰ型 NRG1 被鉴定为调节蛋白、神经鞘分化因子，乙酰胆碱受体可诱导其活性；Ⅱ型和Ⅲ型被鉴定分别为胶质细胞生长因子和感觉、运动神经元衍生因子；Ⅳ～Ⅵ型被鉴定得较少，类似Ⅰ型的结构。NRG5 被鉴定为脑肿瘤抑癌蛋白 1 或具有类 EGF 结构域和两个类卵泡抑素结构域的跨膜蛋白 1。NRG6 被称为神经聚糖 C、硫酸软骨素蛋白多糖 5。

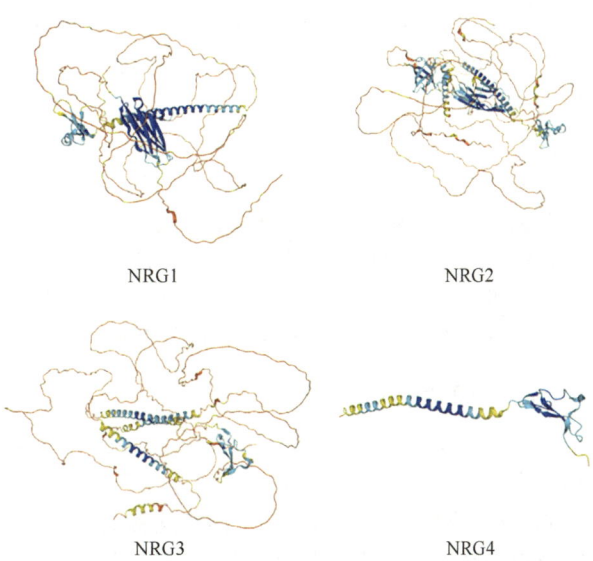

图 5-17　AlphaFold 预测人的 NRG 前体的 3D 结构图

2. NRG 的功能和作用机制　NRG 的类 EGF 结构域是受体结合所必需的，它本身足以引起 ERBB 受体二聚化、酪氨酸磷酸化和下游信号通路的激活。配体结合可导致 ERBB 的二聚化和激活，以及随后的细胞内结构域磷酸化。

3. NRG 和组织工程　NRG1 在神经再生过程和脱髓鞘过程中具有重要的作用。应用重组的 NRG1 治疗可以改善损伤后周围神经的再生和功能。目前已经研发了几种不同的策略用于递送 NRG1，包括皮下注射、生物材料释放、移植表达 NRG1 的细胞以及注射编码 NRG1 的腺病毒。NRG1-Ⅱ-β3 显著增加了施万细胞的数量，在短或长间隙内可持续促进轴突再生，并改善了目标肌肉、神经的再生。NRG1 可以促进损伤后的组织修复，NRG1 治疗诱导了增殖基因标记，促进了类器官从祖细胞形成，并促进了损伤后的再生。NRG1 已经成功地与不同种类的支持细胞联合使用，也用于修复 SCI。

（十七）胎盘生长因子

1. 胎盘生长因子（placental growth factor，PGF）的分子特征　PGF 是一种促血管生成蛋白，属于 VEGF 蛋白家族的一员，在妊娠期高度表达，与胎盘功能密切相关。在 1991 年研究人类足月胎盘组织的血管生成潜力时发现了 PGF，因此称为胎盘生长因子。1993 年，人类 PGF 基因在染色体 14q24 上的位置被分离出来。由于人类 PGF 基因编码的交替剪接，PGF 可以以多种异构体存在。已经鉴定出的 PGF 亚型包括 4 种，分别为 131、152、203 和 224 个 AA 组成的 PGF1、PGF2、PGF3 和 PGF4（图 5-18）。PGF1 和 PGF2 被认为是主要的异构体。VEGF-A 和 PGF 都可以以同源二聚体和异源二聚体的形式存在（如 PGF：PGF、PGF：VEGF-A、VEGF-A：VEGF-A），其中 PGF：VEGF-A 异源二聚体的促有丝分裂活性比 VEGF 同源二聚体低 20～50 倍。

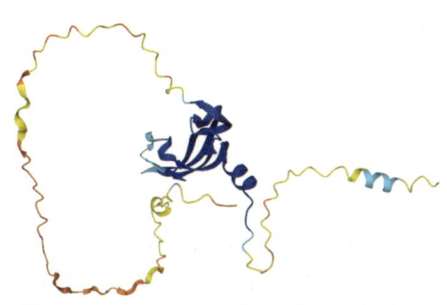

图 5-18　AlphaFold 预测人的 PGF4 的 3D 结构图

2. PGF 的功能和作用机制　VEGF 家族所有成员的作用都是通过结合并激活以下 3 种同源酪氨酸激酶受体之一而产生的，即 VEGFR1、VEGFR2 或 VEGFR3。这些受体都有相似的结构，酪氨酸激酶细胞外的 7 个类免疫球蛋白结构域，通过单个跨膜螺旋连接到细胞内酪氨酸激酶结构域，具有诱导细胞有丝分裂的作用。PGF 通过直接和间接机制发挥其血管生成作用，诱导受体二聚体和磷酸化。

3. PGF 和组织工程　PGF 可促进内皮细胞的生长、胎盘血管的发生和发育以及子宫血管的血管扩张。PGF 可参与单核细胞和巨噬细胞的募集，促进血管生长。PGF 涉及多种生理过程，包括作为单核细胞和内皮祖细胞的催化剂。在小鼠模型中发现，PGF 对于激光诱导脉络膜病理性新生血管的充分表达以及对 VEGFR 抑制剂耐药的肿瘤血管生成至关重要。此外，在啮齿类动物模型中，玻璃体内注射 PGF 可诱导视网膜水肿，反映出对视网膜色素上皮的破坏作用。PGF 是一种多效细胞因子，可刺激内皮细胞生长、迁移和存活，吸引有血管再生能力的巨噬细胞和骨髓祖细胞，在各种疾病中，包括肿瘤生长、缺血和慢性炎症，PGF 有助于血管生成和炎症调节。PGF 可能是一个有吸引力的药物靶点，其抑制剂有望能选择性地抑制病理血管生成，而不影响正常血管的生长或维持，因此与 VEGF/VEGFR 抑制剂相比，具有更少的副作用。

（十八）血小板衍生生长因子

1. 血小板衍生生长因子（platelet-derived growth factor，PDGF）的分子特征　PDGF 在 1974～1976 年被确认为成纤维细胞、平滑肌细胞和胶质细胞的血清生长因子。在 1982 年鉴定出了人类 PDGF 为两种不同多肽链通过二硫键连接的二聚体，分 A 链和 B 链（图 5-19）。在 1986 年从人类胶质瘤 cDNA 文库中分离出了 PDGF-A 核苷酸序列。在哺乳动物中，共有 9 个不同的基因编码 4 个不同的 PDGF 链（PDGF-A、PDGF-B、PDGF-C 和 PDGF-D）。在人类中发现了特有的 PDGF-AB 异源二聚体形式的存在，与同源二聚体具有一些不同的信号特性，其生理意义尚不清楚。

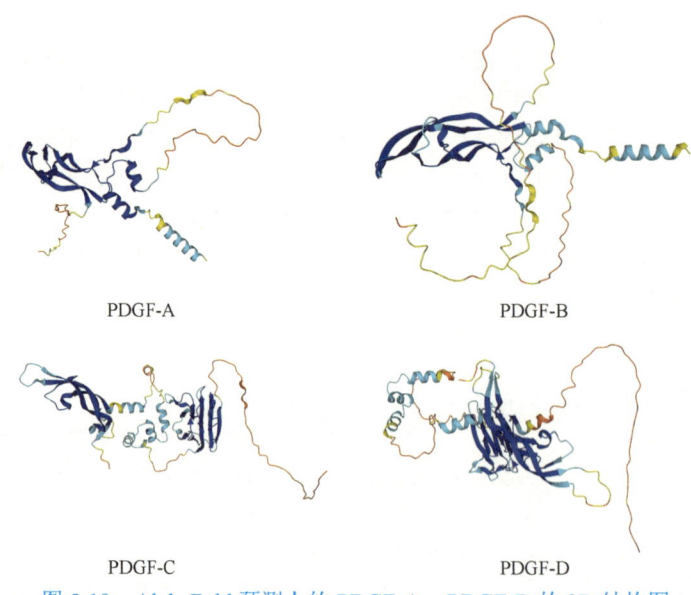

图 5-19　AlphaFold 预测人的 PDGF-A～PDGF-D 的 3D 结构图

2. PDGF 的功能和作用机制　PDGF 受体（platelet-derived growth factor receptor，PDGFR）是Ⅲ类受体酪氨酸激酶，一个具有明确结构和功能特性的独特受体家族。PDGFR 由 α 和 β 亚基组成，配体结合后形成 αα、αβ 或 ββ 二聚体。PDGF-AA 二聚体只激活 PDGFRα，而 PDGF-BB 二聚体可以激活 3 种受体亚型，对 ββ 受体二聚体具有最高的亲和力。最近发现的 PDGF-C 和 PDGF-D 分别与 PDGFRα 和 PDGFRβ 具有更高的亲和力。配体与受体结合诱导酪氨酸残基的二聚化和反式自磷酸化。Src 同源 2 结构域对于结合到 PDGFR 的自磷酸化位点至关重要，因此与 PDGFR 结合的所有分子共享。

3. PDGF 和组织工程　PDGF-AA 蛋白可诱导新的腱细胞产生，并且添加 PDGF 能在抑制纤维化的情况下促进肌腱再生。PDGF-BB 可刺激间充质干细胞，增强血管生成和成骨。PDGF-BB 超表达的间充质干细胞可能是促进急性和慢性炎症情况下成骨的潜在策略。PDGF 具有促进牙周组织再生的能力。重组人 PDGF-BB 对牙周骨缺损的治疗有效。PDGF 是受损胰腺组织再生的主要作用分子。间充质干细胞在糖尿病模型小鼠创面愈合阶段可调节 PDGF 的水平,重塑胰岛 B 细胞再生以控制血糖。改进同轴静电纺丝技术,包裹 PDGF-BB,可以调节血管内皮细胞的增殖,表明经修饰的静电纺丝膜递送 PDGF 可促进血管重建。

(十九) 促血小板生长素

1. 促血小板生长素 (thrombopoietin,TPO) 的分子特征 人的 TPO 是一种含有 353 个 AA 的糖蛋白,由于糖基化,其表观分子质量为 85kDa,大于预测的 38kDa (图 5-20)。结构包括一个信号肽 (21 个 AA) 和成熟 TPO 蛋白质 (332 个 AA)。

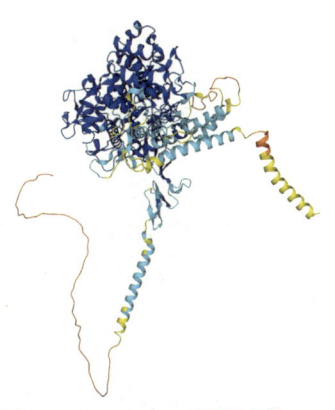

图 5-20 AlphaFold 预测人的 TPO 的 3D 结构图

2. TPO 的功能和作用机制 TPO 主要由肝细胞和肾近端小管细胞产生。TPO 受体是原癌基因血小板生成素受体 (c-mannosylation of thrombopoietin receptor, c-MPL),是一个包含 635 个 AA 的跨膜蛋白,是造血生长因子受体超家族的成员。与 EPO、粒细胞集落刺激因子 (G-CSF)、生长激素和催乳素受体一起,c-MPL 属于单链 I 型细胞因子受体亚家族,通过受体同源二聚体激活信号转导。c-MPL 是 JAK2 依赖和 JAK2 不依赖的信号转导途径。TPO 与 c-MPL 结合可以诱导受体形成同源二聚体和随后的 JAK2 的磷酸化和激活。激活的 JAK2 磷酸化 c-MPL 中的酪氨酸残基和相关的信号酪氨酸激酶和磷酸酶,并触发多种信号通路,其中包括 STAT 途径,主要涉及 JAK2、STAT3 和 STAT5;MAPK 途径,涉及细胞外信号调节激酶 (extracellular signal-regulated kinase, ERK) 和 p38 激酶,以及 PI3K 途径。

3. TPO 和组织工程 TPO 是促进骨髓消融后造血功能增加的关键细胞因子,其转录本可通过多种细胞来源表达。骨髓消融后 TPO 蛋白的主要来源是肝脏而不是骨髓,已发现来自肝脏的全体性 TPO 对于造血干细胞 (hematopoietic stem cell, HSC) 再生和造血恢复是必要的。TPO 的缺失已被发现是肝硬化和部分肝切除术后肝再生过程中血小板减少的原因。TPO 能够增加血小板计数,从而促进部分肝切除术后的肝再生。

(二十) 转化生长因子

1. 转化生长因子 (transforming growth factor, TGF) 的分子特征 TGF 是一种从细胞内分泌到周围环境中的可溶性生长因子,是细胞之间相互调控和联系的主要信号通路,具有调节细胞生长和分化的功能,包括 TGF-β、BMP、活化素 (activin)、抑制素 (inhibin) 和 Nodal 蛋白等。哺乳动物基因组包含了 33 个 TGF-β 相关的多肽。首先,鉴定并分离出了 TGF-α 和 TGF-β。TGF-α 与 EGF 相关并与 EGF 受体结合,而 TGF-β 在结构上与 TGF-α 不同。二者最显著特征是,TGF-β 是一个 25kDa 二聚体。典型的 TGF-β 蛋白可分为 TGF-$β_1$、TGF-$β_2$、和 TGF-$β_3$。所有 TGF-β 家族成员的合成都需先合成前体多肽,由三段组成,即 N 端信号肽 (在蛋白转位到粗面内质网腔时被移除)、前段和 C 端 TGF-β 家族单体多肽 (对于有活性的完全成熟的 TGF-β 家族蛋白为 112 个 AA)。前段的长度为 150~450 个残基,并且在 TGF-β 家族成员中,即使在 3 种 TGF-β 亚型中,序列也不保守。

2. TGF 的功能和作用机制 TGF-β 进一步通过与细胞膜表面特异性受体结合发挥生物效应。TGF-β 的受体被分为 I、II 和 III 型受体,表达于大多数细胞的膜上。具有活性的 TGF-β 是以二聚体的形式结合到 II 型受体上,进而招募 I 型受体组成一个四聚体信号转导复合物。复合物形成后,II 型受体暴露出细胞膜内的磷酸激酶结构域,通过磷酸化的方法修饰 I 型受体使其激活成为具有磷酸激酶活性的蛋白。III 型受体或者内皮素参与 TGF-β 受体复合物的微调,组成更大的受体复合物进而定向调控下游信号。TGF-β 受体复合物通过磷酸激酶活性调控下游信号蛋白的磷酸化,可分为典型信号通路和非典型信号通路两种类型。典型信号通路是 I 型受体,使 SMAD2/3、TGF-β

激酶 1（TGF-β activated kinase 1，TAK1）等蛋白质磷酸化。

3. TGF 和组织工程 TGF-β 信号通路是心肌细胞发育关键的信号通路，调控了心肌细胞的增殖，但 TGF-β 不能诱导成年哺乳动物的心肌细胞增殖。冻干外泌体产品具有潜在的保存 TGF-β 生物活性的能力，可用于加速伤口愈合。TGF-β 家族成员可参与成肌分化的调节，被证明是成肌细胞分化的有效抑制剂。TGF-β₁ 在骨骼肌成肌细胞分化中的作用，表明 TGF-β 可通过改变增殖细胞核抗原（proliferating cell nuclear antigen，PCNA）的细胞定位导致细胞分裂增加和阻止细胞周期退出，从而增加 C2C12 成肌细胞的增殖。除了抑制成肌细胞的分化，TGF-β₁ 也是引起卫星细胞凋亡的因子。TGF-β₁ 信号通路可能成为改善肌肉再生和功能的潜在治疗靶点。TGF-β₁ 不仅能抑制成肌细胞增殖，还能促进纤维化形成。特异性抑制 TGF-β₁ 信号通路可显著提高骨骼肌的修复能力。

（二十一）血管内皮细胞生长因子

1. 血管内皮细胞生长因子（vascular endothelial growth factor，VEGF）的分子特征 在 1989 年，从牛垂体滤泡细胞中纯化了 VEGF。VEGF 的蛋白质 N 端有一个含 26 个 AA 的信号肽，成熟蛋白质含有 165 个 AA。在 1989 年，鉴定出了编码有 121 个 AA 和 189 个 AA 的 VEGF 的克隆，这分别是由于在 116 位缺失了 44 个 AA 和在 116 位插入了 24 个 AA（图 5-21）。VEGF 与 PDGF 的 a 链和 b 链具有 8 个半胱氨酸的保守序列，然而，VEGF 在其 C 端 50 个 AA 中还有 8 个额外的半胱氨酸。目前已经鉴定出来的 VEGF 包括 VEGF-A、VEGF-B、VEGF-C、VEGF-D、VEGF-E（病毒编码）和胎盘生长因子（placental growth factor，PGF）在内的蛋白质。VEGF-C 和 VEGF-D 主要参与淋巴管生成的调节。

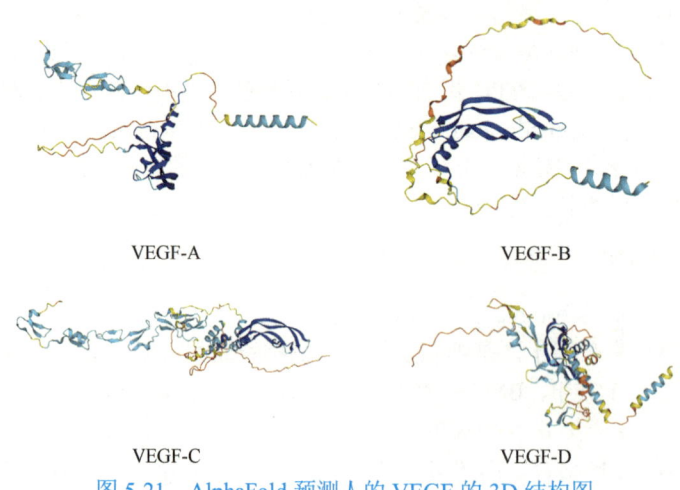

图 5-21 AlphaFold 预测人的 VEGF 的 3D 结构图

2. VEGF 的功能和作用机制 VEGF 受体 2（vascular endothelial growth factor receptor 2，VEGFR2）是 VEGF 的主要信号受体。VEGF-A 可与 VEGFR1 和 VEGFR2 结合，VEGF-B 和 PGF 可与 VEGFR1 结合，VEGF-C 和 VEGF-D 可与 VEGFR3 结合（涉及淋巴管生成），但可在蛋白水解裂解后与 VEGFR2 结合。结合肝素的 VEGF-A 或 PGF 也可以结合神经纤毛蛋白 1（neuropilin 1，NRP-1），这增加了它们与 VEGFR2 的结合亲和力，但这些分子也可以结合 NRP-1，而不依赖于 VEGFR2 的激活。NRP-2 通过与 VEGFR3 的相互作用在调节淋巴管生成中发挥类似的作用。VEGFR2 是促进血管内皮细胞有丝分裂和通透性的主要信号受体。

3. VEGF 和组织工程 成骨细胞来源的 VEGF 对骨发育和出生后的骨稳态至关重要。成骨细胞来源的 VEGF 在修复过程的多个阶段起着关键作用。大鼠脂肪来源的 MSC、VEGF 及其混合物应用于创伤后大鼠背部，并对其促进血管再生的作用进行研究。VEGF 是参与血管生成的主要因子之一，同时也是神经发生的主要因子之一。VEGF165 可刺激原代培养的施万细胞（Schwann cell，SC）迁移，这是促进神经突生长的一个主要过程。

二、细胞营养因子

细胞营养因子也称为神经营养因子（neurotrophic factor，NTF），能够促进神经元存活、控制细胞增殖和分化，是轴突和树突细化所必需的，并可调节突触可塑性。NTF 可以通过逆向、正向、自分泌和非分泌等途径发挥神经营养作用，具有多样性和复杂性，不同 NTF 具有相互交叉但又各自特定的神经营养活性。NTF 包括 NGF、脑源性神经营养因子、神经营养蛋白-3/4、睫状神经营养因子和胶质细胞源性神经营养因子。NTF 研究为治疗阿尔茨海默病（AD）、PD、肌萎缩侧索硬化症等神经系统退行性病变以及外周神经损伤带来了新希望。

（一）胶质细胞源性神经营养因子

1. 胶质细胞源性神经营养因子（glial cell derived neurotrophic factor，GDNF）的分子特征 在 1993 年从大鼠 B49 胶质细胞系中分离出了一种特定的多巴胺能神经营养蛋白，称为"胶质细胞系衍生神经营养因子"，其包含 211 个 AA 序列，在人和小鼠之间具有 93% 的同源性。人 GDNF 前体（pro-GDNF）被加工成一个具有 134 个 AA 的成熟蛋白质（图 5-22），具有 2 个潜在的 N-糖基化位点，以同源二聚体的形式存在。成熟蛋白质包含 7 个保守的半胱氨酸残基，其间距与 TGF-β 超家族成员相似。

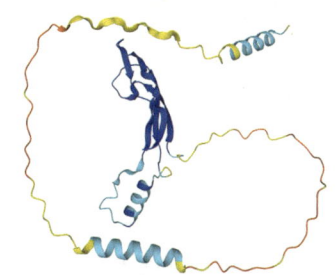

图 5-22 AlphaFold 预测人的 GDNF 前体的 3D 结构图

2. GDNF 的功能和分子机制 GDNF 和 GDNF 家族配体（GDNF family ligand，GFL）使用 RET 原癌基因作为信号受体，但 RET 只能在共受体糖基磷脂酰肌醇链接的 GDNF（GFRα）存在时被激活。GFL 的配体结合特异性依赖于 GFRα 受体蛋白。有 4 种 GFRα 受体蛋白与 GFRα 相互作用，包括 GFRα$_1$、GFRα$_2$、GFRα$_3$ 和 GFRα$_4$。GDNF 能较好地结合 GFRα$_1$，此外使用 GFRα$_1$ 敲除小鼠的研究表明，GDNF 可以通过结合 GFRα$_2$ 发挥作用，但亲和力较低。

3. GDNF 和组织工程 GDNF 是一种被充分研究的神经保护因子，最近被确定为促进小鼠毛囊形成的神经营养因子。GDNF 可以通过指导真皮成纤维细胞的命运来促进毛囊新生和损伤后皮肤再生。在再生能力较弱的动物（如人类）的成纤维细胞中刺激 GDNF 信号通路，可促进皮肤再生、形态发生和无瘢痕伤口愈合。定时 GDNF 基因治疗在腰丛神经损伤模型中能促进轴突再生并改善电生理的恢复，可以在损伤后相对较短的时间内使目标肌肉恢复神经。GDNF 与 SC 移植物联合应用可增强 SCI 后的轴突再生和脱髓鞘。GDNF 在体内可增强再生轴突的数量，并在体外增加 DRG 的神经突生长，这表明 GDNF 对神经元有直接影响，GDNF 给药和 SC 移植的结合可能是促进 SCI 后轴突再生和髓鞘形成的有效策略。BDNF 在损伤牙周组织特别是牙槽骨组织的创面愈合中也起重要作用。

（二）神经鞘胚素

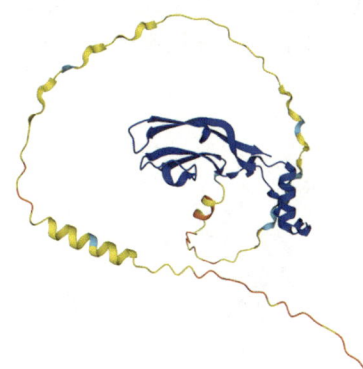

图 5-23 AlphaFold 预测人的 ARTN 的 3D 结构图

1. 神经鞘胚素（artemin，ARTN）的分子特征 ARTN 是 1998 年发现的神经营养因子，属于 GDNF 配体家族，由 113 个 AA 和 7 个保守的半胱氨酸残基组成（图 5-23）。ARTN 的功能是在体外诱导交感神经元的分子迁移和轴突投射，促进交感神经元的存活、增殖和神经突的生长。ARTN 还可作为一种指导因子，负责交感神经纤维与血管的密切联系。

2. ARTN 的功能和分子机制 ARTN 和 GDNF 作用机制类似。

3. ARTN 和组织工程 ARTN 在体内和体外对受损神经元

（包括交感神经元、多巴胺能神经元和螺旋神经节神经元）具有神经营养作用。ARTN/GFRα₃ 可能对成熟哺乳动物视神经再生有价值。

（三）脑源性神经营养因子

1. 脑源性神经营养因子（brain-derived neurotrophic factor，BDNF）的分子特征 BDNF 是一种在中枢神经系统中高表达的神经营养因子，发现于 1982 年。BDNF 先合成的是一种由 247 个 AA 组成的高度保守蛋白质，在内质网合成并折叠成 BDNF 前体（proBDNF），分子质量为 32~35kDa（图 5-24）。转移到高尔基体后，前区的信号序列迅速被切割，并产生异构体 proBDNF（分子质量为 28~32kDa）。proBDNF 被进一步切割，形成成熟 BDNF（mBDNF）（分子质量为 13kDa）。在神经元中，proBDNF 和 mBDNF 在细胞膜去极化后被释放。

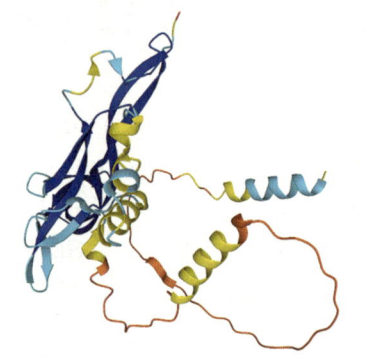

图 5-24 AlphaFold 预测人的 BDNF 前体的 3D 结构图

2. BDNF 的功能和分子机制 proBDNF 和 mBDNF 均具有活性，分别通过 TNF 受体家族成员 p75 神经营养因子受体（p75 neurotrophin receptor，p75NTR）和神经营养因子酪氨酸激酶 B（neurotrophic tyrosine kinase receptor type 2，TRKB）受体发挥相反的作用。在静息状态下，两种受体均位于细胞内囊泡的膜上。cAMP、Ca²⁺ 或电脉冲的刺激启动了它们与细胞膜的转移和融合，proBDNF 的成熟结构域优先与 p75NTR 相互作用，介导产前胎儿大脑中的突触修剪。proBDNF 通过其前结构域还可以与 Sortilin 受体或其他液泡蛋白分选 10 蛋白（vacuolar protein sorting 10 protein，VPS10P）相互作用。因此，proBDNF 与特定受体结合后触发信号通路，通过促进其死亡或存活来决定神经元的命运。proBDNF/p75NTR/Sortilin 结合复合物启动信号级联，导致 c-Jun 氨基端激酶（c-Jun N-terminal kinase，JNK）的活化，该通路可参与神经元凋亡。在脑发育和创伤后恢复过程中检测到了 p75NTR 高水平表达。当 BDNF 的成熟结构域与 p75NTR 结合时，可启动受体结合丝氨酸/苏氨酸激酶 2（receptor interacting serine/threonine kinase 2，RIP2）/TNF 受体协同因子 6（TNF receptor associated factor 6，TRAF6）介导的通路，导致 NF-κB 活化。NF-κB 的激活促进了大脑发育过程中神经元的存活和维持。

3. BDNF 和组织工程 BDNF 在保护红核脊髓束的神经元时特别有效，当用编码 BDNF 的病毒载体在损伤后 18 个月转导这些神经元时，在红核脊髓束中发现细胞数量增加和神经元形态的恢复。BDNF 的神经保护作用可延伸到皮质脊髓运动系统，将分泌 BDNF 的成纤维细胞移植到皮质区域的病变中可以提高脊髓中运动神经元的存活率，但对皮质脊髓束（corticospinal tract，CST）轴突的生长没有帮助。对损伤部位分泌 BDNF 细胞的研究表明，其保护作用可以在远距离发挥作用。2010 年的一项研究发现，将 BDNF 和 NT-3 分泌细胞植入 C₇ 损伤部位（距离细胞体约 10cm）后，对猕猴锥体神经元具有神经保护作用。

（四）神经生长因子

1. 神经生长因子（nerve growth factor，NGF）的分子特征 Levi-Montalcini 和 Stanley Cohen 于 1960 年描述了 NGF 的发现和表征，这项工作在 1986 年被授予诺贝尔生理学或医学奖。NGF 是一组神经营养因子的创始成员。NGF 被合成为预前体，从内质网释放后裂解为 25kDa 的前体，二聚体形成后，这种 50kDa 的 NGF 前体二聚体（proNGF）可以在细胞内被裂解（图 5-25），释放出

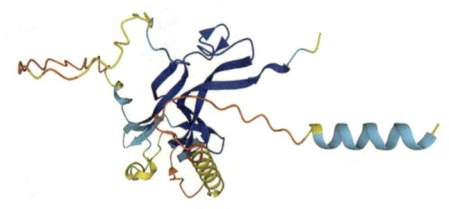

图 5-25 AlphaFold 预测人的 NGF 前体的 3D 结构图

26kDa 的成熟 NGF 二聚体。未加工的 proNGF 也可能被分泌到对 NGF 有反应的细胞中。

2. NGF 的功能和分子机制 NGF 以二聚体的形式与两种相关受体结合，即 TRK 和 p75NTR。在与 NGF 结合后，TRK 会二聚化，在各种酪氨酸残基上自我磷酸化，并开始一系列下游的细胞内信号转导事件，这些信号转导事件可产生多种生理效应。p75NTR 蛋白已被证明是各种 TRK 的辅助受体，可影响结合亲和力。

3. NGF 和组织工程 周围神经损伤（peripheral nerve injury，PNI）是目前医学界尚未解决的难题。将 DNA 水凝胶、VEGF 和 NGF 相结合，构建一种新型的递送系统，利用 X 型和 T 型 DNA 的不同降解速率，实现 VEGF 和 NGF 的双向释放。这项新技术在修复 PNI 方面具有良好的临床应用前景，经过逐步改进，有望广泛应用。在 NGF 的存在下，在体背根入髓区模型显示轴突再生能力增强。

（五）神经营养因子-3/4

1. 神经营养因子-3/4（neurotrophin-3/4，NT-3/4）的分子特征 NT-3/4 是在 1990～1992 年发现的神经营养因子，因其 DNA 序列和 NGF、BDNF 的同源性而被发现。NT 由一个非共价的 13kDa 多肽链二聚体组成。每个原体通过以半胱氨酸结构域排列的 3 个二硫键结合在一起。前神经营养因子（pro-NT）在粗面内质网支持带合成并包装成分泌囊泡。pro-NT 的大小为 210～270 个 AA（图 5-26），然后在分泌囊泡内被蛋白酶以二碱基 AA 分解，产生 118～130 个 AA 的成熟形式。

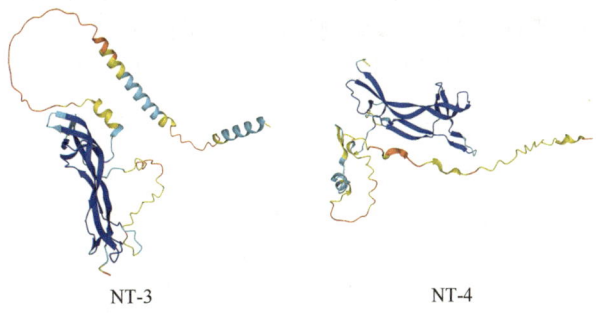

图 5-26 AlphaFold 预测人的 NT-3/4 前体的 3D 结构

2. NT-3/4 的功能和分子机制 NT 和 pro-NT 的活性都是通过结合两种跨膜受体介导的，即 TRK 和 p75NTR 受体。TRK 受体对不同类型的神经营养因子有选择性的亲和力，包括对 NT-4 亲和力较高的 TRKB 和对 NT-3 亲和力较高的 TRKC。此外，NT-3 对 TRKA 和 TRKB 均具有亲和力，但亲和力较低。

3. NT-3/4 和组织工程 NT-3 广泛分布，能够促进交感神经元和感觉神经元的生长，后来的研究发现 NT-3 对其他几组神经元的存活也很重要。移植经改造表达 NT-3 的细胞到病变部位，可使 CST 在急性期和慢性期短距离生长。其他使用病毒载体介导的 NT-3 传递的研究发现，当与神经植入物结合，或注射到脊髓吻侧或肱三头肌时，CST 纤维可再生。NT-3 的另一个优点是不会产生疼痛或痉挛等脱靶效应。NT-3 目前正在临床试验中，作为周围神经病变的治疗方法进行研究，这些疾病通常与慢性疼痛和异源性疼痛有关，这些试验是基于 NT-3 可以防止外周感觉神经轴突退化并改善这些神经元的功能反应而开展的。

三、细胞趋化因子

细胞趋化因子家族是一组由白细胞和各种组织细胞分泌的小分子（8～10kDa）碱性肝素结合蛋白，主要参与白细胞的化学吸引，也涉及其他细胞活动，包括调节血管生成、纤维化、增殖、细胞毒性和凋亡。趋化因子的命名是基于一个保守的氨基端半胱氨酸（cysteine，C）基序的结构。趋化因子家族目前有 4 个分支：CXC、CC、CX3C 和 C（其中 X 是任意 AA）。CC 和 CXC 是两个主要分支，而 CX3C 和 C 各自只有一个代表性，分别由 CX3CL1 和 XCL1 组成。CC 家族是最大的，包括 28 个成员，主要参与将单核细胞吸引到慢性炎症部位，而 CXC 家族包括 17 个成员，主要介导中性粒细胞和单核细胞向急性炎症部位的化学吸引。CXC 趋化因子可根据肽的氨基端是否存在 Glu-Leu-Arg（ELR）AA 基序进一步分类。ELR[+] 模体具有受体结合的特异性。

（一）CXC 亚族

CXC 趋化因子通过 CXC 趋化因子受体（CXC chemokine receptor，CXCR）发挥作用。CXCR1 和 CXCR2 可特异性结合 CXC 趋化因子，这些趋化因子包含氨基端序列 ELR。ELR$^+$ CXC 趋化因子除了具有白细胞趋化特性外，还被证明在血管生成和细胞增殖中具有重要作用。CXCR1 和 CXCR2 在中性粒细胞、单核细胞、CD$_8^+$ T 细胞、上皮细胞和内皮细胞以及肝细胞中表达。CXC 趋化因子受体是七螺旋跨膜 G 蛋白偶联受体（G protein-coupled receptor，GPCR），组成每个受体的单个成分有助于它们独特的相互作用，外界面有助于配体特异性，其他结构域，包括跨膜序列、细胞质环和 C 端结构域，允许受体信号传递和内化。

CXC 趋化因子是肝损伤后炎症级联的重要介质。相对低水平的 CXC 趋化因子诱导与肝修复和再生有关，而高水平的 CXC 趋化因子表达与肝毒性有关。研究发现，ELR$^+$ CXC 趋化因子处理的肝细胞增殖程度与 HGF 诱导的相似。在肝脏缺血再灌注损伤（ischemia-reperfusion injury，I/R）的修复/再生阶段，CXC 趋化因子的功能可从促炎作用转变为直接影响肝细胞增殖或死亡。I/R 损伤后 CXCR2 配体表达的大幅增加可能具有肝毒性和（或）阻碍肝细胞增殖和再生。CXCL1 在结肠炎期间可驱动上皮细胞的分化和再生隐窝的增殖。小鼠临床前研究表明，使用 CCL2、CCL21、CXCL12 和 CXCR4 拮抗剂以及广谱抑制 CC 趋化因子类可改善伤口愈合过程。

（二）CC 亚族

CC 趋化因子基序配体 5（CC chemokine motif ligand 5，CCL5）作为一种专业的催化剂，在各种病理过程中可指导白细胞迁移至炎症病灶位点。CCL5 通过激活下游信号通路，如转录因子 3 的信号传感器和激活器、NF-κB 和 MAPK 通路；CCL5 通过 3 种细胞表面受体，即 CC 趋化因子模体的受体 1、3、5（CCR1、CCR3 和 CCR5），从而产生趋化作用。

CCL5 已被确定为非酒精性脂肪性肝病发展过程中早期纤维化事件所必需的关键调节因子，CCR1 和 CCR5 的拮抗剂 Met-CCL5 拮抗 CCL5 可显著缓解小鼠实验性肝纤维化。CCL5 在巨噬细胞极化中作为一种新的先天免疫调节因子，并阻断 CCL5 信号是治疗非酒精性脂肪性肝病的一种有前途的治疗策略。CXC 趋化因子可直接促进血管生成，是通过促血管生成趋化因子 CXCL1、CXCL2、CXCL3、CXCL5、CXCL6、CXCL7 和 CXCL8 及其受体 CXCR1 和 CXCR2 介导的。此外，CXCR2 敲除小鼠在再上皮化期间表现出中性粒细胞募集减少、角质形成细胞迁移减少、增殖减少和新生血管形成减少。趋化因子也在增殖阶段发挥间接作用，可促进巨噬细胞的募集、分泌生长因子，从而促进血管生成。

四、白细胞介素

白细胞介素（简称白介素）由淋巴细胞、单核细胞或其他非单核细胞产生的细胞因子，在细胞间相互作用、免疫调节、造血，以及在炎症过程中起重要调节作用，凡命名的白细胞介素的 cDNA 基因克隆和表达均已成功，已报道的有三十余种（白细胞介素 1~38，IL-1~IL-38）。

（一）IL-4/13 和心脏再生

IL-4 是由活化的 T 细胞产生的一种 15kDa 的蛋白质。IL-4 作为免疫系统的主要调节因子，对 B 细胞、T 细胞、巨噬细胞、肥大细胞、成纤维细胞和其他细胞均具有多重作用。Th2 型 CD4$^+$ T 细胞产生 IL-4 可作为其典型细胞因子谱的一部分。最近的研究已经确定了 IL-4 在心脏再生动物模型和成年哺乳动物心肌损伤后心脏中的各种作用。

（二）IL-6 和肝脏、骨、神经再生

IL-6 由多种细胞产生，包括巨噬细胞、T 细胞、B 细胞、成纤维细胞和内皮细胞。IL-6 可参与 T 细胞的分化，包括对免疫细胞、非免疫细胞和器官的局部和全身作用。与其他细胞因子（如

IL-2 和 IL-4）相似，IL-6 具有四螺旋束的整体结构。IL-6 已被证明可以调节肝卵圆细胞，而卵圆细胞是来源于肝祖细胞的成体肝干细胞，位于小的终末胆管中。在 IL-6/STAT3 信号通路作用下，肝卵圆细胞增殖以支持肝再生，而 IL-6 的缺失则可限制卵圆细胞增殖而减少肝再生。IL-6 信号通路可促进静止的肝细胞从 G_0 期过渡到 G_1 期和 S 期，使 DNA 合成通过一系列基因的转录上调来启动细胞分裂。鉴于 IL-6 的再生能力，改善信号转导的策略正在评估中。最近的研究还发现，以 IL-6 等促炎性细胞因子为靶点的药物干预除抑制骨和关节破坏外，还可促进骨修复。

成年哺乳动物中枢神经系统的神经元轴突受损后不能自发再生，导致严重和永久性的残疾，如 SCI 后的对侧偏瘫或全瘫。前期研究显示，IL-6 型细胞因子 [CNTF、（白血病抑制因子 (leukemia inhibitory factor, LIF)、IL-6] 能够激活 JAK/STAT3 信号通路。也有使用细胞因子高 IL-6（high IL-6, hIL-6）的，它由 IL-6 蛋白的生物活性部分共价连接到可溶性 IL-6 受体 α 亚基，与天然细胞因子相反，hIL-6 可以直接结合到几乎所有神经元大量表达的信号转导受体亚基糖蛋白 130，因此，hIL-6 与 CNTF 一样有效，而且可更有效地激活细胞因子依赖性信号。在视觉系统中，与损伤前诱导的人第 10 号染色体缺失的磷酸酶及张力蛋白同源的基因（phosphatase and tensin homolog deleted on chromosome ten, PTEN）敲除相比，hIL-6 病毒辅助基因治疗即使只在损伤后应用一次，也能诱导更强健的视神经再生，因此，这种治疗方法是损伤后刺激视神经再生的最有效方法。目前的研究分析了单独或联合 PTEN 敲除的皮质应用腺病毒相关病毒（adeno-associated virus, AAV）超表达 hIL-6 对严重 SCI 后功能恢复的影响。SCI 后一次性单侧注射 AAV hIL-6 到感觉运动皮质，可促进比 PTEN 敲除后更强的轴突再生，从而使双后肢运动恢复。此外，他们还证明了皮质运动神经元向脑干深处的色氨酸能中缝神经元投射侧支，允许 hIL-6 的释放诱导色氨酸能神经元的再生刺激。因此，使用高效分子对位于脑干深处的神经元进行跨神经元刺激可能是一种有前途的策略，以实现受伤或患病的人类中枢神经系统的功能修复。

（三）IL-22 和肾小管、小肠上皮细胞再生

IL-22 属于 IL-10 细胞因子家族，人 IL-22 基因位于染色体 12p15 上 IFN-γ 位点上游约 100 000 个碱基对，由 5 个外显子组成，总长度为 5200 个碱基对。小鼠和大鼠基因分别编码在第 10 和 7 号染色体上，小鼠基因包含 6 个外显子。人类和小鼠分泌的单体 IL-22 蛋白预测长度均为 146 个 AA（79% 的序列同源性）。成熟 IL-22 的表观大小约为 17kDa，因为它增加了多达 3 个 N 端连接的糖基化结构域。IL-22 已被证明可以调节皮肤、黏膜、肝、胸腺和胰腺的再生。IL-22 晚期给药仍能有效促进肾功能恢复，因此可能具有促进肾脏再生的作用。同样在肠道中，IL-22 也参与干细胞存活。IL-22 可能不仅与慢性、急性肾衰竭有关，最近发现 IL-22 调节基因黏蛋白 1（mucin 1, MUC1）的突变是常染色体显性遗传性肾小管间质肾病的原因之一。STAT3 对类器官的形成和 IL-22 介导的再生至关重要。

（四）IL-1 和皮肤再生

IL-1 是一种具有多效性的细胞因子，在感染和应激的免疫反应中起重要作用。IL-1 由两种不同的蛋白质 IL-1α 和 IL-1β 组成，由巨噬细胞、单核细胞和树突状细胞产生。IL-1α 是由其前体蛋白 IL-1α 生成的，该前体蛋白被钙蛋白酶切割为成熟的 17kDa IL-1α 蛋白。促进再生的环境因素在很大程度上是未知的。免疫系统和微生物组被认为在结构修复和再生中发挥作用，但它们之间的确切相互作用尚不清楚。IL-1β 可控制形态发生如皮肤细菌在伤口愈合和伤口诱导的毛囊新生（一种罕见的成人器官发生模型）中的作用，并支持需要重新考虑局部预防性抗生素的常规应用。

（五）IL-2 和肝脏再生

IL-2 是由活化的 T 细胞产生的一种 15~18kDa 的糖基化蛋白，作为 T 细胞的一种自分泌生长因子并支持细胞毒性 T 细胞的发育，也刺激 B 细胞分化和免疫球蛋白分泌。IL-2 可增强单核细胞的细胞毒性，增加巨噬细胞的吞噬和增殖，刺激自然杀伤细胞的增殖和杀伤活性。IL-2 的产生及

其拮抗剂环孢素 A 和他克莫司可对肝再生产生影响，研究发现，环孢素 A 和他克莫司可能通过抑制 IL-2 的产生和 NK 细胞的活性而促进肝细胞增殖。

五、集落刺激因子

集落刺激因子（colony stimulating factor，CSF）因其能在半固体培养条件下刺激单个骨髓祖细胞形成成熟细胞集落而得名，包括巨噬细胞 CSF（macrophage CSF，M-CSF）或 CSF-1；刺激巨噬细胞集落刺激因子（stimulate macrophage CSF，SM-CSF）或 CSF-2；粒细胞-巨噬细胞 CSF（granulocyte-macrophage CSF，GM-CSF）；粒细胞 CSF（granulocyte CSF，G-CSF）或 CSF-3；多能集落刺激因子（multi-CSF，又称 IL-3）。CSF-1 和最近发现的 IL-34 通过 CSF-1 受体（CSF-1R）发出信号，可调节组织巨噬细胞和破骨细胞的发育和维持。在稳定状态下，血液循环和局部表达的 CSF-1 对维持组织巨噬细胞密度起着重要作用。CSF-1 对巨噬细胞的作用主要是营养和抗炎。虽然 GM-CSF 对稳态造血并不重要，但可支持肺泡巨噬细胞的发育和功能。小鼠的基因打靶试验表明 G-CSF 对稳定状态中性粒细胞的产生很重要。CSF-1 在血液循环中很容易检测到，而 IL-34 的表达相当低。血液循环中 GM-CSF 和 G-CSF 在正常情况下几乎检测不到，但在各种炎症和其他刺激下会增加。CSF-1、IL-34、CSF-2 和 CSF-3 在神经系统中具有重要作用。GM-CSF 是一种单体细胞因子，属于 β 共同细胞因子家族，该家族还包括 IL-3 和 IL-5，它们的受体都具有独特的 α 亚单位，与 β 结合作为其信号亚单位。GM-CSF 与 GM-CSF 受体 α 链，在 β 存在的情况下，结合具有高亲和力。G-CSF 是与单一的跨膜蛋白 G-CSF 受体（G-CSFR）结合的单体细胞因子。G-CSF∶G-CSFR 复合物形成一个 2∶2 的化学计量信号单位，其中每个 G-CSF 单体通过细胞因子受体同源模块与一个受体链结合，通过 Ig 结构域与第二个受体结合。下游信号通路是通过 JAK/STAT3、PI3K/Akt 和 MAPK/ERK 通路。

（一）G-CSF

G-CSF 可促进骨再生及血管和成骨祖细胞的动员。全身低剂量 G-CSF 对牵张成骨大鼠模型的骨巩固和 HSC、内皮祖细胞和 MSC 有影响。G-CSF 在牵拉成骨过程中可加速骨再生并调节祖细胞的动员。周围神经缺损常导致神经支配中断，表现为严重的感觉和运动功能障碍。神经损伤的修复在临床上尚未取得满意的疗效。实验表明，G-CSF 可以显著改善神经移位的生态位，促进神经再生。骨骼肌损伤后，中性粒细胞、单核细胞和巨噬细胞浸润损伤区域，随后是来源于肌干细胞的成肌细胞的快速增殖，炎症可触发骨骼肌再生。G-CSFR 和 G-CSF 在孕中期小鼠胚胎的成肌细胞中表达，而在成熟的肌细胞中不表达。G-CSF 对骨骼肌细胞的发育和再生至关重要，并证明了炎症介导的诱导肌肉再生的重要性。G-CSF 单独或与其他细胞因子如干细胞因子联合使用时，可导致梗死心脏中骨髓来源细胞的积累。最近的证据表明，由迁移的骨髓来源细胞介导的旁分泌效应和（或）细胞因子可产生对常驻 G-CSFR 表达细胞的直接效应，促进细胞生存、增殖和分化。

（二）GM-CSF

巨噬细胞在肠道免疫中可发挥核心作用，巨噬细胞的不当活化与炎性肠病（inflammatory bowel disease，IBD）相关。GM-CSF 是 IBD 患者和葡聚糖硫酸钠诱导的结肠炎小鼠肠道巨噬细胞活化的关键调节因子。GM-CSF 介导的 ILC-巨噬细胞交互作用在校准肠道巨噬细胞表型以增强抗菌反应，同时抑制与纤维化和狭窄相关的促修复功能方面起重要作用。子宫内膜损伤可导致薄型子宫内膜和生育力低下，GM-CSF 有助于组织修复，GM-CSF 可能通过激活 PI3K/Akt 信号通路促进子宫内膜再生。GM-CSF 可能是一种有益的治疗 SCI 的选择，其有益作用可能是通过 BDNF 介导的。

六、干　扰　素

1957 年发现了一种保护细胞免受病毒感染的物质，称为干扰素（interferon，IFN）。IFN 代表具有抗病毒活性的蛋白质类，在多种刺激下由细胞分泌。根据 IFN 产生的来源和结构不同，主要分为 3 种类型，即 I 型、II 型和类 IFN 型。I 型 IFN 包含 IFN-α、IFN-β、IFN-δ、IFN-ε、IFN-κ、IFN-ω 和 IFN-τ；II 型 IFN 只包含 IFN-γ。类 IFN 包含 Limitin（只在小鼠中表达）、IL-28A、IL-28B 和 IL-29。IFN-α、IFN-β、IFN-ε、IFN-κ、IFN-ω、IL-28A、IL-28B 和 IL-29 在人类中表达，IFN-δ、IFN-τ 和 Limitin 不在人类中表达。I 型 IFN 是机体抵御病毒感染的天然免疫系统的主要组成部分，在病毒攻击下可诱导其表达，而 Toll 样受体在 IFN 表达中起重要作用。

IFN 和类 IFN 通过 JAK/STAT 通路发出信号。IFN 受体 I 型干扰素包含两个链：IFN-αR1 和 IFN-αR2c。IFN-α、IFN-β、IFN-δ、IFN-ε、IFN-κ、IFN-ω、IFN-τ 和 Limitin 通过 I 型受体 Limitin 信号链 IFN-αR1 和 IFN-αR2c 起作用。类 IFN 样分子 IL-28A、IL-28B、IL-29 使用不同的受体组成复杂 IL-10R2 和 IL-28R1。所有的 I 型干扰素以及 IL-28A、IL-28B、IL-29 和 Limitin 激活 STAT1、STAT2、酪氨酸激酶 2 和 Janus 激酶 1（janus kinase 1，JAK1）。IFN-γ 的结合受体是 IFN-γR1 和 IFN-γR2，激活 JAK1、JAK2 和 STAT1，进而诱导启动子中含有 γ-活化序列的基因。

IFN 和组织工程：I 型 IFN 信号在调节皮肤损伤后炎症反应中发挥重要作用。IFN-κ 可驱动狼疮和银屑病的皮肤炎症，提示 IFN 可能是改善糖尿病创面修复的一个可行的治疗靶点。IFN-α 和 IFN-β 是抗病毒免疫的中枢调节因子。IFN 能持续激活人和小鼠足细胞和上皮细胞，使其表达大量 IFN 刺激的基因，它们通过促进足细胞丢失和抑制局部祖细胞再生来促进肾小球硬化，在给药前用 IFN-γ 处理 hMSC 可增强这些免疫调节特性，但离体治疗限制了该疗法的广泛适用性。一种可注射的人工合成水凝胶含有重组 IFN-γ，可激活包裹的 hMSC，以提高其免疫调节功能，并避免了对离体操作的需求。在免疫抑制和免疫正常小鼠中，用含有 IFN-γ 的水凝胶包裹的 hMSC 加速了结肠黏膜伤口的愈合。这种允许 hMSC 与 IFN-γ 结合的新方法可能会增强以 hMSC 为基础的治疗的临床转化和疗效。基于干细胞的再生医学是一种很有前景的组织重建方法。促炎 T 细胞可抑制外源性添加的 BMSC 介导骨修复的能力。一些体外证据表明，IFN-γ 在血管生成和胶原沉积中的潜在作用是伤口愈合过程中的两个关键步骤。利用野生型和 IFN-γ KO 小鼠研究 IFN-γ 在皮肤伤口愈合过程中的作用，发现 IFN-γ KO 小鼠的伤口愈合速度更快，表现为伤口快速闭合和肉芽组织形成。

七、肿瘤坏死因子

肿瘤坏死因子（tumor necrosis factor，TNF）是典型的促炎性细胞因子，在宿主防御和炎症反应中起核心作用，但在某些情况下也触发细胞死亡和组织变性。TNF-α 是在 1984～1985 年被分离和克隆出来的，是一个大的配体超家族，并保持着在生物医学研究领域中研究最深入的分子之一的地位。TNF 主要是一种固有免疫防御分子，在细胞、组织和生物体水平维持内环境稳态中发挥着重要作用。对小鼠的研究表明，TNF 不是正常发育所必需的，但对适当的淋巴器官、组织和功能以及对病原体的宿主防御反应是必需的。TNF 主要由活化的巨噬细胞和单核细胞以及许多其他类型的细胞对刺激作出反应后迅速产生，并协调炎症反应，而炎症反应对于成功的先天免疫应答至关重要。TNF 的强效促炎特性要求其产生和活性受到严格的时间和空间控制。

TNF 的多效性反映了其复杂的信号机制。TNF 以两种生物活性形式产生：跨膜 TNF（transmembrane TNF，tmTNF）和可溶性 TNF（soluble TNF，solTNF），前者通过细胞间接触发挥作用，后者通过 TNF-α 转换酶调节 tmTNF 裂解后释放。研究表明，tmTNF 和 solTNF 具有不同的功能，tmTNF 介导了一部分有益的 TNF 活性，而缺乏 solTNF 的全身性炎症作用。在细胞内 TNF 信号水平还存在其他复杂层。TNF 信号通过两种不同的细胞表面高亲和力受体，即 TNFR1（CD120a，55kDa，由 TNFRSF1A 编码）和 TNFR2（CD120b，75kDa，由 TNFRSF1B 编码），是

TNFR 超家族的创始成员。tmTNF 有效地通过 TNFR1 和 TNFR2 发出信号，而 solTNF 选择性地通过 TNFR1 发出信号，使 tmTNF 成为主要的 TNFR2 配体。TNFR1 广泛存在并组成性表达，具有高度复杂的信号通路。简而言之，TNFR1 的参与导致 TNFR1 相关死亡结构域蛋白（TNF death domain，TRADD）的募集，TRADD 作为各种信号复合体的平台，参与两种截然相反的结局，细胞存活与死亡。TNFR1 是死亡受体家族的成员之一，因为它具有细胞内的死亡结构域序列，并且可以通过同型死亡结构域相互作用将 FAS 相关死亡结构域蛋白和 caspase 8 募集到 TRADD，从而诱导致敏细胞凋亡。TNFR1 对大多数细胞没有细胞毒性，并通过形成膜相关蛋白复合物诱导直接促炎信号转导。

TNF 和组织工程：炎症通过受损细胞移除和干细胞激活来协调组织再生。HSC 在杀死其他血细胞的炎症应激下存活下来，TNF-α 介导了 HSC 特有的促生存机制，TNF-α 作为 HSC 的主要促生存和促再生因子。表皮再生依赖于皮肤干细胞的存在，但在表皮再生过程中，损伤后的毛囊（hair follicle，HF）几乎无法再生，巨噬细胞 TNF-α 诱导 Lgr5$^+$ 干细胞的 Akt/β-catenin 信号通路在促进 HF 循环和损伤后新生中起着至关重要的作用。SCI 会导致非再生哺乳动物固有免疫细胞的大量反应，抑制炎症可减少和促进炎症可加速 SCI 斑马鱼幼鱼的轴突再生。巨噬细胞对物种截肢后的附属器再生至关重要，巨噬细胞亚群平衡为斑马鱼的初级再生提供了准确的 TNF-α 信号。IL-1 和 TNF-α 在创面修复过程中一直存在，TNF-α 对中年女性创面修复有影响，表现为棘层增厚和 IL-1 超表达，但对细胞凋亡无影响。萎缩性骨不连的治疗，尤其是长骨的萎缩性骨不连，由于手术干预后的高翻修率和失败率，是骨科手术中具有挑战性的问题。之前的研究观察到了延长的炎症反应与上调的 TNF-α 水平和骨吸收，以及依那西普靶向 TNF-α 治疗对萎缩性骨不连形成的骨再生的有益作用。神经损伤后需手术治疗。管状假体可以引导轴突生长，在这些假体内插入物质可以促进神经再生，使其成为目前神经修复的标准工具。纤维蛋白胶与合成的 TNF 模拟作用肽结合后诱导了更大的轴突再生和髓鞘再生。

八、激　素

激素是人或动物的内分泌器官直接分泌到血液中的物质，对身体有特殊的效应。激素的协调作用是维持器官代谢与功能的必要因子。从化学性质维度，可以把激素分为酚类衍生物，如肾上腺素、甲状腺激素等；多肽或蛋白质类，如垂体激素释放因子、垂体激素、胰岛素、胰高血糖素、降钙素、甲状旁腺激素等；类固醇化合物，如雄激素、雌激素、肾上腺皮质激素等。很多激素和器官发育与再生密切相关。

（一）甲状腺激素和心脏再生

研究发现，甲状腺激素（thyroid hormone，TH）信号的失活降低了小鼠心肌细胞的多倍体化，延迟了细胞周期的退出，并保留了成年心脏的再生潜能；相反，外源性 TH 抑制了斑马鱼心脏再生。成年哺乳动物心脏再生能力的丧失可能是由 TH 增加引发的，是恒温动物发育的一种权衡。

（二）甲状旁腺激素和骨再生

甲状旁腺激素（parathyroid hormone，PTH）是体内钙稳态的关键调节因子，在骨代谢中发挥着重要作用。目前，PTH 已被 FDA 批准用于骨质疏松症的合成代谢治疗。甲状旁腺激素对骨的合成代谢作用使其广泛应用于骨再生的研究。大量动物模型研究表明，每日 1 次注射 PTH 可促进骨折愈合。同样，在一项人类病理研究中，尽管尝试了内固定、外固定、自体移植联合 BMP7 等治疗，骨不连仍持续存在，直至使用 PTH，解决了骨不连的问题。使用生物材料支架局部输送甲状旁腺激素到缺损部位也被证明可以改善狗的牙种植体周围的骨形成和愈合以及绵羊的牙钻缺损。PTH 是一种治疗骨质疏松症的合成代谢剂。甲状旁腺激素在老年大鼠中可早期促进新骨形成、血管生成和种植体骨整合。此外，PTH 通过内皮细胞迁移和体外血管形成可直接促进血管生成。同时，PTH通过分泌血管生成因子和成骨生长因子可诱导早期血管化，间接刺激BMSC的迁移或分化，刺激更多破骨细胞参与骨重塑。这些结果表明，PTH调节血管生成和成骨微环境，从而导致更活跃的骨重塑和新骨形成的机制，使其成为老年人群快速血管化骨再生和植入骨整合的极好的潜在治疗药物。PTH还能够诱导大鼠肌腱中软骨形成，移植PTH处理的肌腱可促进半月板再生。注射PTH的自体肌腱移植半月板可能是通过刺激肌腱来源细胞的成软骨分化来促进半月板再生和阻止软骨退变的进展。

（三）生长激素释放激素和神经再生

缺血性卒中可诱导神经发生，然而，大多数卒中产生的新生神经元不能存活。MR-409是生长激素释放激素（growth hormone-releasing hormone，GHRH）的一种有效的合成激动剂类似物，已被证明可以通过促进细胞增殖和存活来保护某些危及生命的病理状况。长期皮下注射MR-409（每只每天5~10μg）可显著降低短暂性大脑中动脉闭塞（transient middle cerebral artery occlusion，tMCAO）手术小鼠的死亡率、缺血损伤和海马萎缩，并促进神经功能恢复。

第二节 物理因子和组织工程

随着再生医学的新兴概念不断地从基础研究转化到临床应用，利用物理因子中的磁、光、电和声对细胞或生物材料进行远程的调控也越来越多地用于组织刺激和再生疗法。物理因子具有独特的非介入的优势，不仅提供了多种医学检验方法，也为组织工程提供了更多的操控选择。本节介绍物理因子在组织工程中的应用方法和研究进展。

一、磁因子

磁场越来越多地被应用于远程的、非接触的操作细胞和生物材料，已广泛应用于再生医学。磁场可以直接作用于生物系统，也可以将磁性材料与磁性标记的细胞结合，以获得精确靶向的治疗效果。在再生医学的应用中，磁场比其他使用声波、电能或光能的远程操作策略具有更明显的优势。磁场通常与磁性材料一起使用，但也被用作组织再生或生物构造的独立刺激。磁场已被用于支持器官的生理功能、将细胞和治疗颗粒归巢到体内靶点、开发药物和疾病筛选系统、刺激体内外组织以及制造仿生组织。研究磁场产生背后的原理及其与无机（如磁性纳米颗粒）和有机（如细胞）材料的相互作用可以在未来开发有效的再生医学策略。

静态或动态磁场已应用于各种疾病的治疗。干细胞在静磁场下的分化是一个被广泛关注的研究领域。使用静态磁场可促进骨髓来源的基质细胞分化为成软骨。高磁通密度可诱导巨噬细胞极化。将人类诱导性多能干细胞来源的心肌细胞与磁性纳米颗粒（magnetic nanoparticle，MNP）加载，并使用外部钕磁铁240mT组织细胞，从而形成了心脏组织，该结构显示有肌动蛋白条纹的收缩性。使用从脂肪干细胞中分离出来的MNP负载的肌腱调节素阳性细胞能够组装肌腱再生的细胞片，斑块表现为各向异性的胶原肌腱样基质组织。在胶原蛋白中加入$Fe_3O_4 \cdot MNP$，然后在静磁场（300mT）下进行电化学沉积，能够形成排列的胶原纳米纤维，使骨髓来源间充质干细胞的生长、排列和成骨分化，细胞表现出各向异性排列和自发电活性与钙信号。在聚纤维中掺杂超顺磁性氧化铁纳米颗粒标志，然后离心静电纺丝和施胶，制成短纤维，短纤维随后与嗅觉外间充质干细胞在藻酸盐水凝胶中磁性排列，可促进神经分化。然而，大多数研究仍然局限于学术领域。在生物制造的组织中产生了所需的治疗效果或在体内实现传递后，清除MNP对于防止基因表达和相关下游带来的后果也是很重要的。

二、光因子

红外辐射是波长在760~100 000nm的电磁辐射。红外分为不同的波段，包括近红外

(0.78~3.0μm)、中红外（3.0~50.0μm）和远红外（50.0~1000.0μm）（定义参考标准 ISO 20 473：2007）。多项研究报道，红外可以促进皮肤伤口的愈合，缓解类风湿关节炎、强直性脊柱炎的疼痛、僵硬、疲劳，增强光动力疗法，治疗眼科、神经系统和精神疾病，刺激间充质和心脏干细胞的增殖。特别是光遗传学的出现，促进了光因子在再生医学中的应用。光遗传学是结合光学和遗传学实现对生物体高精度操控的一种强大技术。目前已在 SCI、脑卒中和 PD 等动物模型中进行神经再生的研究。光刺激诱发的神经元活动，可促进新的微环路形成、促进释放神经营养因子等，最终促进神经功能的改善。光遗传学具有光毒性和光感蛋白过度表达的潜在局限性、安全性问题，以及基因和光传送的问题是目前限制其在再生医疗中应用的主要障碍，迄今为止仅限于在视网膜医疗中有所使用，在其他方面的应用仍需继续探索。光遗传学在再生医学中具有广阔的应用前景。

三、电 因 子

电场和电磁场在细胞分化、迁移、黏附，甚至伤口愈合方面发挥着重要作用。内源性电场存在于所有发育和再生的动物组织中，因此关键的通信通路可以通过外源性电刺激操纵细胞膜中的离子电导来调节。当细胞暴露在电场下时，细胞膜上的跨膜电位会发生变化，从而引起细胞内的生化和生理变化。在细胞质或细胞外空间的液体等溶液中，由带电离子携带跨质膜的离子运输，通过影响膜电位和电压敏感离子通道，并通过调节细胞质 Ca^{2+} 和 H^+ 浓度诱导局部体积变化，可促进细胞运动。

（一）电因子和神经再生

短暂的（1h）低频（20Hz）电刺激能加速神经切断和显微外科修复后的轴突再生，进而促进功能恢复。研究者做了电刺激和日常锻炼的疗效比较，发现了成功促进轴突再生所需的电刺激方案，这为患者的治疗提供了理论基础。虽然电刺激会导致明显的错误导向，使再生的运动轴突重新支配不同的肌肉靶点，但所遇到的神经肌肉特异性的丧失对最终的功能恢复只有很小的影响。电刺激是很有前景的周围神经损伤的实验性治疗方法，已经准备好转化为临床使用。研究发现，在神经康复过程中应用时空硬膜外电刺激（epidural electrical stimulation，EES）靶向腰椎脊髓，已恢复了 9 名慢性脊髓损伤（spinal cord injury，SCI）患者的行走能力，通过单细胞测序确定了依赖于电刺激的神经元亚群功能恢复，是瘫痪后恢复行走所必需的。振荡电刺激可促进大鼠轴突再生、抑制胶质瘢痕中的星形胶质细胞增生和线性排列等，从而促进 SCI 后的神经再生与修复。

（二）电因子和伤口愈合

生物电的存在可以通过加速关键细胞的迁移来加速创面愈合过程。在此基础上，研究者们深入研究了外源性电刺激对创面愈合的影响，并取得了一些较好的效果。

（三）电因子和细胞迁移

细胞具有电趋向性，并且相对于直流电可按特定的方向定向迁移。据报道，电刺激可增强暴露 6d 后的半月板细胞迁移和整合性组织修复。电场也被报道可以直接诱导人诱导性多能干细胞，这被认为是胚胎干细胞的一个极好的替代。电场能够引导人诱导性多能干细胞到达目标。使用电场强度范围为 30~200mV/mm² 的电场，持续 3~8h，能够引导人诱导性多能干细胞迁移至阳极。10~600mV/mm² 的交流电场可促进骨髓来源的间充质干细胞向阳极迁移，这种定向迁移有益于细胞移植在组织工程中的应用。

（四）电因子和骨再生

压电刺激在可控骨再生中起着重要作用。骨中的压电性胶原蛋白在应力作用下也会产生流动电位，导致水力渗透性降低，刚度增大。除了压电效应外，直接电刺激也可以改善硬组织的生物反应。压电生物陶瓷和压电生物聚合物中的应力诱导电位可增强骨代谢。大鼠日常活动期间植入压电支架产生的应力电势，在牵拉大鼠腿时，应变植入压电支架输出的电流峰值为 6mA，电压峰值为 6mV。因此，可以认为压电支架植入损伤部位，在生理负荷下可产生电势。这样可进一步刺激成骨细胞活动，从而促进受伤区域的骨再生。

四、声因子

低强度脉冲超声（low-intensity pulsed ultrasound，LIPUS）能够加速人类骨折修复过程。美国于 1994 年批准了用于加速某些新骨折愈合的 LIPUS，其之后逐渐在世界各地也获得推广。LIPUS 对未愈合骨折的治疗效果良好，治愈率约为 85%。LIPUS 已经在临床上使用了 20 多年，在此期间，研究人员和临床医师对成功的关键点进行了评估。总的来说，767 例骨折的治愈率为 86.2%，队列中有 98 例患者的骨折时间大于 5 年，这些骨折的治愈率为 82.7%。少数患者骨折时间大于 10 年，其中 63.2% 的骨折经 LIPUS 治疗后愈合。这些数据表明，LIPUS 能积极影响慢性骨不连骨折的愈合。

第三节 化学因子和组织工程

一、生物活性离子刺激组织再生

生物活性离子包括钙离子（calcium ion，Ca^{2+}）、镁离子（magnesium ion，Mg^{2+}）、锂离子（lithium ion，Li^+）等。越来越多的研究发现，生物活性离子从生物材料中释放或者通过制剂传送到损伤部位，具有刺激细胞增生和促进组织修复的功能。本节将介绍生物活性离子在组织工程中的应用。

Ca^{2+} 被证明在伤口愈合过程中能指导不同类型细胞的细胞功能。伤口诱导的钙离子传播对角质形成细胞的迁移至关重要。合适的 Ca^{2+} 浓度对于促进表皮细胞在体内的增殖和迁移是极其关键的，可能是促进再上皮化过程和伤口愈合的关键因素。Ca^{2+} 是骨骼中存在的主要矿物质，能增强骨骼强度，并作为储存库保持血钙水平在生理范围内。维生素 D 具有调节肠道钙吸收、肾脏钙重吸收和骨重塑的功能，是钙稳态的关键控制者。钙和维生素 D 缺乏都可通过增加骨吸收、促进骨丢失，以维持血钙浓度。

Mg^{2+} 是人体内含量第四多的阳离子元素，参与了 300 多种已知的细胞酶反应。欧洲在 20 世纪初期已经在骨科手术上试验了镁相关材料。镁及其合金具有良好的生物可吸收、骨传导和抗菌性能，在口腔骨再生领域具有良好的应用前景。Mg^{2+} 可吸收种植体，在骨科和正颌外科领域的临床评价表明其具有有效性和安全性。此外，镁对神经元的生存和功能也至关重要，Mg^{2+} 参与膜磷脂的形成、信号转导、髓鞘和突触的形成，并调节多巴胺和血清素等神经递质的传递。许多研究表明，镁可以促进轴突生长和神经干细胞增殖，调节炎症反应，进而抑制凋亡。因此，镁在维持神经系统健康方面起着至关重要的作用。基于镁对神经系统的保护作用，近年来镁开始应用于周围神经损伤的治疗，相关研究发展迅速。

大量研究表明，Li^+ 也具有神经保护、诱导神经营养因子分泌、神经发生等功能。经 Li^+ 治疗后，大鼠 SCI 后的炎症反应、氧化应激以及细胞凋亡程度均降低，表明 Li^+ 具有神经保护作用。

二、小分子化合物在细胞重编程中的应用

细胞的特性是在发育过程中建立的，以获得和维持体细胞的特殊细胞功能。细胞重编程可以操纵细胞的特性，从而产生所需的细胞类型，为疾病建模、药物发现和再生医学提供广泛应用。已有研究证明了化学刺激可以通过简单的小分子处理将小鼠体细胞重编程为多能干细胞。这种化学重编程方法协同靶向细胞信号通路和表观遗传修饰因子，无须基因操作，在药理学和治疗策略

领域具有优势。小分子可以有效地将人类体细胞重编程为人胚胎干细胞，以及在分子和功能上和胚胎干细胞等效的多潜能干细胞。这为制造临床级患者特异性多潜能干细胞提供了一种新的方法。由于多潜能干细胞的诱导过程是体细胞的再生，该方法有可能重新启动体细胞的再生潜能并应用在衰老相关的疾病预防和治疗中。此项研究为人类细胞可塑性的调控提供了机制的见解，并促进了化学因子在细胞重编程中的应用和发展。

第四节　多因子联合应用

一、生长因子和水凝胶的联合应用

成人的 SCI 后轴突再生能力有限，有 3 个至关重要因素可调控轴突生长，包括神经元固有生长能力、生长支持基质和引导信号。成年哺乳动物几乎缺乏这 3 个因素，导致损伤后的轴突难以再生。因此，需要把这些因素结合起来，刺激成年哺乳动物在 SCI 病灶中轴突的强力再生。加州大学洛杉矶分校大脑研究所研究团队使用腺相关病毒载体表达骨桥蛋白、IGF1 和 CNTF 在 SCI 损伤前端能够激活成熟神经元的轴突再生能力；使用 FGF2 和 EGF 能够诱导轴突生长信号的激活；使用合成水凝胶的生物材料，从 SCI 损伤后端依次放置的生物材料中传递，通过空间和时间控制释放 BDNF，定向引导轴突生长。在小鼠和大鼠的实验中发现，联合提供这 3 种机制，使再生轴突通过星形胶质细胞瘢痕边界和非神经组织损伤核心，其再生能力是对照组的 100 倍以上。受刺激、支持和信号引导的脊髓轴突在病变中心外重新长出完整的脊髓节段，很好地进入到未损伤的神经组织中，形成终端状神经网络重建，并显著恢复了病变区域的电生理传导能力。因此，克服成年人 SCI 后轴突再生，需要几个促进轴突生长的基本机制组合应用。这些发现为完全性 SCI 修复策略确定了一种可行的方案，旨在重建神经回路功能。

二、化学因子和生物因子的联合应用

研究表明，通过生物因子联合小分子化合物，可以将人类和小鼠的星形胶质细胞转化为不同种类的神经元，这些神经元无法增殖并形成类似神经系统结构的神经类器官，在组织工程中具有潜在的应用价值。复旦大学研究团队利用 Op53-CSBRY 的方法诱导星形胶质细胞在体外发育为神经类器官。Op53-CSBRY 在人源星形胶质细胞中超表达 Oct4（O）、抑制 p53，以及添加小分子化合物 CHIR99021（C）、SB431542（SB）、RepSox（R）和 Y27632（Y）。生成类器官后，再添加 FGF2、SAG 和 BMP 等因子，激活脊髓发育相关信号通路，形成具有脊髓背侧和腹侧神经元功能的脊髓类器官。将脊髓类器官移植给 SCI 的小鼠后，类器官可存活并分化为脊髓神经元，并与宿主神经元形成突触，从而改善小鼠的运动功能。这一研究成果为今后直接在体内重编程内源性胶质细胞以修复神经损伤打下了坚实的基础。

三、生物因子和细胞移植的联合应用

已有临床试验证明，将人腹侧中脑的多巴胺（dopamine，DA）祖细胞移植到 PD 患者去神经的纹状体中，可以实现结构整合，恢复 DA 传输功能，缓解运动症状。然而，移植细胞中 DA 神经元的总体比例仍然很低，移植期间和移植后存活率低。在 PD 的临床前和临床研究中，GDNF 被确定为在体外培养 DA 神经元的生存和可塑性中起作用，已被证明可以增加 DA 神经元的生存、可塑性和代谢。重组 GDNF 蛋白也被用于促进移植前胚胎供体制剂中 DA 祖细胞的存活。澳大利亚弗洛里神经科学和心理健康研究所研究团队使用小分子药物 Y27632（ROCK 抑制剂）、LDN193189 和 SB431542（SMAD 抑制剂）等，联合 BDNF、GDNF、TGF-β_3 等生长因子，将诱导人胚胎干细胞转变为 DA 祖细胞。他们发现 GDNF 对于 DA 祖细胞的存活、可塑性和功能整合有显著影响。利用重组腺相关病毒载体在去神经支配的宿主纹状体中超表达 GDNF，促进了移

植的 DA 祖细胞的生存。相比之下，DA 祖细胞植入后几周再增加 GDNF 对生存没有影响，但对 DA 神经元的成熟、DA 相关靶点的神经网络重建及功能恢复有积极影响。随着诱导人的多潜能干细胞疗法快速发展、逐步走向临床，这些发现对于促进人多潜能干细胞衍生的 DA 干细胞的生存、可塑性、整合以及功能恢复具有重要意义。

第五节 结论与展望

组织工程基本要素因子在组织工程中具有广泛的应用潜力，已取得大量的、有益于组织再生的临床前实验数据，部分因子在临床上已经得到了广泛应用。单独的因子使用能够起到一定的促进组织再生的作用，但是难以达到组织完全修复的效果，因此，基本要素因子一般需要联合细胞、材料、基质等组织工程元素，以期达到最佳的修复效果。组织工程基本要素因子的使用也面临着很多的问题，如促进细胞增殖的因子也可能引发肿瘤；物理和化学因子如何定点传送到体内靶向器官等。这些问题尚需要更多的临床前研究加以解决。总之，组织工程基本要素因子在再生医学中的应用具有广阔的前景，是组织修复必要的因素之一。

第六章 组织工程基本要素——细胞外基质

细胞外基质（extracellular matrix，ECM），又称胞外基质，是存在于所有组织和器官中的非细胞成分，分布于细胞表面或细胞与细胞之间，为细胞提供必要的结构和物理支持。细胞外基质是一种高度动态的复杂网络结构，可以调节其所环绕细胞的活性和功能以及细胞与细胞之间的相互作用。细胞外基质除了具有连接组织结构的生理作用外，还具有促进细胞的存活和增殖以及诱导细胞的分化等生物学功能，并在信号转导等方面均有重要作用。值得一提的是，细胞外基质的动态三维网络在各种生理和病理条件下不断重塑，表明细胞外基质对于机体正常生理状态的维持以及受损组织和器官的再生修复均起到重要作用。

应用生命科学和工程学的原理和方法，通过结合生物科学、材料科学和工程学等原理构建组织工程化移植物，将其作为人体组织和器官的生物替代物进行移植，可以不受来源、免疫排斥反应和伦理道德等的限制，在再生医学领域中具有良好的应用前景。

组织工程学将组织视为细胞与其分泌至细胞外的细胞外基质共同构成的复合物。近年来，生物材料领域蓬勃发展，为组织工程技术的创新突破以及组织工程材料在再生医学领域的临床应用提供了坚实基础和重要支撑。对组织工程支架材料尤其是生物可降解材料的研究表明，理想的组织工程支架材料需要具有特定的结构、力学强度、机械特性以及物理、化学和生物特性。支架材料需要具有相当的形状和结构稳定性、与缺损组织或器官接近的内在力学性能、良好的生物相容性、体内可控的生物降解速率、无免疫原性或低免疫原性，且需要包含能够影响细胞功能尤其是促进细胞再生的生物物理线索，能够塑造良好的再生微环境。值得注意的是，诸多常应用于制备组织工程支架的天然生物材料，如胶原蛋白（collagen）、弹性蛋白（elastin）、层粘连蛋白（laminin）、纤连蛋白（fibronectin）等，均为细胞外基质的主要成分。新近研究进一步表明，细胞外基质本身可以作为组织和器官再生的生物材料支架。对组织和器官或所培养细胞经过脱细胞处理所获得的细胞外基质具有与天然组织和器官高度相似的表征，其独特的理化特性可以诱导内源细胞的迁入，并可以调节迁入细胞的活性。因此，使用细胞外基质作为诱导性材料或修饰材料用于组织和器官再生移植物的支架，可以创造利于再生的微环境，促进组织的特异性重构。细胞外基质或结合细胞外基质的组织工程产品可以诱导多种组织和器官的再生和功能重建，在再生医学领域中具有极大的临床应用和发展前景。

第一节 细胞外基质的功能和主要组分

细胞外基质作为组织中的非细胞成分，可以进一步分为间质基质和基膜（basement membrane）。间质基质主要由多糖和纤维蛋白所组成，位于细胞间隙内，主要起到填充的作用。基膜则是一种薄的非细胞结构成分，主要起到分隔上皮组织、间皮组织和内皮组织等外层组织与底层结缔组织的作用。

一、细胞外基质的功能

细胞外基质主要由细胞所分泌至细胞外的蛋白质和多糖大分子等构成，是细胞赖以生存的微环境。细胞外基质独特的结构可为其周围细胞提供机械性支持和适宜的场所，有助于维持组织和器官结构的稳定性。除提供必要的结构信息外，细胞外基质与细胞表面受体结合，通过与细胞表面受体的相互作用向胞质内的分子传递信号，可启动一系列分子信号的级联反应，调控细胞的增殖、迁移、黏附等行为。细胞外基质通过生物信号的传递，影响细胞核内多种基因的表达，并可以影响编码细胞外基质基因的表达变化，从而进一步介导细胞外基质的组分变化。此外，细胞外基质中还包含有多种生物活性分子，这些生物活性分子参与调节细胞的活性和行为，为细胞的存活、生长、增殖、迁移、黏附和分化等生物学过程提供了重要的信息，在组织形态的发生、器官胚胎的发育、创伤的修复和再生以及细胞的衰老和病变等病理和生理学过程中发挥了关键作用。

在生理状态下，细胞外基质参与维持机体内部环境，适应外部环境并通过细胞外基质与细胞微丝系统之间的物理连接将外部信号动态传递给细胞，使得细胞得以感知外界环境变化并作出相应反应。在病理条件下，细胞外基质的合成和代谢平衡被打破，细胞外基质组分的大量堆积或降解引起细胞外基质物理硬度的变化，造成细胞形态、运动、信号转导等一系列生物学功能的改变。对伤口愈合过程的研究表明，细胞和细胞外基质的相互作用有助于血凝块的形成、免疫和炎症反应的发生、肉芽组织的形成以及组织的重塑。细胞外基质在病损组织修复过程的关键作用提示细胞与微环境之间动态平衡对于组织重塑的重要性，对于组织工程的研究和新一代组织工程产品的开发具有重要的启示意义。

二、细胞外基质的组成

鉴于不同组织、器官内细胞分泌的蛋白质和多糖大分子的成分和比例略有不同，细胞外基质的成分、结构和分布具有组织和器官特异性，但其主要组分均为蛋白质和多糖类物质，尤其是纤维蛋白和黏附糖蛋白，主要包括胶原蛋白、弹性蛋白、原纤维蛋白（fibrillin）、腓骨蛋白、层粘连蛋白、纤连蛋白、生腱蛋白（tenascin）、血小板反应蛋白（thrombospondin）、整合蛋白（integrin）和蛋白聚糖（proteoglycan）等。主要成分之一的胶原蛋白作为支架可以使细胞得以在三维空间结构中组织起来，提供细胞间相互作用的物理支持和空间基础。蛋白质和多糖类物质结合到细胞表面可整合蛋白受体，调节细胞的形态和功能。

（一）胶原蛋白

胶原蛋白是动物结缔组织中的主要成分，占哺乳动物体内蛋白质总量的25%～30%，甚至在某些生物体内的含量可高达80%以上，是哺乳动物体内含量最多、分布最广的功能性蛋白。胶原蛋白作为细胞外基质中的主要结构蛋白，为组织和器官的结构完整性起到了重要作用。胶原蛋白超家族共有28种亚型，各亚型均含有常见的由α链组成的三螺旋构象结构域，又根据结构域结构和超结构组装的不同，分为纤维形成胶原亚家族（又称纤维胶原蛋白亚家族，含Ⅰ型、Ⅱ型、Ⅲ型、Ⅴ型、Ⅺ型、ⅩⅩⅣ型和ⅩⅩⅦ型胶原）、含有不连续三螺旋构象的纤维相关类胶原蛋白亚家族（含Ⅸ型、Ⅻ型、ⅩⅣ型、ⅩⅥ型、ⅩⅨ型、ⅩⅪ型和ⅩⅫ型胶原）、网状胶原蛋白亚家族（含Ⅳ型、Ⅵ型、Ⅶ型、ⅩⅥ型、Ⅷ型和Ⅹ型胶原）、跨膜胶原蛋白亚家族（含ⅩⅦ型、ⅩⅩⅢ型和ⅩⅩⅤ型胶原）以及复合蛋白胶原亚家族（含内皮抑素ⅩⅤ型和ⅩⅧ型胶原以及其他具有胶原结构域的分子）等若干亚家族。纤维胶原分子是胶原纤维的主要组分，其中Ⅴ型／Ⅺ型胶原蛋白是原纤维组装的调节器，而Ⅸ型胶原蛋白等含有不连续三螺旋构象的纤维相关类胶原蛋白亚家族成员则是胶原纤维表面蛋白的调节器。这些在分子结构和超分子结构上具有显著多样性的胶原蛋白亚型可以与其他非胶原大分子组装形成功能性的超结构，进而构成具有特异分子结构和力学特性的细胞外基质。

胶原蛋白因具有丰富的来源、优越的生物相容性、良好的生物可降解性、高生物活性、低免疫原性、高安全性以及高可塑性和易加工性能，在食品、保健品、饲料、化妆品等领域获得了广泛的应用。胶原蛋白作为生物医学材料，可在外科手术中用于止血、胶黏、组织修复等，在皮肤医学中被用作伤口敷料和（或）人工皮肤，在矫形外科中被用于软组织再生、骨修复、跟腱修复、韧带重建等，并在药物递送领域被用作药物、生物因子和生物活性大分子的输送载体。

（二）弹性蛋白

弹性蛋白是弹性纤维的主要成分，占血管干重的50%左右，对于血管、皮肤、肺等组织、器官功能的发挥起到了重要作用。弹性蛋白富含甘氨酸、脯氨酸和赖氨酸，其高度重复的氨基酸序列间形成特殊的二级结构，使弹性蛋白具有重要的弹性和抗张能力。在真皮中，虽然弹性蛋白仅占总蛋白质含量的2%左右，但对于皮肤的弹性起到了关键作用，弹性纤维的分解会造成皮肤显著的老化和松弛。在细胞外基质中，成纤维细胞、内皮细胞、平滑肌细胞、软骨细胞和角质细胞等多种类型细胞可产生并分泌前体蛋白单体弹性蛋白原，这些前体蛋白单体弹性蛋白原经历凝聚和交联过程形成成熟的弹性蛋白，形成的交联网络通过构型的变化产生组织弹性。弹性蛋白与原纤维蛋白、纤连蛋白、Ⅷ型胶原蛋白等组装形成弹性纤维的整体结构，其中，胶原蛋白给予细胞外基质强度和韧性，使其具有抗高张强度的特性，而弹性蛋白纤维网络赋予细胞外基质弹性，使其具有弹性和顺应性。

在组织工程和再生医学领域，可以直接使用弹性蛋白或者使用根据源自细胞外基质弹性蛋白的成分和结构构建类弹性蛋白，将其作为主要材料用于血管、软骨、角膜和肝脏等组织、器官的再生。此外，基于类弹性蛋白的理化特性，可以开发药物递送系统，用于蛋白质类物质的控制释放。

（三）原纤维蛋白

原纤维蛋白是除弹性蛋白外，弹性纤维中的另一主要成分，也是构成细胞外基质中微纤维的主要骨架成分。原纤维蛋白包含4种亚型，即原纤维蛋白-1、原纤维蛋白-2、原纤维蛋白-3和原纤维蛋白-4，这些亚型均含有重复的钙结合表皮生长因子样结构域，其中，原纤维蛋白-1亚型含量最为丰富，主要由成纤维细胞分泌。原纤维蛋白-1单体通过首尾结合的方式聚合，自组装成细胞外微原纤维的结构框架，提供细胞外基质结构和机械的完整性。微原纤维支架进一步被弹性蛋白修饰，形成弹性纤维的三维结构。弹性纤维间通过相互连接，形成孔状薄层结构，为细胞外基质提供必要的拉伸能力和弯曲能力。医学遗传学检测表明，编码原纤维蛋白-1的基因突变与马方综合征（Marfan syndrome）这一先天性遗传性结缔组织病以及先天性挛缩性细长指（趾）密切相关。

（四）腓骨蛋白

腓骨蛋白是包含7个家族成员的细胞外基质糖蛋白，即腓骨蛋白-1、腓骨蛋白-2、腓骨蛋白-3、腓骨蛋白-4、腓骨蛋白-5、腓骨蛋白-6和腓骨蛋白-7，其中腓骨蛋白-1至腓骨蛋白-5均在弹性组织中表达。腓骨蛋白通过其表皮生长因子样结构域上的蛋白质结合位点，与原纤维蛋白、纤连蛋白、蛋白聚糖和多种基膜蛋白直接结合，参与组成基膜的结合以及基膜稳定性的维持，有助于维持细胞的形态和结构，可以影响细胞生长、凋亡、黏附、运动、迁移和分化等生理学过程以及肿瘤生长等病理学过程。

（五）层粘连蛋白

层粘连蛋白，又称板层素，是基膜结构所特有的非胶原糖蛋白。层粘连蛋白是由二硫键连接的重链α链以及轻链β链和γ链所组成的多结构域的异源三聚体糖蛋白，包含18种亚型，且被糖基化高度修饰，含有12%～15%的碳水化合物。层粘连蛋白通过其氨基端结构域，自行聚合称为新生支架，可通过与巢蛋白上的结合位点相结合，进而连接Ⅳ型胶原蛋白，并可进一步与整合素和糖胺聚糖（glycosaminoglycan）等其他细胞外基质成分交叉偶联，形成基膜。除作为基膜的主要结构成分参与基膜的组装外，层粘连蛋白对生物信号的转导和细胞活性的调节也起到重要作用，如可以作为桥梁分子介导细胞与基膜的结合，通过调节包括干细胞在内的多种细胞类型的黏附、迁移、增殖和分化等生物学过程，影响形态的发生和组织的稳态，参与调控器官的发育和创口的愈合。

（六）纤连蛋白

纤连蛋白，又称纤黏蛋白，是由两个亚基通过二硫键相连组成的具有6个结构域的二聚体。根据蛋白溶解性的不同，纤连蛋白可分为可溶性纤连蛋白和不可溶性纤连蛋白两大类，前者即为浆纤连蛋白，主要由肝细胞产生，分布于血浆及组织间液、淋巴液、关节腔滑液和羊水等各种体液中，后者为细胞纤连蛋白，由上皮细胞、间充质细胞和成纤维细胞等多种细胞产生并分泌，主要存在于细胞与细胞之间和细胞表面。不可溶性纤连蛋白包含有结构和功能特异的结构域，可以通过氨基端与细胞表面受体的相互作用装配成细胞外基质纤维网络，进而与细胞结合，此外，还可以通过肝素和硫酸软骨素等结合位点与肝素、胶原蛋白、蛋白聚糖和肌动蛋白等结合，作为胶原和其他细胞外基质分子之间的桥接分子指导细胞外基质成分的组装。也有部分不可溶性纤连蛋白可以通过与整合素 $\alpha_5\beta_1$ 受体的结合绑定在细胞表面，形成网络结构，介导细胞黏着。通过影响细胞与细胞之间以及细胞与基质之间的粘连，纤连蛋白参与调节细胞的形状和细胞骨架的排列，影响发育和损伤修复过程中细胞的黏附和运动迁移。

（七）生腱蛋白

生腱蛋白属于多聚糖蛋白家族，有生腱蛋白-C、生腱蛋白-R、生腱蛋白-X、生腱蛋白-W 和生腱蛋白-Y 5 个家族成员。这些生腱蛋白家族成员具有氨基端七肽重复序列、表皮生长因子样重复序列、纤连蛋白Ⅲ型结构域重复序列以及与纤维蛋白原相似的羧基端球形结构域等共同结构，但序列数目不尽相同，分布于不同的组织、器官以及器官发育的不同阶段，介导细胞黏附、运动迁移和细胞代谢等生物学行为。

生腱蛋白-C 是生腱蛋白家族中被研究得最为深入的蛋白质，是六聚体结合形成的糖蛋白，其亚基由 N 端富含半胱氨酸的结构域、14.5 个表皮生长因子样重复序列、17 个纤连蛋白Ⅲ型结构域重复序列和 C 端纤维蛋白原组成。生腱蛋白-C 在细胞外基质中与纤连蛋白相连，可与膜联蛋白受体等结合，能作为不同细胞的黏附基质。生腱蛋白-C 在胚胎发育过程中广泛表达且表达量较高，而在成体组织中表达量有限，且在损伤过程中表达量增高，表明其参与机体的胚胎发生、组织发育、创伤愈合等生理过程，可以调节细胞的形状、迁移和生长。

（八）血小板反应蛋白

血小板反应蛋白又称凝血酶敏感蛋白，隶属于钙结合糖蛋白家族，包含 5 个家族成员，即血小板反应蛋白 1、血小板反应蛋白 2、血小板反应蛋白 3、血小板反应蛋白 4 和血小板反应蛋白 5。血小板反应蛋白家族成员均包含 N 端、表皮生长因子样重复序列、3 型钙结合重复序列和 C 端，可被分为 A、B 两个亚群。A 亚群为三聚体糖蛋白，包括血小板反应蛋白 1 和血小板反应蛋白 2；B 亚群又称软骨寡聚体基质蛋白，为五聚体糖蛋白，包括血小板反应蛋白 3、血小板反应蛋白 4 和血小板反应蛋白 5。

对 A 亚群中的血小板反应蛋白 1 的研究最为透彻，发现血小板反应蛋白 1 具有 7 个调节结构域，可以与纤维蛋白原、Ⅰ型和Ⅴ型胶原蛋白、层粘连蛋白、纤连蛋白、整合蛋白质、肝素和骨粘连蛋白等多种细胞外基质中成分结合，也可结合基质金属蛋白酶并影响基质金属蛋白酶的活性。通过与其他组分结合，血小板反应蛋白 1 行使分子桥梁的功能，促进分子间相互作用，参与调控细胞外基质的结构和代谢、细胞的连接、形状和迁移表型以及组织重塑过程。鉴于血小板反应蛋白与生腱蛋白、骨桥蛋白和骨粘连蛋白等蛋白质是细胞外基质、生长因子活性、细胞表面蛋白活性、细胞内信号通路以及细胞内基因表达的重要调节蛋白，因此也被视为细胞外信号的调节者，统称为基质细胞蛋白。

（九）整合蛋白质

整合蛋白质又称整联蛋白或整合素，是由 α 亚基和 β 亚基组成的异二聚体跨膜糖蛋白受体，目前已发现的整合蛋白质有 18 种 α 亚基和 8 种 β 亚基，组成 24 种整合蛋白质的庞大家族。整合蛋白质家族成员通过其胞质尾端黏附于细胞外基质配体，桥接细胞外基质和细胞内骨架蛋白，将细胞外基质与细胞内的骨架网络连成一个整体。整合蛋白质作为重要的信号转导受体，可介导跨膜蛋白激酶细胞信号通路，如酪氨酸激酶信号通路等，将细胞外基质的信号转导给细胞内部，引起胞外至胞内的信号转导，调节细胞内环境，引起信号的级联放大反应并启动基因的表达，影响细胞的生长、分裂、分化、存活和凋亡。整合蛋白质同时可以调控跨膜的双向信号转导，通过胞内蛋白质与整合蛋白质的结合激活整合蛋白质，进而调控胞内至胞外的信号转导。

（十）蛋白聚糖

蛋白聚糖也称蛋白多糖，是由一种或多种糖胺聚糖与一个核心蛋白共价结合而形成的复杂大分子糖蛋白，包括聚集蛋白聚糖（aggrecan）、短小蛋白聚糖（brevican）、核心蛋白聚糖（decorin）、角膜蛋白（keratocan）、光蛋白聚糖（lumican）、神经蛋白聚糖（neurocan）、串珠蛋白聚糖（perlecan）和多功能蛋白聚糖（versican）等，因其中糖含量可高达95%以上，远高于蛋白质含量，化学性质更类似于多糖，被称为蛋白聚糖。糖胺聚糖是带高度负电荷的线性多糖，就其化学结构而言，以线性糖链为主体，在糖链上某些部位结合肽链。根据二糖单位的组成和结构以及糖链和肽链的连接方式，蛋白聚糖可分为透明质酸（hyaluronic acid）、硫酸软骨素（chondroitin sulfate）、硫酸皮肤素（dermatan sulfate）、肝素（heparin）、硫酸乙酰肝素（heparan sulfate）以及硫酸角质素（keratan sulfate）。多样化的蛋白聚糖在细胞外基质的结构和细胞功能的影响方面均起到重要作用。

透明质酸，又称玻尿酸，是由 N-乙酰基-D-葡糖胺和 D-葡糖醛酸交替连接形成的双糖单位糖胺聚糖，虽结构简单但因双糖单位较多，相对分子量较大。透明质酸含有大量的羧基和羟基，在水溶液中通过形成分子内和分子间氢键具备极强的吸水性，可结合自身400倍以上的水，形成具有显著黏弹性的胶状物，尤其是分子量越大和网状结构越完整的透明质酸吸水效果越好，因此透明质酸又被称为天然保湿因子。透明质酸在动物组织中分布较广，是构成细胞间质、玻璃体和关节滑液等结缔组织的主要成分，在体内可发挥保湿、维持细胞外空间、调节渗透压、润滑、抗菌消炎、抗氧化、抗衰老、促进细胞修复和组织再生等多种生理功能。透明质酸由于其高生物相容性、低免疫原性、无毒性和无致癌作用被用于人工晶状体植入手术的黏弹剂及骨关节炎、类风湿关节炎等关节手术和医学美容塑型的填充剂，以及药物缓释材料、组织工程支架制作材料。目前，已通过从鸡冠和牛眼玻璃体等动物组织中提取、通过葡萄糖作为碳源发酵液发酵制造或者通过天然酶聚合反应人工合成等多种方式获得透明质酸。透明质酸等蛋白聚糖除具有作为细胞外基质组分填补细胞间空白这一作用外，还可以参与细胞与细胞间以及细胞与基质间的相互作用，介导细胞的增殖和迁移以及伤口愈合和组织重塑等过程。

除上述介绍的蛋白质和多糖大分子，细胞外基质中还保留有天然组织中的部分生物活性因子，如透明质酸酶（hyaluronidase）、血管内皮生长因子（vascular endothelial growth factor，VEGF）、成纤维细胞生长因子（fibroblast growth factor，FGF）、骨形态生成蛋白（bone morphogenetic protein，BMP）、转化生长因子β（transforming growth factor-β，TGF-β）和神经调节蛋白（neuregulin）等。细胞外基质中保留的这些生物活性物质可以通过细胞信号转导系统，调控细胞的增殖、迁移、分化和基因表达。此外，细胞外基质组分也与这些生物活性物质相互作用，参与调节其活性，如生腱蛋白-C可以调节表皮生长因子的活性，促进表皮生长因子依赖的细胞生长；血小板反应蛋白1可以与肝细胞生长因子相互作用，防止肝细胞生长因子与其受体相互作用，进而抑制肝细胞生长因子对新生血管形成的诱导作用；血小板反应蛋白还可以促进 TGF-β 与其受体产生作用，激活 TGF-β。损伤和疾病会引起细胞外基质组分表达量和比例的变化，诱导生长因子等生物活性物质的大量释放或介导其从细胞内分泌至细胞外基质，介导细胞内的信号转导，进而影响组织的再生修复。

对于猪小肠黏膜下层这种在组织工程和再生领域被广泛使用的脱细胞外基质的组分研究表明，猪小肠黏膜下层中富含胶原蛋白、弹性蛋白、糖胺聚糖、蛋白多糖等蛋白质和多糖大分子成分，具有胶原纤维网架结构，且含有成纤维细胞生长因子2和 TGF-β 这两种生长因子。成纤维细胞生长因子2因具有促进成纤维细胞生长的能力而得名，可以促进血管的生长、胚胎的发育和分化、创伤的愈合以及组织的再生和修复。TGF-β 则可以影响多种细胞的生长、凋亡、分化和免疫功能，并可介导上皮细胞向间充质细胞的转化，在促进骨和软骨修复以及其他组织的修复和伤口愈合等方面均有广泛应用。猪小肠黏膜下层具有优良的机械性能、低免疫原性和良好的生物相容性，可以在体内完全降解，被宿主完全吸收，并可以主动诱导组织和器官的再生，利于机体的再生修复，可以明显改善难以愈合创口或长期未治愈伤口的愈合情况。脱细胞的猪真皮组织中除含有 TGF-β 外，还含有血管内皮生长因子，血管内皮生长因子作为血管内皮细胞的特异性有丝分裂原，可以促进血管内皮细胞的分化，诱导血管的生成。

第二节　细胞外基质的制备

细胞外基质组织工程支架材料主要可以通过脱细胞的异体或异种组织、器官以及来源于培养细胞的细胞外基质两种途径获得。第一种途径，脱细胞的组织、器官来源广泛，相较于由单一或多种生物材料构建的组织工程支架，保留了目标组织和器官所特有的解剖结构，具有特异的细胞生态位，更有利于细胞和分子的精确整合。脱细胞过程则在保持组织、器官解剖结构、几何形状、机械性能的同时，大大降低了异体或异种组织、器官的免疫原性。因此，对于经脱细胞化处理所获得的细胞外基质组织工程支架而言，该细胞外基质组织工程支架材料克服了人工材料的部分缺点，具有一定的机械强度和刚性，可为周围细胞提供机械性支持，并在细胞活性、细胞周期以及细胞的运动迁移等多方面影响周围细胞的行为。细胞外基质支架材料中的多种蛋白质还可以通过整合蛋白质与细胞表面受体结合，通过细胞内的一系列下游信号影响细胞表型，通过可逆地结合各种生长因子和细胞因子，创造天然的组织再生微环境，维持利于再生的细胞表型。第二种途径，通过培养细胞获得所培养细胞的细胞外基质用于制备细胞外基质来源的生物材料，一方面可以通过在无菌条件下培养细胞，减少病原体的传播，另一方面可以突破原有结构的限制，根据特定需求灵活多样地制备特定单个种类或多种细胞来源的基质材料。细胞外基质的结构组分均为高度保守的蛋白质，在不同物种间差异不大，因此不易被宿主体内排斥。利用细胞培养获得细胞外基质，可以进一步采用自体细胞而非异体或异种细胞，通过体外扩增获得大量细胞源性细胞外基质，在具备丰富细胞来源的同时，极大地降低了可能由于异体或异种组织、器官移植所引起的潜在宿主反应。

对于上述异体或异种组织、器官或体外培养细胞两种途径所获得的细胞外基质，均需要经过脱细胞化的处理过程，利用生物医学工程技术将细胞从与其结合的整合蛋白质以及其他细胞间黏附复合物之间去除掉，有效去除供体组织的细胞抗原，降低免疫原性，以降低其在宿主体内发生免疫排斥反应和其他不良反应的可能性。

一、脱细胞处理

异源基因和异体或异种组织、器官的植入会引发受体免疫系统识别机体的"自我"与"非我"成分，引起移植物的抗原与宿主体内免疫活性细胞的对抗，造成包括在术后几分钟至几小时即出现的超急性排斥反应、术后几周内出现的急性排斥反应以及术后长期出现的慢性排斥反应在内的宿主抗移植物反应。移植物存活后，本身也会对抗宿主，产生移植物抗宿主反应。移植物与宿主的双向对抗排斥造成了移植的失败，限制了异体或异种组织、器官移植的临床应用。

理想的组织和器官替代物在模拟机体自然结构和状态的同时，需要能够避免或者尽可能降低排斥作用或免疫反应。不同于异体或异种组织、器官，组成细胞外基质的蛋白质和多糖大分子在不同物种间高度保守，这极大地降低了免疫排斥作用。通过脱细胞步骤可以移除细胞和基质间的连接，有效清除组织、器官或所培养细胞中的组织和细胞成分，去除供体组织和细胞抗原，进一步降低细胞外基质的抗原性，减少宿主发生不良反应的可能性，从而有助于降低宿主的潜在促炎反应和免疫排斥反应。组织工程细胞外基质中基质的特定结构不仅为周围生长的细胞提供了机械支持和生长信号，基质中的纤维成分也可以通过可逆性地结合生长因子和细胞因子等生物活性因素，影响周围细胞的表型和命运，进而影响组织再生修复。因此，在去除细胞的同时，尤为重要的是要注意保持细胞外基质固有的表面形貌特征、机械强度和柔韧性等特征，维持细胞外基质完整的三维结构。

目前，细胞外基质脱细胞的方法根据其所采用的试剂可分为物理方法、化学方法和生物方法。

（一）物理方法

细胞外基质脱细胞的物理方法指利用温度、机械力、压力、电干扰和超声等物理条件，调节组织或器官的物理性质，进而破坏细胞膜并引起细胞裂解，最终将细胞从细胞外基质中清除的方法。较为常用的脱细胞物理方法包括机械搅拌法、超临界流体法、快速冻融法和电穿孔法等。

1. 机械搅拌法 是依靠搅拌器在搅拌槽中连续或间歇式地转动，对液体进行搅拌，是化工生产中将气体、液体或固体颗粒分散于液体中的常用方法，也是使用生物反应器时的常规方法之一。细胞外基质脱细胞的机械搅拌主要指将组织或器官浸入溶剂中进行机械搅拌。考虑到不同的组织和器官具有特异的厚度和机械特征，对于不同的组织和器官应采用不同的机械搅拌强度，如对于食管等较厚的组织，需要使用较大的强度、较高的搅拌速度和较长的搅拌时间，而对于小肠这些较薄的组织，在机械力适度的同时需要适当缩短搅拌时间。控制合适的机械力有利于在分离细胞与目标组织或器官的同时，减少细胞外基质的结构损伤。

除使用机械搅拌法外，还可以直接通过机械刮拭法进行脱细胞处理，如可以通过刮取小肠壁黏膜层、浆膜层和肌肉层的三层结构，去除掉肠壁的大部分细胞成分，而保留小肠的黏膜下层作为细胞外基质材料。此外，通过机械力、超声、压力梯度、浸没搅拌和超临界流体等实验手段直接施加物理压力也是去除细胞较好的物理方式。快速加压可以在短时间内影响氢键、疏水键和离子键等非共价键，进而去除细胞成分，也可以促进脱细胞试剂渗透入组织或器官中，进而更为有效地清除残留细胞。

2. 超临界流体法 是一种使用高于临界温度和临界压力的流体施加压力的方法，是近年来得到广泛应用的一种脱细胞技术。超临界流体法通常使用二氧化碳等惰性物质，使其处于没有明显气液分界面的气液不分超临界状态。超临界流体的高流动性和低黏度性有助于加速细胞清除，使得细胞外基质的脱细胞过程更为快捷和高效。超临界流体法可以与机械搅拌法联合使用，进一步减少细胞碎片的残留。与机械搅拌法类似，过大的压力会影响细胞外基质的完整性，尤其是会破坏胶原纤维和弹性纤维的结构，因此，对于具有不同力学性能的组织和器官应选用合适的压力。

3. 快速冻融法 是使用急速低温处理细胞外基质，通过反复冷冻与融化，使得细胞中形成冰晶，升高剩余液体中盐浓度，从而破坏细胞膜，致使细胞破裂。单次循环的冻融过程可能不能完全去除细胞膜和细胞内的内容物，因此可以采用多次冻融循环的方法进行细胞去除。快速冻融法操作简单，比较适用于具有承重能力的、大而致密的组织或器官，如肌腱和韧带等组织的脱细胞处理。对于特定组织需要精准控制冻融的温度，以保护细胞外基质结构的完整性免受冰晶损伤。在冻融过程中适当加入海藻糖，可以在不影响细胞裂解的同时，起到保护细胞外基质结构的作用。

4. 电穿孔法 又称非热不可逆电穿孔法，指短时间内通过高强度的电压作用，利用微秒电脉冲破坏细胞跨膜电位的稳定，在细胞膜上形成微孔的方法。电穿孔法可以通过制造微孔，使细胞膜达到可渗透状态，在细胞内导入外源性物质，因此在生物医学领域，电穿孔技术可用于在细胞内导入标记基因或具有特定功能的基因以及药物、蛋白质和抗体等，以检测这些分子的生物学功能。此外，电穿孔技术应用于细胞外基质脱细胞可以通过改变细胞的稳态电平衡而直接导致细胞死亡，在去除细胞的同时可在极大程度上保持目标组织或器官内细胞外基质的完整性、形态和三维结构。该方法由于电极探针的大小相对较小，通常仅用于去除体积较小、厚度较薄的组织、器官以及通过细胞培养所获得的细胞外基质，不能适用于体积较大或者较致密的组织或器官。除电穿孔技术外，使用超声波也可以通过破坏细胞膜达到去除细胞组分的目的。与其他细胞外基质脱细胞的物理方法一致，宜根据所需脱细胞的细胞外基质体积和密度等特征选用合适的超声振幅、频率和时长。

（二）化学方法

化学方法相较于物理方法，脱细胞的效果更为显著，因此被广泛应用于细胞外基质的脱细胞处理。化学方法通常使用酸、碱、表面活性剂、低渗溶液和高渗溶液等一种或几种化学试剂来打断细胞与细胞间以及细胞与基质间的连接，通过破坏细胞结构，使细胞裂解，从而达到脱细胞的目的。

脱细胞过程中常用的酸性溶剂包括乙酸、过氧乙酸、盐酸和硫酸等，常用的碱性溶剂包括氢氧化铵、氢氧化钙、硫化钠和氢氧化钠等。酸性或碱性溶剂可以引起或催化生物分子的水解变性，溶解细胞质成分，破坏核酸，并去除和灭活致病菌和病毒。如在使用机械搅拌法时，将细胞外基质浸入过氧乙酸中浸泡并配合机械搅拌和冲洗，可以有效清除小肠黏膜下层等较薄组织中的细胞、DNA 及其残基并基本保留其原有的组织结构。酸性或碱性溶剂容易引起胶原蛋白、蛋白聚糖和生长因子等细胞外基质成分的变性，破坏细胞外基质成分结构并降低其中重要组分的含量。如用酸性溶剂如醋酸处理会破坏胶原蛋白的结构，用碱性溶剂如氢氧化钙处理会降低蛋白聚糖的含量，影响细胞外基质结构的弹性、强度和机械性能。

表面活性剂和洗涤剂（surfactant/detergent）也是常用于脱细胞处理的化学试剂。表面活性剂指加入少量而且能显著降低液体表面张力的物质，作为亲油亲水双亲分子，表面活性剂的一端是与水的亲和力极小的非极性碳氢链，称为疏水基，另一端是与水有很大亲和力的极性基团，称为亲水基。洗涤剂的主要成分为表面活性剂，另加入助洗剂和添加剂等。常用的表面活性剂根据其携带电荷的不同，主要分为非离子型洗涤剂和离子型洗涤剂两大类。

聚乙二醇辛基苯基醚（Triton X-100）是一种较为常用的非离子型洗涤剂。Triton X-100 主要通过破坏脂质与脂质间的连接或者脂质与蛋白质间的连接去除细胞，其作用较为温和，能较好地保持相对完整的细胞外基质结构。Triton X-100 的使用剂量和时间需要针对不同组织、器官的特征进行个性化设定，如使用浓度为 1% 的非离子型洗涤剂 Triton X-100 处理猪主动脉瓣组织，能有效去除组织中的细胞成分和核残基，而使用相同浓度的 Triton X-100 处理羊膜组织却难以去除羊膜中的细胞。此外，尽管非离子型洗涤剂的作用较为温和，非离子型洗涤剂也不可避免地会影响细胞外基质组分，主要可能造成层粘连蛋白、纤连蛋白和蛋白聚糖的含量降低以及胶原蛋白网络的纤维排列破坏，影响细胞外基质的组成和超微结构。除 Triton X-100 外，辛基糖苷作为一种绿色表面活性剂也常用于脱细胞过程。辛基糖苷是一种新型非离子表面活性剂烷基糖苷，具有普通非离子表面活性剂 Triton X-100 和阴离子表面活性剂的特点，拥有较快的生物降解速度，且无毒、无害和无刺激性，因此可以在保留细胞外基质超微结构和组成的同时，安全、有效地进行脱细胞处理，具有良好的临床应用前景。

离子型洗涤剂分为阳离子型洗涤剂、阴离子型洗涤剂和两性离子型洗涤剂。离子型洗涤剂通过溶解作用，可降解细胞内容物，进而消除组织中的细胞群体和细胞残留物。阳离子型洗涤剂主要包括十六烷基三甲基季铵溴化物和十八烷基二甲基苄基季铵氯化物，它们在水中可以生成季铵离子这类亲油憎水性的阳离子，具有强杀菌力和强吸附力，但因为价格较高，所以应用较为受限。阴离子型洗涤剂则恰恰相反，是洗涤剂中品类最多和产量最大的产品。阴离子型洗涤剂在水中电离后带负电荷的部分起到表面活性作用，主要包括高分子聚合物阴离子聚丙烯酰胺、脂肪酸盐（高级脂肪酸的钾、钠、铵盐以及三乙醇铵盐）、磺酸盐（烷基苯磺酸盐、α-烯烃磺酸盐、烷基磺酸盐、α-磺基单羧酸酯、脂肪酸磺烷基酯、琥珀酸酯磺酸盐、烷基萘磺酸盐、石油磺酸盐、木质素磺酸盐和烷基甘油醚磺酸盐等）、硫酸酯盐（脂肪醇硫酸酯盐/伯烷基硫酸酯盐和仲烷基硫酸酯盐等）、磷酸酯盐（烷基磷酸单酯盐、烷基磷酸双酯盐、脂肪醇聚氧乙烯醚磷酸单双酯盐、烷基酚聚氧乙烯醚磷酸单酯盐和烷基酚聚氧乙烯醚磷酸双酯盐等）、氨基酸盐、酚盐、烯醇盐、酮基磺胺盐以及配位式阴离子盐等。阴离子型洗涤剂十二烷基硫酸钠（sodium dodecylsulfate，SDS）是最为常用的洗涤剂之一，可用作洗涤剂、纺织助剂、起泡剂、矿井灭火剂、乳液聚合乳化剂、羊毛净洗剂、乳化剂、发泡剂和食品工业用加工助剂等。在生命科学领域，十二烷基硫酸钠可以破坏蛋白质间的共价键，因此可用于蛋白质中核酸的分离、宿主细胞中病毒的脱落、质粒的提取和蛋白质电泳等。鉴于十二烷基硫酸钠具有较强诱导蛋白质变性的能力，过高浓度的十二烷基硫酸钠会显著降低细胞外基质中蛋白质成分和生长因子的含量，影响细胞外基质结构的稳定性和生物活性。因此，使用十二烷基硫酸钠进行脱细胞处理以期获得细胞外基质时，应注意尽可能在较低的温度下进行，减少十二烷基硫酸钠的浓度，缩短在十二烷基硫酸钠中的处理时间，并在脱细胞后洗脱清除残留的十二烷基硫酸钠。两性离子洗涤剂不同于阳离子型洗涤剂或阴离子型洗涤剂，分子结构中同时具有正、负电荷基团，是在不同氢离子浓度指数（pH）介质中可以表现出阳离子表面活性剂或阴离子表面活性剂的性质。两性离子洗涤剂主要包括卵磷脂和氨基酸型以及甜菜碱型洗涤剂。常用的两性离子洗涤剂 3-[(3-胆酰胺丙基) 二甲氨基]-1-丙磺酸盐与十二烷基硫酸钠一样，也是蛋白裂解液中的有效成分，可以溶解膜蛋白以及打断蛋白质与蛋白质之间的相互作用。经 3-[(3-胆酰胺丙基) 二甲氨基]-1-丙磺酸盐脱细胞处理的动脉组织中保持有与天然组织中含量相当的胶原蛋白和弹性蛋白，维持了动脉组织天然的细胞外基质结构，表明适当浓度的离子型洗涤剂可能是用于脱细胞处理的良好试剂。当然，与物理方法进行脱细胞处理类似，使用化学方法进行脱细胞处理时，对于脱细胞试剂的选择应综合考虑组织的厚度、大小、脂质含量和细胞密度等特性。

低渗和高渗溶液脱细胞法指利用细胞内、外环境渗透压的变化来破坏细胞结构的化学处理方法。细胞内液具有 280～320mmol/L 的渗透压，将细胞或生物体浸入低于该范围渗透压的外部溶液中时，水分会从细胞外流入细胞内，细胞会发生水肿甚至破裂，这些低于细胞内液渗透压的溶液称为低渗溶液。相反地，高于细胞内液渗透压的溶液称为高渗溶液。将细胞浸入高渗溶液中时，水分会从细胞内流出，细胞会由于脱水而皱缩死亡。因此，使用低渗和高渗溶液处理细胞外基质可以通过渗透压的变化有效地引起细胞死亡，交替循环使用低渗和高渗溶液则有助于达到更大的渗透和脱细胞效果。值得注意的是，虽然低渗和高渗溶液处理不会引起细胞外基质蛋白质成分和结构的显著变化，但难以完全去除残存的 DNA，因此使用低渗和高渗溶液进行脱细胞处理时可以考虑加上其他化学试剂，也可以考虑结合使用物理和（或）生物脱细胞方法。

除上述试剂外，醇、丙酮和磷酸三丁酯等溶剂也被应用于细胞外基质的脱细胞处理。这些溶剂可以通过脱水引起细胞裂解，并可以起到去除组织中脂类物质的作用，如可用于去除肝脏、脂肪组织和角膜中的磷脂，但由于能够沉淀蛋白质，可能会引起细胞外基质超微结构的损伤。

（三）生物方法

生物脱细胞的方法主要指通过胰蛋白酶（trypsin）、胃蛋白酶（pepsin）、胶原酶（collagenase）、核酸酶（nuclease）、脂肪酶（lipase）、肝素酶（heparinase）和透明质酸酶（hyaluronidase）等酶制剂以及螯合剂等非酶制剂进行脱细胞处理，其中尤以酶催化水解法较为常用。胰蛋白酶作为胰腺分泌的一种肽链内切酶，具有酯酶活性，可以水解由肽链相连的氨基酸类化合物，主要是有选择性地在赖氨酸或精氨酸的羧基侧切割肽键。胃蛋白酶作为胃黏膜主细胞所分泌的蛋白酶，可以将蛋白质分解为小的肽片段。胶原酶可分为胶原酶Ⅰ、胶原酶Ⅱ、胶原酶Ⅲ、胶原酶Ⅳ、胶原酶Ⅴ以及肝细胞专用胶原酶，可以特异性地水解胶原蛋白的三维螺旋结构。核酸酶包括脱氧核糖核酸酶（deoxyribonuclease，DNase）和核糖核酸酶（ribonuclease，RNase），是可以将聚核苷酸链的磷酸二酯键切断的水解酶。脂肪酶即三酰甘油酰基水解酶，可以催化天然底物油脂水解生成脂肪酸、甘油和甘油单酯或二酯。肝素酶可分为肝素酶Ⅰ、肝素酶Ⅱ和肝素酶Ⅲ，是作用于肝素或者乙酰肝素分子的多糖裂解酶，可以选择性地剪切硫酸化肝素聚糖中葡糖胺和糖醛酸之间 α (1-4) 糖苷键。透明质酸酶是可以使透明质酸产生低分子化作用酶的总称，可以通过降低透明质酸的活性提高组织中液体的渗透能力。考虑到酶具有发挥其活性的最适温度和 pH，使用酶制剂进行脱细胞处理时应在适当的温度和 pH 范围内进行操作。此外，虽然使用酶制剂进行脱细胞处理较为高效，但在破坏细胞结构的同时容易损害细胞外基质中的生物活性物质，因此同样需要根据待脱细胞物质的特性选择适当的浓度、温度和作用时间。

螯合剂（chelating ligand），又称螯合基团或多齿配体，可以通过配位体作用生成具有环状结构的络合物。乙二胺四乙酸和乙二醇四乙酸等螯合剂是常用于细胞外基质脱细胞处理的非酶制剂，主要通过在细胞外基质的细胞黏附位点结合二价金属阳离子，使细胞与所连接的细胞外基质分离。单独使用非酶制剂的脱细胞效果较差，因此，非酶制剂通常与酶制剂或其他试剂联合使用。

上述脱细胞的物理、化学和生物处理方法各有优势，结合多种方法的脱细胞处理与单一方法相比，可以更有效地去除细胞成分残留。如在使用机械搅拌法将待脱细胞处理的细胞外基质浸入溶剂这一过程中，可以将细胞外基质浸入化学试剂、洗涤剂和酶中进行机械搅拌，以更大程度地去除组织或器官中尤其是体积较大且具有复杂内部结构的组织或器官中的细胞成分和免疫原性大分子。在使用超临界流体法进行脱细胞处理过程中，可以结合化学脱细胞方法，加入少量低浓度苯丙醇胺等化学成分，以提高脱细胞效率。使用冷冻、干燥和超声相结合的方法，相较于单一的冻干法，可以更为明显、有效地去除新鲜猪喉中的细胞成分。不同的脱细胞方法可能会对细胞外基质的组成、机械性能和生物学特性产生不同的影响，可能会在后期植入体内后产生不同的宿主反应。因此，根据目标组织或器官的特性选取合适的脱细胞方法，采用合适的浓度、温度和处理时间等条件，是获得良好脱细胞的细胞外基质支架的重要前提。

二、脱细胞处理的细胞外基质鉴定

经过脱细胞处理的细胞外基质在应用于动物体内试验或临床试验前，需要经过组织形态和成分的检查以及细胞组分残留量的检测。前者可以确保脱细胞过程未明显损害细胞外基质的原有结构和形状，有利于后续的组织重塑；后者则与细胞外基质材料的免疫原性直接相关，降低细胞组分的残留可以有效避免或减轻后期材料植入引发的炎症反应和免疫排斥反应。

对于细胞外基质组分和结构的检查需要通过组织学染色、免疫组化、生化分析、电镜和机械力测试等一系列的技术手段进行表征分析，以评估经脱细胞处理后，细胞外基质的组分及其结构的保存情况。苏木精-伊红染色（hematoxylin-eosin staining，HE 染色）、4′, 6-二脒基-2-苯基吲哚（4′,6-diamidino-2-phenylindole，DAPI）染色、油红 O 染色和马松三色染色等组织学染色是进行表征分析最为直接、便捷和快速的方法。

苏木精-伊红染色是结合使用苏木精和伊红两种染料进行染色。苏木精染料作为碱性染色剂，易被氧化，其氧化产物苏木素可以和三价的铝离子、铁离子等形成有颜色的带正电荷复合物，继而与细胞核内基因组 DNA 的双螺旋结构中双链上外部带负电荷的磷酸基团结合，将细胞核染为蓝色或蓝紫色。伊红作为酸性染料在水中会解离成带负电荷的阴离子，可以和蛋白质氨基上带正电荷的阳离子结合，从而将细胞质、红细胞、胶原纤维、肌纤维、结缔组织和嗜伊红颗粒等染成与蓝色细胞核形成鲜明对比的红色或粉红色。苏木精-伊红染色可明显区分细胞核和细胞质，用于免疫组化中组织切片、细胞涂片、血涂片和骨髓切片等的染色。

与苏木精-伊红染色类似，DAPI 染色也可以清晰、明确地检测出细胞核的残留情况。DAPI 作为一种荧光染料，可以与 DNA 强力结合，能够穿透细胞膜与细胞核中的双链 DNA 小沟的腺嘌呤（adenine，A）并与胸腺嘧啶（thymine，T）的 A-T 碱基对结合产生蓝色荧光，进而发挥标记细胞核的作用，常用于细胞核染色和细胞凋亡检测等。除 DAPI 染色外，赫希斯特（Hoechst）染色也可以通过 Hoechst 染料与双链 DNA 小沟的 A-T 碱基对结合进行细胞核着色。DAPI 染色和 Hoechst 染色两者的区别在于 DAPI 染色主要用于活细胞和固定细胞的染色，Hoechst 染色主要用于活细胞标记，但均可用于判断细胞外基质中的 DNA 残基。吖啶橙/碘化丙啶染色法具有膜通透性，使用能够透过细胞膜对核苷酸进行染色的吖啶橙（acridine orange，AO）染料以及不能透过活细胞膜但可以对死细胞进行染色的碘化丙啶（propidium iodide，PI）染料进行细胞双染，进而可以判断细胞凋亡情况，也可用于检测细胞外基质中细胞核的残存情况。

油红 O 染色通过油红 O 这一脂溶性偶氮染料和脂肪染色剂，可特异性地对细胞或组织内的脂质物质尤其是三酰甘油等中性脂质物质进行染色，将中性脂质染成红色或橙红色，能获得比苏丹 Ⅲ 染色法、苏丹 Ⅳ 染色法、苏丹黑染色法等更为清晰和鲜艳的染色效果，可用于细胞冰冻切片、组织冰冻切片、骨髓涂片或血涂片等样品中脂质物质的检测，也可用于评估细胞外基质中的脂质成分。

马松三色染色使用苏木精、丽春红和苯胺蓝多种染料进行组织染色，根据分子量大的染料只能进入结构疏松的、渗透性高的组织，而分子量小的染料可以穿透进入结构致密、渗透性低的组织这一特性，将胶原纤维染为蓝色，将肌纤维染为红色，以区分组织中的不同成分尤其是胶原纤维和肌纤维。因此，马松三色染色可用于细胞外基质中胶原纤维的检测，有助于判断脱细胞后胶原蛋白这一重要细胞外基质成分的存留情况。

除使用马松三色染色检测胶原蛋白外，胶原蛋白以及细胞外基质中的其他重要组分和生物活性物质，如层粘连蛋白、纤连蛋白以及血管内皮生长因子等各种生长因子也可以通过免疫组化染色的方法，使用相应抗体进行观察和评估。生化分析是除免疫组化染色法之外，另一可以有效检测经历脱细胞处理后的细胞外基质中物质组成和含量的方法，如可以通过阿利新蓝比色法定量检测硫酸化糖胺聚糖的含量，通过蛋白质印迹法和液相色谱质谱法定量检测胶原蛋白和层粘连蛋白的含量。

电镜，即电子显微镜，是建立于光学显微镜基础上的、分辨率更高的显微镜，可以按结构和用途分为扫描式电子显微镜、透射式电子显微镜、反射式电子显微镜和发射式电子显微镜等。扫描式电子显微镜，即扫描电镜，电子束不穿过样品，逐行扫描样本，主要观察标本表面的结构和形貌。透射式电子显微镜，即透射电镜，电子束可以穿过样品，直接获得样本的投影，放大倍数可达到光学显微镜的 1000 倍以上，可用于直接观察用普通显微镜所不能分辨的细微物质结构。使用扫描电镜和透射电镜对脱细胞后细胞外基质的结构进行可视化，可以将其与生理情况下的组织和器官超微结构进行比较，以了解细胞外基质结构的完整度以及与组织、器官结构的相似度，并可以观察细胞外基质中的孔径情况。此外，基质孔隙度也可以通过乙醇置换和毛细管流孔等方法进行测定和评估。

完整未受损的结构可为细胞外基质所具有的机械应力提供物理基础。脱细胞后细胞外基质的机械应力可以通过应力检测仪进行测量。细胞外基质材料的硬度不够可能会导致植入后结构的崩塌，过高的硬度可能导致瘢痕组织的形成，而与机体相匹配的机械应力则可以为再生提供良好的支架结构和物理基础。

上述检测方法有助于鉴定脱细胞后细胞外基质材料的组成和结构，从而为后期将细胞外基质材料植入动物或人体内进行研究提供重要基础。从生物安全性上考量，植入实验前，尤为重要的是检测细胞外基质材料中遗传物质的残留情况。尽管当前对于"脱细胞化"尚且没有严格的量化指标以进行衡量，但是根据目前脱细胞的细胞外基质材料在体内避免不良反应且有效诱导组织再生的研究结果，一般认为，合格的脱细胞后细胞外基质支架中残留的细胞组分应满足如下要求：①每毫克（干重）脱细胞的细胞外基质中含有少于 50ng 的双链 DNA；②脱细胞的细胞外基质中残余的 DNA 片段长度小于 200 个碱基对；③使用苏木精-伊红染色或者 DAPI 染色观察脱细胞的细胞外基质，发现检测不到核物质的存在。需要指出的是，细胞外基质等植入材料中引起不良反应的最低残余物的浓度会因供体来源、组织器官类型和宿主免疫功能等多种因素的差异而具有显著的区别，而且对于不同的个体而言，宿主被激发免疫反应所需的最低细胞浓度可能具有明显的差异。

除 DNA 残留和免疫原残留的检测外，经脱细胞处理的细胞外基质产品以及基于细胞外基质构建的生物源性组织修复植入物产品在正式植入前还应该按照食品药品监督管理相关等规定进行相关处理和检测。值得指出的是，组织工程产品领域的产品标准尚有待完善，当前，国际标准化组织（International Organization for Standardization，ISO）仅发布了 ISO 19090：2018《组织工程医疗器械产品　生物活性陶瓷　多孔材料中细胞迁移的测量方法》和 ISO/TS 21560：2020《组织工程医疗产品的一般要求》（2020 年发布）等几条相关标准。前身为国际材料试验协会（International Association for Testing Material，IATM）的美国材料与试验协会（American Society for Testing and Materials，ASTM）对于海藻酸凝胶、壳聚糖、壳聚糖盐以及 I 型胶原蛋白等材料的相关标准并围绕组织工程材料特性和测试方法等方面曾指定相关标准，但细胞外基质产品的相关标准尚有待进一步明确。

对于细胞外基质产品的应用，应采用合适的手段对植入的产品进行必要的组成分析以及结构标准分析，尤其当结构特征与生物材料的预期使用性能密切相关时，应进行详细的表征分析，应分析脱细胞等工艺对基质结构完整性的影响，并将经脱细胞处理获得的细胞外基质材料与机体组织的生理结构进行比较，分析其一致性或相似性。除组分和结构外，应分析经脱细胞处理获得的细胞外基质材料的物理性能、力学性能和化学性能，检测外观、尺寸、拉伸和抗压强度、酸碱度、还原物质（易氧化物）浓度、重金属含量、微量元素含量、催化剂残留和交联剂残留等指标。为评估细胞外基质材料的生物相容性，应进行体内外降解动力学研究、急性全身毒性试验及体外细胞毒性试验，如浸提液试验-四唑盐 [3-(4, 5-dimethylthiazol-2-yl)-2, 5-diphenyltetrazolium bromide，MTT] 比色法，以及皮内反应试验、皮肤致敏试验（最大剂量试验）、遗传毒性试验（如鼠伤寒沙门氏菌回复突变试验、体外小鼠淋巴瘤试验、体外哺乳动物细胞染色体畸变试验等）、免疫毒性试验、致癌性试验、生殖毒性试验、植入后局部反应试验和血液相容性（溶血）等，以满足医疗器械安全、有效原则的要求。

此外，脱细胞的细胞外基质材料在植入前应该进行严格灭菌处理，清除内毒素以及病毒和细菌的 DNA 等，并且通过细菌内毒素检测和无菌检查等方法检测灭菌残留量。常见的灭菌方法包括酸溶液浸泡、环氧乙烷处理、γ 射线辐照、电子束辐照和超临界二氧化碳处理等。与脱细胞过程类似，杀菌过程也可能导致细胞外基质成分、超微结构、力学性能和生物活性等的破坏，因此，在植入物的清洗、消毒、灭菌操作过程中同样应该尽可能地保存细胞外基质的组分和结构，使灭菌后的细胞外基质材料具有符合要求的结构和性能。

第三节　细胞外基质相关专利

当前，组织、器官脱细胞的方法和结合细胞外基质构建的组织工程产品等诸多与细胞外基质相关的专利正在申请中，且已有多项专利获批。

关于使用各种脱细胞方法获得细胞外基质的情况，早在 2002 年即有相关报道。通过在培养基上生长细胞继而使用盐溶液、洗涤剂和酶等物质破坏细胞成分，降低了其免疫原性特征并消除了其诱导免疫或炎症反应的可能性，获得主要由细胞外基质成分构成的脱细胞结构。使用蛋白水解抑制剂、盐、碱性溶液、低渗缓冲液、脱氧核糖核酸酶和核糖核酸酶等对于生物组织样本进行脱细胞处理，处理后的细胞外基质结构完整并在很大程度上保留有组织原有的 I 型、III 型和 IV 型胶原蛋白，层粘连蛋白、纤连蛋白等细胞外基质蛋白质成分，具有较好的生物相容性，有利于包括血管内皮细胞在内的细胞生长和新生血管形成。单独或结合使用物理、化学和生物的脱细胞方法可以去除来自捐赠者身体组织、器官中的细胞、细胞组分以及血清和脂肪等非细胞外基质成分，保留一定程度的细胞外基质蛋白质成分以及生长因子、细胞因子等生物活性物质。使用高渗透压缓冲液、胰蛋白酶、核酸酶和洗涤剂对组织和器官进行灌注并以一定频率振荡，能够诱导细胞凋亡并去除组织中的 DNA，可在去除细胞的同时，保留原组织器官的三维立体结构形态以及细胞外基质的成分和活力。使用植物源皂素这一主要结合细胞膜脂质、较为温和的脱细胞试剂进行脱细胞，可能更为完整地保留细胞外基质的三维结构和其中的透明质酸等生物活性成分。通过组织清洗、脱细胞以及脱细胞后清洗三步骤获取的生物组织细胞外基质材料具有免疫原性低、组织相容性好和利于脱细胞基质再细胞化等特征。使用过氧乙酸-乙醇溶液浸泡或在 -80℃环境下冷冻的方法对获取的动物组织进行清洗和去病毒处理，使用胰蛋白酶或胰岛素酶浸泡或者振荡处理，随后使用含有清洗剂、碱性盐和（或）中性无机盐以及碱性 pH 调节剂混合的 pH 为 7.5～12 的试剂进行清洗，在去除组织免疫原性的同时，可保留原组织的三维特性，获得具有良好应用前景的生物组织细胞外基质材料。不同于传统灌注洗涤剂的方式，将右旋糖酐溶液、蔗糖溶液、含葡萄糖的生理盐水或含羟乙基淀粉溶液的细胞外基质保护剂和洗涤剂一起灌注至大型动物肺脏组织，通过这一脱细胞方法可以减少对肺脏组织结构和基质成分的破坏，获得结构和生物信号保持更为完好的肺部组织细胞外基质支架材料。对于培养的兔子骨髓干细胞分泌的细胞外基质，使用磷酸缓冲盐溶液漂洗、十二烷基硫酸钠脱细胞和 Triton X-100 去除残留细胞碎片，该方法处理的细胞外基质结构致密、排列规则且含有大量的胶原纤维。除使用冷冻干燥或冻干、低渗透压缓冲液、碱性溶液、洗涤剂等方法进行脱细胞处理外，在溶液中加入氧化剂可以扩大孔隙的大小，进而可以获得具有多孔结构的脱细胞基质材料。除通过脱细胞的方式构建组织、器官的细胞外基质外，还考虑到将生物活性材料植入宿主体内可以诱导宿主细胞的迁移和生物材料在宿主体内的细胞化，可以通过皮下或腹腔植入支架材料的方式获取细胞化的含有细胞外基质的生物材料，以直接用于自体组织的修复或在脱细胞后用于异体或异种的组织、器官修复。

目前，多种细胞外基质已用于组织工程产品的构建，如使用通过离心和冷冻干燥制备的软骨细胞外基质进行软骨组织工程、使用脱细胞的心脏组织进行心脏组织工程、使用脱细胞的脂肪或疏松结缔组织进行软组织替换用于创面修复和美容整形和使用脱细胞肌肉基质移植物修补肌肉缺损等。南通大学顾晓松院士团队通过细胞培养获得所培养细胞的细胞外基质，据此构建基于细胞外基质的组织工程神经移植物，可以成功修复周围神经较长距离的缺损。解放军总医院骨科研究所卢世璧院士团队通过去除周围神经的外膜脂肪和结缔组织，使用化学和生物方法去除细胞、轴突、髓鞘和硫酸软骨素多糖，得到的细胞外基质的基膜管可保持周围神经的疾病结构。将细胞外基质的基膜管作为支架材料修复动物和人周围神经缺损，可以明显促进轴突的延伸，加强靶器官的神经重支配，减轻神经损伤引起的肌萎缩。此外，采用 Triton X-100 洗涤剂加冻融酶的复合方法对于周围神经组织进行脱细胞处理，脱细胞神经具有完整、通畅的管状结构，层粘连蛋白等细胞外基质蛋白质成分和基膜保留完整，体内试验表明该材料无细胞毒性且生物相容性好。通过在含有酶和洗涤剂的溶液中搅拌水浴，可以脱去小鼠小脑组织中的细胞，小脑组织细胞外基质的三维网状结构符合正常小脑的空间构型和生物力学性能，该小脑细胞外基质作为生物支架材料具有良好的生物相容性，可以促进细胞的黏附生长、引导神经生长和神经通路的功能重建，是治疗神经损伤的有效途径。

除周围神经和中枢神经的脱细胞基质外，通过对人源心脏瓣膜组织进行切片和脱细胞处理可以获得人心脏瓣膜脱细胞基质，该心脏瓣膜脱细胞基质在体外可以加快干细胞的黏附和增殖，促进干细胞向心肌细胞方向的分化，以有效改善心脏功能。将经过冻干脱细胞处理的髓核基质和软骨细胞外基质按比例交联，再次冻干后可获得髓核-软骨细胞外基质支架，解决了难以取得足够量椎间盘髓核细胞外基质的问题，因此可能用于椎间盘缺损等疾病的治疗。剥离半月板周围的脂肪和滑膜组织，将半月板组织进行机械粉碎和乙酸酶解、消化等脱细胞处理后，收集半月板细胞外基质浆料，使用冷冻干燥、紫外线和碳化二亚胺的方法交联可获得半月板基质来源的三维多孔支架材料，该材料具有利于种子细胞生长黏附并进入支架内部的特征，因此在半月板和软骨组织工程领域具有广阔的应用前景。在骨组织工程领域，在对于天然组织来源的骨组织进行脱细胞处理的基础上，进一步进行梯度脱矿处理，可以获得梯度矿化的骨组织外基质材料，相较于未经处理的骨组织脱细胞基质，这种骨修复材料可以更好地与新生骨进行融合以促进骨再生。通过人脐带可以获得沃顿胶质组织块这一包裹于人脐带血管周围的胶状物质，脱细胞冷冻干燥后获得的沃顿脱细胞支架具有可降解和多孔隙的特征，且与关节软骨组织具有高度相似性，可用于软骨组织工程。

细胞外基质也可与多种其他生物支架材料、种子细胞和生长因子等相结合，形成基于细胞外基质的组织工程移植物。使用含有细胞外基质的生物墨水或者将脱细胞材料与生物墨水结合可以制备新型组织工程生物材料。结合脱细胞的细胞外基质与人工合成的多聚物，可以构建混合水凝胶。因人工合成多聚物的加入，混合生物材料获得了可调节的机械特征和硬度，更适用于不同的组织和器官。类似地，结合猪脱细胞真皮外基质与牛I型胶原蛋白的复合支架材料，相比起由单一胶原蛋白制成的材料，具有更好的孔隙结构、抗拉伸强度和热稳定性。

多种骨和软骨组织工程材料由包含细胞外基质在内的多种物质构建而成。在多聚物纤维支架上包被成骨细胞来源的细胞外基质和牙周膜细胞来源的细胞外基质，可以组成脱细胞双相牙周组织移植物用来治疗牙周缺损和牙周炎等疾病。我国科学家培养兔骨髓间充质干细胞，收集兔骨髓间充质干细胞分泌的细胞外基质，通过冷冻干燥、研磨和酶处理的方法获得细胞外基质混悬液，将其与琼脂糖等体积混合，制备成骨髓间充质干细胞外基质/琼脂糖复合水凝胶，可以通过注射的方法将该材料植入体内修复多种形态的软骨缺损。通过混合脱细胞化细胞外基质和二氧化硅纳米颗粒的预凝胶溶液以及壳聚糖黏度调节剂，可以得到凝胶化的梯度脱细胞基质，这是另一种构建可注射的脱细胞支架材料用以修复软骨缺损的方法。在材料上负载间充质干细胞则可以进一步诱导干细胞向软骨细胞的定向分化以加速软骨组织的再生。脱钙骨基质支架材料上可以接种间充质干细胞来源的微泡，获得的复合材料可以促进成骨诱导分化的间充质干细胞种子细胞在体内的存活，促进血管的新生以及骨的再生。将成骨细胞的细胞外基质作为涂层黏附于聚己内酯多孔支架，该复合材料中成骨细胞的细胞外基质具有生物诱导性，细胞外基质中的生物活性成分可以诱导成骨，聚己内酯则有助于满足力学特性和生物可降解性。类似地，培养小鼠颅顶前骨细胞系，将颅顶前骨细胞的脱细胞基质覆盖修饰小肠黏膜下层，并在脱细胞基质上再次黏附人源脂肪干细胞，通过细胞、细胞外基质和小肠黏膜下层多种物质构成的复合工程骨具有与天然骨组织类似的结构和较高的机械性能，植入体内后能起到物理支撑作用，细胞外基质的加入则进一步提供了利于成骨的结构和生物学信号。培养成骨细胞、骨髓间充质干细胞、脂肪干细胞和成纤维细胞等种子细胞，获取细胞外基质，使用细胞外基质完全包裹覆盖由天然聚合物制备的多孔三维支架材料，通过冷冻干燥法可以制备得到基于细胞外基质的组装型骨修复材料。通过在由明胶、海藻酸钠、生物玻璃等原料构建的材料上接种培养血管内皮细胞获取血管内皮细胞的细胞外基质，再经过脱细胞冻干获取的负载血管内皮细胞的细胞外基质可以促进骨组织和血管组织的形成，可用于骨缺损的修复。培养骨髓间充质干细胞、牙周膜干细胞或脂肪干细胞等种子细胞，将种子细胞分泌的含有大量细胞外基质的细胞与基质的复合体与支架材料进行整合，可以整合成组织工程化牙槽骨组织。通过超声清洗和化学试剂处理获得牙髓组织细胞外基质，将细胞外基质制成注射材料，与干细胞和层粘连蛋白或成纤维生长因子等生长因子混合形成复合材料，该复合材料可以通过注射的途径实现牙髓组织的再生。

基于细胞外基质和其他成分所构建的多种组织工程角膜、血管等材料也被授予专利。将脐带间充质干细胞、脐血间充质干细胞、皮肤干细胞、脂肪干细胞、造血干细胞等种子细胞接种并培养于经过脱细胞、去抗原和增厚处理的来源于猪或牛的皮肤、心包膜、腹膜的胶原膜组织，随后再次进行冷冻干燥处理的基质材料不仅可以有效修复创面，而且便于保存和运输，可以广泛用于慢性皮肤溃疡等疾病的治疗。将制备的纤维支架与胶原溶液、脱细胞基质水凝胶溶液、丝素蛋白溶液中的一种或多种结合和塑型，可获得具有适当厚度、力学性能和机械韧性的纤维层叠结构，并在其上接种角膜基质细胞、角膜内皮细胞和神经元，使材料上再次覆盖角膜细胞分泌的细胞外基质，形成与天然角膜类似的结构，并通过角膜细胞与神经元的共培养可构建具有神经功能支配的组织工程角膜。将软骨细胞的细胞外基质涂于骨基质表面，结合自体间充质干细胞，可以构建成人工角膜。将人血管内皮细胞、人主动脉中膜平滑肌细胞、人主动脉外膜成纤维细胞、多能干细胞等种子细胞接种于可降解支架材料，通过体外施加力学刺激模拟体内力学微环境，可以获得基于力学微环境三维培养的、管径大小可调控的细胞衍生基质支架，该支架在经历脱细胞和再次材料改性后，可以作为组织工程血管植入体内。

为提高细胞外基质中某一种或几种活性成分的含量，可以通过基因修饰的方法在细胞内引入表达活性因子的基因片段，通过体外培养的方式使细胞大量分泌细胞外基质和活性因子，脱细胞处理后，可以获得富含活性成分的细胞外基质材料。考虑到脂肪组织来源丰富、易得，对脂肪组织进行脱细胞、脱水和脱脂处理，可以得到富含丰富细胞外基质蛋白质成分的脂肪细胞外基质。考虑到单独的脂肪细胞外基质的力学性能较差且降解的速度高于大部分组织的再生速度，可将脂肪细胞外基质粉碎并交联甲基丙烯酸酐获得具有较高力学强度且降解速度可控的经修饰的脂肪细胞外基质，该细胞外基质具有较高的力学强度且降解速度可控，因此可以作为生物医用材料修复先天畸形、创伤、慢性病、感染、肿瘤切除等各种因素引起的软组织损伤。

除将基于细胞外基质的组织工程支架材料用于组织修复外，近年来，也有尝试使用细胞外基质进行生理学和病理学机制的研究。肝硬化作为一种临床常见的慢性弥漫性肝损害，是导致肝细胞癌最常见的原因之一。研究肝硬化细胞外基质生物支架有利于加深对肝硬化的病理学以及肝细胞癌发生机制的认知。基于此，有研究使用抗凝剂灌注冲洗人源肝移植患者的硬化肝脏组织，冲洗血细胞和血凝块，切成小块后通过低温冷冻和含有十二烷基硫酸钠的化学试剂振荡清洗去除掉肝脏组织中的细胞成分，获得脱细胞的肝纤维化组织支架，将其用作药效评价和新治疗手段探索的生物学基础。除去肝硬化的肝组织外，取正常的新鲜肝脏组织，待进行组织切片和脱细胞后，植入肝细胞和肝癌细胞也可以在体外模拟肝脏病变的病理性情况，可用于较低成本地评估和检测药物对肝癌治疗的效果。取大鼠除小脑以外的脑组织，通过化学方法进行脱细胞得到脑组织的脱细胞基质，继而进行冷冻干燥并将冷冻干燥的脑组织脱细胞基质进行研磨、重悬和干燥固化，可以得到颗粒形式的脑组织脱细胞基质，将该脑组织脱细胞基质颗粒涂抹于细胞培养容器或材料表面，可以构建含有脑内结构和生物信息的、介于二维和三维之间的独特培养环境，可以用于进行神经细胞功能的研究，也可以用于进行脑相关疾病药物的筛选。

第四节　细胞外基质在组织工程中的应用

细胞外基质在组织的发育和再生过程中均发挥着重要的生物学功能，细胞外基质平衡的打破会严重影响组织的损伤修复。良好的组织工程材料需要具有可控的体内降解速率，且其降解的速率应当与组织的再生速率相匹配，以达到植入材料和新生组织之间的动态平衡。脱细胞的猪小肠黏膜组织是应用最早且最为广泛的细胞外基质材料，作为异种细胞外基质植入异种动物体内可完全降解且被新生组织替代，表明细胞外基质具备可降解特性，符合理想组织工程材料的特征。

通过组织、器官脱细胞或者培养细胞所获得的细胞外基质材料可以直接应用，或与低免疫原性的如自体来源的细胞或生长因子结合，以构建基于细胞外基质的组织工程产品，可用于皮肤、气管、尿道、软骨、神经等多种组织和器官的缺损修复。

细胞外基质支架可以模拟目标组织和器官的自然结构，提供物理支持和生物化学线索以利于组织的修复和再生。结合细胞、生长因子和细胞因子修饰所构建的细胞外基质支架，可提供有利于神经再生的微环境，有助于受损神经的再生和功能恢复（图6-1）。

一、皮　　肤

皮肤由表皮、真皮和皮下组织三部分组成，借皮下组织与深部的组织相连，覆盖于整个人体的外表面，约占人体体重的16%，是人体全身最大的器官。皮肤作为人体与外界环境的直接接触面，可以防止致病菌或其他有害物质侵犯，保护机体免受外界环境的伤害，阻止体内血液、淋巴液和电解质等物质的外渗，在起到关键的机体保护作用的同时，也具有排泄、调节体温和感受外

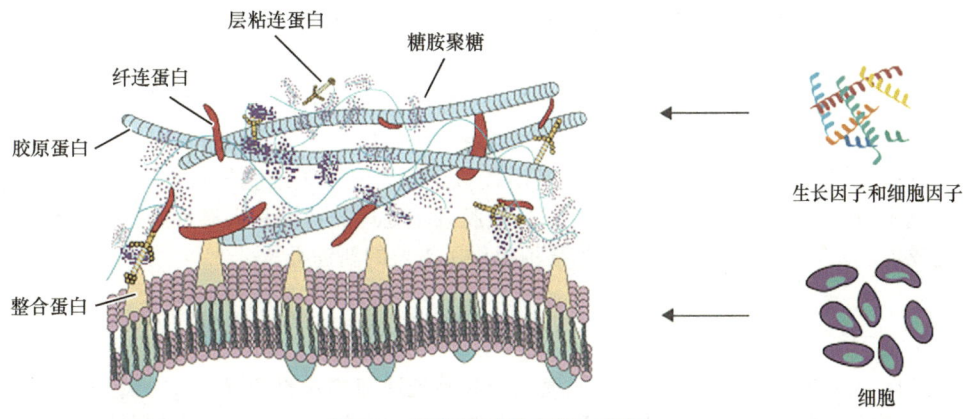

图 6-1 细胞外基质支架示意图

界刺激等重要功能。在烧伤和外力作用等因素造成的组织离断或缺损、机械性皮肤撕脱伤造成的创伤伤口以及糖尿病患者的肢体末端溃疡等情况下，受损皮肤经历了组织再生、肉芽组织增生和瘢痕形成等一系列的创伤愈合过程。对于小面积的皮肤创面（通常直径小于 3cm），创口可以自动愈合，而对于大面积的皮肤创面，患者的皮肤创面往往不能自愈，需要经历皮肤移植。使用患者自身皮肤进行自体皮肤移植是临床常采用的手段，但皮肤大面积受损患者往往本身可供移植的完好皮肤面积有限，且患者本身伤口再生能力往往较弱、皮肤愈合能力往往较差。采用异体皮肤移植物受限于来源不足，而采用异种皮肤移植物则可能由移植物中的抗原性物质引起免疫排斥问题和具有感染病毒的风险。寻找先进的组织工程皮肤替代物是皮肤创伤治疗领域的研究热点。

脱细胞真皮含有皮肤细胞外基质中的胶原蛋白、纤维蛋白和透明质酸等有效成分，具有天然的多孔三维结构，生物相容性好，可以有效促进细胞的植入、增殖、迁移和分化，引导细胞宿主的组织生成和伤口愈合。使用同种异体的皮肤供体进行全层烧伤伤口的移植，其供体皮肤中的表皮细胞、血管内皮细胞和成纤维细胞等具有免疫排斥反应，而真皮中的主要非细胞成分包括胶原蛋白等细胞外基质蛋白是非免疫原性的，因此使用脱细胞真皮覆盖烧伤创面，获得了良好的治疗效果，患者的康复率明显增高，治疗所需时间明显缩短。脱细胞真皮可被宿主机体吸收和宿主细胞浸润，移植物可以诱导新生血管生成，且不会导致创面覆盖后不良瘢痕和挛缩的产生或特异性免疫反应。除同种异体的皮肤供体外，猪来源的脱细胞真皮基质也被用作治疗烧伤创口的皮肤移植物，可降低全身炎症反应综合征和脓毒症的发生率。使用 α-1,2-岩藻糖转移酶和（或）α-牛乳糖等转基因猪来源的脱细胞异种脱细胞真皮基质可以进一步降低异种组织、器官脱细胞基质所可能具有的免疫原性，极大地提高了细胞外基质的临床应用前景。其他非皮肤来源的脱细胞基质，如人胎盘，可以制备富含胶原蛋白、弹性蛋白和多种内源性生物活性分子的细胞外基质多孔补片材料，也可以黏附于皮肤创口并有效地吸收组织渗液，从而用于皮肤伤口的修复治疗。

二、气 管

气管是连接喉与支气管之间的后壁略平的圆形管道，由软骨、平滑肌和结缔组织所构成，是空气的通道，而且还具有防御、清除异物、调节空气温度和湿度的作用。急性慢性气管支气管炎、气管异物、气管肿瘤、支气管扩张和哮喘等气管方面的疾病均具有较高的发病率，且先天性高气道阻塞综合征等疾病具有较高的死亡率，究其原因，在很大程度上与缺乏合适的气管置换有关。当前，大量天然和人工合成生物材料所构建的组织工程气管已被研究和应用于气管置换，但大部分材料在气管置换术后伴随感染、种植体压迫、气管狭窄和生长不良等并发症，功能效果往往不尽人意，尚无被广泛接受的组织工程气管产品。

气管由于结构相对简单，是包括脱细胞的细胞外基质等多种材料在内的进行组织工程产品构建的重要靶标，也是研究呼吸系统组织工程的理想出发点。基于同种异体脱细胞基质的气管，结合自体上皮细胞、间充质干细胞来源的软骨细胞和骨髓间充质干细胞等细胞所构建的组织工程气管移植物具有很好的安全性和有效性，用于临床治疗可以为宿主提供有功能的、具有正常外观和一定生物力学强度的气管，术后可以显著提高患者的生活质量，且术后较长时期组织工程气管移植物均可保持为开放状态。与脱细胞真皮基质类似，除人源性脱细胞气管外，目前已通过组织、器官脱细胞手段成功构建异种脱细胞气管，且经脱细胞处理的猪源和人源性肺部组织细胞外基质也已构建成功，为呼吸系统组织、器官的移植提供了重要的新途径。

三、膀胱和尿道

膀胱是储存尿液的肌性囊状器官，尿道则是从膀胱通向体外的管道，膀胱炎、尿道炎、膀胱结核和膀胱癌等疾病好发于膀胱和尿道部位。膀胱癌这一发生于膀胱黏膜上的恶性肿瘤是泌尿系统最常见的恶性肿瘤，也是全身十大常见肿瘤之一。膀胱癌相较许多其他恶性肿瘤而言，病程较长，术后预后较好，生存期较长，但是，膀胱癌在单纯的肿瘤切除术后复发率高，很多膀胱癌患者因肿瘤侵袭肌层、反复发作、恶性程度高等原因，需要进行全膀胱切除术并完成尿流改道。因此，组织工程膀胱和尿道的研发具有重要意义，而基于膀胱脱细胞基质构建的组织工程产品在泌尿生殖系统组织重建方面具备良好的应用前景。

在膀胱再生方面，通过物理和化学等方法从膀胱组织中去除细胞成分所制备的膀胱脱细胞基质具有低抗原性，在植入体内后，是宿主膀胱壁成分生长的良好支架材料。结合有种子细胞和（或）生长因子的膀胱脱细胞基质则可以更为有效地促进膀胱的再生。使用小肠黏膜下层这一可降解的、富含大量胶原蛋白的组织脱细胞基质作为支架材料也可以进行膀胱扩增术。小肠黏膜下层在组织学上其过渡层与天然膀胱组织类似，但收缩能力有所降低。

值得一提的是，小肠黏膜下层被广泛研究用于膀胱、小肠、肌腱、韧带、皮肤、血管、脑膜等组织的再生和重建，是应用最为广泛的细胞外基质材料之一。使用小肠黏膜下层作为生物工程小肠的生物可降解支架修复缺损大鼠的空肠、回肠等组织结构，植入的小肠黏膜下层可获得正常小肠的结构特征。

动物实验和临床试验均表明，使用膀胱脱细胞基质修复尿道，进行尿道狭窄的治疗，移植物具有正常尿道组织特征，尿道成形术效果良好，植入的膀胱脱细胞基质在体内尿道口径始终保持为较宽的状态，可以明显改善排尿情况，表明其可用于重塑长距离尿道等管状组织。

四、心 血 管

心血管由心脏和包括动脉、静脉和毛细血管的血管组成，心脏是泵血的肌性动力器官，血管是运输血液的管道系统，其将心脏搏出的血液运输到全身的各个组织和器官，提供组织和器官所需要的氧气和营养物质，并排出所产生的代谢产物。心血管疾病具有高患病率、高致残率和高死亡率的特点，是全世界范围内危害人类健康的头号杀手，全世界每年死于心脑血管疾病的人数高达1500万人，居各种死因首位，且高达50%以上的脑血管意外幸存者生活不能完全自理。近年来的研究表明，病变或缺损心血管可以使用膀胱脱细胞基质、小肠黏膜下层和脱细胞血管等进行修复。

通过对天然血管进行化学和生物脱细胞处理，获得的脱细胞血管保留有血管中原有的胶原蛋白、弹性蛋白和基膜等组分。使用脱细胞血管支架可以突破先前人工血管支架材料的限制，构建直径较小的脱细胞血管支架，动物实验和临床试验均表明术后血管长期通畅，具有良好的血流动力学和功能表现，且无炎症等明显副作用的发生。结合使用肝细胞生长因子等生长因子和（或）间充质干细胞、脂肪干细胞、自体血管内皮细胞等种子细胞的脱细胞基质则可以更有效地修复心血管缺损。

五、骨和软骨

骨损伤可由于创伤和肿瘤等多种因素导致，骨损伤尤其是大段骨缺损的治疗需要进行组织的移植。自体骨组织移植是现今进行骨缺损修复最为常用的方法，也是骨组织工程的黄金标准，但自体骨质移植的应用具有自体骨组织供给有限、供体骨组织二次损伤、供体骨组织和受体骨组织直径、尺寸、硬度不匹配等固有缺陷，因此难以普及。异体和异种骨组织具有抗原性，尤其当移植骨组织体积较大时，常产生剧烈的免疫排斥反应，导致异体和异种骨组织移植的失败。

对于骨再生机制的研究表明体内骨组织的修复是细胞外基质成分和细胞协同作用的结果。骨细胞外基质具备特有的三维微观结构和良好的生物活性，能为宿主细胞提供良好的黏附、增殖、迁移及分化的微环境，可以诱导间充质干细胞、成骨细胞和骨细胞等成骨系细胞生成新骨，并可以诱导破骨细胞的吸收。使用组织脱细胞基质或者培养细胞获得的细胞外基质可以成功进行硬组织的填充和骨缺损的修复。培养从骨膜中提取的骨膜细胞所获得的骨膜细胞外基质可以作为骨再生的有效移植物用于骨缺损的填充，形成硬组织。使用脱细胞骨作为支架材料，结合自体骨髓细胞、人源脂肪干细胞或诱导性全能干细胞等种子细胞构建的组织工程骨可以形成致密、稳定且有活力的结构，为患者的骨再生提供必要的结构和力学环境以及生物学信号。

除骨损伤外，软骨损伤和软骨发育畸形在临床上也极为常见。关节在剧烈运动、扭伤和局部外力攻击等情况下，极容易发生关节软骨损伤，导致软骨功能障碍。随着年龄的增长，关节炎的发病率也会显著上升，病损后的关节软骨容易出现磨损和关节的退行性病变，导致关节功能的降低乃至丧失。骨关节疾病是老龄人群残疾的主要原因之一。有效治疗软骨缺损，重建受损软骨功能，对于缓解疾病痛苦和提升患者生活质量的意义非常重大，也有助于社会劳动生产力的提高。值得注意的是，软骨组织内部没有血管和神经的分布，营养的摄取和代谢产物的排出均只能通过体液扩散进行，容易造成营养物质的缺乏和代谢产物的过多堆积，因此，软骨组织的再生能力极为低下。脱细胞软骨组织具有天然的软骨结构、生物力学特性以及诱导细胞分化、生长的能力，是一种潜在的软骨再生支架，可用于软骨的移植和修复。通过培养猪软骨细胞产生的细胞外基质进行冻干所获得的基质材料可以促进软骨的形成，且软骨细胞在软骨细胞外基质上的成软骨速度远高于另一常用的人工聚合生物材料——聚乙醇酸。软骨细胞外基质也具有更大的抗压强度和更多的蛋白质组分，为软骨的再生提供了适宜的微环境。使用脱细胞软骨作为基质材料进行软骨组织重建，除可用于缺损或病变组织的移植外，也可用于组织的填充和重组，在包括通过软骨重建进行面部重塑在内的医疗美容领域具有广阔的应用前景。

六、神　经

神经系统是机体内对生理功能活动的调节起主导作用的系统，可分为中枢神经系统和周围神经系统。中枢神经系统由位于椎管内的脊髓和位于颅腔内的脑所组成，接收全身各处的传入信息，经它整合加工后成为协调的运动性传出，或者储存在中枢神经系统内成为学习和记忆的神经基础。周围神经系统由核周体和神经纤维构成的神经干、神经丛、神经节及神经终末装置等组成，可分为脑神经、脊神经和自主神经三部分，主要功能是作为联系中枢神经系统和外周靶器官的桥梁，感受刺激，将神经冲动传入神经中枢，并将神经中枢的冲动传出，支配肌肉运动和腺体分泌等。

中枢神经或周围神经损伤后，其效应器即出现失神经支配，导致效应器的功能丧失。成年哺乳动物在周围神经损伤后，其受损神经具有一定的再生能力，神经元轴突可以生长并实现靶器官的神经重支配，但在长距离神经缺损等严重损伤的情况下，受损周围神经难以实现功能恢复。低等动物如鱼类、两栖类和爬行类，在中枢神经损伤后，神经可以再生，与靶器官建立新的联系。成年哺乳动物在中枢神经损伤后，由于胶质瘢痕和抑制性分子等因素的影响，受损神经难以再生，因此开发神经组织的脱细胞支架可能为治疗脊髓损伤提供有效生物材料。使用脱细胞处理获得的脱细胞中枢神经细胞外基质保留有天然中枢神经组织中促进神经生长的神经支持蛋白质和生长因子，在具有良好的生物相容性的同时，可以促进神经元的增殖、迁移和分化等功能，并可以诱导神经干细胞向神经元方向分化，在中枢神经组织的再生中具有显著的组织特异性优势。

与脱细胞的中枢神经组织修复中枢神经损伤类似，脱细胞的周围神经组织也可用于修复周围神经缺损，因为保留了生物组织天然的物理结构，对轴突的延伸具有导向性，促进了轴突的再生和靶组织的神经重支配，术后神经修复具有较高的优良率，可以获得比胶原蛋白和成纤维蛋白等由单一细胞外基质成分组成的支架材料更好的修复效果，且移植到患者体内桥接缺损神经后，不会引起异常的伤口反应或愈合、局部疼痛和过敏症状等副作用，表明脱细胞神经移植物具有临床安全性和有效性。除脱细胞的周围神经组织外，使用自体来源的静脉和脱细胞肌肉移植物制成的导管也可用于促进受损周围神经的再生。

为克服周围神经组织来源的脱细胞神经基质材料所具有的神经组织稀缺、可能的宿主反应和病原体转移等固有缺点，有研究通过培养神经细胞，获取细胞来源的细胞外基质构建神经移植物。通过细胞在体外的培养扩增，获得丰富的材料来源，同时又排除了同种或异种移植带来的潜在宿主反应。而且，在细胞培养过程中采用无病原体的条件进行培养和扩增，细胞来源的基质材料也规避和排除了组织来源基质材料所可能具有的病原体污染。细胞来源的基质材料在具备机体所需的几何结构和物理特性的基础上，还可以进一步与生物可降解的支架材料结合，突破组织或器官来源细胞外基质原有的结构限制，使得构建的复合支架材料具有一定的机械和力学性能以及可控的降解速度。

施万细胞是周围神经系统中特有的胶质细胞，在神经损伤后可以转化为损伤型施万细胞，与巨噬细胞一起吞噬轴突和髓鞘碎片，为轴突延伸清除障碍，增殖迁移至神经损伤处，为轴突延伸构建再生通道，并分泌多种营养因子和细胞外基质组分，为神经的再生提供适宜的微环境。考虑到施万细胞是周围神经组织的重要组成和分泌周围神经组织细胞外基质的重要细胞类型，有研究通过提取并培养了大鼠原代施万细胞，并在培养过程中加入维生素 C 以刺激细胞外基质的分泌（图 6-2），发现该施万细胞来源的细胞外基质富含纤连蛋白和层粘连蛋白（图 6-3）。

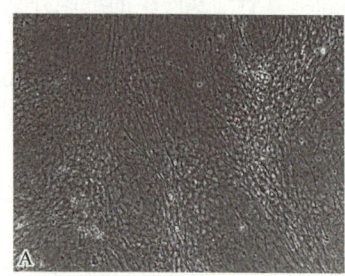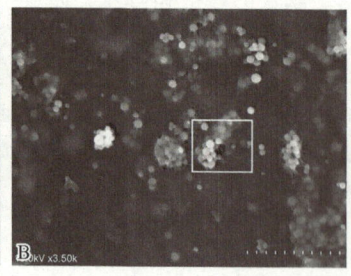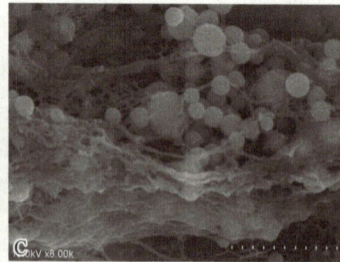

图 6-2　施万细胞来源的细胞外基质

A. 显微镜照片（比例尺寸为 50μm）；B. 电子显微镜照片（比例尺寸为 10μm）；C. 电子显微镜照片（比例尺寸为 5μm）

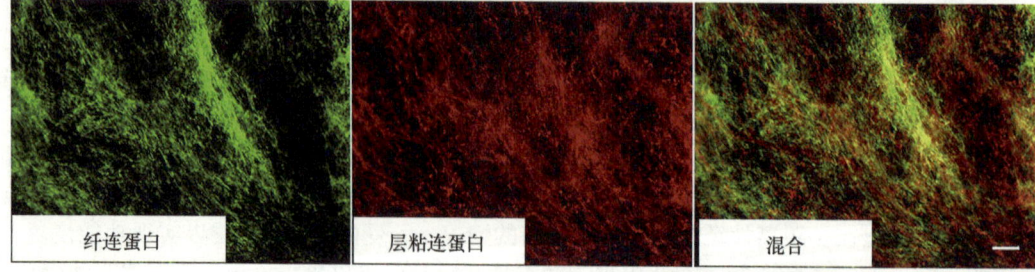

图 6-3　施万细胞来源细胞外基质内纤连蛋白和层粘连蛋白

施万细胞来源细胞外基质内纤连蛋白和层粘连蛋白的免疫组化图像及混合图像，比例尺为 50μm

将施万细胞培养于由壳聚糖神经导管和丝素蛋白丝状填充物组成的神经支架中,使用 Triton X-100 和脱氧胆酸盐联合处理培养的施万细胞和支架材料以进行脱细胞,在去除施万细胞成分的同时维持施万细胞的细胞外基质主要组分和结构,获得施万细胞来源的细胞外基质修饰的壳聚糖和丝素蛋白复合支架材料(图 6-4)。

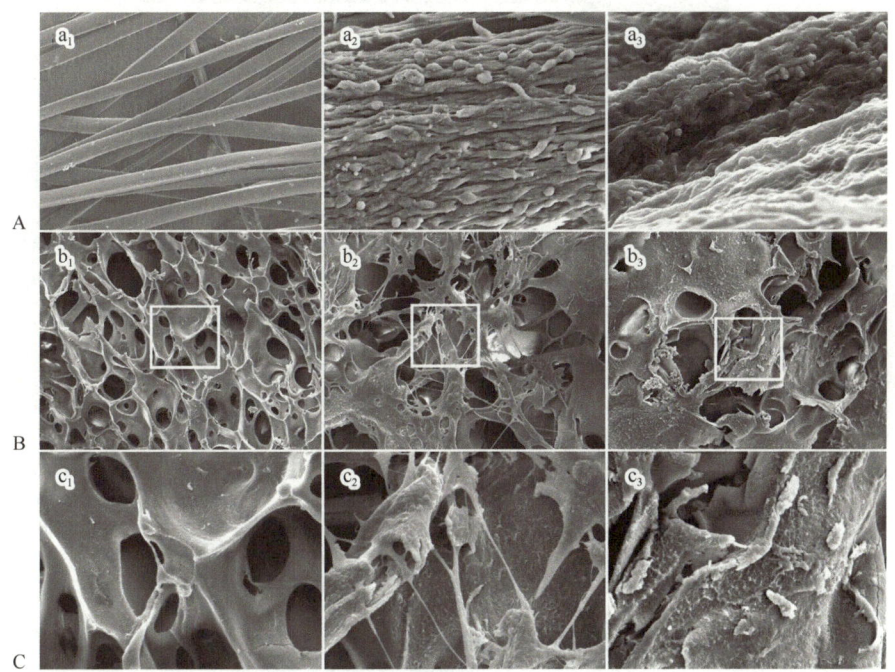

图 6-4 施万细胞来源的细胞外基质修饰的壳聚糖和丝素蛋白

A. 丝素蛋白纤维(a_1)、施万细胞包裹的丝素蛋白纤维(a_2)和施万细胞来源细胞外基质包裹的丝素蛋白纤维(a_3)的扫描电镜图像;B 和 C. 壳聚糖导管(b_1 和 c_1)、施万细胞包裹的壳聚糖导管(b_2 和 c_2)和施万细胞来源细胞外基质包裹的壳聚糖导管(b_3 和 c_3)的扫描电镜图像;C. B 图中方框内的放大图

使用该材料修复大鼠坐骨神经缺损,发现这一基于施万细胞的细胞外基质的组织工程神经移植物可显著促进神经轴突的延伸(图 6-5),加速了复合肌肉动作电位的恢复,减轻了靶肌肉的萎缩程度(图 6-6),取得了接近于自体神经移植物的优良效果。组织形态观察、血常规等安全性评估结果表明施万细胞来源的细胞外基质修饰的壳聚糖和丝素蛋白复合支架材料未引起明显的免疫炎症反应,表明细胞外基质材料具有良好的应用前景。

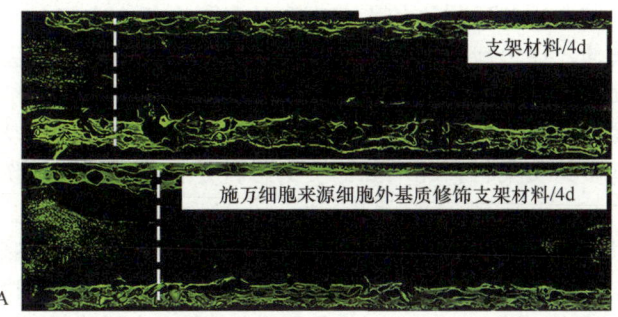

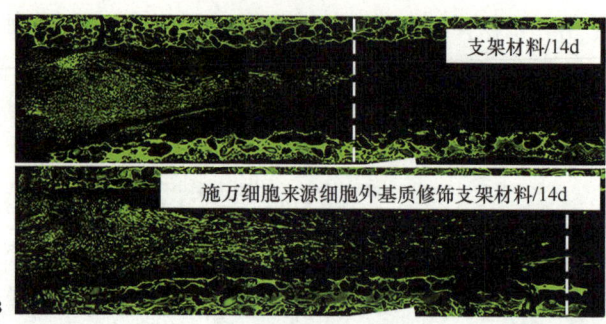

图 6-5 施万细胞来源的细胞外基质修饰的壳聚糖和丝素蛋白复合支架材料修复大鼠周围神经损伤对神经纤维生长的影响

A、B. 使用壳聚糖和丝素蛋白复合支架材料或施万细胞来源的细胞外基质修饰的壳聚糖和丝素蛋白复合支架材料桥接修复大鼠 10mm 坐骨神经间隙。4d（A）或 14d（B）后，再生神经组织纵向切片，神经纤维标志物神经丝蛋白 200（neurofilament-200，NF200）免疫组化染色结果。白色虚线标记再生轴突的前沿

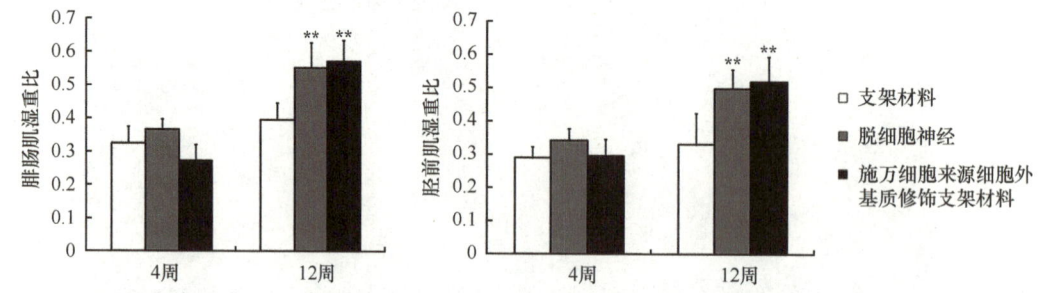

图 6-6 施万细胞来源的细胞外基质修饰的壳聚糖和丝素蛋白复合支架材料修复大鼠周围神经损伤对靶肌肉的影响

使用壳聚糖和丝素蛋白复合支架材料、施万细胞来源的细胞外基质修饰的壳聚糖和丝素蛋白复合支架材料及脱细胞神经桥接修复大鼠 10mm 坐骨神经间隙，4 周和 12 周后，腓肠肌和胫前肌的术侧和健侧湿重比。数据使用平均值加减方差进行展示，** 代表有显著差异

施万细胞的获取方式侵略性较高，会带来机体神经组织的部分损伤，因此，通常难以获得足够多数量的施万细胞用于培养细胞外基质。除施万细胞外，人脐带来源的间充质干细胞、皮肤前体细胞来源的施万细胞和骨髓间充质干细胞等多种其他类型细胞也被应用于组织工程神经领域。这些细胞的细胞外基质可以促进施万细胞的增殖，提高施万细胞内多种促再生因子，如脑源性神经营养因子、神经胶质细胞源性神经营养因子和血管内皮生长因子的表达，并促进神经元轴突的生长，将其与支架材料结合，可用于周围神经损伤的治疗修复。如使用骨髓间充质干细胞来源的细胞外基质修饰的壳聚糖和丝素蛋白复合支架材料修复大鼠周围神经损伤，可以加速突起延伸，促进新生轴突上髓鞘的形成和包绕，改善电生理参数和靶肌肉的形态。通过观察神经损伤动物的足迹和步态直接评估使用骨髓间充质干细胞来源的细胞外基质修饰的壳聚糖和丝素蛋白复合支架材料修复大鼠周围神经损伤后运动功能的恢复情况，发现使用结合了细胞外基质的支架材料比单独的支架材料更有助于神经损伤动物的运动功能恢复（图 6-7）。

对所培养的、经脱细胞处理获得的施万细胞及成纤维细胞、皮肤前体细胞来源的施万细胞和骨髓间充质干细胞的细胞外基质进行比较，结果发现，4 种细胞来源的细胞外基质内均表达有胶原蛋白、层粘连蛋白和纤连蛋白（图 6-8），均呈现相似的相互交织的纤维网状结构（图 6-9）。

第六章 组织工程基本要素——细胞外基质 · 165 ·

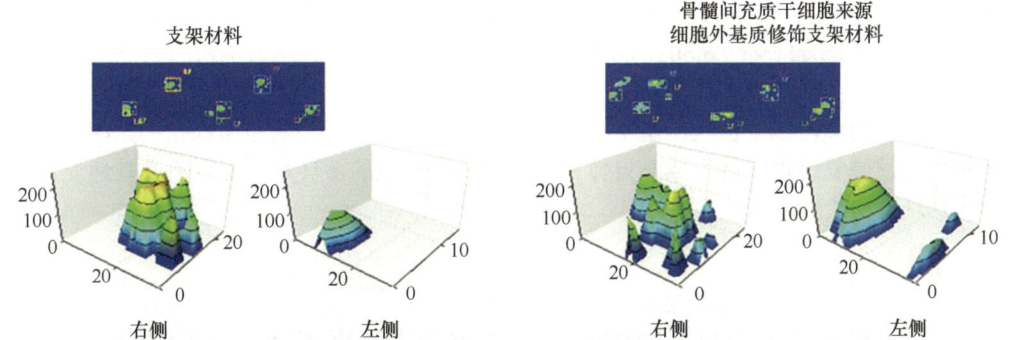

图 6-7 骨髓间充质干细胞来源的细胞外基质修饰的壳聚糖和丝素蛋白复合支架材料修复大鼠周围神经损伤对大鼠运动功能恢复的影响

使用壳聚糖和丝素蛋白复合支架材料、骨髓间充质干细胞来源的细胞外基质修饰的壳聚糖和丝素蛋白复合支架材料桥接修复大鼠 10mm 坐骨神经间隙，上图为 12 周后大鼠损伤左侧和未损伤右侧足迹图

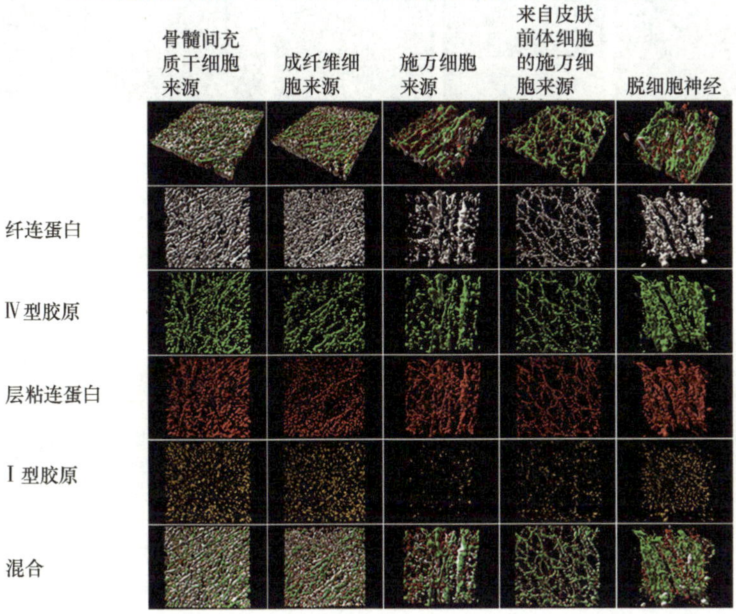

图 6-8 骨髓间充质干细胞、成纤维细胞、施万细胞和皮肤前体细胞来源施万细胞的细胞外基质内蛋白质成分

骨髓间充质干细胞来源的细胞外基质、成纤维细胞来源的细胞外基质、施万细胞来源的细胞外基质、皮肤前体细胞来源施万细胞的细胞外基质以及脱细胞神经中纤连蛋白、层粘连蛋白、Ⅰ型和Ⅳ型胶原的三维图像以及混合图像

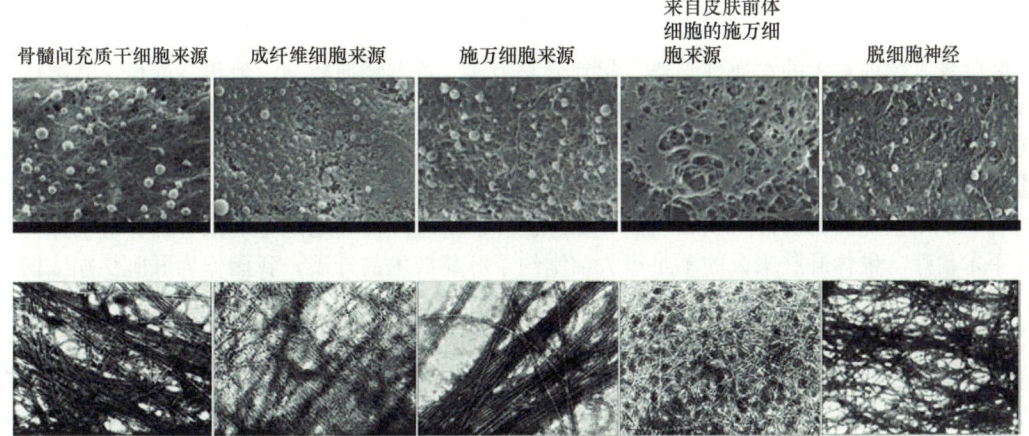

图 6-9 骨髓间充质干细胞、成纤维细胞、施万细胞和皮肤前体细胞来源施万细胞的细胞外基质特征扫描电镜图

骨髓间充质干细胞、成纤维细胞、施万细胞和皮肤前体细胞来源施万细胞的细胞外基质均能促进背根神经节（dorsal root ganglia，DRG）神经元突起的生长以及施万细胞的黏附、增殖和迁移，其中来源于骨髓间充质干细胞的细胞外基质对神经元突起生长的作用最为明显（图6-10）。形态学和功能学等系列体内试验也表明基于骨髓间充质干细胞的细胞外基质所构建的组织工程神经移植物在缺损神经修复过程中能形成与自体神经移植物相类似的微环境，可以更有效地促进受损神经的再生修复和功能重建。

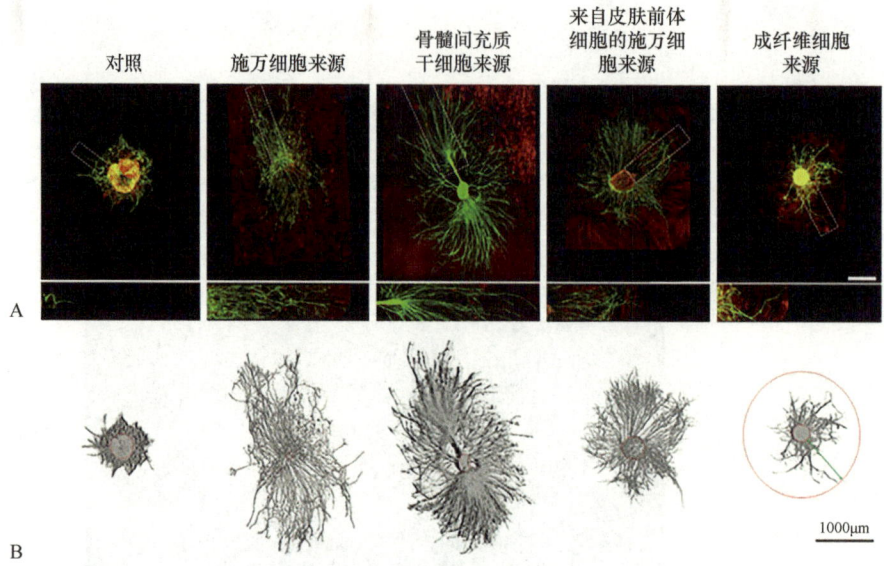

图6-10　骨髓间充质干细胞、成纤维细胞、施万细胞和皮肤前体细胞来源施万细胞的细胞外基质对背根神经节神经元轴突生长的影响

A. 背根神经节组织在多聚赖氨酸（poly-L-Lysine，PLL）对照、骨髓间充质干细胞来源的细胞外基质、成纤维细胞来源的细胞外基质、施万细胞来源的细胞外基质和皮肤前体细胞来源施万细胞的细胞外基质上的轴突生长情况（比例尺为500μm）；B. 背根神经节神经元突起生长定量方法

机制研究表明，骨髓间充质干细胞来源的细胞外基质可以促进细胞黏附和生长，通过分泌生物化学、空间和生物机械性分子促进神经再生，可以有效模拟自体神经这一临床金标准用于神经的移植修复，且在可以显著提高神经再生效率的同时具有免疫抑制作用，表明临床上可以应用患者自体的骨髓间充质干细胞提取细胞外基质实现个性化治疗。

七、肝

肝脏是人体内最大的实质性脏器，起到分泌胆汁、营养物质代谢、解毒、凝血、吞噬以及免疫作用。肝脏也是具有很强再生能力的脏器，动物实验表明，正常肝脏在切除70%~80%后，仍然可以维持其正常的生理功能，并且能够自行再生，在大约6周后修复生长到将近原来的体积和重量。因此，当肝脏具有局限性病变时，可以实行肝切除术，通过肝细胞的代偿性增生，修复坏死的肝组织，恢复其原有的形状和功能。在急性肝衰竭时，需要通过全肝或者部分肝的原位移植进行手术治疗。供体肝脏来源的不足极大地制约了肝移植术的开展，我国作为肝脏疾病大国，供体肝脏的来源更为有限。

对于细胞外基质的研究表明，基于细胞外基质的组织工程支架也可用于实体器官（如肝脏）的移植。动物体内试验和临床试验结果均表明肝脏组织脱细胞基质胶原蛋白和糖胺聚糖的保存率较高，引发的宿主反应小，保留有天然肝脏组织微血管网络的结构和功能特点，具有优越的生物相容性和替代肝脏进行终末期肝病的全器官肝移植的潜力。在肝脏组织脱细胞基质中再次植入肝细胞后，接种细胞的活力和增殖状态良好，并具有与天然肝脏所类似的白蛋白分泌、尿素合成和细胞色素 P450 表达等功能。除肝细胞外，通过直接实质注射、持续灌注和多步骤灌注等多种方法灌注血管内皮细胞以及胚胎干细胞、间充质干细胞和诱导性多能干细胞等细胞进行肝组织细胞外基质的再细胞化，均具有一定的应用前景。

此外，基于细胞外基质的支架材料也可应用于肾和胃等其他实体器官的再生修复。肾属于泌尿系统，负责过滤血液中的杂质、维持体液和电解质的平衡，产生尿液经尿道排出体外，同时也具备内分泌的功能，可以参与血压的调节。肾小球疾病、肾小管疾病、多囊肾疾病、多骨瘤肾病、淀粉样肾病、溶血性尿毒综合征以及恶性高血压肾损害等多种疾病均可造成肾损害，甚至出现慢性肾衰竭及尿毒症，需要通过肾脏移植给予治疗。与肝脏脱细胞基质类似，脱细胞处理可以获得清除掉细胞物质且保存原生结构和基质蛋白表达模式的肾脏组织细胞外基质。脱细胞肾支架具有促进细胞再生所必需的关键结构和功能特性，并具有特定的生物学信号可以诱导基质和细胞之间的相互作用和信号转导，指导肾脏的再生。在脱细胞肾支架上结合胚胎干细胞、脂肪干细胞等种子细胞后，种子细胞存活生长状态良好，可以均匀分布于血管网和肾小球毛细血管内，成功实现再细胞化。

胃是消化系统的重要组成部分。临床上，消化系统疾病非常常见，又以胃部疾病居多，包括慢性胃炎、消化性溃疡和胃部肿瘤等。由细胞外基质构建的生物支架如猪小肠黏膜下层在胃手术切除后对胃再生的诱导和促进作用中已被广泛研究。但到目前为止，基于细胞外基质的组织工程材料在修复胃缺损以及很多其他组织和器官缺损方面的应用仍然处于临床前的发展阶段，有待理论研究和临床研究的进一步发展。

第五节　结论与展望

通过组织、器官直接脱细胞和培养细胞获取细胞外基质两种途径获得的脱细胞材料可以为周边的细胞提供结构支持和生化线索，指导组织修复、伤口愈合和机体重建，为再生医学提供了极具前景的可替代组织或器官的组织工程产品。考虑到不同组织和器官具有特异的细胞组分和细胞外基质成分，解剖学上不同组织和器官所获得的细胞外基质可能对同一组织中的细胞产生特定的甚至独特的影响，因此除小肠黏膜下层和脱细胞膀胱等具有广泛应用的脱细胞基质外，对于不同组织、器官，宜选用相应的细胞外基质材料。使用特定的细胞外基质所构成的组织工程支架材料，具有特有的天然微环境，可以促进特异性细胞类型的生长和特异性基因的激活，可以为组织和器官的再生和修复传递生物信号，代表新一代组织工程产品的前沿发展方向。

实际上，细胞外基质支架材料是一个广泛的概念，除包括组织、器官脱细胞或者培养细胞所获得的经典细胞外基质外，以细胞外基质蛋白和多糖的单一成分或组合成分为基础进行设计的生物材料也可以隶属于广义的细胞外基质范畴。考虑到细胞外基质在含有充分生物学信号的同时也具有低免疫原性，诸多设计考虑将细胞外基质作为涂层沉积于生物材料支架，获得含有细胞外基质的复合生物材料，以期取代具有免疫原性的细胞治疗。

动物实验和部分临床试验均表明细胞外基质移植物取得了令人满意的再生效果，显示细胞外基质移植物具有巨大的临床应用前景，但在临床转化的过程中仍有很多挑战。诸如脱细胞过程中保持细胞外基质的完整性、细胞外基质中生长因子和生化信号活性分子的保存、脱细胞和杀菌方法等脱细胞过程的标准化、临床研究细胞外基质的定量标准化和量产以及细胞外基质立体支架的设计和保存等问题均有待解决。此外，由于细胞外基质移植物的自身特性，相较于人工合成的移植物材料，目前基于细胞外基质构建的移植物在组成成分、结构形态、机械性能和体内降解时间等指标方面难以进行预先设计，有待于进一步精确调控。因此，细胞外基质常与多种人工合成材料结合以对其空隙率、刚度、力学性能、机械强度和降解速度等理化特性施以改进。

为更大程度地维持细胞外基质结构和成分的完整性，在细胞外基质的脱细胞过程中，除考虑到最大限度地去除细胞残基外，应根据目标组织、器官或含细胞基质的体积、厚度和硬度等特性选用合适的脱细胞方法。由于机体不同组织、器官结构的复杂性，目前对于不同细胞或组织分泌的细胞外基质成分还没有系统的定量分析。进一步明确细胞外基质的成分以及各组分在不同培养条件下的动态变化，有助于使得构建的细胞外基质与组织、器官的天然成分更为匹配。

　　脱细胞的细胞外基质除了直接应用于组织修复，还可以通过在再细胞化过程中添加活性细胞或者直接添加生长因子和生物活性分子进行修饰，以获得更好的治疗效果，主要可以使用来源于自体的本组织主要细胞类型或者各种干细胞用于细胞外基质支架的再细胞化，除细胞的生物相容性外，还应该考虑到所接种细胞的浓度和比例。结合经过基因改造的细胞，则可以持续表达特定产物，进一步促进机体的再生修复。细胞外基质的再细胞化过程经常使用生物反应器装置进行，在结合细胞的同时也可以使用生物反应器监测细胞的生长情况以及产物的分泌情况。通过持续可控的方式在细胞外基质上结合单一或多个种类的生长因子等促再生因子可以进一步提高机体修复的效率。对于不同组织和器官，应考虑结合对该组织、器官最具效应的促再生因子。鉴于血管形成是大多数组织、器官移植成功的先决因素，加入血管生长因子等促进血管生成的分子可能对组织修复起到重要的作用，将抗凝剂加入细胞外基质也可能是促进血管形成的新途径。值得注意的是，添加促再生因子应考虑避免对相邻组织生长的影响，以避免组织炎症和增生。

　　细胞外基质在组织工程应用中充满了机遇和挑战。深入了解各组织、器官细胞外基质的特异成分以及组织再生的细胞和分子机制，有助于增加对于细胞外基质的认识，有利于获取具有高生物安全性和有效性的基于细胞外基质的新一代组织工程材料，有利于组织工程和再生医学的进一步发展。

第七章　组织工程基本要素——再生微环境

组织工程再生微环境指细胞在组织修复和再生过程中所感受的局部环境。微环境会影响细胞的黏附、迁移、增殖、分化等行为，从而影响组织再生的效果。合适的细胞微环境是组织工程和再生医学的关键。揭示影响细胞微环境的因素是细胞生物学、生物材料、组织工程和再生医学领域的重大基础研究课题。

本章着重从以下3个方面介绍再生微环境：①材料相关微环境。材料的基本化学性质包括化学组成、材料表面官能团和分子手性；材料的物理性质及空间构造包括材料的软硬度、材料的孔径和孔隙率、材料表面拓扑形貌；材料表面细胞黏附配体的空间分布。②生物力学相关微环境。细胞培养过程中静态受力和动态受力情况以及生物材料降解过程中力学性质的变化情况对细胞的影响。③生物学相关微环境。生长因子、细胞与细胞相互作用、生物体本身不同部位的微环境差异（血供和体液交换速率、含氧量）等。

第一节　组织工程再生微环境概述

生物组织由细胞和细胞外基质（extracellular matrix，ECM）构成，细胞在其所处的微环境中发挥功能。微环境包含多方面的因素（图7-1）：首先，是由所植入的生物材料性质直接决定的微环境。多年来，"细胞与材料的相互作用"这一重大科学命题，受到世界各地研究人员的关注。通过采用不同生物原材料、改进材料制备方式以及各类表面改性技术等，力求首先在理化性质方面达到与ECM相近的材料相关微环境，以取得更佳的组织修复再生效果。其次，是组织再生过程中细胞所处的静态和动态的力学微环境。细胞能对外界的力学刺激作出响应而表现出不同的行为，因此生物力学相关微环境对于组织修复过程也起到了关键的调控作用。最后，是生物学相关微环境，包括微环境中所含的生长因子情况、

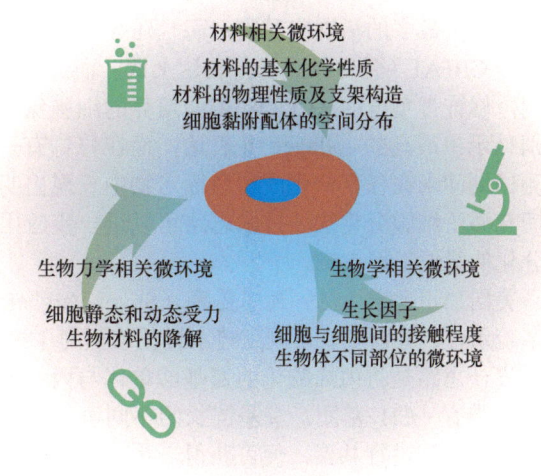

图7-1　组织工程再生微环境因素

细胞受基质调控而形成的不同形状对其行为造成的影响、细胞与细胞之间相互作用的微环境影响以及生物体不同部位性质的差异等。这些均是在组织工程与再生医学中需要考量和研究的问题。

第二节　材料相关微环境

生物材料在组织工程的构建过程中直接与生物组织和细胞相接触，其所具备的性质对组织再生结果有重要的调控作用。从材料的性质来看，首先对组织和细胞产生影响的是其基本的化学性质，包括化学组成、材料表面官能团以及表面分子的手性；另外，材料的物理性质也会使得细胞作出不同的响应，以此可以通过改变材料的软硬度、孔径和孔隙率、表面拓扑形貌等手段调控细胞行为。结合最新进展，本章还特别介绍了材料表面细胞黏附配体的纳米级空间分布对于细胞微环境的重要贡献。

一、材料的基本化学性质

(一) 材料的化学组成

用于组织工程的生物材料包括高分子（合成与天然）材料、金属材料、无机非金属材料、生物衍生材料以及由上述材料组成的复合材料。此外，许多生物活性物质可以促进组织修复和再生。

组织工程生物材料的主要种类已在第三章中详细阐述。人体组织由细胞和 ECM 组成。从组织中去除所有细胞后，剩余的 ECM 代表了组织再生的理想多孔支架，不仅提供了组织的外观结构，还为细胞提供了良好的微环境。由各类原材料通过多种制备手段所获得的组织工程支架会在一定程度上体现"仿生"的要求。通常，金属和无机材料由于其高强度而更适合于硬组织修复，而水凝胶等聚合物材料则更适合于软组织再生。一些多肽和生物活性分子在细胞调节和组织再生中也发挥着重要作用。

(二) 材料表面官能团

就理化性质而言，材料表面官能团主要是从改变材料的亲疏水性、荷电性等方面影响了细胞的行为。

朱迪斯·柯兰（J. M. Curran）等研究了玻片表面修饰的不同化学官能团对人间充质干细胞（human mesenchymal stem cell，hMSC）黏附、增殖以及分化等行为的调控作用，他们所使用到的官能团分别有—CH$_3$、—NH$_2$、—SH、—OH 和—COOH 等。结果显示，修饰带正电的—NH$_2$ 表面不仅维持了最多的活细胞黏附，而且还显示出成骨分化的增加，具体表现为细胞的成骨分化特异性基因 CBFA1（骨转录因子）表达上调，而成软骨分化特异性基因 collagen Ⅱ（Ⅱ型胶原）表达下调；修饰带负电的—COOH 表面培养的细胞保持了更圆润的形态和软骨细胞分化的潜力，这一组别显示出最高的 collagen Ⅱ 表达；而在修饰有—CH$_3$、—SH 和—OH 的表面生长的细胞，在整个测试期间未在任何分化或增殖标志物中表现出明显变化。此项研究中利用材料表面官能团来控制间充质干细胞分化这一技术思路可以进一步应用在三维支架上，以制备出可以在体内调控干细胞分化的组织工程支架。

美国加州大学希尼·瓦尔盖塞（Shyni Varghese）等通过改变表面化学官能团调控了材料表面的亲疏水性，并研究了不同亲疏水性的表面对干细胞的黏附、迁移、细胞骨架形态和分化的影响。材料设计思路是将丙烯酰化的氨基酸单体与丙烯酰胺单体共聚得到水凝胶材料，而选用的氨基酸侧链上带有—CH$_2$ 基团，烷基链长的不同可引起材料整体疏水性的变化，通过使用带有不同烷基数量的氨基酸进行共聚，便可获得一系列疏水性不同的水凝胶，而不会改变基质的化学官能团和力学性能。不同水凝胶的—CH$_2$ 基团数量从 1 到 10，分别标记为 C1、C2、…、C10，具体取决于相应侧链—CH$_2$ 基团的数量。从结果来看，hMSC 的黏附和铺展并非随着—CH$_2$ 基团数量增加（即疏水性增加）而单调增加。另外，关于过饱和蛋白质覆盖对细胞黏附影响的数据很少。蛋白质的过度吸附可能导致构象变化和（或）空间位阻抑制，从而限制细胞表面整合素与底层基质之间的相互作用。表面疏水性和表面化学对界面处蛋白质的构象和组装均有影响。该研究结果表明，促进细胞-基质相互作用需要疏水-亲水力的最佳平衡。

复旦大学丁建东课题组研究了官能团对骨髓来源的间充质干细胞（mesenchymal stem cell，MSC）的非特异性黏附和分化的影响（图 7-2），他们组合了转移光刻/表面图案化和自组装单层（self-assembly monolayer，SAM）技术，从而能够以解耦的方式研究官能团对细胞分化的影响，即运用合适的表面微图案化以控制单细胞的铺展定位，运用 SAM 在其他给定材料条件下引入不同的端基官能团。

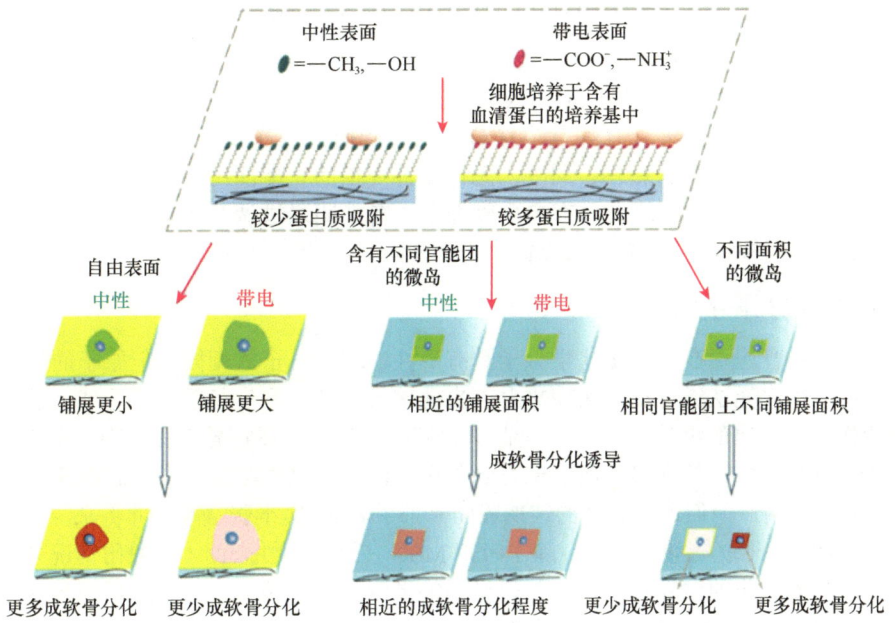

图 7-2　材料表面官能团在自由和微图案化表面对干细胞非特异性黏附和成软骨分化的影响

在没有表面图案化的 4 个功能表面上，比起在—CH₃ 和—OH 表面，细胞在带有—COOH 和—NH₂ 的材料表面表现出了更大的铺展面积和更高的黏附密度，而细胞长径比和圆度没有显著差异。亲疏水性不能解释该研究中不同的细胞黏附。这里的关键是表面电荷：—CH₃ 和—OH 表面是中性的，而—COOH 和—NH₂ 在细胞培养条件下，表面分别带负电荷和正电荷。统计结果表明，中性表面上的细胞黏附较少，在相同接种密度下最终保留在材料表面的细胞密度较低。在该实验中，—COOH 和—NH₂ 之间的数据表面没有显著差异，表明在所考察的实验条件下电荷极性对细胞几何形状和细胞密度没有显著影响。这可能是由于细胞培养基中同时存在带负电荷和带正电荷的蛋白质，这些蛋白质可以非特异性地吸附到表面上，导致不论材料表面电荷是正电还是荷负电，最终对于细胞行为的影响均基本相似。

那么表面电荷如何影响细胞黏附呢？可以设想，在细胞黏附于材料表面之前，培养基中的蛋白质首先会迅速吸附在表面上，然后这些吸附的蛋白质为细胞提供黏附位点。为了表征本研究中中性和带电表面上的蛋白质吸附，应用带耗散的石英晶体微天平（quartz crystal microbalance with dissipation，QCM-D）来测量吸附蛋白质的总量，结果表明在—COOH 和—NH₂ 上有更多的蛋白质吸附。由于大多数蛋白质在细胞培养环境中带电，因此表面电荷会显著影响蛋白质的吸附。吸附在带电表面上的更多蛋白质有利于随后的细胞黏附和铺展，这就解释了该实验中带电表面上的细胞更多且具有更大的铺展面积。

接下来，复旦大学丁建东课题组考察了这 4 个表面上骨髓基质干细胞成软骨诱导分化的程度。诱导以后，细胞的 II 型胶原含量在—CH₃ 和—OH 表面上比—COOH 和—NH₂ 表面显著更高。随后的信使核糖核酸（mRNA）检测结果证实了 II 型胶原染色结果：中性表面（—CH₃ 和—OH）有利于成软骨诱导。

除了成软骨分化的程度外，表面电荷也会影响细胞铺展面积和细胞密度。据该组另外的研究发现，较大的铺展区域不利于软骨诱导；而高的细胞密度会导致更多的细胞间接触，有利于软骨诱导。在带电表面上（—COOH 和—NH₂）细胞铺展面积和细胞密度大于中性表面（—CH₃ 和—OH），而这两个因素对软骨诱导的影响相反。

当几种因素纠缠在一起的时候，单纯通过生物学实验很难将科学问题讲清楚，因此，复旦大学丁建东课题组设计并制备了抗细胞黏附背景下的黏附岛图案，以实现单细胞黏附。图 7-2 的中右侧显示,具有单个细胞大小的细胞黏附微岛在持续抗细胞黏附的背景下生成,可导致单细胞的定位和形状控制。微图案化可以在干细胞诱导的 9d 内控制细胞的定位和形状,并排除其他干扰因素。因此,官能团效应得以通过解耦的方式进行探索。

复旦大学丁建东课题组基于图案化表面技术的基础研究首次发现,当细胞铺展面积固定时,官能团对细胞分化并没有显著影响;同时,无论哪种类型的官能团用于涂层,小的铺展区域总是有利于软骨形成、诱导分化。因此,在自由表面上,官能团通过调节非特异性蛋白质吸附和随后的细胞铺展面积,间接调节了 MSC 的成软骨诱导分化。

(三) 材料表面分子手性

手性在自然界普遍存在。许多化学分子具有手性,即其分子式相同,但原子的空间排布结构不同,具备对应性但无法通过旋转实现重合,也就使得其性质产生了差异。地球上的生命总是选择 L-氨基酸作为蛋白质的组成部分,而不是 D-氨基酸。尽管立体特异性在生物学中非常重要,但之前分子手性对细胞响应的直接影响尚未受到太多关注。复旦大学丁建东课题组研究了分子手性对干细胞行为的影响。他们在涂有金的玻璃表面修饰了 L- 或 D-半胱氨酸,并将来源于大鼠骨髓的 MSC 接种到 L- 或 D-半胱氨酸单层上。除了考察 MSC 在这些手性表面上的黏附情况外,更重点考察了手性对干细胞分化的调控作用。此外,借助纳米图案制备技术,可以解耦细胞铺展面积与材料表面分子手性这两个因素对干细胞分化的影响。

结果显示,MSC 在修饰有 L-半胱氨酸的表面出现了更多的细胞黏附及更大的细胞铺展面积。为探究手性对细胞黏附影响背后的机制,用胎牛血清浸入细胞培养基后,在修饰有 L-半胱氨酸的表面上观察到了更多的蛋白质吸附,而蛋白质能够让细胞产生非特异性黏附,这也就解释了为什么修饰有 L-半胱氨酸的表面出现更多的细胞黏附及更大的细胞铺展面积。如果铺展面积相同,则 L- 或 D-半胱氨酸修饰的微岛之间没有显著差异。该结论不仅适用于铺展面积小的细胞,也适用于那些相对铺展面积更大的细胞。这些结果表明,手性表面上的不同分化程度并不具有直接的手性诱导效应。或者至少可以说,直接效应可能比间接扩散效应弱得多。

简而言之,分子手性影响了干细胞,可能是通过有利于天然蛋白质在 L-半胱氨酸表面上的吸附,这导致了更多的细胞黏附,而更大的细胞铺展面积和更高的细胞张力反过来有利于成骨而不是脂肪生成。因此,这项研究揭示了材料表面的分子手性为干细胞的间接调节因素。

二、材料物理性质及支架构造

(一) 材料的软硬度

软硬度既是材料本身的物理性质,也是影响细胞微环境的力学性质。材料基底软硬度可影响细胞对周围力学环境的感知,从而可能使得细胞表现出不同的状态。对于材料的软硬度,一般通过杨氏模量 E 来衡量。材料受力产生形变,而在形变初始阶段可能存在线性弹性范围,即根据胡克定律,在此线性弹性范围内材料所受应力与应变成正比,得到的比值即杨氏模量 E。E 越小,就意味着材料越软,越容易发生形变;E 越大,则表示材料越硬,越难发生形变。

对生物体而言,不同的组织部位具有的模量大相径庭,这也意味着体内的细胞所处的微环境差异很大。脑组织、部分内脏器官、皮肤等的杨氏模量相对而言较小,肌肉、软骨等组织的杨氏模量稍大,而坚硬的骨组织具有很大的模量。这些生物体组成部分的模量有若干数量级的差异,对细胞的调控也有着关键性的作用。

最早发现细胞能够对基底材料的软硬度或者说力学性能产生响应的是华裔生物物理学家 Yu-li Wang 的研究团队。关于材料的软硬度对干细胞分化的影响则由美国宾夕法尼亚大学的丹尼斯·迪舍尔(Dennis E. Discher)课题组率先发现。水凝胶材料可直接通过调控单体和交联剂的比例来调整水凝胶整体的力学强度。通过采用力学性质可调的聚丙烯酰胺凝胶,Discher 课题组分别制备出了接近于人体脑组织、肌肉组织以及骨组织3个典型组织模量的水凝胶，进而在此基础上研究干细胞的分化行为。

美国学者关于基底软硬度是干细胞分化的调节参量的论断受到了部分欧洲学者的质疑，他们认为Discher团队在改变水凝胶软硬度的同时，不可避免地改变了材料的表面化学性质，从而导致所吸附蛋白质的程度有差异，因此，表面化学才是导致干细胞分化差异的真正原因。Discher教授的弟子随后进行了反击。但是，双方所使用的材料都没有严格解耦基底软硬度和表面化学，也就难以说服对方。

决定性的实验由中国复旦大学丁建东团队作出，他们基于其花费数年时间创建的适于细胞与材料相互作用基本科学问题研究的图案化表面高分子平台技术，在国际上首次严格解耦了基底软硬度和表面化学。结果表明，欧美双方的论断均正确，只是各自没有严格去除另外的材料因素。丁建东的团队还发现了基底软硬度效应的"异常"表现，并通过引入细胞接触效应给予了解释，尤其是发现了材料表面的化学效应中蕴含着配体纳米级间距的效应。

复旦大学丁建东组以聚乙二醇大单体PEG-DA的分子量和浓度调控了聚乙二醇（polyethylene glycol，PEG）水凝胶的杨氏模量，并在该水凝胶表面构建了不同纳米间距的精氨酸-甘氨酸-天冬氨酸（arginine-glycine-aspartate，RGD）多肽阵列，以此研究了基质软硬度和细胞黏附配体RGD纳米间距对骨髓间充质干细胞黏附和分化的影响（图7-3）。该课题组首次利用纳米图案化技术将软硬度效应与其他因素（如蛋白质吸附）解耦，确证了基质软硬度是干细胞分化独立和重要的调节因素，同时揭示了表面RGD纳米间距也影响MSC的黏附和分化。

图7-3显示，在较硬的基质或基底表面，细胞产生的张力更大，由此引起更多的干细胞向成骨分化；相反地，在较软基质上，细胞张力更小，细胞更多地发生成脂分化。这些分化情况与生物体实际的组织模量相呼应。

除了应用不同软硬度的水凝胶材料来探究细胞响应外，材料软硬度还存在一些间接的调控方法。例如，美国克里斯托弗·陈（Christopher Chen）课题组制备了一系列不同高度的微柱阵列，这些微柱的横截面积大小一致，因此高度的改变带来的影响就是微柱弯曲模量的不同。将细胞接种于这些微柱阵列表面后，细胞就会对微柱产生牵引力而使得微柱发生形变。微柱形变程度的不同就类似于如前所述水凝胶的情况，即代表了材料软硬度的差异。该课题组研究并证实了这些不同软硬度的微柱阵列材料能够影响干细胞的焦点黏附情况、铺展面积以及分化。在成骨成脂双向诱导培养基内培育MSC，结果显示，随着微柱软硬度的增加，即微柱高度的降低，MSC成骨分化的比例增加、成脂分化的比例降低。这一规律与在水凝胶中发现的规律是一致的。

对于基底软硬度调控干细胞分化的机制，目前尚无定论。一些研究认为，干细胞黏附于材料表面后，会对材料施加一定的牵引力，如前所述，基底材料软硬度不同会导致其在受到外界力时产生的形变程度不同，随后，根据基底材料产生的不同形变程度，干细胞可相应地调整自身的行为。干细胞的状态改变后，会将相关信号通过跨膜蛋白整合素传递给细胞内部的与焦点黏附相关的蛋白质及其下游信号分子，进一步会引起肌动蛋白的聚合以及II型肌球蛋白介导的细胞收缩，由此会产生细胞张力和收缩力，并最终决定其命运。这一假设的过程是一个反馈环路，通常被称为inside-outside-in机制，但是这个解释仍然有待多方面的论证和深化。

（二）材料的孔径和孔隙率

用于组织工程和组织再生的材料通常是采用3D多孔支架的形式，以支持细胞的黏附、迁移和生长。多孔支架可通过3D打印、冷冻干燥和致孔剂结合模压等方法制备。复旦大学丁建东团队开发了一种室温注射成型结合致孔剂粒子沥滤的方法，制备由生物可降解聚酯组成的3D多孔支架。近年来，3D打印和增材制造已成为定制具有不同外部形状和内部孔隙结构的支架的理想方式。

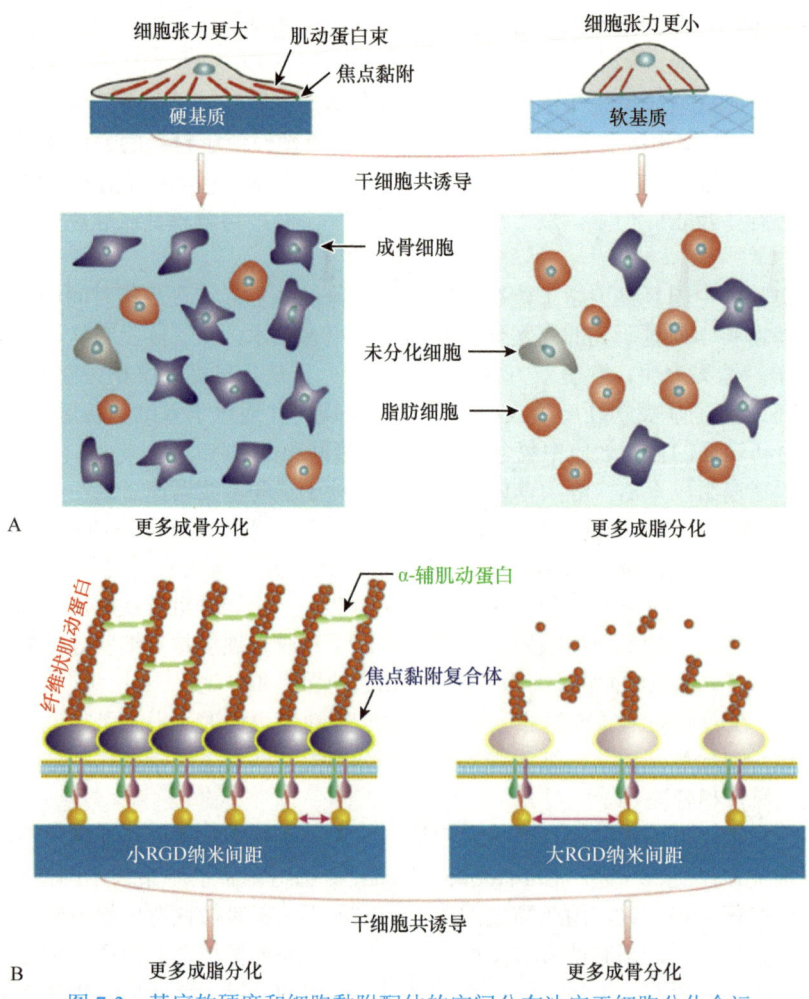

图 7-3 基底软硬度和细胞黏附配体的空间分布决定干细胞分化命运

A. 基底软硬度效应：来自刚性水凝胶的强机械反馈导致焦点黏附复合物更多活化和更强的细胞张力，反之，软基底则导致相对不明显的细胞铺展和低的细胞内部张力；B. RGD 纳米间距效应：在小纳米间距的图案上很好地形成细胞黏附，但细胞骨架不能在临界纳米间距（约 70nm）以上形成交联肌动蛋白束，从而大 RGD 纳米间距对细胞的黏附和分化造成了显著的影响

不同尺度（宏观/微观/纳米）的孔隙结构会影响组织修复和再生。组织工程多孔支架的制备涉及两个主要方面：获得互连的多孔结构和控制合适的支架形状和尺寸。孔径和孔隙率被视为组织工程支架的重要几何特征。例如，软骨层的孔径为 100~200μm，软骨下骨的孔径为 300~450μm，可以获得更好的骨软骨修复效果。过小的孔径会阻碍营养物质的运输，而过大的孔径会导致细胞泄漏。高孔隙率和孔间连通性也是组织形成的关键，高孔隙率促进支架内骨组织的形成。

克鲁伊特（Kruyt）等研究了植入山羊骨髓基质干细胞后孔隙率为 60% 和 70% 的含羟基磷灰石（hydroxyapatite，HAp）复合材料的成骨效果。发现 70% 的孔隙率实现了更多的新骨形成，这归因于高孔隙率材料的较大表面积，从而更好地吸附骨诱导因子和离子交换。只有互连孔结构有利于新组织的生长和组织界面的支撑。

提高孔的连通性有利于细胞和组织向多孔支架内部生长，具有球形孔的组织工程支架比具有立方体孔的支架具有更好的内部连通性，并且由复旦大学丁建东等基于逾渗理论给予了解释。2001 年，皮特·马（Peter Ma）和崔智元（Ji-Won Choi）提出了一种制备球形石蜡成孔剂的策略，成功制备了具有球形孔和互连内部孔网络结构的聚乳酸多孔支架。丁建东等通过糖粘盐微粒开发了一种水溶性致孔剂，并通过结合室温模压-粒子沥滤的方法制备了球形的聚（乳酸-乙醇酸）多孔支架。与由大氯化钠颗粒制备的具有立方大孔的传统聚合物支架相比，具有球形大孔的改性支架有更好的内孔连通性和更少的制孔剂残留。此外，在糖粘盐内孔的孔壁中观察到了良好的细胞黏附和成骨分化，这可能是由于许多细小的氯化钠颗粒分布在制孔剂表面，从而导致在孔内形成粗糙的内表面。

分级孔结构在细胞微环境的组织修复和再生中发挥了不同的功能，大孔结构有利于营养物质的交换，而微孔结构可以装载生物活性因子。支架的通道结构和定向排列可诱导细胞定向募集，并最终影响软骨内骨化。

除了多孔支架外，具有高含水量和天然 ECM 相似性的可注射水凝胶为组织工程中装载种子细胞提供了一种替代方法。可注射水凝胶可适应缺陷部位的形状，这在需要修复或再生的受损组织部位的形状不规则的情况下特别有用。可注射水凝胶也可以用微创注射代替常规手术。近年来，研究者们已经开发了各种可注射水凝胶，包括化学交联水凝胶和物理交联水凝胶，可用于组织工程、药物释放和其他医学应用。从组织工程学的角度来看，接种的细胞被水凝胶网络紧密包围。水凝胶中相应的细胞微环境不同于多孔支架内表面上的微环境，这种材料也可能影响细胞行为，通常可以更好地反映细胞的 3D 特征。

（三）材料表面拓扑形貌

材料表面的拓扑形貌会对细胞的黏附、迁移和分化等行为产生影响。一直以来，无论是金属、无机非金属还是高分子材料等，对其表面的拓扑形貌的处理手段都在被不断研究与开发。

拓扑形貌特征在影响细胞黏附和排列方面具有重要作用。早期最著名的现象是细胞的接触引导，即细胞在各向异性表面上的取向。哈里森（Harrison）于 1912 年首次明确报道了这一现象，而"接触引导"一词是韦斯（Weiss）于 1945 年首次在纤维材料上观察细胞时提出的。通常，接触引导会导致细胞沿着凹槽或脊轴伸长。伍德（Wood）等发现，当他们在石英基质上培养间充质细胞时，细胞平行于凹槽排列的速度比平整表面上的快 3~5 倍，凹槽宽度为 1~4μm，深度约为 1.1μm，间距为 1~4μm。特谢拉（Teixeira）等发现，人类角膜上皮细胞会沿着凹槽拉长，而大多数细胞在光滑的基底上呈现圆形，他们还表明，在横向尺寸为 0.4~4μm 基底上，排列细胞的百分比是恒定的，但随着凹槽深度的增加而上升。在伊姆（Yim）等的一项研究中，超过 90% 的来自牛肺动脉的平滑肌细胞沿着微粒排列，细胞骨架和细胞核都显著拉长。金（Kim）等制造了一个具有恒定脊宽（1μm）和深度（0.4μm）但具有可变槽宽（1~9μm）的梯度基底。更多脊的密集区域中的 NIH/3T3 成纤维细胞比稀疏区域中的成纤维细胞伸长得更为强烈，这表明细胞能够很好地感知表面拓扑形貌的梯度并调节其形状。

法拉利（Ferrari）等设计并制造了一组选择性的有利于维持特定神经元极性状态的表面拓扑图案（图 7-4），该拓扑图案能够在神经元分化过程中干扰细胞黏附的建立。利用环烯烃共聚物薄膜上的纳米压印光刻技术，通过改变单个形貌参数，可以精细调制焦点黏附的方向和成熟度，从而独立控制神经突触的最终数量和生长方向，此研究为组织工程应用中生物相容性拓扑形貌的合理设计提供了基础，可应用于细胞取向和极化对组织功能至关重要的一些

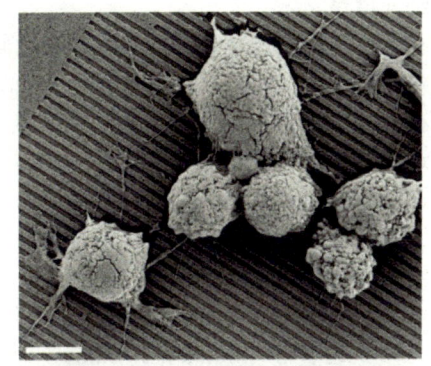

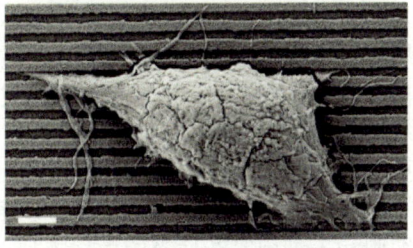

图 7-4 用于神经元极性选择的具有表面沟槽的环烯烃共聚物固体材料表面的扫描电镜图片

在具有 12nm 脊宽的纳米条纹拓扑结构上生长的 PC500 细胞的扫描电子显微镜照片，在用神经生长因子刺激之前（上）和刺激后 12h（下）。图中的比例尺对应于 5μm

生物系统中。

值得注意的是，并非所有类型的细胞都喜欢沿着凹槽轴对齐。在海马和小脑颗粒神经元的培养中，在具有约 0.1μm 宽度、0.1～0.4μm 深度和 0.1μm 间距的凹槽表面上，韦布（Webb）等观察到这些细胞垂直于凹槽延伸轴突。拉杰尼克（Rajnicek）等也在石英表面上观察到了这种现象，其石英表面上的凹槽深度为 14～1100nm，宽度为 1μm、2μm 和 4μm，间距为 1μm。当脊髓神经元沿着凹槽延伸轴突时，海马神经元垂直于浅而窄的凹槽延伸轴突，平行于深而宽的凹槽。

复旦大学丁建东课题组根据一系列微槽上细胞排列的热力学基础，认为生物和物理因素都驱动细胞的接触引导效应。同样值得注意的是，接触引导不一定由拓扑图案引起。一些具有各向异性的化学图案，如丁建东组制备的 PEG 水凝胶上的金条纹微图案，也可以导致显著的细胞排列。

干细胞分化也受到拓扑形貌特征的调节。例如，斯坦伯格（Steinberg）等使用聚二甲基硅氧烷（polydimethylsiloxane，PDMS）柱状阵列（头部直径 5μm，高度 15μm，间距 8μm、11μm 和 14μm）来研究和分析早期角质形成细胞的分化行为，通过免疫荧光和聚合酶链反应（PCR）检测，细胞质角蛋白 1（早期角质细胞分化延伸的指标）在他们检测的最小柱尺度上表达最广泛。

美国的华裔科学家梁锦荣（Kam J Leong）小组考察了表面拓扑形貌特征（栅格宽度为 0.4～10μm）对人骨髓来源的 MSC 神经分化的影响。与未图案化和较大栅格的表面相比，较小栅格的图案化表面上的微管相关蛋白 2（microtubule-associated protein，MAP2）等神经元标志物显著上调。这种表面形貌效应可以通过生物化学因素（如维甲酸）来增强，与在未形成图案的表面上单独使用维甲酸相比，较小的栅格显示出更强的神经分化效果。此外，Leong 小组发现，在较小的栅格上，zyxin（一种局灶性黏附成分）的表达被下调，这表明这种结构特征降低了 hMSC 中作用于局灶性粘连的机械力，从而调节了干细胞功能。李（Lee）等提出的证据表明，仅约 0.4μm 规模的脊/槽图案阵列就可以在没有任何分化诱导剂的情况下有效且快速地诱导 hESC 分化为神经元谱系。

通过动态控制表面形貌和基底软硬度也可以动态控制干细胞的行为。例如，美国研究学者基尔施纳（Kirschner）和安赛斯（Anseth）制备了一种光不稳定的基于聚乙二醇的水凝胶，并通过在紫外线照射下选择性降解来控制其水凝胶中的细胞伸长。同年，居文迪伦（Guvendiren）和伯迪克（Burdick）报道了由拉伸 PDMS、紫外线/臭氧硬化表面，然后释放应变后得到的皱纹图案。在基底恢复到初始应变后，褶皱可以被消除，因此它们的图案是可逆的。在拓扑形貌从条纹状变为光滑后，人骨髓间充质干细胞先前的排列（沿着脊轴）完全消失，这种动态现象可逆地重复了至少 8 个周期。

不仅微米级拓扑形貌可以影响细胞行为，合适的纳米级拓扑形貌也有相应的细胞响应。英国马修·达尔比（Matthew J. Dalby）课题组使用具有纳米级拓扑形貌的材料刺激 hMSC 在体外产生了骨矿物质。他们利用电子束刻蚀（electron beam lithography，EBL）的方法在基体材料聚甲基丙烯酸甲酯表面制备了直径为 120nm、深度为 100nm 的有序或无序纳米凹坑阵列，随后，他们将骨祖细胞及 hMSC 接种于纳米图案化材料表面。这种方法与用成骨培养基培养的细胞具有相似的效率。此外，一些研究表明，与用成骨培养基治疗的 hMSC 相比，纳米拓扑形貌处理的 hMSC 具有更明显的分化特征。

材料的表面拓扑图案不仅可以影响细胞的形状，还可以导致细胞核的显著自我变形。当癌细胞和干细胞等在适当的微柱阵列上培养以后，可以观察到细胞核的显著自变形。复旦大学丁建东课题组甚至发现，通过微柱图案设计，细胞核以受控的方式形成多种"奇形怪状"，且细胞依然存活。

MSC 细胞核的形状可被一系列不同高度的聚（乳酸-乙醇酸）微柱阵列调控（图 7-5）。复旦大学丁建东组发现细胞核发生从无显著变形到显著自变形的一级转变，并且在适当的截面面积和微柱间距下，在临界柱高度附近观察到细胞核形状指数的双峰分布。核变形的百分率与微柱高度服从玻尔兹曼 S 形曲线。即使 MSC 经分化诱导，高微柱细胞核的自我变形仍保持不变。

材料表面的这种持续核变形影响了 MSC 的分化程度，并发现其影响程度还取决于分化类型。尽管 MSC 的投影面积减小，细胞张力降低，但微柱阵列上细胞核显著自变形的组别成骨分化增强，成脂分化减轻。因此，该研究揭示了核变形为影响干细胞分化提供了一种新的亚细胞尺度的几何因素。

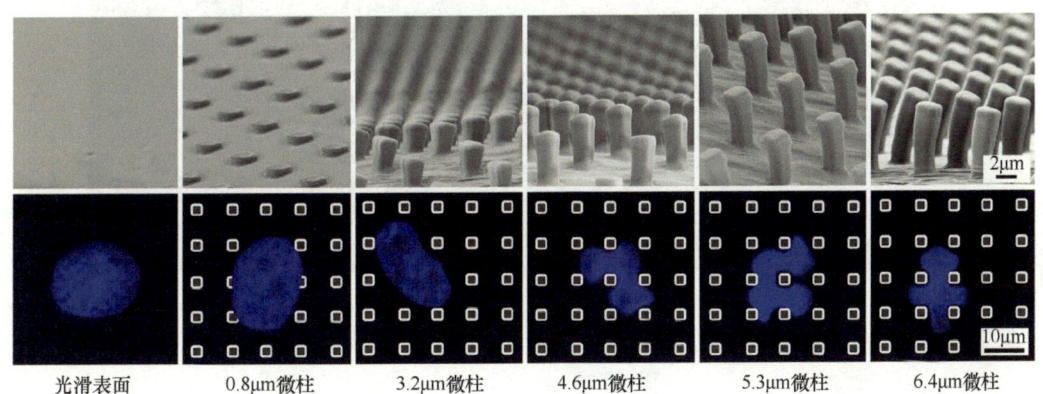

图 7-5 合适微柱阵列上细胞核的自我变形
光滑薄膜和微柱的扫描电子显微镜图像。其中，下排的微柱根据相应的明场图像进行人工标记，蓝色荧光区域代表细胞核

三、细胞黏附配体的空间分布

（一）RGD 纳米间距

特异性细胞黏附通常由 RGD 等短肽序列配体与其受体（质膜中的整合素）的生物偶联所引发。作为细胞对材料反应的第一个事件，细胞黏附影响着细胞形态、活力、分化和凋亡。改进再生医学生物材料的一种策略是模拟 ECM，而引入仿生 ECM 的 RGD 序列在生物材料设计中尤为有效。细胞和 ECM 之间的界面在许多情况下含有纳米级的结构。ECM 配体（如 RGD 肽）在抗黏附背景上的纳米级阵列为在分子水平上研究细胞对 ECM 的响应提供了一个有价值的模型。

嵌段共聚物胶束纳米光刻技术提供了一种独特的方法来制备相关的纳米阵列。通过改变聚（苯乙烯-2-乙烯基吡啶）（PS-b-P2VP）聚合物的嵌段长度、PS-b-P2VP 胶束的浓度、浸涂时基材的拉拔速度和胶束金属前驱体的负载量等制备条件，可以控制图案的纳米尺寸，如纳米颗粒直径和颗粒间距离。复旦大学丁建东等甚至平行制备了有序和无序的 RGD 纳米图案，这使得能够更深入地理解特定细胞黏附的超分子机制。由图 7-6 可见，临界配体间距约为 70nm。超过该范围，细胞的黏附和铺展则受到显著限制；该效应在有序纳米图案表面尤为明显。超过 70nm 以后，细胞骨架的横向连接难以形成，导致焦点黏附难以实现。

复旦大学丁建东等的研究表明，生物学意义上的焦点黏附需要细胞骨架形成超分子网络，依赖于一对 α-辅肌动蛋白（α-actinin）起到横向连接的作用，这就产生了一种"分子尺"的纳米效应。如果材料表面纳米阵列的间距大于 70nm，则细胞骨架的横向连接不能有效形成，细胞黏附不佳。细胞外的材料表面 RGD 纳米间距导致了细胞内骨架张力的变化，从而细胞的基因表达出现变化，可进一步影响干细胞分化等其他的细胞行为。

丁建东课题组基于适合细胞研究的聚合物分子工程所制备的精细调节细胞响应的高分子表面纳米图案，发现了细胞微环境的材料纳米要素，从微纳米尺度深化了对细胞与材料相互作用基本科学规律的认识。临界纳米间距起到了一把"分子尺"的作用，运用细胞外基质或生物材料中活性配体的空间距离可调控细胞内部细胞骨架中蛋白质的超分子网络的形成，该工作以及其他的一些工作也将细胞与材料相互作用从定性描述推进到半定量的基础理论。

·178· 组织工程与再生医学

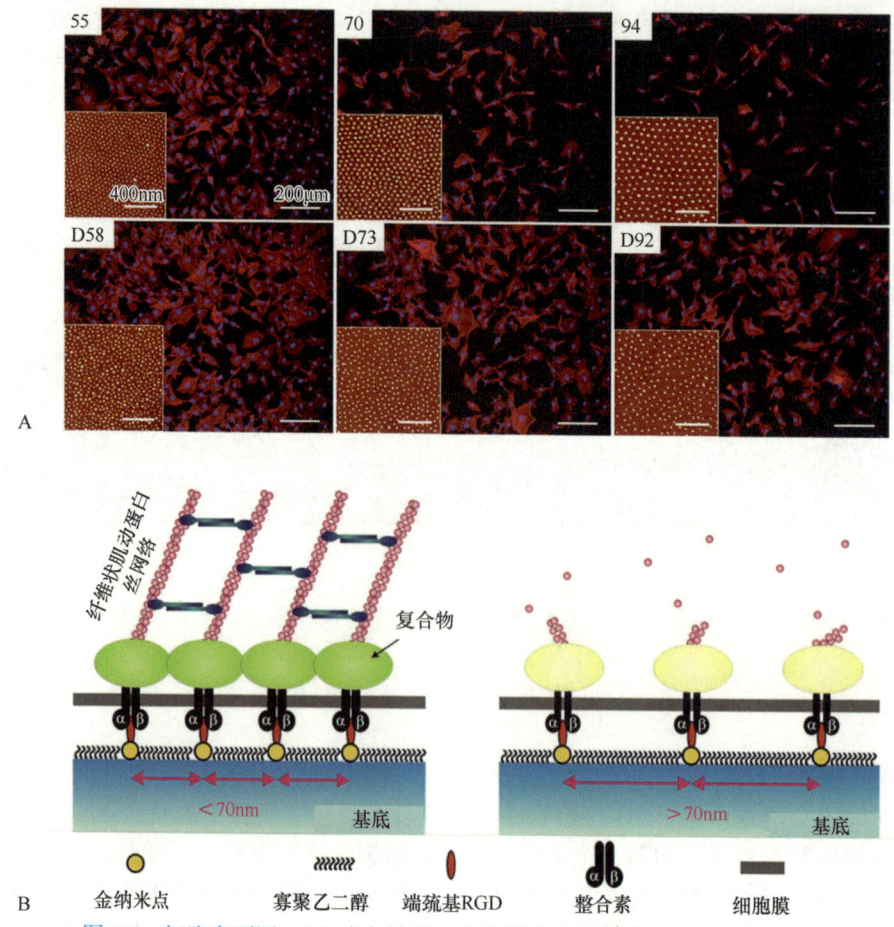

图 7-6 细胞在不同 RGD 分布材料上的黏附情况及临界纳米间距的示意图

A. 成骨细胞 MC3T3-E1 在 RGD 纳米阵列上（背景为抗细胞黏附的 PEG 单分子层）黏附后的荧光染色照片，其中的细胞核被染为蓝色、细胞骨架纤维状肌动蛋白被染为红色。左下角插图为对应基底上金纳米图案的原子力显微镜图像。左上角的数字以 nm 为单位表示平均配体间距离，其中"D"表示无序（disorder）的纳米图案。B. 有效整合素团簇对焦点黏附复合物及细胞特异性黏附形成的重要性示意图，当团簇内部整合素的平均间距小于 70nm 时能够形成焦点黏附复合物并发生细胞骨架的横向的超分子组装，进而形成有效的细胞特异性黏附，而配体大于 70nm 的间距时则不能形成有效黏附

（二）黏附配体微米岛等所影响的细胞形状

关于细胞形状可否影响细胞的命运，是一个涉及细胞材料微环境的非常基础的问题。如果可以在抵抗细胞黏附的背景上制备存在特异性细胞黏附的微岛，且微岛的大小在单细胞尺寸，则微岛的形状会影响细胞的形状。

最初用于干细胞研究的图案化技术由美国哈佛大学化学系的乔治·怀特塞兹（George M. Whitesides）课题组和哈佛医学院的唐纳德·英格伯（Donald E. Ingber）课题组共同创立。不过，这些微图案化制备技术往往是在刚性硬质的基底材料（如玻璃和硅片）上实现的。为了尽可能地模拟接近生物体组织的模量，研究人员一般会选取水凝胶类材料进行细胞研究。而困难在于，硬质基材与较软的水凝胶类材料上的微图案化制备难度差别很大。

为解决此问题，复旦大学丁建东课题组创立了一种转移刻蚀（transfer lithography）技术，先在玻片表面制备微米或纳米图案，随后通过转移方法将图案搬运至目标高分子材料上，而不破坏原本的图案形状。

运用这种微图案化技术，可以探究一些原来无法讨论的涉及细胞与材料相互作用的基础科学

问题。代表性工作之一是探讨了干细胞的几何学特征与其分化程度之间的关系。不同细胞形状的控制见图 7-7。

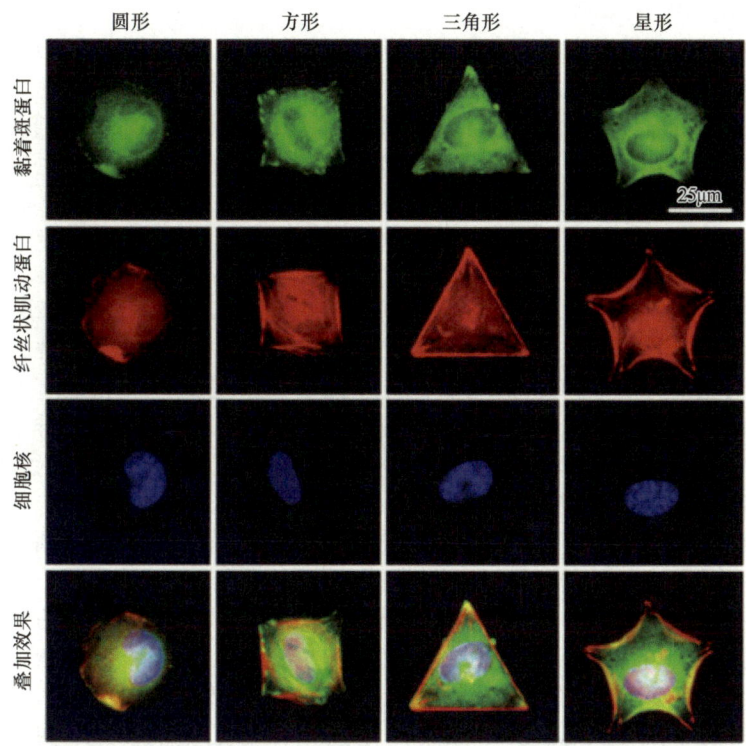

图 7-7　在微图案化技术控制下不同形状细胞的荧光染色图像

复旦大学丁建东课题组制备了 RGD 多肽在 PEG 水凝胶上的微图案。PEG 水凝胶具有持久的抗细胞黏附特性，而利用纳米图案化技术修饰有 RGD 细胞黏附配体的区域可让单个细胞在指定区域黏附并铺展。在这些适当大小的可黏附微岛上，他们培养了来自大鼠的间充质干细胞，其能够保持相同的黏附面积但形状不同。研究结果显示，细胞形状会影响间充质干细胞的分化，这些不同形状微岛上的干细胞成骨和成脂分化呈不同趋势。通过对各向同性圆形、方形、三角形和星形干细胞的比较，圆形和星形细胞分别发生的成脂和成骨分化最多。

通过对方形的进一步比较，在长径比为 1 处发生最多的为成脂分化，而在长径比约为 2 时发现干细胞呈现最多的为成骨分化。

复旦大学丁建东课题组发现成脂和成骨分化的程度与细胞周长在所考察的范围内呈线性相关，因此，该研究基于材料技术将细胞形状对干细胞分化的影响从定性推进到了半定量的水平。

第三节　生物力学相关微环境

近年来，生物力学和力学生物学得到了高度关注。前述的基底软硬度效应也可以归结为一种生物力学效应。这里我们重点介绍外加的力学因素所导致的细胞响应。

一、细胞静态和动态受力

（一）细胞静态受力的效应

生物力学是决定骨骼组织形态和分化的主要表观遗传因素之一。研究人员为了验证静态压缩力在早期软骨形成过程中转化为分子信号的假设，开发了一种三维胶原凝胶细胞培养系统。将胎鼠肢体解剖分离,然后将其在胶原凝胶基质中培养并维持10d。同时静态压缩力施加在这些培养物上。分析软骨特异性标志物、Ⅱ型胶原和蛋白聚糖以及软骨生成调节因子 Sox9 和 IL-1β 的表达,并与非压缩对照培养物进行比较。

在压缩条件下,组织学评估显示软骨形成的速率明显加快。从数量上看,从培养第 5 天开始,Ⅱ型胶原和聚集蛋白聚糖的表达显著增加了 2~3 倍,并且在培养 10d 内保持了这种差异。压缩力还导致 Sox9 水平升高,Sox9 是 Ⅱ型胶原的转录激活剂。相反,IL-1b(Ⅱ型胶原的转录阻遏物)的表达和积累被下调。该研究提出静态压缩力可促进胚胎肢芽间质中的软骨生成,生物力学刺激的信号转导可以通过软骨特异性细胞外基质大分子介导。

(二)细胞动态受力的效应

许多生物组织和器官在活体状态下会受到周期性拉伸刺激。例如,血管细胞在心动周期期间随着血管的变形而周期性地拉伸;肌腱和韧带在行走或锻炼时也会受到周期性应变。因此,研究细胞对循环拉伸行为的反应对于组织工程和再生医学具有重要意义。

在过去 20 年中,这一问题上取得了宝贵的进展。在二维的周期性振荡拉伸下观察到细胞高于阈值振幅重新定向,如兔动脉平滑肌细胞为 2%,牛主动脉内皮细胞为 3% 和人骨髓间充质干细胞为 4%,但鲜见频率依赖性的报道。

复旦大学丁建东团队提出了存在临界频率的假设,并统一解释了幅度和频率的效应。他们设计并制备了一种硅橡胶 PDMS 的双层微流体拉伸装置用于研究细胞(图 7-8)。之所以选择 PDMS 为制造微流体装置的材料并作为细胞黏附的基质,是因为这种聚合物有良好的生物相容性以及对氧气和二氧化碳的高渗透性,且 PDMS 具有出色的光学透明度,从而便于观察细胞。此外,作为弹性体,PDMS 支持气动制动器的制造,为细胞提供机械刺激奠定了基础。

采用人间充质干细胞(hMSC),探索周期性拉伸对细胞的影响。通过至少 8 个频率(0.000 03~2Hz)对 hMSC 进行了大量实验,确认了在生物力学刺激下调节生物材料上细胞行为的临界频率,揭示了在基于微流控芯片的循环拉伸下弹性聚合物上细胞重新定向的临界拉伸速率,并根据细胞内的超分子弛豫时间进行了解释。丁建东等最终证实了临界频率的存在,并运用高分子物理借鉴类似于链弛豫时间的概念诠释了一个细胞力学的基本问题。

多种细胞能感知周围的力学微环境。成纤维细胞、内皮细胞、平滑肌细胞、成骨细胞、间充质细胞以及骨肉瘤细胞等癌细胞和黑色素细胞均已被证明对单轴循环拉伸有反应。当这些细胞类型处于周期性拉伸的受力条件下时,细胞重新定向(以细胞与拉伸方向垂直排列为标志)是一种普遍的细胞反应,对于维持正常的细胞功能至关重要。重新定向过程和有序程度由所施加拉伸的程度(如拉伸幅度)调节。随着振幅和频率值的增加如何半定量地表述细胞重新定向的程度,成为一个重要的基础科学问题。

20 世纪 60 年代,建筑师理查德·巴克敏斯特·富勒(R. Buckminster Fuller)提出了"拉张"(tensegrity)的概念。富勒的学生肯尼斯·斯内尔森(Kenneth Snelson)随后开发了第一个拉张结构,该结构能够通过结合不连续抗压缩组件和连续张力组件来保持力平衡。英格伯等率先应用源自建筑的张力原理破译了生命系统中观察到的各种现象。

受描述细胞双轴周期性拉伸理论模型的启发,复旦大学丁建东课题组采用适用于单轴循环拉伸下细胞重新定向表征的拉张模型,且推导出了取向角和有序度随时间演化的方程。他们将细胞骨架视为一个拉张模型,由拉力弦和压缩支撑杆组成,并展示了细胞如何发挥这种拉张结构来响应外部机械力并调节生物反应,可以使用二维张力模型定量表征循环拉伸基板上的稳定细胞重新定向。在单轴循环拉伸开始时,细胞及其肌动蛋白细胞骨架发生仿射变形,这意味着它们在横向上拉长并在垂直方向上缩短。当拉伸频率低于临界频率,无论细胞的初始方向如何,肌动蛋白丝在拉伸周期结束时完全恢复。因此,细胞不受施加的机械刺激的影响,并且细胞集合呈现随机分布状态。相反,对于超过临界频率的,肌动蛋白丝不能立即跟随不同的拉伸,只能经历不完全的恢复。因此，受挫的肌动蛋白丝只能垂直对齐以最小化沿拉伸方向的扰动，从而导致细胞发生取向。

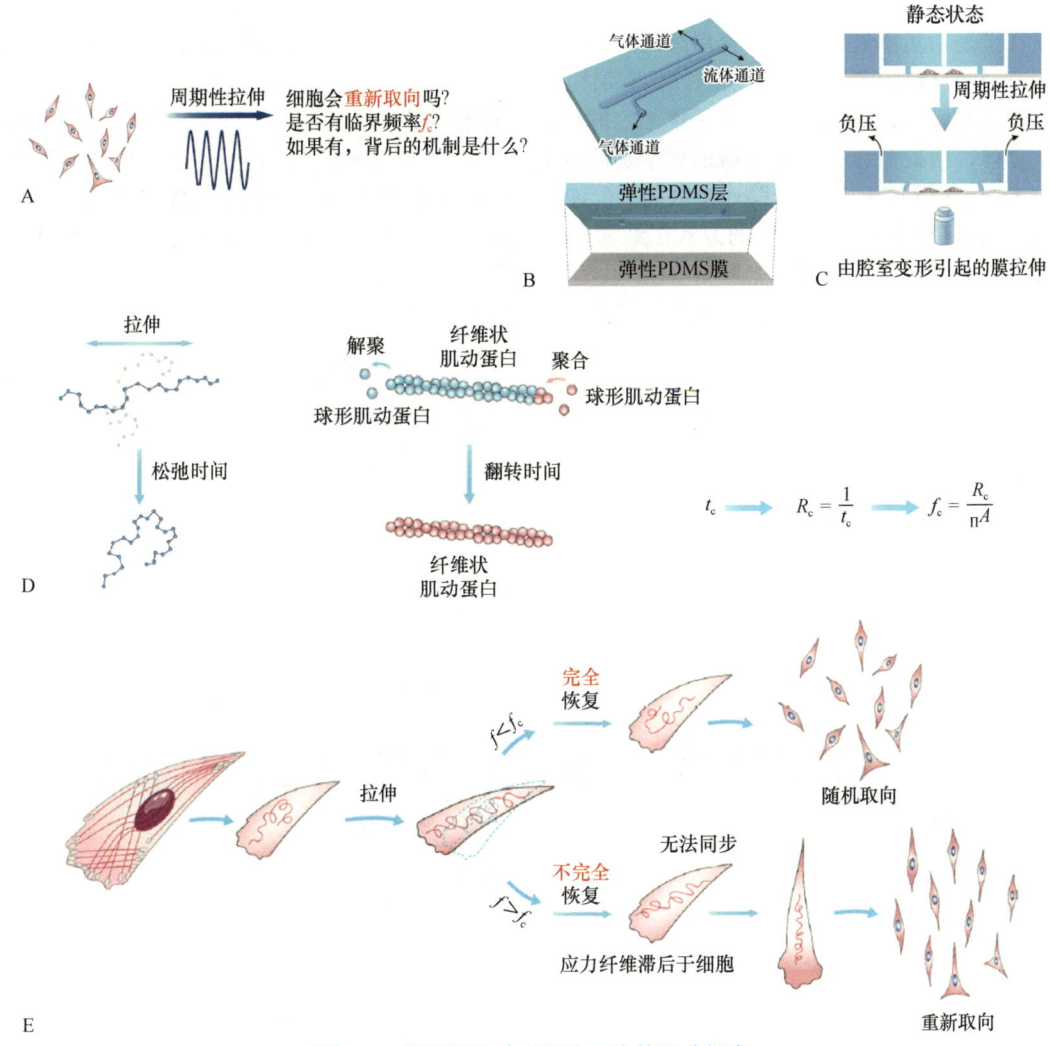

图 7-8　周期性拉伸对细胞行为的影响探究

A. 拉伸频率对响应循环拉伸的细胞行为潜在影响的示意图。B. 设计微流控装置或芯片以实现细胞的循环拉伸。该装置的弹性 PDMS 层包含两种微流体通道：两个用于气体输入和输出的气体通道和一个用于流体流动的流体通道。该装置由弹性 PDMS 层和弹性 PDMS 膜组成。C. 装置的工作原理。膜拉伸是由气体通道通过负压输入变形引起的，导致黏附在 PDMS 膜上的细胞循环拉伸。D. 从左到右的图片显示了单个聚合物链的弛豫过程、F-肌动蛋白（即肌动蛋白丝）的周转过程，以及 F-肌动蛋白的临界拉伸速率和临界频率对临界时间的依赖性。E. 细胞及其肌动蛋白细胞骨架（即应力纤维）在暴露于单轴循环拉伸时动态响应临界频率或临界拉伸速率的潜在机制。拉伸导致细胞的随机分布或垂直排列

二、生物材料的降解速率

材料的降解会导致其软硬度的降低。如前所述，材料的软硬度会影响细胞的行为，而在降解这一过程中，不仅软硬度大小发生变化，更是增添了一个动态因素，即其变化速率是否会对干细胞分化产生影响？美国宾州大学杰森·伯迪克（Jason A. Burdick）课题组通过三维水凝胶包裹细胞，研究干细胞在三维动态降解环境下的动态变化对干细胞分化产生的影响。他们制备了两种透明质酸水凝胶，一种可被由细胞分泌的基质金属蛋白酶降解，而另一种不能，在这两种水凝胶中

培养人间充质干细胞，考察其成骨和成脂分化情况。结果显示，在可降解的透明质酸水凝胶中，细胞铺展面积相对更大，产生的细胞张力更大，在此种水凝胶中干细胞呈现成骨分化；而在不可降解的水凝胶组别中，细胞呈球形，细胞张力小，显示成脂分化。两种水凝胶初始模量相同，区别仅在于是否可降解。此项研究后续还将可降解的水凝胶二次交联，随后细胞转向成脂分化。这项研究表明材料的降解对于干细胞分化有调控作用。

复旦大学丁建东课题组合成了聚乙二醇和乳酸寡聚物的嵌段共聚物，随后双丙烯酰化得到大分子单体，由此可以得到可降解的化学交联水凝胶。他们运用转移法，将运用嵌段共聚物胶束模板纳米蚀刻得到的纳米金借助连接试剂共价连接到了可降解的 PEG 水凝胶的表面，又通过含巯基的 RGD 试剂以单分子自组装的方式在纳米金的表面共价连接了 RGD，由此国际上首次在可降解 PEG 水凝胶的表面构建了细胞黏附 RGD 肽的纳米阵列（图 7-9）。

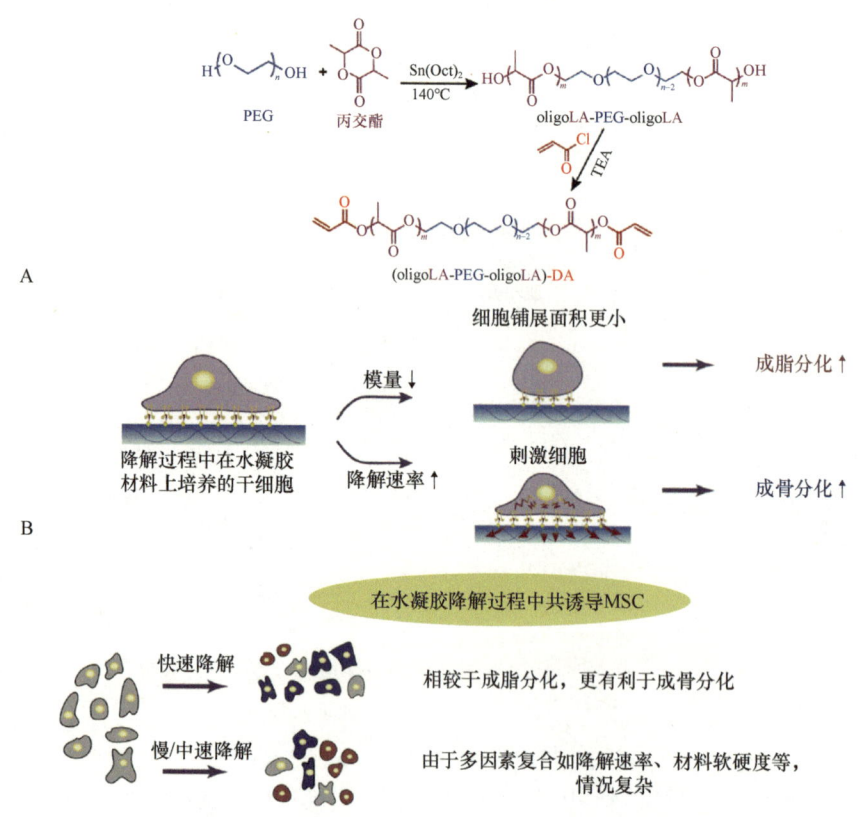

图 7-9　材料降解因素对干细胞分化的影响示意图
A. 寡聚乳酸-聚乙二醇-寡聚乳酸大分子单体的合成路线；B. 在材料表面单独成骨或成脂诱导 MSC 的情况下；C. 在混合介质中共诱导的情况下

在酸性介质中预先加速水解获得一系列在随后的细胞培养时具有不同基质软硬度和降解速率的水凝胶样品。虽然较软样品上的细胞密度和铺展面积下降，但细胞骨架和细胞活力增强，在发生了更多的成脂分化的同时，成骨分化也更为显著，这不能归因于基体软硬度效应。丁建东提出，正是降解速率的冲击刺激了细胞，进而促进了 MSC 的成骨分化。

降解速率为调节细胞黏附和分化提供了新的调节因素，因此可以合理地预测，在植入可生物降解材料后，降解速率会在组织工程和组织再生过程中显著影响细胞命运。即使在植入物不可生物降解的情况下，ECM 重塑也可能改变基质刚度，因此基质刚度的变化速率应被视为调节细胞响应的动态因素，且不可忽视。

第四节 生物学相关微环境

一、生长因子

生物体内存在多种生长因子，如转化生长因子（transforming growth factor，TGF）、血管内皮细胞生长因子（vascular endothelial growth factor，VEGF）、血小板源性生长因子（platelet-derived growth factor，PDGF）、重组人表皮生长因子（recombinant human epidermal growth factor，rhEGF）等。这些生长因子与生物体功能表现密切相关，在组织修复过程中起到了多种重要的调控作用。生长因子的种类和浓度是构成细胞微环境的重要生物学因素。关于生长因子的相关知识在本书第五章中有详细介绍，此处不再赘述。

二、细胞与细胞间的接触

若将其他细胞也视作广义上的"材料"，那么细胞与细胞之间同样存在相互作用，周围细胞就构成了微环境要素之一。周围细胞的影响一方面是旁分泌各种因子，另外一方面涉及细胞与细胞间的接触。无论如何改变接种密度，旁分泌的影响和细胞接触的影响总是耦合在一起，无法加以区分。

复旦大学丁建东课题组运用其创建的适于细胞基础科学问题探索的材料表面图案化技术最终解决了这个难题。他们设计了在抗污背景下的单细胞黏附微岛，运用黏附微岛之间的相邻程度控制了细胞与细胞之间的接触程度。由于不同接触程度的细胞都处于同一个基底上，也就处于相同的因子浓度之下，这就排除了不同旁分泌因子浓度的干扰。

复旦大学丁建东课题组进一步引入了化学中的配位数这一概念来半定量描述细胞之间的接触程度，并且发现，在所考察的范围内，MSC在成骨诱导液中的成骨分化程度与细胞间接触程度呈线性关系，这是一个在细胞与材料相互作用以及细胞与细胞之间相互作用的基础研究领域少有的定量关系。随后，他们考察了MSC的成脂分化，发现这个线性关系同样存在，只是线性的斜率不完全一样。

长期以来，细胞团聚被认为可以增强软骨生成，但迄今为止没有直接证据证实细胞-细胞接触本身会增加干细胞的软骨分化，因为细胞-细胞接触的变化通常与其他细胞几何因素和细胞培养中的可溶性因子相结合，导致结论无法被明确证实。复旦大学丁建东课题组进一步考察了干细胞的接触程度与成软骨分化之间有无相关性，部分结果见图7-10。

该研究采用微图案化技术以解耦多个因素，将细胞-细胞接触对干细胞分化的影响独立出来，并半定量地考察了细胞-细胞接触的效应。具体的操作是，在抗细胞黏附的PEG水凝胶上用细胞黏附肽RGD微岛制备了二维微图案，并在材料上接种MSC。基于该微图案设计，在同一基底材料上实现了具有给定细胞数（1、2、3、6和15）且每个细胞铺展面积相似的单个MSC或细胞簇，从而排除了细胞自分泌的可溶性因子差异和细胞铺展面积的干扰。在诱导9d后，对Ⅱ型胶原蛋白进行染色以表征成软骨诱导结果；还检测了Ⅱ型胶原蛋白、糖胺聚糖、缺氧诱导因子-1α（hypoxia inducible factor-1α，HIF-1α）和Ⅰ型胶原蛋白的mRNA表达水平。统计数据明确证实，软骨分化的程度随着细胞-细胞的接触而增加。丁建东等由此首次建立了分化程度和接触程度之间在考察范围内的线性关系。

在该研究中，复旦大学丁建东课题组还考察了氧气浓度对于干细胞分化的影响。细胞-细胞接触效应在缺氧（5% O_2）和常氧（21% O_2）两种条件下，在相同的细胞-细胞接触范围内，缺氧条件比常氧条件能更有效地促进黏附微岛上MSC的成软骨诱导。

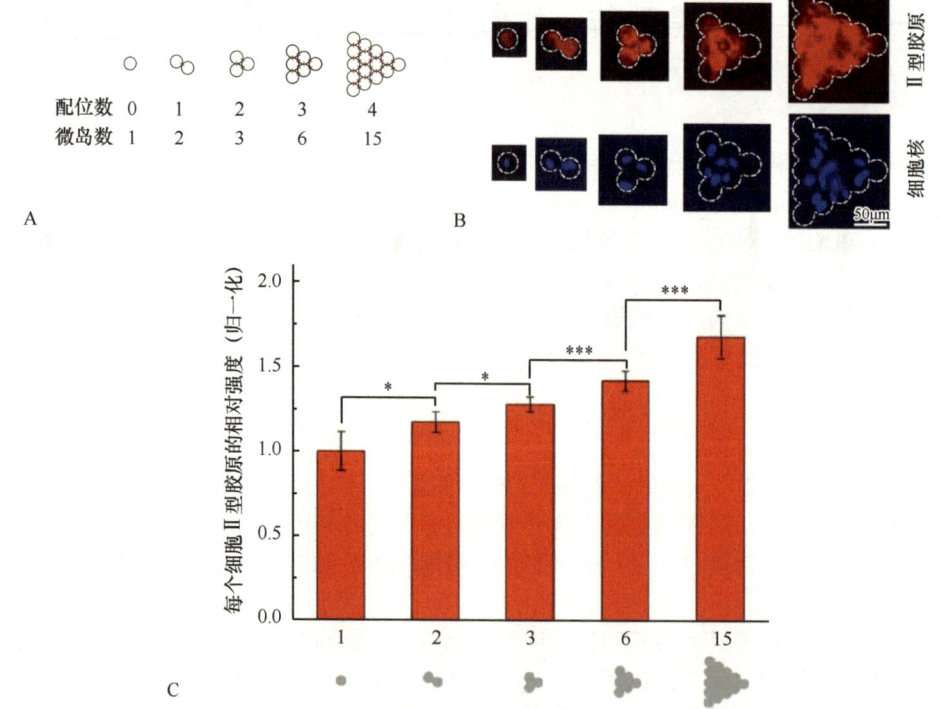

图 7-10　细胞与细胞之间的相互作用对干细胞成软骨分化的影响

A. 具相应配位数和微岛数的微域示意图。B. 在 5% 氧气下微图案表面上诱导 MSC 的定量荧光显微镜结果。上行显示了 9d 软骨诱导后 II 型胶原染色细胞的代表性显微照片；下行显示带有细胞核染色的相应图像。虚线表示细胞黏附微岛的位置。C. 微岛数为 1、2、3、6 和 15 的微域上每个细胞 II 型胶原的相对强度；* 指统计学 P 值小于 0.05，具有显著性差异；*** 指统计学 P 值小于 0.005，具有显著性差异

三、生物体不同部位的微环境

生物体不同部位的差异包括力学性质上的区别、细胞种类构成、细胞外基质成分等。在骨修复领域中，"应力屏蔽"或"应力遮挡"效应使得研究人员在选用和制备骨修复材料时注意避免选择模量相较于天然骨组织过大的材料而导致造成负面的修复结果。因此，对于不同力学性质的生物体组织，从神经修复、皮肤修复到骨修复，这些组织自身的微环境对生物材料的应用提出了不同的要求。

有些组织如关节软骨缺乏血管，使得其组织再生尤为困难，因此在设计此类组织再生修复方式过程中，需要关注如何募集软骨细胞或是引导干细胞成软骨分化。

在心血管领域，支架的设计应尽可能不影响原本血管环境中血流的正常流动。此外，血管承受着来自血液的周期性压力，可降解的支架材料使得在修复完成后材料能够被人体吸收，使血管能恢复正常健康的周期性运动。

第五节　再生微环境展望

细胞与材料相互作用的基础研究丰富了生物医学材料的设计，已经取得了长足进步。同时，仍有一些关键方面需要注意。

（1）纳米科技的进步有望揭示影响各种细胞行为的更多纳米因素。在复杂的生物系统中，细胞可以灵敏地感知和响应外部纳米的尺度特征。细胞黏附配体的纳米级空间排列为细胞分化提供了一种新的独立调节因素，这在再生医学的生物材料设计中应予以考虑。在不久的将来，相信研

究人员将揭示影响各种细胞行为的更多纳米因素。

（2）组织工程多孔支架的多种空间效应的组合。虽然影响细胞生物材料的各种几何特征已经在宏观、介观和微观层面上进行了研究，但生物体的结构是复杂的，甚至往往是呈现梯度的。为了更好地模拟天然具备多层级结构的生物组织，可制备具有多尺度响应的多孔支架。

（3）体内复杂的微环境，如植入生物材料后的免疫反应。由巨噬细胞和异物巨细胞组成的免疫反应是造成植入医疗器械后终末期炎症和伤口愈合反应的重要原因，通常应尽量予以减弱。近期研究表明，适度的免疫响应还有益处。由生物材料支架驱动的免疫介导组织再生正在成为修复受损组织的一种创新再生策略。使用生物材料工程操纵适应性免疫系统可有助于开发局部和全身促再生免疫反应的疗法，最终刺激组织修复。

（4）材料降解和动态微环境。理想的组织工程和再生材料应可生物降解。人们已经作出了大量努力来调节各种材料的生物降解，此外，生物成像技术促进了这种生物降解过程的检测。ECM是动态的，植入体内的生物材料受到物理、化学和生物信号以及应力负荷的影响，为了模拟ECM的动态性质，许多可逆化学手段已被用于生物材料中，以调节细胞铺展、细胞黏附配体和基质力学，在这种长期和复杂作用的刺激下，支架材料可能具有复杂的结构失效，因此，应仔细设计生物材料。除了降解产物，最近发现降解速率提供了一个独立且动态的调节因素，影响了细胞的黏附和分化等行为。材料降解的过程为细胞创造了动态的材料微环境。快速降解的细胞可能会感受到水凝胶变化的影响，从而导致细胞活化、细胞骨架重建和更高的牵引力。动态微环境将成为组织工程和组织再生的研究热点。

（5）体外组织工程技术的发展与应用。从技术难度和经费消耗考虑，体外组织工程甚至大于体内组织工程。目前的国际研究状况下，完全在体外构建组织还很难。一些准体外组织工程的发展也值得关注，如类器官有助于我们更好地理解组织再生过程，也有望用于辅助大规模药物筛选。此外，类器官利用水凝胶或其他材料帮助多个细胞形成有序的细胞簇，是准组织工程的一个有前途的趋势，也需要更多的细胞微环境的基础研究。

随着多学科的融合，特别是与材料相关的微环境，希望在组织工程和组织再生方面取得更大进展，造福人类。组织工程细胞微环境的未来趋势可能在于生物活性材料的模块化集成和精确医学的逐步实现。

第八章　组织工程构建技术与产品研发

组织工程学的研究涉及生命科学、细胞生物学、材料科学与工程及临床医学等多个领域。支架、细胞、促进细胞培养的生长因子是组织工程学的三大组成部分，其中，用于组织工程的支架能够为细胞提供一个生存的三维空间，有利于细胞获得充足的养分，进行营养物质的交换，并且能排出废物，是工程化组织的最基本构架。理想的组织工程支架应满足以下基本原则。

1. 支架应为三维、多孔网络结构，具有合适的孔尺寸、高孔隙率和相连的孔形态，以适于细胞的黏附和生长、细胞间的信号转导、营养物质的传送、降解产物和代谢废物的排出，以及血管和神经的长入。

2. 良好的生物相容性，即无明显的细胞毒性，在生物体内不会产生明显的炎症反应和免疫排斥。

3. 具有较高的表面积和合适的表面理化性质，以利于细胞黏附、增殖和分化，以及负载生长因子等生物信号分子。

4. 适当的可生物降解性，降解速率应能与新组织的生长相匹配。

5. 具有一定的生物力学性能，与所修复组织力学性能相匹配。

6. 特定的三维外形，以获得所需的组织或器官形状。

为获得满足以上条件的理想支架，合适的生物材料以及构建技术至关重要。随着材料科学的飞速发展，多种支架构建技术层出不穷，除了传统的构建方法外，水凝胶的制备、3D 生物打印以及其他先进的构建技术与应用一直是国内外的研究热点。

第一节　传统构建技术

组织工程支架的结构往往取决于其制备方法，目前，传统的组织工程支架构建方法包括纤维黏结法、微球黏结法、发泡法、相分离法、注塑成型、静电纺丝法和脱细胞技术，这些技术都有其突出的优点，但也存在着各种问题。在组织工程支架构建及产品研究过程中，应综合考虑支架的用途和生物材料的特性，选择合适的构建技术。

一、纤维黏结法

纤维黏结法是利用热处理或溶液黏结无纺纤维网状物的方式形成三维多孔支架，此法是较早使用的一种组织工程支架构建技术。以聚乙醇酸（PGA）纤维支架为例，可将 PGA 无纺纤维网状物浸入左旋聚乳酸 [poly（L-lactic acid），PLLA] 溶液，待溶剂挥发后，得到嵌入在 PLLA 基质中的 PGA 纤维复合材料，然后将该复合材料加热至 PGA 熔点温度，黏结纤维，最后，将 PLLA 基质选择性地溶解在 PGA 的非溶剂中，得到 PGA 多孔支架（图 8-1）。此方法制备的 PGA 多孔支架孔隙率大于 80%，孔径可达 500μm。或者可在 PGA 无纺纤维网状物上直接喷洒 PLLA 溶液，待溶剂挥发后，PGA 纤维相交处由 PLLA 黏结，得到 PGA 纤维支架。纤维黏结法方法加工简单、成本低廉、孔隙率较高、孔径较大，且孔间连通性较好，然而此法制备的支架结构稳定性较差、机械强度低、容易坍塌，且孔隙形态难以控制，通常适用于成型软组织支架材料。

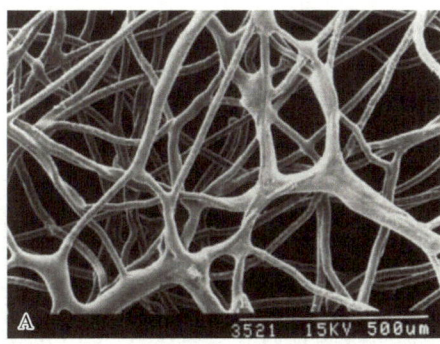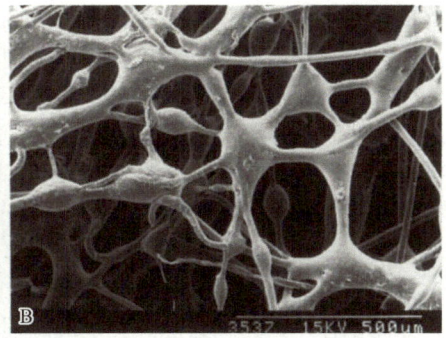

图 8-1　PGA 纤维网在 195℃下加热 90min 后再在 235℃下加热不同时间的扫描电镜图
A. 5min；B. 7.5min

二、微球黏结法

微球黏结法是利用聚合物微球受热时膨胀，冷却后相互黏结，紧密堆积后形成孔洞得到多孔支架的方法。以聚乳酸-羟基乙酸共聚物（PLGA）/生物玻璃微球支架为例，具体制备方法如下。

1. 将 PLGA 颗粒溶于二氯甲烷中。
2. 在 PLGA 溶液中添加生物玻璃配制浓度为 25% 的混合溶液。
3. 在搅拌条件下将混合物倒入 1% 的聚乙烯醇溶液中分散成液滴形成乳液，PLGA/生物玻璃液滴中的有机溶剂在不断搅拌过程中挥发，最终形成 PLGA/生物玻璃微球。
4. 采用机械筛筛选尺寸为 100～200μm 的复合微球。
5. 将复合微球置于圆柱形模具中加热至 70℃，保持 20h。

该法制得的 PLGA/生物玻璃微球支架平均孔隙率为 40%，孔直径为 90μm，孔隙相互连通，其力学性接近松质骨。

微球黏结法制备的支架孔径大小主要受微球颗粒大小的影响，尺寸范围在 83～300μm。这一技术的突出优点是孔相连性好，力学强度可达 230MPa，然而孔隙率通常较小，只有 30%～40%。

三、发　泡　法

（一）溶液浇铸/粒子析出

溶液浇铸/粒子析出技术，是利用聚合物基体与致孔剂颗粒的溶解性或挥发性不同，在聚合物成型过程中或者成型后去除致孔剂，致孔剂所占的空间形成空隙，最终形成多孔结构的技术。操作方法是将聚合物溶解在可挥发性的溶剂中形成溶液，将致孔剂颗粒均匀地分散在聚合物溶液中，然后将混合物溶液浇注于模具中，待溶剂挥发后，采用适当的方法浸出复合物中的致孔剂颗粒，干燥后得到聚合物多孔支架。采用此法能够制备出高孔隙率、高比表面积、孔隙尺寸和材料结晶度可控的组织工程用多孔细胞支架。以 PLLA 为例，具体制备方法如下。

1. 以氯仿为溶剂，配制一定浓度的 PLLA 溶液。
2. 将过筛后一定尺寸范围内的盐颗粒（氯化钠、酒石酸钠、枸橼酸钠）加入到 PLLA 溶液中，溶液剧烈搅拌成均匀分散体系，在平板玻璃上铺展。
3. 将铺展后的 PLLA 溶液在室温下干燥 24h 后，再在 60℃下真空干燥 48h 以除去所有溶剂。
4. 在 PLLA 熔融温度以上将干燥的膜加热一段时间，然后淬冷。
5. 将膜浸入蒸馏水中，以滤除盐颗粒。
6. 除去盐颗粒之后的多孔泡沫先在室温下干燥，再在真空下干燥。对于非晶态的外消旋聚乳酸 [poly（d, l-lactide），PDLLA]，在制备过程中可以省略第 4 步。

此法制备的 PLLA 多孔膜，孔隙率可达 93%，平均孔径为 150μm。多孔膜的结构特征与致孔剂的种类无关，但其孔隙率可以通过控制致孔剂与聚合物溶液的比例调节，而孔隙的大小则由致孔剂的尺寸控制。在重力作用下，致孔剂可能出现沉降，导致多孔支架的上表面出现致密的皮层，该现象可通过在溶液浇铸后不断振动的方法来改善。

由于溶液浇铸/粒子析出技术的操作简单、适用性广、对实验设备要求较低且制备的多孔材料结构可控，目前已经成为组织工程多孔支架的常用制备技术，广泛地应用于骨、软骨、神经、皮肤组织构建。传统的溶液浇铸/粒子析出技术也有其不足之处，聚合物中可能会存在有机物和盐的残留，且支架内部孔洞之间的连通性较差，这些缺陷不利于细胞的生长，会在一定程度上限制其应用。除此以外，因为在去除致孔剂的过程中需要用到有机溶剂或者水，这不利于水溶性生物活性剂与支架的结合。为了克服这些缺陷，研究者们对该技术进行了一系列的改进，主要包括制备工艺的改进和开发新的致孔剂。

（二）气体发泡法

气体发泡法是指以气体作为致孔剂制备多孔材料的方法，包括化学发泡法和物理发泡法。

化学发泡法是指以碳酸盐、氨类、偶氮类化合物等作为致孔剂，利用此类致孔剂能在一定条件下分解出气体的特性制备多孔材料的方法。作为组织工程支架制备技术，常用的致孔剂要求最终产物可以完全分解成为水和二氧化碳。例如，可将淀粉/醋酸纤维素和柠檬酸按照一定比例混合，利用柠檬酸在挤出过程中分解出 CO_2 气体，最终制备淀粉/醋酸纤维素多孔支架，该方法所制备的多孔支架孔隙率达 70%，孔径为 200～500μm，具有较高的孔隙间连通性。化学发泡法的缺点是封闭孔隙中的致孔剂不能完全被去除，且难以控制孔隙间连通通道形态和尺寸。

物理发泡法是指采用超临界 CO_2、N_2 或其混合气体作为致孔剂制备高孔隙率的聚合物多孔支架的方法。首先将高聚物放置在压力容器中，通入超临界气体，在高压下高聚物样品吸附超临界气体达到饱和状态，然后将容器压力迅速下降至环境压力，聚合物减压即可得到聚合物多孔支架。气体发泡技术适用于制备非晶态聚合物支架，其孔隙率和孔径由压差和降压速率进行调控。超临界气体兼具气体和液体的性质，是一种特殊的聚合物加工介质，最终制品中无残留溶剂，因此与溶液浇铸/粒子析出技术相比，气体发泡法避免了有机溶剂的使用，从而解决了残留的有机溶剂危害细胞、附近组织及抑制生物活性因子等问题。气体发泡方法的缺点是产生的多孔结构大多是闭孔结构，不利于细胞的长入和营养物质的递送，因此限制了其在组织工程中的应用。

四、相分离法

相分离即在一定条件下，多组元体系分离成具有不同组分和结构的几个相的现象。组织工程构建所利用的相分离法，主要包括热致相分离和非溶剂诱导相分离。

热致相分离（thermally induced phase separation，TIPS）是通过降温使得均相聚合物溶液自发产生相分离，形成聚合物浓度较高的聚合物富集相（polymer-rich phase）和聚合物浓度较低的聚合物贫瘠相（polymer-poor phase），在保持相分离的状态下，采用冷冻干燥或溶剂萃取的方式去除溶剂，留下多孔聚合物。冷冻干燥技术简称冻干，是在低温下将含水物质先冻结成固态，然后在真空环境中使其中的水分从固态升华成气态，最终去除水分的干燥技术。冻干过程可以分为两个阶段：冷冻阶段和升华干燥阶段。首先，物料在共晶点温度以下进行预冻，冻结完成后，在真空中将物料温度控制在共融温度以下进行升华干燥。冻干技术在低温下干燥，不会导致蛋白质等生物活性因子产生变性或失去活力；溶剂采用升华作用去除，不易产生残留风险，冻干过程不会破坏物料的微观孔隙结构。因此，冷冻干燥技术在组织工程支架，尤其是多孔支架的制备领域有着广泛的应用。冷冻温度、冷冻速率、冻干温度以及冻干时间等工艺参数对于支架的孔隙大小、直径和孔隙排列程度具有重要作用。有研究采用冷冻干燥技术，以冰颗粒作为致孔剂，以乙醇/乙酸混合溶剂溶解Ⅰ型胶原蛋白，通过改变冰粒粒径（150～500μm）制备了多种不同孔径的胶原支架（图 8-2）。

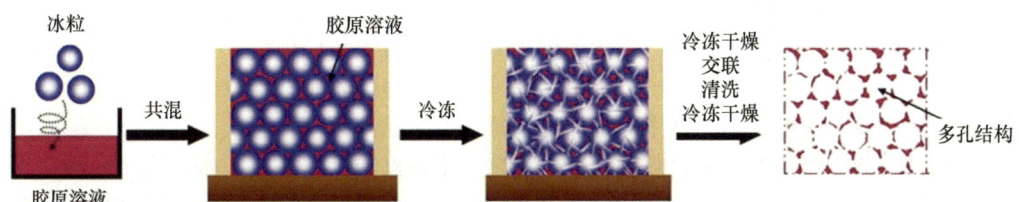

图 8-2　采用冰粒子为制孔剂制备胶原支架的示意图

非溶剂诱导相分离（nonsolvent induced phase separation，NIPS）是通过将适当的非溶剂混合到均相聚合物溶液中，降低聚合物和溶剂的亲和力，从而引起液-液相分离，形成聚合物富集相和聚合物贫瘠相的互穿网络。例如，可将 PLLA 的非溶剂（如水）加入其良溶剂（如 1,4-二氧六环）中配制混合溶剂，通过调控 PLLA 浓度、混合溶剂比例，以及淬火温度制备具有不同微观结构的 PLLA 支架。

相分离法中，多孔聚合物的微观结构主要受溶剂的性质、聚合物溶液的浓度、降温速率、冷冻温度和保温时间等因素的影响，因此，可通过修改这些参数，调控多孔材料的孔隙率和孔尺寸，得到适宜的目的支架。单独使用相分离法所制备支架的孔径较小，通常小于 200μm，限制了其在某些领域的应用，因此，相分离法常与其他方法，如溶剂浇注/粒子沥滤法结合起来，制备具有大孔/微孔/纳米纤维结构的多孔支架。

五、注塑成型

注塑成型，是将聚合物的粒料或粉料放入注塑机的料筒内，经过加热，对物料进行均化和熔融，再将熔化好的均质物料注入预先闭合好的低温模腔中，冷却后即可得到具有一定几何形状和精度的聚合物制品。由于注塑成型具有加工方法简单、加工成本较低、加工工艺容易重复且产品的形状设计灵活等优点，因此成为一种十分重要的聚合物制品加工方法。

与传统的塑料制件加工过程相比，用于组织工程支架的加工过程需要保证最终产品具有较高的孔隙率，且孔隙间具有良好的相互连通性。通常，采用注塑成型和溶液浇铸/粒子析出技术或相分离法相结合的方式来构建多孔形貌。例如，通过在聚合物熔融过程中添加水溶性聚合物和盐类，然后在聚合物成型后将其洗去即可得到多孔支架。

六、静电纺丝法

静电纺丝技术是利用静电斥力获得高聚物细丝的方法。典型的静电纺丝装置主要由高压电源、纺丝液容器、喷丝头、收集器等部件组成。静电纺丝过程（图 8-3），可概括为以下步骤：①通过对高分子溶液或熔体施加几千至几万伏的高压静电，在喷丝头和接地的收集器间产生一个强大的电场力；②液滴表面或内部在电压极化作用下会带有一定的电荷，这些电荷在电场作用下产生与表面张力方向相反的静电斥力，牵引液滴向电场反极拉伸；③随着电场力的增大，喷丝头末端的液滴在电场力的作用下被拉伸成圆锥状，形成泰勒（Taylor）锥；④一旦电场力大于纺丝液的表面张力，泰勒锥端将形成射流，并在电场中被拉伸，最终在接收装置上凝固形成固相纤维。

静电纺丝纤维的直径和形态主要取决于三类参数：溶

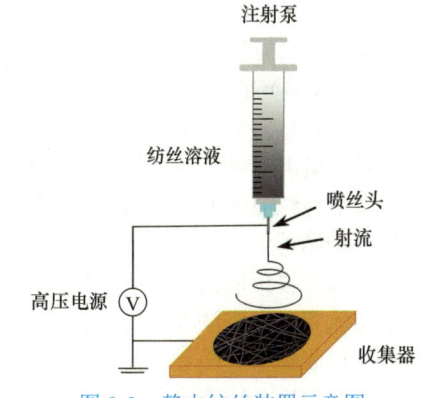

图 8-3　静电纺丝装置示意图

液的性质、工艺参数和环境因素。

1. 溶液的性质　包括浓度、黏度、分子量、电导率、弹性、极性以及溶剂的表面张力等。静电纺丝溶液的浓度是调控静电纺丝过程的关键因素。当溶液浓度较低时，由于表面张力效应可能会形成液滴，或者珠串结构，在可纺范围里，纤维直径可能随着聚合物浓度的增加而增大；浓度过高时，溶液黏度通常也较高，导致纤维构建困难。溶液黏度也直接影响静电纺丝纤维的尺寸和形貌，采用合适的溶液浓度来调控黏度有助于确定静电纺丝的最佳黏度范围。聚合物溶液有4种状态，包括稀释态、半稀释Ⅰ态、半稀释Ⅱ态和浓缩态。在稀释状态下，聚合物链在溶液中很少相互作用，不表现出黏弹性行为；在半稀下，聚合物浓度高于稀态，聚合物链在临界浓度下相互作用，但聚合物链没有发生大的纠缠；在半稀Ⅱ状态下，聚合物链相互纠缠，表现出黏弹特性；在浓缩态下，聚合物链缠结非常紧密。静电纺丝过程中聚合物链的纠缠程度对纤维的形成至关重要。开始发生聚合物链纠缠的浓度称为纠缠浓度（C_e）。在静电纺丝过程中，溶液的浓度应该高于C_e。聚合物的分子量也可明显影响纤维尺寸，在低分子量聚合物溶液中，可能会出现微珠而不是纤维，而在高分子量聚合物溶液中，纤维的平均直径相对增大。此外，适当的表面张力也会影响静电纺丝纤维的形成。高表面张力的溶液在电纺过程中，会出现液滴的不稳定喷射和分散，从而阻碍纤维的形成；较低的表面张力有利于在较低的电场条件下进行静电纺丝。静电纺丝溶液必须具有一定的导电性，当溶液导电性增大时，纤维直径先增大后减小。

2. 静电纺丝的工艺参数　包括电压、喷丝头与收集器之间的距离、静电纺丝液流速等。静电纺丝只有在克服阈值电压后才能产生纤维，而阈值电压在纺丝过程中会导致溶液中的电荷差异。通过增加电压和随后的电荷值，可以改变纤维中液滴和微珠的形成。静电纺丝所需的最小电压可由式（8-1）估算：

$$V_C^2 = 4(D^2/L_e^2)(\ln(2L_e/R) - 3/2)(0.117\pi\gamma R) \tag{8-1}$$

式中，V_C为临界电压；D为毛细管与集电极之间的距离；L_e为毛细管长度；R为喷丝口半径；γ为表面张力。电场分布对纤维直径有重要影响，在喷嘴处电场强度随电压的增加而增大，由于射流路径延长和弯曲频率增加，纤维直径减小。均匀的电场提供了适当的电场分布，由于弯曲速度更高，可以拉伸纤维，最终使得纤维变细。聚合物溶液的流速是另一个重要的工艺参数，降低溶液流速会增加溶剂挥发所需的时间。在静电纺丝过程中，通常采用较低的流速以确保纳米纤维支架中的溶剂完全蒸发。此外，针尖和接收器之间的距离也是控制纤维直径及形态的关键因素，当距离较小时，纤维在到接收器前没有足够的时间固化和拉伸，会形成平均直径较大的纤维，适当增加距离，则可能形成更细的纤维。

3. 静电纺丝的环境因素　主要包括环境的湿度和温度，在静电纺丝过程中也至关重要。高湿度与纤维固化时间呈负相关，因此高湿度会阻碍纺丝过程，延长带电喷射时间。随着温度的升高，聚合物溶液的黏度降低，从而产生直径较小的纤维。另外，通过调控环境的温湿度，还可以制备表面具有纳米孔的多孔纤维。

静电纺丝制备的微/纳米尺寸纤维具有较大的比表面积，很好地模拟了细胞外基质（extracellular matrix，ECM）的结构，能够有效促进细胞附着、增殖和分化等行为。因此，静电纺丝纤维被广泛应用于软骨、骨、血管、心脏、神经、皮肤和膀胱等组织工程研究领域。

对于肌肉、神经和肌腱等排列具有各向异性、不均匀性和方向性的组织，其微观取向物理结构是调节神经细胞趋化行为的关键因素。定向排列的静电纺丝纤维能够引导细胞定向迁移和生长，并最终控制再生组织的结构。因此，静电纺丝纤维的定向收集在组织工程支架制备中具有重要意义。目前，收集取向静电纺丝纤维的方法主要包括高速旋转的滚筒或者碟状收集器收集、平行板收集器收集、水浴法收集以及稳定射流法收集。此外，电场、磁场及离心力辅助法等能够提高取向纤维的收集率。随着静电纺丝技术的不断发展与成熟，衍生出了共轭纺丝技术、同轴静电纺丝技术、细胞静电纺丝技术。

共轭静电纺丝是使用两套注射泵，将来自两种聚合物溶液的静电纺丝纤维同时沉积在一个旋转的芯轴上。独立的注射系统，使得每种溶液的静电纺丝参数可以单独控制，可获得不同形态的纤维，用于调节最终产物的机械性能和降解速率，如在采用共轭静电纺丝技术制备聚己内酯（PCL）/聚二噁酮复合纤维支架时。PCL纳米纤维的缓慢降解可在一定时间内维持支架管状结构的完整性，而降解速率较快的聚二噁酮纤维则起到促进细胞浸润和ECM沉积的作用。利用共轭静电纺丝技术，还可以通过牺牲其中一个成分来调控支架的孔隙度，更好地实现细胞浸润，如采用共轭静电纺丝技术制备聚乙烯醇纤维与PCL/明胶纤维的共轭支架，其中，聚乙烯醇作为牺牲成分，在电纺结束后可通过水洗去除，与PCL/明胶纤维支架相比，此法制备的支架孔隙度提高了8%。

同轴静电纺丝是将两种不同的聚合物溶液置于两个注射器中，喷头由两个同轴但内径不同的针头组成，在高压电场下，内外层流体喷出，形成具有核壳结构的静电纺丝纤维。利用此法，可制备内芯为合成聚合物、外壳为天然聚合物，或者内芯为天然聚合物、外壳为合成聚合物的复合纤维，其中，合成聚合物可提供力学支撑，而天然聚合物可以提高生物相容性。例如，由PCL、PLLA或带有明胶外壳的聚氨酯芯组成的支架显示出良好的力学性能，并在共培养体系中促进细胞的增殖。此外，还可以在核心结构中添加生物活性物质，实现长时间的可控缓释。

细胞静电纺丝技术是以静电纺丝技术为基础，在纺丝液中混入活细胞，从而制备含有活细胞的电纺纤维。虽有研究已证实了使用改良的静电纺丝工艺开发活性生物支架的可行性，且各种类型的细胞（脂肪干细胞、成骨细胞、心肌细胞和成神经细胞）和各种生物相容性材料 [聚乙烯醇（polyvinyl alcohol，PVA）、海藻酸盐和基质胶等] 已被应用于此技术，但因技术难度大，细胞存活率较低而未被广泛应用。

七、脱细胞技术

ECM是指组织中除细胞以外支持和连接细胞的部分，是由生物大分子组成的网络状结构，主要含有纤维蛋白（胶原蛋白和弹性蛋白）、糖蛋白（微纤素、纤连蛋白、层粘连蛋白）和蛋白多糖，其与细胞处于动态互惠状态，以响应微环境的变化，并能够影响细胞迁移、增殖和分化。ECM的生物材料由于生物相容性优异、可降解、不易引起感染或者排斥反应，而且能够为细胞创造适宜的微环境，在组织工程的构建中备受青睐。脱细胞技术使天然ECM作为一种生物活性生物材料用于临床应用成为可能。脱细胞是通过物理、化学和生物方法清除细胞，消除抗原性，保留组织或器官的三维结构和含有生物活性的ECM技术。脱细胞技术的有效性取决于多种因素，如细胞类型、组织密度、厚度和脂质含量等。常用的脱细胞方法有物理方法、化学方法和生物方法。

脱细胞的物理方法包括冻融循环、搅拌、机械研磨、挤压和超临界流体脱除等方法。采用多次冻融的方法破坏细胞，可以有效减少脱细胞所需的化学试剂数量，且对组织的超微结构破坏较小，不会改变ECM的力学性能，在反复冻融过程中可以采用低温保护剂（如5%的海藻糖）来减少对组织的不良影响。在化学试剂处理过程中进行机械搅拌是最常用的脱细胞方法之一，然而任何直接施加的机械力都会破坏底层超微结构和基底膜的完整性。在脱细胞过程中施加压力梯度，可加速和提高细胞裂解剂进入组织和迫使细胞碎片出组织的效率，对于血管和肠道等中空组织，具有压力梯度的腔内灌注非常有效。施加一定的压力后去除细胞的效果明显优于单纯的旋转搅拌工艺，且与被动扩散技术相比，使用压力梯度对所得到的ECM结构的力学性能和分子成分的影响更小，然而加压效应会损害胶原蛋白和弹性蛋白纤维，从而改变它们的力学性能。超临界流体的低黏度和高输运特性使得脱细胞过程更为简单且用时较短，此外，使用超临界流体脱细胞对ECM机械性能的改变最小，且可在干燥条件下进行从而省略了冻干的步骤。在二氧化碳超临界流体仅15min就能有效去除置于乙醇溶液里主动脉组织中的细胞。超临界流体对其他组织脱细胞的广泛适用性仍有待确定。

采用化学方法脱细胞，是将组织浸入酸碱溶液、非离子型去污剂、离子型去污剂或螯合剂等一种或多种化学试剂中，发生化学反应，破坏细胞结构，裂解 DNA，最终去除组织中的细胞获得 ECM。极端 pH 下的溶液可以增加细胞去除的效果，但会对 ECM 成分产生实质性的影响。碱基使染色体和质粒 DNA 变性，常用于脱细胞的碱性溶液有氢氧化铵、硫化钠、氢氧化钠和氢氧化钙溶液，碱性溶液可能会在一定程度上降解基质的结构成分，如胶原蛋白。增加脱细胞溶液的 pH 可以提高细胞和细胞骨架蛋白去除的有效性。酸性溶液可以通过溶解细胞质组分和破坏核酸将 DNA 从 ECM 中分离出来；高碱性脱细胞溶液会破坏 ECM 的结构，出现更多的纤维化反应；同样酸也会使得 ECM 中的蛋白质，如糖胺聚糖（glycosaminoglycan，GAG）、胶原蛋白和生长因子等变性。因此，在脱细胞过程中使用酸性或碱性溶液时，需要在脱细胞效率和保留 ECM 性能间寻求平衡。最常用于脱细胞的酸包括去氧胆酸和乙酸。0.1%（V/V）过氧乙酸单次冲洗 2h，配合适当的机械方法和漂洗，可彻底脱去小肠黏膜下层和膀胱基质等薄组织的细胞。乙酸会造成 ECM 中的胶原损伤甚至清除，从而导致结构强度的降低。离子、非离子和两性离子洗涤剂可溶解细胞膜并将 DNA 从蛋白质中分离，因此它们能有效地从组织中去除细胞。洗涤剂对 ECM 蛋白质和 DNA 的去除随着暴露时间的增加而增加，并随器官亚单位、组织类型和供体年龄的变化而变化。混合使用多种洗涤剂会增加 ECM 蛋白质的损失，但有利于脱细胞后洗涤剂的去除。Triton X-100 可有效去除较厚组织中的细胞残基，是脱细胞首选的非离子洗涤剂。十二烷基硫酸钠（sodium dodecylsulfate，SDS）、去氧胆酸钠和 Triton X-200 是最常用的离子脱细胞剂。SDS 在去除组织中的细胞残基方面通常更有效，但对 ECM 的破坏作用也更大，存在超微结构的破坏和生长因子的消除，为了最大限度地减少对脱细胞组织其余基质成分的不利影响，使用 SDS 时应使用短时间、多次、低浓度洗涤的方法，或在较低的温度下操作。两性离子洗涤剂包括 3-[（3-胆胺丙基）二甲氨基氧基]-1-丙磺酸盐、磺基甜菜碱-10（SB-10）和 SB-1 两性离子洗涤剂，对肺等较薄组织的细胞清除最有效，但对较厚组织的脱细胞可能无效。如果细胞膜通透，醇的极性羟基可以扩散到细胞内，在细胞内醇可取代细胞内的水，并通过脱水溶解细胞，因此脱细胞过程中可采用乙醇或甲醇作为最后的清洗，以去除组织中残留的核酸。

生物方法主要指采用各种酶或螯合剂为脱细胞剂来破坏细胞、裂解 DNA 的方法。常用于脱细胞的酶包括蛋白酶（如胰蛋白酶、分散酶）、酯酶（磷脂酶 A2）和核酸酶（如 DNase、RNase），因其对生物底物的特异性而具有显著优势。胰蛋白酶可选择性地分裂精氨酸或赖氨酸羧基侧的细胞黏附蛋白，使细胞从组织表面分离，是十分有效的脱细胞佐剂。采用酶脱细胞时应严格控制酶浓度和作用时间。例如，在对主动脉瓣进行脱细胞处理时，若采用 0.5% 胰蛋白酶处理 48h，会对主动脉瓣的 ECM 结构造成明显破坏；在对猪脂肪进行脱细胞处理时，用 0.02% 胰蛋白酶作用 1h，组织结构变化可忽略不计。分散酶 II（dispase II）是一种细菌蛋白酶，可选择性地切割基底膜上的纤连蛋白和 IV 型胶原蛋白，用于分离上皮片与基底。分散酶 II 可用于许多组织（如猪皮和角膜）脱细胞的初始步骤，但需要后续使用其他药物处理才能实现充分的脱细胞。与分散酶 II 联合使用的脱细胞剂取决于组织种类。例如，猪眼角膜可以用 4mg/ml 的分散酶 II 脱细胞 45min，然后暴露在高渗（如浓度为 1.5mol/L 的氯化钠溶液）或更有效的离子洗涤剂（如浓度为 0.1% 的 SDS 溶液）中进行后续处理。分散酶 II 也可用于猪皮脱细胞，但需要在 20% 的强碱性硫化钠、1mol/L NaCl、85% 甘油和氯仿/甲醇（2/1，V/V）中预处理以去除毛发、表皮和脂肪。DNase 和 RNase 分别是水解脱氧核糖核酸和核糖核酸链的内切酶，单独使用 DNase 和 RNase 并不能有效地脱细胞，因此通常情况下仅在洗涤剂处理中添加这些酶促剂帮助去除残留的 DNA。例如，采用 SDS 处理大鼠主动脉瓣 24h 后仍有细胞核残留，即可加入浓度为 20μg/ml 的 DNase 和浓度为 0.2mg/ml 的 RNase 处理 1h 以进一步去除残留核。乙二胺四乙酸（ethylenediaminetetra-acetic acid，EDTA）和乙二醇四乙酸（ethylene glycol tetraacetic acid，EGTA）是常用的螯合剂，通过在 ECM 的细胞黏附位点结合二价金属阳离子，导致细胞与 ECM 分离。即使结合机械搅拌，单独的螯合剂也不足以去除表层细胞，因此螯合剂通常与胰蛋白酶或洗涤剂联合使用。其他天然毒素如拉春库林也可用于脱细胞。

在组织脱细胞过程中应尽量保存 ECM 的固有超微结构和组成，然而每一种细胞去除剂和方法都会改变 ECM 的组成，并造成一定程度超微结构的破坏。一种脱细胞手段难以在尽量保持 ECM 特性的情况下实现完全脱细胞，为了提高脱细胞的效率，常将物理、化学和生物酶等多种方法联合应用，下面以脱细胞真皮和脱细胞神经的具体制备方法为例进行介绍。

脱细胞真皮的制备方法：①取新鲜尸体或其他动物的皮肤组织，切成所需尺寸；②采用苯扎溴铵对皮肤组织进行消毒，再用无菌生理盐水冲洗干净；③将洗净的皮肤组织浸泡在含有 2.5μg/ml 分散酶 Ⅱ 和 0.2mmol/L CaCl$_2$ 的磷酸缓冲盐（phosphate buffered saline，PBS）溶液中，4℃下振荡 24h；④取出皮肤组织用 PBS 溶液冲洗干净，浸入浓度为 0.5% 的 Triton X-100 溶液中室温下浸泡 24h；⑤取出皮肤组织，用大量的 PBS 溶液反复冲洗。

脱细胞神经的制备方法：①切取所需尺寸的神经组织，两端固定；②配制 pH 7.4 的 0.05mol/L 的三羟甲基氨基甲烷（Tris）-HCl 缓冲液；③在 Tris-HCl 缓冲液中加入蛋白酶抑制剂 [0.1μg/ml 丝氨酸蛋白酶抑制剂（aprotinin）、0.5μg/ml 亮胰酶肽（leupeptin）、0.6μg/ml 胃蛋白酶抑制剂（pepstatin A）]；④将神经组织浸入含有蛋白酶抑制剂的 Tris-HCl 缓冲液中，4℃下恒温振荡 4d；⑤将神经组织取出，浸入含 3% Triton X-100 的 Tris-HCl（pH 7.4）缓冲液中，加入蛋白酶抑制剂，4℃下恒温振荡 7d；⑥取出神经组织用蒸馏水反复冲洗；⑦将神经组织浸入 DNase（50U/ml）和 RNase（5U/ml）的混合溶液中室温反应 12h；⑧取出神经组织浸入含 3% Triton X-100 的 Tris-HCl（pH 7.4）缓冲液中，4℃下恒温振荡 7d；⑨取出神经组织用蒸馏水反复冲洗，置于 pH 7.4 的 PBS 缓冲液中，4℃下保存备用。

最优的脱细胞效果取决于组织特性，如厚度和密度，以及脱细胞组织的预期临床应用。对于薄组织层，如膀胱、肠、心包和羊膜，最常用的脱细胞技术是循环冻融，结合机械力去除不需要的层，如肌肉或黏膜下层，并在相对短时间内使用易于去除的洗涤剂或酸，最后进行冲洗。较厚的组织层，如真皮，可能需要更广泛的生化暴露和更长的冲洗时间。脂肪、非晶态器官和组织，如脂肪组织、大脑和胰腺，通常需添加脂类溶剂。脱细胞方案的复杂性和长度通常与后处理组织（如宏观结构、超微结构、基质和基底膜蛋白、生长因子等）所需的几何和生物保存程度成正比。

顺行或逆行灌注是一种旨在保留器官三维结构，同时消除实质细胞群的技术。由于所有的细胞都靠近血管网，因此，通过血管系统的灌注是一种将脱细胞剂输送到细胞和从组织中运输细胞物质特别有效的方法。通过血管灌注心脏进行脱细胞可生成保存原生器官几何形状的三维支架，最终获得与心脏结构相似，外观为半透明的脱细胞心脏（图 8-4）。温赖特（Wainwright）等采用逆行冠状动脉灌注的方法制备了猪的脱细胞心脏（图 8-4），该研究通过依次灌注 0.02% 胰蛋白酶 /0.05% EDTA、3% Triton X-100 和 4% 脱氧胆酸进行脱细胞，每步使用 PBS 溶液冲洗，在灌注过程中逐步增加灌注液泵入血管系统的压力，将猪心脏的脱细胞过程缩短到不足 10h。除此以外，许多研究人员已经将灌注脱细胞术单独或联合气管冲洗术应用于肺、肝脏和肾脏等组织。

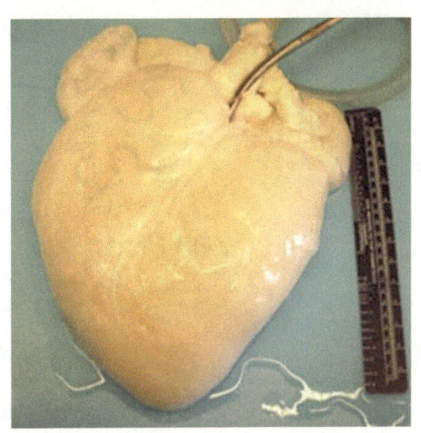

图 8-4　逆行灌注制备的猪脱细胞心脏

第二节　水凝胶制备技术

水凝胶是一类含有亲水基团（—OH、—COOH、—NH$_2$、—SO$_3$H 等）的三维聚合物网络结构，具有良好的亲水性和保水性，在相容的水性介质中能够迅速溶胀，并在此溶胀状态可以保持所吸附的水性介质的体积而不溶解。去除所吸附的水后，水凝胶即恢复到塌陷状态，在有水的情况下再次可逆膨胀。由于水凝胶具有良好的生物相容性和水渗透性，且通过分子设计进行人工合成可得到不同的微观、宏观结构以及不同性能的水凝胶材料，这些多样的结构和优异的性质使水凝胶在组织工程与再生医学领域具有良好的应用前景。组织工程常采用水凝胶作为细胞的载体，通过体外构建的方式构建组织工程支架或者直接将载有细胞的水凝胶以微创途径植入体内。

一、水凝胶的简介及分类

水凝胶按照制备方法可以分为均聚物水凝胶、二元共聚物水凝胶、多元共聚物水凝胶、互穿聚合物水凝胶。均聚物水凝胶是由1种单体单元构成的交联网络；二元共聚物水凝胶是由2种共聚物水凝胶交联而成；多元共聚物水凝胶是由3种或3种以上的共聚单体生成的水凝胶；互穿聚合物水凝胶是先制备出初级网络，然后将其置于另一种单体中溶胀，单体在初级网络中交联，形成互穿网络结构。水凝胶按照其离子电荷分类可以分为中性水凝胶、阴离子水凝胶、阳离子水凝胶和两性水凝胶。按照水凝胶的物理结构特征可以分为无定型水凝胶、半结晶型水凝胶、氢键或络合水凝胶，其中，无定型水凝胶中高分子链随机排列，半结晶型水凝胶中部分高分子链有序排列，氢键或络合水凝胶则以氢键或络合结构为特征。

二、水凝胶的交联方式

（一）物理交联

物理交联水凝胶是通过离子、氢键、疏水相互作用、两亲多肽自组装等分子间的相互作用形成的聚合物网络结构。

当带相反电荷的离子混合时，在静电作用下相互吸引，形成交联聚合物网络（图8-5）。如聚电解质溶液和多价离子，可形成交联水凝胶网络，代表物质如海藻酸钙水凝胶。为了逆转凝胶化过程，还可以通过使用特定的螯合剂从聚合网络中去除多价离子来破坏网络。

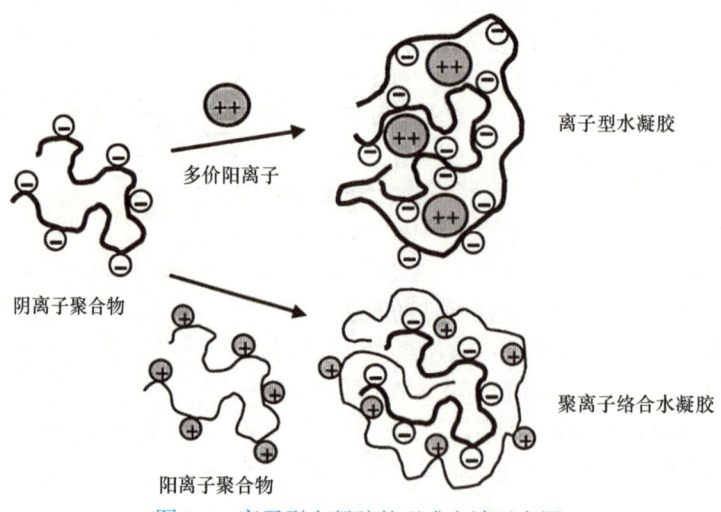

图8-5 离子型水凝胶的形成方法示意图

疏水相互作用（图8-6）或氢键在物理交联水凝胶中起着重要作用，这些相互作用往往依赖于温度，并随着温度的变化而改变水凝胶网络的流变性。例如，有些水凝胶在高温下呈无序构象，降低温度后，聚合物链则成为有序构象，形成连接点，从而聚集为凝胶。

无序分子通过自身性质、静电或共价相互作用形成有序状态的结合称为自组装，这是在两亲肽分子中观察到的凝胶化的主要机制。端基为阳离子极性基团且骨架上含阴离子基团的合成多肽，通过快速的自组装无规卷曲构型经历快速自组装以形成有序的α螺旋和β折叠。随着多肽浓度的增加，β片进行进一步自组装，形成纳米纤维网络，与天然ECM非常相似。

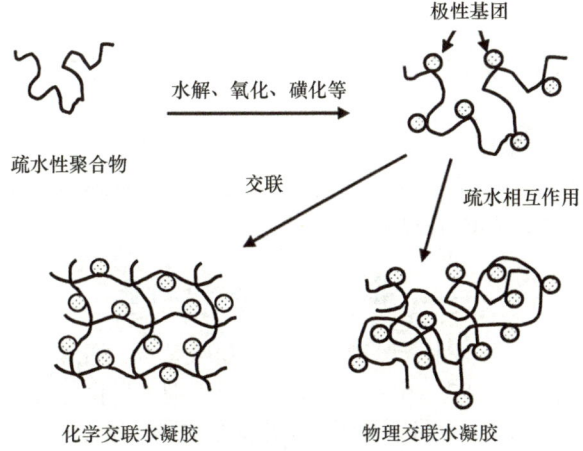

图 8-6 通过化学修饰疏水聚合物形成水凝胶的方法示意图

最常用的物理交联水凝胶原料有琼脂糖、藻酸盐、壳聚糖、胶原蛋白、明胶、基质胶和普兰尼克等。物理交联在不使用任何外源剂的情况下有效交联聚合物形成水凝胶,可将化学污染或化学诱导毒性的风险降至最低;同时,物理交联聚合物水凝胶能够为封装的细胞、蛋白质和其他生物活性因子提供更适宜的环境。

(二) 化学交联

化学交联水凝胶通常是采用化学交联剂、光照、升温等方式引发大分子链间通过化学键联结而形成的网状或体形结构。化学交联的特征是聚合物链之间的共价键,通常比物理交联水凝胶具有更好的机械稳定性。共价交联水凝胶的制备方法通常是将多功能小分子(如单体和低聚物)聚集在一起,反应形成网络结构。有时大的聚合物分子可能与相同的多功能小分子交联。这种交联可以通过两个化学基团在两个不同分子上的反应来实现,这种反应可以由催化剂、光聚合或辐射交联引发。形成交联水凝胶的几种方法都是基于自由基反应。第一种方法涉及共聚,是一种或多种单体与一种数量相对较少的多功能单体之间的交联反应,这种合成交联水凝胶的过程可以通过分解过氧化物或偶氮化合物,或使用电离辐射或紫外线启动。电离辐射方法是指利用电子束、γ射线或 X 射线激发聚合物,并通过自由基反应产生交联结构,可快速形成三维网络。化学交联要求线性或支链聚合物与双功能或多功能低分子量交联剂直接反应,这种试剂通常通过二官能团或多官能团连接高分子链,然而使用交联剂可能导致水凝胶表面发生不良反应或导致细胞毒性。在含有戊二醛或其他聚醛等醛基交联剂的温和反应条件下,氨基酸、天然多糖或其他合成聚合物可以很容易地交联形成水凝胶。戊二醛是较早也较常使用的交联剂,但因其可能诱导细胞毒性,已经逐渐退出组织工程用水凝胶制备的舞台。京尼平是一种良性的天然衍生交联剂,常用于交联明胶、胶原蛋白、壳聚糖和纤维蛋白等天然生物材料。光聚合是广泛应用的交联机制之一,其交联过程是在光引发剂的存在下开始的,光引发剂在光的照射下形成激发态的分子种类,并开始聚合过程。通过光聚合适当调节交联速率和交联程度,可以有效控制水凝胶的物理性能。甲基丙烯酸明胶(methacrylate gelatin,GelMA)和聚乙二醇(polyethylene glycol,PEG)是两种常用的可进行光聚合的聚合物。

水凝胶网络的形成也可能是物理化学相互作用的结果。例如,PEG 分子或含有 PEG 的嵌段聚合物可以穿过环糊精(cyclodextrin,CD),而连接在不同 PEG 分子上的 CD 序列可以自我结合,形成水凝胶。异质二聚体肽序列在不同的聚合物链上被共轭为垂直基团,它们以线圈-线圈的形式复合在一起,将聚合物链"绑"在一起形成水凝胶。聚乳酸(PLA)的 D 型(PDLA)和 L 型(PLLA)之间可以形成立体配合物(称为 PDLA/PLLA 立体配合物),如果同时含有 PDLA 和 PLLA 的嵌段共聚物和亲水聚合物如 PEG 混合在一起,会产生络合作用,从而形成水凝胶。

（三）酶交联

组织工程中研究最为广泛的酶交联水凝胶是纤维蛋白水凝胶，由纤维蛋白原和凝血酶制备。凝血酶是一种丝氨酸蛋白酶，可将纤维蛋白原转化为纤维蛋白。良好的细胞相容性和细胞黏附特性使纤维蛋白成为组织工程中广泛使用的水凝胶。转谷氨酰胺酶也常用于酶交联水凝胶的制备，转谷氨酰胺通过谷氨酰胺残基的羧基和赖氨酸残基的氨基之间的跨酰胺介导反应催化异肽键的形成。凝血酶和转谷氨酰胺都是 Ca^{2+} 依赖性酶。

三、常用水凝胶的制备

水凝胶按照来源可以分为天然水凝胶和合成水凝胶两大类。通常认为，天然水凝胶在生物相容性方面比合成生物材料更有优势，因为天然凝胶可能为细胞提供适宜生长的生物活性成分和更接近于天然组织的微观物理结构。兰格和其团队采用天然材料，如透明质酸、海藻酸盐、胶原蛋白、壳聚糖等制备了多种水凝胶并进行了深入系统的研究，在过去10年中促进了组织工程材料的发展。合成凝胶在再生医学中也具有重要的优势，如更容易大规模生产、优异的机械性、可加工性能以及高度可调和一致性。本节将举例介绍几种常用水凝胶的构建及性能。

（一）天然水凝胶

1. 胶原和明胶 胶原又称胶原蛋白，是动物体内含量最丰富的蛋白质，约占人体蛋白质总量的1/3，也是ECM的主要组成成分，具有可生物降解性、低免疫原性、良好的生物相容性等优点，是十分重要的组织工程材料。胶原种类繁多，目前至少有19种类型的胶原，所有胶原都是由3条相同或者不同的多肽链构成三股螺旋结构。这3条多肽链在氢键和原子间共价键的作用下形成纤维结构，使得胶原具有高稳定性。在众多类型的胶原蛋白中，牛Ⅰ型与Ⅱ型胶原蛋白来源丰富，且临床应用较为成功，已被广泛用于制作人造皮肤、人造骨、人造肌腱、人造软骨等组织工程支架。

胶原分子能够在生理pH、离子强度和温度下，遵循熵驱动过程，自发形成胶原纤维，缠绕在一起的纤维亚结构由静电力和疏水键连接在一起形成网络结构，并在有水性溶剂的情况下，吸附大量水分子，形成水凝胶。胶原的自组装行为是胶原基水凝胶加工的基础，胶原浓度、聚合温度、聚合pH、离子强度等的变化及外源性添加物的引入，以及物理/化学交联等均会通过影响胶原分子自组装而影响到胶原基水凝胶的最终性能。1wt%（质量百分比）的胶原溶液与0.01%~0.02%的戊二醛水溶液在4℃下反应24h可以形成凝胶。通过比较交联前、后胶原的伯胺基含量，可以确定水凝胶的交联度。交联剂浓度的增加能够提高胶原水凝胶的交联度，进而提高其机械强度。化学交联的胶原水凝胶具有良好的机械性能和热稳定性，但是其生物相容性较差且难以降解。利用谷氨酰胺转氨酶交联，得到的胶原基水凝胶的凝胶性和持水性增强，同时具有良好的生物相容性。

胶原水凝胶的高液相和快速组装时间使得其具有一定的流动性，从而成为可注射水凝胶的理想材料。

明胶是胶原的三螺旋结构解体为单分子链形成，属于胶原的变性衍生物。在低温时（约35℃以下），明胶水溶液中的大分子链从线团状无规则构象转变为螺旋状，恢复三螺旋结构，形成凝胶。当温度升高后，明胶凝胶的网络结构逐渐解体，形成溶液。物理交联水凝胶的热稳定性和力学性能不高，多采用化学交联进行改善。例如，可用 N, N-（3-二甲氨丙基）-N-乙基碳二亚胺（1-（3-dimethylaminopropyl）-3-ethylcarbodiimide hydrochloride，EDC）和 N-羟基丁二酰亚胺（N-hydroxy succinimide，NHS）化学交联明胶，明胶上的羟基和胺基反应形成酰胺键，最终形成明胶凝胶。

2. 海藻酸盐 海藻酸是从褐藻或者细菌中提取的多糖，是 β-D-甘露糖醛酸（mannuronic acid，MA）和 α-L-古洛糖醛酸（guluronic acid，GA）无规链接的共聚物。海藻酸分子链的长度和任意重复单元的百分比会影响其性能，MA 含量的增加会诱导分子链的灵活性或柔韧性，而 GA 含量的增加则会导致结构的刚性。向海藻酸的酸性溶液中添加二价阳离子，如 Ca^{2+}、Mg^{2+}、Ba^{2+}、Sr^{2+}，它们与海藻酸的古洛糖醛酸上的羧基发生静电相互作用，形成凝胶。因此，当 MA/GA 的比例较小时，海藻酸盐更容易形成凝胶。离子交联的海藻酸盐水凝胶中的离子容易与周围介质中的离子发生反应，导致凝胶的溶解或者坍塌，因此离子交联的海藻酸盐水凝胶并不稳定。为获得结构更为稳定且性能可控的水凝胶，多采用不同类型的交联剂进行化学交联，常用的交联剂有己二酰二肼、L-赖氨酸、PEG-二胺等。添加交联剂后，海藻酸分子中的羧基和交联剂中的多元胺通过脱水缩合形成酰胺键，形成结构稳定、无色透明、含水率高、柔软的海藻酸水凝胶。例如，将海藻酸钠溶解在 0.1mol/L 吗啉乙磺酸（4-morpholineethanesulfonic acid，MES）和 0.5mol/L 氯化钠的缓冲溶液中形成 2wt%（质量百分比）的海藻酸钠溶液，然后配制摩尔比为 2 : 1 : 2 的 EDC : NHS : 羧基（COO—）交联剂母液，将交联剂母液加入海藻酸钠溶液中，混合均匀后，形成凝胶。

3. 透明质酸 是一种线性的高分子量黏多糖，普遍存在于哺乳动物的组织和血液中，是 D-葡糖醛酸及 N-乙酰葡糖胺组成的双糖单位糖胺聚糖。透明质酸可以与酰肼的衍生物通过酯化反应或者退火交联形成水凝胶。采用 PEG 或聚乙二醇丙烯酰胺衍生物交联硫醇化透明质酸得到可用于组织工程的水凝胶，具体方法是将硫醇化透明质酸溶于杜氏磷酸缓冲盐溶液（DPBS）中配制成浓度为 1.25%（W/V），pH 为 7.4 的透明质酸溶液，同时将聚乙二醇丙烯酸酯或聚乙二醇丙烯酰胺衍生物溶于 DPBS 缓冲液中配制成交联剂母液，然后将 1ml 交联剂母液加入到 4ml 透明质酸溶液中，充分混合 30s 后静置并在反应液上通氮气以防氧化，反应物在 10min 到几天内可以形成透明质酸水凝胶。

4. 壳聚糖 又称脱乙酰甲壳素，是甲壳素脱乙酰化的产物，化学名称为聚葡糖胺(1-4)-2-氨基-β-D-葡萄糖，其化学结构式见图 8-7。壳聚糖的理化性质受脱乙酰度、分子量、结晶性能等因素的影响。壳聚糖与 ECM 的主要成分糖胺聚糖具有结构上的相似性，分子链中存在活性氨基和羟基，因而具有独特的物理、化学性质及灵活的可修饰性和良好的生物学特性，它可以在稀醋酸或者盐酸中溶解，通

图 8-7 壳聚糖结构式

过改变壳聚糖溶液的 pH，或者将该溶液置入壳聚糖的非溶剂中可形成壳聚糖凝胶，还可以通过交联剂处理、紫外线辐射以及温度变化制备壳聚糖水凝胶。

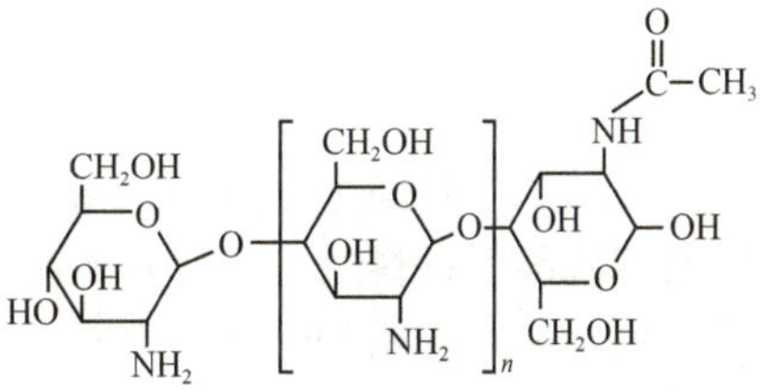

目前，壳聚糖在组织工程骨、软骨、神经和韧带等领域中，常被用作生长因子载体和支架材料。向壳聚糖水溶液中添加含有单个阴离子首基的多元醇盐（如甘油、山梨醇、果糖或葡萄糖的磷酸盐）时，该阳离子壳聚糖溶液可转变成热敏感加 pH 响应型凝胶。磷酸盐使壳聚糖水溶液在室温、生理 pH 条件下保持液态，而在体温转变成凝胶，即壳聚糖与磷酸盐间的氢键、静电相互作用和疏水相互作用协同发挥作用而形成了温度敏感性凝胶。壳聚糖还可以被制成具有多种刺激响应型水凝胶，用于肿瘤治疗中控制药物的释放。

5. 纤维蛋白 一般指血纤蛋白，是一种体内的天然组成物，在凝血酶的作用下可于室温条件下聚合形成凝胶。纤维蛋白凝胶的主要优点是纤维蛋白原可以从血浆中获得，属于自体组织工程支架，降低了异物反应的风险。通常，纤维蛋白在医学领域用作黏合剂，在手术中控制出血和黏附组织。近年来，纤维蛋白作为细胞传递载体和可注射支架在组织工程领域也显示出良好的应用前景。纤维蛋白凝胶负载的血小板源性生长因子（platelet-derived growth factor，PDGF）和转化生长因子（transforming growth factor，TGF）具有促进细胞迁移、增殖和基质合成的作用。血纤蛋白凝胶还可以种植骨骼肌肉细胞、平滑肌细胞和软骨细胞，用于工程化组织的体外构建。分别将转谷氨酰胺糖因子Ⅷa 底物和含精氨酸-甘氨酸-天冬氨酸（RGD）序列的生物活性肽引入纤维蛋白凝胶中制备的功能化纤维蛋白凝胶，有望应用于神经系统。此外，纤维蛋白可与其他凝胶联合

使用，在膝关节损伤模型中运送软骨细胞。

（二）合成水凝胶

1. 聚丙烯酸及其衍生物　聚甲基丙烯酸羟基乙酯 [poly（hydroxyethyl methacrylate），PHEMA] 是最广泛使用的合成水凝胶之一。PHEMA 水凝胶具有良好的生物相容性、耐热性和可加工性。PHEMA 凝胶的溶胀性、力学能、扩散和生物医学特性等取决于它的制备方法、聚合物体积分数、交联度、温度和溶胀剂。PHEMA 最早的用途之一是用作人工角膜或角膜假体。PHEMA 在生理条件下不降解，在体内不可吸收，针对这一缺点，科学家们合成了可被酶解的葡聚糖修饰的 PHEMA。

其他具有生物医学意义的丙烯酸水凝胶包括聚丙烯酰胺及其衍生物。甲基丙烯酸羟基乙酯（2-hydroxyethyl methacrylate，HEMA）和丙烯酰胺（acrylamide，AAm）与甲基丙烯酸（methacrylic acid，MAA）和甲基丙烯酸甲酯（methyl methacrylate，MMA）的共聚物在生物医学领域已被广泛研究。少量的 MAA 作为共聚单体能显著增加 HEMA 聚合物的溶胀性。聚丙烯酰胺（polyacrylamide，PAAm）和聚-2-丙烯酰基-2-甲基丙磺酸钠 [poly（2-acrylamido-2-methylpropanesulfonic acid sodium salt），PAMPS] 的互穿网络水凝胶具有超强的力学性能和高含水量。

嵌段共聚物聚丙烯基反丁烯二酸酯-co-1,2-亚乙基二醇凝胶作为一种可注射的细胞载体已被应用在骨和血管组织工程研究中。聚丙烯基反丁烯二酸酯 [poly（propylene fumarate），PPF] 是一种疏水性的聚合物，将其与亲水性的 PEG 共聚并通过物理或化学交联即可形成水凝胶，具体制备方法为将 PPF 和 PEG 的共聚物首先按质量：体积比 1:1 溶解在蒸馏水中，同时将苯甲酰过氧化物引发剂与琥珀酰亚胺混合，制得浓度为 0.25wt%（质量百分比）引发剂溶液，然后将引发剂溶液共混在共聚物溶液中，同时加入 1ml N,N-二甲基-p 甲苯胺作为催化剂，最后将还是液态的混合物倒入模具中固化得到聚丙烯基反丁烯二酸酯-co-1,2 亚乙基二醇水凝胶。

2. PEG　是经过美国 FDA 批准的生物相容性亲水聚合物，是目前组织工程中应用得最广泛的合成水凝胶材料之一。目前制备 PEG 水凝胶的方法主要有 3 种：① PEG 分子链之间的进行化学交联，如双官能 PEG 和多功能交联剂的反应；② PEG 链之间的辐射交联；③含有疏水嵌段和 PEG 嵌段的三嵌段共聚物的疏水嵌段的物理相互作用。其中，辐射交联的方法因不需使用有毒的交联剂而备受关注，然而，此方法制备的 PEG 水凝胶的网络结构较难调控。PEG 既溶于水又溶于有机溶剂，能够在表面功能化和化学改性之后仍然保持原有的成胶能力，有利于其结构和功能的改性。

3. 聚氧化乙烯 [poly(ethylene oxide)，PEO]　是目前已得到美国 FDA 批准的合成高分子，是目前组织工程中应用得最广泛的合成水凝胶材料之一，在化学结构上它和 PEG 的化学结构相似，都是亲水性的聚合物。PEO 可通过光交联在端基上接上丙烯酸或者甲基丙烯酸而改性。将改性后的 PEO 与一定量的光引发剂混合后再通过紫外线照射交联可得到 PEO 水凝胶。在此基础上，可以通过 PEO 与 PLLA 嵌段共聚制备温度响应性的水凝胶；还可以通过 PEO 与可水解的 PLA 以及少数的酶共聚制备可降解水凝胶。将接枝了甲基丙烯酸酯的 PEO 进行紫外线交联，可制备光固化 PEO 水凝胶，具体制备方法为将接枝后的 PEO 溶于无菌的 PBS 中配制浓度为 10wt%（质量百分比）的 PEO 溶液，然后将紫外线引发剂 2-羟基-1-[4-(羟乙基)苯基]-2-甲基-1-丙酮以 0.05wt%（质量百分比）的浓度加入 PEO 溶液，最后在 25℃空气条件下，将添加了光引发剂的溶液置于 365mm 紫外线下交联形成 PEO 水凝胶。

4. 聚乙烯醇 [poly(vinyl alcohol)，PVA]　是另一种广泛应用于填充和药物载体的亲水性合成聚合物，由聚乙酸乙烯酯醇解、水解或者氨解制备，其亲水性和溶解性由水解度和分子量控制。PVA 基水凝胶的制备主要包括物理和化学两种方法。物理方法是通过将 PVA 水溶液反复冷冻-熔融制备半晶凝胶材料，反复冻融过程诱导聚合物中晶体的形成，最终形成与晶体交联的网络结构；化学方法则是将线性 PVA 链与乙二醛、戊二醛、琥珀酰氯或硼酸盐交联形成水凝胶。物理方法因不需额外添加任何物质，仅靠环境温度的调控即可得到较为稳定的"纯"网络结构，成为制备 PVA 水凝胶的首选方法。

四、智能水凝胶

能够对一种或多种外界环境的刺激进行响应的水凝胶，即为智能水凝胶。智能水凝胶的结构与功能可根据外界条件变化而自动进行修饰、调节和修复。许多智能水凝胶对外界环境刺激产生网络结构变化的过程在本质上是完全可逆的，即受到外界刺激时水凝胶的网络结构发生变化，如溶胀、收缩或相应的相变，一旦外界刺激消失，水凝胶即恢复到初始状态，因此智能水凝胶在组织工程领域有着良好的应用前景。

根据对外界刺激的响应情况，智能水凝胶分为 pH 响应性水凝胶、温度响应性水凝胶、光响应性水凝胶、电场响应性水凝胶、压力响应性水凝胶、生物分子响应性水凝胶。接下来对目前研究较为广泛的 pH 响应性水凝胶、温度响应性水凝胶、光响应性水凝胶和电场响应性水凝胶进行详细介绍。

（一）pH 响应性水凝胶

pH 响应性水凝胶是指溶胀度、形状等可根据外界环境 pH 的变化而变化的一类水凝胶。该类水凝胶是研究最为广泛的水凝胶之一，其分子链上包含可离子化的酸性或碱性基团。在适当的 pH 下，水凝胶中的酸、碱基团发生电离作用并形成固定电荷，导致水凝胶快速膨胀。所有的离子水凝胶，如聚丙烯酸、聚甲基丙烯酸、聚甲基丙烯酸二乙基氨基乙酯、聚甲基丙烯酸二甲氨基乙酯，都属于 pH 响应性水凝胶。

（二）温度响应性水凝胶

温度响应性水凝胶表现为水凝胶的体积随着外界温度的变化而变化，根据体积变化的方式可分为热胀型和热缩型两类。目前热缩型水凝胶的研究最为普遍，聚正丙基丙烯酰胺、聚异丙基丙烯酰胺、聚环氧乙烷类水凝胶均有热缩性。聚 N-异丙基丙烯酰胺 [poly（N-isopropyl acrylamide），PNIPAM] 水凝胶是最常用的热缩型水凝胶，其临界溶液温度为 32～34℃，高于临界溶液温度时水凝胶发生收缩，低于此温度时则再度溶胀。PNIPAM 类水凝胶可通过 N-异丙基丙烯酰胺与亲水或疏水单体的共聚改变其临界溶液温度，共聚物链中亲水性单体含量越多，其临界溶液温度越大，反之则下降。

温度响应性水凝胶在生物医药和组织工程领域都备受青睐，如可注射型热响应性水凝胶可通过皮下注射形成原位凝胶，在体内缓释封装的药物或因子，或者注入手术部位作为防粘连屏障，还可以作为细胞载体，构建组织工程支架。

（三）光响应性水凝胶

光响应性水凝胶是指在光照条件下体积或其他性能发生明显变化的水凝胶，按照光波长可分为紫外线响应性水凝胶和可见光响应性水凝胶。光响应性水凝胶的光响应特性主要是因为其结构中一般具有光敏感性基团，该基团可将光信号转化为化学信号，引起包括异构化、重排、二聚和链裂解等反应。在光辐射下，光响应性水凝胶宏观上最常见的现象为凝胶-溶胶的转变，这种效应可以成功地应用于活性物质的靶向输送。在紫外线照射下，水凝胶中的化学键发生裂解，导致水凝胶转化为可流动的溶胶，进而释放药物。此外，光响应性水凝胶在可再生领域也备受青睐，尤其是在 3D 生物打印领域，光响应性是光固化打印生物墨水的必要特性。

（四）电场响应性水凝胶

电场响应性水凝胶是指在电场的作用下可以发生相转变的水凝胶。电场响应性水凝胶通常由聚合物电解质组成，电解质中的离子在电场作用下发生移动，导致水凝胶网络中的离子浓度不均，渗透压发生变化。电场响应性水凝胶在外加电场的存在下会收缩或膨胀，有时水凝胶一侧膨胀，另一侧收缩，最终呈弯曲状。电敏水凝胶的形状变化（包括膨胀、收缩和弯曲）取决于许多条件，如电解质的组成、浓度、电场与水凝胶接触的介质等。

电场响应性水凝胶已经广泛应用于药物的可控释放研究。例如，在电场作用下，PAAm 水凝胶的收缩和膨胀性能被用于脉冲输送药物。电场打开时，PAAm 水凝胶微粒迅速膨胀，释放药物；当电场关闭时，PAAm 水凝胶的微粒恢复到原来的大小。电场引起的微粒大小的变化形成了"开-关"释放曲线。也有研究利用电场诱导的聚二甲氨基丙基丙烯酰胺水凝胶的体积变化进行胰岛素的脉冲释放。

第三节　3D 生物打印

3D 打印技术又称为增材制造或增量制造，指基于三维数学模型数据，通过连续的物理层叠加，逐层增加材料来生成三维实体的技术。广义上的 3D 生物打印技术是指直接与生物医学领域相关的 3D 打印技术；狭义上的 3D 生物打印则指将细胞混合在打印材料中直接打印含细胞支架的技术。本节将重点介绍狭义上的，即含细胞的 3D 生物打印技术。

一、3D 生物打印方法

（一）喷墨生物打印（inkjet bioprinting）

喷墨生物打印（图 8-8A）于 2003 年问世，是最早出现的一种生物打印技术。与传统的 2D 喷墨打印相似，首先将一种包覆细胞的前驱体凝胶（即生物墨水）储存在墨盒中，然后将墨盒连接到打印机头部，在打印过程中充当生物墨水源，接着利用压电或者热力驱动喷头，产生尺寸可控的液滴，通过液滴在基板上的沉积成型，打印出负载细胞的 3D 结构。喷墨打印的优势：①打印设备与商用打印机结构相似，成本较低；②流体滴密度、形状和大小可控，可以通过调整能量参数将其喷射到预定义的位置，形成具有不同浓度梯度的 3D 结构；③打印机头支持并行工作模式，使不同类型的细胞和生物成分可以同步沉积，打印速度快；④可保持相对较高的细胞活力（可达 80%～90%）。缺点为由于目前的打印机喷头是基于微机电系统（microelectro-mechanical system，MEMS）的器件，因此在喷嘴处，无论是热驱动还是压电驱动都会产生相对较小的变形；基于 MEMS 技术的打印机头无法挤出高黏度（>15mPa·s）的材料；低黏度的生物墨水会限制打印成品的强度，难以灌注或植入；此外，由于生物墨水的黏度较低，生物材料的选择受到限制，范围很窄；高细胞密度会增加生物墨水的黏度，从而导致堵塞，因此配合使用的生物墨水细胞密度也不能过高（每毫升 $>1\times10^6$ 个细胞）；同时，喷墨打印的沉降效应也在一定程度上限制了其应用，即最初混合均匀的生物墨水在整个打印过程中会出现细胞沉积的现象，导致打印机喷嘴堵塞。

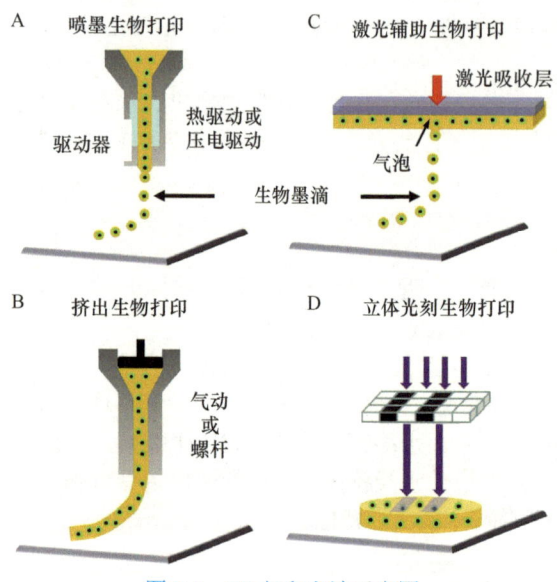

图 8-8　3D 打印方法示意图

（二）挤出生物打印（extrusion bioprinting）

挤出生物打印（图 8-8B）是利用气动、机械或电磁诱导力来驱动喷嘴，以可控的、丝状的方式挤压生物墨水来构建 3D 结构的打印方法。不同于喷墨打印只能使用低黏度生物墨水的特性，挤出打印所用的生物墨水的黏度更广（30～60 000 000mPa·s）。挤出打印首先需要使用计算机辅助设计/计算机辅助制造（computer aided design/computer aided manufacturing，CAD/CAM）创建的标准模板库文件格式，然后由计算机数控的精细喷头逐层打印到特定厚度以构建 3D 结构。在挤出打印过程中，喷嘴孔的几何形状、印刷速度、挤出速度、打印温度、固化方法或时间、生物墨水与基材相互作用的物理、化学性质（如聚合物浓度、黏度、剪切模量和表面张力）等都会直接影响 3D 打印的保真度、分辨率以及细胞的活力。因此，为了获得高分辨率、结构稳定且细胞活力较高的 3D 打印结构，优化打印参数十分重要。近年来，温度控制系统、多喷嘴系统、同轴喷嘴系统的引入，使得挤出打印的功能更加优化。

挤出生物打印可用的材料范围广泛、打印速度较快、操作简单，是目前应用最为广泛的一种 3D 生物打印方法。缺点是因为适用于挤出打印的生物墨水黏度较高，不仅易造成喷嘴堵塞，还可能会阻碍细胞之间的缝隙连接、电传导和收缩功能；同时，挤出打印过程中，生物墨水中封装的细胞所承受的机械应力较大，不仅导致细胞的初始存活率较低，还对细胞的形态和功能有损。

（三）激光辅助生物打印（laser-assisted bioprinting）

激光辅助生物打印（图 8-8C）是一种基于激光诱导前移（laser-induced forward transfer，LIFT）原理的生物打印技术。首先将一层激光吸收材料涂覆在玻璃基底上，然后将生物墨水均匀地铺展在激光吸收层表面，打印时，激光穿透玻璃基底，吸收层材料产生气泡，气泡的膨胀驱动生物墨水脱离基底，沉积到成型平台上，通过驱动玻璃基底或者成型平台，便可以打印三维结构。该打印系统中的所有组成部分都有可能影响成品的分辨率，如激光能量、激光频率和生物墨水的黏度等。这种非接触式打印方法的优点是不会对细胞造成机械应力，因此细胞存活率高（通常高于 95%）；此外，激光辅助打印是一种无孔口技术，可打印的材料黏度范围相对较为广泛（1～300mPa·s），生物墨水的细胞浓度可达每毫升 10^8 个细胞。因此，激光辅助打印在制造高细胞密度、高分辨率（10～100μm）和不同尺寸的异质组织结构方面具有高度的灵活性，可以高度模拟组织原生结构，以上特性使得激光生物打印成为极具吸引力的 3D 生物打印技术。缺点是激光暴露在细胞上的副作用尚未完全了解；此外，与其他基于喷嘴的打印方法相比，高分辨率和高强度的激光二极管价格昂贵，而且激光打印系统的控制复杂，限制了该技术的应用。

（四）光固化生物打印

光固化生物打印是目前较为成熟的 3D 打印技术，基本原理是利用光来选择性交联生物墨水，层层固化形成三维结构，即以一定波长的光扫描液态光敏生物墨水，使每层液态光敏生物墨水被扫描到的部分固化成型，而未被光束照射的地方仍为液态，最终，各个层面累积成所需的三维支架。按光的扫描方式可分为立体光刻技术（stereolithography，SLA，图 8-8D）和数字光投影技术（digital light processing，DLP）。生物墨水在 SLA 中是逐点固化，在 DLP 中是逐面固化。一般来说，光固化打印的主要优势在于能够制造高分辨率的复杂设计，并可打印大量黏度范围广泛的生物材料（1～2000mPa·s），然而，这种技术只适用于光敏性生物墨水。与其他生物打印技术相比，无喷嘴的方法避免了剪切应力可能造成的堵塞和细胞损伤，有利于高细胞密度的沉积。考虑到光聚合或紫外线诱导的自由基会损伤树脂包裹的细胞，利用细胞相容性光引发剂和优化打印参数是维持细胞活力、表型和功能的必要条件。

二、生物墨水

生物墨水通常由水凝胶预聚物溶液和细胞组成。水凝胶在生物打印中起着至关重要的作用，它不仅与细胞直接接触，为其提供结构支持，还主导着生物墨水的理化性能。理想情况下，用于生物打印的水凝胶应该具有以下特性。

1. 可打印性 指生物墨水可在基质上打印出准确、高质量的图案。在生物打印中，生物墨水在打印前应为液态或者膏状，以避免堵塞喷嘴，打印后要能迅速变为固态以保持形状。为了形成3D 支架，打印的水凝胶预聚物溶液不能在基板上过于平坦，这意味着水凝胶预聚物有望在垂直方向上保持张力，并与基体有较大的接触角。理想的水凝胶预聚合溶液应该能够在玻璃和塑料基材上打印后建立高度垂直的结构。在逐层打印的过程中，打印的纤维凝胶化并彼此黏结非常重要，这决定了该材料或该打印工艺是否为真正的3D 打印。为了适应不同的细胞密度和打印技术，水凝胶预聚物溶液的黏度应该在很大范围内可控，只有黏度可调才能设计适合的打印方式及打印参数区间。

2. 力学性能 水凝胶在打印后应保持足够的力学性能，为细胞的附着、增殖和分化提供稳定的环境。这些力学性能包括应变、剪切应力、压缩模量和质量膨胀比。

3. 生物相容性 是指材料在特定情况下与宿主产生适当反应的能力。一般来说，对于体外应用，生物相容性要求材料本身对细胞增殖无害，并具有与细胞结合的能力；对于体内的应用，则要求材料可以被细胞的 ECM 降解或与之结合，而不产生有害的副产物或与细胞产生负面的相互作用。

生物墨水中使用的聚合物可以是天然的、合成的，也可以是两者的复合材料。得益于良好的细胞相容性，天然聚合物广泛应用于生物打印研究。随着脱细胞技术的不断完善，脱细胞的 ECM（dECM）在组织工程中已成为一种前景日益广阔的材料。dECM 生物墨水包含不同组织的 ECM 成分，更接近原生组织。尽管 dECM 生物墨水的机械性能远不及实际组织，但其代表了生物打印中生物墨水的发展方向。天然聚合物为组织工程应用提供了类似于原生 ECM 的良好环境，而合成聚合物可以根据生物打印工艺的要求进行调整，合成聚合物不仅可以用交联官能团进行化学修饰，还可以用能够增强生物打印结构和机械性能的结构域进行修饰。

第四节　其他先进构建技术

一、微流控技术

微流控（microfluidics）指的是使用微管道（尺寸为数十到数百微米）处理或操纵微小流体（体积为纳升到阿升）的系统所涉及的科学和技术，是一门涉及化学、流体物理、微电子、新材料、生物学和生物医学工程的新兴交叉学科。微流控技术不仅可以实现特定的微尺寸结构的制造，还可以为生物制造组织构建仿生微环境，因此在组织工程领域逐渐引起了研究人员的关注。

通过微流控技术可以对复杂的微流体进行操作和控制，设计不同的仿生组织和器官维度，微流控技术也可与 3D 打印很好地集成在一起用于组织工程的构建。微流控技术不仅可用于生产具有各种结构和生物力学特性的材料或将材料操纵到特定位置，而且是精确控制生物材料所处流体环境的重要方法。此外，微流控技术在控制微环境方面具有独特的优势。

二、自组装技术

分子自组装是指分子在一定条件下通过非共价键相互作用（如氢键、范德瓦耳斯力、静电力、表面张力、电场力、磁场力、疏水作用力等）自发地组织形成具有特定结构与功能的聚集体的过程。在生物体内中，多糖、磷脂、多肽、核苷酸等分子均可通过自组装形成各种有序结构，进而实现生命功能，引发生命特征。利用天然或者人工设计合成各种具有特定结构的分子，如多肽、蛋白质、DNA 序列和聚合物等，可以开发多种功能性材料应用于组织工程的构建。

以 DNA 和蛋白质构建的自组装水凝胶通常具有一定的生物学功能，如利用重组弹性蛋白，可以生成复杂的超分子结构，并用于多尺度的矿化。较大生物分子固有的复杂性限制了其可操控性，而多肽因分子链较短，可用于构建具有较高控制性和可重复性的自组装系统。科学家们设计合成的一种两亲多肽（peptide-amphiphile，PA）（图 8-9），可以自组装生成纳米结构纤维支架。这种圆锥形的两亲多肽，具有 5 个基本的化学结构特征（图 8-9A），包括：① 较长的疏水烃基尾端；② 4 个连续的半胱氨酸残基，半胱氨酸上的巯基可通过氧化反应与另外一条多肽链上巯基形成二硫键；③ 3 个甘氨酸的柔性连接区域；④ 磷酸化的丝氨酸位点，这些位点带有大量负电荷；⑤ 细胞结合配体序列 RGD，有利于细胞的黏附。其中，半胱氨酸、磷酸纤维化的丝氨酸和 RGD 序列是 PA 肽链的特征性结构。由于 PA 有圆锥状结构和两性分子的特点，因此可以自组装形成圆柱状纳米纤维，该纳米纤维直径约为 7.6nm，长度超过 1μm，两亲多肽链垂直于纳米纤维排列，其中疏水端包裹在纳米纤维结构内部，亲水端暴露在纤维表面（图 8-9C）。这种离散型的纳米纤维，

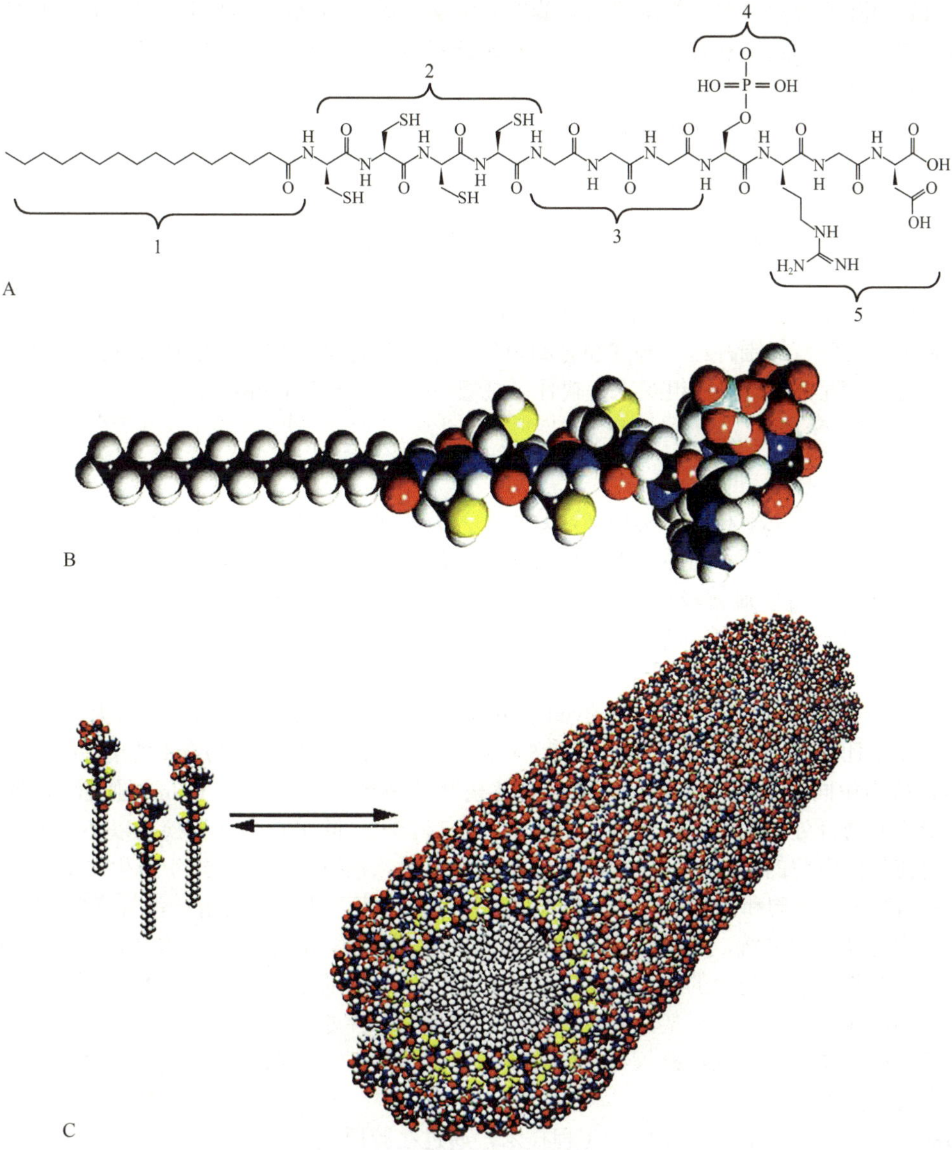

图 8-9　PA 分子及其自组装成圆柱形胶束的示意图

可通过氧化反应生成二硫键实现自组装，同时也可以通过自由巯基的释放来控制自组装的可逆过程，纳米纤维可相互交织形成网状结构，宏观呈凝胶状。将此凝胶浸入钙磷酸盐缓冲溶液中，表面充满带负电荷酸性氨基酸的纳米纤维可通过建立局部的过饱和离子环境促进自身矿化生成纳米羟基磷灰石晶体，这些矿化的纳米纤维中 Ca/P 比率为 1.67 ± 0.08，而且晶体学上的羟基磷灰石 c 轴沿胶原纤维长轴定向排列，可模拟天然骨的纳米结构。该两亲多肽自组装形成纳米纤维支架。两亲多肽分子还可用于模拟胶原蛋白的三螺旋结构。

层层自组装（layer-by-layer self-assembly，LbL）是组织工程构建中应用最多的自组装技术。LbL 是 20 世纪 90 年代快速发展起来的一种简易、多功能的表面修饰方法，其最初是利用带电基板在带相反电荷的聚电解质溶液中交替沉积制备聚电解质自组装多层膜，通过调整溶液性质（如浓度、离子强度和 pH）和工艺参数（如温度、时间和干燥条件），可以实现对成分、厚度和微观形貌的精细控制。用于 LbL 组装的原料包括天然聚合物、合成聚合物、多肽、黏土、金属氧化物、聚合物凝胶和此类材料的络合物。与其他制造纳米膜的方法相比，LbL 技术有 3 个突出的优势：① 对纳米膜成分和结构的精确控制；② 在各种类型基材上大规模制造的能力；③ 温和有限的制备条件。LbL 的沉积技术主要包括沉浸式、旋转、喷雾、电磁驱动和流体组件五大类。不同沉积工艺通常会制备出不同结构和性能的纳米膜，正确选择组装技术对于组装后纳米结构材料的可控制备和成功应用至关重要。

LbL 组装作为一种分子组装技术，已广泛应用于组织工程生物材料支架的设计和制造，然而，LbL 技术形成机制及应用的驱动力、调控策略、生物功能等重要问题仍需进一步研究。

第五节　组织工程构建技术的应用

以上组织工程构建技术已经广泛应用于各种组织，如皮肤、周围神经、脊髓、骨、软骨、血管、心肌和牙齿。皮肤、周围神经、脊髓和骨的再生与组织工程构建将在其他章节详细介绍，本节将重点介绍组织工程构建技术在组织工程软骨、血管、心肌和牙齿中的应用。

一、组织工程血管

心血管疾病的发生率和致死率极高，是危害人类健康的重大疾病，尽管药物治疗仍然是目前主要的治疗手段，但血管移植才是彻底治愈血管疾病的有效措施。传统的血管移植是从患者的动脉或静脉中获取的自体血管段用于损伤或闭塞部位的替代或搭桥，由于患者自身病理条件等因素造成的自体血管来源有限，且相关的附加手术可能出现供体部位发病和高失败率等问题，导致自体血管移植受限。人工合成移植物，如膨体聚四氟乙烯（expanded polytetrafluoroethylene，ePTFE）和聚对苯二甲酸乙二醇酯（polyethylene terephthalate，PET）在大口径（大于 8mm）血管移植中获得了比较满意的远期通畅率，其 5 年通畅率为 85%～90%，10 年通畅率为 75%～80%，与自体移植物相同甚至更高。人工合成血管移植物不适合小口径（1～6mm）血管的移植治疗，血栓的形成或吻合处内膜增生导致其 5 年通畅率仅有 39%。除治疗心血管疾病以外，组织工程血管的构建在其他组织的再生过程中也有重要的应用需求。在过去，用于组织再生的支架工程主要侧重于材料组成、结构和力学性能的优化，以促进细胞行为（生长、增殖、黏附等），然而，由于内部缺乏中、微血管系统，导致组织工程支架的厚度被限制在扩散距离以内（100～200μm），在此厚度下，细胞致密结构中的氧气、营养物质和废物才可以通过扩散进行交换。将组织工程的中血管系统和微血管系统引入支架，则可以绕过扩散限制，并通过加组织厚度增强灌注，在体外生成组织工程结构体，可以直接植入体内修复或替换受损组织。组织工程血管的构建和修复将成为克服以上局限性的重要研究方向。

1986 年，研究者们首次应用组织工程技术，通过在胶原蛋白和薄涤纶网支架上种植牛主动脉内皮细胞、平滑肌细胞和外膜成纤维细胞，在体外成功构建了组织工程化血管。虽然该产品力学性能不够优异，导致其在临床上的应用受到了限制，但这项工作开启了组织工程血管构建的大门。自此以后，组织工程血管的构建发展迅速，在体外构建和动物体内血管修复中获得了成功。

目前的组织工程血管按照植入前有无生理活性主要分为有生理活性的组织工程血管和无生理活性的组织工程血管。有生理活性的组织工程血管是指通过在血管支架上体外培养细胞，构筑具有一定力学特性和生理学活性，且能够自我更新、修复和生长的血管移植物。无生理活性的组织工程血管是指用脱细胞的天然生物材料制成血管移植物植入体内，在体内通过受体血管的平滑肌细胞、内皮细胞等的长入和增殖，形成新的功能血管。

组织工程血管主要由血管支架和种植于支架上的种子细胞构成。种子细胞的选择在组织工程血管的构建中十分重要，对血管生理影响较大的两类细胞是内皮细胞和平滑肌细胞。通过植入内皮细胞，可以隔绝血液和血管壁细胞，同时分泌一系列血管活性物质来调节内皮下基质的成分，参与白细胞的黏附与外渗，维持血管壁的渗透性及预防血栓的形成。近20年来，大量研究致力于在小口径血管支架内部内衬内皮细胞制备组织工程血管，内衬了内皮细胞的小口径组织工程血管（≤4mm）在人冠状动脉和下肢动脉旁路移植时的通畅率较高。研究发现，血管壁中平滑肌细胞的细胞渗透和管腔内附着的内皮细胞，可促进胶原基质的成熟和重构，从而进一步提高其血管紧张性和顺应性。此外，利用平滑肌细胞促进组织成熟的功能，可以解决血液透析患者反复穿刺后血管壁损伤的修复问题。

成熟的内皮细胞可从动脉、静脉、大网膜血管等分离得到，然而，终末分化细胞在体外传代过程中容易发生老化和失去增殖能力，除了利用人端粒酶催化亚基（human telomerase reverse transcriptase，hTERT）基因改造外，还可以通过干细胞诱导分化获得血管组织工程种子细胞。干细胞分为胚胎干细胞和成体干细胞两大类。与胚胎干细胞相比，成体干细胞可从患者自体获得，因而避免了免疫原性和伦理等相关问题；同时，成体干细胞的分化能力相对局限，因而其致瘤风险较低。血管内皮祖细胞是成体干细胞的一种，它可以直接从血液中获得，能分化为成熟的内皮细胞，在血管内皮生长因子（vascular endothelial growth factor，VEGF）的存在下表达CD31、vWF等特征因子，摄取低密度脂蛋白；同时，血管内皮祖细胞在体外扩增20代以上仍然能够保持分化能力。有科学家从羊的血液中分离获得了血管内皮祖细胞，扩增后种植于猪脱细胞静脉，在体外成功构建了组织工程血管。动物实验表明，组织工程血管在移植入体内130d后仍然保持通畅，植入的血管在弹性、分泌NO等功能上接近正常血管。内皮细胞和平滑肌细胞还可由骨髓间充质干细胞（bone marrow mesenchymal stem cell，BMSC）和诱导分化而来。

用于构建组织工程血管支架的管腔表面应有利于内皮细胞的附着、增殖，最终形成融合的内皮层。除此以外，血管支架还必须具有合适的力学性能，在保持血管完整性，承受生理压力而不破裂的同时，还需要具有与受体相匹配的顺应性。研究表明，顺应性的不匹配是导致移植血管内膜增生、血栓形成、闭塞的重要因素之一。如果组织工程血管过于僵硬，那么湍流和组织震颤就易导致吻合口增生；相反，如果缺乏韧性，就容易形成动脉瘤。尤其对于生物可降解的组织工程血管，移植初期力学性能完全由支架提供，随着生物材料降解、细胞浸润和组织重构的增加，降低的力学性能必须通过新形成的细胞和合成的ECM来补偿。为了满足各项指标，除了寻求合适的生物材料以外，组织工程血管支架的构建技术十分关键。目前，生成组织工程血管移植物的传统方法包括静电纺丝、溶液浇铸成型、编织和脱细胞技术等（图8-10）。采用以上技术制备的多种组织工程血管已进入大型动物体内研究或临床试验阶段。此外，3D生物打印技术的迅猛发展使得包覆患者特异性细胞的组织工程血管的构建成为可能。

溶液浇铸成型只要简单地改变模具的几何形状，就可以得到任何想要的形状，因此较为适用于制造管状结构，应用于组织工程血管支架的制备中。将聚合物溶液在环形模具中固化得到管状支架，其内径由内芯控制，壁厚由外管尺寸控制。多种天然聚合物，如胶原蛋白、透明质酸、蚕丝、纤维蛋白，以及合成聚合物，如聚乙二醇双丙烯酸酯、聚甘油脂肪酸酯（PGS）和聚 L-丙交酯-co-ε-己内酯 [poly（lactide-co-ε-caprolactone），PLCL] 等都适用于溶液浇铸成型，然而，无论是天然的还是合成的聚合物制备的血管支架，其性能往往不如天然血管。为了更进一步模拟天然血管的复杂结构，提升组织工程用血管的性能，溶液浇铸成型经常与其他构建方法结合制备组织工程血管。在采用溶液浇铸法制备血管支架时，可通过在溶液中加入盐颗粒并在成型后去除，即采用溶液浇铸/粒子析出技术，可改善血管支架孔隙的连通性，经溶剂蒸发、聚合物基体固化、盐浸，最终可得到孔隙率为75%～80%的血管支架。组织工程血管移植物的表面形貌可影响内皮细胞的黏附和增殖以及平滑肌细胞的聚集和排列，从而影响细胞功能，因此内表面和外表面图案化的血管支架的发展逐渐引起了关注。溶液浇铸成型是制备表面图案化血管支架最为简单、易行的方法。在浇铸聚合物溶液之前，在环形模具的内杆或外壁上附加一层薄薄的有图案的聚二甲基硅氧烷（polydimethylsiloxane，PDMS），即可实现血管支架的表面图案化（图8-10A）。

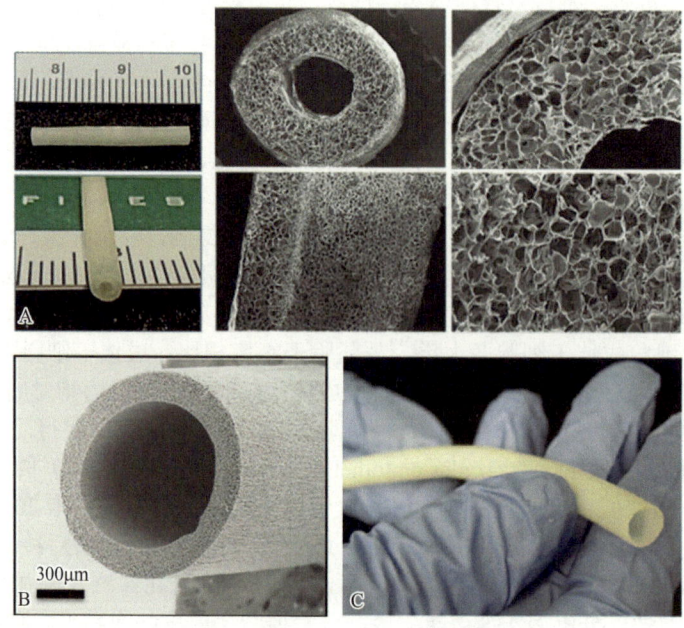

图8-10 不同方法构建的组织工程血管
A.溶液浇铸技术构建的组织工程血管；B.静电纺丝技术构建的组织工程血管；C.脱细胞组织工程血管

静电纺丝技术制备的组织工程血管支架，可以在成分和结构上模拟天然血管的ECM，促进细胞的附着和增殖。静电纺丝纤维可采用芯轴收集，直接形成管状支架；还可以沉积在平板收集器上形成薄膜，然后卷成管状支架。采用静电纺丝技术构建的血管支架结构已经从单组分、单层结构发展到含有生物活性物质的多组分、多层结构，采用静电纺丝技术，以天然和合成聚合物比例优化的杂化聚合物为原料，制备组织工程血管支架。天然材料的存在，使得组织工程血管支架在保留合成聚合物成分提供的优越力学性能的同时，可以实现更好的细胞附着和增殖。例如，将45%的胶原蛋白、15%的弹性蛋白和40%的可生物降解合成聚合物（如PCL、PLLA、PLGA或PLCL）混合可制备复合静电纺丝纤维支架，该复合静电纺丝纤维支架中合成聚合物的添加在体外不影响细胞活力的前提下，能够明显提高抗拉强度和杨氏模量，是纯胶原蛋白和弹性蛋白制备的静电纺丝纤维支架的2～5倍。为模拟天然血管的多层结构，研究者们采用静电纺丝法构建了多层组织工程血管支架，如以静电纺丝PGS纤维作为组织工程血管支架的内层，在PGS层外层电纺PCL纤维鞘，制成多层管状支架，其中PGS降解可促进细胞浸润和ECM重构，而PCL鞘可保持组织工程血管的完整性和力学性能。同轴静电纺丝也是构建复合组织工程血管纤维支架的常用方法，通常以合成聚合物为核心结构来提供机械性能，以天然聚合物作为外壳来提高生物相容性（图8-10B）。

脱细胞技术是构建脱细胞基质天然血管的核心技术。2003年，尼可拉森（Niklason）等首次报道了猪工程动脉的构建。该动脉在体外通过细胞培养构建，然后采用脱细胞技术进行脱细胞化，在细胞去除后仍然保留良好的力学特性。这一结果为采用人类异体供体细胞生产组织工程血管打开了大门。为了在大型动物模型中验证这一概念，该团队将供体血管平滑肌细胞在生物反应器PGA支架上培养8周，可形成血管结构，然后用清洗剂、高离子强度盐和中性缓冲液脱脱细胞，脱去平滑肌细胞后，在细胞组织工程血管壁内原来细胞占据的位置上形成孔隙。将从异体供体细胞中培养的脱细胞组织工程血管（图8-10C）植入猪体内作为动静脉导管，并植入犬体内作为颈动脉和冠状动脉搭桥移植物。植入1个月后，脱细胞犬和猪的血管保持了植入前的尺寸和抗张强度，同时异物反应很少或不存在。将直径6mm、长20～30cm的脱细胞血管植入非洲狒狒（一种与智人有很强的系统发育相似性的灵长类动物）体内来评估人类脱细胞组织工程血管的长期重建和宿主反应。人脱细胞血管在植入前的破裂强度为3000mmHg，缝线保留强度为100g。将人脱细胞血管在雄狒狒上肢内作为动静脉导管吻合1～6个月后，宿主细胞与人脱细胞血管细胞壁的再聚集主要发生在外膜表面，细胞表达成纤维细胞和血管平滑肌细胞标志物。人脱细胞血管在长达6个月的植入期内保持原有直径和长度，并显示了模拟血液透析通路的针管损伤的细胞再生，从而显示了脱细胞导管在高流量体内环境中的持久性。

3D生物打印技术可以根据预先设计的孔径和孔隙度制作解剖学上精确的组织工程血管。打印过程可以在CAD模型的指导下进行，CAD模型是根据患者自身血管的高分辨率磁共振成像（magnetic resonance imaging，MRI）或CT图像进行3D重建。使用CAD软件对模型进行后处理，可以在模型中加入孔隙结构和几何图形。然而，当非常柔软的材料（如弹性体和水凝胶）打印出来时，在没有支撑结构的情况下，打印出的3D结构很容易塌陷。为了解决这一问题，研究人员开发了一种自由形式的悬浮水凝胶可逆嵌入技术，该技术使用剪切稀释明胶浆液作为打印丝的支撑水凝胶。在局部打印点，在喷嘴产生的剪切应力下起支撑作用的明胶水凝胶表现为流体，生物墨水可挤出，当局部打印完成后，喷嘴移开，明胶水凝胶由于剪切应力的减小而变硬，可防止挤出的生物墨水丝坍塌。使用自由形式可逆嵌入悬浮水凝胶技术和MRI重建计算机模型，可打印具有分叉的直径在1～3mm、壁厚小于1mm的冠状动脉。

二、组织工程心肌

心肌梗死过程中和自然愈合后，心脏机械结构发生显著变化，导致收缩能力降低，并导致心肌额外压力，从而增加心力衰竭的风险。心肌前体细胞具有再生能力，且在心肌梗死后加速生长，但因其数量有限，不足以完整修复受损组织，从而阻止心力衰竭的发生。随着研究者们对于干细胞研究的深入，利用干细胞分化足够数目的心肌细胞，修复受损的心肌组织已经成为治疗心力衰竭的有效方法。在心肌再生的研究中，心肌组织工程取得了较大的进展，为心肌梗死后恢复心肌功能带来了希望。早在组织工程这个术语被引入之前，第一个人造的3D心脏组织就已经产生了。在20世纪50年代末，科学家们通过在锥形瓶中连续旋转培养新鲜分离的细胞，由胚胎鸡心脏细胞产生球形聚集物，在这种简单的生物反应器中18h后形成了包含多达200个细胞的聚合体。此后，许多研究人员对该模型进行了调整，发现这些聚集物比2D培养的细胞在功能上更类似于完整的心脏。这项早期工作证明，在细胞培养条件下，从未成熟心脏中分离出的细胞保留了改造类心脏组织的能力。1998年，美国国家卫生院启动了生物工程自体组织（bioengineered autologous tissue，BEAT）计划，计划构建心肌组织补丁用于修复心肌损伤。与其他器官、组织相同，心肌组织工程的构建同样依赖于种子细胞、支架、生物活性因子以及关键构建技术。

目前，应用于组织工程心肌构建的种子细胞主要包括胎儿心肌细胞、成纤维细胞、平滑肌细胞、骨骼成肌细胞、骨髓细胞、间充质干细胞和胚胎干细胞等。构建组织工程心肌的最佳种子细胞应该是容易获得、免疫原性低，且具有分化为成熟有功能的心肌细胞的能力。自体细胞虽然避免了免疫排斥的风险，但是难以获得，且数量有限，难以扩增；异体细胞相对容易获得但是同样难以扩增，还具有免疫排斥的风险。骨骼成肌细胞是第一个用于心肌修复的细胞系，然而，这些细胞因缺乏连接蛋白-43 而不能形成缝隙连接，从而增加了室性心律失常的风险。相比之下，胚胎干细胞不仅能够在体外无限增殖，还可以在一定的诱导条件下分化为心肌细胞，因此成为组织工程心肌构建的最优种子细胞来源之一。2006 年，中国科学家以小鼠胚胎干细胞作为种子细胞通过生物反应器大规模制备拟胚体，诱导其分化为心肌细胞，随后，将心肌细胞与液态 I 型胶原及基质胶混合构建出组织工程心肌。该组织工程心肌在结构和功能上均与天然新生小鼠心肌类似，第一次证实胚胎干细胞可以作为构建工程化心肌组织的种子细胞来源。此外，骨髓基质细胞和间充质干细胞在一定条件的诱导下也具有分化为心肌细胞的潜能。

组织工程心肌中的细胞支架不仅决定所构建的心肌组织的形态，还应该为心肌细胞的增殖与分化提供良好的微环境。因此，与其他组织的支架相比，用于组织工程心肌的细胞支架的最佳性能应该包含高孔隙率、类似于 ECM 的微环境、良好的生物力学性能、良好的生物降解性和生物相容性等特性。为满足以上条件，首先应选择合适的生物材料。已用于组织工程心肌支架的材料包括天然聚合物（如胶原蛋白、纤维蛋白、壳聚糖、海藻酸盐、ECM、多肽）和合成聚合物（如 PCL、PGS 和聚氨酯），其中，I 型胶原蛋白约占心肌组织胶原基质的 80%，是心肌组织支架的首选。将三维 I 型胶原支架移植到大鼠梗死的心肌上，植入 3 周后可诱导新生血管形成并减少左心室重塑。固体多孔胶原蛋白的弹性模量较低，导致其植入后顺应性较差，可采用压缩技术成型优化 I 型胶原凝胶的弹性模量，生成具有高弹性模量的致密组织支架，以改善受伤心脏的心肌收缩力。

除了选择合适的生物材料外，组织工程心肌支架的构建技术也十分关键，在不同的制造方法下，即使相同的聚合物也可显示出不同的性能。例如，生物打印的胶原蛋白在千帕（kPa）范围内显示机械刚度，而挤压的胶原蛋白膜则更硬。此外，不同构建技术制备的支架内部形态也会有显著差异。例如，有序排列的纳米纤维心脏贴片比随机的纳米纤维心脏贴片有更高的抗拉强度。熔融电刻法可用于构建由规则开放的六边形三维微结构组成的各向异性支架，该支架具有极大的双轴变形性（应变高达 40%）和良好的顺应性，不仅能够诱导细胞成熟，还可以通过形成电耦合的三维结构来指导细胞组织。立体光刻技术也可用于打印具有良好生物力学/各向异性特性的心脏贴片，在打印过程中，打印速度和激光强度的变化可控制水凝胶的交联程度，从而调节心脏支架的物理、化学性质。以上提及技术构建的组织工程心肌最终主要是以贴片的形式修复心肌缺损，目前心脏贴片最重要的挑战仍然是开胸手术带来的巨大风险；此外，患者发生心包粘连的风险较高，需长期住院。可注射水凝胶是一种潜在的和更有前途的方法，可注射水凝胶不仅可以通过微创途径直接进入梗死壁，还可以用来封装生长因子、生物活性分子和细胞，实现局部分子的持续释放和延长分子生物活性。由于水凝胶较为柔软，其力学性能与人类心脏肌肉不匹配。一般来说，可注射水凝胶对非健康心脏提供的机械支持不足，特别是在舒张末期。因此，目前大量研究集中在改善可注射水凝胶力学性能的方法上，通过改变制备条件，如温度、交联密度、离子强度和溶剂极性来提高其力学性能。

组织工程构建技术的飞速发展，为组织工程心肌修复损伤心肌带来了希望，然而心肌功能的完全恢复仍然难以实现。目前，心肌组织工程领域依然面临新的挑战：如何获得足够数量的种子细胞；提高种子细胞在三维支架材料中的存活率；促进组织工程心肌中血管的生成和神经分布；增加组织工程心肌的尺寸和厚度；组织工程心肌植入体内以后长时间维持其结构与功能；组织工程心肌体外构建的多样设计和传送方法以及免疫排斥等问题。随着我们对心脏生理和功能理解的增加，材料学、细胞生物学以及机械工程的快速发展，以上问题将逐渐解决。

三、组织工程软骨

目前，多种原因造成的软骨缺损或发育畸形是临床上的常见疾病，患者总数极为惊人。骨缺损或损伤为患者带来极大痛苦的同时，也给社会带来了较大负担。软骨在人体中不仅具有重要的载重功能（如关节软骨和半月板），还是人面部特征性结构（如外耳和鼻子）的重要组成。因此，软骨的再生修复不仅具有重要的功能重建意义，也关系到患者因面部畸形导致心理障碍的治疗，对于解除患者痛苦，提高其生活质量，提高社会生产力都具有重要的意义。由于软骨细胞的分化、形态保持和增殖都比较困难，导致软骨缺损较难通过自身修复。软骨移植是目前较为有效的修复软骨缺损的手段，但是供体来源有限极大地限制了其实际应用。自体来源的软骨不仅来源有限，还会给供体部位造成缺损；异体来源的软骨不仅存在供体不足的情况，还存在免疫排斥和引入外源性疾病的风险。组织工程学的发展为软骨缺损的修复带来了希望。

软骨是一种高度分化的结缔组织，由软骨组织和软骨膜组成。软骨组织由软骨细胞和丰富的软骨基质构成。软骨基质高度水合，包含蛋白多糖（如透明质酸和糖胺聚糖）、胶原纤维和弹性蛋白。软骨组织组成单一，结构简单，仅由软骨细胞和丰富的软骨基质构成，无血管、淋巴管和神经等复杂结构，导致软骨组织构建过程中的影响因素较少，便于研究和评价。因此，软骨是利用组织工程技术构建最早的组织，也是研究最为广泛和深入的组织之一。早在20世纪80年代末至90年代初，科学家们就进行了软骨构建的初步探索，证实了采用组织工程技术构建软骨的可行性。1991年，瓦坎蒂（Vacanti）等采用牛关节软骨细胞与可降解的生物材料在裸鼠皮下构建出透明软骨组织，这一研究成果为采用组织工程技术修复软骨缺损开辟了一条重要途径。90年代中后期，基于组织工程技术的软骨修复研究侧重于证实组织工程软骨应用的可能性。曹谊林等在裸鼠体内成功构建出了覆盖有皮肤的人耳廓形状的软骨，该研究成果标志着利用组织工程技术可以构建具有复杂三维空间结构的软骨组织，对于组织工程技术从基础研究迈向临床应用具有里程碑式的意义。同时，研究者们还对复合软骨组织的构建进行了初步的探讨，并且开始重视软骨种子细胞的研究。此后，软骨组织工程的研究方向主要是证实其实现实际临床应用的可行性、有效性和稳定性。在各个研究阶段，种子细胞、支架材料、生长因子和组织构建技术是组织工程软骨再生的重要核心内容。

种子细胞来源问题是限制软骨组织工程发展与应用最主要的障碍之一，也是软骨组织工程没有进入大规模临床应用的主要瓶颈。用于软骨构建研究最成熟的种子细胞是软骨细胞，软骨细胞的缺乏需要细胞在体外大量增殖，但是这导致了软骨细胞的快速去分化。虽然到目前为止，没有证据表明去分化细胞可以在体内再分化，但一些研究结果证实，体外可以实现软骨细胞的再分化。来源于脂肪组织、骨髓、滑膜或皮肤的成人间充质干细胞已被广泛研究用于软骨组织工程。骨髓来源的骨髓间充质干细胞和脐带血来源的骨髓间充质干细胞已经被用于制造工程软骨修复产品，真皮来源的骨髓间充质干细胞和前体细胞具有软骨分化潜力。其他类型的间充质干细胞和祖细胞都可能成为构建组织工程软骨种子细胞的新来源，如外周血来源的间充质干细胞和内皮祖细胞均已经用于填补兔的软骨缺损。

生物支架材料是组织工程软骨研究的重要组成部分，常用于组织工程软骨的支架材料包括各种合成或天然材料，如聚乳酸酯、聚糖酯、透明质酸、胶原和蚕丝等。支架材料必须具有一定的生物力学强度、合适的降解特性和良好的空间结构。例如，胶原凝胶是较好的培养软骨细胞的基质，但缺乏强度与刚性，不易和缺损部位缝合，故不能满足组织工程软骨支架的需求。微观结构具有一定各向异性排列的支架材料可能更利于软骨的再生。此外，采用具有成软骨诱导作用的软骨基质成分作为支架材料成分，也是以干细胞为种子细胞的软骨再生支架设计所需要考虑的重要因素。脱细胞的软骨衍生基质常被用作组织工程软骨支架。脱细胞软骨基质支架可以抑制包埋的间充质干细胞的肥厚分化，并促进细胞合成软骨基质。来自半月板内部和外部区域的脱细胞基质支架分别支持间充质干细胞（mesenchymal stem cell，MSC）向纤维软骨细胞和拉长的成纤维细胞表型的分化。随着组织工程构建技术的发展，各种其他类型的组织工程软骨支架，如水凝胶和多孔聚合物结构层出不穷。例如，可注射水凝胶，可以形成不规则的形状以更好地填补缺陷，使微创植入方法的使用成为可能。在过去的20年里，无论是天然材料（如海藻酸盐和透明质酸）还是合成材料（如PCL和PLA），都被用于3D打印机中为关节软骨和半月板创建解剖形状的支架。

在软骨工程中使用支架的优点主要是可以将生长因子纳入支架促进细胞的分化和增殖，还能够为组织工程软骨的构建提供初始的机械稳定性；缺点是在组织工程软骨的构建过程中，也可能导致降解相关毒性、应力屏蔽、改变细胞表型和阻碍重构。因此，无支架工程化软骨技术应运而生。无支架自组装过程通过最小化自由能促进细胞间相互作用，再现了软骨发育的条件，导致在工程新软骨发育过程中6-硫酸软骨素与4-硫酸软骨素的比例变化，以及Ⅵ型胶原与Ⅱ型胶原的比例变化。通过使用生物化学和生物力学刺激，使用无支架方法工程化的软骨获得了与原生组织相当的功能特性。近年来，组织工程软骨的构建开始聚焦于原生组织结构的再现。例如，来自PEG和硫酸软骨素的刚度梯度水凝胶构建了刚度依赖的糖胺聚糖梯度，模拟在关节软骨浅层和深部之间发现的糖胺聚糖梯度；具有多孔层和排列纤维层的双层PCL支架支持工程化软骨的带状排列；胶原蛋白的密度和多孔胶原蛋白支架的排列也可以通过双轴压缩来调整，这可能实现天然半月板的各向异性。

生化刺激和生物力学刺激是组织工程软骨构建中的重要手段。长期以来，生长因子是新软骨形成的重要因素，除生长因子以外，其他分子常被用作工程软骨的调节剂。研究表明，在BMSC和脂肪干细胞（adipose derived stem cell，ADSC）和软骨细胞的共培养中，加入透明质酸可以刺激软骨形成并减少细胞肥大。添加小分子岩白菜素（kartogenin，KGN）可诱导MSC的软骨分化，使Ⅱ型胶原分解减少近一半，然而，KGN的治疗剂量和长期体内疗效尚未确定。此外，在组织工程软骨的构建过程中，为了改善新软骨的拉伸性能，常采用糖胺聚糖消耗酶（如软骨素酶ABC）或交联剂[如赖氨酸氧化酶样蛋白2（LOXL2）]来增加胶原蛋白含量和形成胶原交联。生物力学刺激，如压缩、剪切和静水压力对软骨内稳态很重要，可用于改善组织工程软骨的性能。与未受刺激的新软骨结构相比，对肋软骨细胞施加被动轴压可增加工程结构的瞬时模量高达92%。TGF-β_1、软骨素酶ABC和LOXL2处理的无支架新软骨的张力刺激导致拉伸模量和强度几乎增加了6倍，在体内植入后，这些构造有90%的胶原蛋白含量和高达94%的原生组织的拉伸性能。这些研究结果表明，生物力学刺激在体外工程化功能性软骨组织中具有关键作用。了解关节原生环境中的生物力学应力，以及它们对体外和体内生成强健新组织产生的影响，对于实现工程软骨的临床应用非常重要。

真正意义上的组织工程软骨的临床应用是修复肋软骨缺损。患者是一名患波兰综合征的12岁儿童，由于胸廓畸形导致心肺功能障碍，Vacanti将软骨细胞与PGA支架复合，构建组织工程软骨用于修复其肋软骨缺损，经4年随访，该患者恢复了正常生活和体育活动。如今，软骨组织工程临床应用的可行性和有效性已得到了充分的证实和肯定，因此将软骨组织工程技术转化为临床上可实际应用的技术是目前的主要任务。以细胞为基础的组织工程疗法在临床中的应用进展可以从目前正在进行的大量临床试验和机构审查委员会批准的研究中看到。虽然大多数产品主要用于膝关节，但许多相同的工程原理可以开发用于其他关节的产品，如髋关节。组织工程软骨的产品化、产业化和临床应用是目前的主要研究目标，应着重解决体外构建关键技术、软骨产品的质量控制、生产流程标准化以及生物安全性等问题。

四、组织工程牙

牙齿缺陷是一种常见病、多发病，影响着数百万人的身心健康。严重的牙齿组织损伤会导致因进食和咀嚼困难而引起的营养不良，还会损害个人的自尊心，导致严重的社会心理和精神健康问题。目前使用的牙齿修复治疗方法包括蛀牙填充物、牙髓坏死的根管治疗和替换缺失牙齿的种植体，以上方法都依赖于合成材料的使用，不仅价格昂贵，还常以损伤邻近的健康牙齿为代价，并且和天然牙齿的性能存在明显差异，没有促进血液和神经供应等生物学功能。相比之下，组织工程技术的出现为牙齿的再生提供了全新的方法和技术体系。目前组织工程牙构建的主要思路是，首先从成牙组织中分离、培养生物活性细胞，提供细胞增殖分化所需的微环境，在体内或体外构建有功能的生物活性牙齿。除了种子细胞、支架和生物活性物质（或者生长因子）这三种组织工程构建的基本要素外，在构建组织工程牙齿的过程中，还需要牙齿的功能化以及个性化等问题。目前组织工程牙的构建方法主要包含两大类：一种是在支架上培养牙源性细胞，然后进行体内移植，即基于支架的构建方法；另一种是借鉴牙齿发育研究中的胚层重组方法，由上皮成分提供牙齿发生信号，诱导牙源性或非牙源性细胞分化形成牙齿，即无支架的构建方法。本章节将重点阐述基于支架的组织工程牙的构建方法。

牙齿由几种不同矿化程度的坚硬组织组成（牙本质、牙釉质和牙骨质），其中包含一个封闭的软组织，称为牙髓。牙本质由65wt%～70wt%的无机基质组成，而有机成分主要包含Ⅰ型胶原蛋白（90%）和蛋白多糖。牙釉质是一种脱细胞的、高度矿化（96wt%）的组织，由成釉细胞控制的生物矿化过程形成，覆盖着牙冠中的牙本质，牙冠是口腔中可见的牙齿部分，是人体中最硬的组织。牙骨质覆盖牙根区的牙本质，并附着在牙槽的外牙髓和牙槽骨上，牙骨质由45wt%～65wt%的无机成分组成，有机基质主要由胶原组成。牙髓是由牙本质、牙骨质和牙釉质保护的具有高度血管化和神经支配的疏松结缔组织构成，成纤维细胞、牙髓干细胞、免疫细胞是牙髓组织的主要细胞成分，具有良好的血管化和神经支配。

传统的牙齿组织工程技术旨在修复或者再生单个牙齿成分，如牙釉质、牙本质、牙髓及其复合体和牙根等。牙釉质修复的主要研究对象是缺陷牙釉质的再矿化，考虑到脱细胞结构、无机成分和高机械性能，尤其具有挑战性。物理合成、蛋白基质引导的晶体生长和原位牙釉质表面矿化都是经典的牙釉质修复方法。基于细胞和无细胞策略均可用于牙本质-牙髓复合体的再生。例如，将细胞（如牙髓干细胞、根尖乳头干细胞、脱落乳牙干细胞、非牙源性干细胞）、形态发生因子和支架在体外结合，然后植入体内目标部位形成牙本质-牙髓复合体；将生物可降解、多孔、脱细胞支架与细胞因子等信号分子结合，植入体内，促进细胞定植、细胞归巢、血管化和神经支配。以上策略在修复特定牙组织方面取得了良好的研究成果，但随着组织工程技术的发展，利用牙胚细胞重建一个具有发育能力的牙胚，最终形成完整的牙齿组织成为可能。牙胚的重建是基于上皮-间充质细胞的共培养，使用工程支架来维持细胞群之间的相互作用并形成牙齿形态。选择适当的细胞源和构建能够建立细胞间通信和信号的环境成为关键，而组织工程支架是构建适宜环境的基础。

组织工程牙所用支架应具备细胞相容性和生物相容性、细胞黏附的可能性、可降解性，以及允许细胞定植的多孔结构等特性。组织工程牙常用的材料包括PGA、PLLA、PLGA、胶原海绵和脱细胞牙等。日本的辻孝（Takashi Tsuji）团队在一项开创性的研究中描述了胶原蛋白滴法，并将该方法定义为器官胚芽法。该方法是使用胶原蛋白滴剂（约30μl的Ⅰ型胶原蛋白）构建细胞嵌入的3D支架。首先将上皮细胞和间充质细胞注射到胶原蛋白滴中，细胞密度约为每毫升10^8个细胞，并将两者分隔在胶原滴的相邻区域，然后载有细胞的胶原蛋白滴体外培养2～7d，然后植入体内或者继续体外培养。用上述方法将含有小鼠胚胎牙胚的上皮细胞和间充质细胞胶原蛋白滴移植到肾下囊体内，牙齿再生率为100%，其中牙本质、牙釉质、牙髓、牙槽骨和牙周韧带等结构都与原生牙齿相似。该方法还在体外获得了具有相应细胞类型和矿化组织的牙齿结构。将负载了上皮细胞和间充质细胞的胶原蛋白滴注入小鼠牙槽骨表面的骨孔，能够恢复牙齿的生理功能。再生牙齿的牙釉质和牙本质的努氏硬度值分别约为460KHN和80KHN，与原生小鼠牙齿的硬度值相当，因此显示了生物工程牙齿的咀嚼功能的恢复。此后，有研究人员将成人牙龈上皮细胞与小鼠胚胎磨牙间充质组织重组，可再生发育完全带有牙根的牙齿。这项研究表明，当人类牙龈（成人）上皮细胞与小鼠牙齿胚胎间充质结合时，有助于形成发育完全的牙齿。随后在犬模型上进行胶原滴法试验，用从后代下颌前磨牙的牙胚中分离的细胞进行自体移植，成功实现了牙齿再生。犬模型牙齿的成功再生缩短了已取得的研究进展与临床应用之间的差距。此后，为实现全牙结构再生，研究者们开发了各种基于胶原蛋白滴法的优化培养系统，如胶原蛋白/基质胶的复合体系，以及胶原/壳聚糖/基质胶复合体系。

虽然近年来全牙组织工程取得了不错的进展，但其构建还是面临着很多棘手的难题。目前，全牙组织工程的最佳策略是利用发育学原理，获取自体细胞并将其负载到材料中，建立细胞材料复合体系，使得细胞在 3D 微环境中发育，将牙齿及其周围组织同时进行异位构建，然后植入相应部位，而如何成功地将牙科干细胞分化为特定的谱系，如何实现组织工程牙齿大小和形状的个性化定制以及如何避免手工操作对再现性、批量制备和临床应用的限制都是组织工程牙齿构建所面临的巨大挑战。随着牙齿发育学、细胞生物学以及材料科学的发展，采用该组织工程牙修复缺损牙齿必将成为现实。

第六节　结论与展望

组织工程构建技术已经取得了可喜的进展，在组织工程的研究过程中，对细胞在体支架中的生长行为的研究，能够表明各种细胞的表型以及生物学特性，这有望为细胞生物学和分子生物学提供重要的理论依据，从而通过体外构建组织或者体内促进组织再生来实现受损组织的再生、修复或者替换。但迄今为止，还没有任何真正意义的组织工程构建技术能够再生出一个自身不具备再生能力的组织。要将组织工程技术转化为能够治疗患者疾病的产品，还面临着诸多技术上的挑战，如性能优异的生物材料的制备、高度仿生的三维支架的制备、仿生且能规模化培养细胞的生物反应器的构建、细胞/支架复合体系的保存和运输。除此以外，组织工程产品的研发还面临着产品的质量控制、生产流程标准化、生物安全性以及相关法律、法规和标准的制定等问题。

第九章　组织工程皮肤

第一节　引　言

　　组织工程皮肤构建的目的是创建出组织学及功能特性上最接近人类皮肤组织的皮肤替代物，尽管目前已经有许多成熟的组织工程皮肤产品应用于临床，并且又研究了不同人工皮肤类型，然而绝大多数组织工程皮肤产品只是在结构上与人体皮肤类似，只具有基础的屏障功能，并不具备完整的皮肤功能，并没有达到真正意义上的皮肤重建。理想的皮肤替代物不仅需要具备天然皮肤表皮层的保护屏障功能，还应具备真皮层可以快速血管化、神经再分布，以及促进伤口快速修复的生理功能。随着更多功能完善、制备简便的理想化组织工程皮肤的出现，相信组织工程皮肤在未来能有更广阔的应用前景。

第二节　皮肤的发育过程及其结构

一、表　皮

　　表皮是皮肤的浅层，由角化的复层扁平上皮构成。角质形成细胞是最常见的；其他较少的非上皮细胞穿插在角质形成细胞的特定位置，这些细胞是产生黑色素的黑色素细胞、触觉梅克尔（Merkel）细胞和具有抗原呈递作用的朗格汉斯（Langerhans）细胞。

　　根据代表角质形成细胞分化和成熟的不同阶段，可将表皮分为5层，其中手掌和足跖的厚表皮结构较典型。

　　基底层：由单层嗜碱性低柱状至立方状角质形成细胞组成，细胞核较大，它们通过半桥粒牢固地附着在基底膜上，并通过桥粒附着在外侧和上部相邻的细胞上。该层是生发层，是上层角质形成细胞的来源。由于此部分细胞分裂能力很强，分裂的细胞会不断地向表皮推移，以补充修复表面脱落的细胞。

　　棘层：是表皮最厚的一层，由4～10层多边形细胞构成，胞体较大，细胞核圆形，位于细胞中央。棘层基底层的细胞表现出类似于基底层的有丝分裂活性，它们通常被称为马尔皮基层。棘层大多数细胞是外形呈现为多面体的角质形成细胞，有带核仁的圆形细胞核，在接近表面时变平，它们产生角蛋白能够形成直径为10nm的张力纤维。张力纤维的合成增加，随着细胞向表面移动，聚集成束，形成张力纤维，它们的细胞质变为嗜酸性。张力纤维终止于桥粒，桥粒位于两个细胞质膜之间的间隙，是角质形成细胞之间的强细胞间连接单位。相邻的角质形成细胞相互交叉，并通过这些棘状延伸物在它们之间形成许多细胞间桥，并通过桥粒彼此牢固连接。术语"棘状"指的是这种排列模式。角蛋白对保护皮肤至关重要。

　　颗粒层：由1～5层扁平多边形颗粒细胞组成，这些细胞经历棘层最上层角质形成细胞的最终细胞分化且仍然有核。一些大的、粗糙的、形状不规则的、强嗜碱性的、无涂层的透明角质颗粒，由丝蛋白和其他与单纤维角蛋白有关的蛋白质组成，充满细胞质。它们没有限制膜，细胞质的另一个特征是膜结合的小片层脂质颗粒。细胞通过胞吐将富含脂质的物质排出到细胞间隙，形成皮肤的主要表皮渗透屏障。

　　透明层：是一层薄薄的、轻微染色的半透明层，由4～6排极扁平、高度折射的嗜酸性细胞组成。无细胞核与细胞器，细胞膜较厚，被认为是角质层的一个分支。

　　角质层：位于表皮的最外层，由15～20层扁平的高度角化的细胞组成，细胞质充满均质状酸性角蛋白。角质层耐摩擦，对酸、碱等刺激有较强的抵抗力，具有较强的保护功能。

表皮无血管，营养有赖于真皮的毛细血管供给。表皮内的非角质形成细胞有3种，即黑色素细胞、朗格汉斯细胞及梅克尔细胞。正常人皮肤黑色素细胞起源于神经嵴，占表皮细胞群的3%~7%。皮肤黑色素细胞的作用是产生黑色素，一种负责皮肤着色的天然色素。黑色素是在黑色素生成过程中产生的，这是一个多步骤过程，酪氨酸通过酪氨酸酶的活性氧化为3, 4-二氢苯丙氨酸, 3, 4-二氢苯丙氨酸随后聚合成黑色素。朗格汉斯细胞来源于骨髓，与黑色素细胞同时出现于表皮中。表皮中的朗格汉斯细胞被角质形成细胞包围，角质形成细胞提供了大量的细胞因子促进朗格汉斯细胞生长。梅克尔细胞可来源于神经峰，在成人皮肤中几乎不存在，以前的研究指出它们来源于神经嵴细胞，但最近的研究证明了另一种表皮来源。它们不参与角化和色素沉着，是表皮内机械感受器细胞，在感知觉中具有特殊作用，对轻触有很高的触觉敏感度。梅克尔细胞体通常位于其长轴平行于基板的位置，它突出相邻角质形成细胞间的细胞质突起，并将它们与桥粒连接起来。它们的细胞质呈白色，细胞核深凹陷，也呈白色。每个梅克尔细胞与基底外侧固定的无髓鞘传入神经末梢（神经板）密切接触，该传入神经末梢对触摸高度敏感。

二、真　皮

真皮位于表皮和皮下组织之间，与区域性皮肤厚度差异有关，它主要由胶原蛋白组成，但也含有弹性蛋白、血管、神经和汗腺。真皮的主要细胞类型是成纤维细胞（fibroblast），它产生胶原蛋白、弹性蛋白和其他蛋白质。真皮进一步分为乳头状真皮和网状真皮。乳头状真皮位于真皮-表皮交界处下方，是含有纤维细胞、胶原蛋白和血管的松散混合物。在乳头状真皮下面是相对比较厚的网状真皮，它含有较少的纤维细胞，但胶原蛋白更密集。头部和颈部的皮肤厚度范围从眼睑上的小于1mm到头皮上的2.5mm。

乳头层（papillary layer）：是紧邻表皮的一层真皮薄层，覆盖着毛乳头。真皮与表皮交界面凸凹不平，真皮结缔组织向表皮底部突出，形成许多峰状凸起，称为真皮乳头（dermal papilla）。真皮乳头层有利于将表皮与真皮牢固连接，并便于从真皮处获取所必需的营养物质。结缔组织基质含有随机分布的结缔组织细胞，主要为Ⅲ型的混合胶原、松散的弹性纤维网络和许多环状毛细血管，这些毛细血管滋养表皮的无血管细胞并调节体温。被包裹的迈斯纳小体的机械感受器位于一些乳头中，垂直分布且靠近基底层，在嘴唇、外生殖器和乳头中特别多，对表皮轻微变形的触觉刺激很敏感。

网织层（reticular layer）：是致密结缔组织的混合物，主要含有Ⅰ型胶原纤维束和粗弹性纤维。细胞类型是结缔组织的常见细胞。此层内有许多血管、淋巴管及神经、毛囊（hair follicle, HF），皮脂腺（sebaceous gland）和汗腺也多见于网织层，其深部常见环层小体。

三、皮下组织

皮下组织（subcutaneous tissue）位于真皮层网状层之下，由较松散的结缔组织组成，一般来说，其会转化为皮下脂肪。脂肪细胞形成厚度不同的脂肪层，这取决于它在身体中的位置、性别和营养状况。脂肪组织有助于隔热和储存能量，可以充当减震器，与深筋膜、腱膜或骨膜等松散地连接。在眼睑、阴蒂或阴茎的皮下没有脂肪组织。在皮下还有一个广泛的血管系统毛细血管网，其使得皮下注射药物可快速吸收，特别是胰岛素。

四、皮肤附属器

皮肤附属器指除了表皮和真皮外，由表皮衍生而来的毛发、皮脂腺、汗腺以及指（趾）甲（nail）等附属器。

(一) 毛发

1. 毛发的结构 毛发是表皮的衍生物，是单个活 HF 的一部分，圆柱形上皮向下生长到真皮，皮下脂肪在底部扩大到围绕间质衍生毛乳头的毛球中。毛发中暴露在皮肤外面的部分被称为毛干（hair shaft），埋藏在皮肤内的部分则被称为毛根（hair root）。毛根包在 HF 内，HF 是主动生长毛发的部分，包括滤泡真皮乳头、真皮乳头细胞、富含糖胺聚糖的基质、神经纤维和单个毛细血管袢。毛囊乳头被认为是指导 HF 生长并形成特殊大小和颜色的毛干的最重要的驱动因素之一；此外，它是生长因子的重要来源，对头发生长和黑色素形成至关重要。

毛球可分为两个区域：细胞未分化的下部区域和细胞分化的上部区域。在乳头最宽部分有一条线将两个区域在临界水平分开称为奥贝尔线（Auber 线）。在 Auber 线以下是基质，或卵泡的萌发中心，在那里每个细胞的有丝分裂都很活跃。毛根和 HF 斜长在皮肤内，在其与皮肤表面的钝角侧，有一束特殊的平滑肌连接 HF 和真皮，称为立毛肌。立毛肌可受交感神经支配，收缩时使毛竖立。

2. 毛发的再生 HF 的生长周期不断重复，其中快速生长和毛干形成的阶段与细胞凋亡驱动的 HF 消退和 HF 相对静止的阶段交替出现。毛发的生长周期可以分为 3 个不同的阶段：①发育期或生长期；②衰退期或过渡期；③平台期或静止期。生长初期是一个活跃的生长阶段，在此期间 HF 增大，达到其特征的洋葱形状，并产生毛纤维，它可以分为 6 个阶段（Ⅰ~Ⅵ）。在生长初期 Ⅰ~Ⅴ 期（原生长期），毛发祖细胞增殖，包裹生长中的真皮乳头，向下生长进入皮肤，并开始分化为毛干和内根鞘，然后，新形成的毛干开始发育，位于头发基质中的黑色素细胞显示出产生色素的活性；在新生期Ⅵ（后新生期），毛纤维生产单元实现了完全恢复，其特征是形成真皮乳头周围的上皮毛球，位于皮下组织深处，新的毛干从皮肤表面出现。

(二) 皮脂腺

大多的皮脂腺位于 HF 和立毛肌之间，为泡状腺，来源于表皮干细胞（epidermal stem cell，ESC）龛内的一组瞬时扩增干细胞。皮脂腺分泌一种油性皮脂，充当表面润滑剂，保护皮肤，并为共生菌群和致病性皮肤菌群的繁荣提供环境；皮脂腺也积极响应神经内分泌反应和调节局部稳态，包括脂质信号通路。皮脂腺脂质组成的紊乱可导致正常屏障功能的各种缺陷，并为机会性病原体（包括痤疮丙酸杆菌）的生长提供生态位。

(三) 汗腺

汗腺是单曲管状腺，分泌部位于皮下组织和真皮深层中。分泌部由单层锥体形细胞组成，细胞核呈圆形，位于细胞近基底部。人类有两种主要的汗腺：顶泌汗腺和局泌汗腺。顶泌汗腺细胞分泌时，富含分泌颗粒的细胞顶部突向腺腔，从细胞脱落，这种分泌方式称为顶浆分泌。顶泌汗腺细胞体形较大，但不调节体温，局限于少数区域，尤其是腋窝和外生殖器，其分泌含有水、蛋白质、脂类和气味前体的浑浊液体。相比之下，局泌汗腺虽小，但数量众多，数以百万计的局泌汗腺分布在人体皮肤上，直接开放于皮肤表面，局泌汗腺是体温调节器官，主要分泌含有电解质的水。出汗是机体散热的主要方式，外界温度高时汗腺分泌旺盛，散发热量，对调节机体体温起重要作用。

(四) 指（趾）甲

指（趾）甲为坚硬透明的长方形角质板，由多层排列紧密、连接牢固的角化细胞构成。露在外面的为甲体（nail body），埋于皮肤内的为甲根（nail root）。甲体下面的组织称甲床（nail bed），由未角化的复层扁平上皮和真皮组成。甲体两侧嵌在皮肤所成的甲襞（nail fold）内。近端甲襞的背侧部分类似于指背的皮肤，其腹侧部分的特征是表皮相对薄而扁平；在其背侧和腹侧部分的夹角处，甲襞形成的一层厚厚的结构称为角质层。甲根周围为复层扁平上皮，其基底层细胞分裂活跃，称甲母质（nail matrix），是甲体的生长区。甲母质细胞不断增生和角化，并向甲体方向推移，成为甲体细胞，使甲体生长。指（趾）甲受损或拔除后，如甲母质保留，甲仍能再生。各指（趾）甲的生长速度不同，并受年龄、外界温度等因素影响（图9-1）。

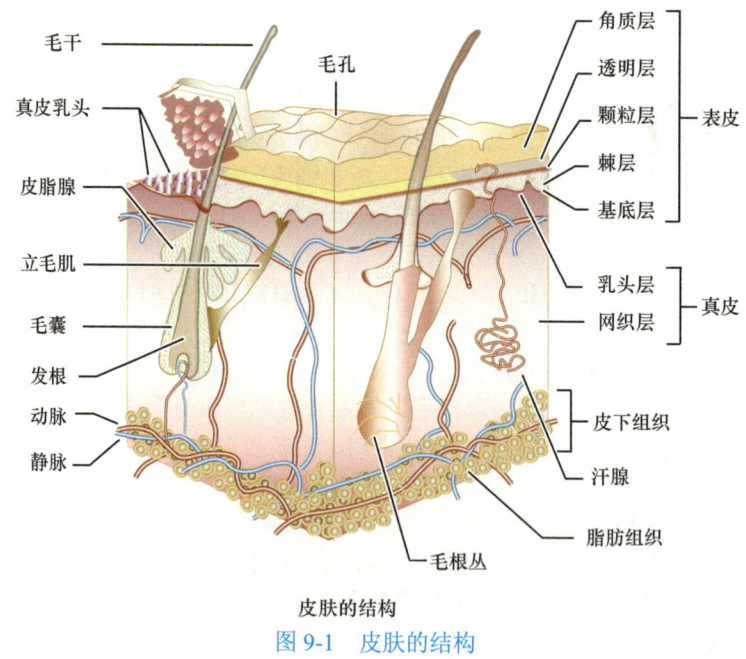

图 9-1　皮肤的结构

第三节　皮肤创伤修复与再生

一、皮肤创伤愈合过程

传统上，伤口愈合分为3个不同的阶段：炎症反应、细胞增殖、成熟和重塑。任何阶段的延长和中断都会影响整个愈合过程。

（一）炎症反应阶段

炎症期以止血和炎症为主要表现。在伤口形成过程中，暴露的胶原蛋白会激活凝血级联反应，启动炎症反应阶段。当损伤后，细胞膜会立即释放血栓素 A_2 和前列腺素 2α，由此产生的血块由胶原蛋白、血小板、凝血酶和纤连蛋白组成，同时可作为到达中性粒细胞、单核细胞、成纤维细胞和内皮细胞的支架。

血栓形成后，细胞会立刻发出信号，反应最迅速的是中性粒细胞。随着炎症介质的积累，当中性粒细胞被白细胞介素（interleukin，IL）-1和肿瘤坏死因子（tumor necrosis factor，TNF）-α吸入损伤区域时，附近血管扩张，增加细胞流量、转化生长因子（transforming growth factor，TGF）-β、血小板因子（platelet factor，PF）-4和细菌"产物"。来自附近组织和血液的单核细胞被吸引到该区域并转化为巨噬细胞，通常在受伤后48~96h。炎症细胞，尤其是巨噬细胞的激活对于介导血管生成、纤维增生和一氧化氮合成是至关重要的。

（二）细胞增殖阶段

上皮化发生在伤口修复的早期。如果基底膜保持完整，上皮细胞将向上迁移，上皮祖细胞在创面下方保持完整，正常表皮层将在2~3d恢复。如果基底膜受损，位于皮肤边缘的上皮细胞开始增殖，并发出突起，以重建保护屏障，防止液体流失和细菌进一步入侵。表皮生长因子（epidermal growth factor，EGF）和 TGF 刺激上皮增殖和巨噬细胞趋化。受伤后不久开始上皮化，并首先受到促炎性细胞因子的刺激，IL-1 和 TNF-α 上调成纤维细胞中角质形成细胞生长因子（keratinocyte growth factor，KGF）基因的表达。反过来，成纤维细胞合成并分泌 KGF-1、KGF-2 和 IL-6，它们模拟伤口区域邻近角质形成细胞的迁移、增殖和表皮分化。血小板源性生长因子（platelet-derived growth factor，PDGF）和 EGF 是成纤维细胞的主要信号，来源于血小板和巨噬细胞，PDGF 在成纤维细胞中的表达被自分泌和旁分泌信号放大。已经在伤口部位的成纤维细胞开始合成胶原并转化为肌成纤维细胞，用于伤口收缩。

（三）成熟和重塑阶段

伤口愈合的最后阶段是基质的成熟和重塑，这需要相当长的时间，并且伤口的外观可能会磨损。在临床上，成熟和重塑阶段可能是最重要的，这一阶段的主要特征是胶原蛋白沉积在一个有组织的网络中。如果患者胶原蛋白沉积能力有问题，那么伤口的强度将大大降低；如果合成过多的胶原蛋白，则容易导致肥厚性瘢痕（hypertrophic scar，HTS）或瘢痕疙瘩。

损伤后，胶原蛋白的合成将持续至少 4～5 周。初始合成的胶原蛋白比未受伤皮肤中的胶原蛋白更薄，随着时间的推移，原来的胶原蛋白被机体重新吸收，新生胶原蛋白沉积得更厚，并沿着应力线组织起来，使伤口的抗拉强度得到提升。肉芽组织中的胶原蛋白在化学组成上不同于未受伤皮肤中的胶原蛋白，肉芽组织中胶原的赖氨酸残基羟基化和糖基化程度较高，糖基化程度的增加与纤维细度有关，并且伤口强度永远不会恢复到正常状态的 100%。组织成熟和重塑是一个缓慢、精细的生物学过程，经历数月至数年，最终将愈合过程中形成的暂时的新基质重塑为正常的真皮基质。

二、真皮再生

真皮是皮肤的间充质成分，由基底膜与表皮分离。真皮由两个结构不同的层组成，称为乳头层和网状层。乳头层靠近皮肤表面，根据年龄和位置的不同，乳头层的宽度为 300～400mm，在上部，它被组织成绳索，称为毛乳头，其中包含神经末梢和微血管，是营养和神经支配所必需的。乳头状真皮与网状真皮的区别在于细胞密度更高，蛋白多糖含量更高，胶原纤维排列更弱。乳头状真皮具有不均匀的极性结构，其密度从基底膜向网状真皮方向降低。网状真皮与乳头被血管丛、乳头下网隔开。网状真皮的细胞外基质（ECM）具有更明显的结构：胶原束组织成致密纤维，与弹性蛋白链一起形成有序网络。随着年龄的增长，乳头状真皮体积减小、变薄，逐渐被网状真皮所取代。相信通过更详细地观察创面中不同真皮层各自的愈合过程，将对皮肤受损后的真皮再生提供更多研究切入点。

在由外伤、烧伤、烫伤、感染、溃疡以及糖尿病等代谢性疾病造成的全层皮肤缺损中，重建真皮组织的结构和功能是修复皮肤缺损的关键。利用组织工程方法实现全层皮肤缺损创面真皮组织的再生，在临床上已得到了广泛应用，同时这也是皮肤组织工程领域的主要发展方向。结合真皮中的各种细胞，选择优良的支架材料，添加适合的生长因子，必定会为皮肤受损后的创面愈合以及瘢痕的治疗提供新的途径。

三、表皮再生

表皮的再生由 ESC 维持，ESC 在胎儿期主要集中于初级表皮峰处，至成人则大部分在表皮的基底层呈片状分布，其余位于 HF 和皮脂腺的基部。在正常成人表皮基底层主要含有 3 种细胞亚群维持着其新陈代谢：① ESC；② ESC 的子细胞-瞬时可扩增细胞；③分化后的细胞。在体内，正常表皮基底层约 40% 的细胞是 ESC 和瞬时扩增细胞。ESC 在其生命周期中在两个不同的细胞阶段之间循环，在慢细胞期，ESC 是不活跃的，但在过渡到转化细胞期，这些细胞开始迅速分裂，可增加皮肤细胞的密度，使皮肤组织再生，在最后阶段，它会经历多次细胞分裂，直到终末期，重要的细胞标志物有 IL-1β、IL-6α、角蛋白 15、p63 和巢蛋白。ESC 已在临床上得到了广泛应用。在培养的表皮细胞片中富集 ESC 可能在一系列当前和新的应用中有益，包括改善皮肤损伤、烧伤和慢性创伤的治疗效果及大疱性表皮松解症的基因治疗、稳定性白癜风的治疗、角膜缘干细胞缺陷的治疗和体内其他上皮的再生。

人们对调控 ESC 命运和功能的内在和外在信号有相当大的兴趣。许多关键的表皮转录因子及其增强子已经被确定，如参与调控细胞命运的 RNA 和非编码 RNA 也已经被发现，有研究发现一些 G 蛋白偶联受体（G-protein coupled receptor，GPCR）及其信号伙伴可以作为 ESC 活性的制造者和调节者。GPCR 通过与众多激素、代谢物和炎症介质结合，促进这种整合，影响调节干细胞命运的各种途径网络。就潜在的外部信号而言，这些信号反映了表皮的复杂空间组织、它所依赖的基底膜，以及存在于底层结缔组织（称为真皮）中的多种非上皮细胞类型。另外需要考虑的是，一些细胞是永久的居住者，如成纤维细胞和周围神经系统细胞，而另一些细胞是短暂的来访者，如来自血液的细胞，而它们之间的相互作用关系正是我们亟待深入挖掘探索的。另有研究显示动态表观遗传网络，包括组蛋白修饰、DNA 修饰和非编码 RNA 可以调控 ESC 的干性和可塑性，以维持表皮内稳态，从而提示我们，可以从表观遗传的角度来探讨 ESC 的功能性（图 9-2）。

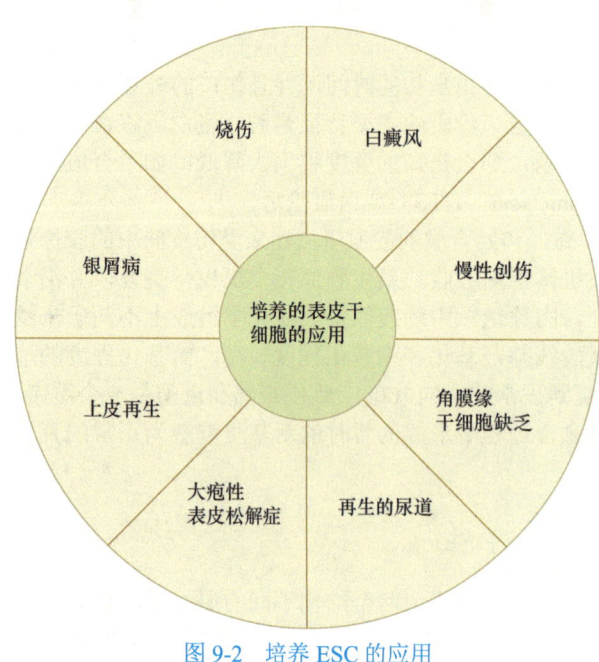

图 9-2　培养 ESC 的应用

四、附属器再生

（一）毛发的再生

头发生长周期分为 3 个连续的阶段，即生长期、退行期和休止期。HF 作为重要的皮肤附属物之一，在皮肤功能和皮肤再生过程中起着不可替代的作用。HF 是哺乳动物特有的皮肤结构，本质上是表皮和真皮层相互作用形成的小器官，它们具有很强的自我更新能力，并显示出在哺乳动物生物体的整个生命周期中不断发生的周期性生长周期。HF 中含有丰富的干细胞群，毛囊干细胞（hair follicle stem cell，HFSC）则是一类位于 HF 隆突部位的多能干细胞，不仅有助于毛发的生长和再生，还有助于损伤后皮肤的再生。因此，HF 可以作为组织再生和系统生物学研究的重要模型。HF 的生长和这些干细胞的活性受到各种信号通路的高度调节。头发的生长受年龄、气候、环境、健康状况等诸多因素的影响，这些因素会影响 HF 肿瘤、斑秃等相关疾病的发生。

HF 是一种高度动态的皮肤附属物，经历生长、退化和休息的周期性循环。HFSC 在毛发形态发生和再生中起着重要作用。当 HF 下部毛发生长停止或主要结构发生变化时，HF 下部更多克隆角化细胞响应形态发生或毛发更新信号，HFSC 迁移至 HF 根部参与毛发形成。信号通路严格调控 HF 的形态发育和周期，一旦受到干扰，HF 相关疾病就会发生。温特（Wnt）因子、骨形态生成蛋白（bone morphogenetic protein，BMP）、外质异常蛋白 A 受体（recombinant ectodysplasin A receptor，EDAR）和音猬因子（sonic hedgehog，SHH）被认为是调节卵泡形态发生的主要途径，而其他途径也被认为影响形态发生，当这些信号通路的配体、受体和信号转导分子异常时，就会影响动物 HF 的发育，导致毛发生长发生变化。据报道，促进 HF 早期形态发生的基因包括表皮中表达的 Wnt/β-联蛋白（β-catenin）、Wnt-10b 和 EDAR，以及真皮层中表达的 Wnt/β-catenin、Wnt-5a。抑制 HF 早期形态发生的基因包括表皮表达的人源 Dickkopf 相关蛋白 4（human Dickkopf related protein 4，DKK4）和 BMP2，以及 DKK1、BMP4 和 BMP7 在真皮层中的表达。

微小核糖核酸（microRNA，miRNA）在哺乳动物的皮肤和 HF 中表达，在调节 HF 的发育和再生中起着重要作用。缺乏核酸内切酶的小鼠不能形成正常的 miRNA，导致表皮形成毛芽样囊肿。miR-24 可通过 HF 早期抑制基因来影响小鼠 HFSC 的分化。miR-24 异位表达的小鼠毛发变薄，HF 发育出现严重缺陷。在恢复期和休止期 miR-22 的表达高于恢复期，miR-22 可调节 HF 周期变化，并通过抑制相关转录因子的表达来影响 HF 的形成。miR-125b 可抑制靶基因的表达，从而抑制 HFSC 的分化，促进干细胞更新。BMP4 对 HF 发育有抑制作用，miR-21 的表达可削弱这种作用。

（二）汗腺的再生

汗腺（sweat gland）是皮肤表皮附属物的另一种形式，它主要通过排汗调节体温，参与物质代谢，维持体液平衡。汗腺可分为局泌汗腺（merocrine sweat gland）和顶泌汗腺（apocrine sweat gland），顶泌汗腺主要分布在身体特定部位。汗腺的数量可达数百万，遍布全身，最常见的是手掌和脚底的皮肤。汗腺的分泌结构由表达 K5、K14 和平滑肌肌动蛋白的肌上皮细胞的外基底层组成。腔室细胞的内基底上层为 K8、K18 和 K19 阳性。与哺乳动物的腺体不同，汗腺具有少量的再生能力。在损伤过程中，汗腺祖细胞参与损伤组织的补充和皮肤上皮细胞的再生，而汗腺本身在此期间处于静止状态。

汗腺发育和再生的信号通路，即外质异常蛋白 A（recombinant ectodysplasin A，EDA）/EDAR/NF-κB 信号通路是汗腺再生的重要机制，上皮形态发生 EDA 基因是汗腺发育的功能基因之一。作为 TNF 家族的一员，EDA 的突变导致了人类 X 连锁的低汗性外胚层发育不良（X-linked hypohidotic ectodermal dysplasia，XLHED），其特征是毛发、局泌汗腺和牙齿的异常形态发生。EDA-A1 和 EDA-A2 是 EDA 编码的两个功能分子，它们结合不同的 EDA-A1 和 X 连锁的 EDA-A2 受体。EDA 通路在汗腺生物学中的作用已经在功能丧失和功能获得的小鼠模型中得到了广泛的研究。研究表明，EDA 在体内诱导的细胞内信号至少部分依赖于 NF-κB 通路的激活。另外一个控制汗腺的发育和再生的通路是 Wnt-EDA-SHH 轴。研究表明汗腺的命运非常容易受到 Wnt 信号通路的影响，Wnt-5a 和 Wnt-10a 似乎调节汗腺的启动和发展，导致核 β-catenin 于皮肤附件形态发生期间在间充质成分中积累。Wnt 信号通路与 EDA/EDAR 轴在引导汗腺形态发生过程中存在着不可分割的联系，主要涉及两个关键的交叉对话调控因子，分别是淋巴样增强因子结合因子 1，它是 Wnt/β-catenin 信号通路的一个转录因子，被发现与 EDA 结合在 EDA 转录起始位点上游的 DNA 序列上。另一个调控因子是 DKK4，Wnt/β-catenin 信号拮抗剂，在小鼠研究中发现，它是汗腺发育过程中作为 Wnt 和 EDA/EDAR/NF-κB 信号的另一个相互作用分子。而 SHH 是 EDA/NF-κB 信号的下游效应因子。Wnt/EDA/SHH 级联的暂时性表达为小鼠汗腺的形成提供了重要的诱导信号。当皮肤上皮中典型的 Wnt 信号通路被阻断时，下游参与 Wnt、EDA 和 SHH 通路的基因急剧下调，导致皮肤芽中上皮性 Wnt 水平降低和间充质簇丢失，导致汗腺诱导失败。

近年来干细胞的发展为再生医学带来了新的契机与希望，特别是随着胚胎干细胞（embryonic stem cell）和诱导性多能干细胞（induced pluripotent stem cell）的研究发展给干细胞向各种细胞组织的分化提供了可能，同时也为创伤后汗腺结构和功能再生的研究带来了曙光。大量关于将各种干细胞诱导成汗腺的研究涌现，如将 ESC、胚胎干细胞、人源 ESCS、骨髓间充质干细胞（bone marrow mesenchymal stem cell，BMSC）、脐带间充质干细胞（umbilical cord mesenchymal stem cell，UCMSC）、诱导性多能干细胞以及脂肪干细胞，在各种条件培养基中培养，发现诱导后这些细胞表达汗腺细胞标志或汗腺发育基因。或者利用干细胞和汗腺细胞融合技术，如将 UCMSC 与汗腺细胞的融合，初步证明了融合技术在汗腺再生研究中的可行性，可以为大规模严重烧伤患者的汗腺组织重建提供新的方法。

（三）皮脂腺的再生

人的皮脂腺分布于除掌和足背以外的皮肤，是显微镜下多小叶腺结构的毛皮脂腺单位。皮脂腺导管连接 HF 外根鞘与皮脂腺，开口于 HF 外根鞘或直接开口于皮肤表面，导管上皮很薄，角质层排列紧密，导管近 HF 一侧的颗粒层易见，但近皮脂腺一侧很少看到，组织学上以此为界将 HF 分成漏斗部和峡部。皮脂腺的全分泌产物皮脂含有一种独特的脂类混合物，包括三酰甘油、蜡酯、角鲨烯、胆固醇酯和游离脂肪酸。皮脂已被证明有助于多种皮肤功能，还参与了痤疮和脂溢性皮炎的病理过程。利用初级和永生化的人皮脂腺细胞和小鼠模型，发现了许多调节皮脂腺活性的通路，包括信号分子、转录因子和生长因子。有研究报道，在人类皮肤／严重免疫缺陷小鼠模型中观察到，最初不包含或很少包含皮脂腺的人皮肤切片，在移植后 3 个月内充满了大量发育完全的腺体，并且分泌人皮脂，再生的腺体表达上皮膜抗原，上皮膜抗原是人分化皮脂腺细胞的特异性标志物，高效薄层色谱显示，腺体产生人类皮脂特异性脂类，特别是角鲨烯和蜡酯，并检测了皮脂腺发育的起源，角蛋白 15 最初被确定为人类和小鼠 HFSC 标志物，被发现与再生皮脂腺共定位。虽然角蛋白 15 阳性细胞与正在发育的皮脂腺共定位并不足以证实这些角蛋白 15 阳性细胞是皮脂腺祖细胞，但也可以间接说明潜能角蛋白 15 阳性细胞在人类皮脂腺形成和维持中的作用。另外有研究发现雄激素也可以对皮脂腺的发育产生影响，如在子宫内发育并在出生后减少的皮脂腺，在肾上腺素和青春期得到再生。由此可见，开发针对性的实验系统可以成为一种有价值的工具，促进我们对皮脂腺生物学的理解，帮助识别刺激皮脂腺再生的因素，并用于识别调节人类皮脂腺生成的因子。

干细胞为基础的器官再生被认为在将来可以取代受损的器官，如将皮肤干细胞移植到裸鼠全层缺损中具有多能性和自我更新能力。在小鼠皮肤组织中，将微流体分离的 CD34$^+$ 细胞与真皮和表皮细胞一起移植，观察到可产生大量的 HF 和皮脂腺。一些生物工程的方法也可以帮助重塑皮脂腺。有研究证明，来自表皮的培养 EPSC 和皮肤源性前体细胞（skin derived precursors cell, SKPC）的组合能够重组功能性 HF 和皮脂腺。当 EPSC 和 SKPC 在水凝胶中混合并植入裸鼠切除伤口时，EPSC 与 HF 一起形成新生表皮，而 SKPC 有助于新生 HF 中的真皮乳头。值得注意的是，将培养扩增的 EPSC 与来自成人头皮的 SKPC 结合，足以生成 HF 和毛发。3D 皮肤器官系统包括皮肤和皮肤附属物，如 HF 和皮脂腺。首先，在促进胚状体形成的条件下培养诱导性多能干细胞 7d。在体内移植多个（我们将这种方法称为聚类依赖型胚状体移植法）前一天用 Wnt-10b 刺激诱导性多能干细胞衍生的胚状体。再过 30d，移植的胚状体将分化为含有成熟 HF 和皮脂腺的 3D 皮肤器官系统。这些可以被取出并移植到其他小鼠皮肤的伤口上。3D 皮肤器官系统移植后，从移植后 14d 开始，该器官系统在体内显示出完整的生理功能。因此，该方案能够从多能干细胞中产生一个完整的功能器官系统。利用此方法成功地诱导小鼠诱导性多能干细胞分化为 3D 皮肤器官系统，使 HF 和汗腺得到了重塑。

第四节 组织工程皮肤发展历程及其种类

一、组织工程皮肤发展历程

皮肤是人体最大的组织，是与外界环境接触的屏障，它具有复杂的组织结构，含有 HF、汗腺、皮脂腺等附属器官，在屏障保护、温度调节、毛发生长等方面起着重要的生理作用。当皮肤缺陷是由外部伤害或疾病引起时，伤害可能是轻微的，也可能是致命的。传统的修复方法包括自体皮移植、同种异体皮移植、异种皮移植和人工替代应用。目前市场上的各种组织工程皮肤产品仅具有覆盖皮肤缺损伤口、加速伤口愈合的作用，多数只是暂时性的皮肤组织替代品，它不仅外形、韧性和力学性能明显低于天然皮肤，而且没有正常皮肤的 HF、血管、汗腺和黑色素细胞及朗格汉斯细胞等成分，在皮肤屏障、免疫、物质交换、能量交换等功能方面，与正常皮肤也有很大的差距。因此，寻找理想的皮肤替代品一直是临床实践中亟待解决的问题（图 9-3）。

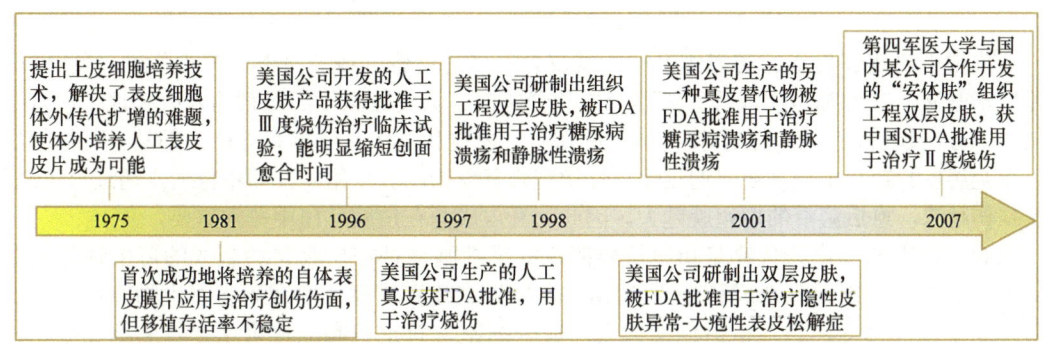

图 9-3　组织工程皮肤发展史

（一）表皮替代物

1975 年，在莱茵瓦尔德（Rheinwald）和格林（Green）建立了表皮角质细胞培养技术和发现了中性蛋白酶之后，人们从患者身上分离出小块正常皮肤，在体外培养表皮角质细胞，然后将其融合形成薄层表皮皮肤薄片，这也是第一个组织工程人造皮肤。1981 年，人造表皮首次进入临床使用，1986 年在中国开始临床使用，但经临床应用发现，人工皮肤培养后收缩大、脆性大、不适合临床操作、耐磨性差、移植后易结瘢痕。

（二）真皮替代物

真皮替代品是由各种材料制成的真皮基质。制备人工真皮的关键是寻找合适的生物支架。目前，人工合成真皮层主要采用胶原-糖胺聚糖、胶原凝胶、聚乳酸（polylactic acid，PLA）/聚乙醇酸（PGA）网、尼龙网等作为真皮支架，与成纤维细胞和表皮细胞结合培养成皮肤代用品。经临床应用，取得了一定的效果。

（三）复合皮肤替代物

真皮层可促进表皮生长和成熟，固定纤维有利于表皮牢固地附着在真皮层上，由表皮和真皮复合形成的皮肤更接近天然皮肤的品质。皮革替代品可分为两大类，即天然皮革和合成革，前者具有完整的三维结构，生物相容性好，在组织组成上最接近自体皮肤。天然皮革主要有两种类型：表皮去除了的异真皮层和脱细胞真皮层。去除表皮层的同种异体真皮移植物是将同种异体移植物植入创面后去除表皮层，然后在体外植入厚的自体皮肤或用自体皮肤细胞膜重建皮肤。脱细胞真皮是指通过酶解和高渗盐浸泡去除同种异体皮肤表皮和真皮细胞成分，同时保留正常的胶原蛋白三维结构和基质的真皮支架。合成革是由多种材料制成的真皮基质，与天然皮革相比，这些材料的组成和结合物质可以改变，以增加对胶原酶的耐受性，并且可以大量生产并长期储存。目前，人工合成真皮层主要以胶原氨基葡聚糖、胶原凝胶和尼龙网为真皮支架，结合成纤维细胞和表皮细胞作为皮肤代用品进行培养，并取得了一定的临床效果。

国际上运用组织工程方法研制的人工皮肤多局限于皮肤的表皮组织和结缔组织，其制备过程较长、方法烦琐、价格昂贵，患者使用后伤口愈合时间长，无法满足各种皮肤缺损患者的需要。人工皮肤尚有很多改进的空间，包括增加其对伤口的贴附性、防止细菌入侵及生长、增加弹性及延展性、增加保存期限、不具免疫排斥性、水汽可以渗透、内部孔径可以容许细胞移动、使用生物可分解性材质、具生物兼容性、不具毒性、易于储存、减轻伤口瘢痕产生、缩短伤口愈合时程及降低价格。相信随着生命科学、材料科学等相关科学的快速发展，构建功能和外观几乎正常的理想组织工程皮肤——人造皮肤替代品将很快成为现实。

二、含真皮组织工程皮肤

真皮位于表皮和皮下脂肪组织之间。真皮含有多种纤维（胶原纤维、弹性纤维、网状纤维）和无定形基质，它们都是由成纤维细胞合成和分解的。真皮胶原组织坚韧而富有弹性，占真皮组成的大部分，起着保护和增强表皮外屏障的作用。表皮和真皮在结构和功能上都是不可分割的整体。在全层皮肤缺损中，真皮层通过瘢痕性增殖修复受损的真皮组织，而不像表皮通过再生修复。皮肤损伤越深，愈后瘢痕的增殖就越大。因此，真皮成分在皮肤移植中非常重要。

组织工程中的真皮替代物是指将培养的成纤维细胞接种在生物材料制成的可生物降解多孔支架上，利用成纤维细胞合成和分泌 ECM，在体外重建真皮替代物或制备可生物降解多孔支架材料，用于创面修复，为移植后创面床真皮成分细胞重新定植和表皮再生提供三维支架。移植物中的真皮成分越多产生的疗效越好，真皮的存在可促进表皮角质形成细胞成活，为血管新生（angiogenesis）和表皮覆盖提供支撑，有利于创面修复。

三、含表皮组织工程皮肤

创面再上皮化是创面愈合的重要指标。表皮可以减少水分流失和感染的发生。重建表皮的方法有很多种，从表皮细胞悬液移植到含有良好分化表皮层的全层皮肤移植。虽然有机硅膜长期以来一直被用作临时表皮替代品，但永久的生物修复仍然依赖于活跃的表皮角质形成细胞。

1981 年，奥康纳（O'connor）等首次应用该方法培养出适合离体移植的体外培养表皮自体移植物，可形成完全分化的基底层、棘层、颗粒层和角质层，但生发层缺乏棘结构。伍德利（Woodley）等从烧伤后自体表皮细胞膜移植患者的组织样本中发现，自体表皮细胞膜下重建的基底膜结构不完整，缺乏Ⅳ型胶原和锚定纤维。自体表皮细胞膜与真皮层交界处有锚定纤维胶原，但未形成成熟的锚定纤维。在正常皮肤，表皮嵴使表皮和真皮相互交错，显著增加真皮-表皮连接的表面积，从而赋予皮肤强度和耐力。分子水平的研究发现，真皮成分能影响表皮角质形成细胞的迁移、分化、黏附和生长，但全厚皮肤创面缺乏真皮，且真皮不再生或再生很缓慢。也许正是由于这一弊端，从而限制了人工表皮的功能，但是也毋庸置疑，人工表皮已在临床中得到了广泛的应用。表皮替代物在治疗烧伤、瘢痕白癜风、慢性小腿溃疡、先天性巨痣切除后的皮肤缺损、慢性乳突炎术后并发的耳漏、先天性尿道下裂、压力性溃疡、交界型大疱性表皮松解症皮损、坏疽性脓皮病等上都有报道。

自体表皮细胞膜片培养需要周期较长、费用高，而且还必须领取患者皮肤的活检标本，这样的二次创伤将极大损害患者的身心健康，而且患者等待时间较长，患者病情和创面情况有可能发生意想不到的变化，于是许多研究者尝试培养异体表皮细胞膜片用于移植。异体表皮细胞膜可以低温保存，无须活检标本，解决了自体表皮细胞膜培养周期长的缺点。然而，由于缺乏真皮层，这种表皮细胞膜有一些缺点，如伤口收缩严重、起泡、愈合后容易塌陷。有人用培养的自体表皮角质形成细胞移植作治疗组与创面切痂和异体皮覆盖后分期取自体皮移植作常规对照组比较，结果表明对照组患者住院天数、手术次数、再入院手术率、住院费用均明显低于培养表皮组。两组在手术并发症的表现上并无差别，但对照组的死亡率明显高于治疗组。因此认为自体培养表皮技术不能取代常规自体皮移植，但提供了一种可接受的创面永久覆盖方法。

四、含真表皮组织工程皮肤

表皮层与真皮层，无论在解剖上还是在功能上两者都是相互依存的整体。因此，理想的组织工程化皮肤，应该是由表皮和真皮共同组成的。双层组织工程皮肤的外层具有防止细菌沾染、体液丢失等保护创面的屏障功能，真皮部分负责恢复正常组织结构和防止瘢痕形成，在肉芽组织形成阶段的细胞定植、真皮重建和重新上皮化过程中发挥重要作用。如在烧伤患者中应用自体表皮细胞膜片，由于缺少真皮成分，人自体表皮细胞膜片的黏附性减少，容易从创面上脱落，以及创面愈合后皮肤的弹性柔韧性均较差，易引起水泡而形成残余创面，需要重新移植片状自体皮来修复创面，这一现象引发了人们思考，加快了表皮真皮双层皮肤替代物的出现。

1979 年，贝尔（Bell）在酸溶鼠尾胶原凝胶中混入成纤维细胞，并在其上接种表皮角质形成细胞，开创了皮肤双层结构模型的基础。基于该模型，今天已发展成双层活皮肤替代物，Apigraf 自 1998 年获得美国 FDA 的许可，在美国、加拿大等国临床上用于治疗各种顽固性慢性皮肤溃疡（下肢静脉性溃疡和糖尿病足溃疡）。人工皮肤是第一个商业化的组织工程皮肤，包含表皮层和真皮层。将新生包皮成纤维细胞溶解于牛胶原蛋白中成型，然后接种于其表面形成新生表皮角质形成细胞。大约 10d 后，表皮角质形成细胞融合成薄片，覆盖其下的"真皮层"。然后将整个复合物置于气液界面，以促进角质形成细胞分化成角质层。

五、含附属器组织工程皮肤

皮肤作为覆盖和保护体表的重要组织器官，极易受到外界刺激和多种疾病影响从而造成损伤。目前，多种皮肤产品被研究者们开发并转化应用于临床。组织工程皮肤并不能完全成为正常皮肤的替代品，主要缺陷在于目前的技术方法无法构建皮肤附属结构，如 HF 等，这些结构在皮肤修复和重建中起着不可或缺的作用。因此，如何建立具有皮肤附属物的天然皮肤的三维模型是目前组织工程皮肤研究的重点、难点问题之一。带有皮肤附属物的双层皮肤仍在研究中，在动物实验中取得了一些进展，但在人体细胞来源的皮肤附属物方面进展不大。

（一）毛囊组织工程

HF 起源于外胚层和间质细胞，除具有调节毛发周期性生长、维持毛发基本营养外，HF 还充当感觉神经元、立毛肌和血管的锚点。HF 是最具活力的皮肤结构，也是整个生物体中最活跃的皮肤结构之一，并与皮脂腺、顶泌腺和立毛肌形成一个复杂的多柱状器官。HF 已成为研究成体干细胞增生、迁移和分化，以及真表皮细胞间相互作用及组织、器官发育与再生过程中细胞和分子相互作用的最重要工具。其中，HF 重建研究一直是这个领域的核心之一。

目前 HF 诱导或重建的主要细胞来源包括 HF 毛乳头细胞（dermal papilla cell，DPC）、真皮鞘细胞（dermal sheath cell，DSC）和外根鞘细胞（outer root sheath cell，ORSC），有赖于其分离培养技术已经成熟。

毛发周期开始于被称为毛发生长期的活跃生长阶段，在这个阶段中基质形成了新头发，来自血液供应的 HF 的营养使其生长和维持。Wnt、activin/BMP 和 TGF-β/BMP3 是主要的信号通路。在持续 1～2 周的恢复期，血液供应停止。促进向衰亡过渡的分子包括生长因子如成纤维细胞生长因子（fibroblast growth factor，FGF）-5 和 EGF；神经营养因子（如脑源性神经营养因子）和其他神经营养因子受体；p53 和 TGF-β 家族通路成员，如 TGF-β$_1$。消退期之后是静止期，持续时间为 5～6 周，在此期间乳头细胞已经完全与 HF 分离。由于抑制信号（如 FGF18、BMP6）的存在，静止期传统上被称为休息期。脱原期导致头发脱落。之后，HF 开始一个新的生长期，旧的毛发被新的毛发取代。在雄激素性脱发中，卵泡小型化伴随着早期 HF 百分比的降低和静止期的增加。多功能蛋白聚糖（versican）是一种硫酸软骨素蛋白多糖，是 ECM 的组成部分，已知在免疫和炎症中发挥作用，真皮乳头主要在发育期表达，消退期表达减少，静止期不可见，提示其在维持 HF 正常生长过程中具有重要作用。男性雄激素性脱发患者在 DPC 中几乎没有异型表达。HF 的形态发生开始于妊娠前 3 个月末期，是通过一系列高度协调的双向电磁相互作用产生复杂的形态发生过程，Wnt 信号通路被认为是主要的调节因子。HF 的形态发生包括 3 个主要阶段：毛基形成、HF 器官发生和细胞分化。毛发的发育开始于未分化上皮细胞的诱导信号，通过 Wnt 途径导致 β-联蛋白在真皮表面的积累。真皮细胞分泌形态因子，如 Wnt、EDA 和 FGF，诱导表皮细胞内陷，形成表皮基板。随后，基板成熟为初级发胚芽，开始器官发生。原发胚芽分泌 PDGF-A、SHH 和 FGF-20，促进真皮细胞凝结。真皮凝集的体征包括 Wnt、SHH 和肝细胞生长因子（hepatocyte growth factor，HGF），这引发了发芽向下生长，形成球根状突起，它包裹着凝结物，加强了相互作用的界面。各种信号分子与细胞分化有关，其特征是 HF 的所有结构室的发展。构建能够模拟胚胎环境、支持胚胎样 HF 发育的组织工程皮肤是研究 HF 诱导的重要手段，但基于该模型的文献报道较少。对可制造皮肤附属物的实用组织工程皮肤的研究正在进行中，现有的 HF 组织工程研究包括真皮替代物诱导 HF 形成与复合皮肤替代物诱导 HF 形成。

在诱导 HF 形成中，毛囊上皮细胞、HF 真皮成分的细胞，还有 ECM，都会对能否诱导出完整 HF 产生影响。研究发现，HF 来源的种子细胞（如 DPC、DSC、毛囊上皮细胞）、简单的支架材料和接种细胞分泌的有限 ECM 和细胞因子这种模型，在体外培养的条件下还很难诱导 HF 形成，并形成功能，产生毛发，在模拟 HF 发育的环境上存在先天缺陷，而且分离培养具有多向分化潜能的 HFSC 在技术上也存在一定的困难，因此，基于此方法的体外诱导模型无疑会导致失败，必须从种子细胞选择、支架材料的三维构建、体外培养的营养条件等多方面入手，尽可能模拟出 HF 发育和再生过程中的环境条件，才有可能重建出 HF 结构，许多未知因素需要不断探索。

（二）汗腺组织工程

汗腺是皮肤的重要附属物，具有维持人体内环境稳态等诸多重要功能。各种原因造成的真皮深处损伤，使汗腺损伤成带毛囊皮脂腺的组织工程产品，其中还存在损坏并且有的不能再生。汗腺的缺乏会导致大量汗液不能排出，并不断刺激瘢痕导致结缔组织增生，严重影响皮肤伤口的愈合。在目前的组织工程皮肤研究中，由于技术的限制，在人造皮肤中重建汗腺几乎是不可能的。因此，如何建立具有皮肤附属物的天然皮肤的三维模型是亟待解决的问题之一。

付小兵团队建立了复合汗腺的三维皮肤模型。他们将表皮细胞和汗腺细胞压成 1∶1，将含有 EGF 的微球加入培养体系。采用三维培养法构建组织工程皮肤模型。在模型中加入复合 EGF 微球释放载体，以促进汗腺再生和上皮化。细胞增殖试验结果表明，在复合 EGF 微作用下，共培养获得的表皮细胞和汗腺细胞生长良好，并在真皮浅层形成类似汗腺结构的致密区，某些汗腺特异性标志物癌胚抗原呈大量阳性细胞，为汗腺再生和功能性组织工程皮肤的研究开创了新的途径。周立奉等将正常腋部全层皮肤，分离培养汗腺腺上皮细胞接种于基底膜基质中，细胞在其中增殖迅速，细胞生长成细胞团，在 11d 左右外观形成腺样结构，细胞团中央有管腔结构，球形结构 HE 染色示为管腔结构，免疫组织化学染色显示角蛋白 18 癌胚抗原表达阳性，与汗腺分泌部管状结构极为相似。研究者用真皮成纤维细胞和 ECM 替代物制作人造皮肤，在人造皮肤中培养 ESC 和人角质形成细胞，发现人造真皮中出现三维汗腺导管样结构。一些研究者在体外培养扩大的真皮和表皮细胞预聚集的基础上，开发了大量 HF 类器官。人类胎儿头皮来源的真皮祖细胞与人类包皮来源的 ESC 以 2∶1 的比例混合，导致 Wnt 通路的激活和梨形结构的形成，称为 I 型聚集体，以早期 HF 标记为特征。该平台可支持许多 HF 类器官（I 型聚集物）的快速形成，有利于研究表皮细胞与间充质细胞之间的传声，评价毛发干细胞的技术基因潜力，并可大规模筛选 HF 再生的生物分子。

以上研究表明，组织工程皮肤可以最大程度地模拟细胞在体内生存的微环境，调节干细胞向汗腺细胞的分化，使其形成汗腺的三维结构。下一步就是使这些形成的汗腺组织具有排汗的功能，从而达到真正意义上皮肤排汗的功能恢复。

（三）皮脂腺

皮脂腺位于真皮层中部，负责将皮脂（即脂质的黏性混合物）分泌到 HF 连接区的导管中。蜡质皮脂可防止滤泡间上皮水分流失，并有助于调节体温。皮脂腺的活动是由多种生长因子和激素控制的。临床上皮肤损伤，尤其是大面积烧伤往往导致皮肤附属器官的破坏，不仅降低了创面愈合的速率，而且降低了皮肤对环境的适应能力。组织工程皮肤致力于构建包含皮肤附属器官的全功能的人工皮肤，但目前国内外相关的研究依然较少。

科研工作者常使用猪皮作为动物模型，因为猪和人的皮肤很相似，结果表明，间充质干细胞可分化为皮脂腺管细胞。在另一项体内研究中，从人脐带的沃顿果冻中提取的间充质干细胞被使用，显示出再生皮脂腺的能力。研究者们首先在啮齿类动物模型中，证实了啮齿类动物来源的祖细胞/汗腺能够发育出含有 HF 和皮脂腺的皮肤类器官。通过小鼠多能干细胞、间充质和表皮汗腺的自组装，3D 表皮器官系统产生了功能完全的 HF 类器官再生，应用聚类依赖的胚胎样体移植方法开发了该 3D 系统。植入裸体后，通过 HFSC 及其微环境的重新排列，形成的 HF 类器官可以与周围的宿主组织建立适当的连接，如表皮、立毛肌和神经纤维，在移植部位没有肿瘤发生的迹象，并表明适当的毛发暴发和重复的毛发周期。此外，小鼠多能干细胞衍生的生物工程模型产生了其他皮肤附属物，包括皮脂腺，这表明它们在皮肤器官重建治疗中具有相当大的潜力。

六、含黑色素细胞组织工程皮肤

黑色素细胞起源于胚胎神经嵴，在胚胎发育第 7 周进入表皮，最终沉淀在基底膜上。每个黑色素细胞在形态和功能上与 36 个相邻的角质形成细胞密切相关，形成一个作用单元，角质形成细胞以旁分泌的形式分泌生物因子来调节黑色素细胞的形态和功能。目前报道的大多数组织工程皮肤替代品与正常组织有很大的不同，没有正常皮肤的 HF、血管、汗腺、黑色素细胞、朗格汉斯细胞等成分。目前已有一些成熟的黑色素细胞培养方法，但如何获得大量高纯度的黑色素细胞并将其用于组织工程皮肤的构建尚处于探索阶段，需要研究人员进行探索和挖掘。

宋可欣等从人包皮组织中获得黑色素细胞，从人骨髓中获得骨髓间充质干细胞，将两者作为种子细胞，按 1：10 的比例混合培养。然后，将其与 I 型胶原膜结合，体外构建组织工程皮肤并修复裸鼠创面，人体黑色素细胞在裸鼠构建的组织工程皮肤中的生长和分布与人上眼睑皮肤相似，在表皮下呈褐色带状分布，说明组织工程皮肤中的黑色素细胞在裸鼠体内存活、生长和分布正常。以壳聚糖-明胶膜为支架材料，以成年黑色素细胞和表皮角质形成细胞为种子细胞，成功构建了组织工程表皮。刘博士等用消化法从包皮组织中获得角蛋白细胞、成纤维细胞和黑色素细胞，对自行设计的组织工程皮肤培养体系构建的组织工程皮肤进行免疫组化检测，结果表明该组织含有大量的黑色素细胞，且状态良好，为下一步的动物实验和临床试验打下了基础。一些研究者在低贴壁细胞培养条件下使用真皮乳头、成纤维细胞体外培养了人微卵泡，这些细胞形成 DPC 的凝聚体，并在加入重组人 ECM 蛋白（即胶原蛋白、纤连蛋白和层粘连蛋白）后加速了 ECM 的产生。一旦在凝结物周围产生 ECM，类器官结构就出现了，其在组成、性质和蛋白质表达方面类似于人类绒毛 HF。这种结构与外根鞘、角质形成细胞和 HF 黑色素细胞的共培养促进了无色素的毛发样纤维的发展。

第五节 组织工程皮肤相关细胞

组织工程皮肤的原理是基于组织工程技术在体外扩增大量功能细胞，通过功能细胞与生物相容优良的生物支架的相互作用，形成细胞-生物材料复合物。这种细胞-生物材料的复合物就被称为组织工程皮肤，是一种三维活性皮肤的替代品，用于治疗、修复损伤皮肤。利用细胞的再生能力进行治疗是组织工程皮肤构建的首要目标。

一、表皮干细胞

哺乳动物的表皮终身处于增殖、分化及脱落的不断更新之中，在生理状态下，表皮不断有衰老和脱落，同时不断有基底细胞分裂、增生进行替补。这种动态的平衡是由皮肤中 EPSC 的增殖分化与外层终末分化细胞的不断脱落来维持的。ESC 具有终身、无限的自我更新能力，是表皮多种细胞的来源，在组织学上表现为胞体小、细胞器小等相对原始的特点。EPSC 在胎儿期主要集中于初级表皮嵴处，至成人则主要定位于基底细胞层以及 HF 外根鞘隆突部，不仅对 HF 的生长起着关键作用，对表皮损伤修复也同样重要。尚未发现其特异性标识分子，需联合利用多种 ESC 标志物（如 IL-β_1、IL-α_6、角蛋白 K19）等，同时根据 ESC 的生物学特性（如慢周期性等）来加以鉴定。ESC 增殖与凋亡的平衡一旦遭到破坏，则可能导致多种皮肤疾病的表皮发生，EPSC 的基础研究对于阐述各种皮肤疾病的病理机制乃至临床诊疗都具有重要意义，近年来，EPSC 在伤口愈合和组织再生中的应用越来越受到研究者的关注（图 9-4）。此外，随着组织工程技术的发展，人们对将 EPSC 应用于组织工程支架中进一步重建损伤组织的兴趣日益浓厚。

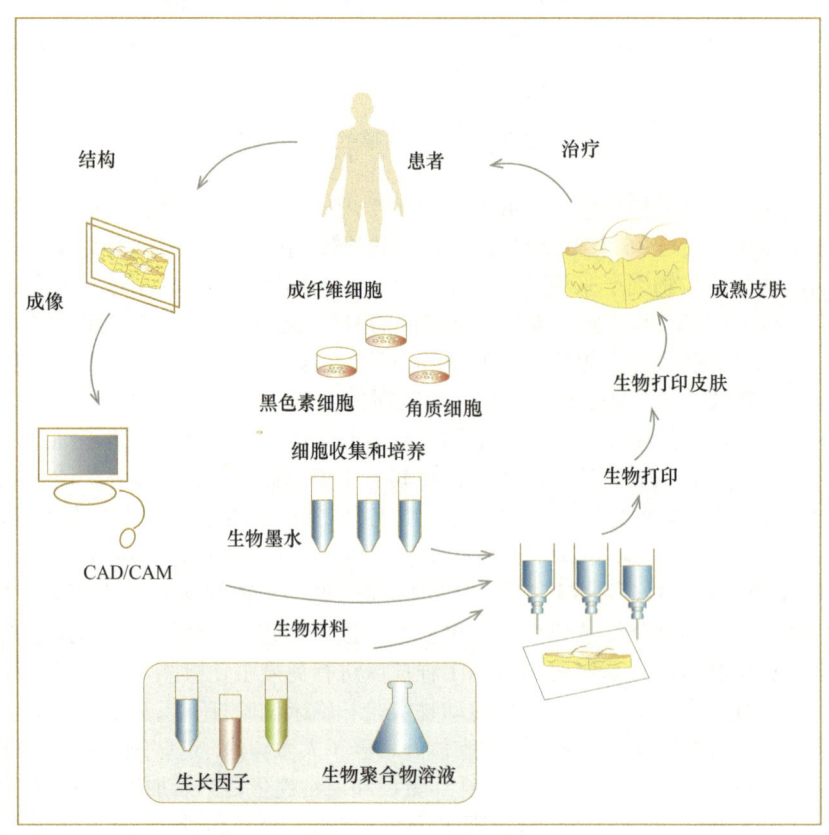

图 9-4 3D 生物打印皮肤的制作步骤

二、真皮干细胞

真皮干细胞（dermal stem cell），又称真皮多能干细胞（dermal multipotential stem cell，DMSC）、SKPC、皮肤源性间充质干细胞（skin derived mesenchymal stem cell，SMSC），是近年来发现的一种新型种子细胞，广泛存在于 HF 和非 HF 真皮中。研究发现，这些细胞在体外可诱导产生多胚系细胞，在脊髓损伤和伤口修复过程中发挥作用。真皮干细胞可参与皮肤再生修复过程，并具有多向分化能力。由于真皮组织来源广泛且易于获得的优势是目前成体多能干细胞的另一可行来源,是基因治疗、细胞移植和组织工程的良好种子细胞。从皮肤中分离皮肤干细胞更容易,侵入性也更小,因此在再生医学中,人类真皮层可能是一个容易获得的成人细胞来源。此外,真皮干细胞是组织偏向干细胞,忠于其特定谱系,因此更接近于皮肤细胞的最终分化。

三、皮肤附属器细胞

HF 的干细胞位于 HF 中点下方毛球外的区域,该区域在立毛肌 HF 附着处稍深部位,相当于 HF 隆突部(HF 隆突是指皮脂腺开口与立毛肌 HF 附着处之间的 HF 外根鞘),HF 富含增殖能力较强的表皮细胞,资料显示 1mm 头皮平均约含 3 个 HF,可含有 3000~6000 个该种细胞,而在 1mm^2 无毛发表皮内仅含 1000~2000 个。HFSC 具有双向分化潜能,既可形成表皮,又可形成 HF。HFSC 作为一个皮肤组织中心,在成人皮肤内稳态的各个阶段中富含小生境重塑的信号输出。HFSC 及其细分领域之间错综复杂的相互作用为皮肤生物学提供了重要的见解,这将为临床和生物工程领域提供信息,旨在为皮肤替代疗法构建完整和具有功能的 3D 有机型培养体。

四、间充质干细胞

间充质干细胞可以从多种组织中分离出来,也可以从脐血及胎盘中分离等,并分化为中胚层谱系细胞(如脂肪细胞、骨细胞和软骨细胞)和其他外胚层谱系细胞(神经元和神经胶质细胞)。间充质干细胞由于其自我更新、多能性和免疫调节的特性,已广泛应用于细胞治疗、组织工程和再生医学。

五、胚胎干细胞

来源于 4~5d 胚胎(又称囊胚)的内细胞团,分离培养后可形成胚胎干细胞。胚胎干细胞有以下 3 个主要特点:①发育全能性,理论上可以诱导分化为机体中所有种类的细胞;②胚胎干细胞易于进行基因改造操作;③具有种系传递能力,能够形成嵌合体动物。胚胎干细胞可以分为全能和多能两类:可独立地产生完整的机体,并形成胚外组织的细胞为全能胚胎干细胞;还有一些未分化的干细胞,虽然已失去了产生完整个体的能力,但依然可以诱导成为成体中几乎所有类型的细胞,这类细胞称为多能胚胎干细胞,目前在体外,已建系的胚胎干细胞大多属于多能性质。

六、诱导性多能干细胞

诱导性多能干细胞是由一些多能性基因导入成熟体细胞或胚胎细胞,使细胞重编为一类在细胞形态、细胞增殖能力等方面与胚胎干细胞类似的细胞。目前,诱导性多能干细胞已分化为神经细胞、心肌细胞、大脑皮质细胞等多种细胞。诱导性多能干细胞成功地回避了胚胎干细胞研究中涉及的伦理争议,解决了免疫排斥问题,是干细胞研究的里程碑式发现。

第六节 组织工程皮肤相关生物材料

一、胶原蛋白

胶原蛋白是一种结构蛋白,是动物体内含量最丰富的蛋白质,主要存在于皮肤、肌腱以及骨骼中。因可塑性好,容易加工成型,故有生物塑料之称。现已被用来制作人工皮肤、血管、肌腱、晶状体、角膜和骨的支架材料。胶原蛋白目前发现有 19 种,它和 ECM 的骨架结构密切相关。以下是几种常见的胶原蛋白。

Ⅰ型胶原:是脊椎动物结缔组织特有的胶原,是透明软骨和脑以外的组织 ECM 成分。Ⅰ型胶原分子长约 300nm,粗 1.5nm,分子的大部分领域为三重螺旋结构。Ⅰ型胶原主要是纤维,纤维间有间隙。胶原纤维还可以枝化，使胶原组织的弹性、塑性等力学性能发生变化。Ⅰ型胶原纤维的集束取向可调节。

Ⅱ型胶原：是软骨ECM的主要成分，膝和股关节承载能力与Ⅰ型胶原相关。Ⅱ型胶原与聚集的蛋白聚糖紧密相连。糖胺聚糖的主要组分硫酸软骨素占软骨干重的2%。Ⅱ型胶原与硫酸软骨素基质可构成软骨细胞培养的适宜环境。在碳二亚胺交联的Ⅱ型胶原多孔海绵内培养牛关节软骨细胞时能使细胞在基质内均匀分布，形成细胞群，这有利于工程化软骨的形成，其结果与Ⅱ型胶原形成鲜明的对比。

Ⅲ型胶原：主要存在于动脉壁和真皮等组织内，它可能和动脉壁的弹性等力学性能有关。

Ⅳ型胶原：存在于基底膜中。

Ⅴ/Ⅺ型胶原：Ⅴ型胶原（＜5%）与Ⅰ型胶原（＞95%）是矿化骨组织的主要成分。Ⅺ型胶原是透明软骨组织的纤维性胶原，螺旋结构长300nm，分子中N端是相对分子质量数万的球状结构域。Ⅴ/Ⅺ型胶原与肝素、硫酸肝素的亲和性比较大，而肝素对各种细胞因子有良好的亲和性，因此，Ⅴ/Ⅺ型胶原对细胞因子的活性有调节作用。

Ⅵ型胶原：一般存在于骨髓、胸膜和软骨中。该胶原的螺旋领域约占1/3，长约100nm，其两端存在球状结构领域。骨髓ECM中富含Ⅵ型胶原，这可能与血细胞的增殖、分化相关。

二、壳聚糖

壳聚糖又称为壳多糖，是甲壳素脱N-乙酰基的产物。壳聚糖无毒、无味，是一种大分子直链高聚物，可从蚕蛹、蛋壳以及海生生物的贝壳中提取，具有良好的生物相容性，来源广泛，价廉易得。因具有良好的生物相容性、优异黏附性和可控的降解性被广泛应用于皮肤组织工程的研究。

三、丝素蛋白

丝素蛋白（silk fibroin，SF）是一种天然高分子纤维蛋白，SF由两个主链组成，重（H）链（390kDa）和轻（L）链（26kDa），它们通过二硫化物键连接形成H-L络合物，p25（25kDa）是一种含asn-linked寡糖链的糖蛋白，与H-L络合物疏水连接，是天然蚕丝的基本成分，主要由丝氨酸（serine）、甘氨酸（glycine）和丙氨酸（alanine）等氨基酸组成。SF常被用作理想敷料，应用于口腔颌面部及全身皮肤创面的修复中。此外，还可以将SF基生物材料制成各种材料格式，如薄膜、水凝胶、海绵、3D结构和纳米颗粒，基于其无毒、无害、良好的机械性能、可降解性等优势已被广泛应用于组织工程的修复中。

SF Ⅰ和SF Ⅱ是SF的主要晶体结构，SF Ⅲ是SF的不稳定晶体结构，存在于再生SF溶液的气-水界面。再生SF生物材料已被证明可以影响角质形成细胞和成纤维细胞的附着，并被广泛应用于组织工程的皮肤再生。有研究者通过从阿萨姆和桑蚕中分离的混合SF溶液制备了再生SF水凝胶，在体外促进了人原代真皮成纤维细胞和角质形成细胞的分化。

四、透明质酸

透明质酸（hyaluronic acid，HA）是带负电荷的黏性多糖，它是由N-乙酰基-D-葡糖胺和D-葡糖醛酸交替连接而成的线性多糖。HA被用于很多医学治疗上，包括伤口愈合、腹部手术和妇科手术的防粘连、人工器官和药物输送等。HA是以一种水凝胶形式存在的，它的降解速度快，寿命有限，但是可以对其进行化学改性，这样既可以保留其原有的生理性质，物理、化学性质也得到了提高。HA的衍生物有多种用途，可以是不溶于水的、粉末状的或膜状的产物等，如乙烯基砜（vinyl sulpone）交联的纸酸已经被开发为生物医用品，具有很好的生物相容性。HA的医学上的应用包括在眼科手术中，使手术创伤变得很小；其次在处理关节病时也有被应用到，但是只作为组织工程细胞支架材料的报道较少，HA 曾作为骨组织与软骨组织工程的细胞支架，是一种转移输送细胞载体的良好载体。

五、明　　胶

明胶是胶原蛋白通过部分水解得到的不可逆变性形式，已广泛应用于组织工程。常用于生物墨水配方中，以代替胶原蛋白。与胶原蛋白类似，在明胶结构中精氨酸、甘氨酸、天冬氨酸残基的存在可促进细胞黏附、增殖和迁移。尽管明胶可广泛应用于生物医学设备（如药物输送系统和组织工程），但其机械强度较低，为了解决这一问题，已将其与其他聚合物（如聚己内酯、PLA 和壳聚糖）结合，或通过光交联剂或化学过程交联。明胶在皮肤组织工程中应用于促进伤口愈合中的上皮化和肉芽形成方面显示出了前景。明胶型生物墨水在皮肤组织工程中的应用显示了在伤口愈合过程中促进上皮化和肉芽形成的良好结果，然而明胶的凝胶化是一个热可逆过程，因为它的键在生理环境中很容易断裂。因此，明胶经常与藻酸盐混合用于生物墨水的生产。

六、海藻酸盐

海藻酸盐是一种天然存在的阴离子聚合物，通常从棕色海藻中获得，由于其生物相容性、低毒性、相对低的成本以及通过添加二价阳离子（如 Ca^{2+}）的温和凝胶作用，已被广泛研究并用于许多生物医学应用。海藻酸盐通常也从褐藻（黄藻科）中提取的，包括海带、日本海带、结囊藻和大囊藻，通过碱水溶液处理。提取液经过过滤，在滤液中加入氯化钠或氯化钙以沉淀海藻酸盐。海藻酸盐经稀盐酸处理可转化为藻酸盐溶液，经进一步净化转化，得到水溶性海藻酸钠粉。

急性和慢性伤口的治疗具有迫切的医学需求，海藻酸盐伤口敷料具有许多优点。传统的伤口敷料主要具有屏障功能，同时防止病原体进入伤口。相比之下，海藻酸盐敷料则提供了一个湿润的伤口环境，并促进伤口愈合。其通常是通过藻酸盐溶液与钙离子的离子交联形成凝胶，然后加工形成冻干多孔片（即泡沫）和纤维无纺布敷料。

在生物医学研究中，海藻酸凝胶也越来越多地被用作哺乳动物细胞培养的模型。这些凝胶可以作为二维或更像生理环境的三维培养系统。由于海藻酸盐缺乏哺乳动物细胞的黏附位点，且藻酸盐凝胶对蛋白质的吸附较低，使其可以在许多方面作为理想的空白培养板，在其上可以加入高度特异性和定量的细胞黏附位点（例如，针对细胞黏附受体的合成肽）。此外，由于藻酸盐的生物相容性和进入体内的可操作性，体外研究成果很容易地在体内应用。

七、细胞外基质蛋白

生物体的基本单位是细胞，细胞与细胞群之间的间隙是细胞分泌的 ECM，这是细胞发挥其功能的环境。ECM 的主要成分是纤维蛋白，为周围细胞提供结构和生化支持。由于多细胞谱系独立进化，ECM 的组成因多细胞结构而异，然而，细胞黏附、细胞间通信和分化是 ECM 的共同功能。

（一）胶原蛋白

胶原蛋白是所有动物间质性 ECM 中最丰富的纤维蛋白，也位于细胞周围基质中，如基底膜。胶原蛋白占人体总蛋白质的 30%。Ⅰ型胶原是在组织中广泛表达的原型胶原，它形成一个完美的异三聚体三螺旋，可以自我组装成纤维，Ⅰ型胶原是真皮、骨骼、肌腱等组织的主要结构元素；Ⅱ型胶原是软骨 ECM 的主要成分；Ⅲ型胶原主要存在于动脉壁和真皮等组织中；Ⅳ型胶原存在于基底膜；Ⅴ型胶原（＜5%）和Ⅰ型胶原（＞95%）是矿化骨组织的主要成分。

（二）弹性蛋白

弹性纤维是为组织提供后坐力的大型 ECM 结构，这些组织受到重复的拉伸力，如大型弹性血管、肺和心脏、弹性韧带、皮肤、膀胱和弹性软骨。弹性蛋白是弹性纤维的主要成分。

与胶原蛋白类似，弹性蛋白也富含甘氨酸和脯氨酸，但不同的是弹性蛋白的羟基化程度不高，不存在羟赖氨酸。弹性蛋白分子通过赖氨酸残基形成共价键交联，它们形成的交联网络可以通过构型的改变而产生弹性。当在病理过程中时，弹性纤维被各种弹性水解酶降解，包括天冬氨酸蛋白酶、半胱氨酸蛋白酶、丝氨酸蛋白酶和基质磷酸酶，导致组织/器官衰竭。弹性蛋白降解释放出具有显著生物活性的弹性蛋白肽片段，弹性蛋白片段的病理生物学重要性在富含弹性蛋白的器官系统中尤为显著，如血管壁中弹性蛋白的过量产生会促成动脉粥样硬化的发展。

作为一种生物材料，弹性蛋白能用于弹性组织，如小直径血管的修复，防止钙化。此外，弹性蛋白可以适用于制备人工血管涂层，因为其经碱水解可制备增溶肽，经酰基叠氮化合物可偶联在生物材料表面，可以促进成纤维细胞、人内皮细胞生长。

（三）纤连蛋白

纤连蛋白是存在于 ECM 中的大分子糖蛋白，含糖量为 4.5%～9.5%，分子质量约为 450kDa，可与细胞表面的整合素受体蛋白结合。与大多数整合素一样，纤维蛋白与胶原蛋白、纤维蛋白原、肝素和细胞结合，广泛表达于多种细胞类型的 ECM 中，在脊椎动物的发育中起着关键作用。纤连蛋白由两个亚基组成，每个亚基的大小约为 250kDa，它们在 C 端与二硫键共价连接，这些子单元由 3 种不同类型的模块组成，即 I 型、II 型和 III 型重复，这些重复具有独特的结构。虽然 I 型和 II 型重复序列的构象是由模块内双硫键桥对维持的，但 III 型重复序列缺乏双硫键，因此可以发生构象变化。尽管纤连蛋白由单一基因编码，但由于可选择性剪接扩展，纤连蛋白是以多种变体形式存在的。根据溶解性，纤连蛋白可以被分为可溶性血浆纤连蛋白和细胞纤连蛋白分子，后者由于细胞类型特异性和物种特异性的剪接而成为一个更加异质的群体。纤连蛋白基质在动态组织重塑、形成或修复时产生，在胚胎发育过程中是必不可少的。在组织损伤过程中，纤连蛋白被人中性粒细胞弹性蛋白酶大量降解。与完整的纤连蛋白相比，纤连蛋白的蛋白质水解会释放出具有不同生物学功能的肽，这些多肽对组织修复可能有益也可能有害。

（四）层粘连蛋白

层粘连蛋白是一种大型异三聚体交叉型糖蛋白，与 IV 型胶原蛋白、蛋白原等一起组装在基底膜中。基底膜是上皮细胞和内皮细胞下的 ECM 薄片，由主要存在于基底膜的糖蛋白家族组成，包围着肌肉细胞、施万细胞和脂肪细胞。许多层粘连蛋白自组装形成网络，通过与细胞表面受体的相互作用与细胞保持密切联系。分层蛋白质对许多生理功能都至关重要，它们对早期胚胎发育和器官发生至关重要，在肌肉、神经、皮肤、肾脏、肺和血管系统的多个组织中都有重要作用。研究人员发现，层粘连蛋白是 ECM 的重要组成部分，在特定生长因子的作用下，可以加速干细胞或祖细胞的增殖或分化。虽然层粘连蛋白有许多不同的异构体，并且每种异构体在促进干细胞增殖方面具有不同的功能，但层粘连蛋白促进干细胞加速增殖的特性一直受到广泛关注。

（五）玻连蛋白

玻连蛋白（vitronectin）为成骨细胞等分泌的 ECM 蛋白质，它具有细胞粘连性，含有精氨酸-甘氨酸-天冬氨酸序列，能与细胞膜受体如整联蛋白特异性结合。玻连蛋白与成骨细胞在体外的空间分布、黏附和铺展相关。玻连蛋白应用于组织工程皮肤上的研究还很少，有待于进一步挖掘。

第七节 组织工程皮肤相关生长因子

一、表皮生长因子

EGF 是美国的科恩（Cohen）博士在 1962 年发现并命名的，Cohen 博士等为此获得了 1986 年诺贝尔生理学或医学奖。EGF 是生长因子多肽家族中的代表，是一种由 53 个氨基酸残基组成的耐热单链低分子多肽。EGF 家族包括多种介质，如 TGF-α、双调节素、肝素结合 EGF 等，它们在组织特异性增殖/分化稳态中起着至关重要的作用，通常，它们以自分泌和旁分泌的方式作用于特定的细胞膜受体，并对任何来自生物物理完整性的攻击产生有效的修复反应。此外，EGFR 可以通过多种 GPCR、整合素和细胞因子受体的转激活而被激活，因此它作为不同细胞功能的主要换能器，包括增殖率的改变、细胞形状、附着和运动，以及促炎激活的调节。大量的实验观察表明，不同的 EGFR 配体并不是多余的，而是可能对角质形成细胞的功能提供不同的和特定的贡献。越来越多的证据表明 EGFR 通路对皮肤的炎症/免疫反应有重要影响。有研究报道，外源性应用人源 TGF 可促进表皮创面愈合。例如，采用光聚合法制备了由硫代肝素和双丙烯酸酯聚乙二醇组成的肝素基水凝胶片，并将人源 EGF 装入其中，体外试验显示人源 EGF 具有缓释特性；在体内试验中证明，应用人源 EGF 负载的肝素基水凝胶片加速了小鼠创面伤口的闭合；组织学和免疫组织学检查也显示，负载人源 EGF 的肝素基水凝胶处理的伤口出现了提前的肉芽组织形成、毛细血管形成和上皮化，且未观察到生物相容性问题。综上所述，肝素基水凝胶释人源 EGF 可加速皮肤创面愈合。

二、成纤维细胞生长因子

特罗韦尔（Trowell）和霍夫曼（Hoffman）等在 1940 年发现脑和脑垂体的组织提取液中含有一种可以促进成纤维细胞增殖的物质，直到 1974 年才被贡布罗维奇（Gospodarowicz）等从牛脑垂体中分离纯化出来，并命名为成纤维细胞生长因子（FGF）。FGF 及其受体在动物王国中高度保守，哺乳动物 FGF 家族由 18 个多肽组成，大小为 15～38kDa。FGF 信号通路通过调节关节相关细胞（包括关节软骨细胞、滑膜细胞和成骨细胞）的发育、生长和内稳态，在维持关节健康和功能状态方面发挥着重要的作用。FGF 分为碱性成纤维细胞生长因子（basic fibroblast growth factor，bFGF）和酸性成纤维细胞生长因子（acidic fibroblast growth factor，aFGF）两类。aFGF 和 bFGF 大多在正常细胞内储存，aFGF 主要局限于感觉和运动神经元内，bFGF 主要分布于垂体、脑和神经组织以及视网膜、肾上腺、胎盘等，尤以垂体含量最高，能纯化出大量的 bFGF（0.5m/kg），其他组织含量很少。bFGF 也广泛存在于皮肤、肝、胃肠道、泌尿生殖系统、循环系统、肾上腺、视网膜、胎盘及淋巴组织等，并且具有促进内皮细胞游走和平滑肌细胞增殖等作用，在烧伤、创伤、溃疡等创面的修复及肿瘤的发生、发展等方面发挥着重要作用。一些研究者研究发现，bFGF 可通过抑制细胞内质网应激诱导的细胞凋亡而促进脊髓损伤的再生修复。一些研究证实，bFGF 为体内重要的创伤愈合因子，能够促进骨、软骨及肌腱组织的损伤修复。唐乾利等通过原位再生医疗技术治疗大鼠慢性难愈合创面的研究发现，湿润烧伤膏可调控创面组织中 bFGF 的表达水平，促进创面成纤维细胞的迁移、分裂及增殖，加速肉芽组织的形成、毛细血管及神经的再生，加快创面愈合。

内源性 FGF 在不同生物体和不同组织和器官中有一定的再生和修复作用，包括在肢体、尾巴和鳍以及晶状体上，FGF 信号在神经组织、心脏、骨骼肌、骨、肺、肠管及肝脏再生和皮肤伤口愈合中也发挥着积极作用。有文献报道，FGF2 已被证明可以调节许多细胞功能，包括细胞增殖、迁移和分化，以及各种组织中的血管生成，包括皮肤、血管、肌肉、脂肪、肌腱/韧带、软骨、骨、牙齿和神经，以上多种功能使 FGF2 成为伤口愈合和组织工程结构的吸引剂。组胺对小鼠创面愈合的促进作用是通过上调 FGF2、刺激巨噬细胞积累和血管生成来实现的，这在 FGFR 激酶抑制剂的存在下被废除。FGF2 和潜在的其他 FGF 对伤口血管生成的影响是通过 FGFR1 和 FGFR2 介导的，因为在小鼠皮肤损伤后，内皮细胞和造血细胞中这些受体的缺失会影响新生血管的形成，这与伤口修复延迟有关。FGF7 在皮肤创伤时受到强烈诱导从而产生活性，FGF7 主要由肉芽组织和皮肤伤口附近真皮中的成纤维细胞以及表皮 γδ T 细胞产生，并通过激活 FGFR2b 以旁分泌方式作用于角质形成细胞，说明 FGF7 在伤口再上皮化中起作用。

FGF 在皮肤组织工程研究中得到了广泛应用。在一项以猪腹膜为材料，通过一系列生化处理制备异种脱细胞支架中，保留正常三维组织支架，并从组织中去除细胞和抗原成分，支架与 HA 和两种不同浓度的 bFGF 结合，并测试其用于皮肤伤口的修复。在体外试验中，HA 增强了 bFGF 对脱细胞支架的吸附能力，减缓了支架对 bFGF 的释放，可用于测定创面愈合率和各创面真皮层厚度，并分析创面修复情况。含 bFGF 的支架在术后的创面愈合率高于单纯支架的创面愈合率，并且覆盖创面的真皮再生能力较其他创面强，且创面愈合率和真皮层厚度无显著差异，证明脱细胞支架与 HA 和 bFGF 的结合可进一步用于皮肤组织工程。另有研究报道，bFGF 负载静电纺丝纤维垫可用于糖尿病患者快速恢复受伤皮肤的结构和功能特性。采用乳化静电纺丝将 bFGF 嵌入具有核鞘结构的超细纤维中，以促进伤口愈合，对小鼠胚胎成纤维细胞的体外研究表明，负载 bFGF 的纤维垫增强了细胞黏附、增殖和 ECM 的分泌。在糖尿病大鼠背部创面，用载 bFGF 纤维垫覆盖后，与游离 bFGF 渗透的纤维垫相比，bFGF 负载的支架显示随着皮肤附件的完全再上皮化，伤口恢复率显著提高，在用 bFGF 负载纤维治疗后 2 周内，生成了更高密度和成熟的毛细血管，纤维垫中 bFGF 的逐渐释放增强了胶原沉积和 ECM 重塑，胶原纤维的排列和成分与正常组织相似。

三、富血小板血浆

富血小板血浆（platelet-rich plasma，PRP）是从动物或人全血中离心后得到的含有高浓度血小板的血浆，加入凝血酶后可变成凝胶，故又称富血小板凝胶或富血小板白细胞凝胶。PRP 中含有大量的生长因子，如 PDGF、TGF-β、胰岛素样生长因子 1 等。PRP 可以刺激真皮成纤维细胞中 I 型胶原蛋白和基质金属蛋白酶-1 的表达，并增加 I 型胶原蛋白和基质金属蛋白酶-1 的表达，以加速伤口愈合。

PRP 是一种具有成本效益的、自体的、术中可用的多种生长因子来源，可以被纳入胶原-糖胺聚糖支架的孔隙中，PRP 可以被钙激活，在支架的孔隙内形成凝块，为重新上皮化提供一个表面，因为它是生长因子的天然储存库，可以被激活形成纤维蛋白凝胶，并可在术中获得。通过测试 PRP 释放的因子，发现在特定浓度下，PRP 比胎牛血清更能促进细胞增殖和迁移，并诱导血管生成。研究者已经成功地将 PRP 均匀地合并到胶原-糖胺聚糖支架的孔隙中，复合支架可释放伤口愈合的关键生长因子（FGF，TGF-β）和血管生成因子（VEGF、PDGF），而且复合支架具有增强的力学性能（与 PRP 凝胶单独相比），同时为角质形成细胞的播种提供了连续的 ECM 上表面。也有研究者发现 PRP 作为生长培养基的补充，能够令人满意地支持细胞活力和细胞增殖。

总之，这些结果虽然是初步的，但 PRP 结合皮肤组织工程应用，为设计新的皮肤再生治疗策略提供了线索与新的思路。

第八节 组织工程皮肤的构建方法

一、气液界面培养法

在过往的研究中，原代细胞和永生化细胞系的二维（2D）单层培养物已被广泛用于药物筛选和疾病建模，但是普通的 2D 细胞培养存在一些缺点，如组织特异性结构丢失、细胞分化缺失和屏障完整性受损。气液界面（air-liquid interface，ALI）培养法是指细胞的顶端表面暴露在空气中，而底层（基底外侧表面）则浸泡在液体介质中。ALI 培养法常用于呼吸系统疾病的体外研究，研究者们基于此方法建立了多种模型,如人源代培 ALI 培养的三维肺细胞屏障模型等。

ALI 在皮肤组织工程中常用于皮肤器官型培养。器官型培养的主要缺陷是缺乏血管系统,组织的大小将影响气体的扩散、营养物质和代谢产物的交换。器官型培养的组织必须放在理想的气体和营养物质交换位置,对组织工程皮肤产品来说,ALI 培养的目的是促进表皮的层化、分化,只有经过 ALI 培养,双层组织工程皮肤才具有分化良好的角质层(图 9-5)。研究表明,浸没培养的胶原凝胶类双层活皮肤替代物的表皮细胞分化不够理想,移植时易碎、抗感染力差,如果采用 ALI 培养法 3 周后表皮细胞已长成类似正常皮肤的结构,由半桥粒和基膜形成,能加速皮肤组织的恢复与重构建。

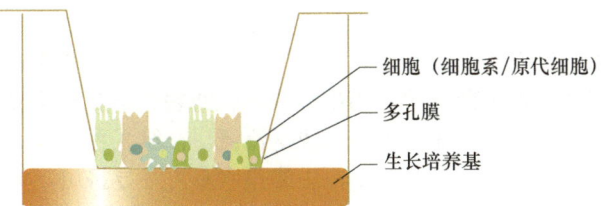

图 9-5 气液界面培养法原理示意图

二、脱细胞外基质支架复合干细胞法

干细胞作为种子细胞,一种和其相适配的支架材料是组织工程中最为重要的部分,应用的是脱细胞 ECM 获得的支架材料。干细胞是再生与修复医学的主要工具,但要利用它们生长组织甚至某些器官,需要一个特定的架构。支架材料能够为细胞提供仿生微环境,调控细胞迁移、增殖和分化等多种行为,可用于负载细胞或引导组织原位再生。一般来说,支架须具有适当的孔结构,以促进营养物质的传输和毛细血管的形成,以及细胞的生长和浸润。球状多孔且高度连通的支架具有较高的表面积,可为细胞提供足够多的黏附位点,同时其高度连通的孔结构可保证充足的氧气和营养物质的运输以及代谢废物的排出。在活生物体中,ECM 能提供机械支撑,起到支架的作用。ECM 是由细胞分泌的结构和功能分子组成的复杂网络,源于天然组织脱细胞的 ECM 材料,具有良好的生物相容性,且含有多种天然成分,根据组织、器官及种属的来源不同,其基本结构成分也有所不同。脱细胞基质材料保留了部分天然组织中的大部分重要生物活性物质,如纤维结合蛋白、硫酸软骨素、血管内皮生长因子(vascular endothelial growth factor, VEGF)、TGF-β、EGF 及 BMP4 等,支架材料植入后,这些生物活性物质随着材料降解缓慢释放,参与调节与组织修复密切相关的多种细胞行为发挥重要作用,并且在心血管、胃肠和乳房重建手术中的成功临床应用已被报道。因此 ECM 被称为可用作再生医学的"智能"生物材料。

常用的脱细胞方法有物理法(冻融、加压、超声等)、化学法(酸、碱、低渗及高渗溶液、非离子型除垢剂、离子型除垢剂、两性离子型除垢剂、金属离子整合剂等)、酶法(核酸酶、胰蛋白酶、脂肪酶等)以及上述方法的联合使用。

三、生物 3D 打印技术

生物 3D 打印技术利用生物材料、生物化学物质和活细胞的逐层精确定位,并对功能部件的位置进行空间控制,制造出三维结构。3D 生物打印有几种方法,包括仿生物模拟方法、以胚胎器官发育为参照的自主自我组装方法和迷你组织模块法,综合以上 3 种策略才有可能打印出功能、结构、性质符合组织、器官的 3D 生物结构。面临的挑战是将打印熔融塑料和金属的技术应用到敏感的、有生命的生物材料的打印中。最核心的挑战是以足够的分辨率再现 ECM 成分和多种细胞类型的复杂微结构,以再现生物功能。

（一）挤出式打印

挤压生物打印是一种新兴技术，用于生物医学的创新和应用，是利用生物材料和活细胞（称为生物墨水）创建 3D 细胞集成结构。在挤压生物打印过程中，生物墨水装入墨盒，然后通过机械力（如加压空气和电机驱动螺杆），通过细喷嘴（或打印头）挤压或打印成连续的细丝，细丝一层一层沉积在打印床上，形成 3D 结构。打印细胞结合结构在组织工程、再生医学、药物输送以及建立体外疾病模型进行药物筛选等方面有广泛的应用。

可挤出性是指生物墨水通过喷嘴挤出形成连续可控的长丝的能力。一般来说，生物油墨从喷嘴中挤出的情况有 4 种：①不可挤压的；②不连续的（或喷射的）；③连续但不可控的；④连续且可控的。第 1 种情况是在不可挤出的情况下，生物墨水不能从喷嘴挤出，这通常是由于生物墨水的流动性差（或高黏度）以及由于大细胞和（或）它们的聚集体堵塞造成的。增加挤压力（如空气压力）可以提高挤出性，但可能导致喷嘴破裂或丝状断裂。第 2 种情况是喷射，由于生物墨水表面张力和流动行为不恰当，生物墨水被挤压成水滴流。在第 3 种情况下，生物墨水可以挤压成型，但以一种不可控的方式。在这种情况下，生物墨水重力主导挤出，但不可控，主要是由于生物墨水易流动（或低黏度）和喷嘴内径过大造成的。在第 4 种情况下，生物墨水被连续和控制挤出，挤出的生物墨水的流量被挤出力很好地控制和调节。

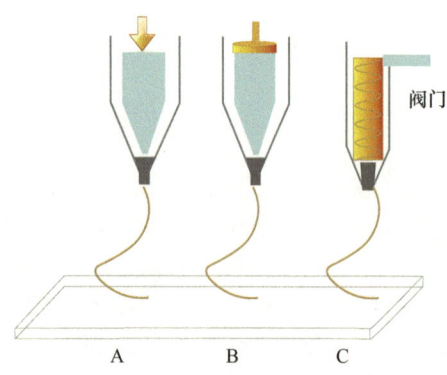

图 9-6　挤出式生物打印工作原理示意图
A. 气动挤出；B. 机械挤出；C. 螺杆挤出

挤出印刷的挤出方式主要有气动挤出、机械挤出、螺杆挤出，工作原理见图 9-6。气动挤出是指气缸预加载，气动驱动活塞使物料挤压。优点是挤压力可控，省去了单轴的机械运动；缺点是需要配备气泵和控制器的气动系统，其挤压力上限受气泵供压上限的限制。机械挤出是指预装料筒，由电机带动丝杠旋转，再转到滑块的直线运动带动活塞，使物料挤出的印刷方法。优点是机械驱动比气动驱动更容易控制挤出量；缺点是挤压力的大小无法控制。螺杆挤出是指螺杆相对于筒体旋转，将空隙中的生物材料连续向前挤出，一端连续进料，该挤出方法的优缺点与机械挤出相似。

（二）立体光刻打印

立体光刻打印（stereolithography apparatus，SLA）是一种光固化印刷，主要通过对光敏树脂的加工和构建最终形成三维实体。3D 打印立体光刻快速成型技术（图 9-7）的光敏树脂实际上是紫外线固化树脂应用的进一步延伸，目前国内外对紫外线固化树脂的制备及性能研究报道较多。

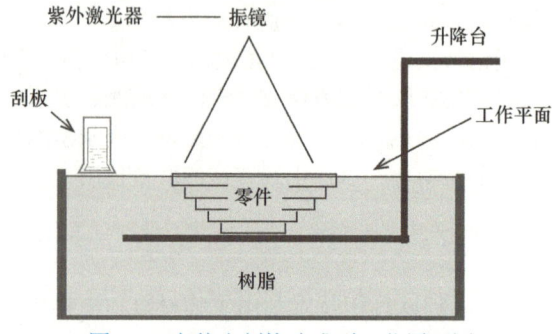

图 9-7　立体光刻快速成型工艺原理图

（三）细胞球打印

基于细胞球的体外组织模型在组织工程、再生医学以及药物筛选等领域得到了越来越广泛的应用。细胞球是一种细胞 3D 聚集结构，直径从几十到几百微米不等。与传统的 2D 细胞培养相比，3D 细胞球能够更好地模拟体内多种细胞的 3D 微环境，获得与在体更为接近的响应结果，并且细胞球不需要支架材料，避免了可能存在的支架材料生物相容性问题。正常细胞、癌细胞和干细胞等不同种类的细胞以及这些细胞的混合体系均可以形成细胞球。近年来，体外组织模型（如细胞球）和芯片培养技术的结合与发展吸引了众多研究者的关注，对生物医学的发展有良好的促进作用。

构建细胞球的方法：形成细胞聚集体的经典方法包括悬浮培养、圆底非黏附板培养和悬滴培养。基于微加工和微流体的新平台允许形成更多数量的更小团聚体和更均匀的尺寸，这种新方法省力、快速，而且适合高温超导。它们的形成通常包括：①ECM纤维与表面整合素结合，引发分散细胞聚集（早期阶段）；②由于细胞与细胞之间的接触导致钙黏着蛋白表达上调的延迟；③细胞在同质钙黏着蛋白黏附的驱动下压实成固体团聚体/球体。这些结构通常在外围具有增殖细胞的活跃区域，内部是静止或坏死的细胞，通常发生在直径常超过200μm的球体中，这些球体与缺氧和营养匮乏的中心有关。

多年来，各种技术被用于制造细胞球体，包括悬滴培养、非黏附表面、微成型、旋转烧瓶、微流体、聚合物支架或外力（图9-8）。尽管细胞球体主要是在体外进行研究，但预计它们将为细胞治疗和组织工程的未来进展提供路线图，这将加快生物材料-细胞组合的临床前使用，提高疾病治疗的质量、可及性和治疗效果。

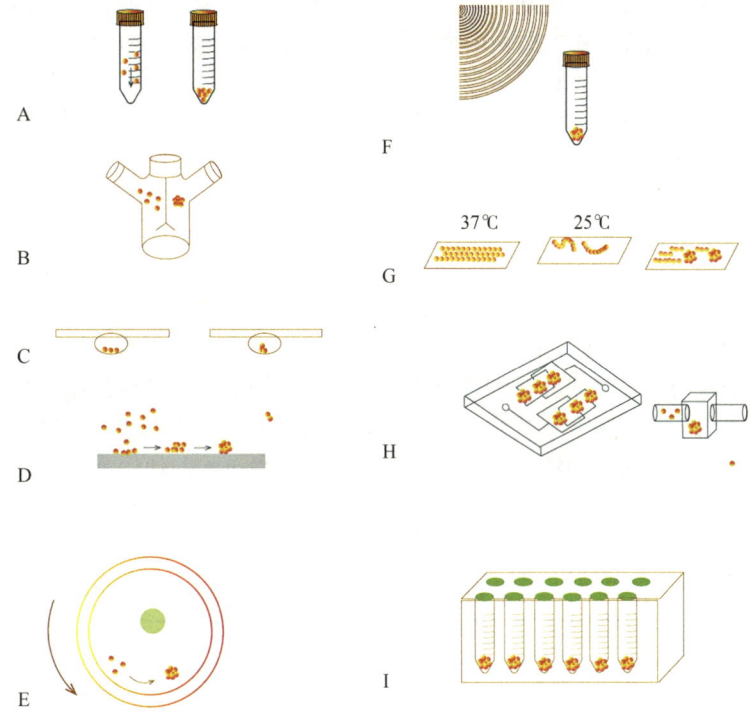

图9-8　球形生物制造方法

A.颗粒培养；B.旋转培养；C.悬滴；D.液体覆盖；E.旋转壁容器；F.外力；G.细胞片；H.微流体；I.非黏性水凝胶微模具

第九节　组织工程皮肤产品及其临床应用

一、皮肤损伤修复

皮肤是人体最大的器官，是人体的天然和物理屏障，可以防止体内水分蒸发，保存体内的营养和电解质，感知外界温度，参与免疫系统的免疫反应，保护身体免受外界有害物质的侵害。皮肤脱落的原因有很多，包括遗传疾病（大疱病）、急性创伤、慢性创伤甚至外科手术。主要皮肤损失最常见的原因之一是热创伤，皮肤的大量区域可能会受损，通常没有皮肤再生的可能性。烧伤和烫伤有时会导致快速、广泛、深的伤口，一般技术无法成功治疗，并可能导致死亡。根据皮肤缺损的类型，可以大概分为以下4种。

Ⅰ度：表皮损伤，典型的晒伤，以及轻度烫伤或擦伤，特征是红斑和轻微疼痛。这类损伤不需要特殊的外科治疗，因为只有表皮受到影响，而且由于没有 ECM 沉积，有助于瘢痕组织的形成，表皮再生迅速且不留下瘢痕。

Ⅱ度：浅表部分的伤口影响表皮和真皮的浅表部分，伴随这种类型的损伤，表皮起泡和剧烈疼痛，特别是在热创伤的情况下。这种伤口通过伤口边缘的上皮化来愈合，在那里，基底角化细胞转变为增殖的迁移细胞类型，并覆盖损伤区域。细胞从伤口边缘、HF 或位于真皮深层的汗腺残留物中迁移，真皮深层被保存在损伤的这个深度。每个 HF 和汗腺都排列着上皮细胞，能够促进损伤表面的上皮细胞再生。此外，人类皮肤的 HF 中含有干细胞储备，位于 HF 的凸起区域，具有自我更新能力。

Ⅲ度：较深部分的损伤涉及较大的真皮损伤，导致较少的皮肤附着物残留，因此需要较长的愈合时间。与浅表部分的伤口相比，纤维增生更密集，因此这个损伤深度产生瘢痕更明显。

Ⅳ度：全层损伤的特征是上皮再生元件的完全破坏。这种类型的损伤通过收缩愈合，只在伤口边缘形成上皮，导致外观和功能缺陷。所有直径大于 1cm 的全层皮肤伤口都需要植皮，因为它们不能自己上皮化，可能会导致大面积瘢痕，导致关节活动受限和严重的美容畸形。

在皮肤缺损后的组织修复方面，主要涉及上皮组织（表皮）和纤维结缔组织（真皮和皮下组织）。当损伤仅涉及表皮或真皮浅层时，完全再生发生，修复后完全恢复皮肤的结构和功能，而不留下瘢痕。当皮肤损伤达到较深程度和一定范围时，就会发生不完全再生，瘢痕形成是由纤维的增生反应引起的，如增生性瘢痕（hyperplastic scar，HTS）、瘢痕疙瘩、凹陷性瘢痕等。

浅表皮肤外伤通常在伤后 2～4d 恢复其原有的结构和功能，因此，这类伤口不需要特殊的医学治疗。真皮或深层皮肤组织破坏造成的缺损不能自愈，如果不及时治疗，会引起继发性皮肤感染和踝关节损伤，严重影响患者的日常生活，增加致残的风险。在传统方法中，游离皮瓣移植是临床修复皮肤缺损的首选方法。一些药物治疗，如使用各种抗生素和消炎药，以及细胞治疗，将具有良好创面合成能力的自体或异体细胞植入创面，从而加快急、慢性创面的愈合速度，减少瘢痕挛缩的产生。酶清创，利用一些蛋白水解的外源性酶，将坏死或失活的组织分解去除，同时不损伤邻近的正常组织，从而达到清创的目的。另外一些新兴技术的使用，也促使组织修复和再生领域得到了极大发展，如干细胞、组织工程与 3D 生物打印技术等。所研制的用于皮肤缺损修复的组织工程皮肤已经被批准成为产品，见表 9-1。

表 9-1 组织工程皮肤产品

产品名称	构成	应用	批准年份
TransCyte	尼龙网覆盖以猪胶原，含有上表层为硅的无活性的人成纤维细胞	烧伤	1997
Apligraf	下层为人成纤维细胞和牛胶原，上层为角质形成细胞	小腿溃疡	1998
Dermagraft	2-羟基丙酸聚合物与羟基乙酸共聚物网上覆以冷冻人成纤维细胞	糖尿病足溃疡	2001
Integra	表面涂上一层薄的硅胶膜，下层为牛腱Ⅰ型胶原、葡糖胺聚糖、6-硫酸软骨素共价交联成有一定孔隙的海绵网格	烧伤	2002
Oasis Wound Matrix	脱细胞猪小肠黏膜下层	烧伤、溃疡和其他创伤	2006
Integra Flowable Wound Matrix	颗粒牛胶原与 6-硫酸软骨素交织	溃疡	2007
安体肤	表皮层由人表皮细胞构成，真皮层由人成纤维细胞和牛胶原蛋白构成	Ⅱ度和Ⅲ度烧伤	2007
PriMatrix	脱细胞胎牛皮	伤口	2008
StrataGraft	真皮成纤维细胞和角质形成细胞组成	烧伤	2021

Dermagraft 具有有效减少创面收缩,促进表皮细胞膜片黏附、生长;抗胶原酶活性好;对创面要求不高,尤其适用于感染创面的修复;避免使用胶原传播疾病的风险;移植后无免疫反应等优点。缺点是制备过程中需要大量的成纤维细胞、人造真皮的厚度较难调整、相容性差等。Integra 植皮后优良率高,操作简便、外观较好,是其最大的优势,但需要二次手术移植自体表皮,住院时间较长,可能出现感染、硅胶片剥离等并发症。"安体肤"主要应用于烧、烫伤患者,可以改善创面愈合的环境,具有加快愈合速度、迅速减轻疼痛、及时保护创面、避免二次创伤、减轻色素沉着、减少瘢痕形成等优点。StrataGraft 的患者常见副作用是治疗部位的瘙痒、水疱、肥厚性瘢痕和愈合受损,但总体而言,StrataGraft 在伤口相关事件方面的安全性特征,包括红斑(发红)、肿胀、局部发热和伤口部位感染,与自体移植相似,而且在临床研究中没有关于 StrataGraft 排斥反应的报告。

还有一些生物治疗技术,包括生长因子与生长因子类药物、蛋白多肽等药物、浓缩血小板治疗法、基因治疗法、外泌体与中性粒细胞胞外捕网(neutrophil extracellular trap,NET)治疗,还有一些其他的新技术,如光学技术、生物电磁技术、负压治疗、氧疗、现代敷料等。我们将进一步挖掘传统医学古籍书中记载的关于皮肤组织修复与再生的治疗,挖掘其背后的现代药理学机制,结合现代技术理念,为皮肤损伤修复带来新的契机与希望。

二、瘢痕治疗

创伤愈合是一个极为复杂的过程,包括实质细胞与周围细胞基质的重塑、血管和神经新生、免疫系统重建等过程,需局部与全身的效应相互协调而完成。如果愈合过程发生异常,伤口周围组织持续增生,可造成组织过度修复和再生,最终导致异常瘢痕的形成。长久以来,科学家们从分子基因水平对瘢痕的基因学与遗传学的产生机制作出了深入的探索,瘢痕的产生并非由单基因或单个因素导致,而是由于多个基因通路的相互作用以及环境因素的共同影响导致的。迄今并未发现瘢痕形成的具体原因,病理性瘢痕主要指 HTS、瘢痕疙瘩和凹陷性瘢痕,3 种瘢痕发病机制不同,处理方法也各异。

(一)增生性瘢痕的治疗

HTS 发病率高,常发生在 30%~90% 的患者中。HTS 缺乏有效的治疗方法,是皮肤再生研究的热点问题。HTS 的一个重要病理特征是肌成纤维细胞的过度形成,在损伤区域分泌大量的 ECM 成分,难以被吸收和重塑。身体创伤、切口感染、烧伤、疱疹病毒感染等多种因素可影响 HTS 的形成,临床上有一些治疗方法,但多数效果不十分明显,部分原因是对异常瘢痕的确切机制了解不完全。临床上常用的治疗方法包括:①非手术方法。压缩服装、按摩、激光治疗、强脉冲光、类固醇、运动和向瘢痕内注射脂肪都可用来减少 HTS,或者几种方法联合使用效果更佳。②物理方法。如压迫疗法,该方法通过减少血流量和调节胶原重塑以减少烧伤后瘢痕,显著增加了瘢痕的柔韧性和减少了瘢痕的厚度。另有研究报道,用手工或机械技术对瘢痕进行按摩是烧伤后 HTS 的常用治疗方法。一些外用药物,如聚硅氧烷通常以不同形式局部应用于 HTS。向 HTS 注射曲安奈德等皮脂类固醇可以减少瘢痕的高度和体积,使瘢痕更柔韧。③激光与光子。该法治疗可以通过降低瘢痕高度、增加瘢痕柔韧性、诱导胶原重塑来减轻 HTS 的僵硬。④自体脂肪移植。使用该技术可降低瘢痕的纤维化程度和瘢痕高度,增加瘢痕的柔韧性,从而减少瘢痕产生。⑤手术治疗。当 HTS 难以通过非手术方法处理时,可考虑进行手术治疗。对于小的瘢痕,可以考虑切除和直接闭合,通常进行瘢痕重新定位,使之平行于最小皮肤张力线。如果一次闭合不成功或需要过大的力量来闭合伤口,则应考虑使用局部、邻近或远端组织,以局部、区域或远端(游离)皮瓣为主。有挑战性的重建问题可以通过组织扩张、皮肤移植或真皮替代品来解决。

（二）瘢痕疙瘩的治疗

瘢痕疙瘩是一种良性的真皮增生性肿瘤，一般是继发于皮肤损伤异常修复的病理反应，表现为过多的 ECM 沉积，主要为成纤维细胞的过分增殖和胶原蛋白的聚积，呈现出类肿瘤生长方式，异常的瘢痕组织越过原伤口的边缘，无法自发消退，对患者造成身体和精神上的压力，影响患者的日常生活。瘢痕疙瘩的治疗包括以下几个方面：①手术切除。手术是治疗成熟期瘢痕的主要手段，直接和近期减少瘢痕面积最为显著。常用的手术方法有瘢痕切除缝合、皮肤移植、皮瓣移植、磨碎、皮肤及软组织扩张、显微手术等。②物理治疗。常用的有压力疗法、冷冻疗法、激光疗法、放射疗法、硅胶膜疗法和黏纸带疗法。③药物治疗。主要有类固醇激素、维甲酸、抗肿瘤药物、细胞因子相关治疗、调节胶原代谢的药物、抗组胺药物及中医药疗法，此外还有钙通道阻滞剂、他克莫司（FK506）、博来霉素及新近出现的 A 型肉毒杆菌毒素（BTX-A）等药物。

（三）凹陷瘢痕的治疗

痤疮、手术、外伤、感染、水痘及天花等是常见的引起凹陷瘢痕的原因，这些病因导致皮肤真皮层及皮下组织缺损，而在随后的愈合过程中胶原蛋白、弹力蛋白缺失则会留下永久凹陷瘢痕。痤疮后凹陷瘢痕的类型主要可分为冰锥形、碾压形及箱车形，见图9-9。以下是集中型凹陷瘢痕的常用治疗方法：①药物治疗，包括 A 型肉毒杆菌毒素、维甲酸类药物、硅制剂；②化学剥离，目前常用的剥离剂有 25%～30% 水杨酸、20%～30% 三氯乙酸、20%～70% 果酸等；③皮肤磨削；④微针疗法，可引起胶原蛋白增生，修复洼地痤疮瘢痕；⑤组织填充，这种方法适用于较大的凹陷瘢痕；⑥手术治疗，这种方法是针对稍宽的底部和局部血液供应不足的凹陷瘢痕，采用小的线形瘢痕代替原有的深而大的瘢痕，改善外观；⑦激光和强脉冲光，此法可刺激胶原蛋白增生，利用不同波长的光能可被特定靶群（如黑色素、血红蛋白等）吸收，选择性破坏色素、血管等，起到治疗作用，改善皮肤病变外观；⑧射频疗法，这种方法可以作用于真皮组织，使原有胶原蛋白收缩，同时刺激新胶原蛋白的合成；⑨微等离子体（plasma）治疗，该法可以促进新生胶原蛋白产生及胶原重排。

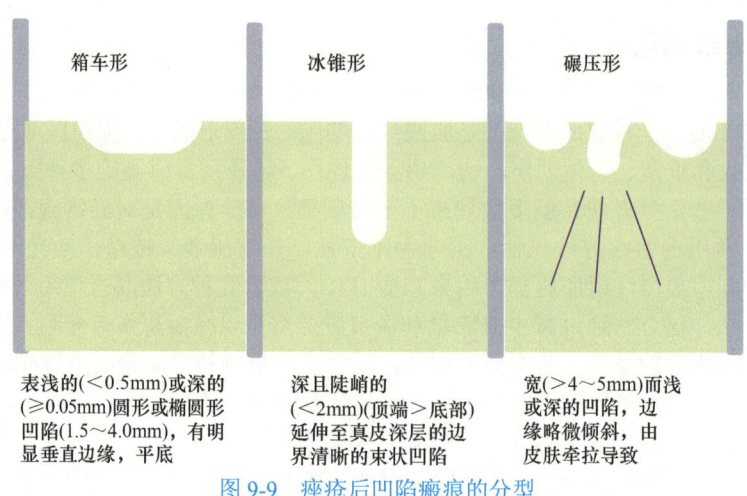

图9-9 痤疮后凹陷瘢痕的分型

三、关于瘢痕的预防

对人和家畜来说，创伤、手术、烧伤或运动损伤后皮肤上的瘢痕是一个重大的医学问题，往往导致不良的外观、功能丧失、组织运动和（或）生长受限以及不良的心理影响。目前的治疗是经验的、不可靠的和不可预测的，还没有预防或治疗皮肤瘢痕的处方药。

常见的预防手段主要包括：①医源性损伤瘢痕的预防。手术、注射和激光等治疗不可避免地会造成一些瘢痕的产生，但是该类原因造成的瘢痕在一定程度上是可以避免的，如选择恰当的手术时机和手术方式、术中无菌操作、消灭无效腔、无异物残留，以及对伤口进行充分减张，各个层次准确对合，分层缝合，使皮缘对合整齐，以防形成瘢痕。医疗措施干预后的瘢痕预防也是同等重要的，包括对于污染或易感染伤口预防性应用抗生素治疗；伤口愈合后，及早应用抑制瘢痕增生的药物并进行适当加压等疗法，至少应用3~6个月，可有效抑制瘢痕的增生。此外，有研究报道定期、定量给伤口周围进行A型肉毒杆菌毒素注射，可显著抑制术后瘢痕的形成。②非医源性损伤瘢痕的预防。这类瘢痕常是创伤、烧伤等引起的，且伴有不同程度的污染，对这类瘢痕预防的重点是预防和控制感染、减少创面愈合中的炎症反应、促进创面早日愈合、尽早封闭创面。对于较大的创面可以采取邻近皮瓣的转移或者自体植皮后加以负压吸引，促进创面的愈合，从而减少愈后瘢痕增生。在创面愈合过程中可以尽早采取一些诸如高压氧疗法、红外线治疗等干预措施，可以显著抑制瘢痕的增生。在创面愈合后，可对创面进行不少于半年的持续加压治疗，同样可以显著抑制瘢痕增生。瘢痕的预防十分复杂，单一的方法有时难以奏效，可以考虑根据不同患者的不同情况进行多种方法综合干预，以达到更好的预防效果，目前，瘢痕的预防和治疗仍是整形美容外科的研究热点。

四、皮肤血管化

在胚胎第3周时，真皮的一部分间充质细胞聚集形成血岛，以后在血岛细胞之间出现间隙，周围的细胞逐渐分化成内皮细胞，中央的造血干细胞形成原始血细胞游离于腔内。内皮细胞彼此连接排列成管状，产生血管和淋巴管。胎儿5个月时，皮肤可见较大的血管，管壁出现幼稚的平滑肌。在这里我们要讨论的是皮肤组织工程中血管化的问题。

首先，对血管形成作一个简单的介绍，血管形成包括血管生成与新生血管形成。血管生成是指胚胎发育过程中，原始间充质细胞定向分化为内皮祖细胞或成血管细胞定向分化为内皮细胞并形成血管网络的过程。新生血管形成是指现有血管生成新血管，血管外基质降解，血管内皮细胞增殖迁移，形成新的子血管网络。这两种形式的血管生成都存在于胚胎发育过程中，但在成人中，血管生成主要是通过新生血管形成来实现的，血管生成是一种重要的生物现象，涉及伤口愈合、组织修复和再生。新生血管形成，需要一系列促血管生成因子共同起调控作用，常见的血管生长因子有bFGF、aFGF、VEGF、血管生成素、TGF-α和TGF-β、TNF-α、血小板来源的内皮细胞生长因子、粒细胞集落刺激因子、胎盘生长因子、IL-8、HGF、增殖素。目前研究多集中在bFGF与VEGF上，研究发现两者有协同作用。

接下来探讨的是皮肤血管化在皮肤组织工程发展中的现状。我们知道，皮肤及其生理功能的恢复取决于细胞微环境的再现。所有居住在皮肤组织中的细胞都有一个血管网络，特别是内皮细胞，它不仅为细胞提供氧气和营养物质，还为细胞提供分子通信。血管系统和皮肤附属物之间的相互作用在以前已提出过。为了实现更合理和更接近皮肤组织的设计，在工程皮肤中加入血管网络是至关重要的。血供对于皮肤的维持和移植有积极的意义，尽管组织工程皮肤已经商业化并应用于临床，但仍未能很好地实现其血管化。目前，促进组织工程皮肤血管化主要是依靠促血管形成的种子细胞，以及多种生长因子的作用。随着诱导性多能干细胞、静电纺丝，以及生物打印技术的发展，也可以通过设计新型支架，并结合相应的种子细胞和细胞因子，精确地模拟体内生长环境，以促进组织工程皮肤的血管化。组织工程皮肤的核心思想是利用支架、细胞和（或）生物活性分子帮助皮肤从损伤中适当恢复。越来越多的研究者将解决方案集中在以下两点：①使用生长因子、活性氧诱导纳米颗粒和干细胞来促进血管生成。②在皮肤移植的体外或体内预先建立血管网络。

五、皮肤神经再生

皮肤创伤总是伴随着神经的破坏。由于临床治疗选择有限，皮肤感觉丧失和神经再生不理想仍然是伤口治疗的一个挑战。皮肤上有丰富的感觉神经和运动神经，前者来自脑、脊神经，后者来自交感神经的节后纤维。皮肤的神经支配呈阶段性，但相邻节段部分有重叠。皮肤神经起源于外胚层的神经峰，自神经元的轴突伸长而成。在胎儿4个月以后，神经末梢可达到表皮下并逐渐发育分化，趾部产生梅克尔触觉感受器。在第5个月末，指部形成克氏（Krause）小体。到第6个月时，真皮乳头发育，末梢神经在乳头内分支，呈网状、丝状或蹄形，真皮乳头层及真皮深层、皮下组织内分别形成迈斯纳小体及环层小体等神经末梢器官。

有研究报道将神经干细胞移植到受损皮肤创面，将有助于促进受损皮肤神经再生修复。其他干细胞如内源性间充质干细胞的原位再生，被认为是一种具有加速神经再生和感觉功能恢复潜力的新策略，其中由趋化因子招募的间充质干细胞通过生物信号和电信号可定向神经元分化，研究者提出的一个自供电智能补丁，在程序中可提供趋化因子和生物电信号。自供电智能补丁被证明能在23d内有效地加速伤口部位的神经快速再生和感觉恢复，表明了自供电智能贴片在组织趋化因子、神经定向生物电异构线索方面的概念验证，可加速神经再生和感觉恢复。另外有报道，施万细胞对于皮肤感觉、知觉可发挥重要作用，在重建真皮的体外模型中，施万细胞促进了三维组织中感觉神经突触迁移的数量，富含施万细胞的重建皮肤样品的电流感知阈值与正常皮肤相似，可以证明在组织工程皮肤中添加施万细胞，不仅能增强神经迁移，而且能促进髓鞘的形成和体内神经功能的恢复。利用组织工程皮肤方法改善皮神经再生，确实为受损皮肤功能恢复开辟了新的途径。

第十章　组织工程与周围神经缺损修复

周围神经损伤是临床常见问题，会导致破坏性后果，包括运动和感觉功能丧失，影响患者的生活质量。周围神经修复和再生仍然是组织工程和再生医学面临的最大挑战之一。目前的治疗在很大程度上依赖于外科手术，包括通过神经自体移植来修复受损神经。尽管多年来外科手术有所改进，但临床上自体神经的成功移植受到了基本问题的限制，如功能低下以及受损神经和供体神经之间的不匹配。虽然周围神经可在一定程度上再生，但其结果往往令人失望，特别是对于严重的伤害。神经再生不良导致的功能持续丧失是世界范围内严重的公共卫生问题，由于迄今为止还没有解决这个问题的最佳方案，因此研究人员越来越关注组织工程领域。建立组织工程的3个关键点是支架、种子细胞和各种生长因子。了解神经损伤的类型和修复过程、组织工程化神经的构建以及微环境（microenvironment）的共同参与是解决周围神经损伤并促进其再生的必要条件。

第一节　周围神经损伤与修复

周围神经损伤是指周围神经干或其分支受到创伤，导致神经支配区域，即躯干和（或）四肢的运动、感觉及自主神经功能障碍的一种临床疾病。周围神经损伤后发生分子级联反应，涉及施万细胞、成纤维细胞、内皮细胞和巨噬细胞等，以及主要受损伤神经轴突的分解物质和裂解因子控制，这种级联反应会导致周围神经的进一步损伤。体内再生机制复杂，神经生长缓慢，脱位生长，靶区肌肉萎缩，导致功能恢复不佳，只有少数人对其感觉和运动功能的恢复感到满意，部分患者甚至可能终身残疾，这不仅给患者造成了心理障碍，也给社会带来了更大的负担。因此，有必要应用各种积极的方法促进周围神经再生，并与靶器官建立早期突触连接，避免去神经萎缩。

一、周围神经损伤的解剖与分类

周围神经损伤的临床管理很复杂，取决于损伤的严重程度。严重性不同的神经损伤给再生带来的挑战不一样，对神经进行修复的方法及要求也有所不同。临床上常按照损伤程度对周围神经损伤进行分类，适当的分类对于指导神经损伤的临床治疗及预后判断十分重要。1943年，赫伯特·塞登（Herbert Seddon）引入了一个分类系统，并描述了3类周围神经损伤，即神经失用（neuropraxia）、轴索断伤（axonotmesis）和神经断伤（neurotmesis）。

神经失用（Ⅰ类）是一种通常由局灶性脱髓鞘和（或）缺血引起的神经损伤，是最轻微的周围神经损伤类型。在神经失用症中，神经传导功能障碍为暂时性的生理功能阻断，而神经轴突和神经内膜鞘完整，神经纤维不出现形态上的明显改变或者仅出现轻微的病理改变，表现为局限性脱髓鞘，而远侧端神经纤维不出现退行性变化。受伤的周围神经通常会实现神经传导和功能的完全恢复，恢复过程可能变化很大，从数小时和数天到数周甚至数月不等。轴索断裂（Ⅱ类）是一种相对更严重的周围神经损伤类型，通常由挤压、拉伸或敲击引起。神经轴索断裂，但神经内膜鞘保持完整，损伤远端神经纤维发生沃勒变性。损伤后远侧纤维很快出现神经传导阻滞，相应骨骼肌出现失神经的纤颤电位。在这种程度的神经损伤中，有感觉和运动障碍，以及损伤部位远端的神经传导障碍。剩余的周围基质有利于沿完整组织框架的轴突伸长。如果受伤的神经残端保持一定程度的生理结构和组织的完整性，则可以预期功能恢复。轴索断裂的预后也在很大程度上取决于病变部位与靶器官的距离。神经断裂（Ⅲ类）是由神经横断或神经毒素引起的，是最严重的周围神经损伤程度。神经束或神经干完全断裂，或为瘢痕组织分隔，需要通过手术缝合神经。由于轴突、神经内膜鞘，甚至神经束膜和神经外膜都断裂，再生轴突不能被限定于原来的神经内膜鞘内，神经再生一般不完全，神经功能无法恢复或者仅有部分恢复。

桑德兰（Sunderland）在1951年将塞登（Seddon）的分类进行了扩展，将神经损伤程度分为5度。Sunderland一度损伤表示神经损伤程度最低，与Seddon神经失用相当。Sunderland的二度、三度和四度伤势与Seddon的轴索断裂相当。在Sunderland的二度损伤中，尽管轴突被破坏，但神经内膜鞘、神经外膜和神经束膜仍然完好无损。在Sunderland的三度损伤中，除了损伤部位的轴突断裂外，神经内膜和神经束膜的连续性也丧失了。在Sunderland的四度损伤中，只剩下神经外膜的完整性，轴突、神经内膜和神经束膜的连续性均受损。Sunderland的五度损伤对应于Seddon分类中神经断裂的定义，代表了最高程度的神经损伤，具有完全的神经缺损（图10-1）。

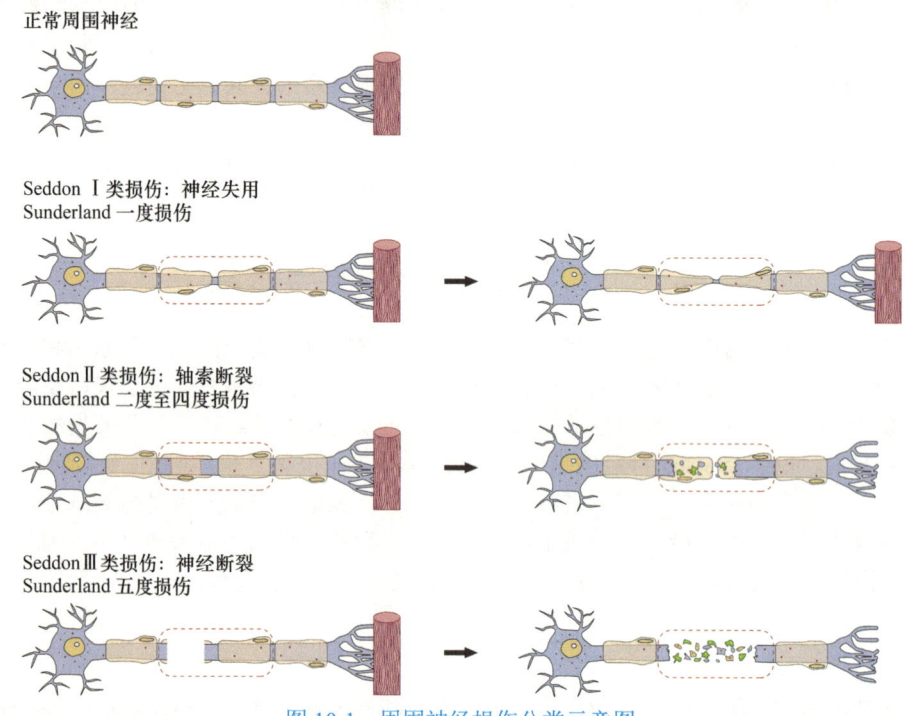

图10-1　周围神经损伤分类示意图

二、创伤后病理机制

周围正常的有髓神经被施万细胞膜包裹，形成髓鞘，这种结构确保了特定信号的传输并维持了正常的神经生理功能。当轴突断裂后，受损处远侧神经纤维脱离了胞体这一营养和代谢中心，其全程包括神经末梢都会发生溃变，这一溃变过程称为沃勒变性。在神经损伤部位，轴突在外力作用下断裂解体，形成炎症环境，髓鞘也被分解和丢失，巨噬细胞被募集到损伤部位以吞噬、清除大部分髓鞘碎片和脂滴。

受伤后的轴突可以再生并可能促进功能恢复。外周轴突的再生能力是通过细胞内在的分子机制获得的。周围神经损伤会触发轴突到细胞体的逆行信号，从而激活相关再生相关基因的表达。受伤后数小时内，生长锥在轴突的前缘聚集并引导轴突延伸。生长锥是一种感觉运动结构，具有几种类型的细胞膜受体，能够与细胞和细胞外分子结合。切断的轴突会引发炎症反应，从而激活施万细胞。施万细胞是周围神经再生最重要的细胞。虽然在沃勒变性期由施万细胞形成的髓鞘发生溃变、崩解，但施万细胞极少死亡，反而于损伤24h后开始发生显著的分裂和增殖。在损伤平面远端神经纤维的溃变过程中，伴随着施万细胞的反应性增殖，巨噬细胞也聚集于受损神经纤维处，与施万细胞一起活跃地吞噬、清除变性的轴突和髓鞘碎片。基底膜管内的髓鞘碎片被吞噬细胞清除后，不断增殖的施万细胞在基底膜管内沿神经纤维长轴平行排列呈带状，形成细胞索，称为宾格尔带（Büngner zone），在周围神经再生中起着至关重要的作用。在此过程中，基因可以编码促进神经再生和防止细胞凋亡的蛋白质或生物活性物质。

尽管有允许外周轴突再生的内在和外在机制，但并非所有周围神经损伤都会自发愈合。在轻度轴突断裂中，剩余的神经内膜和神经外膜被施万细胞和再生轴突感知，这些轴突仍会连接组织的结构，连接的组织膜引导轴突穿过病变部位并达到它们的损伤前目标，因此，这种类型的损伤可以自发愈合。在严重的轴索断裂和神经断裂中，缺乏结构性胶原膜会干扰愈合过程，在没有引导轴突的结构线索的情况下，固有的轴突再生能力往往会发生无组织的生长，除了没有达到受伤前的目标外，以杂乱无章的方式生长的轴突还会形成疼痛的神经瘤。

三、周围神经损伤修复策略

（一）传统修复策略

随着医疗技术和设备的发展，周围神经损伤的治疗取得了重大进展。常见的修复策略有两种：手术修复和非手术修复。

神经缝合是神经损伤手术治疗的标准方法。具体过程是去除坏死组织，然后将神经首尾缝合。修复效果取决于修复技术的完善程度和损伤部位到目标组织的距离。如果空间过长，即使神经残端对齐，轴突再生并连接到相应部位的时间也会超过一个时间窗，这会损害周围神经修复的效果。神经缝合依靠轴突产生侧支萌芽。在手术过程中，供体神经的部分轴突被人为破坏，使其末端发芽，重新填充了神经残端之间的间隙。

神经移植是另一种手术方法，尽管自体神经移植是治疗长间隙神经损伤的金标准。在大的周围神经病变中，血管化的神经移植可以为神经残端提供血液，防止缺氧并提供营养，然而，神经元修复过程需要一个完整的神经供体，通常取自体感觉神经，这会损害原始的健康组织。随着脱细胞技术的发展，异体神经移植可以替代自体神经移植，减少自体神经的损伤，削弱免疫反应，达到修复的目的。将异质神经完全脱髓鞘和细胞化，留下天然的细胞外基质，将它们与自体神经分化的脂肪来源的间充质干细胞整合形成神经导管，可用于修复坐骨神经缺损。

所谓的周围神经非手术修复，就是采用一些非手术的手段保护受损神经元，促进神经的再生和成熟，从而促进神经功能恢复。神经营养因子是机体产生的一类能够促进神经细胞存活、生长、分化的多肽或蛋白质，来源于靶细胞而逆向营养神经元，产生生物学作用，但可能因为给药途径、药物剂量、副作用等因素的影响，目前神经营养因子的临床疗效尚未得到肯定。中医中药是中华民族的瑰宝，一些单味中药或复方制剂的有效成分可以促进神经损伤修复，如牛膝中的多肽成分被证实能够有效地促进实验动物坐骨神经损伤修复，银杏叶提取物被证实具有较好的神经保护作用。中药还可以降低神经元死亡率，促进周围神经再生。脉冲电磁场和电刺激可有效提高感觉和运动神经轴突再生的速度和准确性。使用具有纵向孔的导电支架作为材料可修复大鼠15mm坐骨神经缺损，导管旁的间歇性电刺激用于促进感觉和运动神经的功能恢复。结合支架材料，脉冲电磁场加速了大鼠横断坐骨神经的功能恢复，在临床上被认为是一种有效、安全、可耐受的周围神经修复治疗方法。结合电刺激可以加速细胞增殖、分化、神经突生长和髓鞘形成，从而促进周围神经的再生。电刺激可增加施万细胞再生，上调各种生长因子水平，增强钙通道活性，激活相关效应蛋白，从而促进神经元生长（图10-2）。电刺激也会调节严重的神经系统疼痛，提高了患者的生活质量。

（二）周围神经再生的组织工程策略

周围神经损伤可导致部分或全部神经断裂，并导致瘫痪、神经性疼痛甚至感觉丧失，严重损害了患者的肢体功能并降低了他们的生活质量。修复周围神经缺损的3个主要关注点是：①具有不同特征神经纤维的有效和准确连接，如损伤部位远端和近端的感觉和运动神经；②近端是否提供足够的神经纤维支配近端靶器官；③在再生的近端神经纤维长入并支配靶器官之前，防止远端靶器官的运动终板失稳，尽量减少肌肉萎缩。

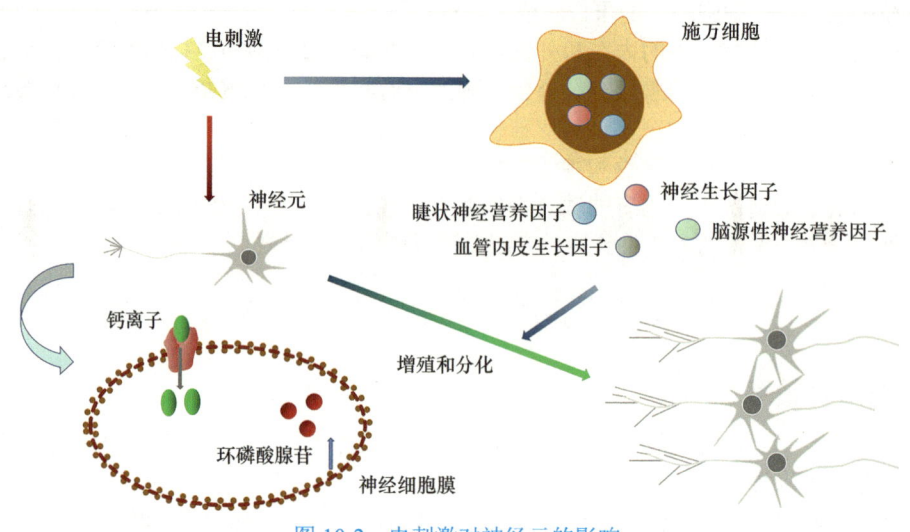

图 10-2　电刺激对神经元的影响

目前，最理想的临床结果可以通过简单的端到端缝合来实现无张力神经间隙，而自体移植仍然是临床应用中严重缺损（成人大于 5mm）的黄金标准。尽管自体移植物几乎符合周围神经修复标准，如高生物相容性、天然组织成分和适当的细胞外基质支持，但限制供体可用性、继发性损伤、直径不匹配和神经瘤形成的不足也不容忽视。

随着细胞生物学和材料科学的快速发展，一门新学科——组织工程应运而生，可以构建不同的周围神经修复方法。组织工程的基本思想是用活细胞以某种方式与细胞外基质或支架材料相结合，并施加一些可诱导和促进生长的因子，在体外形成组织和器官，用以替换机体的受损组织、器官。组织工程应用工程学和生命科学的原理与方法，研究开发生物替代物以修复人体各种组织或器官损伤，或者增进、改善人体组织或器官的功能和形态。组织工程为组织、器官缺损和功能障碍性疾病的治疗提供了全新的思路，被认为是 21 世纪最具应用前景的治疗方法。

第二节　神经组织工程

神经组织工程是指制造具有或不具有支持、鼓励和指导神经突生长和施万细胞迁移的细胞成分的生物相容性结构。通过设计具有内部特征或凹槽的生物材料，可以引导神经生长和施万细胞迁移，同时最大程度地减少显著的纤维化。

神经组织工程的目的是建立组织工程化神经，在修复神经损伤时起到物理和营养支持的作用。在一些较长的神经间隙中，组织工程化神经是一座桥梁，显示出与自体神经移植相当的神经恢复能力，可以准确指导神经残端的重新连接。

一、支　架

支架制造是组织工程化神经的基石。理想的支架应该是连接近端和远端残端并积极满足多神经再生需要的被动物理支撑。适当的支架应为生长因子聚集和施万细胞生长、保护和引导近端残端延伸到远端残端提供场所，犹如连接远端神经的桥梁；同时，支架可以将新生的轴突与外界环境隔离，避免许多炎症细胞浸润到受伤部位，帮助在其中积累高浓度的神经营养因子，减少瘢痕形成和神经瘤。

神经组织工程的核心是构建由细胞和生物材料组成的三维复合体，制造神经导管，导管是可以有效引导轴突再生的活性支架，它们含有支持轴突再生的必需细胞和神经营养因子。将神经导管植入受伤部位可以模拟沃勒变性后的神经结构，避免免疫反应，即使在某些损伤模型中，临床效果也与自体神经移植相似。神经支架的常见构建模式有 4 种：中空单通道导管、充填基质凝胶（或海绵）的导管、内置纤维支架的导管和多通道导管（图 10-3）。

优秀的神经导管一般满足以下特点：可吸收/可降解、复合施万细胞/细胞因子/细胞亲和力、支架内的形貌线索符合神经索生长、良好的弹性/延展性。神经导管的应用可以有效解决直接神经缝合和神经移植的问题。在神经导管桥接技术中，近端和远端神经残端将插入神经导管的两端，从近端残端再生的轴突通过导管生长并在远端残端选择性地生长到它们的原始通路中。该导管为两个神经断端提供营养支持，并防止周围组织侵入两个神经断端之间的间隙。此外，神经导管可以丰富腔内的神经营养因子并建立微环境，从而增强损伤后的轴突再生（图 10-4）。

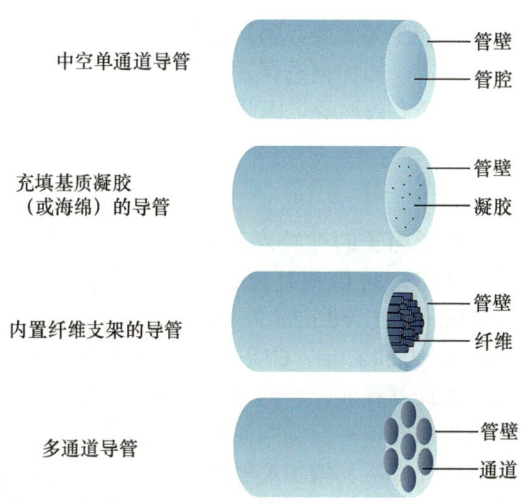

图 10-3　神经支架的常见构建模式

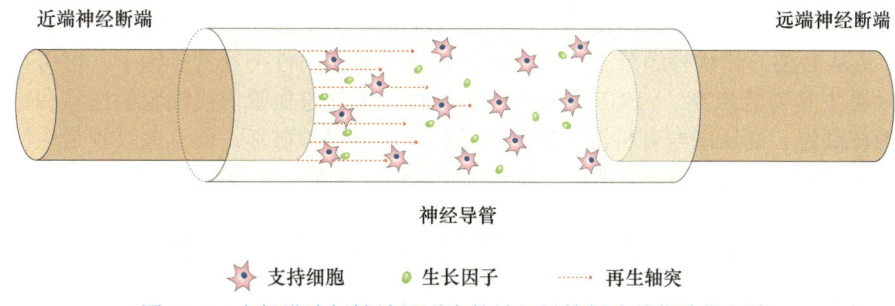

图 10-4　由促进选择性神经再生的神经导管创建的优选微环境

二、种子细胞

种子细胞是组织工程的五要素之一，植入受损神经的种子细胞可产生生长因子，影响细胞外基质，促进神经再生。神经组织工程中常用的种子细胞是分化成施万细胞的干细胞。施万细胞是周围神经系统中的特异性神经胶质细胞，对髓磷脂的形成非常重要，可以为轴突提供支持和营养因子，在周围神经再生过程中有重要地位，因此研究中常采用施万细胞作为种子细胞。动物实验表明，预先种植施万细胞的神经导管具有更好地促进神经再生作用，能够修复更长距离的周围神经缺损。在人体内，由于异体施万细胞存在免疫排斥反应问题，临床应用受到限制。为了探寻来源更广、效果更好的种子细胞，最近的发展促进了使用胚胎干细胞（embryonic stem cell，ESC）、神经干细胞（neural stem cell，NSC）和间充质干细胞（mesenchymal stem cell，MSC）作为优选的种子细胞，以构建组织工程化神经。研究表明，在适当的培养条件下，ESC 可以诱导分化成多种细胞类型。在辅助 3D 支架内，ESC 在很长一段时间内具有更高的增殖率和更高的神经生长因子（nerve growth factor，NGF）和血管内皮生长因子（vascular endothelial growth factor，VEGF）的产生。当与异源纤维蛋白密封剂结合使用时，ESC 改善了周围神经修复的再生。NSC 是在神经系统发育过程中具有多重分化潜能的原始细胞，免疫原性低间充质干细胞首先在骨髓中发现，来源于早期中胚层，是多能干细胞。MSC 可分化成多种组织细胞，是理想的种子细胞。骨髓间充质干细胞（bone marrow mesenchymal stem cell，BMSC）可以释放神经营养因子，调节微环境，从而改善横断的坐骨神经再生。维持细胞活力和为种子细胞创造最佳外周环境的方法对于成功修复受损神经至关重要。虽然细胞移植在实验动物中取得了较好的效果,但临床使用中还有很多问题需要解决,如如何选择适宜的种子细胞、如何选择合适的移植数量和途径、如何保证移植细胞的安全性和有效性等,因此在临床应用之前还需要更加深入的基础研究。

三、生长因子

生长因子的神经营养作用可以间接影响神经导管中的种子细胞。作为组织工程的神经移植的一部分,可以将外源性生长因子添加到神经导管中,最常用的是 NGF、脑源性神经营养因子(brain-derived neurotrophic factor,BDNF)和胶质细胞源性神经营养因子(glial cell-derived neurotrophic factor,GDNF)。研究表明,负载有 NGF 的壳聚糖/丝胶复合支架可维持生物活性成分的局部释放,以治疗慢性周围神经压迫损伤。复合支架的降解产物上调了 GDNF、早期生长反应蛋白 2 和神经细胞黏附分子的表达,这些基因对于促进神经功能恢复非常重要。BDNF 在促进神经元存活、增加突触可塑性和神经发生方面很重要,可有效增强周围神经再生。GDNF 可以支持运动神经元的生存,为它们提供营养,调节神经元的发育和分化,并且更早地加速了髓鞘的发生和生长。神经营养因子 3(neurotrophin-3,NT-3)、睫状神经营养因子(ciliary neurotrophic factor,CNTF)和 VEGF 也可应用于修复周围神经损伤。当与聚乳酸-羟基乙酸共聚物(PLGA)导管结合时,NT-3 增加了神经干细胞向神经元的分化,从而形成了突触连接,表现出突触活动,并且神经突被伴随的施万细胞髓鞘化。NT-3 可通过改变施万细胞的生物学特性影响周围神经修复。CNTF 最早是从鸟类的睫状神经节中分离出来的,属于非靶向性神经营养因子,可引导轴突生长并增强神经再生和功能恢复。VEGF 具有高度特异性,可促进血管内皮细胞的迁移和增殖。生长因子的功能在高温、高压或与有机溶剂接触的条件下很容易被破坏,但这些过程是生产支架材料所必需的,在材料制备过程中必须考虑将生长因子应用于支架,以增强对生长因子的保护。

四、用作组织工程化神经的生物材料特性

一种理想的生物材料,既适用于组织工程,也适用于神经导管生产,必须满足一些要求并在不同特性之间找到适当的平衡,如生物相容性、生物降解性、渗透性、足够的生物力学和表面性能(图 10-5)。此外,需要关注使用导管的物理特性:柔韧性、抗塌陷和抗张力、足够的壁厚、特定的导管直径和可缝合性。

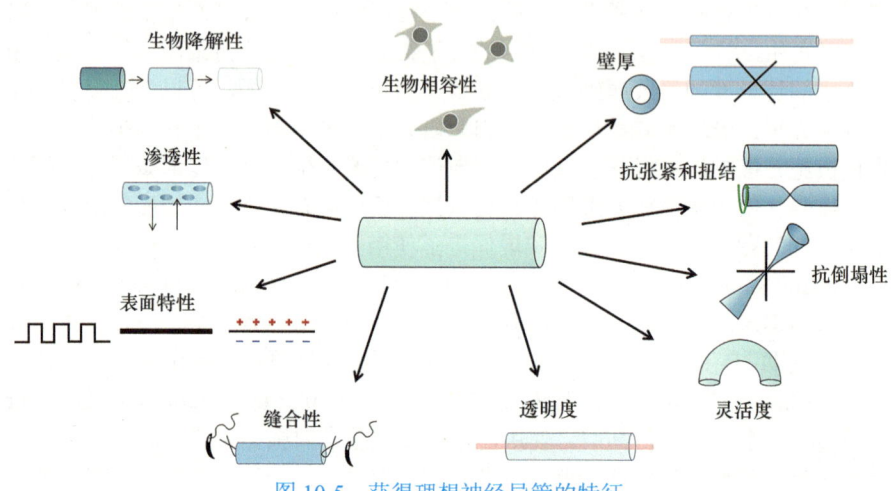

图 10-5 获得理想神经导管的特征

评估生物相容性时需要考虑 3 个参数:①血液相容性,与血液接触的生物材料不得引起可导致血栓形成的溶血或凝血;②组织相容性,生物材料不得对周围组织产生副作用,包括瘢痕形成、

炎症和任何免疫系统反应；③机械相容性，生物材料必须具有与宿主组织相似的机械性能，以避免组织局部增加应力，降低组织的自然/生理活动性。

由于被动机械力会影响神经元愈合过程，因此必须考虑到一定量的机械刺激有助于神经再生，但刺激过度会有相反的效果，更高的机械力会破坏激活细胞凋亡途径的细胞膜。此外，外层必须模拟周围神经结缔组织结构的阻力。底物的降解动力学必须与使用它的特定组织的再生时间相适应。一方面，支架应整合到周围组织中，并逐渐被细胞外基质和细胞取代，以恢复组织的功能。导管退化应适应神经再生时间，导管的过快降解会导致肿胀和局灶性炎症，从而导致神经再生不理想；另一方面，如果速度太慢，导管可能会压迫神经并导致慢性免疫排斥反应。理想情况下，当神经修复完成时，导管应该被完全吸收。最佳降解时机取决于缺陷长度，较长的神经间隙需要具有较长降解时间的生物材料，理想情况下，导管应在此阶段后显著降解，以减轻异物引起的症状并避免移除导管所需的二次手术，这两种都是使用不可生物降解导管后通常观察到的情况。

理想的管道应该是半渗透性的。渗透性是细胞活力所必需的，因为它能够促进气体和营养物质的交换以及由细胞自身产生的代谢物组成的废物清除。因此，应用于生物医学的理想支架必须提供足够的渗透性，这也会影响形成纤维蛋白基质的能力，在组织再生过程中用于指导轴突再生。研究表明，在神经再生的早期阶段，神经壁的通透性增加，所以导管应该模仿类似的行为。与低渗透性或不可渗透性导管相比，半渗透性神经导管能更有效地促进神经再生。此外，渗透性受材料亲水性的影响，与非常高的亲水性或疏水性相比，材料的适度亲水性允许更好的细胞黏附。

导管通透性随着孔径的增大而增加，与显示较小孔径的神经导管相比，具有大孔径的神经导管能够更好地支持轴突生长。合适的孔径可以允许营养物质流入，同时防止细胞外基质成纤维细胞进入和生长要素流出。

孔隙率会影响生物材料的生物力学/物理性质，如柔韧性、抗塌陷和张力，考虑到导管在体内植入后受到的不同生物和机械损伤，这些都是非常重要的特征。应在导管柔韧性和刚度之间取得适当的平衡，因为柔韧性是临床实践中的关键要求。手指神经缺损是最常见的神经损伤，关节运动需要软管，然而，也需要一定的机械阻力以避免可能危及神经再生的导管塌陷，植入物的塌陷和（或）扭结也可能通过导致神经受压和缺血而损害神经再生。

灵活性可避免周围组织和再生轴突的机械损伤；植入物的高刚度可能导致神经残端从管腔中逸出，并使植入过程中装置的缝合过程复杂化；此外，导管应能抵抗张力，以避免在运动过程中因神经紧张而撕裂。

表面特性，包括表面功能化，对于支架和细胞之间的相互作用很重要。表面化学改变是促进细胞黏附和神经突生长的有效策略。大表面积促进细胞黏附和增殖，定向表面影响细胞行为。不同粗糙度可以确定不同的黏附模式。纳米结构导管内表面可以改善细胞黏附，而微结构表面可用于将再生轴突靶向靶器官。因此，内部微结构化表面可用于修复缺陷的导管。导管表面通常通过3种方式从光滑变为粗糙，即添加凹槽、孔或凸起部分。相同生物材料的纳米粗糙度差异会影响神经导管的润湿性；此外，纳米粗糙度对细胞黏附有积极影响，因为它模拟了细胞外基质结构并增强了细胞生长和细胞骨架伸长。微结构支架可能有助于模拟更大的结构，促进周围神经再生过程中的轴突再生。由于激光表面纹理化、化学物质、等离子体处理、静电纺丝或使用模具等多种制造工艺，大多数可用的生物材料的粗糙度都可以改变。

表面电荷可以增强体内的生物反应。材料的电荷或电导率会影响细胞定植，由于细胞膜表面存在正电荷，因此细胞会黏附在带负电荷的底物上。此外，导电聚合物可以增加神经突的生长。

神经再生结果也受神经导管直径的影响，该直径必须与受伤神经近端和远端残端的尺寸相匹配。与神经残端不匹配的导管可能会损害神经再生；直径较小可能会导致神经慢性受压，而直径过大除了导致生长因子外流外，还会导致不需要的细胞进入并形成纤维组织。

在设计神经导管时必须考虑壁厚，因为导管壁厚与神经瘤形成之间存在很强的相关性。壁厚会影响不同的特性，如渗透性，还影响管道的柔韧性和坚固性等机械性能，因此在管道设计过程中应考虑到这一点。过厚的导管壁会减少轴突生长,这种减少归因于通透性和孔隙率降低,这对神经再生很重要。壁厚还是影响导管可缝合性的参数之一。理想的导管应易于缝合,神经导管必须允许缝合针穿过管壁,避免神经残端从导管腔中逸出,但它们还必须足够坚固,以使缝合线能够在受到张力时将近端和远端神经残端结合而不会脱离运动过程中的力。

透明度是外科医师比较重视的一个特征,较好的透明度有助于在神经修复手术期间神经残端的最佳定位,这一特性在临床前试验中也很有用,因为它可以直接在原位观察神经再生是否发生。

五、天然与合成生物材料

制备组织工程化神经的生物材料按其来源分为天然材料和人工材料两大类。天然材料指来源于自然界动植物的生物材料,一种是生物体软组织及其衍生物,多用于研究神经损伤修复的如静脉、骨骼肌和脱细胞神经等;另一种是生物体组织来源的高分子聚合物,一般都是可降解的,常用于制备组织工程化神经的如胶原、壳聚糖和丝素蛋白等。人工材料指人为合成的高分子聚合物,一种是不可降解的,如硅胶和膨体聚四氟乙烯等;另一种是可降解的,如聚乙醇酸、聚乳酸及其共聚物等。生物惰性材料即不可降解生物材料,如硅胶,虽是最早用于制备神经导管的材料,但由于具有不可吸收材料引发异物反应、阻碍神经再生和须二次手术取出等缺点而限制了其在临床神经损伤修复中的应用。生物可降解材料,因其在体内可逐渐被吸收,引导神经再生的同时让出了足够再生空间,亦不需要二次手术取出,因此目前及今后组织工程化神经材料的研究重点在生物可降解材料上。

天然来源的生物材料可提供黏附分子、细胞结合位点,并与周围组织兼容,因此适合于组织工程。从天然生物材料获得的导管与合成导管具有许多共同特征,这些特征也适用于周围神经再生。天然生物聚合物的优势不仅在于其更高的生物相容性,更重要的是这些聚合物可以通过不同的可再生资源提取,其中一些可以从废弃的食物中获得。通常,天然生物材料是可生物降解的,并可以与周围组织结合。与合成生物材料相比,天然生物材料的降解产物细胞毒性更小,生物相容性更高,并且更容易被宿主组织降解和代谢。天然聚合物由于其优异的生物相容性和生物活性,允许支架与组织之间产生更好的相互作用,从而改善细胞黏附、增殖和组织再生。基于天然的生物材料也存在一些局限性,如需要广泛纯化或化学异质性,这会导致降解速率等机械性能变化。此外,天然聚合物通常具有较差的机械性能和批次间的可变性,这限制了它们的广泛使用。

(一) 天然生物材料

研究最多的用于支持神经再生的天然生物材料是多糖 [透明质酸(hyaluronic acid,HA)、海藻酸盐、甲壳素和壳聚糖]、蛋白质(胶原蛋白、明胶、层粘连蛋白、丝素蛋白、纤维蛋白和角蛋白)和源自天然来源的聚酯 [聚 (3-羟基丁酸) 和聚 (3-羟基丁酸-co-3-羟基戊酸)]。

1. 多糖

(1) 透明质酸:是一种糖胺聚糖,参与构成细胞外基质,可促进细胞与其他细胞外分子的相互作用,参与不同细胞过程的调节。使用微生物技术,可以大量获得 HA,而不会有动物病原体污染的风险。此外,可以通过与二乙烯基砜交联来改变 HA 降解的程度,这种交联还会在冷冻和冻干后形成多孔结构,为细胞增殖提供额外的表面积。HA 具有生物相容性并支持轴突再生,但它的机械性能非常低,在体内,它被广泛分布在生物体中的透明质酸酶降解,从而决定了它快速降解的特点。基于酯化 HA 衍生物的神经导管显示出快速降解,与支持神经再生所需的时间不相容,并且观察到纤维组织的形成和大量的细胞向内生长,这些特性使 HA 不适合作为神经再生的导管,但因其特性非常适合作为导管内部填充物。

(2) 海藻酸盐:通常从褐海藻中提取,由于其生物相容性而被广泛应用于生物医学。与其他生物相容性可降解材料相比,其古洛糖醛酸和甘露糖醛酸的化学成分具有更大的化学灵活性,可以更接近地模拟哺乳动物细胞外基质的物理特性。物理和机械性能也很容易通过各种化学反应和

使用 Ca^{2+} 的物理交联来调节，这种生物材料可以促进神经再生，但机械阻力较弱，不足以承受生理负荷条件，并且降解相对较快，因此需要添加其他聚合物。海藻酸盐的物理特性使其适合使用多种技术制造，海藻酸盐还成功地用作神经再生中生长因子输送的导管内部填充物和各种酸碱度（pH）下的分子控制释放。

（3）甲壳素和壳聚糖：甲壳素是甲壳类动物壳中糖胺聚糖 N-乙酰基-D-葡糖胺最丰富的线性多糖均聚物，在自然界中，它是仅次于纤维素的最丰富的多糖，是从节肢动物的外骨骼中获得的。事实上，约 50% 的贝类废物由几丁质衍生物组成，这些可以通过微生物或化学方法提取。

几丁质主要以其部分脱乙酰化形式壳聚糖用于许多不同的领域，从食品工业和农业到药剂学再到再生医学。壳聚糖可以很容易地通过碱水解从几丁质中以低成本获得。

壳聚糖（chitosan）广泛用于支持周围神经再生，它具有许多适用于该领域的特性。壳聚糖具有生物相容性，可支持轴突再生并减少瘢痕组织的形成；壳聚糖是一种可再吸收的生物材料，其降解产物（包括壳寡糖）对神经再生有积极影响；此外，壳聚糖还可以通过多种制造技术加工生产神经导管。限制壳聚糖用作神经导管的一个因素是其机械强度低，尽管如此，改变壳聚糖乙酰化程度，可以提高其机械稳定性，并在体内测试了不同乙酰化程度的导管。事实上，壳聚糖已经在体内进行了广泛的研究，结合不同的合成聚合物，成功地弥合了神经缺陷。壳聚糖是用于制造神经导管的有吸引力的材料，因为它的多功能性，并且它的表面纹理也可以很容易地修改以更好地支持轴突再生。

2. 蛋白质

（1）胶原（collagen）蛋白：是一种高度灵活的天然聚合蛋白质，也是细胞外基质（ECM）的主要蛋白质成分。内源性胶原蛋白有助于维持 ECM 的结构完整性和空间组织，因此对于 ECM 沉积以及自然组织形态发生、修复和重塑至关重要。胶原支架在组织工程方面具有许多优势，包括胶原蛋白是细胞和药物输送的良好介质，并且对于神经导管具有足够的灵活性，具有针对神经通路不同部分量身定制的物理特征；此外，它可以支持轴突再生并促进细胞黏附、存活和迁移，这种胶原蛋白神经导管可以支持神经再生和肌肉的神经再支配。

（2）明胶：变性胶原蛋白可以通过高温或强酸、强碱或酶处理转化为明胶。明胶溶解在水中，是一种可生物降解的聚合物，可形成具有热敏保持特性的水凝胶。明胶比胶原蛋白便宜，并且与其前体相比具有相对较低的抗原性，然而，它在水中的溶解度和明胶管道的易塌陷使其有必要使用各种交联剂，导致其机械和物理性能发生变化，并具有可控的降解速率。

事实上，由于较弱的机械强度和快速降解，大多数基于明胶的支架是使用明胶与其他不同来源的生物材料（如壳聚糖或用于生产导管的生物玻璃）制备的。由于化学性质和降解动力学，明胶支架可以很容易地结合生物活性分子，这些分子可以在支架降解过程中逐渐释放。

（3）层粘连蛋白：是构成 ECM 基底层主要成分的高分子量蛋白质，ECM 基底层是一种蛋白质网络，是大多数器官和细胞的结构基础，并作为影响细胞存活、分化和可塑性的细胞黏附分子发挥作用；存在于血管基底层中的层粘连蛋白可以作为轴突生长的管道，因为它在周围神经、毛细血管和骨骼肌周围的基底膜中内源性表达；此外，它可以调节施万细胞的增殖、分化和髓鞘生成。由于这些原因，层粘连蛋白被认为是用于神经修复的有前途的支架成分。

（4）丝素蛋白（silk fibroin）：是一种天然生物聚合物，具有高生物相容性和低免疫原性以及足够的生物降解性、物理强度和体内应用的灵活性。与其他基于天然的生物材料相比，丝素蛋白的使用在经济上具有优势，因为其简单的纯化过程以及利用丝绸工业基础设施的大规模可用性。丝素蛋白包含重复的氨基酸序列，这决定了大量 β 折叠的形成，从而赋予了其良好的机械性能，如弹性、柔韧性和高抗断裂和抗压性。丝素蛋白可以促进组织修复和恢复的细胞附着和存活，还可以促进施万细胞的增殖，因此可能对周围神经再生特别有效。丝素蛋白还可以将生物活性化合物输送到损伤部位并减少组织炎症和氧化应激。

丝素蛋白的生物相容性得到了很好的证实，在体外和体内均证明不存在细胞毒性，丝素蛋制成的神经导管能够弥合周围神经间隙并引导神经再生。由于天然蚕丝赋予导管良好的拉伸和机械性能，而用丝素溶液生产的导管不具备相同的特性，从丝素溶液中获得的丝素蛋白可以与不同的生物材料混合以达到足够的机械性能。将丝素蛋白与合成生物材料混合也可能是提高合成导管性能和生物相容性的一种策略，因为丝素蛋白可以刺激成纤维细胞增殖和 VEGF 分泌，从而改善导管内的血管生成，对神经再生产生积极影响。丝素蛋白也可以与胶原蛋白等天然生物材料混合，实际上是丝素蛋白-胶原蛋白神经导管，在加速神经再生方面显示出良好的效果。丝素蛋白支架可以合成为各种构象，如纤维、垫子、薄膜和水凝胶。由于独特的物理化学和生物学特性，丝素蛋白是一种很有前途的组织工程材料。研究表明，丝素具有一定的可降解性，可以被缓慢吸收，并且可以通过化学改性加快和控制其降解速率，从而更好地匹配神经再生的速率。顾晓松团队根据仿生学原理制备的蚕丝丝素人工神经移植物与鸡蛋壳显微结构类似，能够较好地修复大鼠坐骨神经缺损。

（5）纤维蛋白：是一种在血液凝固过程中形成的纤维状蛋白质。纤维蛋白主要参与止血，也通过在病变周围形成临时基质来促进伤口愈合，由于它具有止血作用，在临床实践中被广泛用作外科胶水，也被用于连接神经残端并取得了成功。纤维蛋白这种生物材料的机械性能可以轻松且高度可调地改变纤维蛋白浓度和加工温度。由于纤维蛋白降解率很高，因此需要使用抗纤维蛋白溶解剂来防止导管溶解。

由于具有高生物相容性，纤维蛋白已被用作载体和可注射生物材料，用于移植细胞以促进神经再生。纤维蛋白水凝胶的机械性能也可以通过改变纤维蛋白浓度和制备温度进行调节。由于机械弹性低，导致纤维蛋白导管无法缝合，可能无法维持有凝聚力的神经结构。

（6）角蛋白：被证明是生物相容的、可生物降解的、有生物活性的，并且它具有亲水表面，这在许多合成聚合物中是不存在的。角蛋白生物材料的实际应用也因为其机械强度低且降解迅速而受到限制，因此通常使用各种交联剂进行改性以构建支架，而单独的角蛋白主要用作导管填充物。角蛋白/海藻酸盐支架已成功应用于体外组织再生。

（二）人工合成材料

人工合成材料具有更可调的机械性能，可以通过制造过程中的微小变化来获得，这一特性决定了人工合成材料的高重现性，以及更容易进行大规模生产，使其成为一种有吸引力的来源。广泛的人工合成材料已用于神经导管制造，如聚乙醇酸（PGA）、聚乳酸（PLA）和 PLGA，由于对多孔支架的出色控制，通常用于制造多孔支架。人工合成材料也是可调的，并提供广泛的机械和物理性能，如拉伸强度、弹性模量和降解速率。人工合成材料具有确定的纯度和特性，这些特性具有高度可重复性。人工合成材料的主要缺点可能是有限的生物相容性、缺乏天然细胞黏附位点、用于制造溶剂的细胞毒性以及有毒降解产物的释放。

PGA 是由单体乙醇酸通过酯键聚合而成的一种人工合成高分子可降解 α-聚酯类材料。PGA 具有易塑型、可降解、生物相容性好等诸多优点，是临床上最早使用的制备医用可吸收缝合线的材料。PGA 的酯键在体内容易被水解，因而其降解速率较快，可以与另一种降解速率较慢的 α-聚酯类材料 PLA 形成共聚物来使用以调节材料降解速率，从而更好地匹配神经再生速度。PGA 神经导管桥接修复动物周围神经损伤的研究最早始于 20 世纪 80 年代，PGA 还可以作为纤维支架材料置于天然生物可降解材料制备的神经导管管腔内，共同构建人工神经移植物或组织工程神经，修复神经损伤。最新研究也表明，PGA 的酸性降解产物乳酸、乙醇酸会对局部组织造成不良刺激反应，在一定程度上不利于神经再生，因而限制了 PGA 在再生医学研究中的进一步广泛使用。

考虑到天然和合成生物材料能够以不同方式提供益处，因此解决方案可以是天然和合成生物材料相组合，以协同工作，从而提供生物相容性、所需机械性能和降解模式的最佳组合。例如，复合材料支架中的天然聚合物可以通过提供细胞和支架之间的生化相互作用来提高混合物的生物相容性和生物降解性；另一种策略是在合成支架的表面添加一些天然聚合物，这可以帮助细胞附着，因为支架的最上层表面会对细胞附着产生重大影响。

六、静电纺丝基质在神经系统修复中的应用

静电纺丝能够生产各种规模的纤维，并且具有类似于原生细胞外基质网络的三维多孔结构的大表面积，因此，静电纺丝是制造纳米纤维导管中研究最广泛的技术之一；静电纺丝具有简单、低成本、可控且成熟的技术，可用于制造不同形式的各种纤维网；由于它具有调节定向流动的能力，因此可以产生不同方向的纤维，如随机纤维、排列纤维、3D 纤维支架和核壳纤维；静电纺丝还可以使用多种材料来生产具有一系列性能的连续纤维，特别是那些赋予所需机械性能的材料。

近年来，静电纺丝已成为一种强大的技术，可以创建改善导管内神经元生长所需的对齐结构。在体外，静电纺丝支架已被证明可促进细胞迁移并引导神经突从背根神经节延伸。静电纺丝支架通常由合成材料制成，如聚己内酯（polycaprolactone，PCL）、聚丙烯腈（polyacrylonitrile，PAN）和聚 L-乳酸（poly-L-lactic acid，PLLA），还有天然材料，如丝素蛋白、胶原蛋白，以及丝素蛋白和 PLLA 的混合物。在体内坐骨神经损伤模型中，通过增加神经纤维数量、电活动和运动神经支配来评估，与随机排列的电纺纤维相比，对齐的电纺纤维显著促进了轴突再生，这些研究表明了设计支架的重要性，该支架可提供类似于天然神经结构的结构，以及用于将轴突再生到神经支配的远端目标的拓扑指导。在神经导管的制造中，合成过程的可重复性和再现性是关键。尽管静电纺丝已被证明是一种非常合适的技术，能够通过修改静电纺丝工艺参数来生产所需的纳米纤维，但获得相同的性能，如孔径、孔隙率和纤维方向，仍然是主要挑战，需要精确控制制造过程和环境参数。

七、功能性组织工程化神经的 3D 打印

迄今为止，与表面改性方法相关的常规加工技术已成功应用于组织工程化神经的开发中。天然生物聚合物的加工主要是通过多孔膜的浇注和随后的包裹、静电纺丝和浸塑技术来获得通道，然而，这些方法不允许获得一些合适的机械特性或获得复杂的几何形状，也不允许将生长因子和神经支持细胞等生物线索封装到导管中以增强再生过程。最近，非常规技术作为加工天然聚合物以形成神经导管的替代方法引起了人们的兴趣，其中，3D 生物打印（3D biology print）提供了独特的功能，可以通过受损神经的临床成像来定制几何形状，包括制造过程中的生物线索，从而提高体内植入后生物刺激的有效性。

3D 打印是一种为组织工程应用创建多孔支架的相对较好的方法，正在迅速成为模拟天然组织复杂性的关键支架制造技术。神经导管作为神经自体移植物和同种异体移植物的替代品，已被广泛探索为治疗周围神经损伤的先进工具。功能性神经导管可以提供有利的微环境，有利于受损神经的功能恢复。为了开发功能性神经导管，可以引入一些物理、化学线索和生物线索来促进轴突伸长和髓鞘形成，一方面，神经导管的定制结构可以提供仿生物理支持，以促进神经再生；另一方面，神经导管的物质组成和相应的理化性质可能会影响细胞行为，进而影响神经恢复的效率。近年来，3D 打印技术已广泛应用于定制和复杂结构的制造，在组织工程应用方面展现出了巨大潜力，尤其是在功能性神经导管的构建方面。

为了提高具有复杂几何形状的损伤神经的恢复效果，需要重视神经的解剖结构和不同功能，如分叉的坐骨神经。通过定制支架的几何形状并利用仿生微槽和生物活性梯度增强功能，3D 打印的功能性神经导管可以通过多种神经通路加速受损神经的再生。神经导管的材料对于神经修复也很重要，理想的情况是它们应该密切模仿原生环境，以实现最佳的神经再生诱导。一般来说，用于 3D 打印导管的材料可分为天然材料和合成材料。用于导管的天然聚合物主要包括胶原蛋白、壳聚糖、明胶、丝素蛋白和 HA，而最常用的合成聚合物有 PCL、PLA、PGA 和 PLGA。3D 打印技术是一种方便的方法，可用于制造影响神经细胞增殖和迁移的不同形态的神经导管。此外，神

经导管的微结构还可以影响生长因子和药物的控制和持续释放，从而为再生组织提供特定的线索。将细胞、生长因子和药物整合到生物材料中以制备功能性神经导管可能是构建更理想的损伤神经功能恢复微环境的潜在策略，然而，细胞活力、生长因子的稳定性和添加剂的控制释放等问题，对神经再生的效率有很大的影响。不同于传统的神经导管制造方法，3D打印技术可以制造具有个性化特征的神经导管，以模仿神经的自然结构（图10-6）。

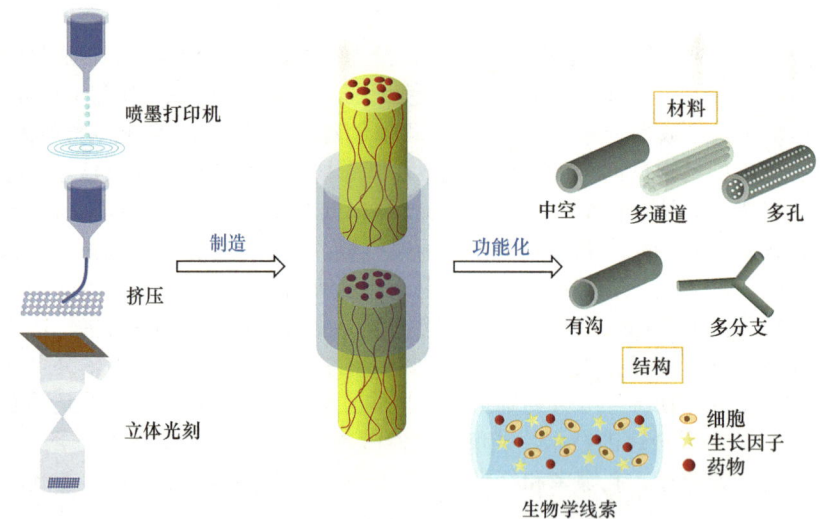

图10-6 用于神经导管制造的3D打印技术示意图和构建功能性神经导管的策略

第三节 微 环 境

尽管通过现代手术技术可以进行早期诊断和准确的神经修复，但功能恢复从未达到受伤前的水平。不良结果是由神经系统的内在和外在因素造成的，如损伤的类型和程度、周围组织的完整性、手术的时机以及脊髓神经元和终末器官的变化。损伤部位再生轴突的方向错误仍然是一个主要问题。因此，人们越来越关注微环境因素在调节准确的轴突再生中的作用。

微环境通常是指细胞周围的微小环境，即与细胞直接接触并参与构成细胞生存、对细胞的生命活动产生直接影响的周围环境。微环境的丰富与稳定是保持细胞正常增殖、分化、代谢和功能活动的重要条件，微环境成分的异常变化不利于细胞的生存、生长，并可使细胞发生病变。周围神经损伤部位的生物微环境涉及复杂的细胞网络，这些细胞通过释放神经营养因子和物理引导支持轴突再生。神经修复部位的细胞与周围组织中的细胞之间的相互作用对于成功再生至关重要，应确保轴突再生和血管形成都得到支持和引导。

周围神经再生的微环境是化学和生物力学线索的动态景观，可调节组织再生和细胞行为，包括增殖、迁移、分化、成熟和旁分泌模式。与化学信号相比，机械刺激的作用研究较少，但对于神经系统发育和功能维持以及损伤后周围神经再生的过程很重要。来自外周结缔组织和细胞外基质的物理支持可保护功能化神经元免受外部有害因素的影响。微环境始终调节着周围神经系统从胚胎发育到出生后生理信号转导的各种细胞类型和非细胞结构的精确活动，共同维持其营养平衡和生物学功能。轴突切断后，神经组织从功能性递质转变为再生表型，通过激活一系列分子通路，驱动神经存活和轴突修复。周围神经损伤可在分子、细胞和系统水平上诱导一系列事件，由受损部位的微环境变化引发。

在周围神经损伤的情况下，局部物理结构和来自细胞外基质、免疫细胞和神经细胞群的生物力学信号也触发了周围神经系统惊人的再生潜力。因此，各种组织工程策略不断涌现，以适应微环境诱导的神经纤维修复。

一、施万细胞

施万细胞是周围神经系统中的神经胶质细胞，也是神经组织工程中最常用的种子细胞。尽管显微外科技术取得了进步，并且对病理生理机制的了解不断加深，但周围神经修复仍然是一项重大的临床挑战。外周神经损伤通常伴有感觉丧失、部分或完全失用、慢性疼痛，有时还伴有永久性残疾。外周神经在一定程度上可以再生，这种能力主要归功于外周神经元的内在生长能力和施万细胞提供支持性生长环境的能力。施万细胞在维持、营养和修复周围神经方面发挥着重要作用，除了合成生长因子，施万细胞还能够产生细胞外分子，如层粘连蛋白和Ⅳ型胶原蛋白。细胞外基质可以作为施万细胞分泌的生长因子的储存库。

周围神经损伤后，施万细胞适应性地响应轴突中断，从高度髓鞘化状态转变为去分化状态。去分化的施万细胞吞噬轴突和髓鞘碎片，形成轴突生长的再生路径。施万细胞包裹在神经纤维上，形成有髓神经纤维，有髓神经纤维和无髓神经纤维的施万细胞在形态和功能上有所差异，施万细胞可以分泌神经营养因子以促进受损神经元的存活及其轴突的再生，参与周围神经系统中神经纤维的构成。

施万细胞对周围神经修复有两个主要功能：创造一个支持神经再生的环境和指导轴突生长的方向。神经纤维横断后，需要及时、有效地清除髓鞘和轴突碎片，否则时间过长会降低再神经支配的效率和准确性，不利于组织再生。在远端残端，施万细胞和巨噬细胞可以通过去除轴突和髓鞘碎片来帮助轴突产生促进迁移的环境。

当施万细胞沿着新血管形成索状结构并通过新桥时，可以引导轴突向正确方向生长，并促进周围神经再生；此外，施万细胞分泌的细胞因子对周围神经再生的影响也不容忽视，如神经营养因子和黏附分子。研究表明，施万细胞可以合成一些神经类固醇，这些合成产物可以与细胞内受体相互作用以激活一些髓鞘蛋白质的合成，诱导髓鞘形成。施万细胞可表达细胞黏附分子，这些分子在与基质蛋白相互作用中很重要，这些基质蛋白会调节轴突生长。施万细胞产生趋化因子可以吸引巨噬细胞以去除髓鞘和轴突碎片。使用神经导管修复周围神经存在许多困难，如体内修复的效果很差、伤势较重无法完全修复等，这可能是因为神经导管只能提供物理支持，而不能提供内源性或外源性再生能力。因此，简单的神经导管仅适用于支持神经细胞的生长和输送营养，而细胞疗法是修复周围神经损伤必不可少的基础。将基于施万细胞的疗法引入周围神经损伤的第一个关键步骤是将施万细胞添加到引导导管中。事实证明，填充施万细胞的神经导管可以比单独的神经导管更快、更有效地修复长节段空间。施万细胞对于周围神经损伤后的愈合过程至关重要（图10-7）。研究在周围神经发育、损伤和修复过程中依赖各种重要化学物质的施万细胞的许多特性，以实现更有效的治疗方法，进而预防或消除髓鞘损伤中的微环境问题，这一点至关重要。

二、轴　　突

受损的外周轴突也直接受到细胞外基质刚度和弹性的调节，以适应变化的微环境并恢复其功能。轴突切断后的神经元使用机械敏感元件迅速从传输状态转变为生长状态，其中编码参与细胞存活和神经突生长的转录因子基因的表达水平发生变化。一般来说，施万细胞和免疫细胞在周围神经缺损再生条件下为轴突延伸铺平了道路，而髓鞘形成的管腔结构提供了最优化的支持通道和微环境。反过来，负责引导神经元延伸的组织也依赖于神经损伤时的轴突活动。

如上所述，细胞骨架在生物力学稳态的形成和维持中起着至关重要的作用，受损的神经末梢生长也依赖于周围神经损伤后通过其机械敏感性和机械调节特性的细胞骨架重排和活动。考虑到当暴露于有害的生物力学和生化因素时，轴突中断总是导致细胞肿胀和树突收缩，微管的稳定性决定了受损轴突残端成为前进的生长锥而不是非生长的收缩球。条件性坐骨神经损伤未能增加感觉神经元的体细胞大小，但促进了更长和更大的神经突和生长锥的出现。再生生长模式的神经元变得比对照神经元更柔软和更有弹性，尽管它们表现出相似的形状和尺寸，生长锥膜弹性的增加表明主要结构蛋白的框架发生了改变。

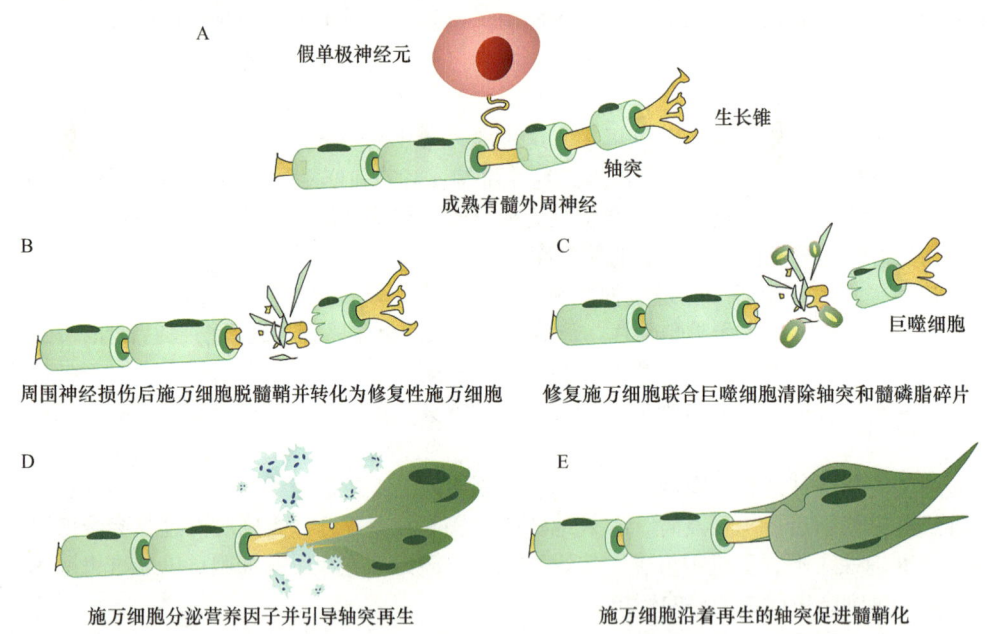

图 10-7　周围神经损伤后施万细胞的修复过程

三、巨 噬 细 胞

一些免疫细胞类型已被确定参与了周围神经损伤后的神经再生，特别是在早期阶段，作为对急性炎症的反应性反应和新组织再生的需要。尽管从损伤部位释放的多种趋化因子作为主要因素募集炎症和免疫细胞并调节其表型，但微环境诱导的细胞行为仍然必不可少（图 10-8）。巨噬细胞通过产生和释放促炎性细胞因子来促进炎症；此外，巨噬细胞作为重要的抗原呈递细胞，可激活免疫反应以修复损伤和加速恢复。巨噬细胞在体内、外不同微环境的影响下可分化出不同表型，并且表现出功能上的差异，这种现象称为极化（polarization）。极化后的巨噬细胞有 M1 和 M2 两种表型。M1 型巨噬细胞又称为经典活化巨噬细胞（classical activated macrophage），具有抗原提呈、分泌促炎性细胞因子和毒性介质功能。M2 型巨噬细胞又称为替代活化巨噬细胞（alternative activated macrophages），其功能与 M1 型相反，具有抗炎和增加组织修复的功能。巨噬细胞的参与及其对 M2 表型的极化促使施万细胞迁移、增殖和髓鞘再生，随后促进了轴突延伸，从而更好地恢复周围神经功能。在此过程中，神经束的物理结构损伤触发单核细胞浸润并转移至巨噬细胞，此后，巨噬细胞趋向于在整体定向基底基质上极化为 M2 表型，而在不规则基底基质上趋向于 M1 表型，巩固了支持结构和生物力学特性指导巨噬细胞行为的事实。在缺氧神经损伤微环境中，巨噬细胞感知低氧水平并促进血管生成，这使得内皮细胞指导施万细胞迁移的方向。施万细胞作为支持可加速神经修复和再生，并合成用于轴突再生的基底膜。因此，巨噬细胞介导的施万细胞迁移和增殖对周围神经系统损伤具有重要意义。

在炎症细胞类型中，只有巨噬细胞可以感知并通过激活缺氧诱导因子-1α（hypoxia-inducible factor-1α，hif-1α）对缺氧条件作出反应，并最终通过 VEGF 激活刺激血管生成。巨噬细胞诱导的血管生成可为神经组织的修复提供营养，是损伤修复的关键步骤。此外，由于巨噬细胞被极化为不同的亚型，它们可以释放细胞因子来加速血管生成。

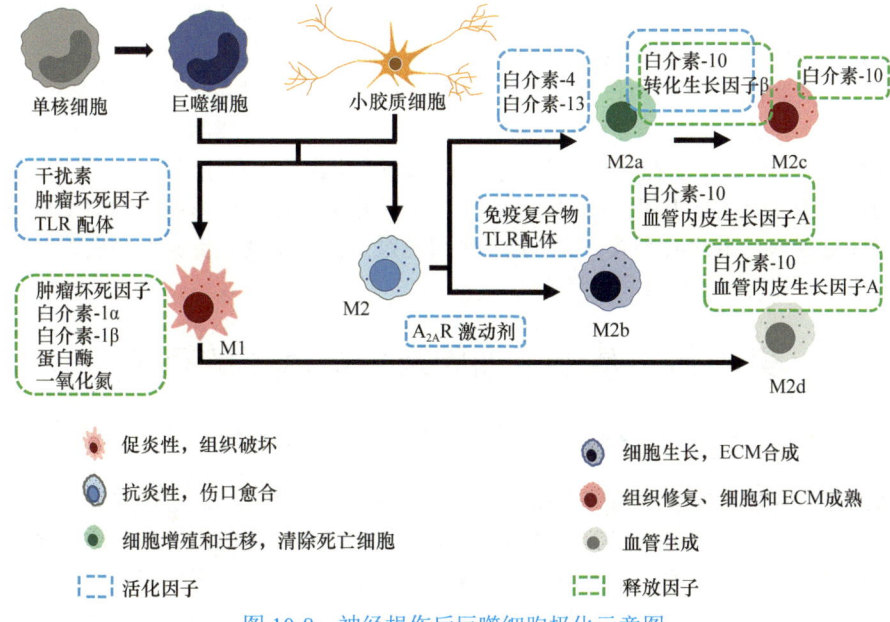

图 10-8　神经损伤后巨噬细胞极化示意图

巨噬细胞也被鉴定为可清除碎片以供随后的神经再生，并且该过程对微环境调节也能产生影响。简而言之，占周围神经细胞总数 2%～9% 的常驻巨噬细胞在沃勒变性早期具有与施万细胞和微血管内皮细胞协同的吞噬能力。包括生长停滞特异性蛋白 6（recombinant growth arrest specific protein 6，gas6）和蛋白酶在内的几种 M2 型衍生细胞因子在调节施万细胞碎片清除、细胞外基质重塑、未成熟施万细胞迁移和成熟中发挥了关键作用，但是，要促进神经组织工程中的神经再生，还需要良好的微环境，以及良好的种子细胞和神经再生相关的生长因子。在支架上吸附 M1 型和 M2 型巨噬细胞趋化因子，或添加极化的 M1 型和 M2 型巨噬细胞作为种子细胞，可能为严重和远距离神经损伤提供新的治疗靶点。

四、细胞外基质

神经细胞外基质在创伤性周围神经损伤的情况下会直接遭受可见或无法检测的损伤，其机械性能往往会因轴突中断而发生不同程度的变化，一方面，创伤性周围神经损伤常伴有肌肉和支持性结缔组织的破坏，进一步破坏周围神经固有的生物力学微环境；另一方面，局部微环境中的蛋白酶活化和神经肽分泌等生化变化可能间接影响细胞外成分的可塑性和刚度。总之，大多数机械敏感分子激活和细胞内机械传导是由急性周围神经损伤后细胞外基质的机械性能改变引起的。神经/间充质干细胞归巢和分化是细胞水平神经重组的先决条件，这些细胞类型不仅受生化信号调节，还受微环境的调节。由细胞外基质改变的生物力学驱动的细胞反应和结构重建将在本章第五节中详细描述。

五、血　管　化

血管系统通过提供血液、氧气和其他营养物质，在维持神经系统微环境稳态方面发挥着基础性作用，这对周围神经系统的发育、成熟和再生至关重要。组织工程化神经，不仅要修复受损形态，更重要的是其功能化，即生理性能重建，其中新的血管网络的重建是组织工程化神经体内存活的前提，也是生理性能重建的基础。已经证明，血管化和损伤后的神经修复之间存在密切的关联。除了营养支持，血管还可以作为施万细胞迁移的轨道，血管内皮细胞可以分泌有利于神经突伸长的生物活性分子；此外，需要实现足够的血管化以避免神经移植物中的中枢缺血，特别是对于大直径的长神经缺损。血管再生仍然是周围神经修复的一大挑战。

器官芯片、类器官、3D打印技术以及预血管化和定向支架已被用于体内和体外工程组织的血管化和神经支配。血管化和神经支配对于神经组织工程都是至关重要的，因为这些复杂的组织需要提供血液和神经。因此，正在开发越来越多的技术来促进组织工程中的血管化和神经支配。

工程构建体的血管化是组织工程的一个基本方面，模拟对应的体内组合物的工程构建体需要在其整个厚度范围内有足够的血液供应，这不能仅通过扩散来实现。支架的预血管化已被证明可以改善体内植入后的构建成熟度和血液灌注。

第四节 基于干细胞及各类因子的疗法

一、干细胞在神经组织工程中的应用

修复横断周围神经大间隙的临床金标准修复策略是自体神经移植。自体移植的局限性导致需要寻找替代疗法，特别是使用组织工程来构建模拟自体神经移植物的人造组织，为周围神经修复提供一种潜在的创新解决方案。由于使用同种异体施万细胞需要神经组织来源，因此它受到限制自体移植的相同因素的影响，这导致开发了一系列使用干细胞作为治疗材料来源的方法。

与施万细胞相比，未分化干细胞具有很强的扩增能力，干细胞可以分化成许多特化细胞类型，包括施万细胞。可以从自体移植物中采集多种类型的干细胞，如从出生后脐带血中提取的干细胞、骨髓干细胞和脂肪干细胞，以降低免疫原性。因此，干细胞表现出巨大的临床潜力，可作为种子细胞用于构建基于细胞的组织工程神经移植物。

干细胞因其在周围神经再生方面的潜在益处而备受关注。除了神经营养因子外，成功的再生还需要细胞外基质的神经元和非神经元支持细胞之间的相互作用。对于基于干细胞的组织工程神经移植物的产生，干细胞通常在体外被分离、培养、扩增并整合到生物材料的支架中，然后将构建的组织工程神经移植物缝合到受伤部位以桥接周围神经缺损。神经移植后，干细胞分化为施万细胞样细胞，分泌可加速轴突生长的蛋白质，如神经营养因子和细胞外基质成分，提供有利的微环境，促进髓鞘形成和神经再生（图10-9）。许多不同来源的干细胞，包括ESC、NGC、BMSC、脂肪干细胞、皮肤来源的前体干细胞和诱导性多能干细胞，已应用于神经组织工程。

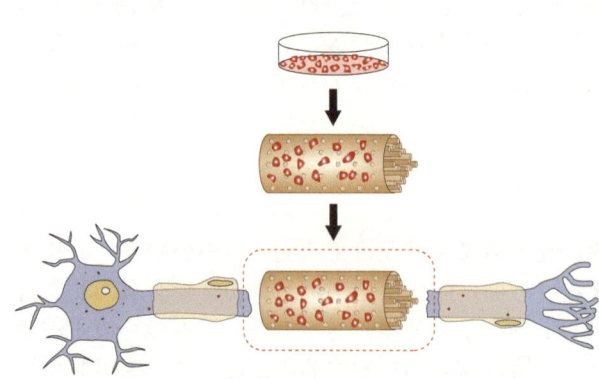

分化为施万细胞，分泌神经营养因子，促进髓鞘形成和神经再生

图10-9 以干细胞为基础的组织工程化神经修复周围神经损伤的示意图

（一）胚胎干细胞

ESC是源自人类早期胚胎阶段的自我复制全能干细胞，这限制了它们的可用性，然而，有多种已建立的人类ESC系可供研究。ESC是多能干细胞，能被诱导分化为机体几乎所有的细胞类型。源自人类ESC的神经球可以分化为具有施万细胞形态和分子特征以及与轴突相互作用的细胞。源自人类ESC的神经嵴细胞可产生一系列生物活性营养因子，在体外与神经元共培养时刺激神经突的生长，并在植入可生物降解的神经导管以桥接周围神经时促进受损大鼠坐骨神经的再生。除ESC外，许多其他胎儿来源的干细胞，包括羊膜组织来源的干细胞、脐带来源的间充质干细胞和

沃顿胶质间充质干细胞，也被应用于基于干细胞的神经再生疗法。

ESC 具有致瘤特性，并可能诱导畸胎瘤的形成，ESC 的使用还带来了伦理上的不确定性。相反，成体干细胞通常不会引发伦理争议，被认为是组织工程和再生医学中合适的种子细胞。

（二）神经干细胞

神经干细胞（neural stem cell）作为神经系统的原始细胞，是神经元和胶质细胞的重要细胞来源，也是神经再生的重要细胞来源。受损周围神经中移植的神经干细胞可分化为神经元和施万样细胞，分泌许多关键的神经营养因子，如 BDNF、成纤维细胞生长因子（FGF）、NGF、胰岛素样生长因子（IGF）和肝细胞生长因子（HGF），并促进血管生成、神经生长和髓鞘形成。与正常神经干细胞相比，过度表达神经胶质细胞系衍生的神经营养因子的工程神经干细胞在修复急性和慢性周围神经损伤方面表现出了更好的再生能力。尽管神经干细胞具有令人鼓舞的修复作用，但神经干细胞的临床应用可能受到收集困难和形成肿瘤可能性的限制。

（三）骨髓间充质干细胞

间充质干细胞是多能成体干细胞，可以在许多组织中找到，如骨髓、脐带血、外周血、输卵管和肺。BMSC 是最重要的干细胞类型之一，可以通过标准化方法抽吸骨髓轻松收集，然后大规模扩增用于后续应用，而且培养的 BMSC 缺乏免疫识别，具有免疫抑制作用，可以进行异体移植而不引起免疫排斥。据报道，BMSC 是神经再生最广泛使用的细胞来源之一。

当与神经元共培养时，BMSC 可以分化为施万样细胞并促进神经突生长。将 BMSC 作为支持细胞接种到神经导管中可提高许多生长因子的分泌，包括 BDNF、CTNF 和碱性成纤维细胞生长因子（bFGF），并支持坐骨神经损伤大鼠的组织学和功能恢复。与普通神经移植物相比，添加 BMSC 的脱细胞神经移植物桥接坐骨神经缺损时，在轴突生长、靶肌肉保留和行走轨迹方面表现出了更好的修复效果。BMSC 对周围神经再生的促进作用很复杂，不仅能分化成施万样细胞，也可能有助于血管生成。BMSC 向血管细胞的分化对于许多临床应用是非常有利的，包括缺血的治疗和组织工程血管移植。研究表明，在皮下移植和后肢缺血的动物模型中，经过优化处理的 BMSC 在体外可表现出增强的周细胞和内皮细胞行为、血管生成可溶性因子的产生以及增强血管生长的治疗潜力。

（四）脂肪干细胞

与其他类型的干细胞相比，脂肪干细胞（ADSC）可以通过侵入性较小的脂肪处理收集，因此具有很大的临床潜力。ADSC 的增殖和分化能力也远高于许多其他成体干细胞；此外，ADSC 可以被诱导成纺锤形细胞，表达施万细胞标志物，分泌神经营养因子，刺激神经突生长并形成髓鞘。ADSC 的这些优点使其成为移植策略的良好细胞来源。ADSC 的有益作用并不完全依赖于体内向施万细胞分化，而是通过施万细胞分化增强。

研究表明，ADSC 不仅可以促进血液供应和运动功能的恢复，还可以逆行保护背根神经节感觉神经元的存活。值得注意的是，供体年龄和收获部位/层数等几个因素可能会影响甚至限制 ADSC 的生长特性，因此，为了最大限度地发挥 ADSC 的再生能力，应严格控制应用 ADSC 的质量。

（五）牙髓干细胞

牙髓组织位于牙齿内部的牙髓腔内，通过对人牙髓细胞的研究，发现了一种与 ADSC 有着极其相似的免疫表型及形成矿化结节能力的细胞，细胞形态呈梭形，可自我更新和多向分化，有着较强的克隆能力。这些从牙髓组织中分离出的成纤维状细胞就称为牙髓干细胞（dental pulp stem cell，DPSC）。

牙髓干细胞由于它们的神经嵴起源，可能比其他来源的干细胞更适合神经和神经胶质细胞分化。事实上，即使在未分化状态下，体外人类 DPSC 表达标志物也能够产生和分泌一系列神经营养因子，包括 VEGF、BDNF 和 GDNF。分化的人 DPSC 表现出了神经胶质标志物表达和分泌神经营养因子，促进了感觉神经元的存活和神经突在体外的生长。这使得 DPSC 成为治疗周围神经损伤的有吸引力的候选者。

（六）毛囊干细胞

毛囊干细胞（hair follicle stem cell，FSC）是在人的毛囊外根鞘隆突部中的一种干细胞，是用于细胞治疗的有吸引力的候选者。FSC 属于成体干细胞，在体内处于静止状态，在体外培养作用下表现出惊人的增殖能力。FSC 具有多向分化潜能，可以分化成表皮、毛囊、皮脂腺，参与皮肤创伤愈合的过程。研究表明，将小鼠绿色荧光蛋白阳性 FSC 植入小鼠模型中切断的坐骨神经的间隙区域，FSC 主要分化为施万细胞，在宿主轴突周围产生髓鞘。使用神经调节因子 1（neuregulin 1，nrg1）在体外将大鼠 FSC 分化为施万细胞，与神经元一起被注射到脱细胞支架中并在体外培养，至少在 8 周内能观察到种子细胞的存活和增殖以及支架中的神经元-施万细胞接触。

（七）皮肤来源的前体干细胞

皮肤来源的前体细胞，类似于脂肪干细胞，是容易获得的成体干细胞，可以分化成各种细胞类型，包括施万细胞，并有助于损伤周围神经的快速恢复。使用体外培养的皮肤来源的前体干细胞诱导分化、增殖的施万细胞表型细胞作为种子细胞，与壳聚糖人工神经移植物在微重力生物反应器内共同培养构建组织工程神经，桥接修复大鼠坐骨神经缺损，其促进了神经轴突的再生和髓鞘的包绕及成熟，并且加入的种子细胞有利于神经修复过程中组织工程神经的血管化。此外，皮肤来源的前体细胞还可以治疗神经修复延迟和改善慢性去神经支配。

（八）人脐带干细胞

人脐带间充质干细胞表现出了可用于组织工程方法的特殊性，如多向潜能、免疫调节能力、轻松分离和快速增殖。人脐带间充质干细胞还可分泌许多种与增强周围神经损伤修复相关的神经营养因子，这些因子刺激神经元存活、血管化、细胞结合整联蛋白的上调、抗炎分子的递送以及施万细胞的存活和增殖，因此，人脐带间充质干细胞的旁分泌效应可能促进这些细胞在治疗神经损伤方面的作用。

（九）嗅鞘细胞

嗅鞘细胞（olfactory ensheathing cell，OEC）是一种神经胶质细胞，在周围神经系统内神经损伤后重建功能和感觉方面具有关键性能。OEC 具有与施万细胞相似的能力，因为它们可以减少瘢痕形成并促进再生。OEC 协助周围神经缺损修复的机制之一是产生神经营养因子，从而导致神经元生长和轴突再生。与施万细胞不同，嗅鞘细胞不能产生吸引巨噬细胞的细胞因子。

（十）诱导性多能干细胞

近年来，诱导性多能干细胞（induced pluripotent stem cell，iPSC）技术的发展扩大了细胞治疗的细胞来源，极大地推动了再生医学的进步。iPSC 是经过基因操作的体细胞，它们在形态和生长行为上表达"干细胞样"表型。对干细胞的体细胞诱导可避免免疫排斥，并且可以从发病率较低的身体部位获取。干细胞诱导过程需要细胞重编程，通常通过逆转录病毒引入转录因子来实现，并且可能需要数周时间。未分化的诱导性多能干细胞可以分化为具有髓鞘形成能力的神经嵴干细胞，甚至是施万细胞。长期的随访研究表明，在术后 24~48 周，iPSC 可增强轴突再生和髓鞘形成，而不会诱发畸胎瘤。基于 iPSC 的神经导管与 bFGF 结合时，可表现出更好的再生效果。从体细胞衍生 iPSC 为患者特异性细胞疗法提供了很大的潜力，它绕过了与使用 ESC 作为细胞来源相关的免疫排斥问题和伦理问题。如果在神经组织工程中使用 iPSC，需要解决许多重要问题，如 iPSC 群体在分化和扩增方面的差异以及细胞在特定组织工程应用中的适当分化阶段。

二、各类因子作为分子疗法

各种生长因子在神经中具有不同的作用,因为它们可以通过受体介导的特定途径激活,作为神经保护成分来增强功能再生、支持轴突伸长和施万细胞迁移。通常用于改善神经再生的生长因子主要属于3个不同的组:神经营养因子、神经胶质细胞系衍生的神经营养因子家族配体和神经生成细胞因子。生长因子都对细胞上的不同受体酪氨酸激酶具有亲和力,这是一种跨膜蛋白,可在底物结合后激活一系列事件,激活确定的细胞反应。神经营养因子家族的生长因子是结构和功能相关的肽,在中枢神经系统和周围神经系统中均具有活性功能,特别是它们介导几种神经元相关细胞群的有效存活和分化。

(一)神经生长因子

神经生长因子(NGF)能促进中枢和外周神经元的生长、发育、分化、成熟,维持神经系统的正常功能,加快神经系统损伤后的修复。NGF是该家族的经典成员,因此具有丰富的特征,主要用于体内和体外。NGF的作用仅限于少数神经元群,即促进外周交感神经和神经嵴衍生的感觉神经元的生长。能够双重递送的支架改善了诱导性多能干细胞衍生的神经嵴干细胞(iPSC-NCSC)的体外神经分化。NGF对炎症状况有多种影响,当NGF激活免疫反应时,会触发抑制炎症反应所必需的途径,减少组织损伤。由于NGF似乎也激活了钠通道并且与维持炎症性疼痛状态相关,因此NGF的上调与组织发炎有关。

(二)脑源性神经营养因子

脑源性神经营养因子(BDNF)及其受体在神经系统中广泛表达,BDNF分布在中枢神经系统、周围神经系统、内分泌系统、骨和软骨组织等广泛区域内,但主要是在中枢神经系统内表达,其中海马和皮质的含量最高。作为神经营养因子家族的一部分,BDNF与学习和记忆过程、海马神经发生、非常重要的突触可塑性有关,并且还与损伤后的神经再生有关。

在周围神经中,BDNF由施万细胞、运动神经元和背根神经节神经元的特定亚组合成。事实上,在神经挤压或完全横断后,BDNF在前面提到的所有3种细胞类型中都达到峰值,包括在表达原肌球蛋白受体激酶B(tropomyosin-receptor kinase B,trkB)和原肌球蛋白受体激酶C(tropomyosin-receptor kinase C,trkC)的背根神经节(dorsal root ganglia,DRG)神经元中。迄今为止已知的BDNF效应仅限于某些神经元亚群,包括感觉背根神经节神经元和诱导神经元的神经突生长。BDNF在受伤后表达升高,可以帮助目标肌肉重建神经支配,BDNF还可通过刺激施万细胞产生促再生细胞因子发挥其作用。

(三)胶质源性神经营养因子

胶质源性神经营养因子(GDNF)可促进受损中脑多巴胺能神经元的存活,因此GDNF在退行性疾病(如亨廷顿病和帕金森病)中具有重要作用。GDNF也被用于靶向感觉神经元,以减轻慢性去神经支配情况下的疼痛。由于难以获得释放的GDNF的正确剂量,损伤诱导的GDNF表达上调已被建议作为神经修复的工具。髓鞘化和非髓鞘化施万细胞均是损伤后GDNF表达急剧增加的原因。GDNF表达在几种类型的周围神经损伤后上调,包括坐骨神经挤压、轴突切断和压迫。GDNF对神经元存活和受损神经的修复均具有一定的作用,因此是一种有用的治疗工具。

(四)睫状神经营养因子

在周围神经中,睫状神经营养因子(CNTF)在施万细胞中可以高水平表达,但在损伤后可通过激活Ras细胞外信号、调节激酶信号转导而下调。CNTF受体由多种神经元表达,但对CNTF的作用特别敏感的是脑神经和脊髓运动神经元,在用CNTF刺激后,此类神经元在其树突、细胞体和细胞核中显示出STAT3的快速、强劲增加。受伤后CNTF受体的上调可能是一种保护性反应,事实上，CNTF 基因敲除小鼠表现出了从坐骨神经挤压损伤中恢复受损能力。CNTF 直接从神经元周围释放，其已在大鼠坐骨神经缺损 10mm 的硅胶导管内使用，并增加了轴突的直径和数量，与对照组相比，它增加了髓鞘化和运动神经传导率，并在检查胫骨前肌时增加了肌肉活动的幅度。

（五）血管内皮生长因子

血管内皮生长因子（VEGF）又称血管通透因子（vascular permeability factor，VPF），是一种高度特异性的促血管内皮细胞生长因子，具有促进血管通透性增加、细胞外基质变性，以及血管内皮细胞迁移、增殖和血管形成等作用。周围神经包括大量的轴突纤维和血管，它们进一步被结缔组织包围。血管和神经系统显示出相似的解剖结构，揭示了两个系统之间的紧密联系。除此之外，损伤的神经还会出现缺血、缺氧，以及血-神经屏障的破坏。VEGF 作为促血管生成因子的地位最高，其在神经营养和神经保护作用上的活性都非常显著，无论是在体外和体内。VEGF 的加入显著增加了神经传导腔内血管的浸润，并且与施万细胞轴突再生和迁移的增加有关。此外，VEGF 在缺血性损伤后的体外神经元中充当神经保护剂。研究表明，VEGF 的使用证明了对血管血液供应的影响，轴突再生和施万细胞显著增加，从而刺激神经再生。

（六）微 RNA

微 RNA（miRNA）是能够在转录后调节基因表达的次要内源性非编码 RNA 分子，miRNA 在细胞分化、增殖、迁移、凋亡和形态发生中发挥着关键作用。miRNA 在神经元疾病中发挥了重要作用，在切断的坐骨神经轴突中会出现 miRNA 的全局失调。研究报道了许多 miRNA，包括 miR-34a、miR-146、miR-30a、miR-195、miR-140、miR-27b 和 miR-204，可在髓鞘形成现象中上调（图 10-10）。关于 miRNA 所涉及和控制的机制知识为在分子水平上探索潜在的新疗法提供了机会。

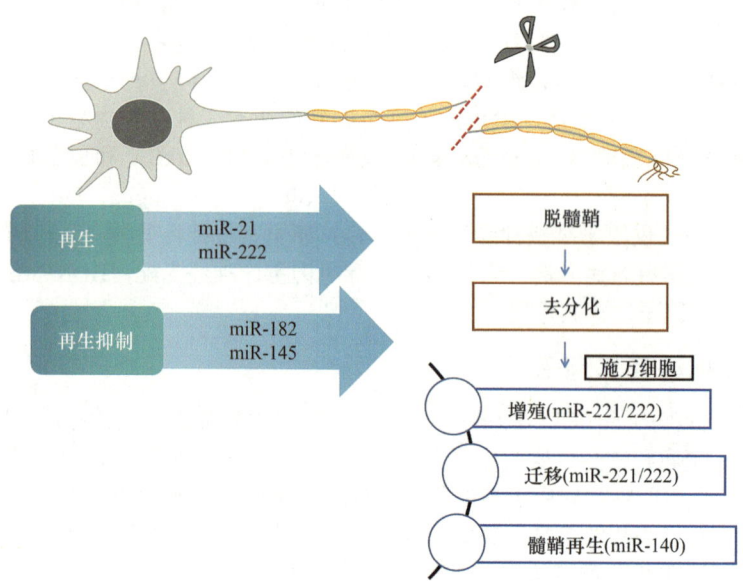

图 10-10　关于 miRNA 如何从本质上影响周围神经损伤和再生的一些已知机制的示意图

第五节　细胞外基质

ECM 是机体细胞分泌的由蛋白质和多糖组成的三维动态纤维网络凝胶结构，其成分及组装形式由所产生的细胞决定，并与组织的功能相适应。细胞外基质包括间质基质（interstitial matrix）和基底膜（basement membrane），前者由多糖和纤维蛋白组成，填充在组织细胞的间隙，而后者是一种薄的非细胞组织，作为一种结构成分，将外层（上皮、间皮或内皮）组织与下层结缔组织分离。细胞外基质通常由 5 类物质组成，即胶原蛋白、非胶原蛋白、弹性蛋白、蛋白聚糖（proteoglycan，PG）与氨基聚糖，这些基质成分相互结合，同时细胞与黏附受体结合，共同形成一个复杂的网络。细胞表面受体将 ECM 的信号转导到细胞中，建立并维持组织细胞的外部微环境，调节信号分子的活性，并影响细胞的生物学行为，包括细胞形态、存活、增殖、迁移，并通过细胞外基质相互作用进行分化，从而在组织形态发生和器官发育中发挥关键作用。

ECM 是一个高度动态的结构网络，在正常和病理条件下不断经历由多种基质降解酶介导的细胞外基质重构，对组织发育、创伤修复及一些疾病的发生、发展有着重要意义。

一、细胞外基质的分类

（一）胶原蛋白

胶原蛋白（collagen）占人类总蛋白质的 30%，是人体内最丰富的不溶性纤维蛋白质，是构成基底膜的主要成分。胶原的结构特征是由 3 个 α 链多肽组成的三螺旋结构域，每条胶原蛋白链都是左手螺旋构型（left-handed helical configuration），三条链又相互缠绕成右手螺旋，即超螺旋（superhelix）状结构。

到目前为止，依据氨基酸序列和功能的差异，由 28 种不同类型的胶原蛋白组成了胶原蛋白超家族，在脊椎动物中由至少 46 种不同的多肽链（α 链）组成。根据结构特征，胶原蛋白超家族可以分为几个亚家族：①形成纤维的胶原（也称为纤维胶原），包括Ⅰ、Ⅱ、Ⅲ、Ⅴ、Ⅺ、ⅩⅩⅣ和ⅩⅩⅦ型胶原，它们在广泛而丰富的组织中表达，提供了抗拉强度。根据发育阶段的不同，原纤维的长度不同，直径为 12~500nm。②具有间断三螺旋的原纤维相关的胶原，包括胶原Ⅸ、Ⅻ、ⅩⅣ、ⅩⅥ、ⅩⅨ、ⅩⅪ和ⅩⅫ等型，它们是相对较短的胶原蛋白，具有 NC 结构域，可中断三螺旋胶原蛋白，这些结构域为这些分子提供了灵活性。③网络形成胶原，包括Ⅳ型、Ⅷ型和Ⅹ型胶原，其中Ⅳ型胶原是典型的网络形成胶原，存在于基底膜中，在分子过滤中发挥重要作用。④跨膜胶原，包括胶原ⅩⅦ、ⅩⅩⅢ、ⅩⅩⅤ等，它们作为细胞表面受体，影响细胞黏附，在蛋白质裂解时，可从细胞表面脱落到细胞外基质，产生可溶性胶原。⑤锚定原纤维，即Ⅶ型胶原蛋白，是固定在基底膜致密层下的原纤维的主要成分。⑥串珠丝状胶原蛋白，由Ⅵ、ⅩⅩⅥ、ⅩⅩⅧ型胶原组成。Ⅵ型胶原蛋白是这类胶原蛋白中研究最多的成员。它在组织中广泛表达，并与各种 ECM 蛋白、HA、PG 相互作用。⑦多聚体胶原，包括内皮抑素ⅩⅤ和ⅩⅧ，ⅩⅤ型胶原蛋白桥接相邻的胶原纤维，形成各种低聚物组装，促进基底膜与结缔组织基质的黏附。尽管在分子和超分子结构上有着显著的多样性，但每一种胶原亚型都可以与其他非胶原大分子组装并沉积成复杂的功能性结构，胶原蛋白良好的生物相容性和低免疫原性、结构的多样性和复杂性决定了其在许多领域的重要作用地位和广泛应用。

（二）非胶原蛋白

非胶原蛋白是 ECM 的组织者，具有分别与细胞及其他 ECM 成分结合的多个结构域，使细胞与 ECM 相互黏附，同时介导细胞的运动、迁移，并在细胞分化和创伤修复中起重要作用，主要类型有层粘连蛋白、纤连蛋白、亲玻纤连蛋白、软骨粘连蛋白等。

层粘连蛋白（laminin，LN）是一种多结构域的异三聚体糖蛋白，通过二硫键连接而成。层粘连蛋白家族成员超过 16 个，每个分子由三条链组成：α 链、β 链和 γ 链。层粘连蛋白与Ⅳ型胶原、硫酸乙酰肝素等分子的结合为组织内稳态提供附着位点，对基底膜的组装具有重要意义；同时，在器官发育和伤口愈合过程中，层粘连蛋白积极调节细胞行为，调节细胞增殖、分化、黏附和迁移速率，促进再上皮化和血管生成，在组织形态发生中发挥着重要作用；另外，层粘连蛋白是周围神经系统细胞外基质的重要组成成分之一，主要由施万细胞合成、分泌并广泛地沉积于细胞表面。层粘连蛋白在外周神经系统中发挥着至关重要的多样化功能，包括促进神经元的迁移、诱导轴突再生及髓鞘形成、神经肌肉接头功能的重建等。

纤连蛋白（fibronectin，FN）是体内分布广泛的一种大的纤维状糖蛋白，分子量约为440kDa，是一种有6个结构域的蛋白质二聚体，由两个几乎相同的单体通过在C端附近由一对二硫键连接在一起，形成"V"形分子。纤连蛋白在体内处于纤丝状态，长度为几十微米的超分子纤维，这些纤维再形成一个相互连接的网络。根据溶解度的不同，纤连蛋白可分为可溶性和不溶性两类。可溶性纤连蛋白主要由肝细胞在肝脏产生，并存在于血浆（即血浆纤连蛋白）和体液中。不溶性纤连蛋白由上皮细胞、间充质细胞、成纤维细胞等细胞分泌而来，又常被称为细胞纤连蛋白，主要存在于细胞外基质和细胞表面。不溶性纤连蛋白包含几个功能和结构上不同的结构域，通过整合素受体与细胞结合，指导细胞外基质各成分的组装，包括Ⅰ和Ⅲ型胶原、原纤维蛋白1、腱糖蛋白C等。纤连蛋白对细胞外基质的构建和组织起重要作用，因此被称为细胞外基质的"主组织者"。在创伤修复中，纤连蛋白促进巨噬细胞和其他免疫细胞迁移到受损部位，并促进血小板附着于血管受损部位。

（三）弹性蛋白

弹性蛋白（elastin）是弹性纤维（elastic fiber）的主要蛋白质成分，由机体内成纤维细胞、内皮细胞和平滑肌细胞、软骨细胞等多种细胞合成和分泌的分子质量为60~70kDa的前体蛋白单体（称为原弹性蛋白），以随机方式排列并相互连接形成网状结构，以维持细胞外基质的弹性特性。弹性蛋白对许多器官的生理功能至关重要，如动脉、皮肤、肌腱或肺，这些器官会经历可逆和重复的变形。弹性蛋白在细胞外基质中以弹性纤维的形式存在。弹性纤维由两种形态学上不同的成分组成：纵向排列的微原纤维和致密交联的核心弹性蛋白。微原纤维是直径为10~12nm的细丝，具有串珠样外观，它们为组织提供了长程弹性。在健康的条件下，成熟的弹性蛋白占弹性纤维含量的90%以上，在物种的生命周期内是代谢稳定的，这种特殊耐久性的原因之一是弹性蛋白对蛋白质水解的高抵抗力，这主要是由于其巨大的交联性质和分子极其密集的堆积，在其成熟形式中，弹性蛋白编码的产物中含有较多疏水性氨基酸残基和富含赖氨酸的结构位点，这是其弹性特性所必备的。

（四）糖胺聚糖与PG

糖胺聚糖（glycosaminoglycan，GAG）是由重复的二糖单位聚合而成的不分支长链状多糖。糖胺聚糖带负电荷，共价连接形成的蛋白多糖可以吸引Na^+等阳离子在附近团聚，具有强亲水性和渗透性。糖胺聚糖根据其复杂的碳水化合物类型分为HA、硫酸软骨素（chondroitin sulfate，CS）、硫酸皮肤素（dermatan sulfate，DS）、硫酸角质素（keratan sulfate，KS）、硫酸乙酰肝素（heparan sulfate，HS）及肝素（heparin，HEP）。HA是唯一不硫酸化的高分子无支链GAG，每个HA双糖单元与25个水分子相互作用表现出优越的亲水性，因此赋予组织一定的抗压性，同时在胚胎发生和组织修复、再生和内稳态中起着关键作用。

PG是糖胺聚糖（除HA）与核心蛋白的丝氨酸残基共价连接的结合物，其糖链多为长链糖胺多糖，许多长链糖胺多糖连接在蛋白质核心上而构成糖蛋白，因其糖含量比蛋白质多许多，有时糖的含量可高达95%，故称为PG。PG具有结构和生物学上的双重作用，它们不仅负责组织对压缩和水化的机械阻力，也可以在ECM中捕获生长因子，并作为细胞外的激素富集与储存库，完成信号转导。糖胺聚糖和PG构成细胞外高度水合的凝胶状基质，使组织具有弹性和抗压性，并对物质转运有选择渗透性。

二、细胞外基质组织工程材料的获取

细胞外基质支架材料的构建需要经过脱细胞化的处理过程。利用生物医学工程技术把细胞从与其结合的整联蛋白和其他细胞间黏附复合物之间去除掉，同时保持细胞外基质固有的表面形貌及常驻配体物质。通过脱细胞化，能有效去除供体组织细胞抗原，降低其在宿主体内发生不良反应的可能性，从而有助于避免受体潜在的促炎症反应和免疫排斥反应。尽管脱细胞化并没有用严格的量化指标来衡量脱细胞的程度，但根据其能达到在体内诱导组织重塑并避免了不良细胞和宿主反应的研究结果，有研究者指出达到以下最低标准足以满足脱细胞化的目的：① dsDNA 浓度均＜50ng/mg 干重的临界脱细胞水平；②＜200bp 的 DNA 片段长度；③在经 4′，6-二氨基-2-苯基吲哚（4′,6-diamidino-2-phenylindole，DAPI）或苏木精-伊红（hematoxylin-eosin staining，HE）染色的组织切片中缺乏可见的核物质。不过需要指出的是，细胞外基质中能够激发免疫反应的剩余细胞的最低浓度可能因供者来源、受者组织类型以及宿主免疫功能而异。对于获得的脱细胞基质支架材料，在脱细胞化过程中需要保持细胞外基质的固有结构，并保持细胞外基质的形状，以利于随后的组织结构重塑。目前，去除组织细胞的常用方法主要包括物理、化学和生物方法，以及这些不同方法的组合使用。

（一）物理方法

物理方法是指利用温度、机械力和压力、电干扰、超声等物理条件，调节组织或器官的物理特性，破坏细胞膜，裂解细胞，最终将细胞从细胞外基质中去除。常用的物理方法有快速冻融、机械力、超声波、梯度压力、电穿孔、浸泡搅拌等方式。

快速冻融法是利用组织快速冷冻时在细胞膜周围形成微小的冰晶，从而破坏细胞膜。不过，单循环的冻融过程可能不会完全去除细胞膜和细胞内的内容物，因此可以采用多次反复冻融。冻融法的另一个缺点是形成的冰晶可能会破坏部分细胞外基质结构。因此，对于组织块较大、质地致密的组织，如肌腱、韧带等组织通常可以采用。

机械力和压力法是另一种常用的脱细胞方法，机械力法、超声法、梯度压力法、机械刮除、浸泡搅拌法等也能将细胞从靶组织或器官中分离出来，然而，这种方法可能导致细胞外基质支架的结构损伤，因此如何控制适当的力度是一个挑战。电穿孔法是利用微秒电脉冲使细胞的跨膜电位失稳，在细胞膜上形成微孔，最终通过改变细胞的稳态电平衡而导致细胞死亡，这种方法在很大程度上保持了细胞外基质在靶组织或器官内的完整性、形态和三维结构，但由于电极探针相对较小，因此仅适用于小而薄的组织或器官。

（二）化学方法

化学处理主要是使用酸碱、表面活性剂、低渗和高渗溶液等来杀死、破坏细胞结构及溶解细胞以达到脱细胞化的目的。常用的酸包括乙酸、过氧乙酸、盐酸和硫酸，常用的碱包括氢氧化铵、氢氧化钙、硫化钠和氢氧化钠。酸碱使得细胞水解变性，溶解细胞质成分，破坏核酸。酸碱处理的一个主要缺点是由于会去除一些主要成分（胶原蛋白），因此可能会降低细胞外基质的强度和机械性能。酸碱处理也会使细胞外基质中的重要分子，如糖胺聚糖一并丢失。此外，碱类物质极易去除细胞外基质中所含的生长因子类物质。表面活性剂（去垢剂）是另一类用于脱细胞的化学试剂。根据所携带电荷的不同，常用的表面活性剂分为非离子型洗涤剂、离子型洗涤剂和两性离子型洗涤剂。不同类型的表面活性剂有特定的作用模式。非离子洗涤剂，如 Triton X-100，通过破坏脂质间、脂质和蛋白质之间以及核酸和蛋白质之间的相互作用而达到脱细胞的作用。非离子洗涤剂的优点是不影响蛋白质-蛋白质相互作用或糖胺聚糖，这有助于保持细胞外基质结构的完整性，该类脱细胞剂能降低层粘连蛋白及纤连蛋白的含量，影响细胞外基质的超微结构。离子型表面活性剂，如十二烷基硫酸钠和脱氧胆酸钠，通过溶解细胞和细胞膜，使细胞内容物进一步降解并清除细胞残留物，离子型表面活性剂在一定程度上也会影响细胞外基质结构及丢失部分生长因子成分。两性离子洗涤剂包括 3-[（3-胆胺基丙基）二甲基胺基]-1-丙磺酸盐、磺基甜菜碱-10（sulfobetaine-10，SB-10）及 SB-16 等。两性离子阻垢剂具有非离子阻垢剂和离子阻垢剂的双重性能，对去除较薄组织中的细胞比去除较厚组织中的细胞更有效。低渗和高渗脱细胞溶液是利用细胞内、外环境中渗透压的变化来破坏细胞结构，不会引起细胞外基质的结构变化，但其主要缺点是不能有效去除细胞核的 DNA 残留，为了获得最大的渗透作用，组织和（或）器官通常被循环交替地浸泡在低渗和高渗溶液中。

（三）生物方法

生物方法脱细胞处理主要是依靠酶和非酶制剂。常用的酶有胰蛋白酶、核酸酶、胶原酶、脂肪酶等。研究表明通过酶水解法脱细胞有着较为明显的效果。不过，值得注意的是在所选用酶的工作浓度过高和（或）作用时间过长时，就会引起在破坏细胞结构的同时造成细胞外基质中的一些生物活性物质，如胶原蛋白、氨基葡聚糖等的生物活性降低或丧失，因此在脱细胞处理过程中要慎重选择酶制剂的浓度、工作温度以及作用时间。目前，常用于脱细胞处理的非酶生物制剂是螯合剂，如乙二胺四乙酸和乙二醇四乙酸。单独的螯合剂可能没有足够的细胞去除效果，通常与酶结合使用。

物理、化学和生物等脱细胞方式各有利弊，不同的脱细胞方法可能会对细胞外基质的组分、机械性能和生物学特性产生不同的影响。为了实现更有效的脱细胞过程和获得理想的细胞外基质支架，根据每种方法的细胞去除机制以及组织或器官的厚度、成分特征等特性，通常采用物理、化学或生物相结合处理的方法。所制备的脱细胞的细胞外基质支架在最终植入体内前需要进行灭菌处理，以去除内毒素、病毒及细菌 DNA 等成分，灭菌方法包括酸处理、75% 乙醇浸泡、环氧乙烷处理、紫外线及 γ 射线辐照等不同方式。与脱细胞方式的选择相似，灭菌过程也可能会导致细胞外基质超微结构的破坏，还可能影响细胞外基质的机械强度和某些生物活性成分的丢失。

三、细胞外基质修饰组织工程材料的应用优势

组织工程和再生医学研究中面临的一个主要问题就是如何构建能够产生功能性的人工组织和器官的支架材料，这种人工组织工程支架材料有助于维持组织/器官再生所需的足够的机械支持、整合外部环境中介导再生的生化信息，引导细胞生长和组织重塑，建立组织修复和再生的合适微环境。因此，一种理想的人工组织工程支架材料需要满足多种要求，包括生物力学性能、表面特性、生物相容性、生物降解性和渗透性等指标。目前，由天然衍生生物材料和合成生物聚合物组成的组织工程支架已被广泛应用，因为这些生物材料可以通过技术调节手段以获得最佳的理化性能，然而，这些人工支架也受到一些缺陷的限制，往往无法确保细胞和分子信号的良好整合。越来越多的研究显示，细胞外基质支架材料展现出了独特的优越性。细胞外基质组织工程支架通常来源于同种和（或）异种的整个组织和器官，并通过脱细胞化和其他制备工艺制成。脱细胞的细胞外基质支架具有一定的机械强度，具有了人工合成或其他天然聚合物支架的主要物理性能，同时保持了来源组织或器官初始的几何形状和柔韧性，保持了完整的三维结构，克服了人工合成材料的缺点；细胞外基质的刚性不仅可为周围细胞提供机械支持，而且能在细胞黏附、增殖、细胞周期等方面影响周围细胞生物学功能，还可逆地结合各种生长因子和细胞因子，影响巨噬细胞的活性，介导细胞迁移和募集；细胞外基质的多种蛋白质可通过整合素与细胞表面受体结合，并影响一系列下游信号。细胞外基质支架可为细胞和组织的再生修复提供生物力学支持和介导生化信号，并创造了天然的微环境生态位，有助于维持和促进适宜的细胞表型，从而有利于组织再生。

理想的组织工程支架应具有生物可降解性，其在体内的降解速率可以适应再生组织的生长速率，并且支架的降解产物应该无细胞毒性。细胞外基质修饰的组织工程移植物材料在体内的降解方式主要是通过宿主机体内的细胞活动而释放出来的各种酶类的降解来完成。通过释放细胞外基

质中的某些特定生物分子，可以维持细胞外基质在体内达到完全的生物降解，另外，这些释放的生物分子可能会对随后的组织重塑具有重要影响。细胞外基质支架的另一个重要优点是其低的免疫原性。同种异体或异种移植的共同结果是导致宿主体内的急性炎症反应及随后的慢性炎症，而严重的免疫排斥反应可能最终导致移植物坏死，造成移植失败，从而严重限制临床同种异体移植和异种移植的应用。细胞外基质的结构成分均是高度保守的蛋白质，在不同的物种间差别不大，它们不易被宿主排斥，脱细胞步骤能去除细胞群并进一步降低抗原性，因此，以细胞外基质为基础的支架可能不会诱导机体的不良免疫反应。

第六节　外泌体作为一种有前途的周围神经损伤治疗策略

周围神经损伤的发病率很高，通常会导致患肢严重丧失感觉和运动功能。许多组织工程神经移植物被开发为自体神经移植物的替代品，并且将各种细胞和神经营养因子引入这些移植物以进行改进，然而，它们仍然难以获得满意的临床结果。损伤后的周围神经再生仍然是研究人员和临床医师面临的重大挑战。再生和功能恢复的主要挑战是提供细胞存活、生长和分化所需的各种营养和生长因子。外泌体是由细胞分泌的生物纳米级（直径为30～120nm）脂质双层囊泡。根据2021外泌体相关标志物数据库ExoCarta，在各种外泌体中检测到大约4946种RNA、41 860种蛋白质和1116种脂质以及各种DNA序列、mRNA和非编码RNA。作为细胞间通信的关键参与者，外泌体在神经系统的生理和病理过程中发挥着重要作用。越来越多的证据表明，外泌体通过介导轴突再生、施万细胞活化、血管再生和炎症调节可以发挥神经治疗作用。外泌体正在成为治疗周围神经损伤的一种有前途的方法，此外，它们还为增强各种神经移植物的修复能力提供了可能性。

外泌体是由几乎所有细胞类型（包括MSC、免疫细胞、神经元、癌细胞、上皮细胞、骨细胞和肌细胞）分泌到细胞外空间的膜状纳米级囊泡，它们可以传递给受体细胞以介导细胞间通信。外泌体存在于不同的体液中，如血液、唾液、尿液、羊水和脑脊液。它们可以作为调节剂来操纵远处或附近区域的靶细胞的生物学行为，这对于维持多细胞生物的体内平衡至关重要。神经系统的生理特性是基于各种神经细胞之间的连接、整合和信号交换，外泌体作为细胞间通信的关键参与者，在神经系统的发育、维持、功能和再生中发挥着重要作用。周围神经损伤后的神经修复涉及一系列高度交互的机制，包括轴突再生、施万细胞激活、血管再生和炎症调节。最近的研究表明，外泌体可以参与这些关键过程并发挥神经保护作用。外泌体正在成为治疗周围神经损伤的一种有前途的方法。

一、外泌体的生物发生和功能

1983年在绵羊网织红细胞成熟期间首次发现细胞外囊泡（extracellular vesicle，EV）。EV被定义为磷脂双层膜结合囊泡的异质实体，没有任何复制手段。根据EV的大小、脂质组成、标记蛋白质以及放电和形成机制，可以将EV分为凋亡小体、微泡和外泌体。凋亡小体（直径为0.5～3μm）是由细胞凋亡过程中质膜的随机起泡形成的；微泡（直径为0.1～1μm）通过质膜直接出芽分泌；与凋亡小体和微泡不同，外泌体是由内体途径产生的最小膜泡（直径为30～100nm）。简而言之，质膜在各种物理和化学因素的刺激下经历向内出芽并形成早期内体，随后，随着内体成熟，通过进一步内陷，晚期内体膜产生腔内囊泡（intraluminal vesicle，ILV），导致多泡体（multivesicular body，MVB）的形成。该过程以两种不同的途径完成，包括转运所需的内体分选复合物（endosomal sorting complex required for transport，ESCRT）依赖和ESCRT独立，这为将特定分子分类和封装到ILV中提供了基本机制。最后，MVB可能与溶酶体融合以进行降解，或者MVB可以与质膜融合，将ILV作为外泌体释放到细胞外空间。外泌体可以通过与细胞外受体结合、与质膜融合或内吞作用介导的内化与受体细胞相互作用。

已经开发了几种从细胞培养基和体液中分离外泌体的方法，包括超速离心、密度梯度分离、免疫亲和捕获、尺寸排阻色谱和流式细胞术。超速离心和密度梯度分离是使用最广泛的分离技术。外泌体可以在细胞外环境中循环时通过递送脂质、蛋白质和核酸来调节受体细胞的生理状态，外泌体中所含的这些生物活性分子是异质的，这取决于亲代细胞的起源和生理或病理状况。脂质和蛋白质是外泌体膜的主要成分。许多脂质已被鉴定为形成外泌体的脂质双层，包括磷脂酰胆碱、磷脂酰乙醇胺、磷脂酰丝氨酸、溶血双磷脂酸、神经酰胺、胆固醇和鞘磷脂，这些脂质化合物与信号的传递、结构的完整性和质膜的融合有关，可能影响外泌体的通信功能。在神经系统中，外泌体可由许多细胞分泌，包括神经干细胞、神经元、星形胶质细胞、小胶质细胞、少突胶质细胞、施万细胞和内皮细胞，外泌体作为一种突出的细胞间通信形式出现，对介导神经系统的生理和病理过程具有关键作用。许多研究揭示了外泌体在神经重塑、神经保护、神经元发育和突触可塑性中的作用。外泌体也被建议作为治疗递送系统，它们可以通过血脑屏障并将其货物运送到特定的靶细胞，从而发挥神经治疗作用。越来越多的证据表明，外泌体在促进周围神经系统中的神经修复方面具有重要作用，因此，外泌体在治疗周围神经缺损修复中的潜力成为越来越受关注的话题。

二、外泌体对轴突再生的影响

为了重建目标组织神经支配，轴突必须跨越损伤部位以重新连接远端神经，再生轴突发展出了称为生长锥的远端扩张，可以感知生长和引导线索。生长锥延伸成为丝状伪足和片状伪足的膜状突起，它们与周围环境相互作用。生长锥具有特殊的感觉运动结构，其特征是肌动蛋白、微管和神经丝（细胞骨架蛋白）的独特分布，这与介导轴突再生密切相关。在周围神经修复过程中，再生轴突表达各种黏附分子，促进施万细胞排列和迁移，在再生的早期阶段，轴突可以作为近端神经残端施万细胞迁移的引导基质。施万细胞是调节神经元功能并在不同条件下维持其稳态的关键成分，来自施万细胞的外泌体作为施万细胞与轴突通信的重要介质，可以调节轴突的再生过程，这些外泌体可以促进背根神经节神经元的存活并增加体外轴突再生，此外，损伤的坐骨神经的再生能力可以显著增强。除了施万细胞衍生的外泌体，来自 MSC 的外泌体已显示出促进轴突再生的能力，这些外泌体可以显著改善神经突生长并增加轴突长度，可能涉及 miRNA 介导的再生相关基因调控的机制。外泌体可以在再生信号传递中发挥关键作用，并构成轴突再生的必要机制，这为周围神经修复提供了好处。

三、外泌体对血管再生的影响

血管化与损伤后的神经修复之间存在密切的关联。除了营养支持，血管还可以作为施万细胞迁移的轨道，血管内皮细胞可以分泌有利于神经突伸长的生物活性分子。血管再生仍然是周围神经修复的一大挑战，作为自体神经移植物替代物的神经导管和脱细胞移植物需要更长的时间才能获得微血管的形成和结合，这可能导致细胞损伤、神经内纤维化、氧化应激和其他病理过程。

组织修复机制需要显著的内皮细胞再生和受损、缺血组织中的血流重建。外泌体可以介导血管再生，从而调节损伤后的神经修复。来自骨髓间充质干细胞的外泌体显著增加了病灶边界区新生内皮细胞的数量，并获得了更多的新生血管，有效改善了大鼠脑外伤后运动功能的恢复。外泌体介导的血管再生有利于神经系统的组织再生，为周围神经损伤提供了潜在的治疗策略。

四、外泌体对炎症调节的影响

炎症反应是神经修复的重要病理过程，对预后有重要影响。周围神经损伤后，施万细胞在沃勒变性过程中激活并分泌多种促炎性细胞因子和趋化因子，随后，巨噬细胞被募集以进一步加速轴突和髓鞘碎片的清除并启动炎症级联反应。作为神经损伤后修复阶段的主要免疫细胞类型，巨噬细胞在协调一系列免疫事件中发挥着至关重要的作用，这对于成功的神经再生至关重要。神经炎症的过度激活会通过继发性损伤加重神经损伤的程度,这可能导致再生延迟或再生不足,在周围神经损伤后的修复过程中,适当调节炎症反应可以抑制神经炎症引起的神经元凋亡和轴突脱髓鞘。

许多研究表明,外泌体可以作为调节剂来操纵神经系统中的免疫反应。间充质干细胞衍生的外泌体作为负责旁分泌作用的重要介质,已被证明具有与亲代细胞相似的抗炎功能,可为神经再生提供有利条件。脐带间充质干细胞衍生的外泌体可以改变巨噬细胞的极化从 M1 表型到 M2 表型,这有利于抑制过度的炎症反应,除了巨噬细胞表型的转化外,这些外泌体还可以通过下调促炎性细胞因子来改善损伤后的功能恢复。在周围神经系统中,BMSC 衍生的外泌体已被证明可以减轻炎症反应,从而促进糖尿病小鼠的神经血管重塑和糖尿病周围神经病变的功能恢复。除了间充质干细胞衍生的外泌体外,施万细胞衍生的外泌体已被证明在神经损伤的炎症阶段具有调节作用。外泌体介导的免疫调节作用有助于合理控制神经炎症,从而有助于建立利于周围神经再生的微环境。

五、外泌体临床转化的挑战

外泌体在促进周围神经损伤后神经再生方面具有很大的潜力。外泌体生物支架应具有以下优点:①可以有效地维持损伤部位的外泌体,并保持其性能和结构特征;②可将外泌体释放到细胞外基质中足够长的时间来调整相邻细胞的表型;③可以与受损组织整合,以支持相邻细胞迁移到支架中。一旦相邻细胞迁移到生物支架中,外泌体就可以被吸收并增强组织再生。未来,基于外泌体的治疗有望成为一种可行的周围神经修复策略。尽管如此,仍有一些挑战有待进一步解决。首先,缺乏稳定有效的外泌体分离纯化方法是阻碍外泌体临床应用的主要缺陷。近年来,为了克服传统分离方法的限制,开发了几种主要基于尺寸沉淀技术的市售试剂盒,并被证明更高效、更可靠、重现性好,为标准化富集外泌体提供了可能性。其次,需要注意的是,外泌体是各种功能蛋白和 RNA 分子的混合物,可能导致外泌体功能的异质性和不良反应的风险,因此有必要以一种特定的方式调节外泌体,使其朝向所需的目标,这有助于实现最佳的治疗结果。外泌体表面的蛋白质及其分子可以作为生物标志物,使通过免疫技术筛选具有不同功能特性的外泌体成为可能。再次,外泌体的合适给药途径是周围神经损伤治疗中需要探索的关键问题。需要进一步评估全身给药途径在外泌体临床应用中的有效性,相比之下,将外泌体局部给药至周围神经损伤部位可能是充分发挥其神经治疗能力的可行方法。研究报道,通过将外泌体整合到组织工程神经移植物中,神经修复的效果得到了显著改善。最后周围神经损伤修复中外泌体功能的机制仍有待进一步研究,而且外泌体对健康和疾病的影响也是多种多样的,尚未彻底阐明。外泌体也可能参与传染性病原体的复制和传播,这些都可能给患者带来潜在的安全风险。确保外泌体的持续量产至关重要,同时对外泌体安全性的监管也不容忽视,总体而言,需要做很多工作来克服外泌体临床转化的局限性。外泌体还被建议作为一种治疗性递送系统,可以通过适当的策略定制外泌体,使其携带特定的生物活性物质或药物,以达到更好的神经修复效果。外泌体代表了一种非常有前景的外周神经再生策略,并显示出巨大的临床转化潜力。

第十一章 基于生物材料的脊髓损伤修复研究进展

第一节 引 言

脊髓损伤修复一直以来都是神经科学和临床医学领域研究的难点与热点。脊髓损伤常导致上行和下行传导通路中断,造成损伤节段以下的感觉和运动功能障碍或缺失,同时还会影响排尿、排便、血管舒缩等反射活动。目前可用的治疗方式包括手术、药物治疗和物理治疗等手段,但修复损伤及功能恢复效果甚微。近年来,干细胞移植被视为可靠的治疗方法。通过植入细胞衍生出轴突穿过损伤部位与受损节段的神经元形成神经元中继,建立与宿主的联系,移植入受体病灶中的干细胞,还可以分泌生长因子,改良损伤处微环境,减少瘢痕组织形成和调节炎症反应等。虽然细胞移植、药物递送或细胞因子对治疗脊髓损伤显示出巨大的前景,但仍存在诸多限制,如损伤区域的组织缺失始终影响着干细胞的存活和分化命运,以及药物或细胞因子存在半衰期短、难以穿透血 - 脊髓屏障、不易定植等问题。迄今为止,大多数治疗策略只尝试克服某一再生障碍或者仅针对脊髓损伤的一方面入手,如仅阻滞某种再生抑制因子或者仅促进神经再生。虽然这些基础研究可以让我们清晰地了解单体治疗的机制和潜力,但是从造成脊髓损伤的多种原因到损伤后复杂且动态变化的微环境,这些因素均会限制治疗效果,表明我们不太可能仅通过单一疗法来克服所有的再生障碍。因此,脊髓损伤的复杂性提示我们,组合治疗可能会带来更好的疗效。生物材料是组合策略的关键组成部分,一方面生物材料的引入能填补损伤区域形成的囊腔空洞,为种子细胞以及新组织的形成提供支撑,而且可调节形貌特征也能指导干细胞分化和轴突生长;另一方面,生物材料可以与生物活性因子或药物构成缓释系统,确保其在损伤区域持续发挥作用,最终建立一个高度仿生的脊髓功能重建的微环境。因此,"生物材料 + 种子细胞 + 细胞因子或药物"的多因素联合治疗为脊髓损伤修复提供了新思路,开阔了新视野,可望在临床上给脊髓损伤患者带来新的治疗措施和康复希望。

第二节 脊髓损伤治疗现状

脊髓损伤(spinal cord injury,SCI)是最具挑战性的中枢神经系统疾病之一,往往导致上、下行传导通路中断,造成损伤平面以下远端感觉、运动和神经功能障碍,并且可能会导致瘫痪;同时,这些功能的丧失还会引发多种健康问题,如心血管并发症、深静脉血栓、压疮、尿路感染、自主神经失调和脊髓空洞症等,从而降低脊髓损伤患者的生活质量。造成脊髓损伤的原因有很多,其中最常见的是交通事故,其次是摔倒和暴力伤害,还有小部分是体育运动、枪伤和刀伤所致。我国脊髓损伤发病率每百万人中有 25~60 例,脊髓损伤患者以男性为主,其男女比例可达 2.4∶1~5.6∶1,且大约 50% 的患者年龄在 40~60 岁。在全球范围内,有超过 2000 万人患有脊髓损伤,新发病例数约为 90 万,其中男性占比 78%。脊髓损伤的高昂费用给社会和患者家庭带来了沉重的经济和社会负担。

脊髓损伤的临床治疗至今都是医学界的难题之一。随着科学技术的发展,各种临床治疗方法不断取得新进展,然而促进神经功能恢复的方法依旧有限。目前治疗脊髓损伤的临床方法主要包括早期手术减压、脊柱固定、药物治疗和物理康复训练。早期手术减压和脊柱固定的主要目的是减少由碎裂或错位脊柱所带来的压迫和缺血,从而增加脊髓损伤恢复的可能性。相对于晚期减压组(脊髓损伤 24h 后干预),在 24h 内对受损脊髓进行手术减压更有利于神经功能的恢复并且这种积极影响会持续至损伤后 36h 左右,之后时间的影响便趋于平稳,然而,目前只有少部分证据说明早期减压能够促进脊髓损伤长期功能恢复,并且手术减压和内固定的干预时机与适应证还有待商榷。用于临床治疗的药物主要包括抑制炎症和兴奋性毒性的保护神经类药物以及促神经和轴突再生类药物，如利鲁唑、米诺环素、甲泼尼龙琥珀酸钠（methylprednisolone sodium succinate，MPSS）等，其中 MPSS 作为一种保护神经的皮质类固醇药物，因具有抑制脂质过氧化和神经炎症的作用而被广泛应用。最新国际脊柱学会注射指南建议将在 8h 内为急性脊髓损伤患者注射大剂量 MPSS 作为临床治疗方案。与此同时，临床上注射 MPSS 的急性脊髓损伤患者出现胃肠道出血、呼吸道感染、脓毒症等恶性事件的概率也更高，这不仅增加了患者死亡的风险，还可能影响 MPSS 的疗效。尽管目前使用 MPSS 的时机与剂量仍然存在不同的意见，但它依旧是脊髓损伤的首选药物。物理康复训练也是一种临床上常用的治疗方法，运动训练可以通过锻炼下肢肌肉力量、增加肢体活动度和强化未损伤神经来促进神经功能恢复，运动训练还可以有效减轻炎症反应、提高组织中神经营养因子的表达来促进突触形成，从而在不同程度上改善自主功能。目前看来，尽管手术和药物治疗方法有一定进展，但是临床治疗效果依旧有待研究。

随着人们对脊髓损伤病理过程以及机制有了更深的理解，临床前研究也给脊髓损伤的治疗带来了曙光。当前研究主要集中在以下几个方面，包括：①神经保护策略，防止完好的神经受到继发性损伤的二次破坏；②细胞或自体脊髓移植，补偿凋亡或坏死的细胞，为损伤部位提供适宜生长环境的同时还能促使轴突再生髓化；③干扰轴突再生抑制因子，有效促进脊髓损伤后神经再生；④通过调控神经元轴突再生通路，提高神经元自身内在的再生能力，之后还可以为其提供生长营养因子，进一步促进轴突再生。在细胞移植治疗脊髓损伤中，常用到神经干细胞（NSC）、骨髓间充质干细胞（BMSC）、施万细胞、嗅鞘细胞（olfactory ensheathing cell，OEC）、神经胶质细胞和诱导性多能干细胞（iPSC）等。从胚胎中获取的神经干细胞和骨髓间充质干细胞在体外能诱导分化为神经元或胶质细胞。移植的施万细胞、嗅鞘细胞可以分泌神经营养因子、黏附分子和细胞外基质分子，促进轴突再生的同时还具有成髓鞘作用。髓鞘再生是防止轴突退化和支持运动电位传导的关键一步，然而，研究人员最近对少突胶质细胞与髓鞘再生在脊髓损伤后功能恢复中的作用持怀疑态度。目前已发现多种轴突再生抑制分子，如神经突增生抑制蛋白-A（neurite outgrowth inhibitor A，NOGO-A）、髓鞘相关糖蛋白（myelin associated glycoprotein，MAG）、少突胶质细胞髓鞘糖蛋白（oligodendrocyte myelin glycoprotein，OMGP）、硫酸软骨素蛋白多糖（chondroitin sulfate proteoglycan，CSPG）等，然而，仅清除或中和这些抑制分子并不能达到预期的效果。除了上述外源性因素，神经元内在的再生能力不足也会影响脊髓损伤自我修复。已有研究表明，磷酸酯酶与张力蛋白同源物（phosphatase and tensin homolog，PTEN）、STAT3、Sox11、埃博霉素 B（epothilone B）、mTOR 等可通过调控神经元内在途径来促进轴突再生。神经营养因子的加入可以进一步促进神经元存活、再生和成熟，如神经营养因子 3（neurotrophin-3，NT-3）、脑源性神经营养因子（brain-derived neurotrophic factor，BDNF）、神经生长因子（nerve growth factor，NGF）、碱性成纤维细胞生长因子（basic fibroblast growth factor，bFGF）、胶质源性神经营养因子（glial cell-derived neurotrophic factor，GDNF）等都是一些常见的营养因子，它们在脊髓损伤中功能各异，如 NT-3 已经被证实能促进皮质脊髓束（corticospinal tract，CST）的生长，NGF 主要作用于感觉和交感神经，而脑源性神经营养因子在红核脊髓束、网状脊髓束和前庭脊髓束中作用尤为明显。一直以来，人们都很难实现轴突的长距离再生以及与远端目标神经元连接，从而恢复神经功能。鉴于脊髓损伤后复杂的微环境变化和再生机制，以往的单一疗法往往无法达到人们的预期，多种策略联合治疗逐渐成为今后的研究重点。

近年来，随着材料科学和再生医学的发展，已经发现众多联合生物材料的综合治疗。生物材料为负载的细胞、药物或细胞因子提供了良好的生长或缓释平台，可通过调节损伤微环境或内在再生来促进脊髓组织的恢复。本文主要从脊髓损伤的动态病理变化、干细胞类型、脊髓损伤修复的生物材料及应用等方面进行综述。

第三节　脊髓损伤后的病理过程

脊髓损伤后的病理变化包括众多相互关联的事件，每个事件往往又会促进另一个事件的发展，是一个非常复杂的级联反应。脊髓损伤后的生物学反应包括两个阶段：原发性损伤和继发性损伤。由脊椎脱位、爆裂性骨折等产生的初始机械性力量会导致原发性损伤，这些力量都会直接损害脊髓的上行和下行传导束，并破坏血管和细胞膜，主要涉及神经元和神经胶质细胞的死亡、血管痉挛、出血、水肿等。虽然原发性损伤持续时间不长并且仅发生在受损部位，但是其间发生的一系列生化或细胞事件会得以延续，进一步产生新的、更加复杂的病理变化，这一过程统称为继发性损伤（图11-1），该阶段会持续数月，并导致损伤从原先部位向两端发展，扩大了神经组织损伤的区域，常涉及周围完好的神经元，造成不同程度的胶质细胞和内皮细胞坏死、凋亡以及轴突断裂、髓鞘脱落等。继发性损伤在时间上可分为3个阶段：急性期、亚急性期和慢性期。急性期（<48h）开始于原发性损伤之后，主要表现为血管损伤、水肿、细胞坏死、离子失衡、兴奋性氨基酸中毒、产生自由基、钙离子内流、脂质过氧化、炎症；亚急性期（损伤后2～14d）损伤继续进行，涉及细胞凋亡、轴突断裂和脱髓鞘、沃勒变性、基质重塑和胶质瘢痕形成；慢性期（损伤后2周至6个月），其特征为囊腔形成和神经胶质瘢痕成熟。

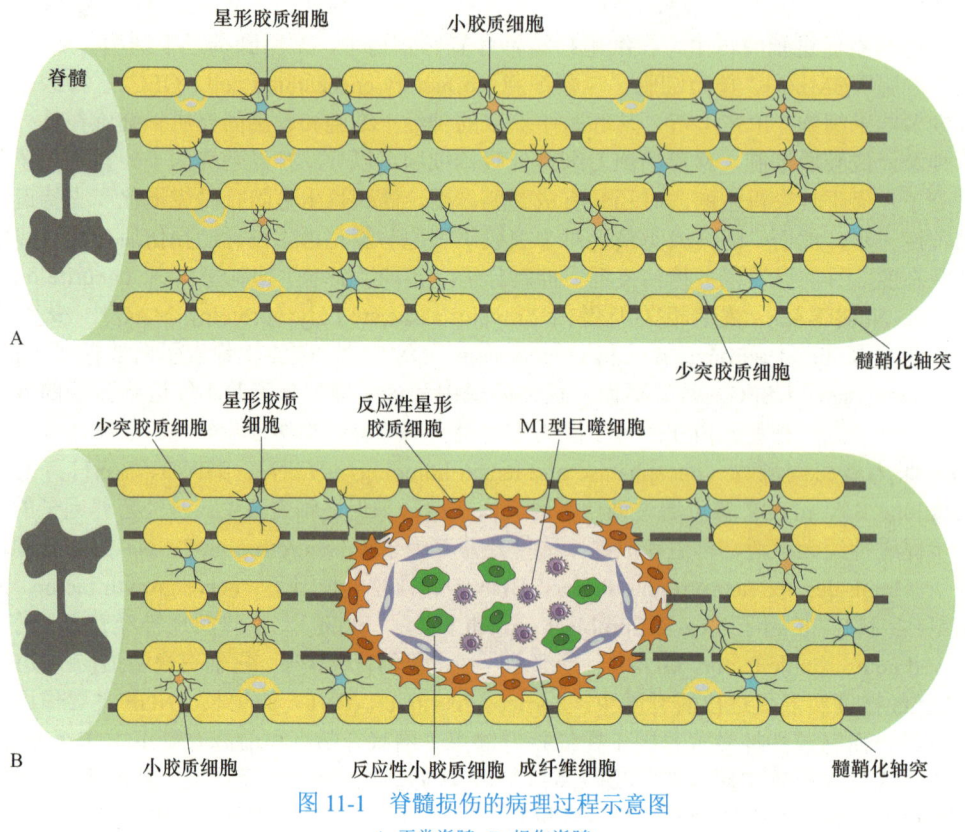

图 11-1　脊髓损伤的病理过程示意图
A. 正常脊髓；B. 损伤脊髓

在整个损伤阶段，受损脊髓出血严重，主要位于灰质，进而导致缺血性损伤和脊髓软化。研究表明，脊髓前动脉之类的大血管在损伤后可依旧保持畅通，而损伤区域的毛细血管和较小的静脉容易被阻塞，损伤处血流量逐渐减少，这种缺血在最初的几小时内会越发严重。与白质相比，灰质处的毛细血管密度是白质的5倍，更容易发生缺血性损伤和微循环障碍。出血、缺血以及血管损伤引起的缺氧、三磷酸腺苷（adenosine triphosphate，ATP）耗尽、自由基产生、离子失衡和各种促炎性细胞因子的释放也会导致脊髓损伤区域细胞死亡。细胞坏死和内含物的释放极大地增加了细胞外谷氨酸的浓度，进而过度激活谷氨酸的 N-甲基-D-天冬氨酸和 α-氨基-3-羟基-5-甲基-4-异噁唑丙酸受体，导致钙离子和钠离子内流，引发谷氨酸介导的兴奋性毒性和神经毒性，进一步促进细胞坏死。在脊髓损伤中，细胞内钙离子水平升高可激活线粒体中的复合体 I，促进 ATP 和活性氧的产生。坏死细胞打破了细胞内、外的离子平衡，细胞内高浓度钙离子提高了细胞膜通透性，扰乱了质子梯度，抑制了线粒体的呼吸和能量消耗，使得线粒体无法产生 ATP，也使得水、线粒体基质等其他成分进入细胞，导致细胞胀裂死亡。此外，钙离子过载也可引起蛋白水解酶或磷脂酶的激活，从而导致包括神经丝在内的细胞骨架成分的分解以及细胞膜的溶解，从而造成氧化损伤和相关蛋白质降解。

除了细胞坏死，细胞凋亡也是脊髓损伤中重要的细胞死亡过程，少突胶质细胞受其影响最大。损伤后数小时内，大量少突胶质细胞在病变区凋亡，并在损伤后数周内在损伤头端和尾端继续发生凋亡。少突胶质细胞的凋亡会引起轴突脱髓鞘，轴突直接暴露在充满促炎性细胞因子、自由基等抑制性环境中，通过坏死和（或）凋亡导致神经元的丢失；脱髓鞘还减缓或抑制轴突的动作电位传导，导致轴突丧失自身功能和稳定性。因此，少突胶质细胞凋亡引发的脱髓鞘和神经元丢失加剧了继发性损伤，极大地限制了脊髓损伤恢复的可能性。

损伤后的内源性炎症反应不仅会加重组织损伤，还是阻碍脊髓损伤后组织和功能恢复的关键事件之一，该状态会在损伤后立刻发生并持续数周甚至更久。整个炎症阶段涉及的免疫细胞主要包括中性粒细胞、巨噬细胞/小胶质细胞和 T 细胞。简而言之就是脊髓损伤后，由于血脊髓屏障的破坏，损伤区的血管内皮细胞增加并表达黏附分子，协助中性粒细胞、巨噬细胞和 T 细胞进入损伤区域，并被激活。在炎症反应早期，中性粒细胞是最主要的免疫细胞，同时也是最先到达损伤部位的炎症细胞。这些免疫细胞会分泌白介素-1β（interleukin-1β，IL-1β）、白介素-6（interleukin-6，IL-6）、肿瘤坏死因子-α（tumor necrosis factor α，TNF-α）、蛋白水解酶和氧自由基等促炎性细胞因子和趋化因子，进一步激活其他免疫细胞和神经胶质细胞，导致炎症级联反应。脊髓损伤后，激活的常驻小胶质细胞一方面会产生一氧化氮、超氧化物、促炎性细胞因子等细胞毒性物质，进一步加重神经元损伤和继发性损伤，在某些条件下，小胶质细胞还会激活与还原型辅酶 II 相关的活性氧途径，进而导致锌离子、钙离子和钾离子的过量积累，也可能导致神经元死亡；另一方面，小胶质细胞也会和由血液中单核细胞趋化过来的巨噬细胞一起，通过吞噬作用来清除死亡细胞碎片和有毒物质，短期内有助于局部微环境的稳态。小胶质细胞和巨噬细胞均存在异质性，对神经系统是毒性作用还是保护作用随着生理修复阶段的不同而不同。早期炎症反应可能会加重继发性损伤，但是在亚急性期聚集了大量活化的巨噬细胞/小胶质细胞，如果激活得当，这些细胞可以清除死亡细胞碎片和有毒物质，恢复损伤区域的平衡。

脊髓损伤微环境中包括反应性星形胶质细胞、少突胶质前体细胞（oligodendrocyte precursor cell，OPC）、小胶质细胞、成纤维细胞、血源性单核巨噬细胞和周细胞等多种细胞，长时间的炎症环境可诱导多种细胞的增生与迁移，再结合细胞外基质重建重塑，促使瘢痕的形成。瘢痕组织可分为两部分，分别是损伤核心区和损伤边缘。中枢神经系统损伤后，星形胶质细胞活化为反应性星形胶质细胞，并表达大量胶质纤维酸性蛋白（glial fibrillary acidic protein，GFAP）、波形蛋白（vimentin）和神经上皮干细胞蛋白（nestin）等标志蛋白质，活化的星形胶质细胞进一步通过增殖、迁移以及细胞形态改变等，不断扩散至损伤周边区，利用肾上腺素介导的细胞黏附包裹免疫细胞和成纤维样细胞，并在空间上将残留的神经组织与损伤和纤维化组织隔离，最终形成致密的边界结构，即胶质瘢痕。被封闭区域形成的瘢痕组织称为纤维性瘢痕，其中只含有较少的胶质细胞，主要是由血源性周细胞衍生的成纤维细胞、细胞外基质蛋白、血源性单核巨噬细胞、免疫细胞等组成，这些成分对轴突再生具有高度抑制作用。由此可见，脊髓损伤瘢痕是一个较为复杂的组织，其形成是一个进行性的、时间和成分上处于动态变化的过程。因此，需要在特定时间下有条件地处理胶质瘢痕中的不同细胞群，以更好地了解胶质细胞在特定时间作用下对轴突再生的影响。随着损伤时间的推移，病变部位持续扩大，最终发展为囊腔空洞，可继续损害脊髓。

正常的脊髓（图 11-1A）主要含有星形胶质细胞、小胶质细胞和少突胶质细胞以及完整的髓鞘化轴突，而脊髓损伤后（图 11-1B）可分为原发性损伤和继发性损伤两个动态发展阶段。需要注意的是，该示意图虽然体现了多种病理事件，但某些事件可能不在同一时间发生，也可能贯穿整个损伤阶段。原发性损伤后，缺血、水肿、离子失衡、兴奋性毒性等均会引起细胞死亡，其中少突胶质细胞的死亡会引发轴突脱髓鞘，导致神经电信号无法传导。在随后的继发性损伤阶段，中性粒细胞通过损坏的血-脊髓屏障浸润至病灶处并且激活其他免疫细胞和神经胶质细胞。激活的小胶质细胞/巨噬细胞一方面分泌促炎性细胞因子等有害物质加重损伤程度；另一方面在病灶处清除死亡细胞和组织碎片。与此同时，常驻星形胶质细胞激活成反应性星形胶质细胞，在损伤周围形成致密的胶质瘢痕并且隔离受损组织，而成纤维细胞和炎症细胞浸润到病灶处，沉积形成纤维性瘢痕。随着时间的推移，瘢痕逐渐成熟，并且在大多数哺乳动物中还会形成囊腔空洞。

第四节　治疗脊髓损伤的常见干细胞类型

干细胞具有增殖和自我更新能力并且能够分化为多种功能细胞，在脊髓损伤中表现出神经保护和促神经再生的潜力，其可能的治疗机制涉及多个方面，干细胞可以替换脊髓中受损神经元、促进轴突再生、调节炎症反应等。在细胞移植疗法中，常见干细胞类型包括神经干细胞、间充质干细胞、施万细胞、嗅鞘细胞、神经胶质细胞、胚胎干细胞和诱导性多能干细胞等（图 11-2）。

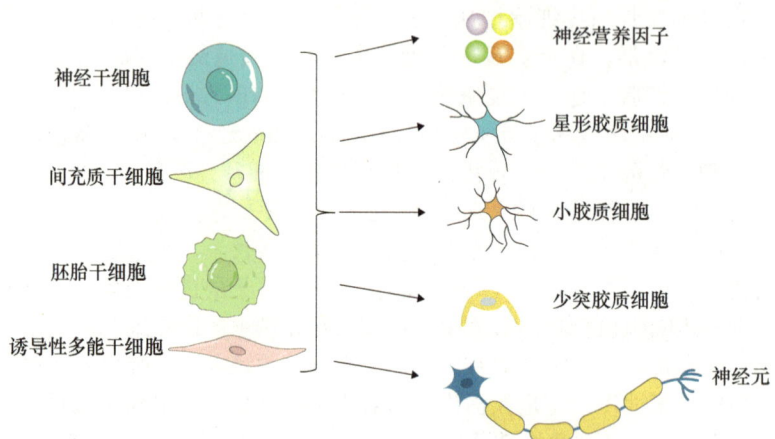

图 11-2　用于治疗脊髓损伤的常见干细胞

移植的干细胞可以分泌多种神经营养因子，改善病灶处微环境，为轴突再生创造有利环境；干细胞可以弥补或替换受损的神经细胞和组织，包括神经元和神经胶质细胞，这有助于宿主神经元建立新的连接，加快神经网络的重建；一些干细胞能够分化为少突胶质细胞，可以促进脊髓损伤患者髓鞘重塑和功能恢复

一、神经干细胞

神经干细胞是一类拥有自我更新、多向分化潜能的细胞，能够分化为神经元和神经胶质细胞。神经干细胞在神经突起形成、突触和髓鞘重塑方面发挥着重要作用，凭借对神经组织定向分化的优势成为治疗中枢神经系统疾病的合适候选者。内源性神经干细胞集中在中枢神经系统，包括海马齿状回、脑室系统以及脊髓中央管。脊髓损伤后，内源性神经干细胞可以分化成星形胶质细胞，进而调节胶质瘢痕，这种方式能够控制病变范围，避免损伤区域继续纵向深入发展而影响完好的神经纤维和组织；神经干细胞还可以促进神经母细胞的增殖并产生神经元，这些新生神经元能弥补脊髓损伤后坏死的细胞并重建损伤微环境。然而，脊髓损伤后组织炎症的发生、瘢痕的形成、神经营养因子的缺乏、抑制性髓鞘相关分子的产生等均能影响甚至抑制内源性神经干/祖细胞向神经元分化，导致内源性神经干细胞难以及时补充损失的神经元。

神经干细胞移植具有各种有利于治疗脊髓损伤的潜力。首先，移植的神经干细胞与脊髓损伤后的炎症微环境存在相互作用。有文献报道称，神经干细胞通过 IL-4 促进巨噬细胞向 M2 型（抗炎）极化并浸润至病变区，进而调节局部炎症反应。其次，移植的神经干细胞还能够分泌神经生长因子、血管内皮生长因子（vascular endothelial growth factor，VEGF）、脑源性神经营养因子等促进轴突和血管生长的营养因子。再次，移植的神经干细胞可以分化为多种细胞谱系，其中人们最期望的便是分化为神经元，在病变区产生大量的运动、感觉或中间神经元和长距离轴突，增加皮质脊髓束再生的可能性，同时为神经网络的重建奠定基础。神经干细胞向神经元特异性分化受到多种复杂因素及信号通路的影响，如 c-Jun 氨基端激酶（c-Jun N-terminal kinase，JNK）/ 丝裂原激活蛋白激酶（mitogen-activation protein kinase，MAPK）信号通路、miRNA 等，均可诱导神经干细胞分化为神经元。在脊髓损伤过程中，内源性神经干细胞主要分化为星形胶质细胞，促进神经胶质瘢痕形成并阻碍神经再生，因此，阻断其分化可能是治疗脊髓损伤的靶点。例如，由中性粒细胞产生的补体可以诱导神经干细胞的迁移并分化为星形胶质细胞，阻断这些补体成分可以有效抑制神经干细胞向星形胶质细胞的分化和迁移。最后，移植的神经干细胞能够很好地融入受损组织，进而形成突触网络并与宿主神经元重连。

二、间充质干细胞

间充质干细胞来源广泛，可以从脊髓、脐带、脂肪等组织中获取。目前临床前研究的常见类型有 3 种：骨髓间充质干细胞（BMSC）、人脐带间充质干细胞和脂肪来源的间充质干细胞。虽然来源不同的间充质干细胞治疗优势有所不同，但是在治疗脊髓损伤过程中，通过不同的诱导条件可以促使间充质干细胞分化为神经谱系细胞，替换缺失或受损的神经细胞。BMSC 已经被证明可以直接穿透血脑屏障而保证其结构完整，并且凭借自身获取方便、多向分化潜能而受到广泛关注。有研究发现通过尾静脉注射到脊髓损伤大鼠体内的 BMSC 会迁移至损伤部位，而不是正常组织中。此外，BMSC 在丹参酮 II A 的诱导下可高表达 Nestin、神经元核蛋白（neuron-specific nuclear protein，NeuN）和神经丝蛋白 200（neurofilament-200，NF200）三种神经元标志物，同时还减少了向星形胶质细胞的分化。有研究表明，间充质干细胞分化的神经元难以存活，而且也未测出神经元该有的电生理特征，这与之前认为间充质干细胞治疗效果与它们分化为神经元和神经胶质细胞有关的说法不一致，它的疗效可能不是通过替换细胞引起的。随后的研究表明，间充质干细胞移植是通过抑制神经元凋亡、分泌神经营养因子、调节炎症反应和瘢痕形成、促进新生血管形成和轴突再生来改善脊髓损伤后神经功能的。报道称，移植的间充质干细胞通过旁分泌来源的外泌体 miRNA 诱导巨噬细胞向 M2 型（抗炎）极化，减轻组织炎症反应，从而改善脊髓损伤大鼠的运动功能。此外，间充质干细胞还通过分泌 VEGF 促进内皮细胞增殖、迁移和生成血管。在临床前研究中，移植间充质干细胞来治疗脊髓损伤被认为是一种有前途的方法。

三、胚胎干细胞

胚胎干细胞具有分化为各种细胞类型的潜力，其中就包括神经元、少突胶质细胞、星形胶质细胞等神经谱系细胞，由于其无限的发育潜力，而成为治疗脊髓损伤、帕金森病等中枢神经系统疾病的最佳候选细胞之一。移植胚胎干细胞后，可以替换或补充缺失的细胞类型，为再生轴突提供营养支持。回顾过去，有许多研究利用胚胎干细胞分化为神经谱系细胞以治疗脊髓损伤。据报道，将胚胎干细胞衍生的神经干细胞与透明质酸水凝胶共同注射到脊髓损伤大鼠中，发现衍生的神经干细胞能够分化为神经元、少突胶质细胞和星形胶质细胞，其中，少突胶质细胞占比最高，这增加了髓鞘再生的概率，促进了脊髓损伤大鼠的功能恢复。研究人员将小鼠胚胎干细胞诱导分化为 γ-氨基丁酸能神经元，之后通过鞘内注射至病变区，结果显示，胚胎干细胞衍生的脊髓 γ-氨基丁酸能神经元显著减轻了脊髓损伤小鼠的慢性神经疼痛。尽管胚胎干细胞移植治疗脊髓损伤前景广泛，但是其致瘤性和伦理道德问题始终限制了它的运用。

四、诱导性多能干细胞

胚胎干细胞和间充质干细胞是治疗脊髓损伤最有希望的细胞疗法之一，但是被伦理和免疫排斥等问题所困扰。诱导性多能干细胞（iPSC）源自分化的体细胞，是通过重编程或基因改造修饰而成，与胚胎干细胞一样，也能分化出外胚层、中胚层和内胚层3个胚层。因此，iPSC具备极强的发育潜力、低免疫原性、伦理争议小等优势，克服了上述移植细胞遇到的一些问题。iPSC可以分化为神经祖细胞/前体细胞、神经干细胞，之后能进一步分化为脊髓中的神经元或神经谱系细胞。最近研究表明，多能干细胞衍生的神经祖细胞移植到大鼠脊髓挫伤模型中能成功存活并且分化为神经元，这有助于恢复神经元中继，促进新生神经元与宿主原始目标重新连接，显著提高脊髓损伤大鼠前肢的运动能力。研究人员从iPSC中获得区域特异性脊髓神经祖细胞，移植到大鼠病变区后分化为神经元和少突胶质细胞，可填补损伤空腔，与此同时少突胶质细胞也成功形成髓鞘，更重要的是，由iPSC获得的区域特异性脊髓神经祖细胞来源的神经元可以向头、尾两端延伸与宿主脊髓形成功能性突触连接。在另一项研究中，利用开发的新方案，iPSC衍生出了少突胶质前体细胞，将其移植到小鼠脊髓T$_{10}$段撞击伤模型中，结果表明，这类iPSC衍生出的少突胶质前体细胞可以分化为少突胶质细胞，参与髓鞘再生，促进轴突再生，最终增强了小鼠的运动功能。此外，iPSC衍生的神经干/祖细胞也被证明可以通过分泌神经营养因子，调节免疫反应而改善脊髓抑制性微环境。研究表明，在小鼠脊髓T$_6$水平进行夹伤，损伤后1周将iPSC来源的神经干细胞注射至损伤部位，该疗法促进了损伤部位轴突的髓鞘再生、神经营养因子的分泌和突触重塑。尽管移植iPSC表现出了良好的治疗效果，但仍然存在一些值得关注的问题，如在移植部位成瘤的可能性、医疗成本高等，在未来仍需进一步优化和探索。

第五节 脊髓损伤修复的生物材料

脊髓损伤是中枢神经系统最严重的损伤之一，其难以修复主要涉及内、外两方面原因。内在原因是神经元虽然具有可塑性，但自身生长能力差，无法继续分裂、增殖来及时补充凋亡或坏死的细胞，进而导致永久性缺失；外部原因是损伤部位产生了多因素的抑制性微环境。近年来，生物组织材料策略为脊髓损伤修复提供了新的治疗思路和方法。在神经再生方面，生物材料通过模拟天然细胞外基质，不仅可以填充组织坏死后形成的囊腔，桥接损伤的头尾端，还能作为内源性或移植细胞黏附、生长分化和迁移的平台；此外，在材料上负载各种调控因子以及保护或促再生的药物，如各种神经营养因子、拮抗轴突再生抑制因子等，通过缓控释放长时间发挥作用，可建立一个有利于神经再生的环境。通过上述思路的多样搭配，可以同时进行多因素治疗，以达到减轻炎症反应、抑制胶质瘢痕和细胞凋亡、引导轴突生长等多种效果。根据目前研究，脊髓损伤修复的理想策略是基于生物可降解材料，按需设计并优化生物材料的形状、力学、弹性、生物化学等属性，同时针对损伤区域的生物活性物质、细胞和组织，为其提供缓释因子/药物、负载细胞和物理支撑等功能，联合多因素治疗以突破再生障碍，最终实现脊髓损伤功能恢复。

一、生物材料设计考虑

理想的生物材料应当具备以下属性和特征：①较好的组织相容性和安全性，嵌入损伤部位不会引起免疫排斥反应，体内器官未受影响；②生物可降解性，组织再生伴随着生物材料的逐步降解，并且产物不会造成二次损伤，还能被组织吸收或清除；③适宜的弹性模量，面对不同硬度的生物材料，细胞的生长分化、迁移和去向等也会受到影响；④合适的机械强度，人工移植物进入损伤组织后能在一定时间内防止局部塌陷；⑤可调节的表面特性，对神经细胞迁移、轴突生长具有引导作用；⑥表面积大且易于修饰，能够负载目标因子或药物。

二、常见材料

生物材料种类繁多，主要可分为天然来源材料、人工合成材料、导电聚合物和复合型材料，在治疗过程中各有利弊（图11-3）。

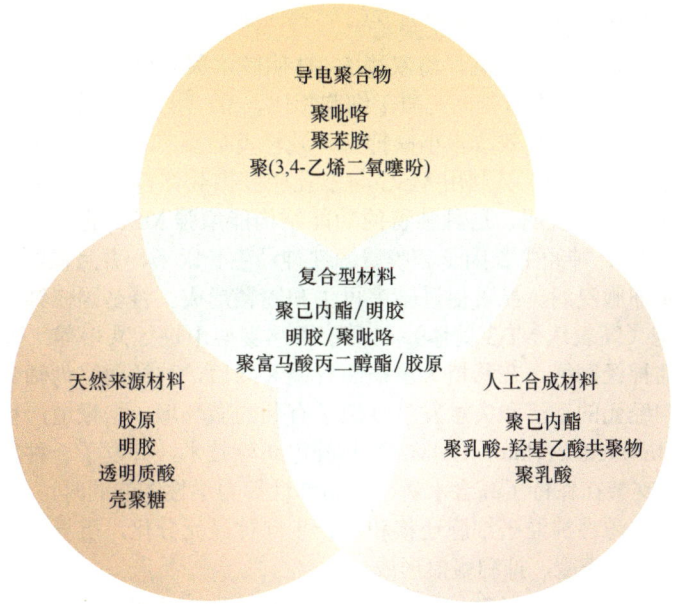

图11-3 用于脊髓损伤修复研究的生物材料

（一）天然来源材料

相较于人工合成材料，部分天然生物材料源自体内细胞外基质，其原生环境使其具有良好的组织相容性、低免疫原性、降解产物无毒等优点，但也存在支撑力不足、降解速度与组织恢复速度不匹配等缺点。脊髓损伤修复过程中常见的天然生物材料主要包括胶原蛋白、明胶、透明质酸、壳聚糖等。

1. 胶原蛋白（collagen） 是构成细胞外基质的关键蛋白质，它是由3条多肽链缠绕而成。源自体内的胶原具有易获取、生物相容性好、器官排斥小等优势。此外，它与蛋白聚糖结合后形成的交联网络含有多个结合位点，能够负载各种营养因子或药物，支持细胞的黏附、生长和迁移等一系列生命活动。因此，胶原蛋白已经成为脊髓损伤修复中应用最广泛的天然材料之一。

胶原蛋白可以制成多种形式的载体，如胶原水凝胶、线状有序胶原支架、胶原海绵、胶原导管等。例如，中国科学院戴建武团队筛选出一组小分子化合物（LDN193189、SB431542、CHIR99021和P7C3-A20），简称LSCP，LSCP联合胶原水凝胶注射到小鼠脊髓T_8水平2mm全横断处，能够抑制体内神经干细胞在正常病理条件下向胶质细胞的分化，进而诱导内源性神经干细胞分化为神经元并对小鼠运动功能恢复有一定作用。该团队之后又设计了一种包含人脐带间充质干细胞外泌体、紫杉醇以及生物特异性肽的线性有序胶原支架，将其植入脊髓全横断大鼠体内，通过间充质干细胞外泌体和紫杉醇使内源性干细胞迁移至损伤位点并诱导分化为神经元，从而增强神经再生，引导轴突生长，减少瘢痕形成，最终促进运动功能恢复。在另一项研究中，多孔胶原海绵支架负载紫杉醇酯质体和胶原特异性结合NT-3，并将其植入大鼠脊髓T_8水平全横断模型，该双功能支架不仅能中和髓鞘蛋白对神经元轴突生长和神经干细胞分化为神经元的抑制，还对轴突再生、内源性神经元发生以及神经桥接具有协同作用。同时，复合功能支架还可以改善大鼠后肢运动功能和神经电生理反应。在大鼠脊髓 T$_8$ 全横断损伤模型中移植负载神经干细胞或 NT-3 的胶原蛋白导管，能促进神经发生，增强大鼠运动功能恢复。然而，胶原蛋白载体支撑力不足、易降解等缺点也使其难以单独使用。

  2. 明胶（gelatin） 是通过酸或碱水解结缔组织中的胶原蛋白而获得的一种大分子亲水胶体，这赋予了明胶良好的生物相容性、可降解性以及低免疫原性等多重优势。明胶由于含有精氨酸-甘氨酸-天冬氨酸序列和丰富的整合素结合基序，更有利于结合细胞因子，促进细胞黏附和增殖等，被认为是三维细胞培养最理想的功能性支架之一。

  交联辣根过氧化物酶和半乳糖氧化酶双酶的 3D 明胶水凝胶可以为人脐带间充质干细胞提供良好的生长环境。与单纯移植人脐带间充质干细胞相比，3D 明胶水凝胶可促进人脐带间充质干细胞分化为神经元，同时也可以有效改善小鼠抑郁，减轻炎症反应和抑制细胞凋亡，最终促进脊髓损伤小鼠运动功能恢复。研究人员利用 MSC 与多孔明胶微载体自组装成微组织，将其移植到大鼠脊髓全横断模型中，结果表明，这种独特的功能结构能增强 MSC 的旁分泌功能，释放更多的神经营养因子，如 NT-3、神经生长因子和胶质源性神经生长因子，并且微组织与损伤部位整合良好，可有效减少胶质细胞浸润，显著促进轴突再生和髓鞘形成。将基因修饰的施万细胞（高表达 NT-3）和神经干细胞（高表达 NT-3 受体）在明胶海绵支架中进行共培养，可以成功在体外构建具有突触连接功能的神经网络，在移植大鼠横断脊髓 8 周后，神经网络为轴突再生、髓鞘形成以及神经干细胞衍生神经元的存活和突触发生创造了有利的微环境。据报道，科研人员利用甲基丙烯酸酯化明胶（gelatin methacrylate，GelMA）和静电纺丝技术，开发了一种新型定向水凝胶纤维束，这种新型水凝胶支架在保持了高含水量、高黏弹性等力学性能的同时，也被赋予了显微结构，该仿生支架可以促进内源性神经干细胞迁移和进一步向神经元分化，引导轴突定向生长并形成功能性突触连接，增加血管密度，抑制瘢痕形成。

  3. 透明质酸（hyaluronic acid，HA） 在中枢神经系统中，透明质酸作为一种长链多糖在细胞外基质中含量丰富，主要由神经元和星形胶质细胞合成，并且在有髓神经纤维周围形成神经周围网络，有助于神经可塑性和大脑发育成熟。透明质酸具有优异的生物相容性，在体内通过调控细胞的多种行为，如增殖、迁移和分化等，以达到维持组织和内环境稳态的目的。不同分子量的透明质酸对细胞的调节功能也有所不同，除了抗炎作用，高分子质量（＞1600kDa）透明质酸可以抗炎、抑制细胞增殖和抗血管生成，相比之下，低分子质量（80～800kDa）透明质酸会诱发促炎物质的产生以及促进血管生成。

  天然透明质酸既不成胶，也不支持细胞黏附，需要进行化学修饰。透明质酸水凝胶的三维多孔结构允许营养和代谢物质交换、细胞黏附生长、调节组织再生，是一种很有前途的药物、因子或细胞递送载体。负载人胚胎干细胞来源神经干细胞的透明质酸水凝胶，在体内能有效促进神经干细胞分化为神经元和少突胶质细胞，促进髓鞘重塑的同时还减少了囊腔大小和瘢痕，可有效改善运动功能。在另一项研究中，人们利用醛基化修饰的透明质酸和 3，3'-二硫代双（丙酰肼）通过双注射器注射法制备了具有类似神经组织机械性能的水凝胶，体内、体外研究结果表明，该可注射、能快速自愈的水凝胶生物安全性好，能诱导内源性神经干细胞分化，促进髓鞘再生，增加血管密度，进而有效改善大鼠运动功能。除此之外，研究人员利用精氨酸-甘氨酸-天冬氨酸序列可显著增强透明质酸水凝胶细胞黏附的能力，在脊髓损伤的急性期和亚急性期联合间充质干细胞一起植入或注射到损伤部位，与单独水凝胶治疗相比，除了填充病变区域，还进一步促进了轴突和血管再生。通过多肽修饰透明质酸水凝胶的黏附性，之后负载低氧刺激间充质干细胞来源的外泌体，能够提高损伤区域内皮细胞血管生长因子的表达，显著改善血管密度、神经生长和运动功能恢复。

  4. 壳聚糖（chitosan） 是一种天然碱性多糖，一般通过甲壳素脱乙酰获得。甲壳素主要存在于甲壳类动物如螃蟹、虾等中，目前技术已经允许人们从昆虫、细菌、真菌等其他来源提取甲壳素，制备壳聚糖。由于其天然来源和拥有众多生物学特性，如生物相容性、可降解性、细胞附着能力等，壳聚糖早已成为中枢神经系统疾病中最常用的天然生物材料之一。在药物递送系统中，壳聚糖凭借自身优秀的黏附属性和促进渗透的能力,在嗅脑通路中取得了可喜的结果。在组织工程和再生医学方面,壳聚糖具有促进神经发生、抗细胞凋亡、抗炎等优异性能,另外,壳聚糖的多功能性使其可以加工成水凝胶、海绵、纤维、导管等多种形式,为脊髓损伤修复提供多种物理支撑。

研究表明,壳聚糖水凝胶在没有添加神经营养因子或者其他因素的情况下,就可以支持轴突再生,提高神经元存活率。科研人员设计了一种碎片化物理壳聚糖水凝胶悬浮液,仅含有壳聚糖和水,在脊髓损伤后立刻注射,结果表明,这种未经修饰的壳聚糖水凝胶可以抑制胶质瘢痕的形成、促进 M2 型巨噬细胞极化、减轻炎症、促进功能性血管恢复和轴突再生。单纯壳聚糖水凝胶所表现出的优良效果为未来的联合治疗策略提供了思路。以柠檬酸为交联剂、多巴胺修饰的壳聚糖水凝胶克服了水凝胶力学性能不足、常规交联剂有毒的问题,该水凝胶单独植入脊髓损伤大鼠,提高了细胞存活率,并且可促进巨噬细胞向 M2 型极化,调节炎症反应,促进轴突生长。除此之外,壳聚糖联合各种神经营养因子,如 NT-3、脑源性神经营养因子等,会进一步促进轴突再生、细胞分化、神经发生等。有研究发现,一种负载 NT-3 的壳聚糖导管可有效防止免疫细胞的浸润,减轻炎症反应,还能促进内源性神经干细胞的迁移、增殖和向神经元分化,在植入恒河猴脊髓损伤区域后,研究人员观察到损伤区域轴突再生强烈,特别是 CST,不仅长进导管内,还穿过 1cm 损伤区域,并进入远端脊髓,与此同时,恒河猴的感觉和运动功能恢复显著。如前所述,包括脊髓损伤在内的中枢神经系统疾病会导致神经元和各种胶质细胞死亡、组织丢失等,使得移植细胞难以在损伤区域发挥作用,针对这种情况,可以建立以壳聚糖生物材料为基础,联合细胞移植的方法来促进神经发生。一项研究表明,携带人羊膜上皮细胞的硫醇化壳聚糖纳米颗粒在体内通过抑制炎症因子、自噬蛋白质表达、减轻氧化应激反应来修复脊髓损伤。在另一项研究中,研究人员报道了一种负载间充质干细胞的壳聚糖水凝胶,通过提高细胞存活率、增强间充质干细胞的旁分泌能力(释放抗炎因子、细胞因子等),为神经再生提供了有利的微环境。单独使用壳聚糖尚存在支撑力不足、降解时间快、易引入有毒交联剂等隐患,一般需要结合其他材料或者对壳聚糖改性修饰来克服不足。

(二)人工合成材料

与天然生物材料相比,合成材料含有较少的污染物或微生物,拥有可控的降解速度,能够按需求设计孔隙大小、机械强度、弹性等属性,能够为细胞黏附生长提供适宜场所,但是其产物可能会引发炎症,影响局部组织或细胞的生长,不利于脊髓损伤恢复。

1. 聚己内酯(polycaprolactone,PCL) 是美国 FDA 批准的聚合物之一,凭借自身良好的生物相容性、力学性能、低毒性等优点,已被广泛制成植入式生物可降解支架或因子/细胞缓释系统。与其他聚合物相比,PCL 较长的降解周期一方面能够更长时间地释放细胞或药物因子,另一方面也可以使损伤微环境酸性降低。因此,PCL 是修复脊髓损伤的理想材料之一。

研究人员利用 PCL 设计了 5 种不同结构的支架,包括圆柱体、单通道管、多通道管、有核开放性支架和无核开放性支架,将其植入大鼠全横断模型中。相较于传统的管状,具有开放性结构的支架提供了接触引导,有助于轴突的定向生长。科研人员更加深入地研究了未经修饰的 PCL 支架。他们开发了一种淀粉/PCL 三维支架,该支架能支持少突胶质细胞的体外存活,在体内以代替椎骨的形式增加损伤脊椎的稳定性,并促进脊髓损伤大鼠运动功能的恢复。此外,也可以利用 PCL 支架负载因子或细胞的多因素治疗修复脊髓损伤,例如,人们将 PCL 制备成支架,负载超表达 NT-3 的神经干细胞和软骨素酶,在大鼠半切脊髓损伤模型中,该支架能提高神经干细胞的存活率并促进其分化为神经元和少突胶质细胞,而软骨素酶通过降解损伤区域的硫酸软骨素蛋白多糖,可进一步增强轴突再生和运动功能恢复。研究人员还利用 PCL 不同的形貌表征或负载促分化诱导剂,诱导外源性或内源性干细胞分化为神经元,促进脊髓损伤修复。据报道,将维甲酸包封在 PCL 微球中,再将其与 iPSC 共培养,培养 7d 后,含有 PCL 微球的 iPSC 多能性标志物阶段特异性胚胎抗原-4 表达下降,而早期神经元标记 βⅢ-微管蛋白(βⅢ tubulin,TUJ1)呈阳性。同样是利用维甲酸诱导 iPSC，研究人员探究了 PCL 纳米纤维不同形貌表征对 iPSC 神经元分化的影响。相较于直径更大的环网支架和双轴对齐支架，小直径环网支架上的 iPSC 神经标记相关蛋白 Nestin 和配对框蛋白 6（paired box 6，PAX6）表达水平更高，这也证实了材料的形貌对干细胞分化为神经元很重要。在另一项研究中，将 PCL 制成纳米纤维支架，负载活化的施万细胞以及诱导性多能干细胞来源的神经干细胞，在大鼠脊髓横断模型中，该材料联合细胞移植减少了损伤空洞面积，通过促进神经营养因子的分泌为组织重塑和感觉运动功能恢复创造了有利环境。

2. 聚乳酸-羟基乙酸共聚物 [poly（lactic-co-glycolic acid），PLGA] 是乙交酯和丙交酯的无规共聚物，可生物降解、无毒性，且易成膜，是被美国 FDA 和欧洲药品管理局批准的聚合物之一。通过控制聚乳酸和羟基乙酸共聚物的比例能够调节 PLGA 的孔隙率、渗透率、机械性能、形貌等。PLGA 不仅可以制备成支架、导管、水凝胶，还可以制备成纳米颗粒、微球等作为递送载体。

研究人员制备了一种 PLGA 线性多通道微孔神经导管，该研究明确了在体外共培养过程中，这种新型神经导管有利于施万细胞和间充质干细胞的黏附与增殖，组织学检测表明 PLGA 导管在体内具有良好的生物相容性，没有引发炎症反应，此外，多通道神经导管还能引导轴突生长，避免无序生长，因此，多孔结构的 PLGA 导管为脊髓损伤治疗提供了新方向。单纯的 PLGA 神经导管植入并未有效改善脊髓损伤所带来的胶质瘢痕和囊腔空洞等问题，并且 PLGA 表面生物活性低、亲水性差等问题也限制了其在脊髓损伤修复中的作用。未来 PLGA 导管及其新形式的改性修饰、联合细胞移植、神经营养因子或药物是迫切需要的。例如，有研究团队利用静电纺丝和化学萃取法制备出了一种拥有 PLGA 外壳的脱细胞脊髓支架，克服了脱细胞脊髓支架支撑力不足的缺点，紧密的 PLGA 涂层可有效防止肌成纤维细胞渗透和胶原沉积，为内源性神经干细胞迁移和定植到脱细胞脊髓支架提供了一个稳定的微环境，并且能增强其向神经元分化，整个 PLGA-脱细胞脊髓支架的植入，也促进了小胶质细胞/巨噬细胞向 M2 型极化，可有效改善运动功能。有研究发现，将重组人 NT-3 与 PLGA 神经导管一同植入大鼠脊髓全横断模型中，轴突再生显著增强，后肢运动功能得到改善。在另一项研究中报道了一种利用聚多巴胺修饰以增强 NGF 吸附的 PLGA 多孔支架，该支架在体外能够促进神经干细胞的增殖并分化为神经元，同时还有利于体内神经发生和修复脊髓损伤。

PLGA 在联合干细胞移植方面也显示出了良好的结果。研究人员利用 PLGA 支架将神经干细胞输送至犬脊髓半缺损处，结果显示，PLGA 支架与损伤区域整合良好，移植的神经干细胞存活并向损伤脊髓迁移。有报道称，使用负载 MSC 的 PLGA 多孔支架促进了 MSC 的存活和分化为神经元，并在损伤区域显示出轴突再生。还有研究将接种嗅鞘细胞的 PLGA 支架植入大鼠脊髓损伤模型中，与单纯损伤或 PLGA 支架治疗相比，该复合支架能更好地促进轴突生长、增强髓鞘形成，可有效改善大鼠运动功能。

PLGA 的纳米颗粒或微球还参与药物、因子或基因治疗的递送。研究人员用 PLGA 纳米颗粒持续稳定递送黄吡啶醇约 3d，结果表明，黄吡啶醇体内、外均能抑制星形胶质细胞的生长，减少 TNF-α、IL-1β 等炎症因子释放，同时还抑制胶质瘢痕的形成，保护存活神经元，该研究也证实了单纯 PLGA 纳米颗粒对损伤没有实质性帮助，而是更倾向于作为局部和持续递送分子的载体。硫酸软骨素蛋白多糖是脊髓损伤后纤维性瘢痕的主要成分之一，它是轴突生长的物理屏障。针对硫酸软骨素蛋白多糖，研究人员将软骨素酶 ABC（chondroitinase ABC，ChABC）封装在 PLGA 纳米颗粒中，实现 ChABC 在病变部位的长期递送约 40d；PLGA 纳米颗粒保证了 ChABC 的体内活性，进而可通过降解硫酸软骨素蛋白多糖来抑制纤维性瘢痕的形成，促进轴突再生和功能恢复。有研究首次展示了 PLGA 微球负载重组人神经调节素-1 在脊髓损伤模型中实现可控和持续释放，该微球通过释放成髓鞘的关键调节因子神经调节素-1，在体内不仅可调节神经前体细胞分化为少突胶质细胞并维持其存活，还能减少炎症细胞的浸润以及胶质瘢痕的形成。

3. L 型聚左旋乳酸（PLLA） 属于聚乳酸家族，其降解产物 L-乳酸对人体无害，并且可以通过生态工艺合成，没有细胞毒性，因而获得美国 FDA 批准。由于 PLLA 具有可控的力学性质以及表面功能化，在骨骼、血管、皮肤和神经组织再生方面得到了广泛应用。

与周围神经系统相比，损伤脊髓再生能力较弱，因此，负载干细胞的支架作为修复脊髓损伤的方法已被广泛研究。PLLA 材料可以制成纳米纤维和多孔的二维或三维支架，增强细胞黏附，从而为细胞增殖和分化、引导轴突生长提供仿生平台。研究人员利用静电纺丝技术制备了具有随机取向的 PLLA 纳米纤维和对齐的 PLLA 纳米纤维两种支架。通过体外试验证明 iPSC 来源的神经干细胞在 PLLA 纳米纤维支架上能正常附着、生长和分化，对齐的 PLLA 纳米纤维支架还显示出明显的引导轴突生长的作用。在一项研究中，神经干细胞在 PLLA 纳米纤维支架上的体外黏附、增殖和分化也证实了 PLLA 支架用于神经再生工程的可行性。另有研究表明，利用高浓度血小板血浆进行表面修饰的 PLLA 纳米纤维支架，通过分泌多种生长因子，如 VEGF、bFGF 等，增强了 iPSC 的体外增殖和分化能力。研究人员设计了具有梯状多孔通道壁和纳米纤维通道壁两种 PLLA 神经导管，具有纳米结构的 PLLA 多通道神经导管除了诱导内源性干细胞迁移和神经发生外，还显著减少了炎症细胞的浸润以及胶质瘢痕的形成。

PLLA 由于拥有较长的降解周期，已被广泛作为药物/生长因子的负载系统。研究人员设计了一种基于电纺 PLLA 支架的递送系统，负载布洛芬和三碘甲腺原氨酸两种药物，实现在大鼠脊髓 T_8 挫伤模型中缓释的目的，该支架 14d 内释放了 48μg/ml 的布洛芬（即每天释放 3.4μg/ml）以及 50ng/ml 的三碘甲腺原氨酸（即每天释放 3.6ng/ml）。这种双药负载系统降低了病变区谷氨酸的含量，减少了反应性星形胶质细胞的产生，同时显著改善了脊髓损伤大鼠的运动功能。在另一项研究中，研究人员将包含 7,8-二羟基黄酮的 PLLA 溶液通过静电纺丝技术制备成平行排列的纤维支架，7,8-二羟基黄酮在体内缓慢释放长达 1 个月，PLLA 支架提供的形貌特征和生化信号可共同调节巨噬细胞向 M2 型极化，不仅有效减少了促炎物质的产生，还促进了神经干细胞分化为神经元。

（三）导电聚合物

神经系统内部是通过电信号在神经元与其他细胞之间传递信息的，对维持突触生长、神经元功能至关重要，植入的支架应具备一定的导电性以增强细胞功能。导电聚合物由于可以通过模拟神经组织间的电传导，促进损伤区域神经中继形成而被广泛研究。

导电聚合物，又称电活性聚合物，能够通过电刺激促进周围细胞迁移、生长等，其中聚吡咯（polypyrrole，PPy）、聚苯胺（polyaniline，PANI）和聚(3,4-乙烯二氧噻吩)[poly（3,4-ethylenedioxythiophene），PEDOT] 三种有机导电聚合物凭借合成工艺简便、表面易于功能修饰、可控的物理和化学性质等优势而在神经再生组织工程中应用广泛。例如，研究人员制备了掺杂聚苯乙烯磺酸或十二烷基苯磺酸钠的 PPy 支架，在两种 PPy 支架上培养原代大脑皮质细胞，体内外试验显示，在 PPy 支架表面存在神经纤维，与脊髓组织整合良好。这些结果表明，PPy 可能在病变区传输电信号，从而刺激脊髓组织的修复和重建，具有应用于神经修复的潜力。在最近一项研究中，以单宁酸作为掺杂剂和交联剂制备了 PPy 导电水凝胶，该导电水凝胶拥有与天然脊髓相匹配的力学性质和电导率，在体内、外均能诱导神经干细胞分化为神经元，促进运动功能的恢复，整个治疗过程中并未联合任何药物或生长因子，这种导电聚合物水凝胶表现出了良好的治疗效果，对未来利用材料导电性治疗脊髓损伤具有重要意义。

导电聚合物作为治疗脊髓损伤的生物材料均有的一个通病，即欠缺生物相容性，容易在病变区引发炎症。为了解决这个问题，导电聚合物往往会和可降解的天然或合成聚合物联用，这样既可保证关键材料的导电性，又赋予了材料一定的力学性质、低免疫原性等优势。

（四）复合型材料

复合型材料是由两种或两种以上的材料混合而成的，在拥有其他材料优势的同时也能减轻单一材料所带来的缺点。

天然材料拥有适用于修复脊髓损伤的独特优势，其生物相容性有利于促进移植细胞的存活，然而天然材料也存在着无法避免的问题，如纯天然材料支架无法长时间支撑损伤区域，并且降解速率难以匹配组织再生速度。相比之下，合成聚合物可以调节材料的力学性质和降解周期，但是细胞难以附着于表面，还可能引发炎症，进一步加重损伤，这极大地限制了它们的使用。因此，整合天然材料和合成材料的优势，发挥协同作用，同时提供良好的生物相容性、机械性能、理想的降解速率等是未来的重点。

研究人员开发了一种石墨烯-胶原蛋白冷冻导电凝胶，该新型水凝胶呈海绵状，拥有较高孔隙率，可为神经发生提供一定的引导作用。在大鼠胸段脊髓半切模型中，14d 内脊髓损伤大鼠运动功能得到改善，这主要得益于该材料能够影响星形胶质细胞的反应性程度，同时促进巨噬细胞/小胶质细胞向 M2 型（抗炎）极化，减轻组织炎症反应，为神经网络的形成创造有利环境。研究人员利用 3D 打印技术，以甲基丙烯酸酐化明胶、甲基丙烯酸酯透明质酸和 PEDOT：磺化木质素为基础，添加神经干细胞，成功构建了负载神经干细胞的光固化导电水凝胶，该新型导电水凝胶拥有与天然脊髓相匹配的力学性质和导电率。与非导电水凝胶相比，PEDOT：磺化木质素聚合物的加入优化了水凝胶的降解周期，同时在体内外均能促进神经干细胞的存活和神经元分化，最终使得脊髓损伤大鼠后肢运动功能恢复。同样是导电水凝胶，研究人员通过控制明胶和 PPy 的比例，赋予明胶导电水凝胶近似天然脊髓的力学性质和导电性，该材料经过谷胱甘肽的修饰可以负载更多的重组蛋白谷胱甘肽 S-转移酶-基质金属蛋白酶抑制剂-碱性成纤维细胞生长因子，响应损伤微环境中表达上调的基质金属蛋白酶（MMP），尤其是 MMP-2/MMP-9，从而按需释放 bFGF，体内试验表明，该材料可以抑制病变区 MMP 的表达，对脊髓起保护作用，同时促进了神经发生和血管生成。NOGO 受体（NOGO receptor，NgR）抗体修饰的 HA 水凝胶能够缓释抗体至少 8 周，并且在体内、外均支持神经细胞的黏附和生长。基于上述研究，有研究团队建立了一种纵向多管支架，它是由 NgR 抗体修饰的 HA 和 PLGA 微球构成，其中血管内皮生长因子 VEGF 和 BDNF 包封在 PLGA 微球中。与纯 HA 支架相比，HA+PLGA 组中 VEGF 和 BDNF 在体内第 14 天的释放有效性增加了 2 倍，最终结果显示，HA+PLGA 混合支架的植入减轻了组织炎症，GFAP 和蛋白聚糖表达降低，同时促进新生血管和轴突的生成。除了常见的 PLGA 微球，静电纺丝用于药物递送的研究也越来越多。例如，研究人员利用静电纺丝制备了包含组蛋白去乙酰化酶 6 抑制剂的（乙交酯-ε-己内酯）共聚酯和丝素蛋白纳米纤维导管，在为期 30d 的观察期内，该抑制剂第一天出现暴释，之后便持续缓慢释放，在脊髓损伤大鼠模型中，该抑制剂的局部释放通过抑制炎症反应和胶质瘢痕为轴突生长创造有利微环境。此外，一种负载 NGF 的聚己内酯/明胶复合纤维支架植入脊髓损伤大鼠模型中，对脊髓损伤大鼠的运动和神经功能有显著促进作用，同时提高了生长相关蛋白 43 和 NF200 的表达。

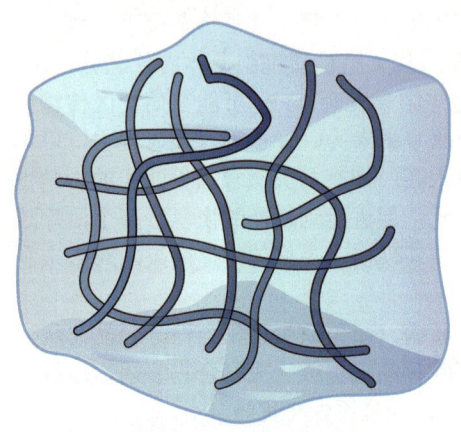

图 11-4　水凝胶示意图

水凝胶是物理缠绕和（或）化学交联形成的 3D 网络结构，可以模拟细胞外基质并为受损脊髓提供物理支撑，通过填充病变之间的间隙或通过为病变区域中有利的成分积累提供平台，从而促进脊髓组织修复和再生

三、生物材料的形式

在脊髓损伤组织工程修复中，生物材料移植的主要作用是作为"桥梁"提供桥接和引导作用，以及作为细胞或因子的载体。目前，常见的生物材料类型主要包括水凝胶、聚合物纤维支架、神经引导导管、纳米颗粒等。

（一）水凝胶

水凝胶（hydrogel）是通过物理或化学交联形成的高分子亲水聚合物，具有三维多孔结构特征，可作为细胞提供营养和交换代谢物质的场所，同时也有利于细胞附着、神经纤维生长（图 11-4）。根据原料不同，它可以分为天然水凝胶、合成水凝胶以及复合水凝胶。由于自身可控的孔隙率、释放周期、交联等，水凝胶植入损伤部位不但能够填补空缺、桥接损伤头尾，还可以作为药物或因子的理想载体。

（二）聚合物纤维支架

到目前为止，不同类型的聚合物纤维支架在神经组织工程中已得到广泛应用。常见的聚合物纤维生产工艺主要有静电纺丝、自组装和3D打印等。静电纺丝技术能够制备出微米或纳米级别的超细纤维，凭借其低免疫排斥反应、高孔隙率、较大的比表面积而越来越多地应用于中枢神经修复领域（图11-5）。静电纺丝纳米纤维支架具有排列取向、表面形貌、均匀性好等优点，通过模拟天然神经束，不仅可以桥接神经缺陷，还能为轴突生长提供更好的接触引导。聚合物纤维支架通过模拟天然细胞外基质结构，可促进细胞黏附和迁移。此外，药物或因子可以利用聚合物纤维支架的高比表面积和多孔结构与之有效结合，用于局部和持续递送治疗分子，促进神经发生或减少继发性损伤。

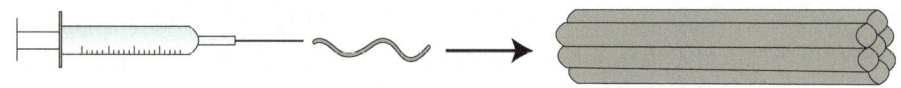

图11-5 静电纺丝纳米纤维支架示意图

高压电源的电线连接到注射器上，在高压静电场和液滴自身表面张力的作用下，注射器中的溶剂或者聚合物在喷嘴处逐渐拉伸，进而形成纳米纤维，之后将产生的大量纳米纤维组建成支架

（三）神经引导导管

脊髓损伤后的神经再生需要合适的导向材料来弥合损伤间隙并恢复神经功能。神经引导导管（nerve guidance conduit，NGC）是由天然或合成聚合物制成的用于宿主损伤部位引导轴突生长的管状结构，可以设计成管状、纤维状等多种形状（图11-6）。在设计过程中，NGC考虑了能够促进神经再生的物理和生化因素，制备NGC的聚合物需要符合生物相容性、可降解性以及合适的机械性能等基本要求；神经导管材料应具有高渗透性、适当的弹性以及膨胀率、合适的降解速率，以利于氧气和营养物质交换，同时为再生轴突提供指导，并最大限度地减少周围组织压迫和炎症反应；神经导管与细胞、药物或神经营养因子的结合，可以有效模拟有利于轴突再生的微环境。

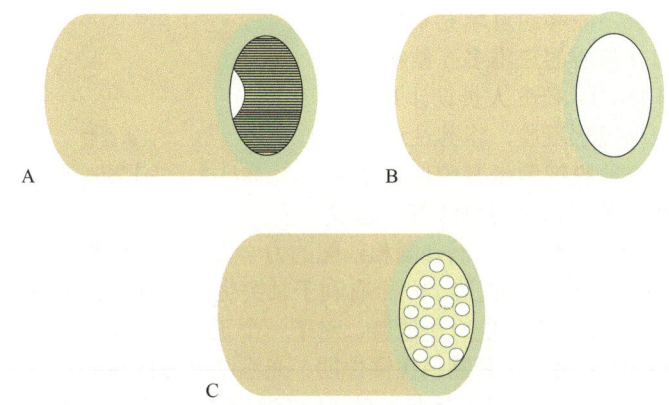

图11-6 几种常见的神经引导导管示意图
A. 具备凹槽结构的神经导管；B. 单通道管；C. 多通道管

（四）纳米颗粒

在脊髓损伤治疗中，纳米颗粒主要用于靶向特定细胞和组织进行药物递送。纳米颗粒直径为0.1～100nm，通常由不同类型的有机或无机材料制成，主要包括聚合物、脂质体、金属、二氧化

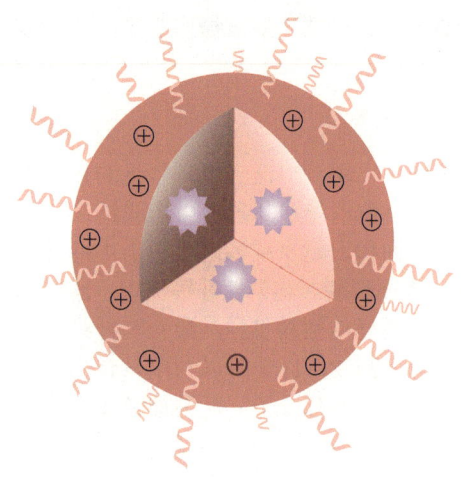

图 11-7 载药纳米颗粒示意图

硅等（图 11-7）。纳米颗粒作为一种新颖的药物递送系统，能够减少药物降解、增加药物或因子利用度、减少全身给药带来的不良反应。纳米颗粒的大小、构型等物理、化学特性可以根据实际损伤需求进行修改，以促进其通过血-脊髓屏障，提高脊髓损伤治疗的成功率。

聚合物纳米颗粒呈球形，具有内部聚合物网络核心，允许药物保留在内部或通过静电作用吸附在表面。纳米颗粒的物理、化学特性，如大小、电荷、亲水性和亲脂性等可以个性化，以实现成功的治疗结果。通常可以用聚乙二醇（polyethylene glycol，PEG）、聚乙烯亚胺 [poly (ethyleneimine)，PEI]、壳聚糖、环糊精等物质对纳米颗粒进行表面修饰。例如，经过 PEI 修饰的纳米颗粒表面携带正电荷，可以利用静电吸附作用结合药物/因子进行递送；用免疫惰性成分涂覆纳米颗粒表面可抵抗纳米颗粒与免疫细胞的相互作用；纳米颗粒 PEG 化可以延长纳米颗粒在血液中的循环时间，并且不影响其活性。

第六节 组织工程在脊髓损伤中的作用

一、填充支持损伤区域

脊髓损伤之后往往出现一系列进行性继发性损伤，包括水肿、缺氧缺血、炎症、神经细胞凋亡或死亡、胶质瘢痕，逐渐演变成抑制性微环境和不规则囊性空洞，最终导致进一步的神经功能障碍。内源性神经干细胞在损伤区域所形成的抑制性微环境影响下主要分化为星形胶质细胞，从而进一步促进瘢痕的形成，紧密围绕充满脑脊液的囊腔空洞，至关重要的是，这会阻碍受损脊髓的电信号转导，最终破坏神经环路。因此，囊腔空洞和神经胶质瘢痕的形成会显著限制脊髓损伤的修复。

可注射水凝胶的形变能力和可注射性可以满足不同形状的损伤需求，能够通过填充不规则间隙以及模拟天然细胞外基质的三维多孔结构来促进脊髓损伤修复（图 11-8）。研究人员设计开发了一种可注射的脱细胞神经水凝胶，将其注射到大鼠颈段挫伤模型中，这种脱细胞水凝胶保留了原本的化学信号，如糖胺聚糖和透明质酸等，通过

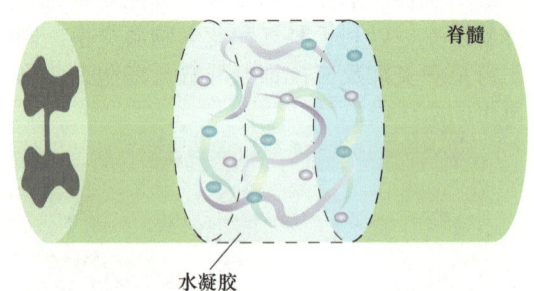

图 11-8 可注射水凝胶填充损伤间隙示意图

改变水凝胶的浓度，移植物具备与天然脊髓相匹配的力学性能和流变性，在注射到大鼠挫伤模型 1 周后，巨噬细胞向抗炎型极化，创造了一个有利于轴突生长的环境。遗憾的是，脱细胞神经水凝胶并未对脊髓损伤大鼠的运动功能有所改善。对于一个正常的脊髓组织而言，脊髓横截面很小且分布众多重要的神经传导束，在脊髓损伤慢性期，充满脑脊液的囊腔往往出现在病变中央并且超过 1/2 的患者都会出现脊髓空洞症，因此，对囊腔空洞进行一定的干预是非常重要的。据报道，研究人员设计了一种热敏溶胶-凝胶转变的水凝胶——可注射咪唑-聚有机磷腈。在小鼠脊髓挫伤模型中，对照组注射磷酸盐缓冲盐溶液，囊腔面积变大并向尾端延伸，而所有接受可注射咪唑-聚有机磷腈注射的脊髓损伤小鼠的囊腔空洞几乎完全消失，并且诱导形成富含纤连蛋白的细胞外基质，增强组织修复。有研究团队报道了一种布洛芬-赖氨酸-酪氨酸-异亮氨酸-甘氨酸-丝氨酸-精氨酸-赖氨酸偶联的可注射功能化水凝胶。在大鼠脊髓 T_{10}～T_{11} 水平左侧进行半横断，可注射功能

化水凝胶能够精确地原位填充脊髓损伤大鼠半横断部位，抑制炎症因子 TNF-α 和 IL-6，减少神经胶质瘢痕，从而促进神经再生并改善大鼠运动协调性。除此之外，可注射水凝胶还具有高生物相容性、支持细胞生长、避免大伤口手术等优势，使得可注射水凝胶治疗脊髓损伤逐渐成为人们关注的焦点。众所周知，间充质干细胞凭借免疫原性低、抗炎等优势而被证明是有效治疗脊髓损伤的细胞之一，然而间充质干细胞的异质性和缺乏合适的递送方法却极大地限制了其应用。为了克服这一局限性，研究人员设计了一种可注射的、自组装的明胶水凝胶，将负载人间充质干细胞的明胶水凝胶注射到大鼠挫伤模型中，研究表明，可注射明胶水凝胶能成功地填充形状不规则的空洞，延长间充质干细胞的存活，抑制促炎性细胞因子 IL-6 和 TNF-α 的表达，促进抗炎因子 IL-4 和 IL-13 的表达，从而保护轴突免受继发性损伤。

脊髓损伤后出现的继发性损伤是一个多因素的动态变化过程，涉及微血管损伤、氧化应激、离子失衡、神经炎症、细胞死亡/凋亡、轴突脱髓鞘、胶质瘢痕、神经组织丢失等，这些病理事件相互影响，相互促进，使脊髓组织坏死、丢失。损伤区域随着时间的推移而持续扩大，最终形成囊腔空洞，这种空腔通常导致上、下行传导通路彻底中断，病灶处没有支持功能细胞或轴突生长的底物。负载神经营养因子、功能干细胞等有利物质的水凝胶，凭借自身的形变能力和可注射性可以满足不同形状的损伤需求，能够通过填充不规则间隙以及模拟天然细胞外基质的三维多孔结构为内源性或移植细胞黏附、生长分化和迁移提供平台，进而促进脊髓损伤修复。

二、缓控释放细胞因子/药物

中枢神经系统损伤后形成一个复杂的微环境，目前分子治疗的主要目标是保护存活神经元和神经胶质细胞，促进轴突再生或侧支发芽。在脊髓损伤后，缺乏内源性神经营养因子往往导致轴突退化、神经元死亡，无法与远端靶器官重连，内源性神经营养因子及其受体主要集中在脊髓，然而除了神经营养因子-3 在发育早期含量较高，其他神经营养因子的表达均偏低，无法满足损伤后所需的治疗浓度。因此，向损伤部位持续且充分地递送外源性神经营养因子是十分必要的。目前，常用的外源性神经营养因子主要包括神经营养因子-3、脑源性神经营养因子、碱性成纤维细胞生长因子、神经生长因子和神经胶质细胞来源的神经营养因子，这些生物分子对神经系统发育和成熟至关重要，并且在脊髓损伤后促进神经细胞存活、生长和分化、轴突再生及增强神经可塑性等方面发挥重要作用。例如，神经营养因子-3 是脊髓损伤修复中使用比较频繁并且也是最有效的神经营养因子之一，它能促进运动和感觉神经元的存活，更重要的是神经营养因子-3 已经被证实有利于 CST 的芽生。此外，脊髓损伤后药物治疗可以减少因血管破裂引起的缺氧损伤、减轻炎症反应、降低兴奋性氨基酸毒性和阻遏轴突再生抑制因子，从而促进神经发生，多巴胺、去甲肾上腺素、米诺环素、利鲁唑等药物在改善神经功能方面已经取得一些成果。

外源性神经营养因子以及药物均可以通过静脉注射、腹腔注射、皮下或肌内注射到达损伤部位，然而，上述这些全身给药形式存在全身毒性、药物流失、半衰期短等问题，需要注射高浓度药物才能在损伤部位达到理想治疗浓度，即便如此，由于血-脊髓屏障的存在，高分子量的神经营养因子也难以穿透屏障到达病变区。若是选择局部给药，如鞘内注射，虽然能确保高浓度药物/因子全部输送至指定部位，但由于脑脊液的流动，它们很容易扩散至正常组织，甚至会因为半衰期短而消失，导致药物/因子治疗浓度和时空分布得不到保证，无法为损伤脊髓提供长期治疗。因此，寻找一种稳定持久的给药方式是关键所在。生物材料作为神经营养因子或药物的载体，不仅能避免药物/因子丢失，还可以为损伤区域充分且持久地递送药物/因子，在众多材料中，水凝胶、微球、纳米纤维、聚合物支架等在药物递送研究中均表现出了良好的缓释能力，并且可以最大限度地促进神经发生和改善微环境。

目前，MPSS、米诺环素和促红细胞生成素（erythropoietin，EPO）是针对脊髓损伤修复研究得较多的三种临床药物。MPSS 属于皮质类固醇药物，已经被证实具有抗炎、促进神经营养因子释放的作用。研究人员开发了一种碱性磷酸酶自组装系统，在凝胶剂的作用下自组装成水凝胶，通过物理作用负载 MPSS。体外释放试验表明，游离 MPSS 在 12h 内可全部释放，而在该混合系统释放时间长达 120h。在脊髓损伤大鼠模型中，局部释放 MPSS 降低了促炎性细胞因子的表达，并且对心脏、肝脏等重要器官没有毒性反应。EPO 作为造血分子在红细胞生成中发挥着重要作用，同时 EPO 还具有神经保护作用。研究人员将负载 EPO 的壳聚糖/海藻酸钠水凝胶植入脊髓损伤大鼠。体内结果显示，EPO 持续缓慢释放并通过降低凋亡相关分子以及炎症因子的表达来防止神经细胞死亡，可显著增强组织恢复。

除了药物治疗，研究人员还将目光聚焦在神经营养因子对脊髓损伤修复的作用上。研究人员利用可注射胶原蛋白水凝胶，将神经营养因子-3 递送至损伤部位。与单纯胶原蛋白水凝胶治疗相比，载有神经营养因子-3 的水凝胶在体内可抑制瘢痕形成和胶原沉积，减轻了炎症反应，神经元数量显著增加。在一项研究中，研究人员制备了偶联抗炎肽和 BDNF 的透明质酸-甲基纤维素水凝胶，从 24h 开始，抗炎肽和 BDNF 在体外释放便趋于稳定，这种复合水凝胶以持续释放抗炎肽和 BDNF 的方式来抑制炎症和反应性星形胶质细胞活化程度，促进新生神经元存活和轴突生长，最终改善了脊髓损伤大鼠运动功能的恢复。如上所说，水凝胶具有将药物/因子缓释至指定部位的理想特性。

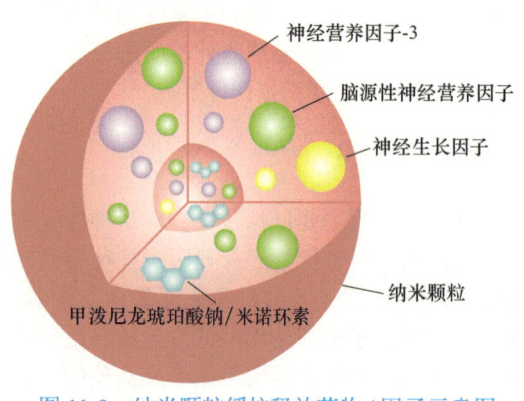

图 11-9 纳米颗粒缓控释放药物/因子示意图

对于脊髓损伤修复而言，治疗药物在到达损伤部位之前面临的最大难题之一就是生理障碍，如血脑屏障、血-脊髓屏障等，因此，可以利用微米级或纳米级颗粒能够穿透细胞膜和血-脊髓屏障的优势，进而包裹药物/因子来提供更加持续的递送，可充分发挥药物利用度（图 11-9）。目前 PLGA 是用于制备纳米颗粒或微球最常用的合成聚合物。例如，细胞周期抑制剂黄吡啶醇可以改善脊髓损伤情况，但是全身给药存在不良反应，为此，科研人员利用 PLGA 纳米颗粒在病变区持续递送黄吡啶醇，能稳定释放 3d 左右。在脊髓损伤大鼠模型中，黄吡啶醇通过抑制星形胶质细胞的生长周期来降低 TNF-α、IL-1β 和 IL-6 促炎性细胞因子的表达以及胶质瘢痕的形成，进而促进轴突形成，改善脊髓损伤的恢复。原位注射负载抗炎药 MPSS 的 PLGA 纳米颗粒也证明了这一点，与传统全身给药方式相比，负载 MPSS 的 PLGA 纳米颗粒局部递送治疗效果显著，减轻了炎症反应和病变大小，可有效改善脊髓损伤大鼠行为恢复。壳聚糖微球也常被当作药物递送载体治疗脊髓损伤。有研究显示，肝素修饰的壳聚糖微球对成纤维细胞生长因子 2（fibroblast growth factor-2，FGF2）具有较高的亲和力，同时该支架有利于神经干细胞的黏附与存活。

纳米颗粒负载的神经营养因子和（或）药物主要包括神经营养因子-3、脑源性神经营养因子、神经生长因子、胶质源性神经生长因子、甲泼尼龙琥珀酸钠、米诺环素等。神经营养因子-3 是脊髓损伤修复中使用比较频繁并且也是最有效的神经营养因子之一，它除了能维持感觉神经元和运动神经元的存活外，更重要的是能促进皮质脊髓束的生长。NGF 被证明能刺激感觉轴突生长，而脑源性神经营养因子在红核脊髓束、网状脊髓束和前庭脊髓束中作用尤为明显，还能增强胆碱乙酰转移酶（choline acetyltransferase，ChAT）阳性的运动神经元轴突的生长。MPSS 属于皮质类固醇药物，已经被证实具有抗炎、促进神经营养因子释放的作用。米诺环素减轻脊髓损伤的可能机制包括抑制炎症反应、抗氧化活性以及对神经元和神经胶质细胞的直接保护作用。

单纯微米或纳米颗粒在没有任何基底支持下直接注射至病变区，既无法起到填充和桥接作用，又难以在损伤处长时间停留，这使得治疗效果有所降低。为了解决上述问题，将纳米颗粒与水凝胶结合使用是一种不错的组合策略，尤其是一些疏水性药物可以先包封在纳米颗粒中，再添加到聚合物溶液，最后形成纳米颗粒-水凝胶复合体系。在这种模式下，研究人员设计了一种双药递送系统，即负载紫杉醇的 PLGA 纳米颗粒与米诺环素一起加到海藻酸盐水凝胶中，两种药物均表现出为期 8 周的持续释放，在体内可减轻组织炎症并促进神经再生。研究人员还合成了一种基于氧化葡聚糖和透明质酸-酰肼的导电双网络水凝胶，用于递送包含 BDNF 的 PLGA 微球，相较于单网络结构，该双网络结构水凝胶凭借低溶胀率可以延长 BDNF 的释放时间，在体外促进神经干细胞分化为神经元。外源性 NGF 也已被证明在脊髓损伤修复中起促进作用，但是本身分子量大且半衰期短，需要大剂量注射才能发挥作用，而这种做法会增加感染和肿瘤的概率。研究人员设计了一种复合多功能纳米管，内部填充热敏水凝胶，其中包含了 NGF 的 PLGA 微球和骨髓间充质干细胞，这种复合系统保证了 NGF 的长期释放和密闭性，提高了药物利用率，在体内对轴突、髓鞘和神经干细胞均有促进作用，同时也改善了脊髓损伤大鼠的运动行为。

三、定向引导轴突生长

脊髓损伤会导致各种胶质细胞和神经元坏死或凋亡，其中少突胶质细胞又由于自身增殖能力有限，致使大部分完好轴突也丢失髓鞘；另外，受损神经元的轴突和树突失去与原有神经元的突触连接并朝两端退化，这些因素均对轴突的功能产生了难以挽回的影响。因此，构成和维持神经回路的细胞丢失以及头尾端轴突得不到对应连接是导致脊髓损伤后各项功能恢复障碍的主要原因。

一直以来，针对脊髓损伤修复的研究都是希望通过支持和加强轴突和髓鞘的再生能力，将受损的神经通路尽可能修复到最初的样子，因此这就需要下行神经纤维与运动神经元或中间神经元形成功能性突触结构，之后再通过运动神经元的轴突连接肌肉纤维，整个过程需要髓鞘包裹轴突，为其提供电信号转导和营养因子。引导轴突有序定向生长也是脊髓自身结构所决定的。脊髓白质部分是纵向排列的长短不一的传导束组织，包括上行和下行神经纤维，这种引导性对于重新连接神经网络，恢复神经元中继，尤其是对于长距离脊髓损伤修复，具有重要意义。生物材料可设计的形貌表征能够为神经细胞提供接触指导，主要在引导细胞迁移、分化和轴突生长方面发挥作用，可以提高轴突在损伤区域重建神经网络的效率。具有接触引导的材料可以通过多个维度实现，从二维结构的沟槽、脊柱等到三维结构的神经引导导管、支架、纳米纤维等（图 11-6，图 11-10）。

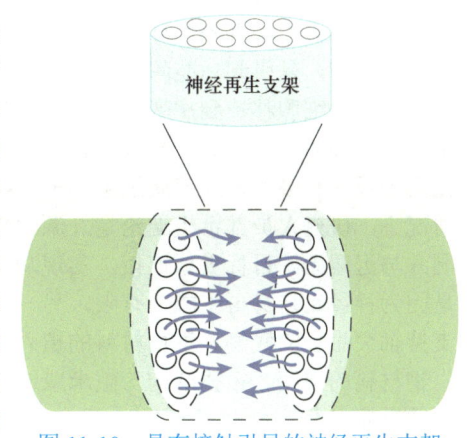

图 11-10　具有接触引导的神经再生支架引导轴突生长

神经再生引导支架的形式包括不同设计的神经引导导管和具有排列取向的纳米纤维支架。常见神经引导导管的设计主要有空心无孔单通道管、有孔导管、多通道管、具备凹槽或脊的导管、内部填充纤维的导管，其中多通道管、具备凹槽或脊的导管、内部填充纤维的导管均能有助于神经纤维的定向排列。此外，规则排列的微/纳米纤维支架也具备上述引导作用。

在微观层面，凹槽和脊是二维结构中最常见的连续形貌特征之一，而轴突本身更偏爱在二维平面延伸，因此这些微观结构会影响神经突起的排列，为功能性结构重建提供精确的方向性。早期体外试验研究表明，2μm 的沟槽深度是适合轴突定向生长的最佳尺寸，5μm 和 10μm 的脊结构能够增加有序排列的神经突起数量。对于宏观结构，神经引导导管、纤维等聚合物合成支架作为损伤区域的"桥梁"，拥有可调的机械和生化属性，可支持轴突沿材料表面有序生长。研究人员用琼脂糖和 PLGA 成功制备了多通道神经引导支架，该支架植入脊髓损伤大鼠，具有良好的组织相容性，能够支持轴突生长。与此同时，该团队还将基因改造的骨髓基质细胞与琼脂糖支架结合，通过释放脑源性神经营养因子有效增加了进入导管的轴突数量并显著促进轴突有序延伸。最初许多导管研究都集中在材料的形貌特征上，后来便过渡到研究通道内的轴突延伸，并且通过提供生物活性刺激来促进神经突起的定向延伸。例如，将负载胶原结合域的 NT-3 的多通道聚富马酸丙二醇酯-胶原支架植入大鼠 T_9 段脊髓 1mm 全横断处，结果表明，该支架能有效连接损伤区域的两个残端，新生轴突沿着孔道生长至损伤部位，并形成新的髓鞘和突触，有助于神经传导的发生，而且通道内丰富的 NT-3 也能够为新生轴突提供养分，增加神经元存活率，最终改善后肢运动功能。通过静电纺丝技术制备了一种多通道丝素蛋白纳米纤维导管，将其植入大鼠脊髓 $T_9 \sim T_{10}$ 侧 2mm 半横断损伤模型中，该微导管内部轴向排列的纳米纤维以及功能化层粘连蛋白可有效引导轴突定向生长，导管与损伤区域紧密连接，有利于减少空洞和瘢痕组织的形成，促进脊髓损伤恢复。大多数水凝胶通常无法为神经纤维提供引导生长的作用，但是水凝胶的可注射、柔性、降解周期等特性一直吸引着人们。据报道，在 3D 打印的帮助下，通过两步聚合工艺将 PEG 衍生物微球制成 PEG 多孔水凝胶管或水凝胶桥，该水凝胶管与受损部位整合良好，新生轴突沿着 PEG 管的内、外表面有序生长，并且部分轴突重新形成髓鞘。同样是 3D 打印，研究人员通过定向多层打印图案获得一种柔性聚酯支架，该支架由 PLGA 和 PLLA 组成，其内部线性结构在体内、外试验中均能发挥引导轴突生长的作用，并且有利于诱导的多能干细胞源性神经元的生长。

四、支持移植细胞存活分化

在严重挫伤或者完全性脊髓损伤中，大量细胞死亡和组织丢失会造成脊髓空洞和囊腔的形成，而囊腔内部压力和抑制性环境均不适宜细胞生长，同时该部分还缺乏神经元生长的底物，导致神经通路中断，是引起功能障碍和组织修复障碍的主要原因。基于上述情况，最直接的策略便是将各种类型干细胞移植到病变区域以弥补损失的内源性细胞并重建神经网络。移植的外源性干细胞主要包括胚胎干细胞、诱导性多能干细胞、神经干细胞、神经祖细胞/前体细胞等，它们能够分化为神经元和多种神经胶质细胞、分泌神经营养因子、调节免疫反应、重塑突触和髓鞘等。理想情况下，研究人员都希望无论是外源性来源的轴突还是残留轴突都能够穿过病变区甚至是损伤空洞并与远端原始目标重新连接，实现功能恢复。然而上述情况至今都是一个巨大的挑战，一方面是因为神经元自身再生能力有限，另一方面主要是损伤区域缺乏用于分化为神经元的干细胞以及支持轴突生长的底物。生物材料的植入既可以恢复损伤区域的组织完整性，填补损伤空洞，同时生物材料的硬度、拓扑结构、微米或纳米尺度的形貌等还被认为是直接调节干细胞分化为特定细胞的重要因素。

纳米纤维可以通过模拟细胞外基质的形貌，进而支持细胞的生存、增殖、迁移和分化等行为。常见的纳米纤维制备方法包括自组装法和静电纺丝法。一些两亲分子可以自组装成诱导干细胞分化为神经谱系细胞的纳米纤维支架。例如，研究人员合成了含有模拟肽的纳米纤维支架水凝胶，将大鼠神经干细胞封装到支架内部，结果显示，该支架并没有诱导神经干细胞分化，但支架中的神经干细胞有着更高的增殖和迁移，这种支架内部的高迁移率可能会对细胞迁移至病变区有积极影响。研究人员还设计了含有细胞结合位点的自组装肽，通过连接多种不同的生物活性肽，主要包括细胞黏附、分化和脊髓归巢序列，利用肽自组装制备了功能化的纳米纤维支架，作为小鼠神经干细胞的 3D 培养系统。脊髓归巢肽偶联的纳米纤维支架中的神经干细胞存活率高并且更偏向分化为神经元和神经胶质细胞。同样是自组装技术，科研人员还制备出了具有各向异性的石墨烯-陶瓷纳米纤维支架，种植在支架表面的间充质干细胞能自发分化为神经元和星形胶质细胞，该支架未经表面修饰，因此间充质干细胞的分化表现仅是由于材料本身的形貌和物理性质。研究人员证明了人多能干细胞来源的神经元、星形胶质细胞和少突胶质前体细胞能在 PCL 纳米纤维上成功附着，并按照纤维导向生长。

静电纺丝可以制备出具有不同直径、随机取向或者排列的纳米纤维支架。PCL、PLGA、

PLLA和胶原蛋白都是被美国FDA批准可用于制备纳米纤维的材料。科研人员使用静电纺丝法制备了两种类型的PLLA纳米纤维支架,即具有各向异性和各向同性的纳米纤维,以探索不同排列的纳米纤维对人源ESC分化为神经细胞的影响。结果显示,ESC来源的神经元轴突沿着排列对齐的纳米纤维方向生长,而随机取向纳米纤维支架和常规平面培养的神经细胞则随机方向生长。在这项研究中,有规则的纳米纤维形态似乎对神经突起分化有引导作用。在另一个类似的研究中,人们设计出了具有随机取向和有序排列结构的PLGA纳米纤维三维支架,进而研究小鼠ESC在不同形式支架上的分化情况,两种PLGA纳米纤维均支持细胞的黏附生长和迁移,但是有序排列结构的PLGA纳米纤维为ESC提供了更显著的接触引导,新生神经细胞突起沿着纤维方向延伸。此外,相比明胶板和随机取向PLGA纳米纤维,PLGA有序排列纤维上的细胞有着更高表达的TUJ1和Nestin,在明胶包被板上培养的细胞中表达最多的是星形胶质细胞标志物GFAP,而在随机取向的PLGA纳米纤维上培养的细胞中GFAP表达最低。本研究表明,细胞培养材料的拓扑结构指导着干细胞的分化命运。一些研究人员还研究了不同直径的随机和有序排列纳米纤维对干细胞分化的影响,结果发现直径为150~750nm且具有有序排列结构的纳米纤维更适合干细胞分化为神经元以及轴突定向生长。除了比较前沿的纳米纤维,一些导管或支架也对干细胞分化或生长有引导作用。众所周知,神经干细胞具有分化为神经元、星形胶质细胞和少突胶质细胞的多向分化潜能,还可以促进髓鞘再生,分泌如脑源性神经营养因子之类的神经营养因子以支持轴突和血管生长。值得注意的一点是,神经干细胞的分化与胶质瘢痕关系密切,一旦神经干细胞分化偏向星形胶质细胞,就容易对脊髓产生难以逆转的继发性损伤。因此,学者正试图引导神经干细胞分化为所期望的神经元。在这种情况下,研究人员利用一种复合支架来刺激神经干细胞向神经元分化,他们使用脱细胞脊髓细胞外基质和甲基丙烯酸酐化明胶复合支架接种神经干细胞,实验结果表明,该复合支架在体外支持神经干细胞的增殖并且促进神经干细胞特异性分化为神经元,这为脊髓损伤的组织工程治疗提供了新的选择。在其他人员的研究中,神经干细胞作为"种子细胞"被诱导。该团队利用甲基丙烯酸酐化明胶制备了一种具有导电性的水凝胶神经引导导管,其内部拥有独特的微槽结构用以增强细胞取向,从而克服了轴突难以在水凝胶中定向生长的限制。体外共培养后,与光滑的聚苯乙烯相比,神经干细胞在甲基丙烯酸酐化明胶薄膜上以特定角度排列在凹槽中,表明这种拓扑结构有效促进了细胞定向生长,增强了其分化为神经元并与宿主神经突起重连,这可能就是在脊髓损伤大鼠体内显示出神经恢复和功能改善的原因。对于另一种干细胞——间充质干细胞而言,移植间充质干细胞确实能促进脊髓损伤修复,但由于直接注射所导致的低生存率等问题限制了其发挥,针对这些情况,研究人员将人脐带间充质干细胞种植在具有纵向通道的胶原海绵支架上,共同移植至全横断脊髓损伤的大鼠体内,植入后,在支架内部出现了大量表达TUJ1和NF的神经元,并且沿着内部纵向结构延伸。

五、提供导电性能

正常脊髓组织内部以电信号的形式沿着神经纤维束传递信息,内源性生物电信号对于神经元功能和轴突生长是必不可少的,同时还能增强细胞间通信,有效调控细胞行为,如细胞凋亡、黏附、增殖和迁移等。当发生脊髓损伤时,脊髓结构被破坏,电信号传输中断,导致患者运动和感觉功能受损。研究人员已经开发了多种生物材料通过桥接损伤部位来促进脊髓损伤修复,然而由于脊髓具有独特的电信号转导属性,因此设计和制备拥有与天然脊髓相匹配的导电性的神经组织再生支架是十分必要的。

神经再生组织工程中常见的导电聚合物主要有PPy、PANI和PEDOT等(图11-11)。PPy是最常用的导电聚合物,因为它具有高导电性(高达10^3S/cm),易于合成,PPy可以通过与其他材料混合制成不同的导电复合材料。研究人员通过改变琼脂糖和吡咯的浓度开发了具备理想机械强度(1470Pa)和电导率(0.2×10^{-2}S/cm)的水凝胶。在大鼠脊髓半横断模型中,与非导电水凝胶相比，该水凝胶可有效减少 CSPG 沉积，抑制星形胶质细胞的形成，从而减少胶质瘢痕，更重要的是，具有该导电性的水凝胶可增强细胞膜周围的局部电场，促进内源性神经干细胞产生大量神经元，进一步重建神经网络，从而改善脊髓损伤大鼠运动功能。在另一项研究中，研究人员开发出了一种具有导电性能的含有 PPy 的胶原自组装水凝胶，电导率为 0.176S/cm±0.07S/cm，其有利于介导细胞间电信号，结合电刺激可最大限度地诱导神经干细胞分化为神经元。在 PPy 之后，PANI 是研究第二多的导电聚合物，是苯胺的聚合物。研究人员开发了电导率为 $1.1×10^{-3}$S/cm 的大孔水凝胶，通过在聚乙二醇二丙烯酸酯基质中原位沉淀 PANI，然后利用紫外线交联盐析法形成微孔结构（136～158μm 孔径），该水凝胶由于良好的 3D 微观结构和导电性，可以改善大鼠神经元系和 MSC 的生物学反应。据报道，研究人员使用 PANI 与 PCL/PLGA 溶液混合，制备定向电纺导电纳米纤维支架。与未经电刺激的支架相比，电刺激可以促进神经突生长。除了最常研究的 PPy 和 PANI 之外，人们还探索了较新的导电聚合物——PEDOT，PEDOT 具有高导电性（高达 400S/cm 或 1000S/cm）。PEDOT 在生物医学工程中获得了相当大的关注，因为该单体可溶于水，这使得在水性条件下更容易与不同材料混合。研究人员将 PEDOT 纳米颗粒与明胶/透明质酸混合以构建水凝胶支架，PEDOT 纳米颗粒的加入使传统水凝胶支架的电导率提高到 $8.3×10^{-4}$S/cm$±8.1×10^{-5}$S/cm。体外试验结果表明，PEDOT 纳米颗粒水凝胶支架具有良好的生物相容性，在大鼠脊髓 T_3 水平全横断模型中的体内试验显示病变区域周围的 GFAP 阳性星形胶质细胞减少，病变区的巨噬细胞和小胶质细胞数量减少，减轻了组织炎症反应。基于这些结果，将 PEDOT 纳米颗粒掺入明胶/透明质酸生物材料支架中不仅增强了材料的导电能力，而且还在脊髓损伤病变周围提供了合适的生长环境。

目前使用导电聚合物研究脊髓损伤的还比较少。在为数不多的导电聚合物体内研究中，用导电聚合物治疗大鼠的功能恢复优于对照组，但尚未导致功能完全恢复。研究人员需要对导电聚合物进行进一步的体内研究，以证明其功效。

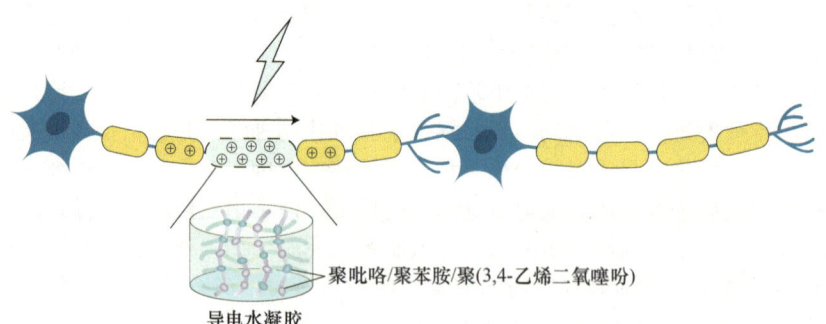

图 11-11　导电聚合物恢复神经元之间的电信号传输示意图

掺有 PPy、PANI、PEDOT 等导电聚合物的水凝胶复合支架植入受损脊髓后，凭借导电水凝胶支架拥有与脊髓组织相匹配的机械性能以及提供良好的导电性，恢复了神经元之间的信号传输，可有效调控细胞行为，如细胞黏附、增殖和迁移等。

第七节　结论与展望

如何恢复脊髓损伤后的功能一直都是世界性的难题之一。脊髓损伤所产生的病理生理变化是一个非常复杂且处于动态变化的级联反应，往往导致多种神经细胞死亡、炎症细胞浸润、分泌抑制性因子、胶原沉积等，从而形成阻碍神经再生的抑制性微环境。因此，常规的手术减压、康复训练或药物治疗难以达到预期的治疗效果。移植干细胞一直都是非常有前景的脊髓损伤治疗方案。移植的细胞能够在病灶处分化为神经元和其他神经谱系细胞，促进神经网络的重建，移植的细胞还能分泌多种神经营养因子来支持轴突生长，改善微环境。然而，随着损伤程度的不断加深，处于慢性期的脊髓会产生囊腔空洞以及抑制性环境，这导致移植细胞以及再生轴突缺乏黏附生长的基质和环境。随着组织工程和再生医学的快速发展，生物材料在脊髓损伤修复领域得到了非常广泛的运用，结合生物材料的组合治疗已经基本达成共识并且取得了良好的治疗效果。生物材料支架修复脊髓损伤的机制主要包括：①作为"桥梁"，桥接损伤的头尾端，填充组织坏死后形成的囊腔空洞；②为神经细胞迁移、分化和生长提供"方向"指导，避免无序生长，促进新生神经元与宿主脊髓形成功能性突触连接，加快神经元中继的形成；③作为"载体"负载不同的有利物质，如干细胞、神经营养因子、促再生或神经保护的药物；④提供导电性能，恢复受损轴突的电信号转导（图11-12）。因此，从分子和细胞层面考虑，需要制备出能够缓释因子/药物以及能够定向引导轴突生长和细胞分化的生物材料。理想的生物材料应该具备良好的生物相容性、可控的降解周期、降解产物无毒、合适的力学性质等优势。各种材料的性质不相同：明胶、胶原、脱细胞支架、纤维蛋白、透明质酸等天然材料的优点是源自体内细胞外基质，其原生环境使其具有良好的组织相容性、低免疫原性、降解产物无毒等优点，但也存在支撑力不足、降解速度与组织恢复速度不匹配等缺点；合成材料主要包括聚己内酯、聚乳酸、聚乳酸-羟基乙酸共聚物等，这类材料含有较少的污染物或微生物，拥有可控的降解速度及能够按需求设计孔隙大小、机械强度等属性，可为细胞和轴突生长提供接触引导，但是其产物可能会引发炎症，不利于局部组织或细胞的生长，因而这些材料需要多结合天然材料制备复合支架，弥补单一材料支架的缺陷。"复合支架+种子细胞+细胞因子或药物"的多因素和多材料组合治疗往往能比单一疗法取得更佳的效果，但如何搭配复合支架材料，如何选择种子细胞、细胞因子或药物，使生物材料支架联合种子细胞、细胞因子或药物成为最佳组合仍值得深入研究。

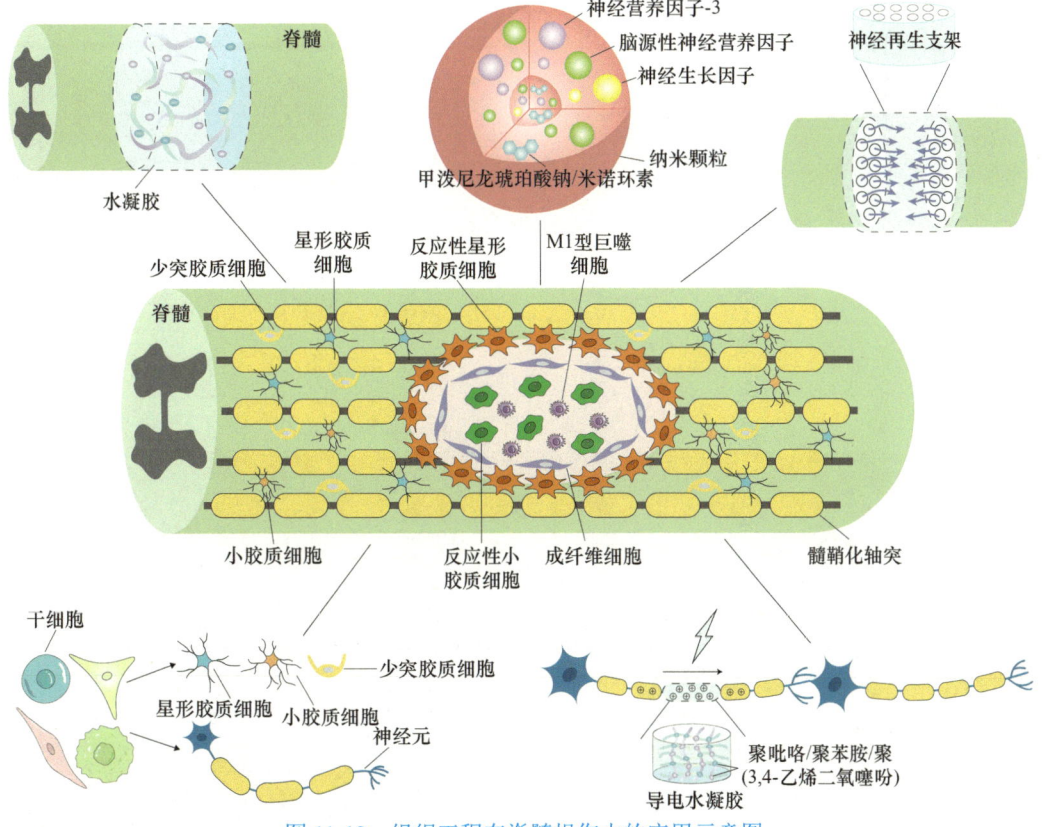

图11-12　组织工程在脊髓损伤中的应用示意图

脊髓损伤所产生的病理变化是一个相互交织、相互影响的动态级联反应，往往引发神经细胞死亡、轴突断裂、炎症细胞浸润、胶质瘢痕、囊腔空洞等病理事件，导致移植细胞以及再生轴突缺乏黏附生长的基质和环境，从而阻碍脊髓损伤修复。因此，针对上述多方面、连续的脊髓损伤病理过程，结合生物材料的组合治疗可能会带来更好的疗效。目前，生物材料修复脊髓损伤的机制主要包括：①填充损伤间隙，作为"桥梁"连接损伤的头尾端；②缓控释放药物/因子，作为"载体"负载神经营养因子-3、神经生长因子、甲泼尼龙琥珀酸钠、米诺环素等；③定向引导轴突生长，通过利用具有接触引导的神经导管或规则排列的纤维支架，为轴突生长提供"方向"，加快神经元中继的形成；④为移植干细胞分化为星形胶质细胞、小胶质细胞、少突胶质细胞和神经元提供指导，支持细胞存活、迁移和生长等；⑤提供导电性，恢复神经元之间的电信号转导。

第十二章　骨组织工程与再生医学

骨作为人体重要的支撑系统，相互连接构成人体的骨架，同时在维持运动功能、造血功能及保护内脏和神经系统方面发挥着重要作用。虽然骨组织具有较好的自发再生能力，但超过临界尺寸（即无法自发愈合的骨缺损长度的临界值）的骨缺损，或在有炎症的情况下，骨缺损很难自愈合。目前，我国每年因创伤、退行性疾病及骨肿瘤、骨结核等骨科疾病造成的骨缺损或功能障碍患者超过 600 万人，大规模骨损伤修复仍是临床中的疑难问题。

目前，临床上治疗骨缺损的经典方法主要包括牵张成骨术、骨运输术、膜诱导成骨术和骨移植术，其中，牵张成骨和骨运输术主要是通过力学刺激促进骨的再生，膜诱导术则是通过模拟膜内成骨的内环境来激发骨再生，而骨移植术主要是通过骨移植物来促进缺损部位骨组织的修复。常用的骨移植物有自体骨、异体骨、异种骨以及人工骨材料。自体骨移植是临床上治疗各种骨缺损的黄金标准。自体骨包含有完整的骨结构和几乎完美匹配的力学性能，特别是其植入体内后无免疫排斥，是一种非常理想的植入材料，但自体骨仍存在来源有限、供体部位二次损伤风险、感染和手术后持续疼痛等问题。同种异体骨移植通常来自尸体，也具有较好的组织相容性，根据宿主部位的要求可采用多种形式的供体骨组织，包括脱钙骨基质、纤维细胞和松质骨碎片、皮质移植物、骨软骨和整个骨段。与自体骨移植相比，异体骨移植物经过辐照或冷冻干燥处理而失活，降低了骨诱导性，最终可能导致移植失败。虽然异体骨移植手术风险比自体骨移植少，但异体移植物有很大的成本问题，同种异体骨移植材料短缺，骨移植市场明显供不应求。人工骨材料种类繁多，从惰性填充到活性诱导，已经超过自体骨和异体/异种骨，成为市场上需求量最大的植骨材料。从临床的角度来说，理想的具有骨修复能力的植骨材料应该避免出现自体移植物或者异体移植物在使用过程中已经出现的种种不足，同时，还要具有良好的顺应性，减少诸如牵张成骨和骨搬运术带来的长期手术痛苦，更为重要的是，这种植入体还应能够模拟天然骨的结构和一些基本的功能，以便诱导细胞的长入和骨组织的再生修复。组织工程和再生医学理论的提出，为骨缺损修复提供了新的策略，也为骨组织诱导性人工植骨材料的开发提供了重要思路。

组织工程学建立的历史可回溯到 20 世纪 80 年代。美国约瑟夫·瓦坎蒂（Joseph P. Vacanti）和罗伯特·兰格（Robert Langer）教授在 1993 年美国《科学》（*Science*）杂志撰文《组织工程》，成为组织工程学建立的重要里程碑。组织工程技术为骨缺损提供了一种全新的治疗方案，它主要利用生物材料制备的骨支架模拟体内结缔组织的细胞外基质，结合细胞和相关的诱导因子，在体外模拟出体内组织的重要性能，诱导新组织的形成，在新组织形成过程中，支架逐渐降解，并不断被新的组织所替代，直到缺损的组织完全被新生的组织所取代。骨组织工程是组织工程方法最具代表性的应用，也是目前临床应用最成功的案例。

组织工程骨的临床应用范围十分广泛，代表性应用如下：①牙槽嵴萎缩植骨、颌骨缺损植骨；②骨良性囊性病变，如骨囊肿、良性骨巨噬细胞瘤及骨纤维结构不良等，在彻底清除病灶之后，作为骨腔内填充植骨；③慢性骨髓炎病灶清除术后骨缺损，伤口愈合 4~6 个月后，可接受骨组织工程骨植骨术；④关节端的塌陷性骨折，骨折复位后遗留的骨缺损；⑤严重粉碎性骨折伴骨缺损；⑥脊柱融合、关节融合术中的植骨；⑦陈旧骨折不愈合的植骨，或畸形愈合需行截骨术时的植骨。目前全球对骨移植的需求非常高。应用骨组织工程技术治疗骨缺损，治疗成本和效果以及术后感染风险较传统治疗有很大降低，因此获得了越来越广泛的关注。

在本章中，我们将围绕骨组织工程与再生医学，首先概述天然骨组织的组成、分级结构、性能特点，以及骨细胞、骨的发育过程和骨生物矿化机制等相关知识，随后介绍临床常见骨缺损疾病及修复原则,以及典型的骨移植替代材料,重点介绍骨组织工程与再生医学策略以及骨组织工程与再生医学五要素的概念、内涵和前沿进展,最后简要介绍骨组织工程化产品的临床转化流程、相关标准和应用案例。

第一节 骨——复杂的天然复合材料

骨是自然界中存在最为广泛的一种天然有机-无机复合材料,具有高度复杂的化学成分、精细的分级组装结构和优异的综合力学性能。因此,在体外合成出具有成分、结构、功能多维度仿生的人工骨材料一直是材料科学家们追求的梦想,不仅指导着新一代组织工程骨的设计开发,也为新一代高性能复合材料的仿生制备指明了道路。本节将重点介绍天然骨组织的主要组成、分级结构和性能特点,为组织工程骨材料的仿生制备提供重要参考依据。

一、天然骨组织的组成

天然骨组织在干态下主要包含大约 70% 的无机矿物和 30% 的有机基质。无机矿物主要为磷酸钙;有机物中 90% 以上为胶原蛋白,其余为非胶原性蛋白、多糖、脂质等。

(一)无机矿物

骨中的无机矿物具有多型性。最主要的磷酸钙晶型是羟基磷灰石(hydroxyapatite,HAp),但含有 CO_3^{2-}、Cl^-、F^-、Na^+、Mg^{2+} 等杂质离子,CO_3^{2-} 可取代 OH^- 或 PO_4^{3-} 的位置而形成 α 型或 β 型碳酸磷灰石(carbonated-hydroxyapatite,CHA)。此外,骨中还存在非晶磷酸钙(amorphous calcium phosphate,ACP)、磷酸八钙(octacalcium phosphate,OCP)、二水磷酸氢钙(dicalcium phosphate dihydrate,DCPD)、磷酸三钙(tricalcium phosphate,TCP)等多种矿物相,它们被认为是作为羟基磷灰石的前体相而存在。

(二)有机基质

骨中最主要的有机成分是 I 型胶原蛋白,是由结缔组织细胞分泌的一类糖蛋白,通常占总蛋白质的 85%~90%。I 型胶原蛋白是刚性分子,分子质量为 285kDa,直径约为 1.5nm,长 300nm,其一级结构是以 Gly-X-Y 为重复单元的多肽链,Gly 为甘氨酸,X、Y 以刚性的环状氨基酸[脯氨酸(Pro)和羟脯氨酸(HPro)]较多,因而限制了肽链的旋转,使其三级结构稳定化,由此构成的肽链呈现两种形式的 α 螺旋($α_1$、$α_2$)。原胶原蛋白分子是由三股 α 螺旋结构的多肽链($2α_1+α_2$)按照右手螺旋方式相互缠绕而形成的超螺旋。胶原分子逐级组装形成胶原纤维。胶原分子首尾相连,间隔 40nm,沿着长轴方向延长。相邻胶原分子平行排列,沿长轴方向发生 1/4 错排。这样,5 根胶原分子排列形成胶原微纤维,胶原微纤维进一步组装成直径更粗的胶原纤维和胶原纤维束。组装的胶原纤维具有典型的 67nm 周期条纹结构,即由 40nm 的"间隙区"和 27nm 的"重叠区"组成,为矿物沉积提供生长模板(图 12-1)。

非胶原蛋白含量虽少,但种类很多,目前已报道的超过 200 种,含量较多的约有 12 种。非胶原蛋白主要包含如下几类蛋白:①γ-羧基谷氨酸蛋白(γ-carboxyglutamic acid-containing protein),包括骨钙蛋白(osteocalcin)、基质 Gla 蛋白(matrix Gla protein)等;②糖蛋白(glycoprotein),包括骨连蛋白(osteonectin)、碱性磷酸酶(alkaline phosphatase)、纤维粘连蛋白(fibronectin)、凝血栓蛋白(thrombospondin)等;③蛋白聚糖(proteoglycan);④唾液酸蛋白(sialoprotein)和磷蛋白(phosphoprotein),包括骨桥蛋白(osteopontin)、骨唾液蛋白(bone sialoprotein)、骨酸性糖蛋白(bone acidic glycoprotein,BAG)等;⑤各类生长因子等。

蛋白多糖是指蛋白质与多糖以共价和非共价键相连构成的巨大分子,其分子组成以多糖链为主，蛋白质部分所占比例较小，往往一条多糖链上连接多条多肽链，分子量可达数百万以上。蛋白多糖中的多糖链为杂多糖，因其组成成分中均含氨基己糖，所以称为氨基多糖或糖胺聚糖（glycosaminoglycan）。人体结缔组织中常见的氨基多糖包括透明质酸（hyaluronic acid）、硫酸软骨素（chondroitin sulfate）、硫酸角质素（keratan sulfate）和肝素（heparin）等。

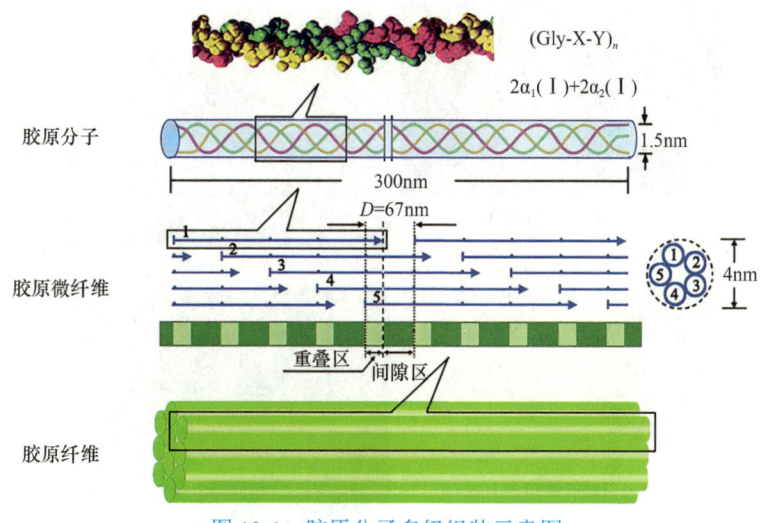

图 12-1　胶原分子多级组装示意图

二、天然骨组织的分级结构

  天然骨具有从纳米尺度到宏观尺度的分级组装结构。韦纳（Weiner）等描述了人长骨从分子到宏观的七级组装结构，见图 12-2。骨组织的基本结构单元是直径为 100～200nm 的矿化胶纤维（第 2 级），它是由胶原纤维和纳米羟基磷灰石（第 1 级）组装而成。纳米羟基磷灰石晶体尺寸为（1.5～5.0）nm×20nm×（40～60）nm。矿化的胶纤维沿其长轴方向平行排列成束，直径为 100～2000nm（第 3 级）。这些矿化胶原纤维束进一步组装成高级图案（第 4 级）：平行纤维排列、无规编织结构排列、胶合板样旋转排列和径向纤维排列。在更高层级的组装中，早期沉积的骨基质通过二次重构，形成具有血管和神经中心管结构的骨单位，称为"哈弗斯系统"（osteon，第 5 级）。典型骨单位的直径为 150～250μm，由 4～20 层同心排列的板层骨围绕哈弗斯管而成。每层板层骨为 3～7μm 厚，板层骨中交错贯通着骨陷窝、骨小管及弗克曼管（Volksmann canal）结构。骨单位和板层骨进一步组装成密质骨和松质骨结构（第 6 级），并构成整个长骨（第 7 级）。

  天然矿化胶原纤维并不是胶原纤维和纳米羟基磷灰石的物理混合，而是在胶原纤维组装的有机模板调控下，在特定位点无机矿物形核生长，形成的具有精细超微结构的有机/无机杂化组装（图 12-3）。在矿化过程中，钙离子和磷酸根离子首先在胶原纤维的"间隙区"富集，逐渐形核长大，形成无定形磷酸钙，并进一步发生相转变，形成稳定的纳米羟基磷灰石晶体结构。随着晶体的长大，在间隙区的晶体会生长到胶原纤维的重叠区域。纳米羟基磷灰石晶体，具有六方晶体结构，其晶体学的 c 轴平行于胶原纤维的长轴，具有（002）晶体择优取向。此外，越来越多的研究表明，除了胶原纤维规整的、周期性的空隙区作为磷酸钙晶体沉积的模板，结合在这些区域或附近的非胶原蛋白同样起到了促发矿化和指导矿化的作用，它们既能与钙离子形成强配位结合，又能与胶原蛋白骨架形成静电匹配。

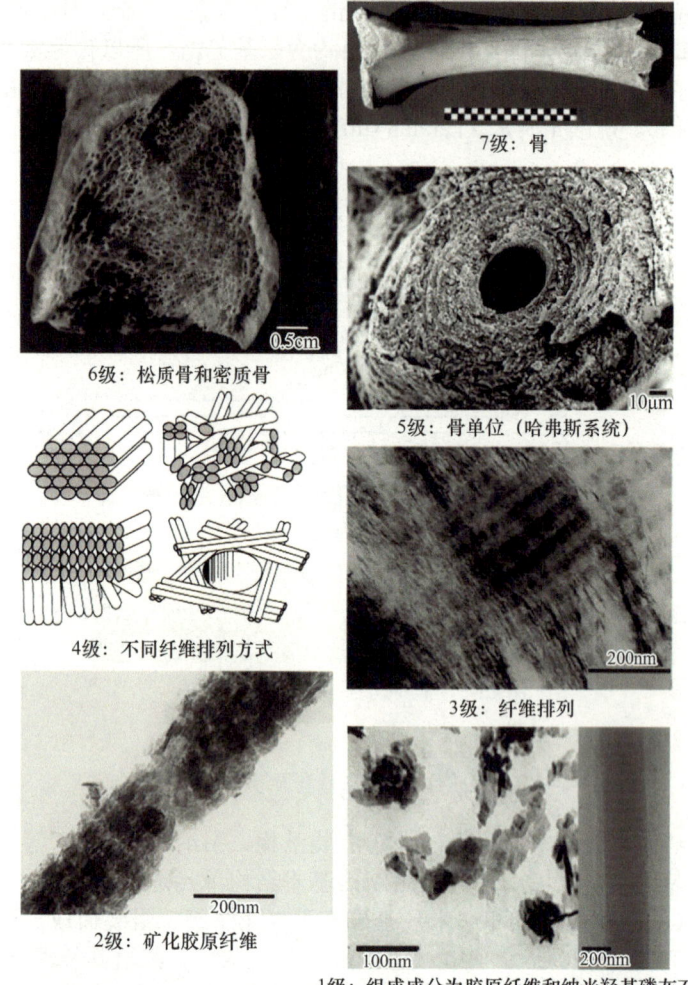

图 12-2　人长骨分级结构示意图

三、天然骨组织的性能特点

骨作为人体重要的承重器官，具有优异的力学性能，特别是其高韧性和弹性模量，能适应外界环境的不同应力要求。骨组织在成分和结构上的复杂性，决定了其力学性能的复杂性和各向异性，如对于成分相同而结构不同的密质骨和松质骨，密质骨的弹性模量和断裂强度要比相同体积的松质骨大 10 倍。天然密质骨的抗拉强度在 100~200MPa，弹性模量为 10~20GPa；天然松质骨的抗拉强度在 1~10MPa，弹性模量为 0.1~3GPa。不仅如此，已有研究表明，含有较多纵向取向胶原纤维的哈弗斯系统，抗拉强度及弹性模量较高而压缩强度及模量较低，而含有较多横向取向胶原纤维的哈弗斯系统，则压缩强度及模量较高而抗拉强度及模量较低。另外，随着湿度（骨的含水量）、加载模式、加载方向及骨的类型不同，骨的力学性能指标会有较大的变化。此外，骨的不同力学性能还受不同水平的分级结构影响，如骨的刚度（stiffness）取决于胶原纤维与晶体的复合结构；骨的蠕变性能（creep）来源于骨单位黏合线（cement line）间的滑移，骨结合线作为弱界面赋予骨一定程度的韧性（toughness）。骨中的陷窝含有活动的骨细胞，可以进行骨的重构以适应外界应力的变化。总之，不同于众多的合成材料，天然骨组织复杂的分级结构特性和多种成分使得骨组织具有复杂的力学特性，这也为骨组织工程仿生技术提出了极高的要求。

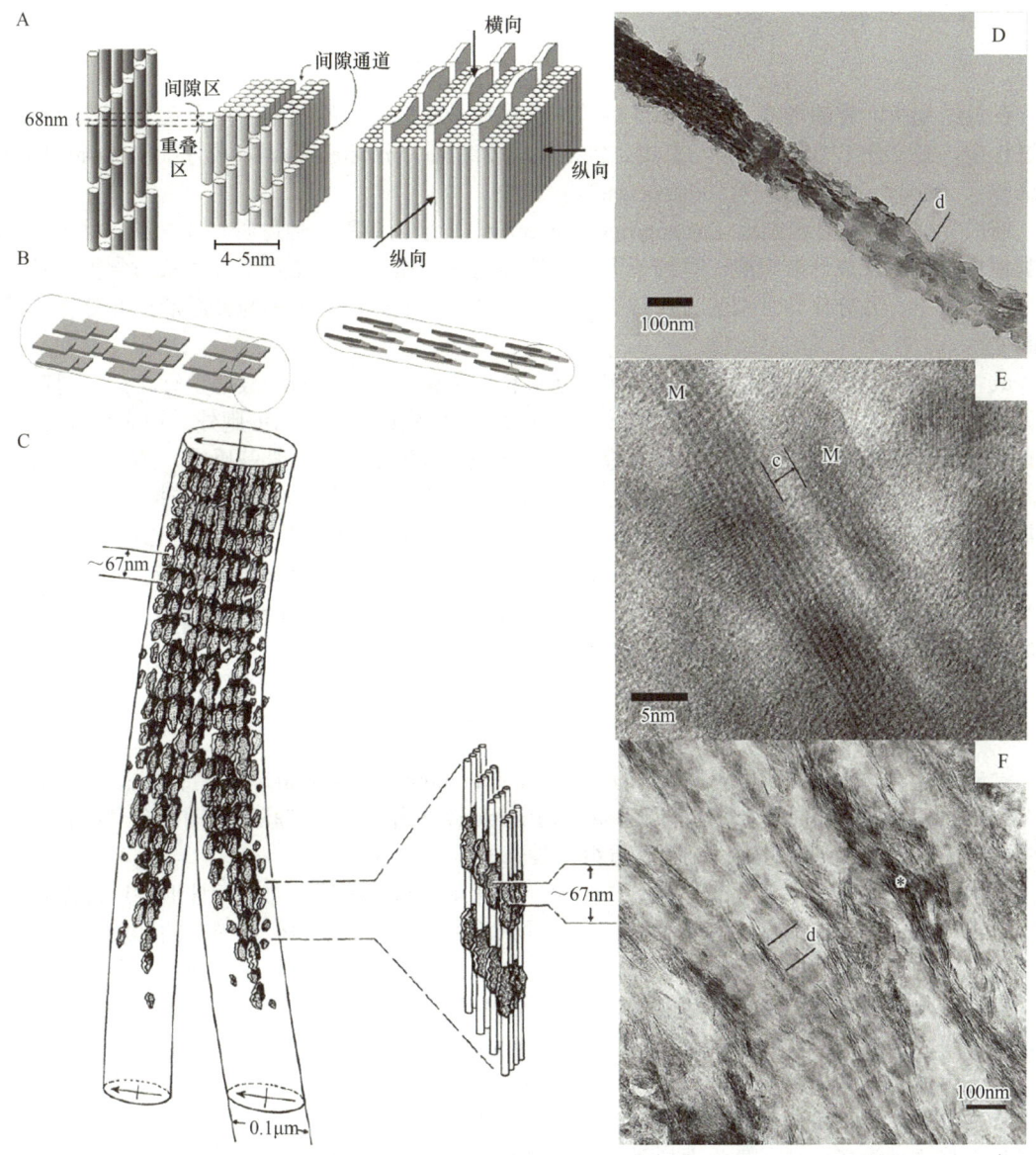

图 12-3 矿化胶原纤维组装示意图和透射电子显微形貌

A. 胶原纤维自组装形成周期性结构；B. 片层状纳米羟基磷灰石晶体定向排列示意图；C. 矿化胶原纤维示意图；D. 矿化胶原纤维透射电子显微镜（TEM）形貌图（d 为 67nm 的周期结构）；E. 高分辨 TEM 显示矿化胶原纤维中的羟基磷灰石晶体（M 为羟基磷灰石晶体；c 为胶原分子）；F. 天然骨组织中矿化胶原纤维束 TEM 形貌，具有典型的 67nm 周期性结构（* 显示羟基磷灰石晶体侧面连接排列方式）

四、小　　结

天然骨可以看作胶原蛋白和纳米羟基磷灰石晶体从分子尺度到宏观尺度的多级组装而成的有机-无机纳米复合材料。胶原分子和羟基磷灰石晶体之间的化学结合以及跨尺度的多级组装结构赋予了天然骨优异的力学性能，包括高强度、刚度和韧性，从而为新型结构材料的设计开发带来了启发。

第二节　骨的形成与生物矿化

一、骨细胞

在骨组织中，骨的形成、吸收、维持等生理过程与不同类型的细胞活动有关。在骨的整个发育过程中，主要有4类骨细胞参与其中，包括前成骨细胞（preosteoblast）、成骨细胞（osteoblast）、骨细胞（osteocyte）、破骨细胞（osteoclast）。

前成骨细胞也称骨祖细胞（osteoprogenitor cell），覆于内骨膜、骨皮质、外骨膜、骨表面，形态类似内皮细胞或成纤维细胞，呈细长形，细胞核与细胞质较淡。在正常骨生长与骨重塑时，通过分裂而增生，并分化为骨细胞。在骨折愈合及骨缺损修复时，骨祖细胞被激活，并分化成成骨细胞。

成骨细胞，顾名思义是调节骨形成和重建过程的细胞。成骨细胞一般呈单行排列，覆盖在新生骨表面。成骨细胞的功能是合成原胶原、糖胺聚糖与糖蛋白，并排出细胞外，构成骨有机基质，具有高度碱性磷酸酶活性。随着新骨生成，成骨细胞被包埋于矿化的骨基质中，逐渐成熟为骨细胞。骨细胞在骨基质中占据椭圆形小腔，称为骨陷窝。相邻的骨陷窝有骨小管连接，内含组织液，为骨细胞提供营养。骨细胞在骨基质内处于静息状态，合成活动基本停止，直至死亡。

破骨细胞起源于单核巨噬细胞系统，主要功能是调节骨吸收，与成骨细胞活动处于动态平衡，以此来实现骨组织的不断自我更新和重塑。破骨细胞很大，直径为30～100μm，含有1～2个或多达100个细胞核，平均为20～30个核。

二、骨的发育过程

一般哺乳动物的骨形成分为膜内成骨（intramembranous ossification）、软骨内成骨（endochondral ossification）、附加性成骨（appositional ossification）3种方式。在胚胎时期，全身各骨均来源于中胚层的纤细疏松结缔组织——间充质组织凝聚。

膜内成骨：发生于颅盖与部分颅底、面骨、锁骨及下颌骨的某些部位，骨形成过程没有软骨出现。首先由未分化的间充质细胞聚集、多层排列成膜状，这些细胞分泌松散的基质，其中含血管、成纤维细胞、骨前体细胞等。成骨细胞分化形成并分泌针状或岛状的骨基质，骨基质随即钙化，成骨细胞覆盖在这些岛状骨表面并继续增加骨基质。被骨基质包埋的成骨细胞转变为骨细胞。最早出现成群的成骨细胞的部位称为骨化中心，原始的骨小梁从原发骨化中心向周围扩展。

软骨内成骨：是软骨性基质被骨代替而形成骨软骨复合体的过程。首先由未分化的间充质细胞聚集，分泌软骨基质，分化成软骨细胞，形成透明软骨和软骨膜，构成骨胚基的轮廓，此软骨性模型以后将被骨所代替。骨化自软骨模型中部开始，位于中央的软骨细胞开始肥大，软骨基质钙化，软骨膜变为骨膜，形成原始骨领。原始骨领被纤维血管组织侵入，新生骨替代钙化软骨，形成原始骨化中心，这一过程不断进行并向两端扩展。各种前体细胞随血管组织进入并发生分化，成骨细胞在矿化的软骨基质上分泌骨基质，破骨细胞则吸收钙化软骨和不成熟的骨组织，软骨模型中央部分被吸收而形成骨髓腔。

附加性成骨：发生于骨的膜性增大及骨重塑的过程中，是成骨细胞在现存骨表面排列并分泌连续性层状类骨质，随后钙化为板层骨的成骨模式。在骨的发育及生长中，由软骨内成骨或膜内成骨方式形成骨性原基，表面覆盖骨膜，骨膜下成骨细胞通过在骨表面分泌类骨质直接增加新骨；在骨重塑中，成骨细胞在破骨细胞造成的骨吸收区分泌新骨也是以这种模式进行。

三、骨生物矿化

生物矿化是自然界中广泛存在的自然现象，是指在特定条件下，以生物体内的生物有机大分子为模板，调控无机矿物形成的过程，形成的组织一般称为生物矿化组织，如骨、牙齿、珍珠、贝壳等。由于矿物的形成是无机元素在有机基质和细胞的参与下形核、生长和相转变而成的，因此形成的矿化组织具有高度结构有序性和精细分级结构。骨是最典型的一种磷酸钙矿化组织。从材料学的角度出发，骨是一种有机/无机杂化材料，弄清有机胶原模板调控无机磷酸钙矿物生长的矿化机制，不仅能指导新一代组织工程骨的设计开发，也可为新一代高性能复合材料的仿生制备指明道路。

生物矿化中有机基质对无机晶体的成核、生长、晶形及取向等的控制是一个相当复杂的过程，包括有机模板组装、界面分子识别、晶体生长和高级组装。其中一个核心的原则就是通过界面相互作用降低无机矿物的形核能，通过有机表面的功能基团和溶液中离子之间的界面相互作用控制形核速度与数量、形核位点、晶形选择和取向性。最经典的理论是斯蒂芬·曼恩（S. Mann）的有机-无机界面分子识别理论。有机大分子模板对形核的无机离子的选择涉及表面上的分子反应，即蛋白质在界面上吸附的过程，是一个界面过程。矿化过程中活化能的降低同矿物相离子和有机大分子表面的功能基团之间不同类型的界面作用力有关，即无机-有机界面分子识别。有机-无机界面间的分子识别包括表面拓扑结构、静电势、极性、立体化学、空间对称性等，这些因素都会影响无机矿物的形成和结构特点。

有关早期生物矿物的形核有两个代表性理论。一个是经典矿化理论中的静电吸附/积累-离子移变机制，即无机矿物离子与有机基质表面特定的化学功能基团通过静电吸附相结合，并在有机基质表面积累，形成高的空间电荷密度，当离子有序性达到一定尺度满足形核要求时发生形核并长大。另一个是近年来提出的稳定预形核离子团簇吸附理论，即无机离子通过热力学平衡形成稳定的离子团簇，吸附在有机模板表面，当离子团簇的尺寸达到临界尺寸后，发生形核，形成无定形矿物，并进一步发生相转变。

四、小　　结

骨是在多种细胞的共同作用下逐渐发育形成的天然矿化组织。骨组织终身具有代谢重建能力，通过各种骨细胞的代谢过程维持平衡。骨组织是最为经典的生物矿化组织。骨在发育过程中通过细胞分泌的胶原蛋白调控无机磷酸钙的原位矿化而形成。生物矿化是指在特定条件下，由生物体内的生物有机大分子为模板，调控无机矿物形成的过程。骨的天然生物矿化过程也为骨材料的仿生制备提供了思路。

第三节　骨缺损与组织工程、再生医学策略

一、临床常见骨缺损疾病及骨缺损修复原则

在临床上，由于先天性疾病、创伤、炎症、肿瘤等原因所造成的骨缺损十分常见。例如，开放性或粉碎性骨折往往伴随骨缺损、骨萎缩或骨不连；慢性骨髓炎死骨切除或骨肿瘤切除后都会留下骨缺损等。由于大多数情况下骨缺损组织难以自发愈合，往往需要骨移植替代材料促进骨修复，因此，全世界每年需要大量骨修复材料，用于各类骨缺损的填充和再生修复，以及骨融合。据不完全统计，中国每年约有300万例骨科手术、30万例神经外科手术、400万例口腔手术等需要进行植骨治疗。我国骨修复材料的临床需求年增长率约为20%，远高于国际上大部分国家3%～8%的增长率。

在临床上，骨缺损疾病通常需要满足以下基本条件，才能实施骨移植修复：①植骨部位骨床、周围软组织床活性良好；②植骨处无感染；③内固定稳固；④治疗骨折的接骨方法得当；⑤植骨部位生物力学载荷适当。通过骨移植填充缺损，促进骨愈合，实现骨骼重建，达到理想的修复效果，需要满足4个基本原则，即所谓的"钻石法则"（diamond concept），包括：①骨传导支架材

料（osteoconductive scaffold material），提供间充质干细胞迁移、黏附和增生的基质，为血管长入和新骨形成提供支架；②骨诱导性生长因子，包括骨形态生成蛋白（bone morphogenetic protein，BMP）、转化生长因子β（transforming growth factor-β，TGF-β）、成纤维细胞生长因子（fibroblast growth factor，FGF）、血小板源性生长因子（platelet-derived growth factor，PDGF）、胰岛素样生长因子（insulin-like growth factor，IGF）等，能够刺激原始、未分化的多能干细胞向成软骨细胞或成骨细胞分化，形成新骨；③成骨性的细胞能够直接参与形成新骨；④稳定的生物力学环境（mechanical environment），有助于将自然的生物力学应力传递到周围的正常骨结构上，增强植骨部位对内固定物的把持力，满足力学支撑的要求。

二、骨移植及典型的骨移植替代材料

（一）临床常见的骨移植策略

自体骨（autograft）移植：取自患者自身骨骼，常取自髂骨、肋骨、腓骨、颏部、下颌骨等。由于自体骨含有丰富的骨基质、骨细胞和生长因子，以及丰富的血管和神经，具有非常好的成骨能力，被认为是骨移植的金标准，目前仍在临床上广泛应用。自体骨移植的缺点也很明显，包括：①由于自体骨来源和数量有限，并不能够完全满足临床上的植骨需求；②从患者自身获取时需要通过二次手术，这给患者增加了痛苦，甚至可能导致供区感染、血肿、术后疼痛等并发症等风险；③自体骨移植延长了患者住院时间和费用。正因如此，人们一直在寻找更多可能的自体骨替代材料。

同种异体骨（allograft）移植：由尸体上获取的骨组织加工而成。为提高生物安全性、降低免疫反应，一般采取化学和物理方法处理，常以脱细胞骨基质或冻干骨的形式使用。同种异体骨也会引起不同程度的宿主免疫反应，并可能携带病毒，有潜在的感染风险，而且化学处理过程会影响其成骨活性；由于伦理问题，同种异体骨的来源越来越有限。

异种骨（xenograft）移植：加工自动物（牛、猪等）的骨组织，最大的优势就是来源广泛，成本低，同时也具有良好的骨传导性。异种骨通过化学处理可去除抗原性，从而减少异种骨带来的免疫排斥反应。异种骨同样有病毒、感染等风险和伦理问题，而且免疫排斥风险高于同种骨，且可能传播某些人畜共患病；由于缺少成骨细胞和活性成分，成骨性能差。

人工合成骨（synthetic bone）移植：是指利用人工合成材料或天然来源生物材料制造的骨的替代物，按照组成成分的化学属性可分为高分子基人工骨、陶瓷基人工骨和复合人工骨。人工骨通常不具有骨诱导性，成骨性能差，并且一些合成材料存在生物相容性不佳、力学性能差、不降解等问题，但由于人工骨材料避免了天然骨材料免疫原性、来源有限、二次损伤、病毒隐患等致命缺陷，已受到越来越广泛的关注和市场认可。美国植骨市场2012年之前一直以自体骨为主，2012年之后逐年下降，目前仅占40%左右；植入材料中，人工骨材料占比逐年升高，已超过50%。因此，开发出理想的人工合成骨材料已成为临床共识（图12-4）。

（二）临床常见的人工植骨材料

人工植骨材料的发展经历了从不降解到可降解，从惰性到活性的发展历程（图12-5）。目前已开发的各类人工骨材料种类繁多，性能各异，可满足不同部位的植骨需求。

1. 有机高分子类人工骨材料 包括各种合成高分子，如PMMA、PLA、PCL、PGA、PLGA等，以及天然来源的生物大分子，如胶原蛋白等，这类高分子都具有良好的生物相容性。PMMA骨水泥由粉剂PMMA和液剂MMA共混后在引发剂和促进剂等的作用下，快速自固化形成PMMA，因此可用于人工关节黏合固定、骨缺损填充等。由于PMMA骨水泥具有良好的可注射性，因此在椎体压缩性骨折治疗中具有较好的治疗效果，通过经皮穿刺技术向椎体内注射骨水泥，可以撑起塌陷椎体，快速恢复椎体高度，增强其稳定性，缓解患者疼痛。

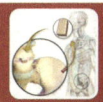
自体骨
- 来源：患者自体骨，如髂骨、肋骨、腓骨、下颌骨等
- 缺点：二次手术、供体部位损伤、来源有限

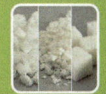
异体骨
- 来源：尸体或截肢残肢
- 缺点：疾病传染风险、免疫反应、法律风险

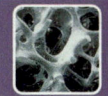
异种骨
- 来源：动物（猪、牛等）骨头
- 缺点：疾病传染风险、免疫反应、医学伦理

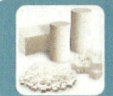
人工合成骨
- 来源：合成的生物陶瓷、高分子和处理的天然生物材料
- 缺点：和天然骨的相似度、骨诱导性、生物可降解性

图 12-4　临床常见的骨移植策略

2. 无机非金属类人工骨材料　包括各类磷酸钙、硫酸钙骨水泥、生物活性玻璃、磷酸钙生物陶瓷等。β-磷酸三钙、硫酸钙等在生物组织中可被逐步降解和吸收，并为新生组织所代替。生物活性玻璃是一类具备类似玻璃结构的无机生物活性材料，由 SiO_2、Na_2O、CaO 和 P_2O_5 等组成，可以和骨组织发生界面化学反应，形成牢固键合。磷酸钙生物陶瓷常以多孔羟基磷灰石形式应用，具有较好的骨传导性，能够诱导新骨组织沿多孔长入，与周围骨组织形成"生物学固定"。

3. 复合基人工骨材料　是由无机材料和有机材料复合而成，以弥补单一组分性能的不足，如胶原/羟基磷灰石、PLA 或 PCL/羟基磷灰石、PLA/磷酸三钙等。无机磷酸钙矿物赋予了骨材料良好的成骨活性和骨传导性，有机高分子材料赋予了骨材料良好的成型性能。

三、骨组织工程与再生医学策略

骨组织具有较强的再生修复能力，即使发育成熟后骨细胞仍然在不断地进行成骨、破骨的代谢活动，因此，组织工程方法最早在骨组织再生修复中获得了重要突破。对于超临界尺寸的骨缺损，骨组织工程方法提供了极具价值的修复策略。目前，已有多类获得美国 FDA 批准注册的骨组织工程支架产品，广泛用于各种临床骨缺损修复。

骨组织工程与再生策略离不开组织工程相关的核心要素，经典的三要素包括骨组织工程支架材料、细胞和调控因子的共同作用。近年来，随着组织工程研究的深入，更多组织再生调控相关的要素，如力学、微环境等都被定义为新的组织工程要素，不断完善着组织工程理论。本节将重点结合经典组织工程三要素介绍骨组织工程策略。

（一）骨组织工程支架材料

支架材料（scaffold material）是骨组织工程中五要素之一，是骨组织工程的基础。如果把骨组织工程比作种植作物，那么支架材料就是土壤。支架材料在骨组织工程中扮演着细胞外基质（extracellular matrix，ECM）的角色，通常具有互联互通的多孔结构，可为细胞的黏附、生长、分化提供支撑。一个理想的支架材料应当是生物降解性、生物相容性好，具有生物活性，特别是具有良好的骨传导和诱导性。骨组织工程支架材料按照组成成分主要分为以下几种，包括天然来源生物材料（脱细胞骨基质）、医用高分子材料、生物陶瓷、金属、碳基材料、生物活性玻璃以及复合材料。此外，按结构特点可以分为多孔结构材料、水凝胶材料。下面将作简要介绍。

· 300 · 组织工程与再生医学

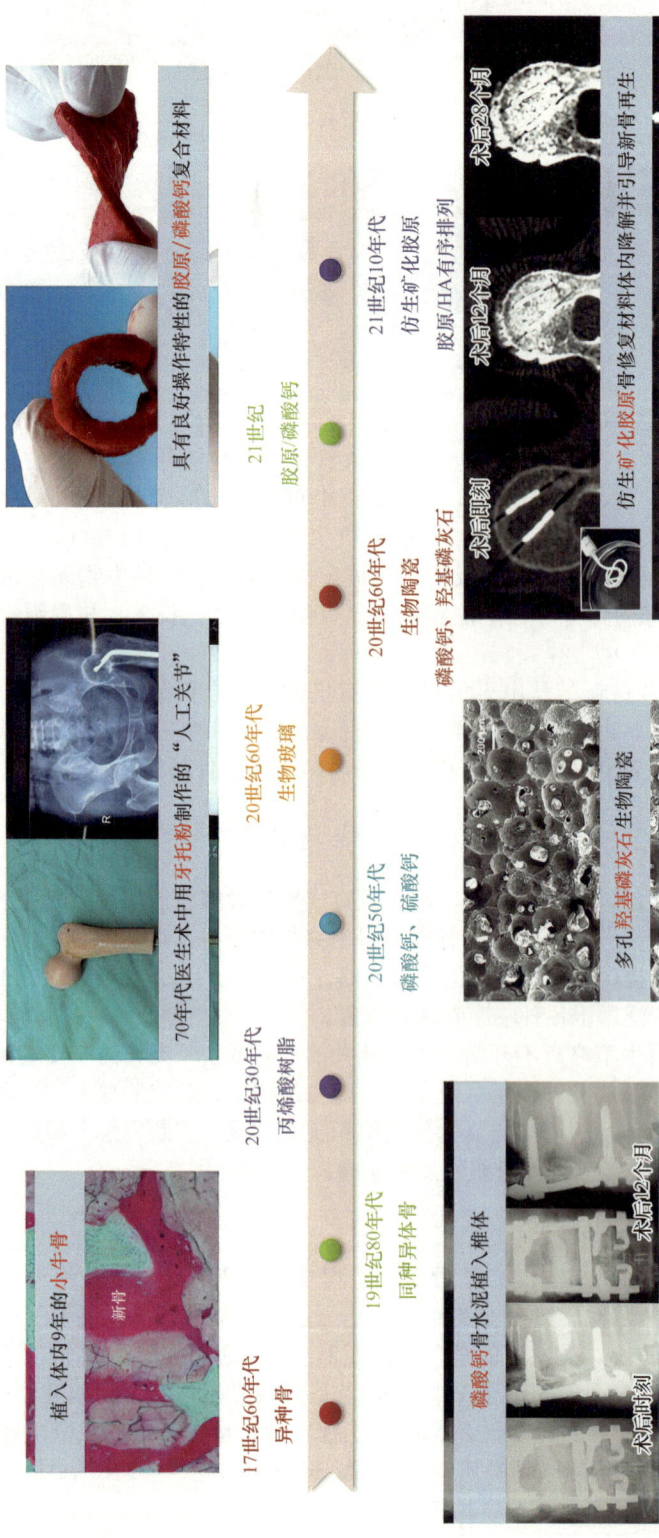

图 12-5 骨修复材料发展历程

1. 按组成成分分类

（1）脱细胞骨基质：是指将天然骨的细胞外基质进行脱细胞处理后得到的材料。这类材料的免疫原性较低，不容易发生免疫排斥反应；同时还保留了天然 ECM 中的很多活性成分，是一种富有潜力的用于制备骨组织工程支架的天然来源的生物材料。

（2）医用高分子材料：可分为天然高分子材料和合成高分子材料。天然高分子材料中包括胶原、丝素蛋白、海藻酸盐等，这类材料通常具有良好的生物相容性、生物活性、可降解性等。例如瑞士苏黎世联邦理工学院乌伯萨克斯团队制备了一种多孔丝素蛋白支架，在动物实验中展现出了良好的生物相容性、可降解性，并可以显著促进新骨的形成。天然高分子材料也有其缺点，如免疫排斥反应（因为来源于动物）、较差的力学性能等。合成高分子材料则包括聚己内酯、聚乳酸、聚乙二醇等。相比于天然高分子材料，合成高分子材料可以更容易地针对目标用途进行化学修饰、控制降解速率等。例如，PCL 作为一种 FDA 批准的具有高力学性能的材料，其亲水性较差，为改善其亲水性，可以通过肽水凝胶或聚多巴胺涂层，进而改善细胞黏附性能。美国南达科他大学姚青青团队还通过将不易降解的 PCL 和易降解的 PLA 结合，通过静电纺丝制备出了一种综合了高力学强度、可降解、成骨效果好等多种优势的支架材料。

（3）生物陶瓷：磷酸钙是一种具有代表性的生物活性陶瓷。四川大学张兴栋院士团队证实，多孔磷酸钙生物陶瓷不仅具有良好的生物相容性，在一定条件下还表现出骨诱导性，即不用外加生长因子或活体细胞就可以诱导骨组织生成。这种良好的骨诱导能力被归因于材料表面释放的 Ca^{2+} 和 PO_4^{3-} 可以诱导形成一层骨样的磷灰石层，进而能够在材料表面更好地吸附成骨相关蛋白。除了上述的活性陶瓷外，一些硅酸盐陶瓷、硫酸盐陶瓷也能够作为活性陶瓷应用于骨组织工程。南京工业大学张亚男团队就制备了一种掺杂铁的硅酸三钙陶瓷，具有良好的力学性能、孔隙率，并且能够有效促进细胞增殖以及 HA 的沉积。硫酸盐陶瓷方面，我国台湾桃园长庚医院谢明凯团队制备了一种锶烧结的硫酸钙陶瓷，具有良好的生物相容性，还可以促进细胞向成骨方向分化，体内试验也表明这种硫酸盐陶瓷能够促进骨再生以及血管生成。生物惰性陶瓷，如氧化铝和氧化锆，虽然不能降解也不具备生物活性，但其主要优势为优异的力学性能，因此也有研究将其制备成多孔支架。例如，有科研团队就通过 3D 打印技术制备了多孔氧化锆支架，并将其与 Zn-HA/ 玻璃复合涂层或海藻酸盐 / 明胶复合，展示出了良好的骨修复效果。

（4）金属：金属材料良好的力学性能使其在骨组织工程中占有一席之地。钛、镁及其合金是骨组织工程中最常见的金属材料。钛的表面可以通过化学修饰或改变形貌达到具有生物活性的目的，主要原理是使磷酸钙在表面成核，进而促进骨整合，并且促进宿主免疫反应向促进骨再生的方向进行。由于钛在人体内不易降解，甚至纯钛的植入材料在骨基本愈合完毕后需要手术去除，钛并不能算是骨组织工程的一种理想材料。镁在人体内是可降解的，因此相比于钛，镁可能更适合用于骨组织工程。根据一项临床试验结果，镁合金在植入后 1 年可以完全降解并被新生成的骨组织替代。镁在降解过程中会使植入部位的 pH 升高，进而可以促进磷酸钙的沉积；同时，释放出的 Mg^{2+} 还可以成功促进相关的细胞因子表达量增加。

（5）碳基材料：以碳纳米管和石墨烯 / 氧化石墨烯为代表的碳基纳米材料也是富有潜力的骨组织工程支架材料，它们具有极佳的力学性能以及巨大的比表面积，可以促进材料与一些生物分子或离子的非共价相互作用（如 π-π 相互作用），进而使其具有良好的生物活性。例如，钙可以吸附在碳纳米管的表面进而促进成骨细胞向成骨方向分化，分化后的细胞可以释放更多的碱性磷酸酶来促进钙化。另外，还可以对碳基材料进行表面修饰，通过共价连接的方式接枝化学基团，如亲水性基团或磷酸盐等，使其性能和生物活性更佳。碳基材料的分散性、潜在毒性等问题仍需进一步研究。

（6）生物活性玻璃：作为组织工程骨支架材料的最显著优势是其与骨组织的界面结合强度高，并且结合速度也更快。例如，有科研团队通过 3D 打印技术以及选择性激光烧结制备了一种掺杂有 Fe_2O_3 的生物活性玻璃，结果显示该生物活性玻璃对于人成骨细胞未表现出毒性，并且具备可降解性，还能够促进骨的形成以及矿化。温州医科大学郑晓团队制备了一种添加硅酸镁铝纳米黏土以及去甲氧沙明的生物活性玻璃，在具备良好力学性能的同时，还能通过去甲氧沙明在局部模拟缺氧环境，进而促进血管的生成，并且还能够诱导脂肪间充质干细胞向成骨方向分化；该生物活性玻璃在体内试验中也同样表现出了良好的促进骨生成能力。

（7）复合材料：鉴于骨组织本身就是由多种成分构成的，单一类型的生物材料都或多或少存在不足，采用复合材料制备骨组织工程支架，能够赋予组织工程支架更复杂和优异的综合性能，更好的生物活性，甚至更智能的环境响应特性。例如，以高分子、生物陶瓷、金属等作为基体相，颗粒、纤维或药物载体作为第二相，是最为常见的复合材料系统。根据不同应用场景，添加不同的填充粒子形成复合材料可以使支架材料的力学性能、生物相容性、成骨活性等性能更加贴近需求，而且聚合物本身也可以被一些生物活性分子等所修饰，进而达到更好的修复效果。除此之外，还可以添加一些具有特殊性能的粒子来制备具有特殊性能的复合材料，如在 PCL 基体中加入磁性铁氧化物纳米粒子后，再对复合材料支架施加一个磁场，可以使支架材料促进成骨分化的能力更强，进而得到更好的骨形成效果。广西医科大学陆真慧团队制备了一种京尼平交联的胶原-碳点纳米颗粒支架，该支架可以对光动力疗法产生响应，在局部产生适量的活性氧基团来促进骨髓间充质干细胞的增殖以及分化。除上述的复合材料系统外，还可以将不同成分通过交联等手段结合，最终形成一种只含有一种分子的新材料。水凝胶就是典型的例子，即通过交联剂使两种成分产生共价结合，形成网状的结构，用于骨组织工程。在水凝胶中添加磁性纳米颗粒，还可以使水凝胶对外加磁场产生响应，在外加磁场的条件下，细胞表达碱性磷酸酶活性提高，矿物质的合成也显著升高。

2. 按结构分类

（1）多孔结构材料：几乎所有的骨组织工程支架材料都具备多孔结构，细胞只有在多孔结构的支架材料上才能黏附迁移至支架材料内部。通常多孔结构材料的孔径分布在 50～500μm，这样才有利于血管系统的长入，为支架材料内部的组织细胞提供氧气和营养，同时互联互通多孔结构也便于营养物质的运输和代谢废物的排除。

常用的多孔支架材料的制备工艺包括溶剂铸造/颗粒沥滤、气体发泡、乳液冷冻干燥、热诱发相分类、重力微球烧结、3D 打印、静电纺丝等。造孔剂常被用来有效控制孔径的大小、外形、连通性和支架的渗透性等。常用的造孔剂包括 NaCl、NH_4HCO_3 等无机盐，以及糖、冰晶、气体等。以高分子多孔支架材料为例，造孔剂一般溶于水，不溶于有机溶剂，将造孔剂与高分子溶液混合后，注入合适的模具，溶剂挥发后得到固相的高分子-造孔剂的复合结构，浸入水中，将水溶性的造孔剂沥滤出去，则留下水不可溶的高分子支架，并具有高度多孔的结构，这种方法就称为颗粒沥滤造孔。造孔剂造孔的缺点是支架内部的造孔剂清除不彻底，特别是支架太大时内部的造孔剂去除困难。气体发泡的方法可以有效避免这个问题，气体发泡可在不含有机溶剂和固态造孔剂的情况下制备高度多孔的支架。造孔剂为气态、亚临界或超临界状态的 CO_2 气体。将固态的聚合物板于室温下暴露在高压 CO_2 气体中充分平衡，达到气体饱和，然后通过减小气压，使聚合物中的气体溶解度迅速减小，导致聚合物内部的气泡形核和长大而形成孔结构。冷冻干燥也是非常常用的造孔方法，将高分子溶液（有机溶剂）和水混合均匀，形成乳化液，快速冷冻使其保持液态的相结构，通过冷冻干燥法去除溶剂和水，则得到多孔支架。通过调节溶液的浓度、冷冻的温度、冷冻的速率等参数都可以调节孔径大小和孔隙率。采用造孔剂、气体发泡、冷冻干燥等方法制备出的支架材料多为不规则的多孔结构。若想得到规则的多孔结构，通常需要使用 3D 打印等技术来精确控制支架材料的结构。例如，河北工业大学王可欣团队利用 3D 打印技术的高度可控性来研究具有不同几何特征的钛合金微单元对成骨的影响。体外试验结果显示，直径 0.7mm、间隙 0.9mm 的立方体微单元具备最佳的力学性能，同时也能够有效促进矿化进程。

（2）水凝胶材料：水凝胶是一类具有亲水基团，能被水溶胀但不溶于水的具有三维网络结构的聚合物。分子间通过共价交联、物理缠绕、氢键或分子间作用力等形成三维交联网络，可以溶胀和保有大量的水，水凝胶的水含量可以从百分之几到99%以上，所以凝胶的聚集态既非完全的固体也非完全的液体，一定条件下可维持一定的形状与体积，小分子可以从水凝胶中扩散或渗透。

水凝胶有不同的分类方式。根据聚合物的组成，分为均聚物水凝胶、共聚物水凝胶、多聚物水凝胶、互穿网络水凝胶等；根据带电情况，分为中性水凝胶、阴离子水凝胶、阳离子水凝胶、两性水凝胶；根据物理结构特性，分为无定形水凝胶、半晶态水凝胶、晶态水凝胶；根据交联的类型，分为化学交联水凝胶、物理交联水凝胶；根据物理形态，分为基质水凝胶、膜状水凝胶、微球水凝胶；根据来源，分为合成高分子水凝胶、天然高分子水凝胶等。

水凝胶材料具有和天然细胞外基质相类似的特点，即富含水，且有一定的弹性，因此成为理想的组织工程支架材料，具有传统多孔支架材料无法取代的优势。水凝胶材料不仅可以填充至不规则的骨缺损中并黏附于周围组织，还可以三维包裹和递送细胞、缓释药物等。水凝胶材料还具有智能响应特性，对外部环境变化发生响应，如温度敏感、pH敏感水凝胶能够通过凝胶前注射至缺损部位，原位凝胶化，从而最小化手术操作的侵入性，减小手术创口。例如，上海交通大学蒋欣泉团队制备了一种物理、化学性能可控的丝素/生物活性玻璃/海藻酸钠复合可注射水凝胶，同时还具备根据环境中 Ca^{2+} 浓度以及 pH 自适应改变机械强度以及降解性能。体外试验证实该可注射水凝胶能够促进骨髓间充质干细胞的成骨分化，同时还能够促进巨噬细胞的 M2 型极化；体内试验也显示该可注射材料能够成功应用于上颌窦提升术，诱导足够的骨生成。

水凝胶材料用于骨组织工程的主要缺点是力学性能不足。近年来，越来越多的研究开发出了各种高力学性能的水凝胶材料。例如，北海道大学龚剑萍团队开发了一种双网络水凝胶，与骨组织具有超强黏合力，通过聚丙烯酰胺甲基丙磺酸和聚二甲基丙烯酰胺形成双网络水凝胶，并通过仿生矿化的方法，调节 HA 使其在水凝胶表面逐渐沉积，形成约 500μm 厚的复合矿化层，显著提高了水凝胶的力学性能和与骨组织的整合能力。

3. 支架材料的结构优化　为了更好地提高支架材料的生物功能性，可以通过理化方法对其进行结构优化，使其更适合于骨组织再生修复。例如，制备具体梯度结构的功能材料，实现组成成分或微观结构等随着空间位置逐渐发生变化，进而使材料内外具备不同的性能。西班牙卡利亚里大学团队就基于 HA 和生物活性玻璃制备了一种梯度结构材料，由内到外 HA 成分逐渐增加而玻璃成分逐渐减少，该材料具备良好的力学性能，并且能够更好地促进材料表面羟基碳酸磷灰石的沉积。此外，还可以通过对基体材料表面进行结构和（或）成分的改变，进而使得材料更适合应用于骨修复。例如，绍兴市人民医院杨万雷团队就制备了具有不同表面粗糙度的 HA 盘，最终发现平均粗糙度 0.77~0.19μm、峰间平均距离 53.9~39.3μm 的 HA 盘能够较好地促进骨髓间充质干细胞的成骨分化。美国密苏里大学团队则通过使用 12-氨基十二烷酸（带正电）和十二烷二酸（带负电）分别表面改性纳米 HA 来研究表面电荷对材料性能的影响，结果显示表面带正电荷的纳米 HA 更容易被细胞摄取，也能够更好地提高细胞活力，促进细胞增殖。

（二）干细胞在骨组织工程中的应用

骨组织工程的主要目的就是通过支架、活性因子等调控细胞增殖、分化、细胞外基质分泌和组装等细胞行为，最终诱导组织再生修复。同样用种植作物来比喻，细胞就是作物的种子。参与组织再生修复的细胞分为3类：组织特异性细胞（成骨细胞等）、干细胞和免疫细胞。干细胞作为一种具有无限自我更新能力和多能分化潜能的细胞，被广泛应用于各种组织再生修复和疾病治疗。目前，已有很多种干细胞被用于骨组织工程，包括胚胎干细胞（embryonic stem cell，ESC）、骨髓源间充质干细胞（BM-MSC）或脐带血源间充质干细胞（UCB-MSC）、脂肪源干细胞（adipose tissue-derived stem cell，ADSC）、肌肉源干细胞（muscle-derived stem cell，MDSC）、牙髓干细胞

(dental pulp stem cell，DPSC)、尿源干细胞（urine-derived stem cell，UDSC）等。下面将作简要介绍。

1. 胚胎干细胞 是全能性最好的干细胞，理论上 ESC 在恰当的诱导条件下可以分化为任意细胞。在胚胎发生的早期，ESC 会分化成外胚层细胞、中胚层细胞和内胚层细胞。研究表明，具有成骨能力的成骨谱系细胞来源于中胚层祖细胞或间充质祖细胞。因此 ESC 要应用于骨组织工程，促进其向中胚层细胞分化是第一步。在体外，通过移除滋养层细胞或白血病抑制因子可以诱导 ESC 形成类胚体（EB），EB 的形成会使细胞自发形成中胚层细胞，作为成骨分化的先决条件。在 EB 形成之后，分离出单个的中胚层细胞单独培养，通过添加一些生物分子可以诱导其分化为成骨谱系细胞。可以促进 EB 向成骨谱系细胞分化的生物分子包括 β-甘油磷酸、抗坏血酸、地塞米松、维甲酸和 1, 25-羟基维生素 D_3 等。

2. 骨髓源间充质干细胞 骨髓中的多能干细胞在 1968 年被德国科学家弗里登施泰因及其同事发现，也就是我们现在说的骨髓源间充质干细胞。BM-MSC 也是现在最常用于骨组织工程的干细胞。通过添加如 β-甘油磷酸、抗坏血酸、地塞米松、BMP2 等生物分子可以诱导 BM-MSC 向成骨方向分化。在各种生物分子的诱导下，BM-MSC 会形成由方形细胞组成的碱性磷酸酶阳性的细胞聚落，并最终形成矿化骨结节。上一节中提到的很多支架材料也具备诱导 BM-MSC 向成骨分化的作用，如伊朗沙赫雷科德大学巴赫蒂亚里莫哈达姆团队就将 BM-MSC 播种于羟基磷灰石/胶原水凝胶中并植入动物体内，最终表现出了加速成骨的效果。美国塔夫茨大学的迈纳尔团队通过腺病毒将 BMP2 的基因转染到 BM-MSC 中，这使得 BM-MSC 可以自分泌 BMP2 促进成骨；同时他们还将转染了 BMP2 基因的 BM-MSC 在多孔丝素蛋白支架上培养，最终表现出了持续的促进成骨效果。

3. 脐带血源间充质干细胞 脐带血源干细胞通常被认为是造血干细胞的来源。罗曼诺夫等从脐带血源干细胞中分离出了 MSC，也就是我们将要讨论的 UCB-MSC。有研究显示，UCB-MSC 在功能上和 BM-MSC 相似，具有向如脂肪细胞、成骨细胞、内皮细胞等多种结缔组织细胞分化的能力。要诱导 UCB-MSC 向成骨分化，方法与诱导 BM-MSC 类似，β-甘油磷酸、抗坏血酸、地塞米松等生物分子可以诱导其向成骨分化。同样，UCB-MSC 也可以与支架材料互动。扬州大学朱爱萍团队将 UCB-MSC 装载到 HA/胶原/PLA 复合材料多孔支架上并植入到动物体内，结果显示在植入后的支架上发现了类成骨细胞和成骨细胞存在，指示该支架可以诱导 UCB-MSC 向成骨方向分化；同时在整个复合支架中都有发现类骨质的形成，说明 UCB-MSC 配合支架具备在体内成骨的能力。

4. 脂肪源干细胞 脂肪组织是一种高度活跃的代谢和内分泌器官，可以产生各种激素和细胞因子。脂肪组织主要由脂肪细胞组成，含有结缔组织基质、神经组织、血管细胞、免疫细胞和干细胞等。ADSC 目前被认为是一种富有潜力的组织工程细胞来源，因为其适用性很广，而且可以从自身脂肪组织中获取，获取难度小。与 BM-MSC 和 UCB-MSC 相似，要诱导 ADSC 向成骨方向分化，也需要 β-甘油磷酸、抗坏血酸、地塞米松等生物分子，但不同研究得到的最佳浓度是不同的。有研究报道了仅需 5min 的 BMP2 处理，就可以完成对 ADSC 的成骨诱导，还可以通过调控培养基中的 BMP2 和 BMP7 来控制 ADSC 向骨或软骨分化。另外，ADSC 也可以在多种支架材料（如 HA、钛、PLGA 等）上有良好的黏附效果，并能够向成骨方向分化，具备一定的成骨效果。

5. 肌肉源干细胞 骨骼肌也是可以从自体上比较容易获得的组织。有研究显示，来源于骨骼肌中的干细胞也具备多能性，可以向骨骼肌、骨、软骨、神经、内皮、造血组织等多种组织分化，具备应用于骨组织工程中的潜力。前文提到的 β-甘油磷酸、抗坏血酸、地塞米松等生物分子同样也可用于诱导 MDSC 向成骨方向分化。也有研究团队将 MDSC 与支架和调控因子配合，如第三军医大学孙超团队将 MDSC 接种在固定有 BMP2 的明胶支架上，结果显示 MDSC 表现出了更高的碱性磷酸酶活性以及更多的骨钙素分泌，进而诱导其向成骨方向分化。美国匹兹堡大学赖特的研究团队则采用了另一种方法：他们利用导入了 BMP4 编码的逆转录病毒去转染 MDSC，进而使 MDSC 可以高水平表达出功能性 BMP4，转染过的 MDSC 在植入动物体内后表现出了良好的异位成骨性能。

6. 牙髓干细胞　研究人员在一些牙髓组织中也发现了干细胞，并发现它们可能是骨组织工程的潜在材料。DPSC 被发现可以分化为牙本质细胞、成骨样细胞、软骨样细胞、内皮细胞、脂肪细胞、神经细胞等。意大利费拉拉大学团队将 DPSC 培养在含有 20% 胎牛血清以及抗坏血酸-2-磷酸、L-谷氨酰胺的 α-MEM 培养基中，使其成骨分化为成骨细胞前体，进而分化为成骨细胞。DPSC 在体外培养 50d 后，形成了由致密矿化基质组成的纤维状骨组织。将这种 DPSC 移植到大鼠体内后，会产生含有骨细胞的活纤维板层骨组织，证明其具有不错的成骨潜力。DPSC 与支架材料结合也具有良好的成骨潜力。例如，荷兰拉德堡德大学/武汉大学团队将 DPSC 接种在 HA/TCP 多孔支架上，并加入 BMP2 等调控因子后在体外培养 8d。培养后的支架-细胞-调控因子复合体被植入动物体内，12 周后观察到了矿化良好的、具有明显的同心板层结构和部分发育的骨髓样造血组织的硬组织。

7. 尿源干细胞　泌尿系统作为一个时常面对有毒代谢产物的系统，其中细胞具有较大的增殖再生潜力，因此可以从尿液中分离出干细胞用于组织工程。UDSC 的主要优势为能够容易且无创地获取，另外由于取材于自体，也不存在免疫原性。研究证明，UDSC 可以分化为成骨细胞、软骨细胞等骨相关细胞，因此可以应用于骨组织工程。上海交通大学王洋团队就将 UDSC 接种于 β-TCP 支架上，体外试验结果显示 UDSC 可以在支架上黏附并增殖，并且表现出了更高的碱性磷酸酶活性以及更高的钙含量，证明了 UDSC 的成骨分化潜能。体内试验也证实了支架上带有的 UDSC 能够更好地促进骨再生。

（三）调控因子

调控因子作为组织工程的第 3 个要素同样发挥着不可替代的作用。广义上调控因子不仅包含各类具有生物活性的化学因子，如细胞因子、生长因子、基因、抑制因子等，还包括各种对组织具有调控作用的外部刺激，如机械力、流体力学、超声波、电磁辐射、电场等。

为什么化学因子是组织工程不可或缺的要素呢？因为生长因子、细胞因子等活性分子不仅在组织正常的生理活动中发挥重要作用，在组织修复中也必不可少。例如，在骨愈合过程中的血肿形成阶段，需要血管内皮生长因子（vascular endothelial growth factor，VEGF）、成纤维细胞生长因子（FGF）等来招募成纤维细胞、炎症细胞、干细胞等来到损伤位点并初步构建基质；在骨痂形成期，BMP、TGF-β 等调控因子会诱导干细胞分化为成骨细胞、软骨细胞等，进而形成骨痂；在塑型阶段，BMP2/3、肿瘤坏死因子 α（TNF-α）、γ 干扰素（IFN-γ）等对恢复骨骼完整的结构和功能以及血管构建有重要作用。因此，要人为引导骨在组织工程支架上重建，化学因子是不可或缺的，就如作物要想生长，各种微量元素、肥料是必不可少的。用于骨组织工程的化学因子大体可以分为 3 类：生长因子类、多肽类以及激素类，还有其他一些通过抑菌等方式可以间接促进骨生成的活性功能分子。下面将分别对这几种调控因子作介绍。

1. 生长因子类　生长因子类的调控因子通常需要与两大类细胞受体结合进而发挥作用：丝氨酸-苏氨酸激酶受体和酪氨酸激酶受体。BMP、TGF-β 等生长因子通常与丝氨酸-苏氨酸激酶受体结合作用；FGF、VEGF 等则通常与酪氨酸激酶受体结合发挥作用。丝氨酸-苏氨酸激酶受体包括 Ⅰ 型和 Ⅱ 型受体。TGF-β 超家族会与 Ⅰ 型和 Ⅱ 型受体的异质复合体结合，进而激活后续的第二信使 SMAD 或通过丝裂原激活蛋白激酶（mitogen-activation protein kinase，MAPK）级联反应来调节相关基因表达。BMP 则是通过与同型的 Ⅱ 型受体结合，进而使 Ⅰ 型受体磷酸化，激活后续的第二信使 SMAD 来调节成骨相关基因表达。FGF 则是通过与酪氨酸激酶受体结合发挥作用的：FGF 与细胞外受体结合后，会启动细胞内的 MAPK 通路来调节基因表达。

目前美国 FDA 已经批准了一些包含生长因子的骨植入物，如 OP-1™、INFUSE™、

AUGMENT® 等。尽管生长因子已经被证实具备骨诱导性能，但是其临床应用仍然受到了很大限制，主要原因有以下几点：生长因子性质不稳定、半衰期短，需要比较大的剂量才能有治疗效果；高剂量生长因子可能会导致一些不良反应，如异位成骨、免疫反应、癌症风险提高等。因此，如何在治疗期间持续输送最佳浓度的、具有生物活性的生长因子非常重要。利用支架材料来控制生长因子的释放是一种富有潜力的方式。湖北科技大学闵清团队将 BMP2 和血小板源性生长因子包覆于微球中，将微球嵌入壳聚糖/甘油磷酸水凝胶中实现了生长因子的持续释放，该复合水凝胶被发现可以显著提升细胞的碱性磷酸酶活性，具备骨修复潜力。北京航空航天大学周刚团队将 O-羧甲基壳聚糖包覆的 BMP2 和搭载有 VEGF 的 HA/胶原支架结合，实现了两种生长因子的持续释放，并且在动物模型中表现出了良好的成骨效果。

2. 多肽类　由于生长因子可能会造成一些不良反应，同时生长因子相关治疗通常费用也比较高昂，所以生物活性肽就是为了克服上述缺点而开发的。生物活性肽是由多个氨基酸组成的短肽序列，通常为某个蛋白质的一个活性结构域。短肽序列易于合成，生产成本低；同时由于体量小，并不具有免疫原性。下面将介绍几种常用的肽类调控因子。

（1）细胞黏附类：精氨酸-甘氨酸-天冬氨酸序列（RGD 序列）。

RGD 序列是一种存在于纤连蛋白和其他细胞外基质蛋白中的三肽序列，目前已广泛地应用于生物材料的功能化。RGD 序列主要通过提高细胞黏附性能来改善植入物性能，如墨西哥圣路易斯波托西科学技术研究所团队利用物理吸附的方法使用 RGD 序列功能化聚乳酸/淀粉支架，使成骨细胞可以更好、更均匀地黏附在支架上，同时表现出了更明显的细胞增殖。德国美因茨海勒团队通过共价结合将环形的 RGD 序列固定在钛表面，发现环形的 RGD 相比线性 RGD 序列可以更好地促进成骨细胞的黏附、增殖和分化，体内试验也证明环形 RGD 序列能够带来比线性 RGD 序列更好的成骨效果。

（2）骨诱导类：BMP2 多肽。

BMP2 多肽取自 BMP2 蛋白"指节"抗原表位的第 73～92 位氨基酸，也就是与 BMP2 受体结合的核心功能区域。BMP2 多肽被认为具有和 BMP2 蛋白类似的骨诱导性能，同时成本更低、免疫原性更低。韩国阿朱大学朴升勋团队使用透明质酸水凝胶搭载 BMP2 多肽，体外细胞培养试验显示 BMP2 多肽可以显著提高成骨相关基因表达量；体内试验也表明带有 BMP2 多肽的支架可以带来更高的相关基因表达以及更多的矿物沉积。美国内布拉斯加州大学医学中心团队使用静电纺丝技术编织了纳米纤维膜，并用来搭载 BMP2 多肽，体内试验显示 BMP2 多肽的加入可以显著提高骨体积分数和骨的矿物密度，同时观察到了更多的骨小梁，证明了 BMP2 多肽强大的骨诱导性能。

（3）血管生成类：QK 肽。

血管生成是骨组织修复中的关键一环：血液不仅可以为损伤部位提供氧气和营养，还能够为矿化过程带来足够的矿物质离子，而且其对于干细胞的分化也是必不可少的。因此使用促进血管生成相关的调控因子来促进骨组织形成也是一种不错的策略。QK 肽来源于 VEGF，可以与 VEGF 受体相结合，进而影响内皮细胞的分化以及管状结构的形成。例如，美国阿拉巴马大学伯明翰分校彭萨团队使用 HA 盘来搭载 QK 肽，实现了 QK 肽的持续释放，并且发现 QK 肽的加入可以使更多内皮细胞向促进血管生成的表型分化。

3. 激素类　各类激素在人体各种功能的调节上都具备重要的意义，在骨的修复重建上也是如此。在正常人体中，激素会动态调整成骨/破骨的平衡来持续维持骨量的相对稳定并对骨塑型，而在骨组织工程中，通常是要利用激素来促进成骨。相关的激素主要包括甲状旁腺素、雌激素以及 1,25-$(OH)_2D_3$。

（1）甲状旁腺素（parathyroid hormone，PTH）：本身是一种维持体内钙磷平衡的重要激素。在促进成骨方面，PTH 可以通过很多方式促进成骨：激活一些相关信号通路来刺激干细胞、前成骨细胞等向成骨方向分化；抑制成骨细胞的凋亡，进而提高成骨细胞的数量；还可以刺激成骨细胞分泌一些生长因子，进而抑制破骨细胞活动等。有研究显示间歇性地、低剂量地给予 PTH 可以促进骨生成并且可以提高矿物质密度，因此如何利用支架等方式来实现 PTH 的控释可能是一个有潜力的促进骨生长策略。上海交通大学附属人民医院第六医院李晓林团队利用生物活性玻璃搭载一种 PTH 衍生物来实现 PTH 衍生物的控释，体外试验证明带有 PTH 衍生物的支架能更好地促进 BMSC 的增殖，碱性磷酸酶活性以及钙沉积也都得到了提高。

（2）雌激素：在骨组织稳态和骨量调节方面有重要作用，它可以调节成骨细胞的增殖以及分化，还能够抑制骨细胞、成骨细胞凋亡，并诱导破骨细胞凋亡，雌激素还会通过抑制 RANKL 和其他破骨细胞的细胞因子产生来抑制活性破骨细胞的形成，同时刺激成骨细胞和骨细胞合成骨保护素（又称为破骨细胞抑制因子，osteoclastogenesis inhibitory factor，OPG），进一步促进成骨。虽然雌激素对于成骨有积极影响，但是若全身性使用雌激素可能会导致心血管疾病等不良影响，因此有选择性地、局部地、可控地使用雌激素促进成骨才是更好的方式。在新加坡国立大学团队的研究中，17-β-雌二醇（E_2）被搭载到 β-环糊精/丝素修饰的生物活性玻璃纳米颗粒组成的支架上，其中 β-环糊精能够提高生物活性玻璃对疏水性 E_2 的亲和力，最终实现了 E_2 的持续释放。体外试验结果显示加入 E_2 的持续释放可以促进前成骨细胞的增殖以及成骨分化相关标志物的表达。

（3）1,25-$(OH)_2D_3$：是维生素 D 的一种活性代谢产物，会影响骨形成、矿化和骨吸收。研究表明，1,25-$(OH)_2D_3$ 是通过与细胞质内的维生素 D 受体结合进而影响成骨相关蛋白质的表达来发挥作用的。伊斯法罕医科大学团队就制备了一种含有 HA 纳米颗粒的聚己内酯/明胶支架，用于搭载维生素 D_3，体外试验结果显示维生素 D_3 的加入可以更好地促进 ADSC 向成骨方向分化以及矿化，同时成骨标志物的表达量也有所上调。

4. 其他功能分子 除了上述几种对于成骨过程有直接影响的活性因子，还有一些调控因子会间接地对成骨产生影响。比较典型的就是为了对抗手术或外伤导致的感染问题，可以采用具备抗菌性能的活性分子来抑制局部环境中的细菌。马德里大学团队制备了一种携带有抗生素头孢氨苄的琼脂糖/纳米碳酸羟基磷灰石的支架，通过对头孢氨苄的控释达到了持续的抗金黄色葡萄球菌的效果，同时也能够促进骨修复。吉林大学团队针对感染性骨缺损，制备了 PLGA/TCP/二氯甲烷生物墨水，再利用 3D 打印技术制备成支架，用于携带氧化石墨/氯己定复合物，其中氯己定就是一种抗菌剂，该支架能够有效控制氯己定的持续释放，有效控制了感染情况的出现，并且可以有效诱导骨组织再生。另外，巨噬细胞的极化在骨修复过程中也具有重要作用。在损伤前期巨噬细胞处于 M1 型极化状态，在短期内的炎症已被证明有利于骨的修复，但过长的炎症反应则会抑制骨修复进程。之后巨噬细胞会转化为 M2 型极化状态，能够促进 ECM 的生成、血管的生成以及干细胞向成骨方向分化。因此，通过调控巨噬细胞的极化也能够对成骨产生积极影响。德国柏林查理特医科大学施伦特团队就使用胶原支架搭载 IFN-γ 和 IL-4 来诱导巨噬细胞从 M1 型到 M2 型的连续极化，在骨折修复模型中表现出了不错的修复效果，说明通过添加调控因子来控制巨噬细胞的极化也是一种颇具潜力的促进成骨方式。

5. 力学刺激——生物反应器 在体外组织工程骨培养过程中，生物反应器为支架-细胞的三维培养和新组织再生提供了必要的微环境。生物反应器可以保障三维支架材料从内部到表面的营养和氧气输运更均匀，更有效地进行新陈代谢和细胞功能调控。其中，灌注反应器还可以为支架上的细胞提供稳定而均匀的流体力学剪切力的刺激。众所周知，力学刺激对骨组织的发育、代谢和重构具有重要的作用。已有研究表明，力学刺激可以促进干细胞的成骨分化。在灌注反应器中加载不同流速的培养液，剪切力的不同会显著影响干细胞的形貌、细胞间相互作用、成骨基因的表达和细胞外基质的形成。

四、小 结

骨缺损是临床常见疾病，通过手术植入骨材料是治疗大段骨缺损的首选办法。理想的植骨材料要具有良好的生物相容性、骨传导性、骨诱导性,结构仿生天然骨,价格适中,临床安全性高。依据组织工程策略开发的组织工程骨展现了优异的生物相容性和诱导骨再生的活性,成为理想的植骨材料。本小节从支架材料、细胞、调控因子入手,介绍了骨组织工程的基本概念和内涵。

第四节 骨组织工程与再生医学前沿进展

一、3D打印技术在骨组织工程中的应用

高性能骨组织工程支架是骨组织工程策略成功的基础和关键。制备具有理想形状、结构、物理、化学和生物学特性的骨组织工程支架,更好地发挥其生物功能并再生复杂骨组织,是当前研究的前沿热点之一。3D打印技术因其可以直接以数字文件为基础,通过逐层打印的方式快速、精准制备复杂构造,被广泛应用于包括医疗在内的各种领域。当前,通过3D打印技术构建新颖的组织工程三维支架,因具有精准定制的形状、宏观构造、微纳结构、孔径特性(孔径大小、形状和连通性)、力学性能和特异性的细胞响应,受到越来越广泛的关注。基于骨组织工程支架材料的不同,常用的3D打印技术包括熔融挤出成型(fused deposition modeling,FDM)、选择性激光烧结(selective laser sintering,SLS)、喷墨3D打印、基于立体光刻的3D打印(stereolithography-based printing)等。本节将围绕近年来3D打印骨组织工程支架的代表性工作介绍3D打印技术在骨组织工程中的应用。

(一)医用高分子基骨组织工程支架

可生物降解和生物相容的医用高分子材料,如PLA、PCL、聚乙烯醇(polyvinyl alcohol,PVA)、聚羟基丁酸脂(polyhydroxybutyrate,PHB)、聚氨酯(polyurethane,PU)等,可以加工成线材、颗粒甚至粉末,以在高温熔融挤出和烧结的帮助下实现聚合物支架的3D打印,或溶解在有机/水性溶剂中,在室温/低温下实现基于微挤出的3D打印成型。打印工艺操作简单、重复性好、精度高,特别是通过调节喷嘴内径、挤出温度、压力、打印角度等,可精准控制打印丝的直径、孔径大小和连通性,进而影响支架的力学性能、降解时间和骨长入的速率。由于纯的医用高分子材料亲水性差,细胞黏附性不好,为了改善其综合性能,通常采用复合材料或表面改性的方法进行处理。例如,中国台北医学大学团队在PCL中掺入石墨烯,采用FDM方法制备的复合支架具有良好的亲水性、细胞黏附性和细胞增殖。天然来源的高分子材料,因其优异的生物相容性和加工性能也常被用于组织工程支架材料的制备。所有用于骨组织工程支架的天然高分子中,胶原是应用最为广泛的。巴西里约热内卢联邦大学团队将打印的PLA支架浸润在胶原/聚多巴胺溶液中,并通过化学交联进一步在PLA表面吸附胶原/聚多巴胺涂层,可显著促进细胞黏附和铺展,以及细胞生长和成骨分化。此外,生长因子等活性大分子,如BMP2、基质细胞衍生因子1(stromal cell derived factor-1,SDF1)等,可以通过物理吸附或化学交联结合到打印支架,实现缓慢可控释放,具有良好的体内、体外诱导新骨形成的能力。

(二)生物陶瓷基骨组织工程支架

生物陶瓷基支架在力学性能、结构、成分上更类似于天然骨组织,已广泛应用于骨修复。因此,如何通过3D打印技术制备出理想的多孔陶瓷支架成为当前骨组织工程研究的热点。最常用的策略是将生物陶瓷粉体和高分子材料混合成均匀的打印浆料,3D打印挤出成型后,高温烧结去除有机相,得到纯的陶瓷支架。烧结后支架会发生收缩,但力学性能会显著提高。德国弗赖堡大学团队通过微挤出3D打印/高温烧结制备出生物活性玻璃/β-TCP复合支架,抗压强度为0.17~0.64MPa,具有良好的生物相容性和体内、体外成骨能力。为了进一步提高生物陶瓷支架的生物功能性,表面改性是常用的方法。例如,伊朗阿米尔卡比尔技术大学托里团队在烧结后打印

的 HA/β-TCP 复合支架表面涂敷一层过氧化钙 /PCL 复合涂层，通过原位可控释放氧来促进成骨细胞的活性、增殖和骨长入。

除了微挤出 3D 打印工艺，近年来采用 SLS 对陶瓷粉体进行三维成型也获得突破。中南大学冯佩团队通过 SLS 打印制备的 CaSiO$_3$/HA 复合支架，具有 45% 的孔隙率，抗压强度可达 27MPa，在体外可以促进磷酸钙表面矿化和成骨细胞的增殖和长入。美国华盛顿州立大学团队通过 SLS 打印的 TCP/MgO/SiO$_2$ 复合支架显著提高了成骨和成血管的能力。

（三）水凝胶骨组织工程支架

水凝胶因其具有良好的生物相容性、仿生细胞外基质特性和原位包裹生物大分子、活细胞的能力被广泛用于组织工程和再生医学。通过挤出成型 3D 打印技术制备水凝胶支架或含细胞的水凝胶生物支架，在骨组织工程中具有巨大的应用潜力。水凝胶打印主要是通过水凝胶打印墨水在打印前后发生的溶胶-凝胶转变来实现的。例如，明胶（gelatin）是非常常用的打印墨水，具有良好的温敏特性和可打印性，光敏水凝胶也常被用于生物 3D 打印。例如，韩国成均馆大学团队通过 3D 打印制备了胶原 / 脱细胞基质 / 丝素蛋白复合多孔水凝胶支架，具有良好的生物相容性和诱导成骨分化能力。德国德累斯顿理工大学罗永祥团队制备了 3D 打印海藻酸盐 / 明胶复合水凝胶支架，随后均匀地在表面沉积纳米磷酸钙颗粒涂层，支架具有良好的力学性能和吸附蛋白质的能力，沉积的纳米磷酸钙能够刺激大鼠骨髓间充质干细胞的成骨分化。

3D 打印的水凝胶支架还有一个突出的优势是可以原位负载生物大分子或活细胞，得到有活性的生物支架。例如，在打印墨水中添加生长因子，可实现 100% 高负载率和可控释放；混合高密度活细胞的生物墨水打印后可以实现细胞在支架材料内部的均匀分布和 95% 以上的高存活率。例如，土耳其哈塞特佩大学迪米塔斯团队报道了一种含成骨细胞 MC3T3-E1 的 3D 打印壳聚糖 /HA 复合水凝胶，成骨细胞具有更高的早期和晚期的成骨标志物的表达，展现了良好的骨组织工程应用潜力。

（四）3D 打印仿生结构骨材料

3D 打印技术不仅可以制备具有周期性、均匀一致孔结构的三维支架，在复杂结构制备上更是具有优势。天然生物系统往往具有复杂结构和优异的性能，3D 打印技术使得仿生天然材料的成分和结构成为可能。中国科学院硅酸盐所团队模拟莲藕内部平行孔道结构，采用 3D 打印制备了具有中空孔道结构的骨材料支架，中空孔道不仅能够提高营养和氧气的传输效率，还能够加快血管化，进而加速骨修复。团队还受到热狗结构的启发，采用 3D 打印技术制备了具有定向排列的中空管结构，进一步通过双向冷冻技术，在空管内部制备了定向的生物陶瓷棒，这种结构显著提高了比表面积，能够更好地促进细胞黏附、药物释放，以及新骨形成。

二、仿生策略与骨组织工程

自体骨被认为是骨再生修复的金标准。因此，通过仿生策略，开发出成分、分级结构、力学性能和生物活性均高度仿生的骨修复材料被认为是骨组织工程研究的重要方向。当前，基于有机基质调控无机晶体形成的仿生矿化，多个团队开发了不同的仿生矿化方法，从不同维度上仿生天然骨组织，并基于此开发出了骨组织工程材料。

由于天然矿化胶原纤维是纳米羟基磷灰石晶体在胶原纤维内矿化组装形成的，因此如何实现纳米羟基磷灰石在胶原纤维内矿化是研究焦点之一。酸性非胶原蛋白或多肽在天然骨矿化过程中发挥着非常重要的作用，因此一些酸性多肽，如聚天冬氨酸被用作添加物促进胶原纤维诱导的羟基磷灰石矿化。此外，采用模拟体液也可以实现胶原纤维的原位矿化。

天然骨组织里除了由矿化胶原纤维组成的细胞外基质，还有各种骨细胞、干细胞和血管以及神经网络。美国俄勒冈理工大学贝尔塔索尼团队在胶原纤维矿化过程中，加入多种活细胞成分，实现了含细胞的仿生纤维内胶原矿化。在胶原分子凝胶化过程中加入间充质干细胞和血管内皮细胞，在细胞培养基中添加钙离子、磷离子、非胶原蛋白类似物，并保持中性环境，细胞在体外矿化过程中能保持较好的存活，实现了类骨材料的制备。

作者所在的清华大学生物材料团队自20世纪90年代开始开展仿生矿化的机制研究和仿生模拟，本节将重点介绍清华大学团队开展的仿生矿化胶原及相关人工骨材料的研究工作。

（一）仿生矿化胶原纤维

清华大学崔福斋教授团队早年通过体外仿生矿化方法，实现了胶原纤维调控下的磷酸钙的矿化过程，成功制备了在微纳尺寸上高度仿生的矿化胶原纤维。自组装的胶原微纤维通过表面特异性形核位点调控纳米磷酸钙的形核、相变、生长及成熟，形成的矿化胶原微纤维进一步高级有序组装成矿化胶原纤维，构成宏观组织的基本结构单元（图12-6）。通过高分辨透射电镜技术证实了纳米羟基磷灰石晶体在胶原纤维表面的定向沉积以及形成的胶原和羟基磷灰石复合矿化纤维的多级自组装结构。这是在国际上第一个给出的直接实验证据，证实了胶原分子与无机磷酸钙晶体的特异性结合和分子识别作用，验证了经典胶原矿化假说。研究发现，胶原矿化过程中，胶原分子表面的羧基、羰基是重要的成核位点。在矿化过程中羧基和钙离子之间有新的化学作用形成，进而实现胶原蛋白调控无机矿物在其表面形核、生长及随后的矿化胶原纤维的自组装。因此，基于仿生矿化胶原纤维开发的新一代骨修复材料，在组成、结构和性能上仿生天然骨，具有各类传统骨组织工程支架材料所不具备的优异性能。

（二）仿生矿化胶原/聚酯复合人工骨材料

将MC与可降解聚酯类材料混合，可以制备成具有较好力学性能和成型性能的复合人工骨材料。例如，和PLA混合后，通过冷冻干燥方法可以制备多孔人工骨材料（MC/PLA），材料的孔隙率为80%左右，孔隙大小为100～300μm，形成类似骨松质的多孔结构，抗压强度为1～2MPa，达到了天然骨松质的最低强度。MC/PLA具有优秀的生物相容性、可降解性、成骨活性、骨传导性等。体外细胞试验表明，MC/PLA具有很好的细胞亲和性，成骨细胞在材料表面培养2d后即完全贴壁和铺展，培养2周后即可观察到成骨细胞沿材料孔隙迁移至框架材料内部200～400μm深。显而易见，MC/PLA良好的细胞亲和性主要来源于PLA中均匀分散的矿化胶原骨粉。此外，MC/PLA具有很好的降解性能。体外降解试验表明，4周时降解约20%，其中材料中胶原成分降解最快，羟基磷灰石和PLA较平缓，整个降解过程中，材料一直保持规则的初始形状，孔壁厚度随着降解不断变薄，孔壁表面变粗糙；体内降解试验发现，新骨形成可加速材料降解，体内植入10周的降解量达到40%左右，其速度稍快于体外模型，与新生骨组织的长入相匹配。可见，多孔MC/PLA支架可为细胞提供一种类似体内的生长微环境，多孔结构有利于结缔组织及微血管长入；在近骨区域成骨细胞聚集，在支架材料上分泌新生胶原并形成矿化基质；同时，破骨细胞对材料有吞噬作用。因此，在组织与材料的界面上不断有新的类骨基质产生，并随着材料降解新骨界面逐步从宿主骨向材料内部推进，这一过程类似于骨组织的重塑，直至所有材料最终为自身骨组织所取代。

为了进一步提高MC/PLA的成骨活性，MC/PLA与重组人骨形态生成蛋白2（recombinant human BMP2，rhBMP2）复合后具有高效的骨诱导性。MC/PLA在狗和兔的长骨缺损和脊柱融合模型中有很好的愈合效果，可达自体骨修复效果的70%。特别是复合rhBMP2的骨材料或一半骨材料一半自体骨修复效果与自体骨效果相当，10周时接近100%愈合。这一结果表明，MC/PLA具有良好的生物可降解性、优异的生物活性、骨传导性以及骨诱导性。目前，该材料已获得国家药品监督管理局第三类医疗器械生产许可证，并已建成规模化的生产基地。临床应用结果表明，该产品能够应用于骨折、骨缺损、骨不连、良性骨肿瘤、截骨矫形、脊柱融合等骨科疾病的治疗，治疗效果优于一般的骨修复材料。

第十二章 骨组织工程与再生医学 ·311·

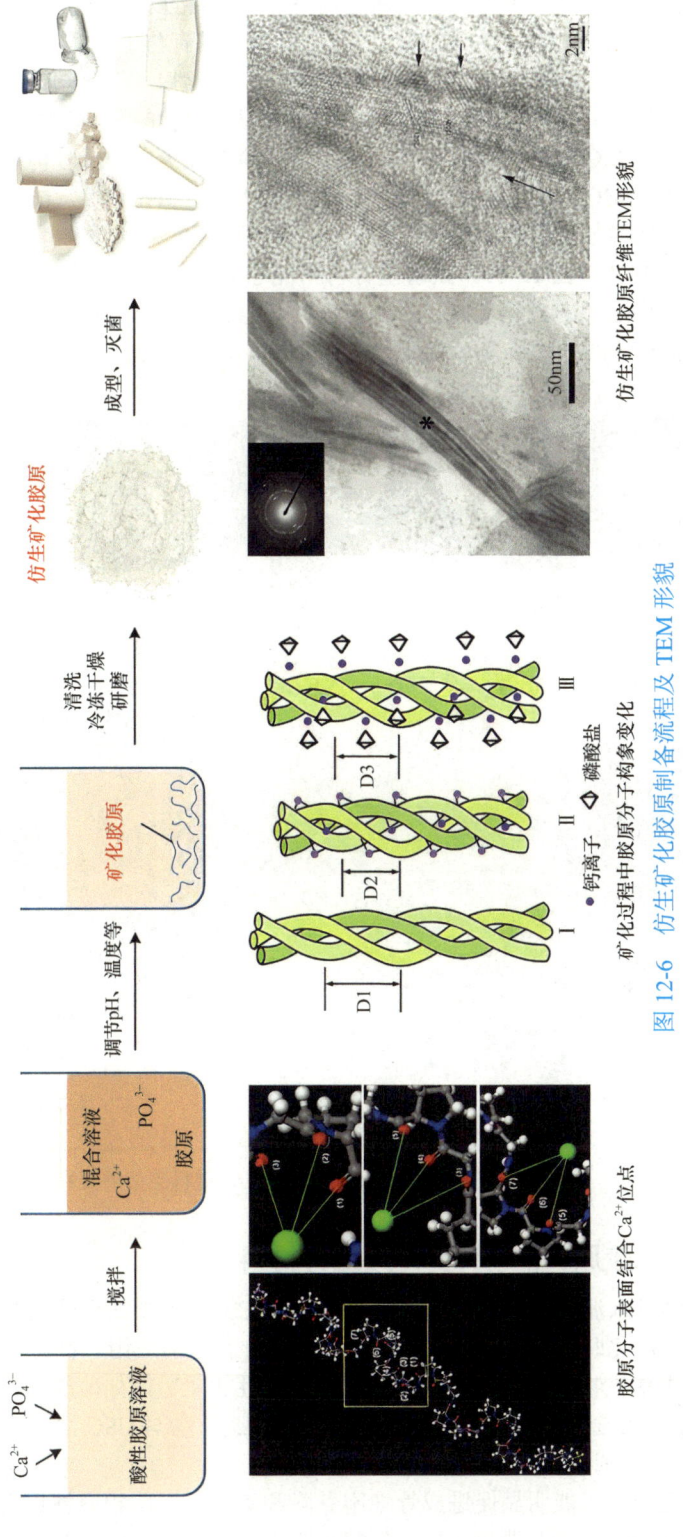

图 12-6 仿生矿化胶原制备流程及 TEM 形貌

MC 与 PCL 混合后，也可以得到类似的复合人工骨材料。相比于 MC/PLA 骨材料，MC/PCL 骨材料的韧性更高。清华大学王秀梅团队通过调整材料制备过程中的参数，制备了多孔型与致密型的两种 MC/PCL 仿生骨材料（图 12-7）。多孔型骨材料具有仿生松质骨的微观形貌和力学性能，而致密型骨材料则在微观形貌上较为紧实并体现出较好的韧性，其抗压强度接近天然皮质骨量级。两种支架均有较好的体外细胞相容性，能够促进成骨相关细胞的黏附与增殖。此外，通过检测基因表达的方法证实了 MC/PCL 仿生骨具备比纳米羟基磷灰石更高的成骨诱导能力。体内颅骨缺损动物实验表明，两种 MC/PCL 仿生骨材料具有优异的体内组织相容性，能够促进颅骨组织通过板障层和硬脑膜路径诱导颅骨的再生修复。特别是采用两种 MC/PCL 仿生骨材料制备了具有双相复合结构颅骨修补定制体（图 12-8）。致密型骨材料能够显著改善定制体的力学支撑作用，在植入和修复过程中可提供足够的力学支撑；多孔型骨材料能够提供三维孔隙快速诱导周围的颅骨长入和再生。复合结构设计的骨材料为大面积骨缺损的再生修复提供了新的思路。

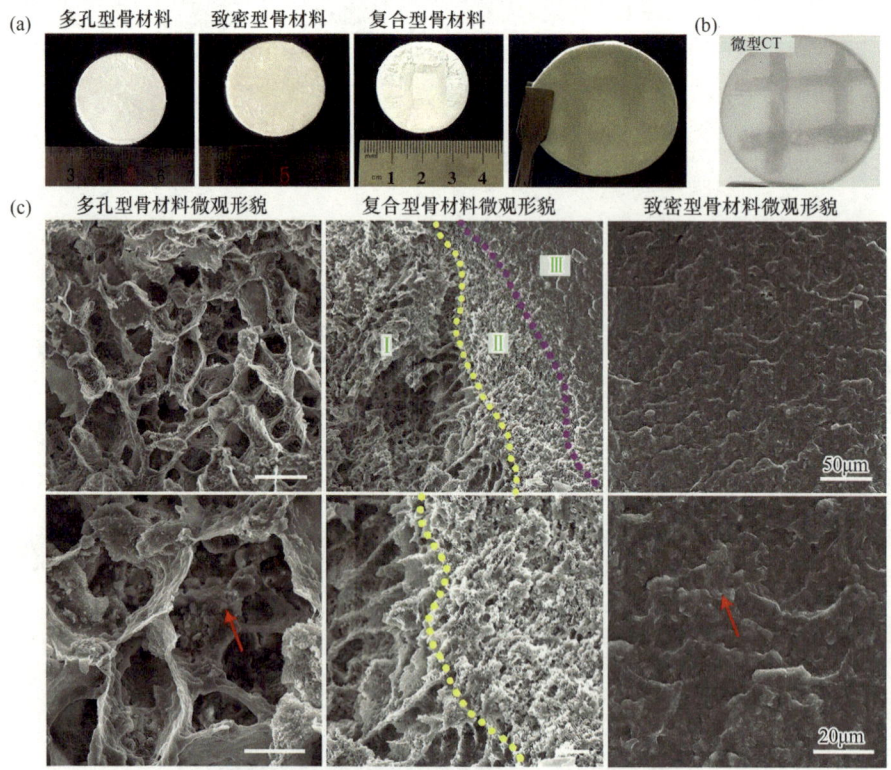

图 12-7 多孔型、致密型及双相复合型仿生骨材料支架外观和 SEM 形貌

（三）可注射矿化胶原/硫酸钙复合人工骨材料

可注射硫酸钙骨水泥（calcium sulfate cement，CSC）作为骨缺损的填充材料，由于生物活性不足、降解过快、固化时间过短等缺点，限制了其在骨科中的应用。目前，许多研究采用掺杂无机离子、复合有机或生物活性物质等对其不断进行改性和完善，如硫酸钙/羟基磷灰石复合骨材料、硫酸钙/聚乳酸复合骨材料等。本团队将仿生矿化胶原粉与 CSC 混合后开发出了可注射矿化胶原/硫酸钙复合人工骨材料（MC/CSC）。

矿化胶原骨粉的加入能明显促进成骨细胞黏附和增殖，细胞相容性提高，但是，MC 的添加使得 CSC 固化时间延长、抗压强度下降。研究表明，MC 含量为 10% 的复合骨材料具有较好的综合性能，抗压强度约为 7MPa，凝固时间为 10～25min，同时骨髓间充质干细胞的黏附和增殖明显提高。采用兔下颌骨临界缺损箱状模型进行体内相容性和修复效果评价，结果表明，MC/CSC 无血液毒性、无致热性、无皮肤刺激性。采用大体观察、X射线影像分析、马松染色、苏木精-伊红染色（hematoxylin-eosin staining，HE）等组织学检测评价术后4周、8周、12周的样本，结果表明，植入MC/CSC组相比于空白组、纯CSC组、MC组有更多的新生血管长入，为新骨形成提供了良好的生物学微环境，同时可观察到大量新骨形成，骨密度增加，早期骨愈合速度加快，并且局部微区BMP2和骨桥蛋白表达量增加。可见，MC/CSC具有良好的骨缺损修复能力，尤其是早期成骨性能优异，与纯CSC相比，更有利于促血管生成和骨重构，具有潜在的临床利用价值。

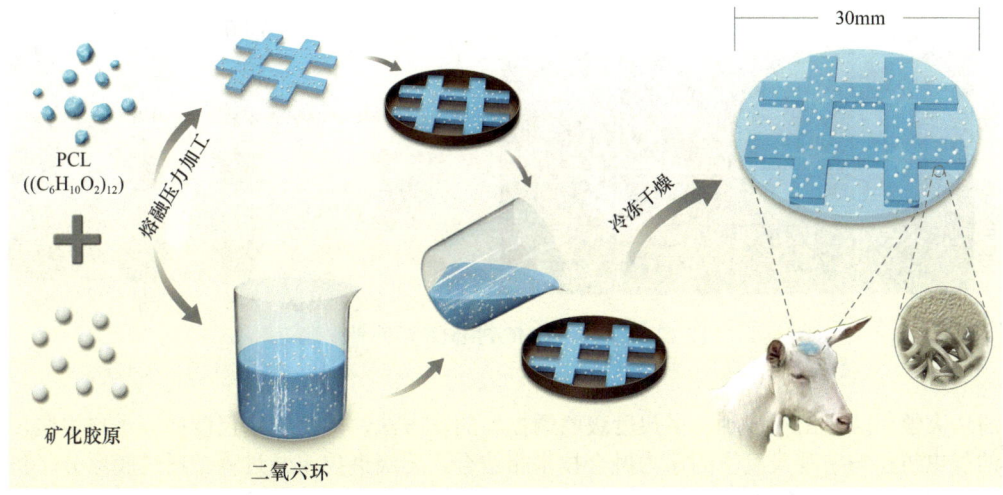

图12-8　双相复合结构颅骨修补定制体示意图

（四）可注射MC/PMMA活性骨水泥

PMMA是临床上常用的一种可注射骨水泥，能够在体内快速固化，常用于椎体成形术、关节固定等。普通PMMA骨水泥的硬度明显高于周围的小梁骨（E_{cement}=1.7～3.7GPa；E_{bone}=10～900MPa），这一差异导致相邻椎骨骨折和椎骨塌陷的风险增加，而且PMMA具有较差的生物活性，不能被新的骨组织吸收和替代，因此，在体内数年后，骨和PMMA之间的边界仍然清晰，这可能导致骨水泥松动或移位。为了克服这些缺陷，人们尝试通过添加各种活性成分来制备PMMA基复合材料，包括添加天然骨粉、羟基磷灰石、亚油酸、壳聚糖和小肠黏膜下层基质成分等，然而大部分材料的添加因影响PMMA的固化和力学性能而未被广泛应用。

清华大学团队将MC与PMMA混合，制备了可注射MC/PMMA活性骨水泥（图12-9）。改性后的活性骨水泥的固化时间和可操作性未受明显影响，但抗压强度和抗压模量显著降低。采用新西兰大白兔骨质疏松模型施行皮椎体成形术，结果表明术后8周和12周，在活性骨水泥MC/PMMA组，骨再生显著提高，皮质骨厚度、成骨细胞数量、新骨面积、骨长入比例等指标均显著提高。在临床评价中，MC/PMMA能显著改善骨质疏松导致的椎体压缩性骨折患者修复，表明活性MC/PMMA骨水泥具有良好的临床应用潜力。

（五）高强高韧仿生板层骨

尽管仿生矿化胶原纤维在微纳尺度上可仿生天然矿化胶原纤维的组装结构，但在更高尺度上获得和天然骨类似的多级组装结构，对获得更仿生且综合性能更优异的骨材料尤为重要。众所周知，天然骨材料具有优异的强度和韧性，是很多合成材料所无法媲美的，这主要得益于天然骨材料独特的多级组装结构。板层骨是由定向的矿化胶原纤维逐层旋转纤维取向得到的致密的类旋转胶合板结构，板层骨也是天然骨重要的组成结构，哈弗系统、密质骨、松质骨都是由板层骨组成的。如何实现仿生矿化胶原逐级组装，最终得到厘米尺度的板层骨呢？

·314· 组织工程与再生医学

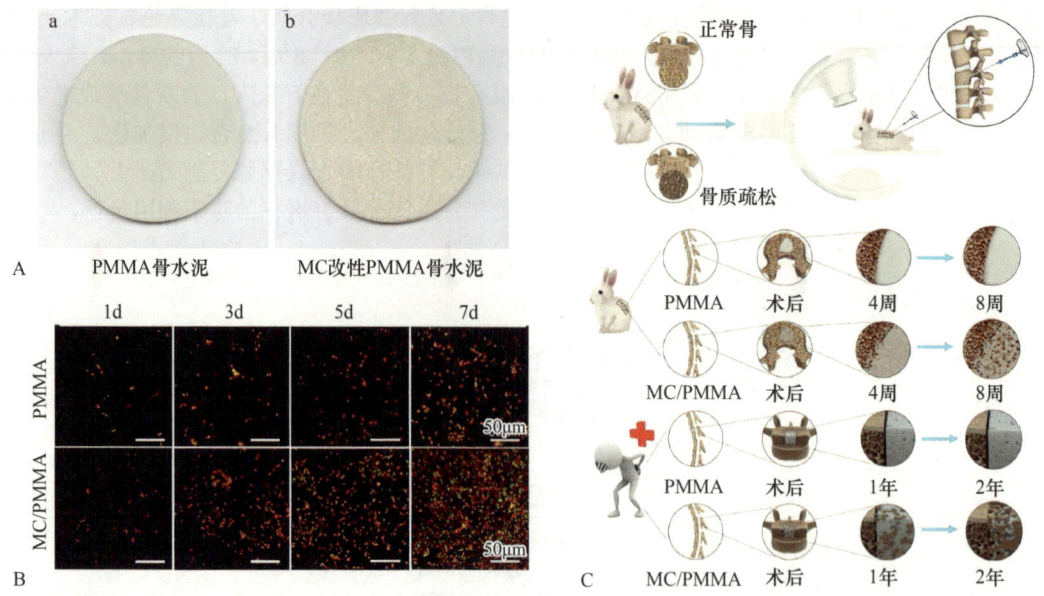

图 12-9 可注射 MC/PMMA 活性骨水泥
A. 外观形貌；B. 体外间充质干细胞黏附及增殖；C. 新西兰大白兔骨质疏松模型施行皮椎体成形术示意图

清华大学团队提出了一种"多尺度级联调控"的新方法，即将纳米尺度的分子自组装，微纳尺度的静电纺丝与宏观尺度下的压力融合技术相结合，逐级调控组装过程。通过胶原分子仿生矿化，调节胶原/纳米羟基磷灰石的分子自组装，获得直径为 8nm 左右的矿化胶原微纤维。将矿化胶原微纤维与胶原溶液均匀混合，采用静电纺丝技术制备直径为 100～200nm 的矿化胶原纤维。采用不同的接收方式，得到取向或无规的矿化胶原纤维膜。将多层矿化胶原纤维膜按一定取向叠加排列，在室温下经不同压力融合为致密的板层骨（图 12-10）。

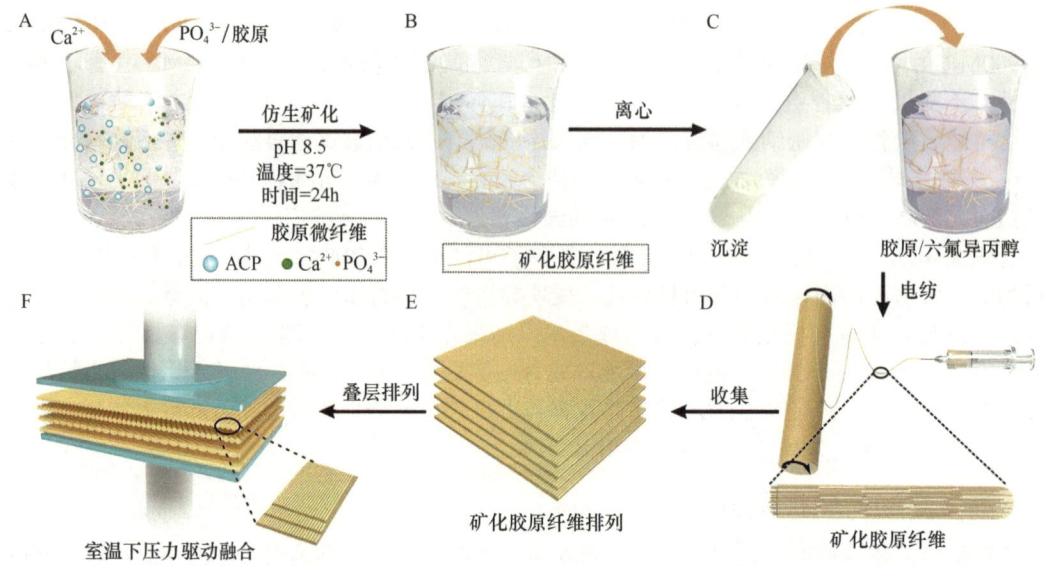

图 12-10 人造板层骨"多尺度级联调控"合成策略示意图
A. 胶原调控磷酸钙矿化；B. 矿化胶原微纤维；C. 在胶原溶液中加入矿化胶原微纤维制备静电纺丝溶胶；D. 高速滚筒收集矿化胶原纤维取向膜；E. 定向矿化胶原纤维膜类胶合板旋转结构排列；F. 室温下压力驱动融合制备人造板层骨块体

人造板层骨具有从纳米尺度到宏观尺度的多级组装结构（图 12-11）。旋转的矿化胶原纤维取向和板层结构赋予了人造板层骨优异的力学性能。随着融合压力升高，人造板层骨的硬度和模量也逐渐升高。当融合压力达到1GPa时，纳米压痕和抗拉试验表明，杨氏模量、纳米硬度和抗拉强度分别可达15.2GPa±0.2GPa、403.0MPa±11.0MPa和72.0MPa±1.5MPa。弯曲试验结果表明，弯曲强度与模量和施加方向有关，垂直于板层方向的弯曲强度可达118.4MPa±5.6MPa，断裂韧性也和天然密质骨相当。以上结果均表明，人造板层骨具有优异的综合力学性能，可以和天然板层骨相媲美。研究表明，人造板层骨具有从纳米尺度到毫米尺度多个维度的增韧机制，包括纤维搭桥、裂纹偏转、分支和微裂纹形成，以及裂纹在板层间的偏转、滑移和导致的分层等多种机制。

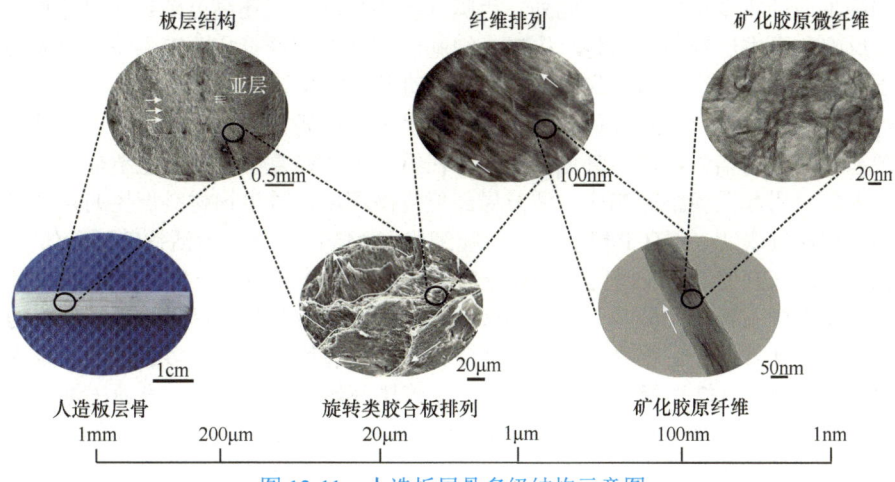

图12-11 人造板层骨多级结构示意图

人造板层骨具有优异的生物相容性和成骨活性，能够促进间充质干细胞的成骨分化。此外，在仿生矿化过程中，可以掺入活性元素、活性分子、药物等来提高其生物活性。整个制备过程是在中性环境、无高温下进行，确保了活性成分的活性。例如，5%的镁元素掺杂到仿生矿化胶原纤维中的羟基磷灰石晶格中后，活性人造板层骨具有优异的促血管活性，能够更好地加速体内成骨，表明其具有良好的生物安全性和广泛的临床应用潜力。

三、免疫调节与骨组织工程

越来越多的科学研究发现，免疫对组织再生至关重要。当将蝾螈的免疫系统被系统性去除后，其肢体再生能力消失，转而形成瘢痕组织。组织损伤后，坏死的组织碎片、凝血反应和入侵的微生物都会激活炎症响应。研究人员发现，炎症响应与组织修复和再生关系极为密切。中性粒细胞、单核细胞、巨噬细胞以及其他急性免疫细胞在组织损伤后大量募集到损伤区域并被激活，发挥着正、反两方面的双重作用，不仅清除损伤区域的坏死细胞碎片和感染微生物，还分泌细胞因子、生长因子等，调控组织再生修复过程。炎症反应的程度和持续时间对损伤修复结果影响巨大，通常会引起纤维化过程形成瘢痕修复，而非再生修复。例如，早期巨噬细胞被激活为M1态，分泌促炎性细胞因子，具有促炎作用；随后促炎响应逐渐减弱，巨噬细胞转为M2态，分泌抗炎因子，具有抗炎作用，分泌促血管因子，促进组织进入修复态；最后炎症细胞离开损伤区域或凋亡，炎症反应消退，组织恢复到平衡状态。在骨组织中，骨免疫对骨组织再生修复至关重要，免疫系统和骨系统通过细胞因子和信号分子相互调节而紧密相关，通过优化骨免疫可以引起适当的炎症反应，平衡骨形成和骨代谢，促进骨再生。

当有生物材料植入时，过去我们认为生物材料可引起异物反应，人体免疫系统会被激活。生物材料的尺寸、形状和理化性质会影响炎症或创伤愈合过程的反应强度和持续时间，这些差异性反映出的就是生物材料的生物相容性。过度的免疫反应和异物反应在生物材料表面形成纤维囊的包裹，影响植入材料的功能。在骨组织中，植入物引起免疫反应，影响骨整合和成骨过程。巨噬细胞是生物材料引起长期免疫反应和炎症响应的重要参与细胞。M1 型巨噬细胞表面表达标志物 CD11c（分化群）和 CCR7（细胞因子受体），分泌炎症因子 IL-1、TNF-α、IL-6、IL-8、IL-12 等促进破骨细胞分化和骨吸收，抑制成骨细胞活性和骨形成，刺激成纤维细胞形成纤维化；M2 型巨噬细胞表面表达标志物 CD163 和 CD206，分泌抗炎因子 IL-4、IL-10 和 IL-13 等，促进组织愈合，同时分泌促血管、组织再生生长因子 VEGF、bFGF、PDGF、TGF-β 等促进组织再生修复。除了巨噬细胞，B 细胞作为骨髓来源的重要免疫细胞，也在骨修复中发挥着重要作用，是正常生理情况下破骨细胞生成的主要抑制因素。此外，巨噬细胞的激活过程还高度依赖 T 细胞的参与。T 细胞也是炎症反应和再生过程的靶细胞，从 Th1 细胞到 Th2 细胞的炎症响应均与 M1/M2 极化有关。Th2 细胞分泌 IL-4 可以促进巨噬细胞极化，进而驱动组织修复。

因此，设计生物材料调节成骨免疫微环境是骨组织工程研究的前沿问题。通过设计生物材料的生物物理和生物化学信号，调节骨免疫系统，在组织再生修复中发挥着重要作用。骨组织工程支架材料植入后会引起巨噬细胞响应，调节局部免疫微环境，对生物材料调控的骨形成过程发挥着重要作用。有研究表明，β-TCP 能够促进巨噬细胞向 M2 型极化，激活钙敏感受体（CaSR）信号通路；同时，β-TCP 促进 M2 型巨噬细胞分泌 BMP2，促进骨髓间充质干细胞的成骨分化和骨形成过程。天津大学王亚平团队基于葡甘露聚糖开发的水凝胶材料能够促进巨噬细胞的黏附和激活，分泌成骨和成血管因子，促进骨再生。浙江大学高长有团队开发的多级仿生纤维内矿化胶原膜能够促进巨噬细胞的 M2 型极化，改善局部的免疫微环境，募集骨髓间充质干细胞并促进其成骨分化。澳大利亚昆士兰科技大学的肖殷团队研究了生物材料纳米结构特性对骨免疫调节的影响，研究发现，不同结构的仿生纳米羟基磷灰石可引起巨噬细胞不同的免疫反应，进而影响成骨细胞和破骨细胞的作用。纳米羟基磷灰石的表面粗糙度、硬度、孔隙率等均会影响免疫反应。针状纳米羟基磷灰石提供了一个适宜的骨免疫微环境，可调控成骨细胞分化和骨形成。

综上，已有研究表明，通过调节生物材料的理化性能，包括表面形貌、孔隙率、硬度、表面化学特性等均能够调控骨免疫微环境，通过影响免疫响应促进骨再生。

四、生物活性骨组织工程支架

骨组织工程支架在骨组织工程中的作用不仅是细胞和生长因子的递送载体和结构支撑，更重要的作用是构建适宜的组织再生微环境。因此，针对不同的临床需求，开发生物活性的骨组织工程支架是目前研究的热点。例如，针对感染性骨缺损，开发具有成骨和抑菌双功能的活性骨材料；针对骨肿瘤切除造成的骨缺损，开发具有成骨和抑制骨肿瘤活性的骨材料；针对大段骨缺损或骨不连等开发具有促血管化活性的骨材料等。

（一）促血管化组织工程骨支架

血管化是组织工程的共性科学问题。在绝大部分组织再生修复过程中，新生血管系统的快速建立是保障组织工程支架内部充分的营养和氧气代谢的必要条件。特别是大面积、长距离组织缺损，由于组织工程支架材料中心区域血管化不足，缺乏及时的血液供应，无法向支架内部提供足够的营养运输，细胞在支架中的存活率难以达到预期，限制了组织再生修复的效果。因此，在组织工程支架材料植入后，快速诱导血管系统长入和加快支架材料血管化进程是确保组织工程骨支架快速诱导组织长入和再生的关键。目前，研究人员采用多种策略提高组织工程血管化的程度，如优化支架材料成分、支架结构、体外预血管化等。

1. 基于材料成分改性的促血管化组织工程骨支架策略 不同的支架材料诱导血管化的能力不同。天然来源的生物材料具有促血管化的天然优势，脱细胞基质包含各种基质蛋白、多糖和生物活性因子等，可以促成骨细胞成熟，同时使内皮细胞开始重新内皮化以促进血管化进程。相比合成高分子、天然大分子成分如胶原就具有很好的促血管化的能力，胶原中含有的精氨酸、天冬氨酸有利于血管内皮细胞的附着、迁移、增殖和分化，因此，为了提高骨组织工程支架材料诱导血管化的能力，常通过复合生物大分子来改性合成高分子的生物活性。例如，韩国崇实大学的金智贤团队发现聚己内酯添加了胶原/双相磷酸钙颗粒后，能够更有效地模拟天然骨的细胞外基质，促进血管化和骨形成。

除了改性基质成分外，最常用的促血管化的策略是在支架材料中添加具有诱导血管新生活性的细胞因子。血管生成蛋白（angiogenin，Ang）在各种细胞中均有广泛表达，可促进正常和病理条件下的血管生成，在多孔支架中复合并缓释 Ang 可以有效促进体外血管内皮细胞的增殖和黏附，以及体内颅骨缺损的血管化骨再生。此外，支架材料中缓释 VEGF 能够有效促进血管化和骨再生。爱尔兰皇家外科医学院昆兰团队在胶原基多孔支架中复合海藻酸钠微球缓释 VEGF 长达 1 个月，能够明显加快血管网络的形成。韩国蔚山大学的崔承权研究了 VEGF 和 PDGF 两种生长因子的协同作用，能促进成熟血管化结构的形成。尽管细胞因子在促血管方面的有效性是非常明显的，但安全性是其广泛应用的主要障碍。高浓度的促血管化生长因子会导致异常的生理过程，如肿瘤发生、动脉硬化、视网膜增生性疾病等，因此对这些生长因子的时空可控释放是其应用的关键问题。

相比于生长因子，无机离子的加入具有更好的生物安全性。研究表明，无机元素如 Si、Ca、Mg 等具有促进血管化和骨再生的活性。例如，含这些活性元素的生物陶瓷支架能够显著促进骨髓间充质干细胞分化和血管内皮细胞血管化，并且与活性元素的浓度相关。此外，Cu 元素也展示了优异的促成骨活性。上海交通大学蒋欣泉团队在多孔磷酸钙水泥支架表面沉积含铜石墨烯纳米复合材料，能缓释铜离子，诱导血管化骨组织再生。

2. 基于材料结构改性的促血管化组织工程骨支架策略　除材料成分外，组织工程骨支架的整体结构也会在很大程度上影响植入后的血管化水平。因此，骨组织工程支架的结构设计也是成功构建血管化组织工程骨的关键因素。

支架的孔特性会决定细胞在支架内的迁移程度和血管长入速率，因此影响了支架植入后的血管化水平。孔径过小或过大都不利于血管网络连接的形成。研究表明，小于 250μm 的孔不利于血管长入。孔隙率和孔的连通性决定了细胞迁移，因此也对血管系统的形成至关重要。此外，支架中孔的分布对应新生成的毛细血管的分布，有序的孔分布会帮助建立起更加复杂的功能化血管网络。3D 打印技术不仅能够精确控制支架的孔隙率，还能够控制孔的内部结构和连通性，包括不同组分、生化性质和活细胞的时空分布的精准控制。南洋理工大学团队使用 3D 打印技术搭建了 PCL 支架用于搭载负载细胞的水凝胶材料，结果显示该种结构支架克服了移植后的营养物质和氧气输送问题，可促进细胞分化，有利于最终实现完全成熟的血管化骨修复。

与传统的块状支架结构相比，微载体支架在促血管化方面更具优势。华中科技大学团队将具有良好骨传导能力的脱钙骨基质块体制备成微载体后，能够更好地促进细胞存活，更好地促进了血管化骨组织的形成。

3. 基于预血管化的促血管化组织工程骨支架策略　自体骨作为骨修复的金标准，除了因其富含的各种活性因子和细胞，其丰富的且具有完善功能的血管网络系统也是重要因素之一。因此，为了更好地加速组织工程支架材料的血管化，在大段骨缺损修复中能更好地加快骨再生，组织工程支架的预血管化策略应运而生。

体外预血管化模拟了生理过程中的血管生成过程，即在适当的体外培养条件下利用支架内的内皮细胞自组装成毛细血管结构的能力在体外构建出微血管网络。在体外预血管化过程中，内皮细胞被添加到支架中，在生长因子的调控下增殖、分化形成预血管网络，手术植入后，预血管网络可以自发与宿主的血管系统结合，为组织工程支架提供养分。但体外构建的微血管网络稳定性和成熟度还不够，很难形成完全功能的血管网络。目前，研究人员结合 3D 打印技术可以更精准地在支架材料内部设计血管网络结构，并精准打印内皮细胞、平滑肌细胞，以期形成更稳定的功能血管结构。

通过体内微环境可以对组织工程支架进行更高效的预血管化。通常可以通过两种方式实现：一是将组织工程支架提前在高度血管化区域如皮下组织进行孵育，使血管系统充分长入支架内部；

二是通过将血管网络植入支架内实现血管化，再共同植入缺损区域，通过手术植入将支架内的血管与周围宿主血管系统进行吻合。山东大学团队在 β-TCP 支架上复合 MSC，并将股骨动脉束插入支架侧面的凹槽内，植入兔子股骨缺损模型。结果表明，插入血管束的支架有更高的新骨形成和血管网络的建立、更高的 VEGF 的表达量。

（二）抗菌/促成骨双功能组织工程支架

严重的开放性伤口、骨肿瘤等引起的节段性骨缺损会导致感染的风险显著增加。骨感染是一种具有高发病率和高复发率的破坏性疾病，如果缺乏有效的抗菌能力，会大大限制骨组织工程支架的治疗效果。骨修复依赖于成骨细胞相关细胞在种植体表面的附着以及随后的矿化和成熟，同时需要抑制细菌增殖和生物膜的形成。因此，研发既能促进骨再生又能抗菌的双功能组织工程支架具有重要的临床意义。与常规治疗方法相比，抗菌/促成骨双功能复合支架克服了传统骨移植的缺点，避免了骨感染，从而简化了治疗过程。

1. 基于材料成分的抗菌/促成骨双功能组织工程支架策略 阳离子聚合物材料可通过膜溶解机制发挥抗菌作用，是具有广谱抗菌能力的功能性生物材料。在和细菌接触时，阳离子聚合物的阳离子基团可与带负电荷的细菌细胞膜结合，疏水片段可插入细菌细胞膜，引起细胞质成分的泄漏。最近的研究表明，阳离子聚合物与细菌细胞膜中的阳离子交换可以破坏电荷平衡，也是其破坏细菌细胞膜的机制之一。壳聚糖是一种常见的阳离子聚合物材料，在其氨基或羟基上引入季铵基团，可以形成季铵化壳聚糖，其具有更强的抗菌作用。浙江大学王金福团队通过 3D 打印技术制作了一种修饰了季铵化壳聚糖的羟基磷灰石/聚乳酸支架，用于修复大鼠感染性股骨轴缺损和兔股骨髁缺损，复合支架显示出良好的生物相容性，并明显增强了抗菌和骨再生能力。

金属纳米颗粒如银、锌和铜等，具有抗菌以及促成骨的作用，常被掺入生物材料中以制造出具有抗菌和骨诱导能力的双重功能支架。银纳米颗粒是常用的抗菌金属纳米颗粒，可通过诱导破坏细菌细胞膜、阻碍细菌 DNA 复制和抑制蛋白质合成来达到优良的抗菌性能。此外，银纳米颗粒能够通过激活 MAPK/ERK 信号级联，促进了成骨细胞的分化。重庆医科大学季平团队使用水热处理将含有锶和银的纳米管加载到钛支架的表面，结果显示支架中的银纳米管可以抑制耐甲氧西林金黄色葡萄球菌和大肠埃希菌的黏附和增殖，而锶纳米管则上调了碱性磷酸酶（ALP）、骨钙素等成骨基因的表达，并抑制了破骨细胞的生成，从而促进了正常骨整合。

各种金属氧化物包括氧化镁、氧化锌和二氧化钛常被用于双功能组织工程支架。纳米氧化镁是一种抗菌材料，可以通过产生活性氧基团来破坏细菌的细胞膜、遗传物质和蛋白质，并通过直接接触对细菌的细胞壁和细胞膜造成机械损伤。氧化锌与纳米氧化镁的抗菌机制类似，氧化锌在水介质中还可以释放锌离子，从而破坏细菌的细胞膜，使细胞中的多种酶失活。除了抗菌作用外，氧化镁和氧化锌还具有促进骨再生的功能：纳米氧化镁通过释放镁离子促进细胞黏附和增殖以及成骨基因 ALP 的表达；纳米氧化锌则能够上调成骨基因 *Runx-2* 和骨钙素的表达，以及促进成骨细胞的胶原蛋白分泌和细胞外基质的矿化来促进成骨分化。

生物活性玻璃具有良好的生物相容性和生物降解性，通常由二氧化硅构成网络结构，并进一步与其他氧化物结合，如氧化钙、氧化钠、磷酸盐或改性剂，是制造具有骨形成和抗菌双重功能支架的一个有利候选材料。在生物活性玻璃的降解过程中，各种离子被释放到周围的介质中刺激各种生物过程，生物活性玻璃中的钙离子与体液中的磷酸盐结合，形成无定形磷酸钙层沉积在其表面。随后，随着其他离子的释放、周围 pH 的增加和碳酸盐的加入，无定形磷酸钙层逐渐成长为碳化羟基磷灰石层，从而促进成骨细胞的黏附和增殖，并推动成骨分化。生物活性玻璃中的硅能促进成骨细胞中成骨相关基因的表达、细胞外基质蛋白质的合成和新骨的形成。此外，由于其降解过程中各种离子的释放导致局部 pH 和渗透压的增加，这些局部微环境的变化将改变细菌细胞膜的完整性，并影响细菌代谢酶的活性，使得生物活性玻璃具有一定的抗菌性。尽管纯生物活性玻璃具有一定的促骨和抗菌特性，但效果有限，常见策略是将具有强促骨或抗菌活性的材料整合到生物活性玻璃中以提高其能力。爱尔兰皇家外科医学院团队将掺铜的生物活性玻璃整合到胶原蛋白支架上，用于研究骨髓炎的治疗，结果显示与不含铜的生物活性玻璃相比，含铜的生物活性玻璃拥有更强的成骨和成血管的特性，同时表现出对金黄色葡萄球菌更好的抗菌活性。

光热疗法是一种有前途的抑制细菌和促进骨形成的策略。光热剂在近红外线的照射下可以将光能转化为热能，发挥生物效应。40~43℃的温和局部热量可以促进细胞增殖、成骨分化和矿化，从而促进骨修复。50℃以上的高热通过破坏细菌的细胞膜结构和破坏细胞质中的各种蛋白质和酶，有效地发挥抗菌作用。除了光热效应，一些光热材料还可以通过其他机制发挥抗菌和促骨的作用。黑磷纳米片是一种新型的二维纳米材料，具有良好的光热转换效果和生物相容性，其降解产生的磷酸盐也有助于促进成骨细胞分化，黑磷纳米片还可通过直接接触破坏细菌细胞膜，并产生活性氧基团来抗菌。南方医科大学珠江医院团队的研究证实，黑磷纳米片和PLGA的混合支架可以促进细胞的成骨分化和大鼠小腿骨缺损的愈合，并且在体外和体内都表现出了良好的抗菌效果。

2. 基于表面结构的抗菌/促成骨双功能组织工程支架策略 含有镁、钛等金属及其合金的组织工程支架已被广泛用于骨修复，但因其抗菌能力差，易腐蚀，以及在降解过程中会释放氢气等缺点而阻碍了其进一步的应用。为了解决局限性，各种表面结构改造方法已经被探索。研究表明，表面结构工程不仅可以促进骨的形成，同时能抑制细菌的黏附。抗菌纳米结构的机制在于表面纳米结构在机械应力作用下会使细菌物理变形和破裂，如模仿蜻蜓翅膀结构制造的纳米阵列可以在体外有效清除铜绿假单胞菌和金黄色葡萄球菌。在钛支架基材表面引入氧化钛纳米线和纳米片的结构后可以抑制铜绿假单胞菌的生长，同时对抗生素敏感和抗性的金黄色葡萄球菌也表现出了有效的机械杀菌效果。表面结构工程还可以通过增强细胞黏附进而促成骨，西南交通大学团队通过微弧氧化在多孔的支架表面原位制造了具有亚微米孔隙的氧化钛涂层，结果显示氧化钛涂层赋予了支架具有明确的微观和超微观地形，这刺激了成骨细胞的分化，增强了ALP和胶原蛋白的产生。重庆医科大学团队在纯钛表面沉积了一种生物活性涂层用于植入后的长期抗菌和仿生物矿化，其中涂层包含由聚乳酸包裹的抗菌肽构成的抗菌层和由羟基磷灰石构成的矿化层，实验结果显示该表面结构涂层对大肠埃希菌和金黄色葡萄球菌表现出了很强的抗菌效果，同时不会影响成骨细胞的生长和黏附。

（三）具有抑制骨肿瘤活性的组织工程骨支架

骨肿瘤是临床中常见的骨疾病，具有高致死率，严重影响着患者的生命健康和生存质量，其中骨肉瘤是最常见的恶性骨肿瘤。肿瘤切除是目前有效的临床治疗方案之一，但术后常导致大面积骨缺损，无法自愈。传统的植骨材料因为容易诱发肿瘤细胞增殖而导致肿瘤复发而无法用于肿瘤切除后造成的骨缺损，因此开发新型的骨材料，在促进骨再生的同时能够抑制残余骨肿瘤的生长和复发迫在眉睫。目前，广泛采用骨材料复合具有清除或抑制肿瘤细胞的纳米生物材料或抗肿瘤药物来实现骨材料抑制骨肿瘤的活性。

1. 复合磁热或光热转换纳米生物材料 利用纳米生物材料的热效应来杀灭肿瘤细胞是肿瘤治疗中常见的有效治疗方案，如Fe_3O_4纳米颗粒、金纳米颗粒等具有优异的磁热效应或光热效应，可以在磁场或光波作用下产生热量，"烧死"肿瘤细胞。例如，来自重庆医科大学的团队将PMMA骨水泥与Fe_3O_4纳米颗粒相结合，利用PMMA的自固化和力学支撑性能，以及Fe_3O_4纳米颗粒的磁热性能，制备出一种可注射式的双功能骨材料，采用家兔胫骨骨肿瘤模型实现骨材料的原位注射和对于骨肿瘤的快速、微创的杀灭。北医三院团队将含Zn的氧化铁（ZFO）磁性纳米颗粒与PMMA骨水泥相结合制备出的骨材料，同样是利用ZFO磁性纳米颗粒良好的磁热性能而实现对于骨肿瘤的治疗。

中国科学院深圳先进技术研究院团队将PLGA与镁颗粒结合，使用3D低温快速打印成型技术制备出了多孔支架材料。镁颗粒具备光热效应，在近红外的照射下通过光热作用可用于肿瘤的杀灭，并且可以释放镁离子用于骨修复，且支架材料的多孔结构有利于骨细胞的生长，促进骨愈合。华中科技大学团队通过冷冻干燥法制备的纳米羟基磷灰石／石墨烯／壳聚糖复合多孔支架，同样兼具良好的光热杀灭肿瘤细胞的作用以及骨修复性能。

2. 缓释靶向抗肿瘤药物 通过骨材料递送并缓释抗肿瘤药物，可以实现药物原位递送并特异性靶向残余肿瘤细胞，起到高效杀灭肿瘤细胞的作用。西南交通大学鲁雄团队通过氧化海藻酸钠水凝胶包裹顺铂及聚多巴胺修饰的纳米羟基磷灰石用于肿瘤切除的骨缺损修复，该材料可持续释放顺铂药物杀灭骨肿瘤，并且聚多巴胺具备的光热性能，可以在近红外的照射下通过光热作用进一步杀灭肿瘤。此外，该研究还证实聚多巴胺同时具有促进骨修复的功能，加上纳米羟基磷灰石的存在，使得该材料在杀灭骨肿瘤的同时兼具骨修复的功能。北医三院团队将化疗药物顺铂通过PLGA-PEG-PLGA温敏水凝胶加载到3D打印钛合金植入物上，同样使植入物兼具骨修复及抗肿瘤效果。四川大学团队采用具有核壳结构的复合水凝胶负载褪黑素，可以实现不同浓度褪黑素自动程序化释放，该研究表明，早期大量的褪黑素释放可以抑制肿瘤的生长，后期低剂量的褪黑素释放可以促进成骨，从而实现双功能骨支架用于骨肿瘤术后的骨修复。

大豆中含有异黄酮，已被证明能阻止多种类型癌症的癌细胞生长，并且对正常细胞没有毒性。美国华盛顿州立大学团队使用3D打印技术制作了包括3种主要大豆异黄酮（染料木黄酮、大豆黄酮和糖精）的多孔磷酸三钙骨支架，可实现大豆异黄酮的缓慢释放，染料木黄酮可显著降低骨肉瘤细胞的活力和增殖，另外两种大豆化合物可显著改善健康骨骼细胞的生长，还可以减少炎症，这可能有益于骨骼健康以及整体恢复，同时磷酸三钙材料可以促进骨修复。

除了这些有机药物外，有研究表明纳米羟基磷灰石通过Ca^{2+}的释放也具有特异性杀灭肿瘤细胞的作用。四川大学团队将纳米羟基磷灰石用于3D打印多孔钽支架表面改性处理，使得该钽支架在具备良好力学支撑性能及成骨性能的同时，兼具杀灭肿瘤细胞的活性，以实现抑制肿瘤／成骨的双功能作用。

研究人员不断开发出了各类多功能的骨材料，以满足复杂的临床骨缺损治疗的需求。例如，同济大学团队开发的一种基于生物活性玻璃的骨材料，兼具成骨、抗肿瘤、抗菌的活性。负载高活性单原子铁催化剂的3D打印生物活性玻璃支架，利用催化剂可以激活芬顿反应，产生有毒的羟基自由基，以及接受近红外照射产生光热效应的性能，共同来杀灭肿瘤细胞，同时研究发现其也具有抗菌性能，可以防止远期慢性骨髓炎的出现。类似这种多功能的人工骨材料是未来发展的重要趋势。

五、小　结

随着组织工程和再生医学的发展，骨组织工程支架材料不再局限于简单的物理填充或细胞／因子的载体，而是作为再生微环境，改善损伤区的微环境，调控细胞行为和功能，激活组织再生潜能，进而实现诱导骨组织再生修复。近年来，针对临床中的特定治疗需求，组织工程骨材料的开发朝着个性化、多功能的方向发展。因此，本小节重点介绍了骨组织工程和再生医学的前沿进展，包括3D打印技术在组织工程骨支架材料制备的应用，以及针对骨肿瘤、感染等骨缺损问题开发的具有抑制肿瘤复发、抗菌、促血管等生物功能性骨材料及其应用研究。

第五节　骨组织工程产品的临床转化和应用

一、骨组织工程产品的临床转化流程

骨组织工程产品作为植入人体内的骨科植入物，对人体具有较高的潜在风险，对其安全性、有效性必须经过严格的控制管理，属于第三类医疗器械，须经过严格的上市前质量控制和上市审批，临床转化时间较长。根据国家药品监督管理局在2021年发布的《医疗器械注册与备案管理办法》，对第三类医疗器械产品需要实行产品注册管理，注册主要流程如下：

（一）产品研制

在产品研制阶段的相关要求如下。

1. 产品研制活动需遵守我国相关法律法规、强制性标准等。

2. 应当遵循风险管理原则，考虑现有公认技术水平，确保产品所有已知和可预见的风险以及非预期影响最小化并可接受，保证产品在正常使用中受益大于风险。

3. 需要编制医疗器械产品相关的技术要求（即用于客观评价该产品的功能性、安全性指标以及检测方法）和产品说明书、标签等。

4. 医疗器械产品研制需开展医疗器械非临床研究，包括化学、物理性能研究；生物学特性研究；生物原材料安全性研究；消毒、灭菌工艺研究；动物实验研究；稳定性研究等。

5. 须根据相关技术要求提交医疗器械产品检验报告，检验报告可以为自检，也可以由有资质的医疗器械检验机构出具检验报告。

（二）临床评价

临床评价是指采用科学合理的方法对临床数据进行分析、评价，以确认医疗器械在其适用范围内的安全性、有效性的活动。有两种情形可以免于开展临床评价：①工作机制明确，设计定型、生产工艺成熟、已上市的同品种医疗器械临床应用多年且无严重不良事件记录，不改变常规用途的；②仅通过非临床评价就能够证明该医疗器械安全、有效的。如果要开展临床评价，主要有两种形式：①根据产品特征、临床风险、已有临床数据等情形，通过开展临床试验，或者通过对同品种医疗器械临床文献资料、临床数据进行分析评价，证明医疗器械的安全性、有效性。这一过程需根据国家药品监督管理局制定医疗器械临床评价指南进行。②当已有临床文献资料、临床数据不足以确认医疗器械产品安全、有效时，应当开展临床试验。由于第三类医疗器械进行临床试验对人体具有较高风险的，应当经国家药品监督管理局批准进行，且临床试验应在符合要求的三级甲等医疗机构开展。

若确需开展临床试验，应当按照《医疗器械临床试验质量管理规范》的要求进行试验，相关重点要求如下。

1. 在临床试验前准备方面，应当完成产品设计（结构组成、工作原理、作用机制、预期用途以及适用范围、适用的技术要求）、质量检验、动物实验以及风险分析等临床前研究，保证相关结果能够支持进行临床试验；权衡对受试者和公众健康的预期受益以及风险，预期受益应当超过可能出现的损害；对于骨组织工程产品这种第三类医疗器械，临床试验应获得医疗器械临床试验机构伦理委员会和国家药品监督管理局的批准同意，且临床试验应当在两个或两个以上的符合要求的三级甲等医疗机构开展。

2. 在受试者权益保障方面，整体上应当遵循《世界医学大会赫尔辛基宣言》确定的伦理准则，保障受试者权益的主要措施为伦理审查和知情同意：受试者需通过医疗器械临床试验管理部门向伦理委员会提交一系列文件（临床试验方案、研究者手册、知情同意书文本和其他任何提供给受试者的书面材料、招募受试者和向其宣传的程序性文件等）；在挑选受试者过程中应当尽量避免选择如未成年人、孕妇、老年人、智力障碍人员、处于生命危急情况的患者等，如果确需选择相关受试者，需要满足伦理委员会提出的相关附加要求，并针对受试者身体状况进行专门设计，保证有益于健康；在受试者进行试验之前，研究者应当充分向受试者或者无民事行为能力人、限制民事行为能力人（即未成年人和无法完全辨认自己行为的成年人）的监护人说明临床试验的详细情况，包括已知的、可以预见的风险和可能发生的不良事件等，经过充分和详细的解释后须签署知情同意书；在试验进行过程中，若出现严重不良事件、临床试验方案偏离等情况，须及时向临床试验机构的医疗器械临床试验管理部门报告，并由其及时通报申办者、报告伦理委员会；受试者有权在临床试验的任何阶段退出且不承担任何经济责任。

3. 临床试验方案的内容应当包括一般信息，临床试验的背景资料，试验目的，试验设计，安全性评价方法，有效性评价方法，统计学考虑，对临床试验方案修正的规定，对不良事件和器械缺陷报告的规定，直接访问源数据、文件，临床试验涉及的伦理问题和说明以及知情同意书文本，数据处理与记录保存，财务和保险，试验结果发表约定。对于未在境内外批准上市的新产品，安全性以及性能尚未经医学证实的，在临床试验方案设计时应当先进行小样本可行性试验，待初步确认其安全性后，再根据统计学要求确定样本量，开展后续临床试验。

（三）注册体系核查

这一阶段主要为药品监督管理部门按照医疗器械生产质量管理规范的要求开展质量管理体系核查，重点对申请人是否按照医疗器械生产质量管理规范的要求建立与产品相适应的质量管理体系，以及与产品研制、生产有关的设计开发、生产管理、质量控制等内容进行核查，其中会重点查阅设计开发过程相关记录，以及检验用产品和临床试验产品生产过程的相关记录。

（四）产品注册

在产品注册阶段，注册申请人需提交产品风险分析资料、产品技术要求、产品检验报告、临床评价资料、产品说明书以及标签样稿、与产品研制/生产有关的质量管理体系文件等能证明医疗器械产品安全、有效的文件，经药品监督管理部门对申请资料审核通过后即为注册成功。

二、骨组织工程产品的相关标准

目前我国关于骨组织工程产品相关的国家标准较少，仅有以下7条：GB/T 36988—2018（《组织工程用人源组织操作规范指南》）、GB/T 41672—2022（《外科植入物 骨诱导磷酸钙生物陶瓷》）、GB 23101.1—2008（《外科植入物 羟基磷灰石 第1部分：羟基磷灰石陶瓷》）、GB 23101.2—2008（《外科植入物 羟基磷灰石 第2部分：羟基磷灰石涂层》）、GB/T 23101.3—2010（《外科植入物 羟基磷灰石 第3部分：结晶度和相纯度的化学分析和表征》）、GB/T 23101.4—2008（《外科植入物 羟基磷灰石 第4部分：涂层黏结强度的测定》）、GB/T 23101.6—2022（《外科植入物 羟基磷灰石 第6部分：粉末》）。下面将对相关标准进行介绍。

《组织工程用人源组织操作规范指南》对于人源的组织、细胞的生产环节提出了要求，涉及质量体系、厂房设施环境、产品的加工、供体资质评估、产品储存、运输等，以保证相关组织、细胞能够发挥出应有的作用，并最大程度地降低传染病传播、感染等的风险。

《外科植入物 骨诱导磷酸钙生物陶瓷》是在2022年新发布，并在2023年8月开始执行的新国家标准。该标准对磷酸钙生物陶瓷产品（即羟基磷灰石陶瓷、β-磷酸三钙陶瓷以及二者复合物）的技术要求和试验方法提出了总体性的要求，其中涉及磷酸钙陶瓷的外观尺寸、理化性能（如除羟基磷灰石陶瓷和β-磷酸三钙外的杂相含量不超过5%、孔隙率不小于50%、平均晶粒尺寸不大于2μm、pH变化不应超规格初始值3%等）、生物相容性评价、成骨性能评价、各类指标测试的实验方法等。

因为羟基磷灰石相关产品类型很多（如羟基磷灰石陶瓷、羟基磷灰石涂层等），因此针对羟基磷灰石相关产品提出了一系列相关标准：GB 23101.1—2008、GB 23101.2—2008、GB/T 23101.3—2010、GB/T 23101.4—2008、GB/T 23101.6—2022。GB 23101.1—2008、GB 23101.2—2008为强制性标准，在其中对羟基磷灰石的化学组成、结晶相含量（陶瓷结晶相不少于95%，涂层不少于45%）作出了要求。针对羟基磷灰石陶瓷，还要求其抗压强度不少于1.5MPa，且应当没有各向异性；针对羟基磷灰石涂层，要求其与基体材料的结合强度不低于15MPa；剩余三条推荐性标准分别针对羟基磷灰石产品的结晶度和相纯度、涂层黏结强度、原材料等相关指标性能的测试方法作出了具体要求。

三、骨组织工程产品案例

案例一：清华大学与奥精医疗科技股份有限公司合作推出了一款矿化胶原人工骨修复产品——"骼金®"（Bongold®）。该矿化胶原人工骨修复产品通过仿生矿化技术在体外制备而成。制备过程模拟了天然骨组织的形成过程，通过调控钙、磷等成分在胶原纤维特定位点上成核，结晶形成纳米羟基磷灰石晶体，使胶原/纳米羟基磷灰石自组装形成矿化胶原。这一技术已获得中国专利和美国专利的保护。通过这一技术制备的"骼金"产品具有与天然骨类似的纳米结构，生物相容性和成骨活性良好，能够有效促进骨组织再生，且其降解速率能够很好地与新骨生成相匹配，能够逐步被新生成的骨组织替代。截至 2022 年，"骼金"已经有临床应用 300 万余例并取得了良好效果。目前"骼金"已经获得国家药品监督管理局（National Medical Products Administration, NMPA）的第三类医疗器械注册证以及美国 FDA 的市场准入许可。

案例二：北京科健生物技术有限公司的产品"拜欧金"是一种来源于健康人骨组织的同种异体骨修复材料，有粉、块、圆柱等多种规格型号，主要用于脊柱的损伤、退变或其他临床上有需求的骨缺损的填充、融合、修补、加固和非称重骨的骨重建。该产品已于 2020 年获得 NMPA 的第三类医疗器械注册证。"拜欧金"通过对骨组织的脱细胞处理，在保留原骨组织的天然三维结构的情况下极大地降低了其免疫原性，且具有良好的骨传导性和成骨性能。"拜欧金"也是可降解的骨修复材料，且降解速率与新骨形成的速率基本相同，能够在新骨形成后降解完毕。

案例三："瑞邦骨泰"是上海瑞邦生物材料有限公司开发的一款自固化磷酸钙人工骨产品，由磷酸钙粉末和固化液组成。该产品在 2021 年获得了 NMPA 的第三类医疗器械注册证。产品在使用之前需要将磷酸钙粉末与固化液按一定比例调制成膏状，能够根据骨缺损部位进行个人定制化调整，进而能够精准修复各种形状的骨缺损。该产品克服了传统陶瓷材料烧结、整形困难的缺陷，不会产生由于陶瓷与骨组织接触不紧密导致的界面结合强度不足问题。"瑞邦骨泰"膏体的凝结时间短，仅需 3~15min，且凝结过程中放热小，不会对周围组织产生损伤。凝结后形成的固体材料抗压强度可达到 35MPa 以上，高于松质骨强度，可用于非负重或低负重部位的骨缺损修复。除了上述的基本功能外，经过特别调制的"瑞邦骨泰"还可以具备一些额外功能：①通过特定比例调制的固化液和粉末混合物可以具有优良的流动性，进而可以通过注射器注射至缺损部位，进一步减少创伤；②在固化液和粉末中可以添加特定比例的药物，如万古霉素、甲硝唑、利福平等，进而能够实现药物在缺损部位的精准递送和缓释；③提前制备好的"瑞邦骨泰"颗粒中还能够加入重组人 BMP2，进而达到比普通产品更好的成骨效果。

案例四："骼瑞"是由陕西瑞盛生物科技有限公司推出的一款骨修复材料产品，于 2021 年获得了 NMPA 的第三类医疗器械注册证书。"骼瑞"取材于牛骨骨骺松质骨，通过病毒灭活、脱脂去蛋白质以及低温煅烧等技术进一步处理，可用于颌骨缺损的修复，如拔牙窝填充、重建/扩展牙槽嵴、填充牙周骨缺损等。"骼瑞"的优势主要有以下几方面：①拥有与人骨骨小梁非常相似的孔隙结构，且孔隙率高，达 72%±9%；②比表面积高（76.68m^2/g），能够增加细胞与材料的接触面积，有利于吸附生长因子、引导成骨细胞沉积，且能够促进血管原细胞爬行，从而加速骨组织的形成；③能够在体内缓慢且稳定地降解（动物实验显示材料植入 6 周后降解 10%，12 周后降解了 20%），材料颗粒会逐渐融入新生成的骨组织，并最终完全被自身生成的骨组织替代。

四、小　　结

本小节介绍了骨组织工程产品作为三类植入物的临床转化流程和相关中国标准，并以 4 个代表性的骨修复材料产品为例，介绍了骨组织工程产品的临床转化和应用过程。不同于早期对于组织工程产品的定义，即往往带有细胞或生长因子的产品，才被列为组织工程产品。目前，随着生物材料的发展，特别是生物活性材料在组织工程支架的广泛应用，组织工程产品的界定也在扩展。单一的生物活性材料，在不含有游离生长因子、细胞等药物存在的情况下，仍能够发挥理想的骨诱导性，通过组织工程策略修复骨缺损，因此也被认可为组织工程产品。骨组织工程产品作为最早应用于临床的组织工程产品，也是迄今为止组织工程策略在临床应用最为成功的案例。目前，越来越多的功能型的骨组织工程产品开始走进临床。

第十三章 类器官与再生医学研究

第一节 绪 论

　　类器官（organoid）是基于三维培养技术对干细胞或器官祖细胞在体外进行诱导分化，形成与目标器官或组织在基因、结构和功能上均相似的三维细胞复合体，因此也被称为"迷你器官"。与传统模型相比，类器官具有以下特性：①形成三维结构的自组装性，干细胞在体外的三维环境中生长形成立体微型细胞簇，这些细胞簇能够自我组织并分化成具有功能的细胞类型，再现体内器官的结构和功能；②器官的部分特定功能重现性，如能重现肺的呼吸功能、肠道的营养吸收、肾脏的滤过功能、视网膜的感光功能、心脏的收缩功能等；③来源广泛性，可取材于人体内的成体组织、胚胎组织或经体细胞重编程诱导性多能干细胞；④基因组高稳定性，可进行基因编辑和高通量筛选。类器官弥补了传统研究中二维培养和体内动物模型的不足，在疾病模型建立、药物筛选、再生医学、个性化医疗等方面具有广阔的应用前景。

一、类器官的发展

　　类器官技术可以追溯到20世纪。1907年首次尝试在体外再生生物体，结果发现机械分离的海绵细胞可以重新聚集，并自组织成为新的具有正常功能的海绵有机体。在随后的几十年里，很多实验室都进行了对两栖类动物和胚胎雏鸡的器官重组实验。这种由机械力分离后又重新组织的现象，使得马尔科姆·斯坦伯格（Malcolm Steinberg）提出了"差异黏附假说"。

　　随着细胞生物学研究的不断深入，干细胞研究开始蓬勃发展。1981年，第一株小鼠多能性干细胞（pluripotent stem cell，PSC）首次从小鼠胚胎中分离和建立。直到1998年，人源胚胎干细胞（embryonic stem cell，ESC）才从人类囊胚中分离和培养出来。随后，通过对小鼠和人成纤维细胞进行重编程，诱导性多能干细胞（induced pluripotent stem cell，iPSC）得以建立，这在干细胞和类器官发展史上具有重大意义。

　　随着新细胞的发现，细胞培养技术也在不断进步。通过模拟体内微环境来改善细胞培养条件成为一大热点。例如，乳腺上皮细胞可以在小鼠肉瘤细胞外基质提取物中形成3D导管和管腔；肺泡Ⅱ型上皮细胞能够在细胞外基质（extracellular matrix，ECM）中维持分化，突出了细胞-基质相互作用在组织维持和分化中的重要性。当采用3D聚集培养方法从胚胎干细胞中生成大脑皮质组织时，类器官研究开始从2D培养转向3D培养。

　　2009年，克莱弗斯（Clevers）课题组在《自然》杂志上首次报道了肠道类器官的构建，翻开了类器官发展的新篇章，他们从小肠隐窝提取成体富含亮氨酸重复序列G蛋白偶联受体5（leucine-rich repeat containing G protein-coupled receptor 5，Lgr5）基因表达的肠道干细胞并以此在体外培养成类似小肠的隐窝-绒毛复合体，成功建立了肠道类器官培养系统。《科学》和《自然方法》杂志曾将类器官技术列入年度"十大突破"技术之一。此后，随着类器官研究的不断深入，各种类器官如雨后春笋般地被成功建立，用于模拟来自内胚层（小肠、结肠、胃、肝脏、胰腺、肺等）、中胚层（肾脏、骨骼、心脏等）和外胚层（视网膜、大脑、内耳等）的众多组织与器官（图13-1）。

二、自组织类器官与组织工程类器官

　　细胞自组织程序（self-organization program）能严格调控细胞与环境的动态联系，确保组织和器官发育的稳健性。自组织是多细胞系统的共同属性，不能简单用基因和表型之间的因果联系在单细胞水平上解释，而是应该从群体水平上通过单个细胞（或细胞子集）与环境之间相互作用的

连续迭代来理解。自组织依赖于细胞感知、整合和响应各种系统和局部信号的内在能力。因此，自组织由微观尺度上不断发展的相互作用所推动，这些相互作用共同导致宏观尺度上的变化。

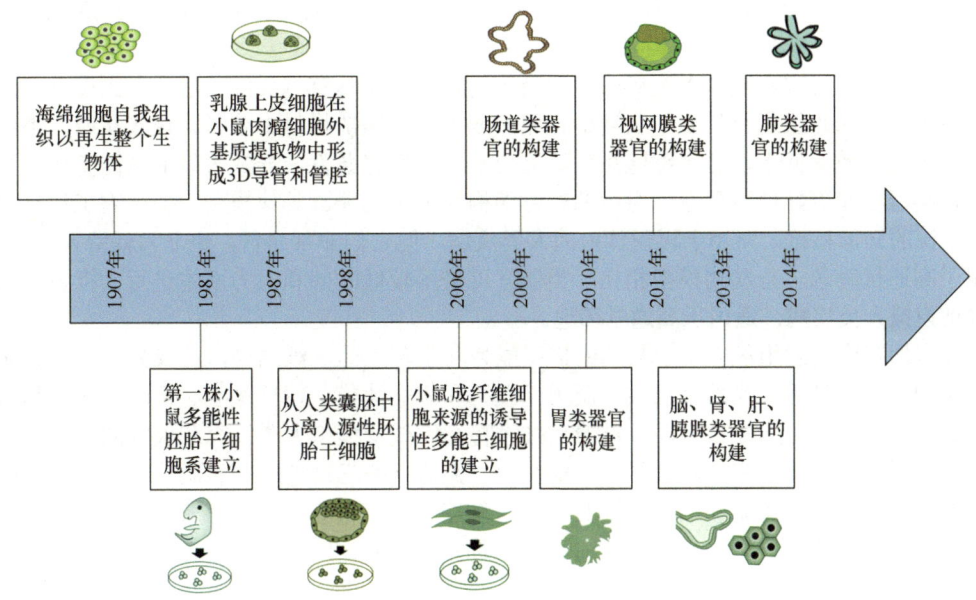

图 13-1　类器官的发展史

类器官构建的自组织过程只需要极少的外部诱导因子和生长因子的加入，就可以产生类似于体内的组织结构和功能水平，且更能模拟人体的发育过程，这是依赖支架的经典组织工程方式无法比拟的。自组织类器官仍有许多缺点，如它过多依赖于细胞自组织能力，缺乏预先定义的外部模式指令，这会在类器官形成中导致大小、形状和细胞类型等方面异质性过高，批量生产可重复性差；类器官在体外培养缺乏血管、神经和免疫系统，无法重现体内组织的相互作用；目前所有在体外条件下产生的类器官都不能完全再现器官的细胞类型和细胞成熟度；自组织类器官培养缺乏完全可控的培养条件，无法复制细胞组成和功能所需的微环境；由于营养扩散的限制，类器官的大小限制在毫米级，阻碍了其在再生医学等方面的应用。

组织工程类器官可能会克服这些限制，在高度可控的培养条件下生产出更大的有功能的组织。组织工程类器官结合细胞自组织的形态发生潜力和组织工程工具来指导它们的相互作用，成为克服这些限制的一种令人鼓舞的方法。通过微技术、先进的生物材料和其他生物工程技术可控制类器官的发育。例如，类器官的培养有可能通过3D生物打印技术的应用而得以优化，3D生物打印技术可打印出具有细胞特异性和分离良好性的结构，这将支持类器官中不同类型细胞的生长和成熟，并保持细胞的多样性；此外，3D生物打印技术还可以构建不同规模的血管以改善类器官的营养吸收和扩大类器官尺寸。理想情况下，组织工程类器官有望成为一个具有不同实质细胞类型、血管、神经和免疫系统的体外功能性器官。预计组织工程技术结合生物成像、合成生物学和器官芯片的进步，将使研究人员开发出更好的模型系统，促进类器官领域的发展。

三、类器官的应用

长期以来，传统的2D细胞或组织培养等方法常用来模拟人类发育和疾病。2D细胞系通常被认为是非生理性的，因为它们大多是可以无限增殖的，并且缺乏组织结构和细胞多样的复杂性。虽然基因工程小鼠模型是目前研究发育和癌症的重要工具，但基因工程小鼠模型的构建（从设计到生成和繁殖）通常需要数年时间才能建立，而且基因工程小鼠模型不能100%概括人类条件，这可能影响其评估临床结果的预测能力。除了基因工程小鼠模型，患者来源的异体移植模型也被广泛用于体内疾病模拟，患者来源的异体移植是采用异种移植方法，将患者组织移植到免疫缺陷小鼠来模拟人类癌症，但患者来源的异体移植模型建立效率低且耗时。体外患者来源的类器官具有较高的组织结构复杂度、耗时短、可批量生产等优点，在疾病建模方面成为2D细胞系、基因工程小鼠模型和患者来源的异体移植的优越替代品。

患者来源的类器官在模拟人类疾病和预测药物反应方面具有重要的生理意义。患者来源的类器官构建可以从原始组织材料如针头活检、尿液或支气管灌洗材料中获得。直接从原代组织中衍生出细胞系往往效率低下，这种细胞系广泛适应于二维培养条件，导致大量的基因变化。与细胞系相比，类器官能更好地再现原代组织的三维结构和细胞功能。其他模型，如基因工程小鼠模型和患者来源的异体移植，可用于再现体内的人类疾病，但它们非常昂贵，也非常耗费人力和时间，不适用于高通量筛选。与动物模型相比，类器官可采用较低时间和人力成本进行大批量生产，并能更好地模拟人类疾病，适用于高通量筛选。

类器官拥有广泛的组织类型、长期的扩张能力和生理上的三维结构，已成为许多基础研究和临床应用的强大新技术。类器官已被广泛用于发育和疾病建模、精准医学、毒理学研究和再生医学等方面。在发育和疾病建模方面，类器官技术将彻底改变模拟人类发育和疾病的传统体外研究工具，填补了发育生物学和精确医学的长期空白。类器官的三维结构和异质特性使我们能够利用空间和时间信息研究细胞谱系规则，而且胚胎干细胞/诱导性多能干细胞来源的类器官为研究器官形成和患者源性器官再生提供了可能性，这些研究在很大程度上受到了先前使用无组织拟胚体的限制。重要的是，不同疾病模型的患者源性类器官的建立进一步搭建了基础研究和精准医学之间的桥梁，提供了比患者来源的异体移植和2D细胞系更有效和更可靠的模型。越来越多的证据表明，患者来源的类器官在功能上重现了原发性人类癌症，为疾病建模、生物银行、药物发现和精准医疗提供了有价值的转化工具。

虽然类器官技术弥补了细胞系和体内模型之间的差距，但目前的系统仍然存在着局限性。例如，大多数类器官缺乏周围的基质细胞，无法重建肿瘤微环境。肿瘤微环境不仅包括周围的成纤维细胞和内皮细胞，还包括免疫细胞和细胞外基质。患者来源的类器官培养中缺乏肿瘤微环境，进行药物筛选时得出的结果可能与临床效果有偏差。最近的一项研究报道了使用气液体界面法从不同类型的癌症患者中构建患者来源的类器官，该方法在培养中保留了成纤维细胞和免疫细胞，适用于个性化的免疫治疗测试。然而，这些患者来源的类器官中成纤维细胞和免疫细胞在1~2个月的时间内逐渐减少，说明它们只能用于短期的疾病模型。通过进一步优化，患者来源的类器官将具有潜力进行免疫肿瘤学中的精准医疗研究。

类器官培养使用的基质胶主要来自EHS小鼠肉瘤的基底膜人工基质（matrigel），其含有层粘连蛋白、Ⅳ胶原蛋白和巢蛋白等基质蛋白，还含有TGF-β、表皮生长因子、类胰岛素生长因子等多种生长因子。基质胶不能建立标准化的组分比例，同时具有肿瘤、小鼠来源等属性，而动物来源的基质胶中残存的动物蛋白成分可能会引起宿主的免疫反应，因此上述问题限制了基质胶在临床应用中的进展。基质胶的存在可能会影响功能/生化实验，并使细胞的收集和传代变得复杂。而且基质胶中围绕着类器官的丰富的生长因子可能会损害组织的自然形态发生梯度。基质胶作为3D类器官培养必不可少的材料，未来需要进行更多的探索以满足再生医学领域的多种要求。脑类器官培养中使用的旋转式生物反应器培养可能会解决其中的一些问题。皮质类器官异位激活细胞应激途径时会损害细胞类型的规范，因此不能再现不同的细胞亚型或适当的祖细胞成熟。这些数据表明，迷你脑类器官的保真度需要进一步评估。

除了上述的局限性外，大规模推广到临床之前，还有一些实用性问题需要解决。例如，患者来源的类器官生产的试剂成本很高，患者或医疗系统的负担过重；由于复杂的三维培养系统，患者来源的类器官的扩增并不像细胞系那样容易；开发一致和标准化的药物筛选策略和读数对于可靠地预测临床上患者的治疗结果至关重要；类器官的培养方案缺乏模拟器官发育所处的微环境。类器官与生物工程工具的结合，如微流体研究的器官芯片，可以更好地模拟器官发育所处的微环境。一些研究正逐渐采用多器官方法来模拟转移动力学和药物反应。因此，对类器官和工程技术结合的研究将为下一代类器官平台开辟新的途径，以模拟更复杂的人类生理和病理，并开发它们在再生医学中的潜力（图13-2）。

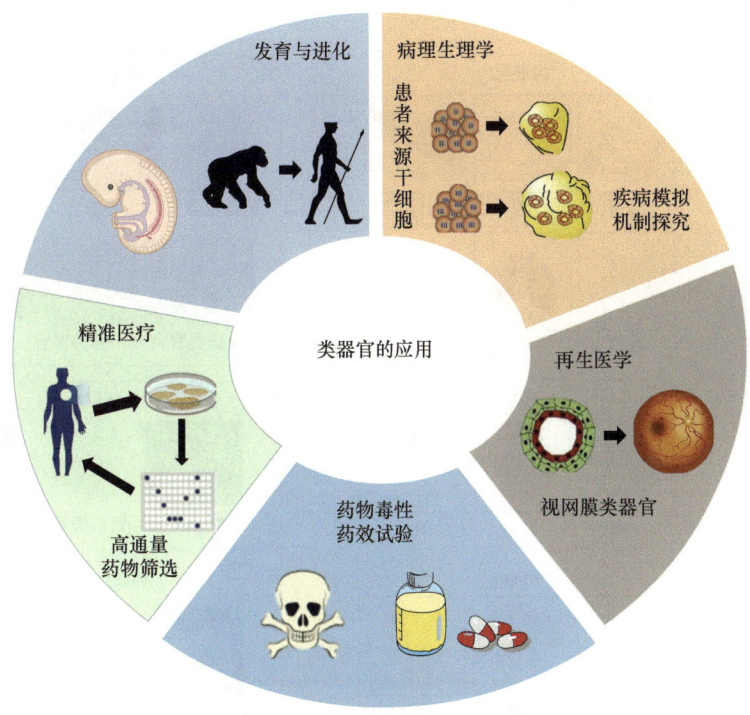

图13-2 类器官的应用

第二节 自组织类器官

类器官细胞可以利用ESC、iPSC或成体干细胞（adult stem cell，ASC）的自组织能力，诱导分化形成体外三维组织。类器官内的自组织通过将不同的细胞类型限制在特定的空间内，这需要由内在的细胞成分或外在的环境如细胞外基质和培养基，激活各种信号通路所介导。成体干细胞衍生的器官是直接从分娩后或成人组织中产生的，可以是单个成体干细胞或含有成体干细胞的组织单位。培养基中添加的生长因子再现了正常组织平衡状态下的信号控制。除了正常组织，成体干细胞衍生的器官也可从患者特定的组织中获取建立，用于疾病建模和精准医疗。胚胎干细胞/诱导性多能干细胞衍生的器官涉及使用各种生长因子或抑制剂的逐步分化方案，类似于胚胎发育和器官形成（organogenesis）过程中的发育线索，胚胎干细胞和诱导性多能干细胞的多能性特征使其能够产生来自3个胚层的所有器官、组织（图13-3）。随着发育的进行，胚泡分化为

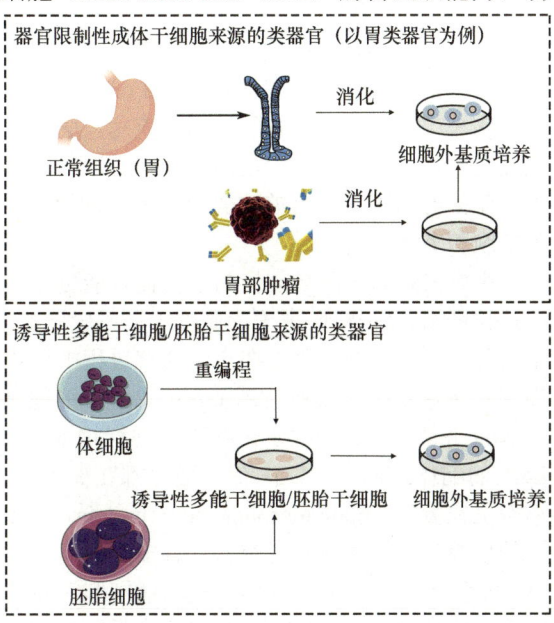

图13-3 自组织类器官的细胞来源

胚胎干细胞，并进一步形成3个胚层：内胚层、中胚层和外胚层。胚胎内胚层随后生成肠胃系统、肺、肝脏和胰腺，中胚层发育成心脏、肾脏和骨骼系统，而外胚层则形成视网膜、脑、内耳等（图13-4）。三维类器官培养技术可在体外再现3个胚层的结构和功能特征，由于原代人类组织来源有限，这对研究早期胚胎发育具有深刻意义。

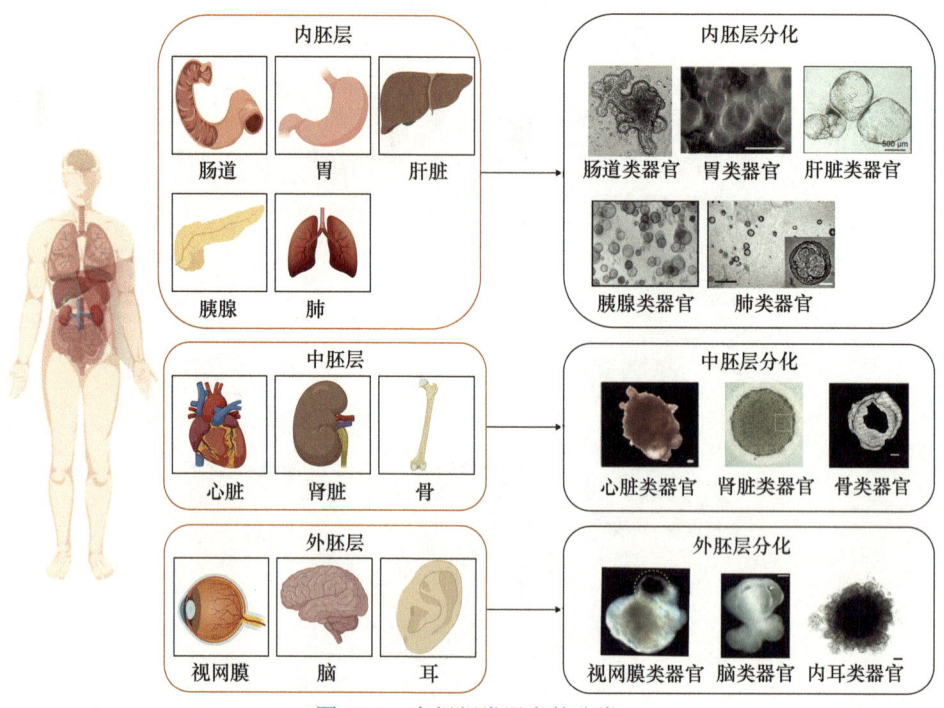

图13-4 自组织类器官的分类

一、内胚层来源的类器官

（一）肠道类器官

1. 肠道类器官的构建 2009年Clevers等首次凭借小鼠成体干细胞在体外的增殖和自组织能力，培育出了肠道类器官（intestinal organoid）。随着肠道类器官模型的构建体系逐渐优化，肠道类器官被广泛应用于研究肠道相关疾病。肠道类器官模型不仅拥有完整的肠道上皮样结构，同时也具有消化、营养吸收和表面屏障等肠道基本生理功能，这些特点使得肠道类器官成为研究肠道生物学的有力工具。目前，肠道类器官的培养可由两种干细胞类型分化产生，分别是$Lgr5^+$成体干细胞和多能干细胞。

小鼠来源的肠隐窝衍生肠道类器官能更忠实地再现成体肠道结构和特定成体肠上皮细胞类型的遗传图谱。$Lgr5^+$肠道干细胞位于肠黏膜隐窝基底部，分化细胞位于隐窝间区。$Lgr5^+$肠道干细胞向隐窝顶部方向迁移，在定向迁移过程中分化成不同的肠黏膜细胞。培养小鼠的肠道类器官时需要将小鼠整个隐窝结构或$Lgr5^+$成体干细胞包埋到人工基质中，然后在添加R-spondin1、EGF和Noggin等生长因子的培养基中进行培养。R-spondin1为Wnt通路的激动剂，同时也可作为Lgr5的配体。Wnt和EGF信号通路都在促进肠上皮的增殖中起到不可或缺的作用。Noggin是骨形态生成蛋白（bone morphogenetic protein，BMP）通路抑制剂，BMP通路可调控肠细胞的命运。这种培养方式得到的肠道类器官含多个隐窝结构，并且这些隐窝结构相互连接形成含肠腔的迷你肠，干细胞分化出的各种肠上皮功能细胞沿隐窝底部向隐窝顶部迁移，并最终凋亡脱落进入中空的管腔样结构。随着肠道类器官的生长，干细胞可通过出芽的方式向外突出生长形成更多的隐窝状结构。另外，一些其他的方案也在尝试用于促进肠道类器官的成熟，如将肠道类器官移植到免疫缺陷小鼠的肾包膜下用于提高肠道类器官血管化程度，从而实现进一步成熟；直接将肠道类器官与内皮细胞共培养也会促进类器官的成熟。

相较于小鼠肠道类器官的培养，人源肠道类器官培养更为复杂。人肠道类器官的长期培养需要额外加入胃泌素和烟酰胺来延长类器官的存活时间，需要加入 A83-01（ALK4/5/7 抑制剂）和 SB202190（p38 抑制剂）来抑制类器官的死亡，从而提高类器官形成率。目前，体外培养的人源肠道类器官可长期维持其内部隐窝特性和保持基因型不变。

2. 肠道类器官的生理功能　由细胞簇自组织的 3D 肠道类器官概括了其体内肠道组织的重要特征，包括由类似于体内肠上皮的隐窝和绒毛组成的高度复杂的上皮结构。细胞簇嵌入到人工基质之后开始自组织，上皮管腔面朝向类器官中心，基底面与人工基质及培养基接触，逐渐形成肠道类器官。一方面，肠道类器官能重现体内肠道组织中几乎所有的细胞类型。肠道类器官可模拟体内上皮再生的能力，具体表现为类器官中的凋亡细胞逐渐释至管腔中，而基底部的 Lgr5$^+$ 干细胞分化形成新细胞来补充上皮细胞。另一方面，肠道类器官具有与体内相似的生理功能，如消化、营养吸收和表面屏障功能，可用于研究生理和病理状态下不同细胞相互作用的表征和机制。缺乏顶端转运蛋白 SGLT1 或 PEPT1 的肠道类器官可抑制 D-葡萄糖、D-果糖和肽跨上皮膜的转运，证明肠道类器官可作为营养吸收和药物转运机制研究的体外模型。肠道类器官可用于模拟上皮通透性，在研究慢性炎症状态下和细菌入侵期间肠道通透性的变化中具有潜在用途。

（二）胃类器官

1. 胃类器官的构建　和肠上皮一样，胃上皮拥有不断更新并快速增殖的干细胞。采用小鼠幽门上皮 Lgr5$^+$ 干细胞和体上皮 Troy$^+$ 主细胞可进行长期三维胃类器官（gastric organoid）培养。在"迷你肠道"系统中需要额外的培养基成分，包括胃泌素和 FGF10。值得注意的是，胃类器官的维持严格依赖于 Wnt-3A72。这些类器官在中心腔周围保持胃腺-芽的极性分布。去除 Wnt-3A、FGF10 和 Noggin 后，Lgr5$^+$ 干细胞和 Troy$^+$ 主细胞均分化为黏液细胞和肠内分泌细胞。目前，胃类器官的培养主要来源于两种干细胞类型，分别是成体干细胞和多能干细胞。

成体干细胞来源的胃类器官培养方法通常是指将胃切除组织分离的胃腺体细胞种在细胞基质的表面，并在添加了各种生长因子（EGF、R-spontin1、Noggin、Wnt-3A、FGF10、胃泌素、ALK5/4/7 抑制剂、小分子抑制剂 A83-01 和 SB202190）的培养基中培养。利用这些生长条件，胃腺可以成功构建成胃类器官。

目前，成体干细胞来源的胃类器官培养方案已相对成熟，同时多能干细胞来源的胃类器官也陆续被报道。人胃类器官可通过将人胚胎干细胞与诱导性多能干细胞在体外逐步定向分化而来。通过这种方法，多能干细胞依次分化为前肠，然后诱导后部前肠发育为具有正常胃窦细胞类型的胃窦上皮，最后诱导胃上皮向胃类器官发生。首先，该方案通过添加激活素 A（activin A）将多能干细胞朝内胚层定向分化，然后通过利用 Noggin 抑制 BMP 信号，促进前肠的发生，随后通过激活视黄酸信号通路，诱导后部前肠发育成胃窦上皮，最后利用高浓度的 EGF 诱导胃上皮向胃类器官发生。到目前为止，多能干细胞衍生的胃类器官在确定人类胃发育和生理的信号机制研究中得到了广泛应用，并可用来模拟胃上皮对幽门螺杆菌感染的病理生理反应。

2. 胃类器官的生理功能　胃类器官可在培养皿中模拟胃上皮组织的细胞类型、组织结构和生理功能。从形态上看，胃类器官呈球体结构，中心有一个空腔，含有胃酸和细胞分泌物。胃类器官包括所有类型的胃上皮细胞，包括主细胞、壁细胞、表面黏液细胞、颈黏液细胞及多种内分泌细胞。胃类器官具有上皮屏障、细胞再生及胃酸分泌等生理功能。胃类器官在组胺刺激下，管腔内 pH 下降，质子泵抑制剂奥美拉唑可逆转这种变化，提示胃类器官的 pH 响应能力。通过小鼠胃基底类器官与永生化胃间充质细胞共培养的方案可建立具有胃生理功能特征的类器官模型，免疫染色和流式细胞分析证实了该类器官模型表面、黏液颈、内分泌和顶膜细胞的富集表达，并在该模型中再现了胃上皮屏障功能、细胞恢复和 pH 响应。

(三) 肝脏类器官

肝脏类器官 (liver organoid) 在细胞结构、生理特征和基本组织水平功能与在体肝组织高度相似。在肝脏类器官发生过程中,具有分化为肝细胞和胆管细胞潜能的双能肝祖细胞在信号环境中,形态发生改变(细胞形态改变、细胞增殖和迁移),形成肝芽,其中信号环境和起始细胞类型在肝脏类器官形成中起着不可或缺的作用。

在肝脏类器官形成过程中,起始细胞群在特定的信号环境中开始自组装。在肝脏类器官的各种研究中发现,肝细胞生长因子 (hepatocyte growth factor, HGF)、EGF、FGF 和 R-Spontin1、Wnt 激动剂、Lgr5 配体、cAMP 激动剂和 TGF-β 抑制剂是肝脏类器官扩张所必需的。cAMP 是导管增殖的激活因子,TGF-β 信号通路是诱导细胞分化的重要信号通路。对于人类的肝组织生长,需要严格调节 cAMP 和 TGF-β 活性才能成功扩张。肝芽在 Wnt、FGF、BMP 和 Activin/Nodal 等信号诱导下形成于前肠内胚层。此外,不同的信号可以激活或抑制器官发育的信号通路,从而指导多能干细胞的分化方向。

起始细胞类型决定了最终肝脏类器官的特征,不同的起始细胞遵循不同的路径,因此选择合适的起始细胞类型在生物医学应用中非常重要。肝脏类器官的形成策略可分为单型细胞培养或多型细胞共培养。在单型细胞培养中,诱导性多能干细胞、成体干细胞、原发性肝细胞和原代胆管细胞种植于人工基质中,在特定信号环境中形成肝脏类器官;在多类型细胞共培养中,诱导性多能干细胞来源的肝内胚层细胞与间充质干细胞和脐带来源的内皮细胞共培养,48h 后放入预先固化的人工基质中形成肝芽。多类型细胞共培养系统可形成血管化和可移植的器官,并且保持了间质细胞和实质细胞之间的信号传递和互动。多类型细胞共培养系统为肝细胞创造了细胞的生态位。

(四) 胰腺类器官

目前的研究方案可从胚胎胰腺组织、成体胰腺组织或多能干细胞中产生胰腺类器官 (pancreatic organoid)。人胚胎胰腺组织已用来成功建立胰腺类器官。从第 8~11 周的人胚胎胰腺组织中分离出胰腺祖细胞,使其在三维培养中扩张,它们将生长为含有极化细胞的空心球体。这些胎儿类器官表达胰腺祖细胞的关键转录因子 (PDX1、NKX6.1、Sox9),说明该培养体系下的胰腺类器官较好地维持了胰腺祖细胞的特征。通过添加 Wnt 激动剂 R-Spondin1、FGF10 和 EGF 等生长因子,胰腺类器官中的祖细胞可保持扩张长达 5 个月。如果在培养基中去除 EGF,胰腺祖细胞增殖能力减弱,内分泌分化能力显著增强,提示 EGF 信号会影响胰腺的体外扩增及分化。虽然通过使用胚胎类器官对胰腺发育的研究已经取得了很大进展,但有限的可及性和伦理考虑阻碍了对人类胚胎组织的使用。

多个实验团队已经能成功从成体胰腺组织中生成胰腺类器官。人胰腺导管来源的器官大部分为中空球体,无复杂的尖端分支状结构,也无任何自发的内分泌细胞分化,而这些特征在胎儿组织来源的胰腺类器官中可以观察到。成体组织来源的胰腺类器官可通过调节 B 细胞形成的关键转录因子的超表达,使该类器官向 B 细胞样表型分化。来自成体胰腺的类器官与胚胎胰腺的类器官在形态学和内分泌细胞形成等多方面不同,其中大部分可能是由于成体器官中明显缺乏多功能祖细胞或缺乏最佳培养条件。

(五) 肺类器官

肺类器官 (lung organoid) 可从成体组织、胚胎细胞、诱导性多能干细胞中产生。肺起源于胚胎发育时的腹侧前肠内胚层,其发育的不同阶段受 Wnt、成纤维细胞生长因子和 TGF-β 等多种信号通路的密切调控。诱导分化的主要步骤包括内胚层、前肠球体形成和肺上皮细胞的分化。人多能干细胞诱导分化生成人肺类器官的方案为:首先使用 Activin A 和 CHIR99021 进行内胚层诱导,然后使用 SB431542 和 dorsomorphin 抑制 BMP 和 TGF-β 信号诱导形成前肠内胚层，最后，将细胞包埋在基质胶中在 FGF7、FGF10、EGF 和 CHIR99021 条件培养基下培养，进一步诱导形成肺类器官。由此产生的肺类器官表达了气道和肺泡标志物。

肺类器官可从成体肺组织中分离的上皮干细胞/祖细胞群分化而来。肺组织中有 3 种细胞符合这个要求：上气道和中气道中有基底细胞（basal cell）和俱乐部细胞（secretory club cell），下气道中有肺泡Ⅱ型细胞。来源于小鼠气管基底细胞的类器官被称为气管球（airway organoid）。气管球提供了在三维组织样环境中研究气道基底细胞向分泌或纤毛细胞谱系生长和分化的机会，并为研究人类气道疾病提供了一个强大的研究平台。气道分泌细胞的种群混杂，以及它们拥有去分化或分化到其他气道谱系的非凡能力，使得对气道分泌细胞衍生的类器官进行分类变得困难。因此，需要额外的细胞类型标记和改进的培养条件，以便对来自气道分泌细胞的肺类器官进行更详细的分析。肺的肺泡上皮由两种不同的上皮细胞类型组成。肺泡Ⅱ型上皮细胞的特征是产生肺表面活性蛋白，而肺泡Ⅰ型上皮细胞覆盖肺泡的大部分表面积，并履行气体交换功能。肺泡Ⅱ型上皮细胞可以形成肺泡球并分化为同时包含肺泡Ⅱ型上皮细胞和肺泡Ⅰ型上皮细胞的类器官结构。

二、外胚层来源的类器官

（一）视网膜类器官

1. 视网膜类器官的构建　随着 3D 培养技术的出现，视网膜类器官生产感光细胞的效率和稳定性得到了极大的提高。目前，从小鼠胚胎干细胞培养视网膜类器官（retinal organoid）的方法多基于笹井芳树（Sasai Yoshiki）团队的方案：首先，将小鼠胚胎干细胞接种在低黏附 96 孔板中使其形成胚状体，加入 ECM 后促进其形成连续的神经上皮，这诱导视泡中视网膜祖细胞的自发形成，并内陷形成具有近端-远端模式的视杯结构，从而分化出视网膜色素上皮和神经视网膜。这种方案获得的模型具有视网膜神经元的 6 种主要类型和一种胶质细胞类型，具有顶端-基底极性、形态发生运动、动间核迁移能力，可以概括大部分视网膜的结构和功能。

人类胚胎干细胞衍生的视网膜类器官也随着培养方案的优化得以产生和发展。培养人源视网膜类器官的方法完全基于 3D 培养，依赖于细胞信号通路的外在调控。首先，将人胚胎干细胞单细胞悬液接种在 96 孔板上，进行快速聚集，形成胚状体，胚状体经过神经诱导，发育成神经球，包括前脑祖细胞和视泡，视泡中的视网膜祖细胞将分化为视网膜神经节细胞，无长突细胞和水平细胞，随后是光感受器细胞（包括杆状细胞和锥状细胞），以及双极细胞和 Müller 胶质细胞。分化的细胞自发进行核迁移，形成尖顶状，最后排列成层状结构，其中视网膜神经节细胞位于视网膜类器官的内层，光感受器细胞位于视网膜类器官的外层。类器官中成熟的光感受器细胞具有外节段和光敏性，可用于视网膜变性等相关疾病的研究。

2D 和 3D 培养的新方法证明融合的多能干细胞可自发进行视网膜诱导和视泡形成，此方案绕过了无血清胚状体漂浮悬浮培养类聚集物方法中的聚集步骤和对 Wnt/BMP 拮抗剂的需求。这种简单的分化方法不再需要视网膜诱导中对外源性信号分子的要求，而完全依赖于 BMP 和 Wnt 信号的内源性调节。早期将 3D 聚集体黏附在层粘连蛋白上可以形成视网膜类器官，也再次证明了组织的自主性（图 13-5）。

视网膜类器官分化方案普遍会涉及神经诱导阶段和新生神经上皮细胞的分离，随后是支持细胞早期和晚期成熟的条件。目前，广泛使用的全反式视黄酸的添加可以促进光感受器的成熟，而加入 9-顺式视网膜视黄酸加速了类器官培养中杆状光感受器的分化。互补分化方案的发展提供了多种方法来生成在发育时间线上与正常人类视网膜发生一致的视网膜类器官。在考虑添加外源性因素和方法来加速细胞的发育和成熟时需要保持谨慎态度，这些方法虽然更快、更经济，但改变了人类视网膜发育的时间轴，可能无法忠实地复制自然发展。

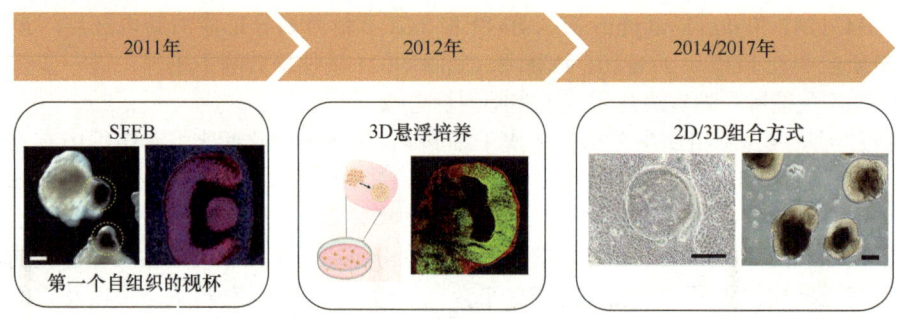

图 13-5 视网膜类器官模型的构建过程

2. 视网膜类器官的生理功能 人胚胎干细胞在培养皿中重现了视网膜的发育过程，最终分化为具有感光能力的视网膜类器官，类似于体内的视网膜特异性分层的结构，视网膜类器官中的感光细胞（视锥和视杆细胞）有序地排列在视网膜类器官外侧，并表达成熟感光细胞的分子标志物。目前，视网膜类器官来源的光感受器的细胞疗法成为研究热点。多个小组已经证明了体内人源多能干细胞来源的光感受器细胞的分离和功能整合。为了证实和改进这种再生医学方法，进一步描述人类视网膜发育的未知错综复杂的情况，以及如何真实地在视网膜类器官系统中重现这一过程，高桥政代（Takahashi Masayo）教授课题组将小鼠胚胎干细胞和胚胎诱导性多能干细胞分化来的视网膜类器官做成视网膜移植片移植到视网膜退行性变的小鼠中，发现其能改善视功能。以上结果提示来源于人类胚胎干细胞和人源诱导性多能干细胞的视网膜类器官可以作为移植的细胞来源。

（二）脑类器官

1. 脑类器官的构建 目前，可以使用两种不同类型的方法来生成脑类器官（brain organoid）：非定向引导方法和定向引导方法。非定向引导方法完全依赖于多能干细胞聚集体中的自发形态发生和内在分化能力，而定向引导方法需要补充外部模式因子来诱导多能干细胞向所需的谱系分化。选择非定向引导方法还是定向引导方法需要进行细胞类型多样性和批次异质性之间的权衡。目前，脑类器官的培养过程主要包括四个阶段：拟胚体形成、神经外胚层诱导、神经上皮扩张和脑类器官成熟（图 13-6）。

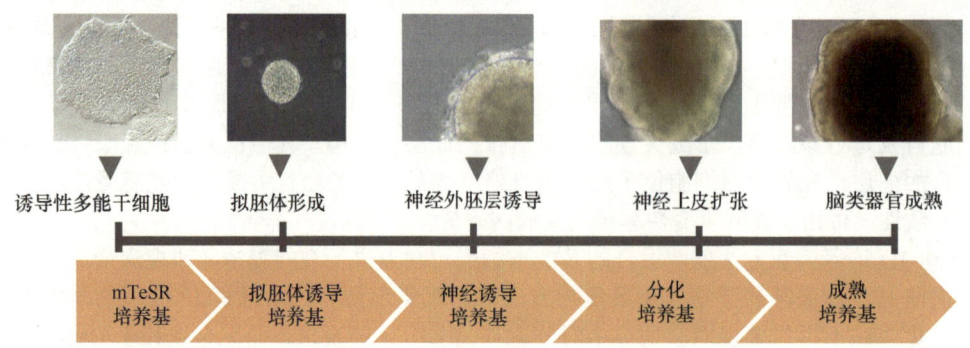

图 13-6 脑类器官培养流程图

非定向引导的脑类器官是基于无血清的悬浮培养条件下产生的。从多能干细胞聚集物中获得的胚状体包埋入基质胶中，之后将其转移至旋转生物反应器中培养，以促进组织扩张和神经成熟。在外界干扰最小的情况下，这种方法产生的全脑类器官给予了多能干细胞最大的自组织自由，有时会产生非常细长的神经上皮结构。全脑类器官表现出从前脑、中脑和后脑到视网膜、脉络膜丛和中胚层的各种细胞谱系特征。大规模的单细胞转录组分析进一步揭示，全脑类器官包含中枢神经系统中的神经祖细胞、兴奋性神经元、抑制性神经元、星形胶质细胞和少突胶质细胞前体细胞，以及视网膜中的光敏细胞，具有丰富的细胞类型多样性。然而，多能干细胞自发分化的随机性质导致了不同批次类器官的不可预测细胞类型的比例和异质排列。尽管脑类器官中细胞类型的多样性为模拟不同脑区之间的相互作用提供了一个独特的机会，但是其高变异性和异质性对系统和定量研究脑发育提出了重大挑战。

为了更好地探索不同脑区的功能，研究针对特定脑区的神经发育规律和疾病发生、发展过程，区域特异性的脑类器官应运而生。在这些定向引导的方法中，整个分化过程中使用小分子和生长因子来指导多能干细胞形成代表特定大脑区域的细胞和组织，如大脑皮质、海马和中脑。这些定向区域特异性脑类器官培养有时能够产生比例相对一致的细胞类型混合物，在批次和细胞系之间表现出较少的变异。定向类器官通常包含相对较小的神经上皮结构，它们的细胞结构有时不明确，这可能是由于过度使用外部因素干扰了多能干细胞的自组织能力和细胞-细胞相互作用。定向引导的分化方案可以精心定制，在分化早期使用外部模式因子，从而将多能干细胞定向分化为具有最小异质性的特定大脑区域特征的祖细胞。对于这些脑区特异性类器官，在分化的初始阶段成功模式化后，将移除或减少外部因素的使用，随后的分化遵循与内在程序类似的神经模式（图13-7）。

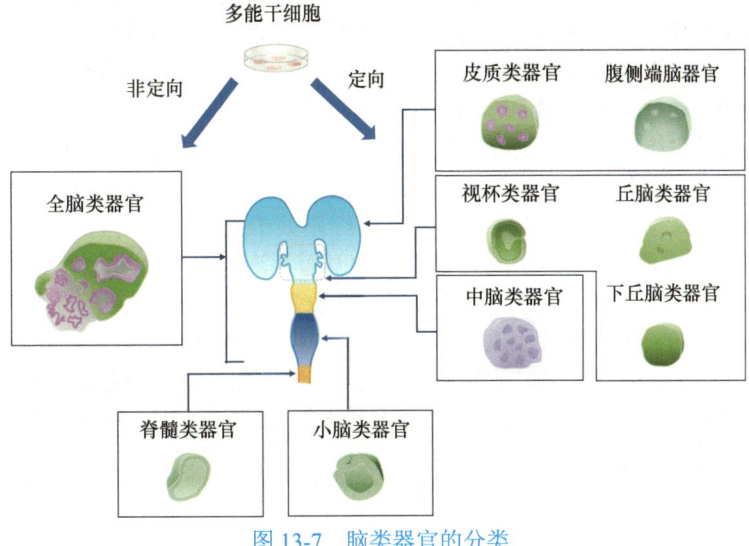

图 13-7 脑类器官的分类

非定向诱导方式产生的全脑类器官可诱导出具有不同区域特征的细胞，但也限制了复杂和相对完整的脑区形成。定向诱导方式产生的区域特异性脑类器官仅能模拟特定脑区的特征，细胞类型和神经元放电方式较为单一。将具有不同脑区特征的区域性脑类器官进行融合，或者将祖细胞同步诱导分化产生不同区域/组织细胞群，将为研究不同脑区之间或其他组织/器官间的相互作用开辟新的途径。例如，融合的背侧和腹侧前脑器官已被证明可形成一个"集合体"，具有两个不同但相互连接的区域。在这些结构中，腹侧区域产生的中间神经元优先向背侧区域迁移，类似于活体内中间神经元从皮质下向大脑皮质的切向迁移。因此，融合类器官为研究不同脑区间的发育及功能连接提供了新的模型。

脑类器官技术已取得巨大进步。非定向诱导的全脑类器官、区域性脑类器官及融合脑类器官模型已经成功建立，其在探索大脑发育谱系演变规律、大脑进化调控机制、在神经系统疾病建模、药物筛选等方面表现出了巨大的潜力。如何选择脑类器官模型取决于研究的重点。例如，非定向引导脑类器官适合于探索全脑发育过程中的细胞类型多样性，区域性脑类器官凭借其异质性低的优势能更好地概括大脑细胞结构，而融合脑类器官则允许用更一致的分子和功能特征研究特定大脑区域之间的相互作用。

2. 脑类器官的生理功能　脑器官功能分析的标志是电生理学。人类诱导性多能干细胞来源的皮质脑类器官在培养几个月内可表现为不断变化的细胞转录谱和嵌套振荡网络动态。脑类器官的电生理网络活动模式与人类早产儿脑电图具有较强的相似性，提示脑类器官模型适用于研究人脑早期和晚期发育网络形成的生理基础。对皮质类器官活动的长期评估有利于增强对人类神经网络动力学出现的理解。此外，健全的神经网络的关键特征是存在不同频率的振荡活动，这种活动取决于精确调整的抑制-兴奋神经元的相互作用。基于大脑皮质-神经节突起融合类器官采用钙成像和细胞外记录的方法来探索脑类器官的网络功能揭示了脑类器官复杂网络动态的存在。除此之外，脑类器官移植物与宿主在体内的功能整合也成为研究的热点。基于光遗传技术给人源皮质类脑器官的细胞带上了特殊的光敏蛋白，在蓝光的刺激下，神经元便能得到激活。将皮质类器官移植到了幼年免疫缺陷大鼠的皮质中，可通过刺激脑类器官来训练大鼠的奖励相关行为，如舔舐水源。而没有接受移植的大鼠则不会有类似的反应，这说明脑类器官参与了大鼠的奖励学习过程。总而言之，脑类器官的电生理功能为其在体外进行疾病模型构建以及在体内进行闭环调控奠定了扎实的基础。

（三）内耳类器官

第一个结构上可识别的毛细胞样细胞是从小鼠胚胎干细胞中产生的，类似前庭毛细胞，其具有立体纤毛束和相互连接的尖端链接。为了产生极化毛细胞，即毛细胞束面向胚状体的外部，在培养过程中需要与鸡尿道基质细胞共培养，然而这种2D方式培养下毛细胞的产量低于1%。2013年，小鼠胚胎干细胞通过类器官培养方法产生了有组织的感觉上皮。通过在时间上操纵几个信号通路，该方案模拟了在体内的耳部发育，首先指定耳部-鳃外基板，然后是耳部基板。在随后的工作中，生产毛细胞的方法得到了进一步的改进，使毛细胞具有神经节样神经元支配的功能性突触。类似的分化方法也可应用于人类多能干细胞，当细胞处于悬浮状态时，通过调节TGF、BMP、FGF和Wnt可生成三维球形，从这些球形中分离出耳膜囊泡。在体内的发育是由形态因子和信号分子的时间和局部来源编程的，在体外精确再现这些线索是具有挑战性的。由于不完全的自组织，在类器官中复制适当的模式可能很困难，尽管如此，多数得到的类器官与正常的感觉器官非常接近，有Ⅱ型毛细胞和支持细胞。类似于原生耳囊泡，类器官也产生了与毛细胞形成突触的神经元。在体外大约2个月内，器官来源的毛细胞显示出了正常毛细胞对电流和电压脉冲的电生理反应。然而，类器官也缺乏Ⅰ型毛细胞。

（四）皮肤类器官

人、小鼠和犬皮肤类器官（skin organoid）被先后建立起来。将ITGA6高基底细胞包埋在人工基质中获得的人皮肤类器官，可作为皮肤癣菌感染的体外模型。从小鼠背部皮肤中分离出的表皮角质形成细胞经过诱导分化可形成小鼠皮肤类器官，作为体外研究表皮稳态的体外模型。将接种于基底膜提取物中滤泡间表皮细胞诱导分化可获得犬皮肤类器官，作为研究表皮结构和功能障碍的工具。在人和小鼠的皮肤类器官中，脐带血单个核细胞（cord blood mononuclear cell，CBMC）-iPSC衍生的角质形成细胞和成纤维细胞与原代细胞系具有相似的形态和基因表达，通过悬滴法生成的拟胚体附着在Ⅳ型胶原涂层培养皿上可成功分化出角质形成细胞和成纤维细胞。CBMC-iPSC来源的成纤维细胞在Ⅰ型胶原包被板上连续传代，产生具有迁移和黏附功能的ECM。CBMC-iPSC来源的角质形成细胞接种在含ECM的Ⅰ型胶原包被板上，在高钙培养基的气液界面培养体系下促进角质形成细胞的成熟和分层，并将角质形成细胞和成纤维细胞生成的皮质类器官移植到小鼠体内生成人源化小鼠模型。这项研究表明，人iPSC衍生的皮肤类器官很可能成为体内和体外皮肤研究的新的替代工具。从小鼠多能干细胞中定向分化出的表皮和真皮细胞，通过逐步调节转化TGF-β和FGF信号通路，共同诱导球形细胞聚集体内的颅骨上皮细胞和神经嵴细胞，可生成带有皮肤附属物的小鼠皮肤类器官，在烧伤或受伤患者的附属器皮肤重建中具有应用前途。

三、中胚层来源的类器官

（一）心脏类器官

1. 心脏类器官的构建 最初心脏类器官（cardiac organoid）的构建是基于胚状体分化的策略。

胚状体是多能干细胞在悬浮液中培养的3D集合体，广泛用于分化成各种类型的组织。心肌细胞最初是使用小鼠干细胞生成的拟胚体获得的，从那时起，人们进行了各种优化，以从多能干细胞中可靠地生成具有收缩能力的心肌细胞，然而，使用这种方法获得的心肌细胞主要缺点是成熟度低，其表现在较小的细胞尺寸、较低的静息膜电位和较弱的自发收缩。为了促进心肌细胞的成熟，可采取将其移植到动物宿主或与其他细胞类型共培养的措施。

为了克服拟胚体-心肌细胞模型的随机性导致细胞组成和细胞数量异质性高的问题，使用特定的细胞组成和数量聚合形成心脏球体的方法应运而生。一些研究小组已经探索了适合于研究心脏发育疾病的特定的不同组成的聚集体。例如，3：1：6比例的心肌细胞、内皮细胞和心脏成纤维细胞以悬滴培养方式聚合形成球体，以测量广泛使用的抗癌药物阿霉素的心脏毒性。心肌细胞和心脏成纤维细胞球体融合培养将导致心肌细胞和心脏成纤维细胞内部的迁移和自组装，重现了健康心肌中发现的混合形态。心脏微组织也可以通过在有限的培养空间中共培养纯化的心肌细胞和内皮细胞产生，并表现出更好的成熟和对药物刺激的明显反应，这些微组织也可以形成心脏成纤维细胞，突出了微组织在模拟细胞特异性疾病方面的效用。得益于其高重复性，这些多谱系球形系统可高度适用于心脏毒性药物筛选和疾病建模。

心脏类器官被更严格地定义为由多能干细胞自组织的3D心脏结构。最近有许多研究利用小鼠和人类多能干细胞生成心脏类器官，试图重现心脏发生。心脏类器官在心脏形态发生方面与发育胚胎的体内早期心脏和前肠内胚层胶原有许多相似之处，包括分层的心肌和心内膜、血管网络和前-后肠道模式。前-后肠道模式指的是内胚层来源类器官形成的一种特征性模式，本段指心脏类器官形成过程部分相似于内胚层类器官。在早期发育阶段，胚胎心脏受到来自周围组织的Wnt、BMP和Notch等多种信号通路调节。将干细胞团包埋入基质人工基质中，先后使用Wnt信号通路激活剂CHIR和抑制剂IWP2进行处理，可获得类似于早期心脏结构的心脏类器官，可作为前肠和心脏早期发育的体外模型。

2. 心脏类器官的生理功能　　心脏类器官是具有心脏样解剖机构和生理功能的三维体外培养模型。心脏类器官拥有类似于心脏发育的关键特征，如原始条纹的形成、心脏腔室形成、心外膜形成和血管化。心脏类器官由多种细胞亚型组成，如心肌细胞、内皮细胞、平滑肌和心外膜细胞以及其他内胚层衍生物。人类多能干细胞可在体外自组织形成心脏类器官。以特定的顺序激活参与胚胎心脏发育的6个已知信号通路，诱导干细胞自组织分化可形成心脏类器官。心脏类器官具有类似心脏壁的层状结构，为有封闭腔的3D结构。类似于在体的心脏泵血功能，心脏类器官的空腔结构可以自主地有节奏地收缩和舒张，从而挤压腔内的液体；同时，心脏类器官对组织损伤有明显的反应，使用冷冻过的钢棒冻结心脏类器官的部分细胞，心脏类器官中的心脏成纤维细胞会立刻向损伤部位迁移，并合成用于修复损伤的蛋白质。心脏类器官的研发对于探索心脏疾病病因和针对性药物开发具有重要意义（图13-8）。

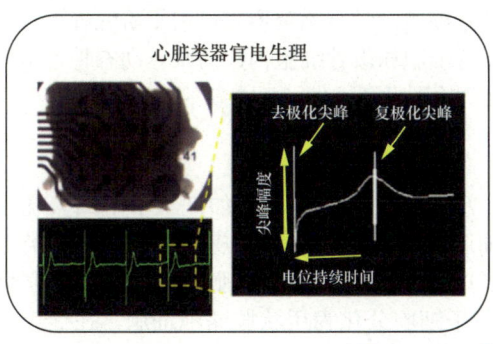
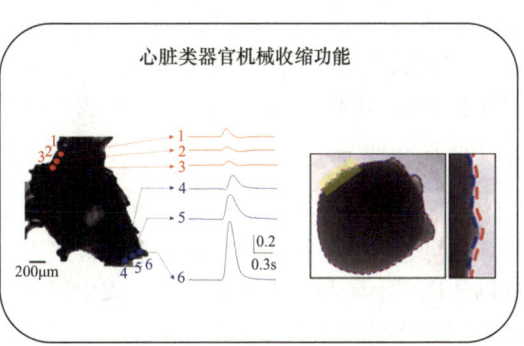

图13-8　心脏类器官的生理功能

1、2、3、4、5、6代表检测到的心脏类器官机械收缩的距离，提示心脏类器官可以自助产生机械式收缩

（二）肾脏类器官

肾脏类器官（kidney organoid）的形成分为3个主要阶段：干细胞首先分化成中胚层，进一步分化成中间中胚层，中间中胚层再分化为输尿管芽和后肾间充质。肾脏类器官诱导过程中主要信号通路包括BMP/FGF途径和CHIR99021-FGF途径。小鼠ESC和人源iPSC在体外可重建三维肾单位结构，通过对小鼠后肾祖细胞体内谱系的追踪，可确定输尿管芽和后肾间充质的时空分离起源，并进一步建立了诱导后肾间充质的逐步分化方案。在此方案中，长时间使用高浓度Wnt激活剂CHIR99021诱导晚期原始条纹细胞表达后端Hox基因，进而产生后端中胚层细胞，随后维甲酸和FGF9等阶段特异性因子诱导肾脏祖细胞谱系的形成，从原始条纹迁移的细胞离开Wnt高活性区域后将受到维甲酸和FGF9的影响，随后将其与小鼠胚胎脊髓共培养，诱导的肾脏祖细胞具有生成肾单位结构的潜力。该方案研究的关键点在于阐明了肾脏前体细胞的诱导过程。然而，该方案获得的肾脏类器官细胞主要是后肾间充质来源的细胞，无法很好地模拟正常胚胎发育过程中的后肾间充质和输尿管芽相互作用。另外，此方案要求小鼠胚胎脊髓作为Wnt信号的来源来触发肾单位的形成，限制了肾脏类器官的可用性。

由于肾单位和集合管是肾脏发挥功能的重要成分，同时诱导产生输尿管芽和后肾间充质这两种成分是构建肾脏类器官的重要步骤。在人类PSC中可通过CHIR99021-FGF9方案生成由肾单位和集合管组成的自组织三维肾脏结构，并表明CHIR治疗的持续时间决定了中间中胚层前后组织的命运。用CHIR诱导后部原始条纹细胞后，用FGF9处理细胞产生中间中胚层。此方案能构建出由肾单位和集合管组成的肾脏类器官，同时获得输尿管芽和后肾间充质来源的细胞类型，包含足细胞、肾小管、假定的输尿管芽系细胞，以及肾脏间质和内皮细胞。

（三）骨骼类器官

编织骨类器官：该类器官的构建是通过定向诱导人骨髓基质细胞分化，成为三维自我更新的骨细胞和成骨细胞的共培养物。该方案展示了一个可以产生编织骨的活体模型，即体外成骨。

骨髓类器官：骨髓微环境是由大量细胞组成的，并保持着造血能力。具有与天然骨相似的结构和组成特性，相似小梁骨的产生为生产预定大小和形状的骨骼提供了新的方法。骨髓类器官为在体外研究骨骼生物学、骨重塑和骨病理生理学提供了一种新的方法。

骨痂类器官：以细胞为基础的产物（2D细胞薄片或3D细胞聚合体）在再生医学中具有广阔的潜力。近年来，从人骨膜中提取的无支架球形体被用于骨痂类器官的构建。在这种策略中，骨膜被培养到3D细胞聚集体中。干细胞的分化是通过一系列生长因子和抑制剂调控的。

软骨类器官：与骨痂类器官相似，软骨类器官可以由人多能干细胞自组装成软骨类器官。无支架的软骨类器官可用于关键尺寸长骨缺损的再生修复。

骨小梁类器官：是通过引导成骨细胞形成矿化的骨组织，并获得骨细胞表型来构建的。用原代小鼠成骨细胞和骨髓单核细胞共培养为成骨细胞和破骨细胞。骨小梁类器官可用于研究骨重塑过程的复杂和动态调控。此外，骨小梁类器官可直接由成骨细胞和破骨细胞构建而来。动态骨重塑模型已被置于微重力环境下，为研究病理性骨丢失和骨重塑的不平衡提供了一个新的窗口。

（四）其他类器官

除了上面提到的类器官，其他类器官可以从广泛的组织中产生。例如，从单个成人乳腺上皮细胞中可建立乳腺类器官，其中包含被肌上皮细胞包围的极化分泌上皮细胞。前列腺类器官也可以从成年小鼠和人类的前列腺上皮中衍生，形成管腔细胞和基底细胞。甲状腺类器官可由NKX2-1和PAX8转录因子瞬时表达产生，小鼠胚胎干细胞分化为甲状腺滤泡细胞，在促甲状腺激素作用下形成3D滤泡结构。心血管类器官可以通过调节拟胚体的基质刚度产生。输卵管类器官也可来自包含纤毛细胞和分泌细胞的人源输卵管。此外，在外胚层促进条件下生长的拟胚体中也产生了可以进一步成熟并合成垂体激素的激素。

除了模拟单个器官外，类器官最近也被用于探索早期哺乳动物胚胎发育。小鼠胚胎干细胞在悬浮液中通过三维聚集建立了胚胎类器官，这些胚胎干细胞在没有外部不对称的情况下发展成具有极化基因表达的胚胎样结构线索。这些胚胎类器官自组织产生了与3个胚层相对应的细胞类型，在时间尺度上具有与小鼠胚胎类似的组织。事实上，除了小鼠和人类，类器官技术还扩展到了其他动物模型。在不同的物种，如牛、猪、羊、鸡、猫和犬中，已经报道了产生肠道、乳腺、角化细胞和肝脏类器官的方法。最近的一项研究进一步报道了蛇毒液腺类器官的生成，该腺类器官表达高水平的毒素转录本，可用于毒理学研究。尽管类器官系统及其相应的培养方案多种多样，但系统之间仍有一些共同的核心生长因子和化学调节剂，特别是绝大多数成体干细胞衍生的类器官需要在人工基质混悬液中培养，其培养的无血清的基础培养基中需要添加Wnt激动剂和配体（R-289 spondin，Wnt-3a）、EGF和Noggin。另外，根据其来源组织的信号或激素的需求，需要添加额外的生长因子或抑制剂。胚胎干细胞/诱导性多能干细胞衍生的类器官需要逐步分化方案，值得注意的是，Activin A驱动胚胎干细胞/诱导性多能干细胞向最终内胚层分化，而FGF和Wnt可促进神经中胚层分化。从本质上讲，系统间培养协议的异同反映了生长信号在发育和组织稳态中的需求。

第三节　组织工程类器官

类器官能由多种类型细胞自组装形成，与体内组织或器官在结构和功能上高度相似。如前文所述，基于干细胞的自我更新和分化能力，在体外适当的3D培养体系中，自组织类器官可复制出已分化组织的复杂空间形态，并复现出细胞-细胞、细胞-周围基质的相互作用和空间位置形态，与体内组织、器官具有相似的生理反应。但是，自组织类器官在细胞类型组成方面缺乏特异性、批次培养存在高度异质性、以及缺乏适当的血管、免疫和神经成分及缺乏体内器官的大尺寸结构特征、难以实现更高级别的器官功能等问题，限制了类器官技术在体外仿生模型和再生医学领域的发展。

在发育过程中，器官的形状可受到来自邻近发育组织的生化和生物物理信号的调节。组织工程技术能够通过在系统外部施加指导性线索来引导自组织、器官中细胞之间的协同作用和命运反应。组织工程技术可以精准调控细胞和生物材料的空间排列，控制初始细胞密度、细胞聚集体的几何形状和大小、细胞-ECM相互作用和生化梯度，为多能干细胞衍生器官的产生提供更准确的指导，有望快速构建厘米级含细胞外基质的仿生组织结构，进而更好地重现在活体中出现的结构的极性和多样性。组织工程类器官通过精确调控细胞、生物材料和生化信号之间的相互作用，可引导细胞的自我组织和分化。通过复制天然组织的复杂性，这些组织工程类器官为理解器官发育、揭示疾病机制和筛选药物候选物提供了有价值的平台，具有更高的相关性和预测性。

一、种子细胞

种子细胞是组织工程的核心研究内容，获得足够数量和质量的种子细胞是开展体外组织工程的必要基础。用于组织工程的种子细胞必须具有形成新组织结构的能力，其来源包括自体、同种异体或异种。由于不同的细胞类型起源于不同的发育阶段，遵循不同的路径，因而在研究组织工程类器官形成时种子细胞的选择尤为重要。

类器官主要从成体干细胞和多能干细胞中建立，它们可以在培养中无限增殖，具有分化、重组以及模拟源器官的能力。成体干细胞来源的类器官是指组织活检制备成单细胞悬液后嵌入细胞外基质中，随着组织的生长定期添加并改变培养基中的多种生长因子，直到类器官扩大成熟，其模拟了在体干细胞的动态维持。多能干细胞来源的类器官是指将多能干细胞分化形成的球体嵌入含有组织特异性分化信号的细胞外基质中进行类器官培养。

（一）成体干细胞

成体干细胞（ASC）是存在于胎儿和成人不同组织内的多潜能干细胞，能够自我更新，具有谱系定向分化能力，具有在特定组织定居的能力。成人的 ASC 在正常情况下大多处于休眠状态，在病理或外因诱导下可以表现出不同程度的再生和更新能力。已报道的含有 ASC 的组织包括脑、骨髓、外周血液、血管、骨骼肌、皮肤和肝脏。理论上，ASC 致瘤风险很低，伦理争议较少。源于患者自身的 ASC 在应用时不存在组织相容性的问题，可避免发生移植排斥反应和使用免疫抑制药。

ASC 衍生的类器官构建是通过直接解离目标组织（包含内源性 ASC），并在组织特异性生长因子条件下长时间培养来完成的。最典型的是体外肠道类器官的构建，离体的肠道干细胞和隐窝可以在加入适当的生长因子作用下，经由 3D 培养模式形成肠道类器官。Wnt 信号通路激活是 ASC 衍生类器官建立的关键，由单细胞分选或解剖组织碎片中获得的干细胞，在含有 Wnt 激活剂的器官特异性培养基中可实现类器官培养。表面外胚层谱系的类器官（特别是腺体组织）主要来自 ASC 或分离的成体组织，目前从人类 ASC 培养出的类器官包括结肠、小肠、肝脏、前列腺、胰腺、输卵管、胃、舌和子宫内膜等。ASC 衍生的成熟类器官稳定、所需时间短、异质性较低，但是 ASC 在体内含量极微，很难分离和纯化，数量随年龄增长而减少，所以很多组织、器官的损伤或功能障碍不能通过移植 ASC 来解决，而且 ASC 分化局限性也限制了其临床应用。

（二）多能干细胞

多能干细胞（PSC）是未分化的主细胞，能分化为主要的三层胚胎细胞（外胚层、内胚层和中胚层），它们能够自我更新并分化为体内任何类型的细胞。PSC 来源的类器官对于不易获得原代组织样本的器官研究以及器官发育过程的模拟是极具优势的平台。与 ASC 来源的类器官相比，PSC 来源的类器官可产生间充质细胞层。基于 PSC 构建的类器官包括神经外胚层类器官（如视神经杯和大脑、小脑类器官）、中胚层肾脏类器官，以及内胚层来源的上皮类器官（如胃肠道类器官和呼吸系统类器官）等。从 PSC 中生成的类器官可较为方便地在体外构建为同一尺寸：首先，给定数量的 PSC 通过特定平台扩增并形成具有 3D 结构的细胞团，这些均匀的三维 PSC 团可以经过一系列发育信号网络的模拟过程，从而分化为特定的细胞类型，最终形成具有统一大小的类器官。在体外，PSC 衍生的类器官成熟度很难达到成体组织阶段，其基因表达模式通常更接近于胎儿期组织，其原因可能有两种：一是类器官发育需要长时间的条件限制培养，而实际培养能力有限；二是由于体外完全重现胚胎发育过程的能力有限，在类器官构建过程中丢失了与共发育细胞之间的关键相互作用。

在组织工程类器官构建中，ASC 和 PSC 均有广泛使用，且各有利弊（表 13-1），虽然二者都保留了原始细胞的遗传信息，但前者倾向于直接复制原始的组织表型，后者有望形成更复杂结构，二者的差异主要体现在它们所呈现的发育阶段、包含的细胞类型以及复杂性上。在类器官构建中，ASC 构建类器官相对更简单，一般仅含有相应器官的上皮部分，缺乏基质、血管和神经系统，其致力于组织特异性分化；而基于 PSC 的类器官可以具有多细胞的组成，在体外模拟原生器官而无须在培养中混合不同的细胞类型，这是其区别于 ASC 的一个有利特点（图 13-9）。例如，胃肠道类器官研究中，源自 ASC 的类器官仅包含器官特异性上皮细胞和干细胞，而源自 PSC 的胃肠道类器

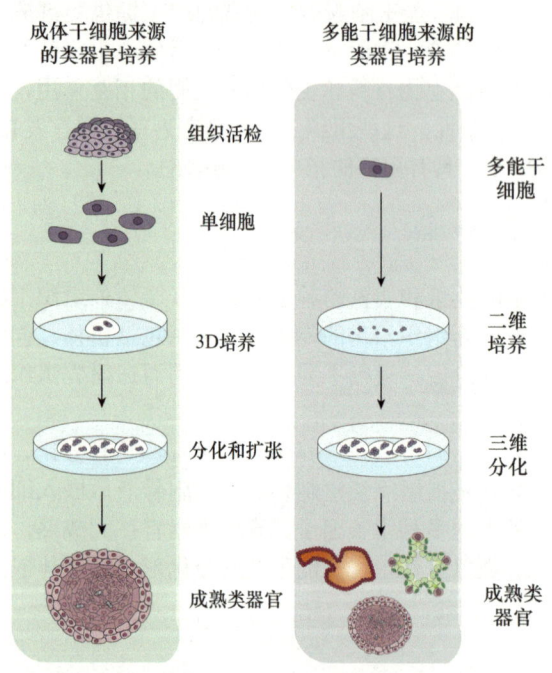

图 13-9　成体/多能干细胞分化类器官过程

官则包含上皮细胞和间充质细胞，包括成纤维细胞和平滑肌；从 PSC 获得的肾脏类器官的单细胞 RNA 转录组中包含 10%～20% 的非肾细胞，如神经细胞或肌肉细胞。

表 13-1 成体干细胞和多能干细胞来源类器官的特点比较

	多能干细胞来源类器官	成体干细胞来源类器官
优点	诱导性多能干细胞易获得 有潜力生成任何类型组织类器官 细胞类型丰富，模拟天然器官时更接近生理状态 适于研究人类不同发育阶段疾病	直接解离感兴趣的组织 更一致再现原始组织表型 需要更少的步骤和时间 可构建恶性类器官（肿瘤类器官）
缺点	培养过程耗时且复杂 类器官一般是不成熟或功能较差的，需要额外培养才可成熟	需要含干细胞的器官样本 成体干细胞难分离 有限的分化潜能
类器官	视神经杯、大脑、腺垂体、小脑、胃、小肠、肝脏、肺、甲状腺、肾等	结肠、小肠、肝脏、前列腺、胰腺、输卵管、胃、舌和子宫内膜

二、细胞外基质

（一）细胞外基质概述

干细胞微环境中的天然细胞外基质（extracellular matrix，ECM）是干细胞自我更新和分化的重要参数，其组成的改变是许多疾病的标志。ECM 主要由 5 类物质组成，即胶原蛋白、非胶原蛋白、弹性蛋白、蛋白聚糖与氨基聚糖。ECM 具有组织特定的结构，具有形态线索和弹性特性，可传递生化和生物力学信号，这些信号调节细胞黏附、迁移、增殖和分化，从而指导细胞命运和发育过程。ECM 还可以储存和释放生长因子和其他信号分子，采用蛋白酶裂解后可释放 ECM 中的成分，进而调节 ECM 的结构并影响细胞行为。因此，ECM 的具体动态与在器官内的细胞身份几乎密不可分，二者相互作用，在向细胞传递信号方面起着关键作用，能够导致各种信号级联的激活。因此，细胞外基质的设计应充分考虑生物化学和机械因素。

（二）细胞外基质——基质胶

基质胶通常上是指从 EHS 小鼠肉瘤中提取的，由纤维蛋白、多糖和水组成的基底膜，是类器官最常用的基质，为类器官体外培养提供了复杂的细胞外基质信号和适当的机械环境。基质胶在细胞生物学、治疗性细胞制造和药物发现方面的适用性是有限的：①基质胶无明确定义（它由近 2000 个独特的蛋白质组成），批次间成分的异质性阻碍了其标准化；②基质胶不利于物理或生化操作，很难对基质进行微调以促进预期的细胞行为和实现特定的生物结果；③其动物源性的特点也不利于其临床转化应用及发展。因此，无异源性、化学定义、高度可调整和可重复的替代品的材料被认为是理想替代物。水凝胶被认为可作为替代物来克服这些问题，一般包括两种，①天然材料，如纤维蛋白、胶原蛋白或透明质酸来源的天然水凝胶；②人工合成水凝胶，如聚丙烯酰胺、聚乙二醇（polyethylene glycol，PEG）等。与动物来源的基质相比，基于蛋白质或多糖的生物聚合物可以工程化生产，减少了伦理问题和批次间变异性，并且水凝胶可以用多种生物活性分子修饰，包括细胞外基质分子或片段。例如，用基底膜层粘连蛋白功能化的基于 PEG 的水凝胶能够重现肠道类器官形成。完全人工合成的基质可以通过添加含细胞外基质蛋白质关键氨基酸序列的多肽来获得功能，并且支持单个肠道干细胞形成肠道类器官，且 PSC 来源的肠道类器官的存活率在这类合成基质与基质胶中没有差异。

（三）细胞外基质——细胞黏附分子

天然细胞外基质中的生物聚合物含有许多细胞黏附分子的配体，可为细胞黏附提供位点。细胞与配体的结合导致细胞骨架的变化，进而促使细胞扩散和迁移，细胞还可以通过细胞黏附分子配体主动拉动其周围环境，导致细胞外基质重排和细胞表面受体聚集。这些细胞表面受体簇是细胞内信号转导的关键，可进一步启动细胞核中基因表达的变化。细胞表面受体和配体的聚集程度将影响细胞行为，如细胞运动、细胞扩散、细胞分化和血管生成。因此，细胞黏附分子配体是生物材料设计中的一个关键考虑因素。通过将多肽整合到工程生物材料中，可提供细胞黏附的配体并影响细胞表型，并且，细胞黏附分子配体的浓度、间隔、呈现模式和时间都会影响培养细胞的行为，因此，对配体结合的精确控制对于指导体外细胞行为非常重要。

（四）细胞外基质——物理性质

合成基质可以为特定的类器官应用进行设计。在用于 3D 细胞培养的新基质工程设计中，除了生物学特征外，还应考虑物理性质。硬度是影响干细胞行为的关键参数之一，并且可能是间充质干细胞向不同谱系分化的关键决定因素。因此，用于类器官培养的工程基质应考虑此类物理因素，针对每种特定的类器官系统进行优化，以提供适当的细胞-基质相互作用，这对类器官建模至关重要。在组织工程的背景下，细胞命运可以通过改变支架材料的刚度来调节，小于 1kPa 的低弹性模量软支架可促进神经元发育，而较硬的支架驱动肌源性和成骨性分化。目前虽然还没有针对不同类器官的最佳矩阵刚度表，然而已有部分已证明的可参考范围：模拟天然细胞外基质硬度（1.3~1.7kPa）能够促进肝脏类器官形成；300Pa 有助于肠道类器官更好地生长，如使用低于 300Pa 刚度的 PEG 来支持肠道类器官生长，产生的类器官将极性倒置，缺乏适当的形态发生。此外，类器官发育过程中细胞介导的基质硬化可能会补偿重建细胞外基质和自然器官之间的硬度差距。

（五）细胞外基质——应力松弛

天然细胞外基质是高度动态的、具有黏弹性的。基质的应力松弛曲线与其黏弹性和黏塑性直接相关，黏弹性材料通过导致材料重组的时间依赖性过程耗散施加应力的能量。因此，应力松弛受基质重组动力学的控制。黏弹性材料可以通过其应力-松弛半衰期来表征，即松弛 50% 施加应力所需的时间。相比之下，弹性材料不能耗散施加应力的能量，因此，应力随时间保持恒定。基质黏弹性对细胞增殖、基因表达、命运和迁移的显著影响，突出了其作为生物材料应用设计参数的重要性。在某些培养条件下，一些细胞类型对应力松弛的反应可能比对刚度的反应更强。在 2D 或 3D 中培养的骨髓间充质干细胞对应力松弛率敏感，与较慢松弛基质相比，间充质干细胞在快速松弛的 3D 水凝胶中显示扩散、增殖和成骨分化增加，与材料硬度无关。在 PEG 水凝胶中培养的小肠类器官在具有更强黏弹性的材料中有更大的出芽。

综上所述，在组织工程构建类器官中人工模拟细胞外基质时所选择的生物材料除必须具有生物相容性、生物可降解性外，还应模仿原生组织的机械性能给组织提供足够的机械支撑，并具有促进细胞附着、迁移、增殖和分化等生物活性的特性。模仿天然细胞外基质力学特性的黏弹性水凝胶可以促进组织再生，而较硬的材料可以抑制细胞增殖和分化。这些材料的基质胶样特性在通过细胞伸长、极化、增殖和迁移以促进类器官形态发生方面是至关重要的。

三、支　　架

利用功能性支架材料人工模拟微环境，促进干细胞自我更新和定向分化，调控组织再生，是目前组织工程领域的热点问题。首个 ASC 来源类器官的成功建立已提出了模拟干细胞龛（niche）是培养干细胞成功自组织生长的关键。干细胞微环境的特征包括细胞外基质、邻近细胞及其分泌的信号分子，然而这种刺激信号不足以培养与体内对应的高度相似的类器官。考虑到类器官培养过程中存在明显的细胞反应性差异和批次间变异性，组织工程技术的引入能够更真实地模拟体内生态位，可改善对细胞生长和分化的控制，有利于更多生理相关模型系统的建立，促进临床转化。

在体内器官的发育和稳态过程中，物理边界对细胞和组织起着关键作用。具有几何形状的支架形态具有引导潜力，可用来指导类器官发育过程中的形状发生，使类器官形成目的形状。例如，将乳腺上皮细胞置于预定义形状的胶原水凝胶中生长，可以模拟乳腺上皮小管的分支过程，通过形态发生蛋白的扩散介导上皮单分子层中局部几何形状的诱导形成，进而决定分支和形成新小管的概率。不仅如此，支架在类器官培养中的应用具有许多优势，包括提供结构支持、模拟生物材料的力学性能、促进细胞迁移和分化、调控细胞信号转导、控制药物释放以及可定制性和可扩展性。这些优势有助于创建更具生物相似性和功能性的类器官结构，推动组织工程技术在组织工程和再生医学领域的进展。

为了提供体外人工物理边界，可以使用微纳加工、3D 打印和激光切割等技术获得不同功能的支架（图 13-10）。使用生物打印可以进一步提高精度，类器官与 3D 生物打印技术的结合将进一步推进类器官的发展，以实现精确的 3D 器官建模，实现量身定制的工程设计和优化的类器官生产。

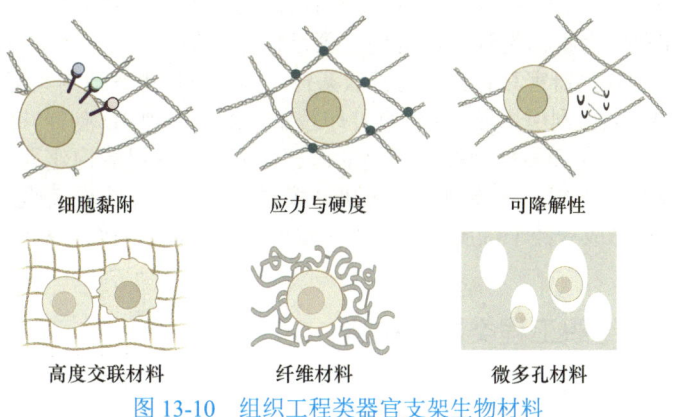

图 13-10　组织工程类器官支架生物材料

（一）功能支架引导肠道类器官

1. 微纳加工支架引导肠道类器官形态发生　肠道类器官被认为是迄今为止最典型的类器官系统，然而其隐窝样结构的位置和数量是无法控制的，而且类器官的形状、大小和多细胞组成也是无法控制的，其较高变异性给类器官的基础和转化研究带来了重大的挑战。通过物理特性的调控，如利用组织自身的初始几何形状，可在一定程度上控制肠道类器官的模式和形态发生。在肠道类器官中，隐窝样结构的形成是一个高度随机的过程，它发生的方向随机、数量可变。微纳加工的支架能以预定义的方式对肠道类器官进行模式化。例如，把类器官来源的细胞接种到肠道形态的胶原蛋白支架上，结合体内肠道发育过程中特定细胞类型和空间位置上的肠道形态发生素的梯度释放，生成与模板隐窝-绒毛结构相匹配的上皮细胞和空间排列，并具有相应的增殖和分化区域。另外，支架可以引导肠道类器官生长成预定形状，允许顶端和基底进入隐窝-绒毛样模式，形成长期的稳态。在这种情况下，类器官被塑造成与外界相通的管状结构，使脱落的死细胞随着时间的推移而积聚并能够被去除。这些"迷你肠"保留了肠道的主要生理特征，并具有显著的再生能力，它们可以在大规模组织损伤后再生，超越了以往的组织模型，可用于建模炎症过程或宿主-微生物相互作用。

2. 3D 打印支架构建肠道类器官　3D 打印技术可用于创建具有复杂几何形状和机械性能的支架，可以量身定制用以支持肠道类器官的生长和分化。可采用类器官构建技术常用且生物活性非常好的胶原和人工基质作为墨水材料，这些材料来源于天然组织，生物活性好，强度低，不会阻碍干细胞后续的自组织发育。使用干细胞和类器官作为类器官的自组织构建单元，这些构建单元可以在空间上排列成相互连接且不断分化的细胞结构。类器官制造技术和生物 3D 打印技术的优势结合，能够成功构建高度仿生的厘米尺度的类肠道组织，包括管状结构、分支血管和管状小肠上皮体内样隐窝和绒毛域等，为药物发现和再生医学研究提供了新的技术手段。高度微型化的微流分选可控的单细胞打印技术也可用于合成成分和形态受控的类器官模型。此外，可采用激光在由肠道细胞外基质交联蛋白混合物组成的水凝胶中雕刻出肠道形状的支架，数小时内搭载的干细胞就会扩散到支架上，形成一层连续的具有特征性隐窝结构和绒毛状结构的细胞层。除了作为干细胞生长的基质，水凝胶还能为最终形成的肠道组织塑型。

（二）功能支架引导大脑类器官

1. 微纳加工支架引导脑类器官形态发生 支架可以用来引导 PSC 来源的类器官在其发育过程中的形状，如在类胚体阶段。在微丝支架中生长的类器官发育成细长的形状，促进了神经外胚层的生成，与由球体生成的标准类器官相比，可明显改善皮质发育。将生长中的大脑类器官限制在薄圆盘形状可为研究驱动大脑折叠建立的生物物理力提供基础。

2. 3D 打印支架构建脑类器官 组织工程支架的形态引导还可以改善脑类器官的中心缺氧坏死情况，采用 3D 打印技术为工程化脑类器官创造聚己内酯支架，可将培养的脑类器官引导为扁平形态，经过改造的扁平脑类器官具有良好的扩散条件，因此可以更好地为其组织提供氧气和营养，从而防止组织核心的坏死。利用悬浮 3D 生物打印技术开发了一种 3D 脑样共培养构建体，可以克服类器官构建中对细胞定位和多样性控制不足的问题，成为一种灵活构建具有神经球体和神经胶质的异质神经群体的解决方案。在模拟软组织机械模量的载有星形胶质细胞悬浮胶中制备神经球样的独立 3D 结构，在形成神经干细胞的仿生微环境的同时可促进自组织神经类器官在精细的 3D 网络中发育生成。

（三）支架引导其他组织工程类器官构建

1. 3D 打印构建肾脏类器官 类器官工艺的挑战之一是批次之间的差异，而生物 3D 打印的类器官有很大的改进，尺寸变异系数非常低，仅为 1%～4%。基于挤出式的 3D 细胞生物打印技术可快速、高通量生成肾脏类器官，在控制细胞数量和活力方面具有高度可重复性。3D 生物打印能够精确地控制生物物理特性，包括类器官的大小、细胞数量和结构，而对类器官结构的修饰则大大增加了每个起始细胞数量的肾单位产量，这有利于制造具有功能性近端管状段结构的肾脏组织薄片。因此，用于肾脏类器官生产的基于挤出的自动化生物打印可提高通量及加强质量控制等，从而促进干细胞来源的人肾脏组织的体外和体内应用，这是朝着大规模肾脏组织工程迈出的重要一步。

2. 3D 打印构建肝脏类器官 对于肝脏类器官，使用设计喷嘴生成的 3D 生物打印的肝小叶可体现出器官特异性功能，并在血管化方面得到改善。3D 打印可将宏观尺度精确排列和微观尺度细胞自组织相结合，在构建具有较强组织学复杂性的类器官方面有很强的潜力。利用 HepaRG 细胞和生物墨水构建基于 3D 生物打印的肝脏类器官，在体外分化 7d 后可获得肝功能的表型，如白蛋白分泌、药物代谢和糖原储存。将其移植到 *Fah* 基因缺陷型的肝损伤小鼠腹腔内，肝脏类器官进一步成熟，并且其肝脏特异性蛋白质合成增加，同时在体内形成的功能性血管系统有利于物质转运和肝功能的增强。综合以上效应，肝脏类器官的移植可显著提高肝损伤小鼠模型的存活率。

3. 3D 打印构建心脏类器官 心脏由多层组织组成，包括许多不同类型的细胞，即心肌细胞、非心肌细胞和神经元，这些细胞协同工作，可以确保心脏的正常运作，从而向身体的其他部位不断供应新鲜的含氧血液，它的复杂结构给心脏类器官的培养带来了困难和挑战。在体外培养心脏类器官的过程中，心肌细胞往往以团块形式存在，而不会形成体内常见的组织结构，因此无法很好地构建体外模型进行心脏疾病的研究。直到 3D 类器官技术出现后，人们才成功在体外构建出了心脏类器官。例如，利用 3D 生物打印的腔室类器官以不同的精确度水平成功地打印了心脏精细结构，实现了人体心肌的原位扩张、分化和机电耦合，打印的心室显示出了同步收缩和室壁增厚。

生物 3D 打印具有可形成复杂可控的类器官结构、高黏度仿生材料的稳定精准打印等诸多优势，促进了类器官构建在全自动化高通量生产、高稳定性和可重复性等方面的技术革新，未来将继续加速这两项技术在精准医疗、再生医学、药物筛选、基因编辑、疾病建模等领域的融合发展。

四、生长因子递送

器官发生是由干细胞组织自身及其子代的内在能力驱动的。然而，类器官研究表明，干细胞的自组织能力不足以生成功能齐全、成熟的器官。在体内，组织发育受到精确地遵循空间和时间顺序提供的外部刺激，这在传统的 3D 培养系统中往往无法得到再现，因为细胞被嵌入同性基质中，淹没在均匀的生物化学分子信号微环境中。因此，生长因子的精确递送对类器官准确分化至关重要，这一问题可以通过 3D 培养基质来解决，使其在时空控制下释放或呈现生物分子。

（一）空间控制

通过微流控装置可以精确控制发育所需的形态发生素在特定位置的梯度释放，使得培养的类器官重现体内特征。例如，微加工设备可用于产生稳定的相反梯度的音猬因子（sonic hedgehog, SHH）激动剂和 BMP，从而模拟在脊髓发育过程中脊椎神经管模式中重要的体内形态发生梯度，这种基质能够实现细胞外基质的空间控制分化，类似于体内发育。另外，可通过基因工程改造人 PSC 表达 SHH，使其定位在发育中的大脑类器官的一侧，生成形态发生梯度，传递到前脑类器官系统，最终导致前脑类器官的背腹样和前后样极化。

生物化学因素呈现的时空控制也可以通过使用工程方法对生长矩阵进行直接模式化来实现，与微流体诱导的梯度相比，这种方式允许在更大的宏观尺度上进行控制。例如，通过双光子光化学方式，在空间上控制不同生长因子在三维水凝胶中不同体积的固定，并专门指导其中的干/祖细胞的分化。细胞外基质的组成对干细胞的分化有至关重要的作用，如层粘连蛋白和纤连蛋白分别在体外促进胚胎干细胞的心肌细胞和内皮分化。在肠道类器官构建中，细胞外基质配体的组成需要随着其成熟度的增加而变化。在天然肠道中，隐窝-绒毛轴与细胞外基质蛋白的梯度形成特定模式，不同细胞外基质成分在肠道干细胞稳态和分化中发挥特定作用。因此，生物工程方法，如 3D 基质沉积，可通过以预定义的方式来进行模式引导，进一步改善肠道类器官培养中的隐窝-绒毛区域化或其他类器官系统中类似的非对称性结构（图 13-11）。

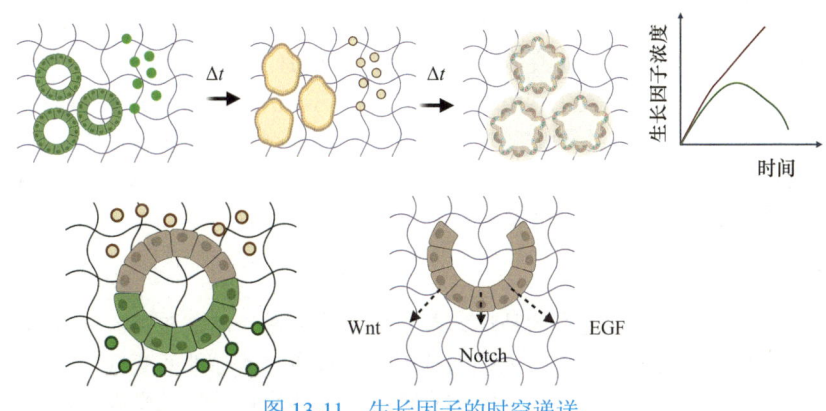

图 13-11　生长因子的时空递送

（二）时间控制

时间控制在生成可重复的具有高水平成熟度的类器官中是必要的。例如，光化学技术可设计基质在光刺激下局部释放可溶性化学因子。在肠道类器官中，形态发生素的光活化局部释放可促进时空控制隐窝样芽的形成。细胞外基质的机械性能在肠道类器官发育过程中需要不断变化，这可以通过引入光介导的合成生长基质的机械性质变化来解决，如使用可光降解的水凝胶。类似地，支架的几何形状可以随着时间的推移而改变，从而引导新兴类器官的形状，如光依赖性原位激光消融技术。

尽管基本的细胞龛模拟技术促进了类器官培养系统的产生和维持，但这些类器官往往表现出高度异质性的形状，并且呈现出成熟度和功能水平的随机变异性。组织工程类技术有望在空间和时间上改善对形态发生信号的控制，不仅在其组成元素中而且在其动力学中提供模拟组织的微环境。因此，新一代工程材料有望进一步扩大可在体外生长的更多类器官，增加已经建立培养物的发育稳健性（表13-2）。

表13-2 不同类器官培养所需生长因子

类器官类型	相关生长因子
胃上皮类器官	EGF、FGF4、FGF10、Noggin、RSPO1、BMP5、Gastrin
肠道上皮类器官	EGF、Noggin、RSPO1、Wnt-3a、bFGF、FGF4、IGF1、BMP4、Activin A
肝脏类器官	BMP4、EGF、bFGF、FGF10、HGF、Noggin、RSPO1、FGF19、BMP7
肺类器官	Activin A、bFGF、FGF4、Noggin、RSPO1、FGF10、FGF7、BMP4、VEGF、PDGF
前列腺类器官	Activin A、EGF、bFGF、FGF10、Noggin、RSPO1
胰腺类器官	EGF、FGF10、Noggin、RSPO1、Wnt-3a
脑类器官	bFGF、Noggin、DKK1、EGF、BDNF、GDNF、FGF19、SDF1
内耳类器官	BMP4、bFGF
视网膜类器官	SHH、BMP4、FGF1、PAX6、LHX2
乳腺类器官	RSPO1、Noggin、EGF、bFGF、FGF10、FGF7、Prolactin
肾脏类器官	BMP2、BMP4、BMP7、bFGF、FGF9、Activin A
心脏类器官	bFGF、FGF4、FGF10、LIF、Activin A、BMP4
血管类器官	BMP4、VEGF、bFGF
软骨类器官	TGF-β_1

五、微 环 境

在体内，器官发生受来自细胞生长微环境的刺激调节，器官发育也受到周围组织所提供的信号输入以及系统水平参数的引导，如液体流动、机械力或pH或氧气水平变化。流动、剪切应力、压力和运动等机械参数会对形态发生和组织稳态产生影响。例如，血流诱导的内皮剪切应力可触发内皮细胞的终末成熟；同样，不同的物理力量也参与可影响正常和病理性的肠道功能。在类器官建模中，物理和机械调节应与标准生化干预相结合，物理和机械因素在调节器官和生物体发育、干细胞分化、功能维持和疾病发展中至关重要。

（一）物理和化学环境

静态培养条件在类器官周围提供的是均匀剂量的化学刺激，但是在类器官内形成的是径向对称梯度，随着类器官体积的增长，扩散依赖的营养供应和废物清除效率变低，因此，类器官核心就会出现氧气和营养缺乏，由于可及性受限的直接导致类器官培养时长受限。例如，在囊性上皮类器官中，死细胞聚集在中空腔中；大脑类器官只能生长到几毫米大小，并因为营养不可及导致内核坏死，但这能通过旋转生物反应器或摇床的振荡培养来部分缓解。类器官动态培养有利于类器官生长，并可将质量的大小限度扩大10倍以上，且为类器官提供了适当的剪切或张力刺激，促进血液和淋巴管、肺、肠和胃组织中的组织成熟。

微流控芯片（microfluidic chip）是以微量流体的精确控制为核心技术，通过由微通道形成的网络使微流体贯穿整个系统，能准确控制类器官的生物力学环境，有助于系统构建具有高度生理相关性的类器官。肠组织是人体内细胞更新率最高的组织，会导致大量脱落的死细胞积聚在传统类器官的内腔中，这些细胞以封闭的球体形式生长，严重影响类器官的长期健康存活。引入微流控系统能够有效灌注这些肠道类器官，使得内部的细胞也能够充分接触养分，改善因密闭而造成的细胞大量死亡，进而建立一个长期的稳态类器官系统。此外，微流控系统能够精确控制化学刺激的时空递送。微流体主要涉及层流，其微尺度的黏性力优于惯性力；层流能够将不同浓度的不同信号分子控制递送到具有空间特异性的单个物体上。微流控使得同一类器官的不同区域分别发育。例如，通过微流体控制多能干细胞暴露于模拟发育模式的信号梯度中，差异信号使得发育的脑类器官表现出头尾组织的极性标志；在类器官组装研究中，微流体控制外源性信号梯度可增强多能干细胞的肝脏分化。

类器官芯片是将微流控芯片与类器官这两项技术结合，形成一种通过微芯片制造方法制造细胞培养的微流体设备，利用芯片来构建和模拟人体组织微环境。这一研究结合类器官技术和微流控技术优势，旨在搭建更接近人体微生理系统的体外模拟系统。

（二）多系统相互作用环境

对类器官的优化培养不仅必须考虑特定器官局部微环境的各个方面，还必须考虑到系统层面。相比传统的类器官系统，与人体各器官系统参数相似有望产生具有更长寿命、更成熟表型、更高细胞多样性和最终更高临床预测性的类器官。

许多生理功能和病理状态不能只归因于一个特定的器官，有可能是多个系统的相互作用，目前的类器官还不能在更高水平的组织中模拟生物相互作用（如组织-组织或多器官相互作用）。芯片器官领域为工程多器官系统结合类器官技术奠定了基础。例如，微加工系统将乳腺癌模型与肠道和肝脏模型相结合，模拟抗癌药物的顺序吸收、代谢和靶向生物活性，显示出了良好的组织活力和基本生理功能；在由胃、肠和肝类器官组成的基于微流体的三方培养中，可以实现胆汁酸生成的旁分泌信号依赖性调节，体现了生理条件下器官-器官相互作用；使用生物打印和微加工方法建立心肺肝脏模型，允许器官间交叉互作，这种设置为抗癌药的肺依赖性心脏毒性研究提供了证据，同时展现出了多器官方法在药动学筛查中的必要性（图13-12）。

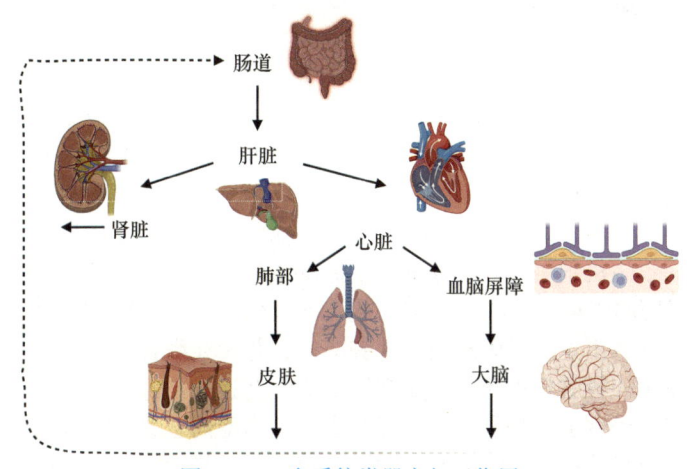

图13-12　多系统类器官相互作用

六、功能化的组织工程类器官

（一）功能化的组织工程肠胃类器官

胃具有化学和机械分解摄入食物的关键功能，这归功于3个部分的工作：①内胚层上皮细胞的复杂相互作用产生酸和蛋白酶；②中胚层控制的平滑肌收缩功能；③外胚层产生的肠道神经协调，肠道神经可以协调内胚层和外胚层的工作，完成消化功能。因此，在原有胃部类器官的基础上进行组织工程优化，可利用人源多能干细胞的 3 个初级胚芽层细胞（肠神经胶质细胞、间充质细胞和上皮细胞），组装成包含分化腺体、平滑肌层和功能性肠道神经元的人源胃类器官。

肠神经系统，也被称为"第二大脑"，在胃肠道多种功能中发挥着关键作用，包括蠕动/运动、激素分泌和血流协调等。因此，在类器官系统中加入肠神经系统是构建肠道类器官的发展方向。神经嵴细胞与后肠球体结合，能够形成具有功能性肠神经系统的肠道类器官，控制平滑肌收缩。将胃窦类器官-肠神经系统-肌肉移植物嵌入具有肠道神经元网络的平滑肌层，其组织方式类似于人 38 周的胎儿胃，并包含胃窦细胞类型，如黏液细胞、表达生长素释放肽、组胺和胃泌素的内分泌细胞等。为了研究 3 个胚层胃窦类器官中的肠神经系统和平滑肌是否形成功能性神经肌肉单元，研究人员从胃窦类器官中分离出组织并将其放置在器官系统中以监测收缩力，发现源自胃窦类器官-肠神经系统-肌肉的组织存在高度规则的自发收缩振荡，而胃窦类器官-肌肉的收缩活动则是不规则的。此外，胃类器官能形成腺体，腺体由平滑肌包被，且平滑肌中包含控制胃窦组织收缩的功能性肠内神经元；神经嵴细胞可以直接作用于前肠进而影响后肠发育，促进布伦纳腺表型的类器官产生，该胚胎组织工程也可以产生复杂的胃底和食管类器官。

（二）功能化的组织工程肝脏类器官

肝脏是人体内最大的腺体器官之一，它的功能涵盖了代谢调节、解毒排泄、蛋白质合成、胆汁分泌和免疫调节等方面，对于维持身体的正常运作和健康至关重要。3D 培养体系可以提供在肝细胞的生存和功能中起重要作用的多种信号，如肝细胞的空间位置、压力信号和基质黏附信息等，从而显著促进肝细胞体外成熟功能。含有各种蛋白质类型的工程性肝类细胞相对原始的单细胞型肝类器官来说，更为贴近肝脏的生命状况，功能更为稳定，功能也更为完善，产生了包括白蛋白释放、药物代谢与酶素活力，以及肝糖生成与低密度脂蛋白摄取等基本功能。多细胞肝类器官和单细胞的肝类器官比较，可以做到更接近于真实人体肝脏的新陈代谢状态。在基因稳定性上，由于原代细胞来源的肝类细胞相比于多能干细胞来源的肝类细胞，在长期培育过程中极少出现单拷贝数突变或其基因体的改变，因此可以较好地表达和稳定地维持个体的基因功能，在细胞工程类器官培养中也具备了相当的优越性。

（三）功能化的组织工程肾脏类器官

肾脏是人体泌尿系统中最重要的器官，可滤过代谢废物并排出体外，同时重吸收营养物质。肾脏由肾单元和收集管网络组成，过滤血液形成原尿，调控水、电解质和酸碱平衡，形成尿液储存在膀胱，最终排出体外。在胚胎时期的肾脏发育过程中，肾单元祖细胞与收集管祖细胞相互诱导祖细胞的进一步分化和收集管的分支，最终形成复杂的肾单元-收集管网络结构。肾脏类器官为肾脏发育、肾脏疾病致病机制研究以及肾脏再生提供了强大的工具。目前的肾脏器官模型已经可以产生一些类似肾脏的微观结构，如肾小球、肾小管、集合管等。作为肾脏的重要组成成分之一，收集管的发育缺陷可导致出生时肾脏缺失、肾脏畸形、肾单元数量减少，以及先天性肾脏和尿路畸形，但是目前高质量的肾脏收集管的器官模型还没有建立，肾单元与收集管之间的连接也没有建立，这些缺陷很大程度上限制了从微型肾脏器官模型向合成人工肾的飞跃。最新的研究中已培育出具有收集管系统功能的肾脏器官，被称为输尿管芽-集合管 3D 类器官，可体外模拟输尿管芽分支形态发生，并与肾单位建立连接，这个系统可以负责浓缩和传输尿液，维持体液和酸碱度平衡，而且结合基因编辑技术，这套体外诱导的收集管类器官模型可以广泛地应用于肾脏发育和尿路畸形疾病机制研究。

（四）功能化的组织工程多系统类器官

器官是由各种类型的细胞和组织组成的，多个器官可作为一个连接系统发挥功能，如呼吸系统、消化系统、神经系统和循环系统。生理和病理反应不仅涉及单个器官，而且涉及它们之间的相互作用，为了实现真正器官水平的组织构建，必须考虑个体组织器官模型系统相关性的有效建模。目标组织对外界刺激反应的数据库和不同模型之间的相关性可以用来检查每个模型的可靠性。基于组织工程的多系统研究已日渐丰富，如在微流控技术辅助下构建的肝脏-胰岛类器官系统，不仅可检测各自的细胞活力和器官特异性功能，在胰岛类器官还可在葡萄糖的刺激下产生胰岛素分泌，以及肝类器官中对葡萄糖利用的改变，反映了类器官间的动态相互作用，从而为2型糖尿病研究提供了新的思路。

第四节 类器官与再生医学研究

类器官技术与再生医学渊源很深，人类器官发展之初即把再生医疗视为它的最终愿景，对此类器官技术运用及在器官移植方面的探索也不曾停歇。在该类器官研发的早期，肠类器官就开始被用来在老鼠模型中修补损伤组织。由于体外培育的肠类器官构造与细胞成分都和老鼠自身肠道一致，将其直接灌注在结肠炎小鼠肠内，就可以修补损伤的结肠上皮，并修复隐窝组织，通过该类器官治愈的老鼠健康状况也逐渐修复，这就充分显示了该类器官在可再生医疗领域的重要前景。

理论与实际总是相伴而行，当用肠道类细胞成功治愈了结肠炎小鼠时，专家们才认识到体内移植试验不仅是检测类器官分化水平的有效手段，更是通向组织再生的正确途径。随着对新型类器官的逐渐兴起，类器官移植在心脏、肝外胆管、肝脏、胰岛、脑、皮肤等各种组织脏器上广泛开启了实践。由于它们自身的增殖功能和细胞特异性，类器官移植可以较好地修复人体组织，而不会出现畸形或癌症。更为振奋人心的是，在1型糖尿病模型上，利用胰岛类器官的治愈效果远优于直接使用从组织中分离的新鲜胰岛细胞，这也更加说明了类器官在可再生医疗领域中的巨大发展前景和特殊价值。

类器官比传统的细胞培养更具优势，其包含更丰富的细胞类型，更接近正常机体的细胞组成和行为，更具现实与临床意义。类器官移植至病患处有望替代损伤细胞发挥作用，实现损伤组织的再生。直接植入负载于支架中的种子细胞的组织工程技术，是将扩增干细胞搭载在设计合适的支架上，整个植入缺损部位，此过程需考虑支架材料及设计、细胞有效搭载及搭载种类和数量等，此种移植方法在骨骼及皮肤损伤修复中应用较广泛，不是所有的组织损伤修复都能适用。综上，类器官移植和组织工程技术搭载干细胞分别能在不同的组织修复上发挥其作用，随着类器官技术的不断发展，其已然成为组织工程研究的得力助手，因此，未来有望看到类器官技术和组织工程技术更深入地结合，形成强强联合，更好地实现损伤组织的移植修复工作。

一、类器官移植基础研究

（一）肠道类器官与再生研究

肠道上皮容易因各种疾病和药物等因素受损而失去完整的结构，如短肠综合征、克罗恩病和遗传性肠道疾病等。肠道的缓慢自然恢复能力有限，而肠道移植治疗仍存在相当大的问题，如移植物排斥反应、手术并发症和感染的风险，这揭示了需要创建新的肠道器官替代策略。肠道类器官培育系统的形成使得离体的肠道干细胞能够在体外发育产生大量的类器官，并长期维持其功能不变，肠道类器官为胃肠损伤的治疗恢复开启了大门。在对动物模型的研究中，肠道类器官移植术往往出现于同一物种中，在保持血液循环完好的条件下采用手术方式分离部分动物肠道，剥离该部分小肠的隐窝和内绒毛上皮，再与捐赠者的肠道类器官共孵育，然后再采用上下切口吻合方式将其接回小鼠肠道，结果供体肠道类器官仍可在受体肠黏膜下生存，或修补部分受损肠皮肤黏膜。

为了实现肠道类器官的临床应用，2014年完成了首例人源肠道类器官移植修复研究，发现在肾包膜下移植的肠类器官能够存活和成熟，并伴随着体积增加，且具有丰富的血管；其次，移植物具备了肠道基本功能，能够对宿主释放的体液因子产生反应，且上皮细胞能够吸收多肽并呈现出肠道屏障的功能。在移植修复疾病方面，治疗策略主要是将患者剩余的少量肠道干细胞提取出来进行培养扩增形成肠道类器官，并重新引入患者体内，使肠道上皮再生，从而治愈肠道疾病。这已经在以葡聚糖硫酸钠诱发的结肠炎小鼠为模型的研究中得到了验证，通过将大约1000个类器官注入小鼠的结肠中，证实了体外培养的肠道类器官能够通过肛门灌肠修复结肠炎。

小肠存在生理结构复杂及肠腔内环境恶劣的问题，因此很难进行灌肠移植，这导致小肠移植成功率及长期存活率都不够理想，因此阻碍了短肠综合征和肠功能衰竭患者小肠移植治疗修复的进程。因此，肠道体内移植的研究多集中在结直肠，肠道类器官的移植研究也多集中于此。尽管如此，异种移植回肠类器官有望能够在体内环境中进一步还原小肠的结构和功能，包括构建小肠上皮组织的绒毛结构，而且重构的绒毛结构会表达与营养物质转运相关的蛋白质。体内移植的回肠类器官能够发挥小肠功能，并重塑淋巴管结构，也能够维持神经回路调控和自主神经支配的肌层组织，而且回肠类器官对塑造肠道菌群也具有重要作用。目前对小肠类器官的研究主要聚焦在以体外小肠类器官为基础的高通量药物筛选，如抗辐射药物的筛选。基于小肠类器官的再生医学研究仍然具有很大的挑战（图13-13）。

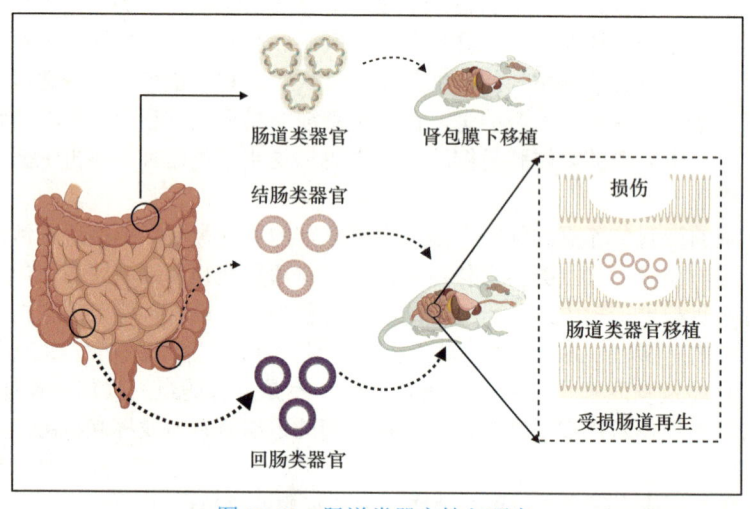

图13-13 肠道类器官植入研究

除了自组织生成的同种或异种肠道类器官，生物工程肠移植物也是肠衰竭患者可移植组织的潜在来源。肠道生物工程中的早期策略主要是以鼠成体干细胞或多能干细胞为种子细胞，使用合成或脱细胞啮齿类动物基质作支架，这些均限制了它们的临床转化。基于成型水凝胶和合成支架构建的人类肠上皮微尺度模型更具生理特征，但它们的再生潜力受到了规模的限制。在生物反应器培养系统中使用患者衍生物培养生物工程人体肠道移植体的方法，可通过持续时间为12周的类器官培养，产生包括生理肠上皮、基质和周围的生态位在内的工程黏膜移植物，为再生医学和人类胃肠道疾病的研究提供了宝贵的工具。此技术主要包括患者来源的肠道类器官和成纤维细胞的分离、扩增和生物库的建立，以及从天然人体组织中生成脱细胞人体肠道支架，并搭载再生干细胞，形成的支架可移植人体内实现修复功能等。肠道类器官仍存在局限性，包括不同啮齿类动物或不同物种肠道类器官移植结果存在差异；对原位移植和异位移植模型的效果进行比较存在困难；针对不同发育阶段基因表达比较在功能上的对应意义。

（二）脑类器官与再生研究

脑部可能会因为疾病或外部撞击造成损伤，如阿尔茨海默病、帕金森病等神经退行性变性疾病以及颅脑损伤等外伤性脑损伤，而成人大脑神经元的再生能力很弱，限制了脑部损伤的再生修复。在人类整个大脑发育过程中，脑部的新生神经元主要出现在胎儿发育期，并在 14 周时数量达到顶峰，22 周以后则开始减少，同时新生神经元表现出细长而简单的细胞形态，并随着发育逐渐生长为成熟的神经元形态，到了 7 岁左右，基本不会再产生新生神经元，因此脑部损伤（神经元大量丢失）后的神经修复与再生一直是脑科学领域关注的重点。例如，帕金森病患者的脑部多表现为多巴胺能神经元大量丢失，利用培养的多巴胺能神经元取代损伤（丢失）神经元，已经从基础研究扩展到了临床验证阶段，有望从细胞治疗的角度实现再生修复，但是由于神经损伤的区域较大，且对应区域细胞类型丰富给细胞治疗再生修复提出了新的挑战。随着类器官技术的出现，脑类器官植入体内用于大脑再生修复的研究给予了新的方向。

在首次将大脑类器官移植到重度免疫缺陷小鼠大脑的研究中，脑类器官与宿主就表现出了良好的结构功能整合与交互，结构上脑类器官的人源轴突与宿主大脑之间形成了丰富的突触连接，功能上宿主神经信号能够响应脑类器官中的信号变化；此外，8 个月后在体脑类器官出现明显的细胞分化和成熟，轴突生长明显，还成功追踪到宿主血管侵入脑类器官。因此，在首次移植研究中发现人脑类器官成功地与小鼠大脑相互作用，并表现出整合、成熟和神经元分化，这对未来人类大脑疾病的移植治疗有深远的前景。

在再生修复中脑类器官拥有较为明显的优势。将多能干细胞来源的脑类器官与神经祖细胞球分别植入到出生后 8～10d 小鼠的额顶叶皮层，在移植 2 周和 4 周后分别比较血管化、移植物存活、神经分化和细胞结构，脑类器官表现出比神经祖细胞更好的结果，突显了脑类器官移植的独特优势。此外，脑类器官移植在中枢神经系统疾病的再生修复中同样具有较大潜能。通过移植脑类器官修复卒中（大脑中动脉闭塞）或外伤引起的脑部损伤，并通过评估脑类器官体积、宿主功能恢复、有效性和生存能力等指标判定修复效果。在移植后，大脑类器官能够分化并迁移到不同脑区，且伴随着脑损伤体积减小、突触重建、神经运动功能恢复，以及其他神经系统改善。不仅如此，脑类器官植入后可在特定神经回路形成整合和并引起模型小鼠的行为学变化：移植小型化脑类器官到小鼠内侧前额叶皮质后，脑类器官在实现存活、进一步成熟、发展出成熟的电生理特性之外，在宿主脑内能够发生长距离投射并能够整合进宿主神经回路（在 1 个月内向基底脑区延伸超过 4.5mm），重要的是，脑深部移植促进了小鼠行为学改善，移植小鼠表现出明显的任务更佳状态。以上技术为未来移植人脑类器官治疗神经系统疾病提供了实验依据。

脑类器官移植到宿主不同损伤脑区也能够实现不同的功能，与宿主脑区融合并参与不同脑区的工作机制。例如，人脑类器官移植到年幼大鼠的体感大脑皮质后能够从大鼠的胡须和其他感觉器官接收信号，并将它们传递到大脑的其他区域来分析。植入的人源细胞并没有改变幼鼠大脑的神经回路，而是成了其神经回路的一部分，并可以影响幼鼠对于体感信号输入的行为表现。新生大鼠的年轻大脑可以接受人类神经元并使其成熟，并将它们整合到驱动大鼠行为的机制当中。将脑类器官移植到宿主的视觉皮质后，能够通过多电极阵列检测视觉刺激下脑部（宿主及脑类器官）不同区域的神经电生理响应，以确定类器官与宿主的视觉皮质组织整合，对视觉刺激产生的反应，以及对宿主视觉的响应。这两项研究为脑类器官参与功能皮质脑区研究奠定了基础。

移植的细胞在新环境中并不能完美地模拟人类脑组织。例如，它们并没有将自己组织成与人类皮质相同的多层结构，它们也没有跟随周围大鼠神经元的引导，形成大鼠躯体感觉皮质特征的桶状柱，但是单个移植的神经元确实保留了许多正常的人类电学和结构特性。长期以来，我们对人类大脑运作机制的理解一直受到人类神经元发育、连接和相互作用的实际观察困难和伦理问题的阻碍。脑类器官植入体内的研究为神经发育与再生研究提供了更多可能性（图 13-14）。

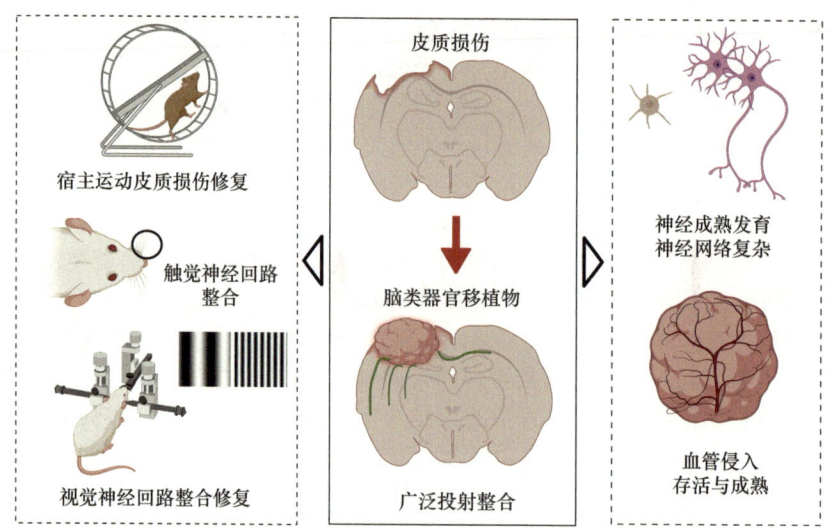

图 13-14 脑类器官植入宿主大脑研究

（三）肝脏类器官与再生研究

1. 成体干细胞来源的肝胆类器官　肝脏的主要功能之一是产生和分泌胆汁酸，胆汁酸由肝细胞产生后通过表面转运体分泌到胆管网络，随后转运到胆管。胆管网络是由极化的肝细胞之间连续紧密地连接形成的。肝衰竭、肝癌、先天性代谢性疾病、肝硬化终末期等疾病患者大多需要肝移植治疗，人肝内胆管病变造成的器官特定区域的局部疾病也迫切需要替代治疗方法，但是供体器官的有限性大大降低了患者治愈的机会。基于肝脏类器官的移植研究有望验证类器官在肝脏再生修复中的作用。

小鼠或人原代肝实质细胞在体外诱导形成类器官方法的建立，能够实现肝细胞的体外扩增，获得扩增后的肝实质细胞能重新整合到肝损伤的小鼠肝脏中，两种肝脏类器官均表现出较高的植入和存活能力（3 个月后植入存活率为 80%），并表现出了一定的功能性，如移植后分泌到血液中的白蛋白浓度明显提高。胆管类器官移植后对受损组织、器官具有修复作用，采用原代人类胆管细胞培养肝胆类器官，以胆管损伤的小鼠为研究模型，将胆管类器官移植到小鼠体内后能够重建胆囊壁并修复胆管上皮。由于移植后器官能适应新的环境，并恢复其区域特异性，来自单个区域的类器官可以修复整个胆管树，因此这种可塑性可能在未来再生医学应用中存在潜在的重要价值。

2. 多能干细胞来源的肝脏类器官　多能干细胞来源的肝脏类器官包含更复杂的细胞类型，2015 年制成了首个从多能干细胞中提取的功能性肝器官，通过使用人源诱导性多能干细胞、人脐静脉内皮细胞和间充质干细胞共培养，重现了细胞在器官发生过程中的自组织作用，形成了一个类似于胚胎期肝芽的三维结构。类器官移植到小鼠模型体内 48h 后，肝芽可表现出快速的功能性的血管化形成，以及供体和宿主细胞之间的连接建立，其中血管的数量在移植 3d 后增加且单个血管的面积与人类肝脏相似。通过对药物代谢活性进行评估，肝脏类器官移植后有效挽救了药物致死性肝衰竭模型。相似地，将组织工程化的肝脏类器官进行体内移植后同样能够表达出功能蛋白质：将 iPSC 分化得到的肝细胞、血管内皮细胞及胆管细胞接种在肝脏骨架上来重构肝脏的结构，血管的覆盖率可达到 75%，胆管的覆盖率可达到 66%；将这些微型肝脏移植到免疫缺陷大鼠体内后表达出了正常肝脏蛋白质。以上技术为个体来源的肝脏类器官移植修复肝脏疾病奠定了基础，具有临床潜力。

(四) 肺类器官

肺类器官的体外培养相对成熟,其再现了气道的特点,如黏膜分泌、纤毛搏动和再生。利用这种生物学相关性,可以研究肺损伤的修复和再生机制以及肺病的表型变化。肺类器官是中空的,内有腔室或空洞,因此容易被光线透射。肺类器官多用于呼吸系统疾病建模与药物筛选,也可用于器官、组织再生的研究。针对含有未成熟气道样结构的人类干细胞来源的肺类器官,同时在不同的移植条件下进行对比发现,在类器官成熟度中最成功的移植是在微孔聚乳酸-羟基乙酸共聚物支架中培养的肺类器官,它能够在体内移植后分化成类似于成人肺部的气道上皮细胞,并产生分泌谱系。另外,利用成人支气管上皮细胞、肺内皮细胞和肺成纤维细胞可形成一种适合异位移植的人类气道类器官。肺类器官移植到肾包膜1周后,发现了宿主细胞增殖和人类内皮细胞的存在,且移植后2个月宿主血管网络会促进肺类器官进一步成熟。目前肺类器官移植还存在一些挑战,包括细胞成熟度不足、分支形态的发生以及间充质性质等。在聚乳酸-羟基乙酸共聚物支架、PEG水凝胶和聚己内酯支架中产生的肺类器官的效率和理化性质具有差异性。肺类器官培养物能够再现气道形态和功能特征,在含有生长因子的基质中培养,自组织以及组织工程构建的多种肺类器官为组织再生修复提供了更多可能性。

上述提到在体环境下的肺类器官可以表现出更好的成熟状态和更接近真实的肺部结构。基于此,肺部损伤疾病的修复与再生研究得以开展。例如,将体外培养的具有分支形态发生和近端规格的肺部类器官移植到小鼠体内,异位移植1.5个月后,肺类器官出现明显生长,且管状结构和气道上皮形成;5个月后观察肺分支结构和上皮细胞,其形态与肺分支近端规格相似。另外一项研究将开发的肺泡2型(AT2)类器官移植到流感小鼠体内,移植后13d,分析显示AT2类器官在体内植入良好,并保留了AT2的命运。然而,这些肺类器官并没有提高受感染小鼠的氧交换能力,有时它们在移植后会出现发育不良,因此,目前对于肺类器官移植后的再生研究还处于较为初级的阶段。

(五) 胰腺类器官

胰腺移植是将带有血管或胰腺分泌功能的整个胰腺、部分节段的胰腺移植给受体,使得受体胰腺组织能进一步有胰腺功能作用。胰腺移植适用于胰岛素依赖型糖尿病、进行性糖尿病神经血管疾病等,虽然目前这类疾病最常用的还是药物(胰岛素)直接控制,胰腺类器官的移植修复研究还比较初期,但类器官培养与在体移植方式的改变均为胰腺类器官的质量提高和移植研究奠定了基础。例如,胰腺类器官的原位移植显示移植物中存在新生血管,导管和腺泡标志物的表达验证了胰腺类器官用于囊性纤维化模型的有效性。改善后的胰腺类器官异位植入免疫缺陷小鼠的腹腔中,胰腺类器官的体内移植相比于早期胰腺祖细胞移植拥有更多的血管化,显示出了更大的血管面积和数量,包含更多的胰岛素阳性细胞,人C肽分泌物的产生也可得到改善。此外,将分离的胰岛细胞与人羊膜上皮细胞结合形成类器官可有效改善血管化以及植入成功率和体内功能。

细胞治疗是替代传统糖尿病治疗方法的可行手段。胰岛和全胰腺移植后可以通过补充B细胞修复血糖平衡。由于供体来源受限,可采用体外产生B细胞,包括ES/iPS细胞来源的可移植B细胞以及组织来源的类器官。将三维功能性人胰岛样类器官移植到糖尿病小鼠体内后,可以恢复长期的血糖控制,因而此种类器官可作为可移植的内分泌类细胞的一种替代来源,并且不需要长期的系统免疫抑制,该技术有助于推动开发糖尿病替代疗法。另外,在成年动物胰腺中发现的一种新的内分泌前体细胞,可在体外诱导和长期扩增培养胰岛类器官,将经过长期培养的胰岛类器官移植到糖尿病小鼠肾包膜中1周内,血糖水平就能明显降低,体重停止下降,在整个分析期间血糖水平持续改善。1个月后,接受过胰岛类器官移植的小鼠,其葡萄糖清除能力和血清胰岛素水平与新鲜胰岛移植的小鼠几乎相同,也有助于在新型糖尿病动物模型中恢复其分泌胰岛素的能力,并缓解进行性高血糖。这项研究进一步细化了胰岛类器官移植后对糖尿病小鼠疾病的改善情况,4种内分泌细胞类型在移植后的类器官中均可被检测到,绝大多数类似于移植后的胰岛细胞。

以上技术为未来糖尿病的诊断治疗,以及从体外获取大量功能成熟的胰岛 B 细胞,开辟了崭新的道路,提供了科学与技术上的保障。

(六)其他类器官

除了上述提到的几种类器官移植,肾脏和心脏类器官移植也已经开展。肾移植是将健康者的肾脏移植到有肾脏病变或丧失肾脏功能的患者体内。人体的两个肾脏工作时,1 个肾脏也可以支持正常的代谢需求,因此,肾移植是治疗双侧肾脏功能丧失的最理想的方法。目前,基于肾脏类器官的研究很丰富,但是很少用于肾脏损伤的移植修复。将多能干细胞衍生的肾脏类器官移植到免疫缺陷小鼠肾包膜下,移植一段时间后显示足细胞成熟,肾小球血管化,功能性肾小球灌注,并与先前存在的血管网络形成连接。肾脏类器官能够在移植后得到宿主衍生血管化的滋养而形成发育状态更完善的类器官,但是未涉及肾脏损伤模型的移植治疗。此外,心脏类器官的移植研究亦是不足。人源诱导性多能干细胞衍生的心脏类器官(包括心脏祖细胞、间充质干细胞和内皮细胞)移植到小鼠体内 1 周后显示,心脏类器官呈现均匀跳动,使移植时的类器官保持稳定生长。移植在雄性裸鼠的腹内肌 4 周后,类器官显示大量新生血管、高度组织的肌肉结构、心肌细胞标志物表达和电生理活性。心脏类器官的移植研究初期也是聚焦于在体内环境改善类器官生长。因此,使用干细胞疗法替换心脏疾病受损的身体组织或者整个器官仍需要寻找新的方法来解决,这有望给心脏病患者带来希望。

二、人源类器官临床研究进展

(一)肠道类器官

日本东京医科牙科大学研究团队 2022 年宣布实施干细胞衍生类器官移植人体的临床研究,他们使用患者自身健康的肠道黏膜干细胞在体外培养类器官,随后移植到一名难治性溃疡性大肠炎患者体内进行替代治疗。研究团队用内镜采集患者正常的大肠黏膜,在体外培养大约 1 个月,构建直径 0.1～0.2mm 的肠道类器官(包含干细胞等众多细胞),随后他们将肠道类器官移植到患者大肠患处,在其表面覆盖上可在人体内降解的薄膜加以固定,以达到用患者自身的组织来修复受损黏膜的目的。肠道类器官在 2022 年 7 月顺利完成移植,目前患者状况良好。这种再生医疗的尝试属于世界首创,同时这项干细胞衍生类器官移植试验的安全性将在未来进行验证。为了确认此新兴技术的有效性及安全性,需要在更多例接受移植手术的患者上进行验证。如若进展顺利,不仅意味着溃疡性大肠炎可能被彻底治愈,还有望推动消化道难治性疾病的治疗(图 13-15)。

(二)胆管类器官

2021 年首次报道了在长期离体人类器官中进行器官移植的结果,将在体外培育的胆管类器官移植到离体条件下的人体肝脏内,实现损伤胆管的修补与再生。将从胆囊来源的胆管上皮细胞在体外培育形成类器官,并移植到肝脏胆管损伤的实验小鼠模型中,发现其损伤的肝内胆管可以被修补,这也表明了肝外细胞还可以修补急性的肝内胆管损伤。之后,他们在人体器官中进行了移植探索,他们对人体供者肝脏采用了常温灌注系统,使肝脏在长期离体条件下仍能够维持其正常生理功能,以此为人体模型评价胆管类器官对胆管损伤的治疗能力。结果表明胆管类器官可以留存于胆管腔室内并与受体相互连接,从而实现胆管再生和胆汁改善,这与实验小鼠模型中的数据可以互相印证。此项研究成果也首先证明了在实验室中培育的类器官能够直接在人体器官中进行移植并发挥重要作用,开创了人源类器官移植的新途径,为类器官移植技术广泛应用于临床打下了基础(图 13-15)。

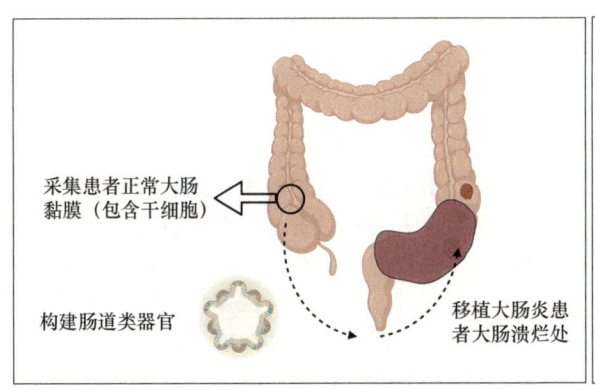
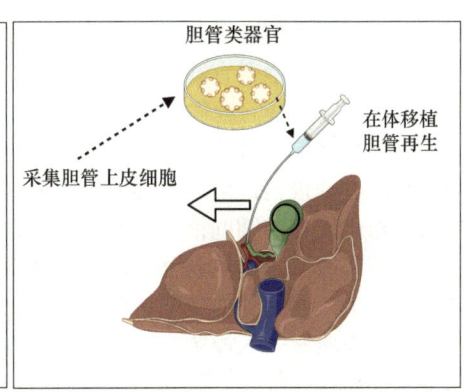

图 13-15 类器官与再生医学的临床转化研究

三、类器官用于再生医学的挑战与展望

体外培育器官是生命科学领域的愿景之一，而类器官仅是迈向实现这一目标的第一步。人体组织、器官由不同类型的细胞组成，且由不同的胚层产生，而在模拟特定组织时需要考虑到这些所带来的挑战。虽然构建更接近体内器官复杂结构的功能性人工器官是前沿科研的追求，然而目前缺乏功能性的血管系统、神经系统或免疫系统是类器官领域存在的共性缺陷，这使得类器官模拟真实体内器官还有很长的路要走。

目前在血管化类器官的培养技术方面，已有初步的研究进展。例如，将肠道类器官移植到小鼠体内，它们就会被血管化而获得更复杂的结构，并且看起来更似成熟的肠道器官；将脑类器官移植到小鼠大脑皮质后，它们会在体内利用宿主的血管供应从而获得更长时间的有效存活和更高的成熟度；从干细胞衍生的肝细胞、结缔组织和内皮细胞的混合物建立的类器官体系中，形成了一些较为原始的血管系统，但是只有在将其移植到活体动物后才能形成适当的循环系统。关于类器官复杂性构建目前也有一些新的进展。在肠道类器官的研究中，通过将肠类器官与神经元祖细胞相结合，产生了具有功能性肠神经系统的肠类器官；另外，通过采用 3D 打印技术或脱细胞骨架的方法，成功地构建了人工肠道，这种人工肠道具备接近体内组织的空间结构，是一个具有突破性的成果，它能够重现肠道的宏观解剖结构，并还原肠道中的微生物环境。基于类器官的基本单元，结合多种组织工程策略，进一步发展和构建更为复杂的人工器官成为研究的重点。

虽然已有少量类器官移植案例的报道，但值得注意的是，在未来再生医学领域的应用中还面临着多方面的挑战。首先，目前类器官技术的标准化仍存在不完善的情况。干细胞的多向分化能力以及细胞来源的多样性，导致了类器官内部存在的异质性，也就是不能培养出完全相同的类器官，这种不可控性可能会为类器官技术在临床中的应用带来风险。目前医学领域所使用的药物或医疗产品需遵循《药品生产管理规范》（good manufacturing practice，GMP）的强制性标准，若将类器官技术作为医疗产品转化应用到临床，实现 GMP 标准化是必不可少的环节，在各个生产环节建立可被评估的法定标准，最终实现类器官使用的稳定性、有效性以及安全性。其次，需要考虑类器官移植所带来的安全性问题。小鼠骨肉瘤来源的基质胶或基底膜提取物是传统类器官培养技术中经常使用的生物材料，在人体使用的这种动物肿瘤来源的物质必须考虑其安全性，如可能携带的病原体或者在受体中引起炎症反应等安全隐患，这成为类器官在人体应用的主要阻力之一。值得关注的是，已有研究利用水凝胶为媒介培养的人小肠类器官在移植后可促进组织恢复，生物工程水凝胶等新型材料的研发或可成为未来解决此难题的途径之一。另外，移植物成瘤性同样是值得重点关注的问题之一，在视网膜移植方面已有研究报道部分类器官移植物在受体体内具有成瘤能力，而现有针对类器官移植后成瘤能力的研究中存在观察时间不够长或样本量不够大等缺陷。目前通过现有细胞分析技术筛选出适于移植的类器官是在进行再生医学方面应用前需要考虑解决的问题。再次,高级复杂的人工类器官可能在再生类器官医学中发挥重要作用,人们更倾向于将其应用于解决全局性器官缺陷的问题,然而在修复局部组织损伤方面,类器官可能具有更好的移植相容性,解决这些问题需要先解决需求与供应之间的矛盾。

  类器官在移植领域还面临着伦理、法规等方面的挑战。尽管我国已经制定的多项政策和法规对细胞治疗进行规范,但由于细胞治疗方法的多样性,相关的标准制定和审批程序往往非常详细和复杂。相比现有的细胞治疗,类器官集合了多种细胞,需要从患者体内获取特定细胞后,在体外进行扩增或改造,再重新移植回患者体内。因此,类器官的转化和审批相对于现有的细胞治疗来说更加复杂,其相关的审批流程和标准化过程也更加困难。目前也有很多科学家针对这一研究方法提出伦理质疑:人源类器官的研发过程中涉及了动物移植实验,其间嵌合体的形成涉及跨物种感染以及动物人性化等方面的伦理问题;类器官的应用会涉及样本资源的获取方式、知情同意程序、商业化、利益共享、政策监管等问题;脑类器官的意识产生以及道德地位问题也容易引起较大伦理争议,而性腺类器官涉及生殖伦理,原肠胚类器官涉及胚胎道德地位的争议。以上所述伦理问题都将成为未来类器官技术应用于再生医学领域的重大挑战,故类器官的研究及发展须制定一套伦理准则,从强化伦理底线意识、加强法律约束和政府监管以及建立预防与补救机制等方面使得类器官技术在合乎伦理、法规的基础上健康发展,为人类健康创造更广阔的应用价值。

第十四章　组织芯片与类器官芯片

第一节　微流控芯片

微流控芯片又称芯片实验室，是21世纪世界上最为重要的前沿技术之一。它是一种以在微米尺度空间对流体进行操控为主要特征的科学技术，能将化学、生物等领域中常规操作单元集成到一块芯片上。由于它在生物、化学、医学等领域的巨大潜力，现已发展成为一个生物、化学、医学、材料、机械等学科交叉的崭新研究领域。2017年，我国科学技术部把微流控芯片定位为一种"颠覆性技术"，而微流控芯片中的重要分支"器官芯片"则被达沃斯论坛评为2016年世界"十大新兴技术"之一。从物理上看，微流控芯片是一种在微小通道或构件中操控微小体积的流体流动的系统，其中通道和构件的尺度为几十到几百微米，承载流体的量为$10^{-18}\sim10^{-9}$L。相对于宏观尺度，微流体具有良好的可控性，其物理量梯度提高、传热传质的推动力增加、质量传递变化，同时可以实现若干宏观流体不能实现的功能，包括层流等。

微流控芯片的研究涉及芯片的材料、尺寸、设计、加工和表面修饰等。未来芯片实验室领域的竞争首先是芯片设计和制造的竞争。在微流控芯片制备过程中，首先要考虑芯片材料的选取，常用材料包括单晶硅、石英、玻璃和有机聚合物，如聚二甲基硅氧烷（polydimethylsiloxane，PDMS）、水凝胶以及近年来兴起的纸质材料等。此外微流控芯片的制作往往需要采用特定的微加工技术，主要包括光刻和蚀刻等，现已广泛应用于半导体和集成电路制作。微流控芯片中使微通道网络通畅运行的关键部件是微泵微阀，因此高性能微泵微阀成为大规模集成微流控芯片实验室得以形成的关键。此外，微流控芯片离不开信号检测这一基本过程，因其具有灵敏度高、响应速度快、体积小等特点，对检测器的要求也更为苛刻，在已发展出的微流控芯片检测技术中，以光学检测法和电化学检测法应用最为广泛。现有研究表明微流控芯片具有巨大的应用前景，主要包括微流控分析诊断芯片、微流控反应筛选芯片、器官芯片。总之，微流控技术直面社会各行各业的实际需求，已经涉及的领域包括疾病诊断、药物筛选、环境检测、食品安全、司法鉴定、体育竞技，以及反恐、航天等事关人类生存质量的方方面面。

近年来，微流控芯片相关产业的急剧增长已是不争的事实。早在2015年微流控芯片产业的产值已达25.6亿美元，有报告认为到2023年能达到132亿美元左右的规模。值得一提的是微流控芯片在即时诊断（point of care testing，POCT）领域的应用。POCT是指在采样现场进行的、利用便携式分析仪器及配套试剂快速得到检测结果的一种检测方式，它是体外诊断的一个重要分支。微流控芯片是实现POCT的主流平台，第一阶段的产业化工作大多集中于以核酸分析为代表的分子诊断和以蛋白质分析为代表的免疫诊断，也包括一些以代谢物分析为代表的生化诊断。诊断市场中一些大型国际公司都介入了微流控芯片产业的规划，仅在液滴微流控芯片领域，已涌现出了诸如从事基因测序样本制备的因美纳（Illumina）、从事集成流路生产的富鲁达（Fluidigm）、生产数字聚合酶链反应（polymerase chain reaction，PCR）仪的伯乐（Bio-Rad）等公司。在数字经济快速发展的今天，POCT产品正和大数据、云计算结合，使用用户现有的电子设备，如手机、谷歌眼镜、扫描器等，千方百计地简化读出，使之实现智能型、"傻瓜"式，更加价廉物美。微流控芯片下一轮产业化将要波及的技术包括单细胞分析和第二代、第三代基因测序技术，用于超大规模和超高通量的药物和其他材料筛选的液滴芯片技术，基于液滴芯片的数字PCR技术，以及用于个体化治疗、制药产业和化妆品产业等的细胞、组织、器官芯片技术。现在中国政府制定了战略计划，以全面提升中国工业部门的制造水平，其中包括药品和医疗器械。作为诊断和生命科学应用的关键平台，微流控技术有望迎来黄金时期。

第二节 微流控器官芯片

一、微流控器官芯片概要

（一）微流控器官芯片的概念

微流控器官芯片，简称器官芯片（organ-on-chip），是一种多通道、包含有可连续灌流腔室的三维细胞培养装置。器官芯片是人工器官的一种类型，由两大部分组成：一是本体，由相应的细胞按实体器官中的比例和顺序搭建；二是微环境，包括芯片器官周边的其他细胞、分泌物和物理力。

器官芯片是芯片实验室技术的发展和细胞生物学紧密结合的结果，这种结合使人们有可能在特定器官的背景下研究人类生理学过程，并因此建立了一种新的体外多细胞人类有机体模型。

（二）微流控器官芯片的研究背景

器官芯片的原始推动来源于制药产业。制药公司要将一种新药推向市场，通常需从数千种化合物开始试验，在耗费大量的人力、物力后往往也未必能上市商用，其中导致失败的最主要环节为临床前试验阶段，目前所采用的方式为培养皿中的细胞培养或动物实验，这两种方法都缺乏足够的预测能力，在这些模型上通过验证的候选药物有接近90%由于毒性过大或临床有效性不足而在临床试验中失败。

过去，研究者通常通过观察培养皿中细胞的生存状态或在动物身上进行试验来了解生物的生长、发育过程，研究药物的毒性反应，但是在培养皿和96孔板这类二维的静态培养方式难以反映细胞在人体内三维、动态的实际存在状态，因为在那里既没有血管系统，也没有血液的流动，更没有由此产生的各种组织等，也无法进行药物在体内吸收（absorption，A）、分布（distribution，D）、代谢（metabolism，M）、排泄（excretion，E）（ADME）等过程的测量。许多情况下，当候选药物进入临床试验时，总是出现在动物实验中疗效较好的药物并不能对人类产生相同的结果，甚至产生严重的不良反应，因此而造成前期研究的大量心血和巨额资金毁于一旦，付之东流。

因此，制药产业需要更多的预测工具，使不合适的候选药物在更早阶段、更少消耗时淘汰。其他非常关注毒性测试的行业，如化妆品、农产品和消费品，也需要类似的解决方案。这就迫使人们能提出有效的替代方案。

微流控芯片的发展则提供了一个新的选择。微流控芯片内单位构件的尺寸是微米级的，与哺乳动物细胞的尺寸大体一致，这使其有可能同时容纳分子、细胞、仿生的组织，甚至是器官单元，而且微流控芯片所特有的流体动态操控体系能使其提供和体内十分接近的生理环境，同时可以测量物理量、化学量和生物量。因此，微流控芯片已经被业界认为是可以对哺乳动物细胞及其微环境进行精准操控的主流平台。综上，基于微流控技术的器官芯片可以被认为是未来可替代动物实验的一种选择。

（三）微流控器官芯片的发展历史

20世纪90年代初，安德烈亚斯·曼兹（Adreas Manz）开展了早期芯片电泳的开拓性研究，显示其作为分析化学工具的潜力。2002年斯蒂芬·奎克（Stephen Quake）等在《科学》（Science）杂志上发表了微流控大规模集成芯片的文章，介绍了集成2056个微阀和256个750pl微反应器的2.5cm×2.5cm PDMS芯片。2010年，哈佛大学唐纳德·英格伯（Donald Ingber）等在Science上发表了构建肺芯片的工作。这些里程碑式的工作使微流控芯片发展成为科技的重大潜在能力被学术界和工业界所关注，在2011年9月16日，时任美国总统奥巴马亲自宣布由美国国立卫生研究院（National Institutes of Health，NIH）、美国FDA和国防部牵头，第一笔额度为1.4亿美金的基于芯片器官的"微生理系统"（microphysiological system，MPS）启动。自此，器官芯片进入了快速发展期。

2016年，"器官芯片"被誉为与新燃料电池和无人驾驶汽车齐名的新兴技术，同时微流控芯片以其强大的应用范围（药物筛选、生物医学、运动竞技、食品安全、国防科技、司法鉴定、环境监测）成为当代极为重要的新兴科学技术平台和国家层面产业转型的潜在战略领域。2017年，FDA与Emulate公司签订了题为"可将器官芯片技术作为毒理学测试平台，用于对影响人类的健康和安全的研究"的协议，这意味着，器官芯片对新药筛选的结果得到了美国FDA的承认，也就是说在药物筛选阶段有希望直接跳过活体动物这个环节，而改为在器官芯片上进行，这一协议也充分证明了微流控芯片在以后对世界的重大影响和战略性意义。

（四）微流控器官芯片的工作原理

在芯片的槽道中设置了3个并列的流体通道，两边通道为真空，中间通道用于植入细胞。在中间通道的正中间有一层具有通透性的生物膜，膜上布满可穿透小孔。用细胞外基质（extracellular matrix，ECM）的分子包裹薄膜，在薄膜的上面铺满一层来源于肺气囊和肺泡中的肺细胞，另一面上铺满肺毛细血管细胞。空气在薄膜上面流通，培养基在薄膜下面流动，由于细胞和与之结合的细胞间物质集合可产生组织，当两个和两个以上的组织聚集在一起时，就会形成不同的组织-组织界面，这样便有可能产生功能，多种不同组织联合构成的具有功能的结构，可以被认为是器官。为了产生功能，人们还设计了一个中空的侧室，用循环吸力可使两侧的真空通道收缩，同时将带动中间的通道一起伸展和放松，使之在肺呼吸时与人体中的细胞类似，从而实现了培养皿等不可能实现的呼吸运动功能，并模拟了人体肺泡在呼吸中的生理过程（图14-1）。

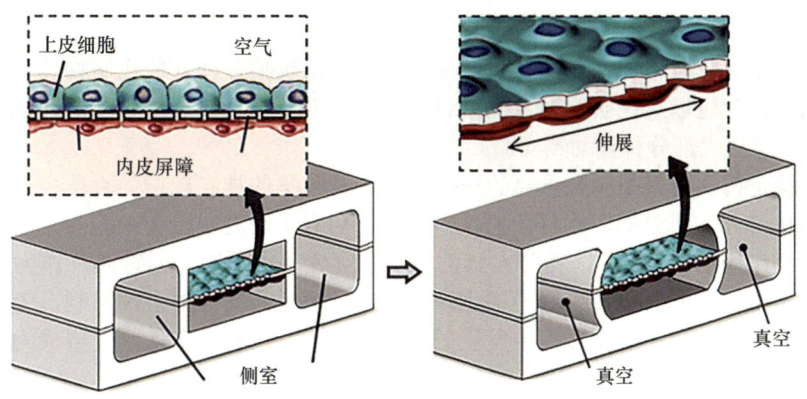

图14-1　典型的肺芯片设计

在这个基础上，还可以模拟肺部感染时白细胞抵御细菌入侵的过程。在铺有肺细胞的上层通道种植病原体，然后在下层通道加入人体白细胞，当白细胞感受到病原体的侵入时，会从血液进入肺部，吞噬病原体。对白细胞和病原体进行标记后，可使整个免疫过程可视化，在显微镜下能看到白细胞在"血管"中穿梭，穿过薄膜上的小孔，吞噬浸染肺细胞中的病原体。

用类似的手段可以开发出各种各样的器官芯片，用于深入了解药品、食品、化学物质、化妆品等物质对人体的影响。

（五）干细胞、类器官与器官芯片

干细胞是一类具有无限的或者永生的自我更新能力的细胞，能够产生至少一种类型的、高度分化的子代细胞。在一定条件下，干细胞可自发或诱导分化成机体的多种功能性细胞，具有再生机体各种细胞、组织或器官的潜在功能，是机体各种细胞、组织和器官的起源细胞。

根据所处发育阶段不同，干细胞可以分为胚胎干细胞（embryonic stem cell，ESC）和成体干细胞（adult stem cell，ASC）。胚胎干细胞是指由胚胎内细胞团或原始生殖细胞经体外抑制培养而筛选出的细胞，胚胎干细胞具有发育全能性，在理论上可以诱导分化为机体中所有种类的细胞，胚胎干细胞在体外可以大量扩增、筛选、冻存和复苏而不会丧失其原有的特性。成体干细胞是指存在于一种已经分化组织中的未分化细胞，这种细胞能够自我更新并且能够特化形成组成该类型组织的细胞。根据干细胞分化潜能将其分为全能干细胞（totipotent stem cell，TSC）、多能干细胞（pluripotent stem cell，PSC）和单能干细胞（unipotent stem cell，USC）。全能干细胞是一类具有自我更新和分化形成任何类型细胞的能力，有形成完整个体的分化潜能的细胞。多能干细胞具有产生多种类型细胞的能力，但却失去了发育成完整个体的能力，发育潜能受到了一定的限制。单能干细胞是一类只能向单一方向分化，产生一种类型的细胞。

类器官是体外的3D立体微型细胞簇，高度模拟体内相应器官的结构和功能。类器官可通过含有成体干细胞的组织样本、单一成体干细胞或者PSC的定向诱导分化产生。干细胞技术的进步对于类器官培养具有重要促进作用。自2010年以来，类器官的生长技术得到了迅速的改进，研究人员已经能利用人的胚胎干细胞和其他干细胞培育多种类器官，包括肝、肾、胰腺、食管、肺、胃、肠、大脑、膀胱等，其中以类肝脏最为成功。类器官已被认为是2013年最大的科学进步之一，也已被用于在实验室研究疾病发生和治疗。

把上述类器官置于微流控芯片上，使其受到可控的微量流体的作用，即可成为所谓的类器官芯片。类器官芯片模型能提供一个对微血管进行灌注的接口，使物质在类器官内的传递方式尽可能与体内保持一致，以相对真实地反映人体器官在疾病状态和药物刺激下的变化，并有效检测药物的治疗效果和毒性。

二、微流控器官芯片的应用

器官芯片的第一轮应用首先在药物研发领域开展，也包括各种其他化学物质、食品和化妆品等的研发。器官芯片可以对在研究对象的活性、毒性，甚至更为复杂的ADME药动学进行测试，最终实现部分甚至很大部分替代动物实验。

临床前试验是药物研究中极为重要的一个环节，从最早的神农氏遍尝百草，至现代巴里·马歇尔（Barry Marshall）研究幽门螺杆菌的致病性，而后有了动物实验和细胞实验作为替代，但是动物实验和人类细胞的静态2D培养与人体的内环境终究存在差距。器官芯片作为人工器官的一种类型，能够实现器官或器官系统的关键生理功能，了解新药靶标的生物机制，为疾病的研究提供新的视角，评估可能会在治疗过程中发生的药物活性、毒性和安全性，有望成为临床前试验的重要组成部分。

器官芯片在个体化治疗方面前景广阔。现在，已经可以用来自患者的自身细胞诱导成PSC用于器官芯片的构建。使用患者自身细胞组成的类器官芯片试验药物，完全是用自身器官的体外试验结果去指导治疗，是一种真正意义上的个体化治疗，可以极大地改善治疗效果。

器官芯片还可作为一种检验手段，用于监控病程进展中细胞层面的种种变化，成为新一代POCT的重要组成部分。非常需要在器官履行功能的过程中监控其中的各部分细胞的细微变化，这些变化往往非常重要，但在实体中又难以实现。目前，已经可以在肝芯片上完成对细胞线粒体功能障碍的实时监控，也可以在心芯片上优化灌注参数以保持人右心房组织活检存活3.5h，以及使用循环伏安法实时评估活性氧（reactive oxygen species，ROS）总量等。

从研究角度看，器官芯片还会是一种重要的模型平台，可提供一种在相对简单的生物体外对极其复杂的生物体内开展模拟研究的途径。

三、微流控器官芯片与建模

类似于器官芯片这样的专一性芯片实验室的出现，实际上可能催生另一种重要的模型研究平台。建模过程从某种意义上说是为了理解事物而对事物本身做出的一种抽象表达，把复杂的实际问题抽象成一个相对简单，但却包含有实际问题核心内容的物理模型，从而对事物作出一种无歧义的书面描述。

生物系统的建模通常指的是应用现代物理学、数学的原理对生物的细胞、组织、器官和整体各层次的行为、参数及其关系建立模型的工作。普遍认为，生物系统建模与仿真可用于鉴别人体参数的异常以进行疾病诊断及多发病、慢性病的疾病预报，以及血压等参数的自适应控制等，也可大大提高医疗仪器的研制和生物学、生理学、仿生学等学科发展中的研究效率和定量能力，具有很大的实际应用价值。

微流控器官芯片可被看作一个由微流控芯片构建的仿生实验室。如果我们对实际问题的把握足够准确，而物理抽象过程又尽可能合理的话，对于类似于药物毒性、个性治疗这样的困惑是现代制药工业和现代临床医学的瓶颈问题，器官芯片无疑是一个良好的解决方法。

第三节 器官芯片检测技术

一、器官芯片检测的一般方法

微流控芯片，顾名思义就是在微米量级的结构中进行各种化学和生物学操作的微观集成平台，其颠覆了传统意义上的宏观反应器。伴随微流控芯片发展的新型检测器较传统检测器具有灵敏度高、响应速度快、体积小等特点。根据检测方式的不同，微流控芯片检测器一般可以分为四大类（图14-2），其中以光学检测器和电化学检测器应用最为广泛。微流控芯片的相关检测方法在器官芯片上同样适用。

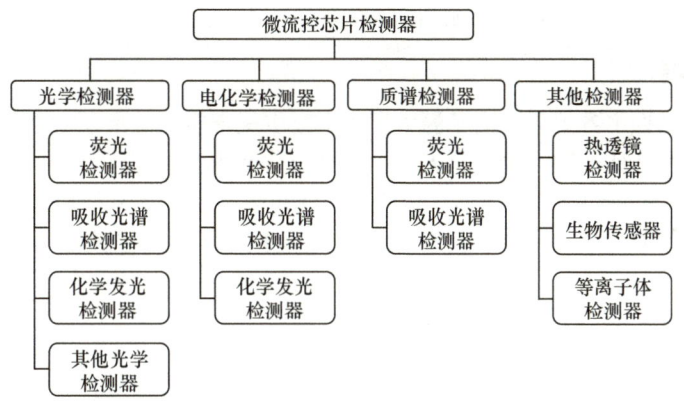

图14-2 微流控芯片检测器分类

（一）光学检测器

光学检测可以分为激光诱导荧光、紫外吸收、化学发光等检测方式。

激光诱导荧光是利用某种物质在合适频率的激光照射下能发出特有的荧光而进行检测的一种高灵敏度检测方法。为避免背景光的干扰，常规荧光检测器多采用正交型光路，即在与激发光光路垂直的方向检测荧光强度。对于微小尺度的微流控芯片来说则多采用共聚焦型光路设计。激光激发检测物质产生荧光后由同一物镜收集，经滤光片滤去杂色光，最后进入光电倍增管或电感耦合器中检测。

紫外吸收检测广泛用于具有紫外线或可见光吸收基团的有机物和部分无机物。微流控芯片中的通道一般为微米级，其可提供的吸收光程有限，再加上紫外吸收对芯片的材料有一定要求，因此需要解决微芯片紫外吸收光谱检测面临的灵敏度问题。常用的微流控芯片材料有玻璃、塑料、石英、PDMS等。相比之下，石英和PDMS对紫外线有较小的吸收，更适合作为芯片材料。在水平方向延长检测光程来满足微通道中低浓度样品的检测要求相对于垂直方向容易得多，最常用的方法是用光纤耦合芯片通道两侧刻蚀的波导管来实现光在芯片内的水平入射和出射。另外也可以通过检测窗的多级反射来增加检测光程。在芯片上增加样品富集单元，大幅度增加最终流经检测池的样品浓度，也可提高紫外吸收检测的灵敏度。

化学发光检测法可以实现对待测物的痕量分析。化学发光是某种物质分子吸收化学能而产生的光辐射，因此化学发光检测最大的优势在于其不需要光源，仪器设备简单，更容易实现微型化和集成化。微流控芯片化学发光检测器只需要将一个光学检测器置于反应池下方。对于阵列微流控芯片，化学发光检测器也很容易通过采用单点扫描和电感耦合成像等实现多通道同时检测的要求。

（二）电化学检测器

电化学检测是通过电极将溶液中待测物的化学信号转变成电信号，根据电位、电导、电流等电学量与被测物质某些量之间的计量关系，对待测组分进行定性和定量检测的一种分析方法。电化学检测器具有灵敏度高、准确度高、测量范围宽、仪器设备简单、兼容性好等优点，而且适合微型化和集成化。根据检测原理的不同，微流控芯片电化学检测可以分为3种检测方法，即安培法、电导法和电势法。

安培检测器是用于测量电活性物质在工作电极表面发生氧化或还原反应时产生电流变化的检测器，其输出的电流与待测物质的浓度成正比。电导检测法是通过测量溶液的电导来分析被测物质含量的电化学检测方法，所依据的原理是溶液的电导与溶液中各种离子的浓度、运动速度和离子电荷数有关。电势检测法是利用半透膜两侧因不同的离子活度产生电势差而实现检测的方式，具有专一性。复合式电化学检测法是将多种电化学检测方式联合使用以充分发挥每种检测方式的优点，相互补充，以实现更多被分离物的同时检测。

（三）质谱检测器

质谱检测是使试样中各组分在离子源中发生电离生成带电荷的离子，由质量分析器测量离子质荷比（质量与电荷之比）的一种分析方法。依据质荷比的不同能一次性检测多种化合物，检测范围可涵盖大部分的生物小分子、多肽、蛋白质、酶和核酸等，已成为生物分析重要的检测手段。近年来，快速发展的高分辨质谱技术具有飞摩尔（fmol）级的灵敏度和高速扫描速度，能够很好地检测痕量组分。

（四）其他检测器

生物传感器是一种可以将生物物质浓度转换为光、电、声等信号进行检测的仪器，广泛应用于疾病诊断、环境监测、水和食品质量监测以及药物输送等领域。随着微加工技术和纳米技术的进步，未来的生物传感器将趋于微型化、集成化和自动化，并逐步向体内检测、在线检测的方向发展，同时也将趋于和微流控芯片融为一体，成为微芯片系统的重要组成部分。

（五）器官芯片一般性检测方法应用示例

目前器官芯片检测的瓶颈在于如何实现多指标的自动、连续监测，实现器官芯片与检测技术一体化。为解决上述难题，已有团队采用模块化集成传感器的方法，构建了新型的带有多功能嵌入式传感器的器官芯片，包括生物物理传感器（用于监测酸碱度、氧气、温度等）、电化学免疫传感器（用于监测蛋白标志物如谷胱甘肽-S-转移酶、肌酸激酶同工酶等），以及便携式的光学显微镜（用于监测类器官的形貌）。目前已经在带有集成式传感器的器官芯片平台上，实现了常见药物如乙酰氨基酚、阿霉素对于人源肝癌组织的杀伤性以及对正常心肌组织副作用的实时监控。

二、器官芯片检测中的跨上皮/内皮电阻法

(一) 跨上皮/内皮电阻

上皮细胞和内皮细胞与其邻近的不同类型的细胞间通过紧密连接复合体相互连接,在两个细胞层形成选择性渗透的细胞屏障以维持稳态。跨上皮/内皮电阻(transepithelial/transendothelial electrical resistance,TEER)测量系统已经被嵌入到器官芯片设备中,无损、无标记地提供组织屏障功能的实时读数。

(二) TEER 测定方法

欧姆定律法是测量细胞单分子层的电阻,是对屏障完整性的定量测量。欧姆电阻测量的经典设置见图 14-3。由培养在半渗透过滤器插入物上的细胞单层组成定义上室和下室的分区,一个电极放在上室,另一个放在下室,且两电极由单层细胞隔开(图 14-3A)。为了克服直流电会损伤细胞和电极问题,通常采用方形交流电电压信号,如在广泛使用的商用 TEER 测量系统——跨上皮电阻测量仪(epithelial voltohmmeter,EVOM)中,用频率为 12.5Hz 的交流方波,以避免对电极和细胞层产生任何充电效应。

阻抗谱与拟合算法相结合的方法比传统的直流/单频交流测量系统能更准确地表示 TEER 值。阻抗谱通过应用小幅度交流激励信号进行扫频,并测量产生电流的幅相响应。跨宽频谱的阻抗测量可以提供有关电池层电容的附加信息。德国 Nano Analytics 公司开发了一种自动测量系统,用于测量在标准细胞培养的透膜上形成的各种屏障上细胞的 TEER,对所测阻抗谱进行等效电路分析,从而得到可用于表征蜂窝势垒特性的电参数。图 14-3B 说明了基于阻抗谱与拟合算法的 TEER 概念。

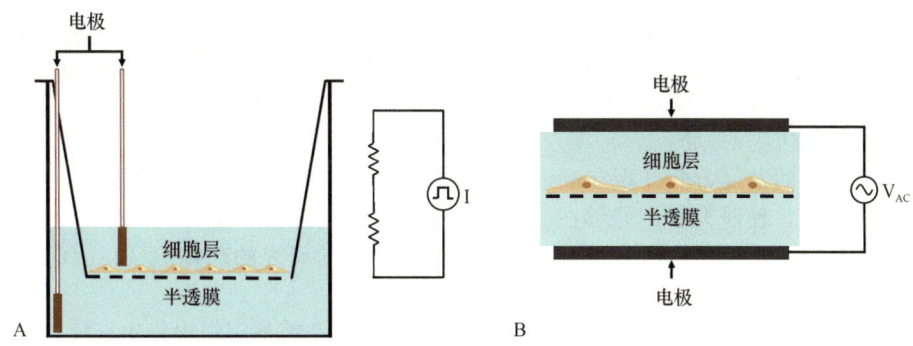

图 14-3 TEER 测定示意图
A. 用"筷子"电极测量 TEER;B. 基于阻抗谱与拟合算法的 TEER 概念

(三) TEER 测定的应用

1. 血脑屏障模型 血脑屏障(blood-brain barrier,BBB)是血液-中枢神经系统物质交换的主要部位。虽然 BBB 通过严格控制特定营养物质,以及限制有害异生物质分子的通过,以此来维持中枢神经系统稳态,但是也阻止了药物进入大脑,大大降低了药物的疗效。因此,需要开发能够模拟体内屏障特性的 BBB 体外模型,评估潜在的神经治疗药物穿过血脑屏障的可能性。TEER 一直是评估血脑屏障功能最常用的参数,并被用于测量不同物种的体内血脑屏障特性。

2. 胃肠道模型 胃肠道黏膜是营养和药物吸收的重要功能单元。建立胃肠道组织的屏障功能以模拟人体健康或疾病的情况,可以更好地研究主动和被动运输。在人类胃肠道体外模型中,最广泛使用的细胞系是肠上皮细胞系(人结直肠腺癌细胞,Caco-2),这些细胞可以在细胞培养中维持数周,并能够在培养中建立紧密连接。2~3 周后,Caco-2 细胞形成密集的细胞层,自发分

化为极化的细胞和通过紧密连接蛋白复合物偶联在一起的单层柱状细胞，Caco-2 单分子层产生了 150~400 Ω·cm² 的 TEER，这限制了物质通过屏障的扩散。

3. 肺模型　获得生理相关和功能性肺上皮的金标准技术是在气液界面（air-liquid interface，ALI）上培养细胞。肺上皮细胞可分泌表面活性剂，在长期 ALI 培养下形成紧密连接并分化为特定的细胞类型。通过应用这种由原代细胞、细胞系和共培养模型组成的培养技术，已经开发出了许多代表肺生理学的传统和微流控体外肺模型。在健康供体中首次培养的人气管上皮和支气管上皮显示 TEER 值为 700~1200 Ω·cm²，与体内上皮的转录谱密切匹配，从而表明在 ALI 中培养的重要性。这些培养物分化可代表体内形态和生理特性，使体外研究上皮信号通路成为可能。

除了前面描述的血脑屏障、胃肠屏障外，还有其他的体外屏障模型已经被开发用来预测药物的转运，包括胎盘、鼻、阴道、眼和皮肤等。

（四）关于 TEER 测定研究的现状和挑战

TEER 值被认为是在评估药物或化学品运输之前检测细胞屏障完整性的有力指标。值得注意的是，电极的选择和使用、测量过程中温度的控制、培养基配方、细胞培养周期和模型中所用细胞的通道数等各种因素会对 TEER 值产生影响。近年来，许多微流控平台被开发出来，以更精确地控制细胞微环境中的生化和物理因素，并且可以连续监测暴露在动态条件下的细胞。集成了 TEER 测量能力的器官芯片可以成为一种高通量和高效益的药物毒性和渗透性预测工具。

三、器官芯片微环境检测和单细胞分析

（一）微环境

器官微环境是指器官周边的细胞、细胞间基质、细胞因子、体液成分以及所处的物理环境。微环境的稳定性对于维持细胞增殖、分化、代谢和功能活动至关重要。对单个细胞的分析是器官微环境检测的基础，不仅可以理解细胞生理学，而且可以理解多细胞生物的生物学机制。

（二）单细胞分析

器官芯片主要的发展方向体现在高通量药物筛选和体外组织的生物功能研究。器官芯片结合单细胞分析手段，使研究者们能够在更高维度分析细胞的差异，更深层面了解器官芯片的微环境，并根据分析结果筛选出潜在的药物靶点以进行临床前研究的药物测试，因而具有广阔的应用前景。

1. 单细胞测序　是在单细胞水平上对基因组、转录组及表观基因组水平进行扩增并测序分析的技术。传统的测序是在多细胞基础上进行的，实际上得到的是一堆细胞中信号的均值，丢失了细胞异质性的信息。单细胞测序技术能够检出混杂样品测序所无法得到的异质性信息。目前，肿瘤研究的单细胞测序应用最常见。耶鲁大学肖扬博士及其团队在体外重建的 3D 微血管芯片中（图 14-4A），观察到原代脑癌细胞在微血管周围的运动和分布，并通过单细胞测序找到了与癌细胞血管分布倾向相关的基因谱，实现了器官芯片和单细胞测序检测手段的结合，为未来的靶向治疗提供了线索。

2. 单细胞的分泌蛋白以及细胞外囊泡　分泌蛋白和细胞外囊泡是多细胞组织中细胞之间相互交流以协同完成生物学功能的必需手段。在单细胞水平实现分泌蛋白、外囊泡的多参数、高通量的分析，有助于深入理解细胞通信的异质性以及器官功能的协同作用。单细胞分析中一个值得关注的平台是单细胞抗体条形码阵列芯片，该芯片通过高密度空间分辨抗体阵列用于多指标检测，通过高密度微孔阵列用于单细胞捕获，创造性地将空间分辨和荧光光谱分辨结合起来，可实现对数以千计的活体单细胞所分泌的蛋白质、外囊泡分别进行同时检测（图 14-4B）。该条形码阵列芯片可与器官芯片结合，实现器官芯片微环境、细胞通信的单细胞分析。

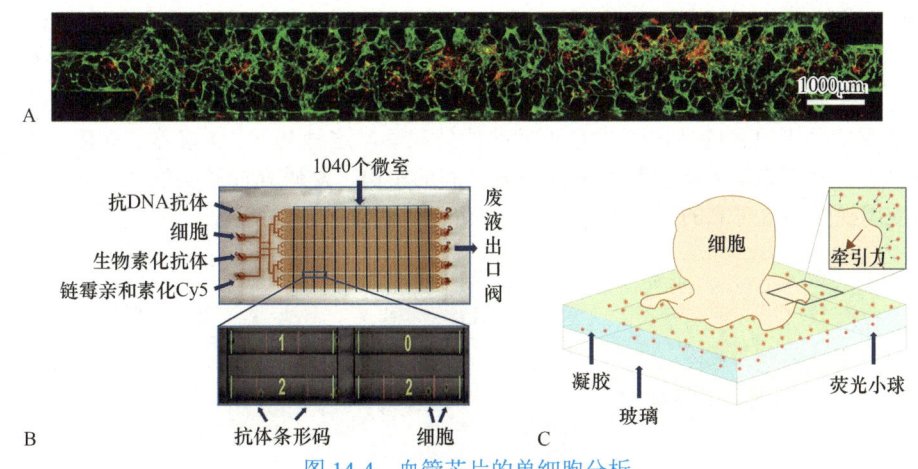

图 14-4　血管芯片的单细胞分析

A.血管芯片扫描图，微血管网络为绿色，癌细胞为红色；B.上为单细胞条码芯片图；下为微室放大图，光学显微图显示在微室中装载和分离的细胞，覆盖为分析条形码的荧光显微图，黄色数字表示每个微室的细胞数；C.牵引力显微镜检测示意图

3. 单细胞表面牵引力　牵引力显微成像对于器官芯片微环境的研究也具有重要意义。当单个细胞受到如药物或信号因子刺激，或迁移的时候，细胞骨架会发生变化，造成细胞变形，从而导致细胞表面牵引力的变化。这种牵引力的变化可以通过测量 ECM 中荧光小球的位移来测定（图 14-4C）。通过细胞表面牵引力的变化可以推测出外源化合物或 ECM 与细胞相互作用的机制，如药物的药理或毒理。

第四节　组织芯片

一、脑芯片

血脑屏障是神经血管单位的一部分，作为血管、星形胶质细胞和神经元的复合体存在。从结构上看，血脑屏障通过星形细胞末端锚定在邻近毛细血管壁基板上形成直接界面。因血脑屏障的特性，早期体外模型多从研究血脑屏障展开。通常是用诱导性多能干细胞（induced pluripotent stem cell，iPSC）分化出各种类型的脑细胞和血管，并转移到支架中让其形成复杂分层的组织，该组织包含神经结构和血管，而其他的 iPSC 则可诱导形成微小血管，再用一层膜把脑细胞和血管隔开来模拟血脑屏障。这样的模型可被用来预测毒素对大脑发育的潜在影响并加速新药研发和测试进程。

基于微流控芯片的血脑屏障模型早已得到了学术界的广泛关注，以下通过几个例子进行介绍。

（一）引入神经细胞的芯片

现有一类平台采用了两个独立的介质微通道系统来独立模拟局部的内、外血管微环境，分别为血管通道和神经通道，可作为血脑屏障外部和内部的微环境。与仅提供一种培养基的共培养相比，使用内皮生长培养基的血管内皮细胞和使用神经基础培养基的神经细胞均获得了最好的屏障特性和活力。血管通道连接到血管网络的内腔，而神经通道提供直接连接到血管网络上的神经细胞。该平台生成的血管网络通道表现出神经和血管组织之间的直接接触，并具有相应的体内血脑屏障的低通透性特征，表明双通道共培养方法在血管和神经组织网络的构建中具有广泛的应用。

（二）阿尔茨海默病三维脑芯片

可将凹形微孔阵列与渗透微泵系统相结合，开发一个具有间隙流动水平的体外模拟微流控 3D 大脑模型，研究血流对 3D 微球状神经组织的影响。为了证明该系统作为研究神经系统疾病的体外脑模型的潜力,首次测试了β淀粉样蛋白(amyloid β-protein,Aβ)对体外培养的3D神经球体的影响(图14-5)。通过平行培养经Aβ处理和无Aβ处理的神经球体,能够在单一平台上同时模拟正常和阿尔茨海默病的大脑。所提出的3D脑芯片提供了一个模拟体内微环境的间隙血流水平,并能够在不需要外围设备的情况下进行长期的体外观察。这种基于3D培养的微流控芯片可以填补传统的体外神经细胞培养模型和体内脑研究之间的空白,是研究神经疾病病理和治疗策略以及药物筛选应用提供更可靠的工具。

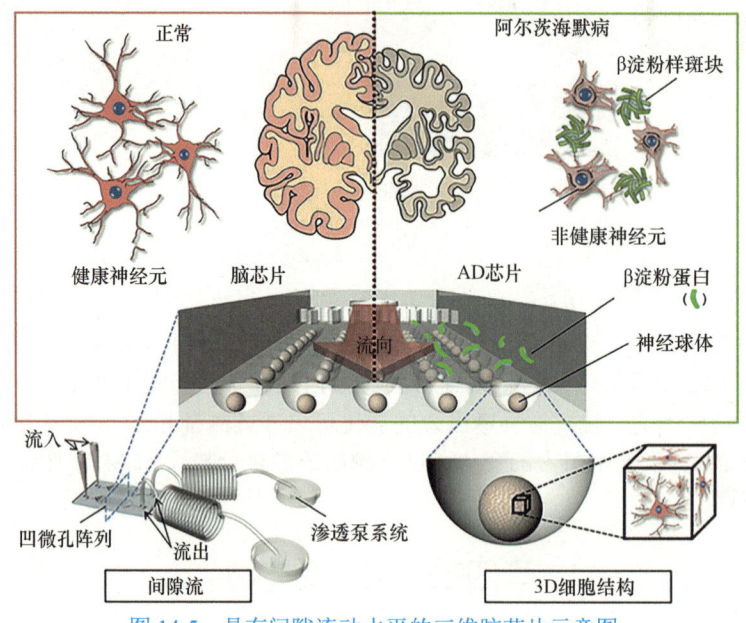

图14-5 具有间隙流动水平的三维脑芯片示意图

二、心芯片

心脏是较高等动物循环系统中一个主要功能器官,其作用是推动血液流动,向器官、组织提供充足的血流量,以供应氧和各种营养物质,并带走代谢的终产物,使细胞维持正常的代谢和功能。如因疾病或伤害削弱了心脏的功能,身体的器官将无法获得足够的血液用于正常工作。有些药物能改变心律,使心脏因此获得足够的血液,但科学家需要更好地预测哪些药物可能会有毒性。目前在动物模型和实验室中进行的测试并不总是准确到足以预测药物对人类的毒性,且使用动物模型来准确筛选潜在药物相对昂贵,心脏芯片系统将使科学家能够模拟心脏功能,以研究治疗疾病的方案。

(一) 由iPSC构建的人心脏芯片

从成人供体细胞衍生的iPSC中生成心肌细胞(cardiac muscle cell,CM细胞),将产生的CM细胞整合到一块PDMS芯片上,芯片提供营养和氧气,以保持细胞活力,然后添加特定的化学介质,再将其用于培养人干细胞集群,改变人干细胞所接收的力学和生化信号,把它们诱导成微小的与原本跳动的心脏相似的结构。将未分化的干细胞放置到图案表面,调节细胞的分化和生长,这些干细胞会分化成包括CM细胞在内的不同类型的心脏细胞,而不同的细胞会自发组装构成能跳动的心脏小腔室。这项技术能够快速筛选出可能产生心脏先天缺陷的药物,指导确认哪些药物对孕妇具有不良反应。这种器官芯片模型可以利用干细胞构建出跳动的心脏组织,从而创建一种系统用于模拟早期的正常和异常的心脏发育,也可能作为器官芯片应用于药物开发。

为建立临床相关的人体组织模型,科学家团队力图从同一批人hiPSC中生成组织构建所需的所有细胞类型，开发集成的微流体器官平台，组装一个血管-肝脏-心脏模型综合的人体系统，来模仿人体的协调运作功能。他们通过血管连接肝脏和心脏微型组织，建立模块化的多组织平台。从 iPSC 中培养心脏细胞并使其在心脏芯片上成熟，从而模拟体内心脏细胞的功能。通过使用来自健康个体和携带各种疾病患者的 iPSC，个性化该系统，以模拟特定的遗传和疾病状态，并测试治疗药物在心脏和其他器官中的有效性和毒性。这样的微流体平台既具有人体生理学的表观功能，又能与实时生物学读数以及高通量/高含量分析兼容结合。

（二）高通量心脏芯片

将器官芯片扩大到药理学、毒理学研究和临床应用，除了要保证模型组织的生理准确性外，还需要解决高通量需求，需要提高芯片的性能。引入可扩展的数据采集策略，提出了一个多孔心脏肌肉薄膜平台，该装置的中心部分是一个多层 PDMS 悬臂，每个悬臂的表面种植 hiPSC-CM 细胞或新生大鼠心室肌细胞，形成一个工程化的心脏薄膜组织（图 14-6）。细胞产生的压力造成薄膜形变，引起检测器电流改变，在平台的每个孔中通过电子信号量化细胞跳动的力度，心脏组织的收缩应力和搏动速率可以被嵌入式柔性应变传感器连续且非侵入性地读出。集成的电信号传感平台有助于扩大可并行检测的数量，允许连续评估多达 24 个样本的收缩应力和跳动率，便于在一个培养体系内进行多个平行的药物剂量-反应研究，并有可重复性。通过调节内皮细胞屏障通透性，调节心脏药物在体外反应的时间，可模拟药物通过血管进入心脏肌肉组织。通过心脏毒性药物的连续剂量-反应研究，证明了测试平台在药物毒理学和药物筛选方面的价值。此方法普遍适用，非常适合于心脏药物筛选和疾病模型的建立，为基于人类干细胞衍生的心脏组织的高通量、高质量的临床前研究提供了一个途径。

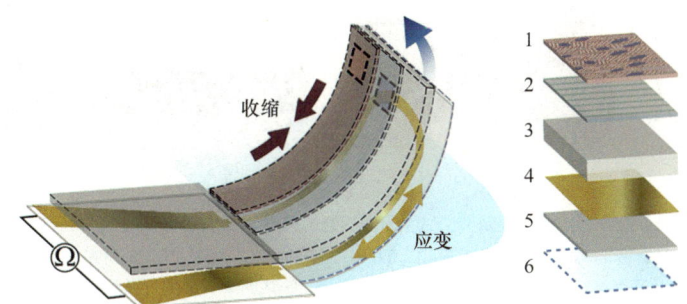

图 14-6　高通量心脏芯片装置悬臂和组成层的原理简图

1. 工程心肌组织；2. 组织对准的微塑或微图案层；3.PDMS 层；4.Ti-Au 薄膜传感器层；5. 底部 PDMS 层；6. 聚 N-异丙基丙烯酰胺释放层

三、肺 芯 片

肺是人体重要的器官，起到呼吸、造血的作用，其中肺包含了特殊结构，即气-血屏障。气-血屏障可以分成 6 层结构：液体层、肺泡上皮细胞层、上皮基底膜、肺泡上皮和毛细血管之间的间隙（基质层）、毛细血管的基底膜层、毛细血管内皮细胞层，起到气体交换的作用。人体细胞工作和生长离不开氧气，机体生存更离不开肺的呼吸循环作用，人类非常多的疾病起源于肺，因此需要一种模拟肺和肺疾病的模型，来更准确地反映人体病理和生理的结构。目前已经有细胞模型和动物模型，这些传统模型无法再现人体组织的结构、机械和功能，动物研究的不一致延迟了医学的进步，因此迫切需要更合适的体外模型来模拟肺的结构及功能。基于微流控芯片的肺器官模型成为一种重要的选择。

肺芯片的核心部分包含上、下两个紧密连接的通道，中间被由 PDMS 制成的多孔软膜隔开，上通道培养肺泡上皮细胞，下通道培养肺微血管内皮细胞，待细胞生长融合后将上通道注入空气，形成气液界面,精准模拟气-血屏障。为了模拟肺的正常吸气过程,肺芯片在中央核心结构的两侧有两个大的侧室,在侧室内施加真空的压力,使上层和下层的 PDMS 通道发生弹性形变,接种在弹性膜上的细胞也被拉伸,当真空压力恢复时,PDMS 材质的通道和细胞恢复至原本形态,反复地拉伸和收缩用来模拟肺泡-毛细血管的动态学的改变。

当肺泡上皮细胞和微血管内皮细胞进入各自的通道时,分别形成完整的单层细胞,上层通道通入空气后增加了细胞表面活性剂的生成,从而减少了干燥现象,这一模型可以模拟肺泡微环境,还可以促进上皮细胞的成活,保证了正常的屏障通透性。

芯片的制备采用化学刻蚀结合 PDMS 的软光刻技术,将 PDMS 材质的上、下层通道和多孔 PDMS 的薄膜(10μm 宽的五角孔)组装并永久键合,然后在两侧通道内泵入由四丁基氟化铵和 N-甲基吡咯烷酮组成的 PDMS 蚀刻液,形成用于通气的和拉伸的侧室,整个芯片装置的长度只有 1~2cm,中央通道的宽度可以达到毫米级别(图 14-7)。

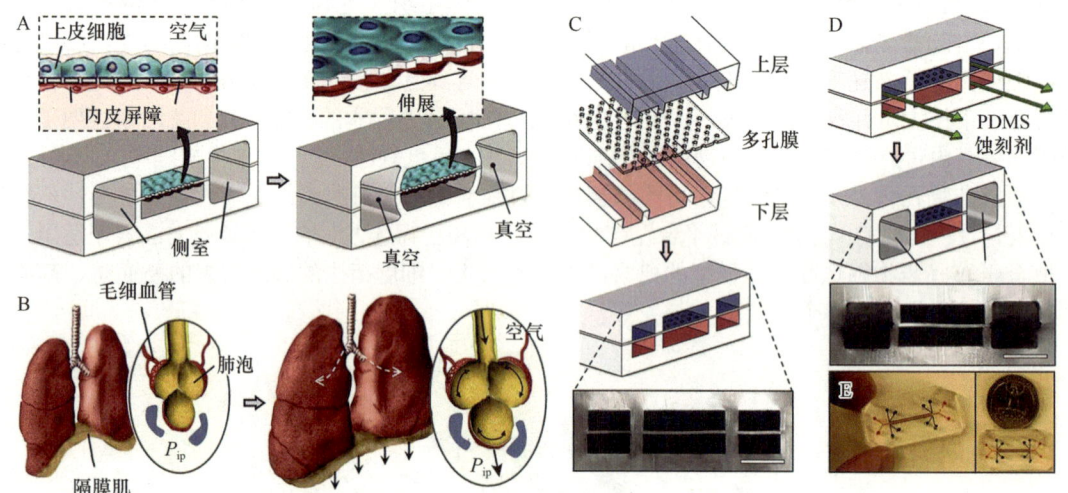

图 14-7 具有呼吸功能的人肺芯片

A. 肺芯片示意图。以中央通道内的 PDMS 薄膜及其上、下表面的细胞模拟气-血屏障,通过改变侧方微腔内的侧压造成 PDMS 薄膜的机械拉伸,重现肺的生理呼吸运动;B. 肺的模式图。C、D. 芯片制备,上、下两层 PDMS 膜和中间的 PDMS 多孔膜(10μm 厚),PDMS 多孔膜将芯片分割上、下两部分,PDMS 蚀刻剂流过两层通道,形成两个大的侧方微腔;E. 芯片实物图;P_{ip} 指气道峰压,是肺机械力学指标

(一)肺水肿器官芯片模型

肺水肿是液体从肺毛细血管异常渗透至肺间质、肺泡,超过淋巴回流的代偿能力,造成肺血管外液体异常积聚的一种病理状态。治疗癌症时可以观察到由药物诱导的肺水肿现象,是模拟肺呼吸的机械力时导致血管渗漏的关键因素,针对该影响因素可以发现潜在的新疗法,如血管生成素-1(angiotensin 1, Ang-1)和香草素受体亚家族 4(transient receptor potential vanilloid 4, TRPV4)离子通道抑制剂(GSK2193864),这些抑制剂可能会缓解 IL-2 的致命毒性;实验证明,将没有循环机械应变的情况与模拟生理运动的机械应变相比时,相同 IL-2 会严重损害肺屏障功能;进一步研究可知,TRPV4 离子通道抑制剂通过微血管通道给药可抑制由 IL-2 与循环机械应变造成的血管通透性增加。

(二)人原位非小细胞肺肿瘤疾病模型

在肺芯片构建人非小细胞癌模型,将原代肺泡上皮或小气道上皮细胞与血管内皮细胞在肺芯片内共培养,然后接种人非小细胞肺癌,研究呼吸运动和癌细胞的逐渐侵袭对肺的影响,实验结果表明呼吸运动大大降低了肺癌细胞的侵袭,该技术利用了模拟肺部节律呼吸对肺的拉力作用及

癌细胞的侵袭，发现了相关的酪氨酸激酶抑制剂治疗反应的敏感性，其可能是通过表皮生长因子受体的细胞间质上皮转换因子（mesenchymal to epithelial transition factor，MET）蛋白激酶来调节信号通路。此后可以对待特定器官微环境的癌症行为作重新的描述，这些研究不仅证明了在体外构建与临床相关的人体原位癌模型的可行性，也提高了与呼吸有关的力学影响减少肺癌细胞生长侵袭的可能性。

四、肝 芯 片

肝脏具有清除毒素的作用，却因为神经分布少而错过治疗时间导致危重肝脏疾病的发生，因此迫切需要开发体外肝脏模型，在高通量和可重复环境中研究其病理生理特征。

近年来，为了模拟肝脏结构，各种体外模型已被开发出来，如 2D 模型已被广泛应用于筛选有毒化合物，但未能准确地再现肝脏三维环境。为了克服这一限制，研究人员开发了模拟肝脏微环境的 3D 模型，特别是肝脏芯片装置，再现了肝脏微结构，能实现基本的肝功能。本章节主要阐述肝芯片细胞来源、几种设计方案以及其应用前景。

（一）肝芯片的细胞来源

细胞的选择在肝芯片制作过程中至关重要，目前使用的主要有人原代肝细胞、鼠原代肝细胞、肝癌细胞系以及人诱导干细胞。

1. 原代肝细胞　在肝芯片系统中，对原代肝细胞的利用至关重要，因为它们代表了最合适的细胞模型，然而在单层培养过程中，它们的快速分化阻碍了其适用性，特别是当肝细胞在胶原包被的平板上培养时，由于非编码转录组在初始阶段的显著重排，肝细胞的功能会迅速下降。因此，原代肝细胞的培养对于保留肝芯片的功能性表达至关重要。已经出现的一种方法是培养原代肝细胞球，该方法具有固有的优势，球体能促进细胞间 3D 结构健全的紧密连接的形成，并在数周内保持转录和代谢特性，而且这些球体的蛋白质特性与体内人类肝脏中的相似。

2. 肝癌细胞系　由于其可及性和培养方便，肝癌细胞系在药物代谢和毒性研究中的应用逐渐增多。目前，HepG2、SNU-387、Huh-7 等肝癌细胞系因其成本效益和广泛适用性而被广泛应用。此外，肝癌细胞的球形培养改变了 ECM、细胞骨架和黏附分子的表达，改善了皮质肌动蛋白的组织结构，增强了药物代谢酶的活性，促进了肝脏载脂蛋白和白蛋白（albumin，Alb）的分泌。

3. iPSC 分化的肝细胞　人原代肝细胞是毒性和药物测试的最佳选择，但由于缺乏资源，它们的使用受到了限制。从 iPSC 分化的肝细胞（hepatocyte differentiated from induced pluripotent stem cell，iPSC-hep）已成为一种有前景的选择。与永生化细胞系相比，iPSC-hep 能更准确地模拟肝脏生物学，它们可以无限供应，解决了细胞来源有限的问题，并且可以反映各种遗传背景，使其在研究患者特异性肝毒性方面具有价值。总体而言，iPSC-hep 可在体外用于生物学变异性和受损的肝脏特性，也可在体内用于移植治疗肝脏疾病。然而，与原代肝细胞相比，iPSC-hep 常表现出胎儿样特征，如较低的代谢活性、Alb 分泌和较高的胎儿标志物。因此，我们需要改进 iPSC 的分化和成熟方案，以培养出完全复制成熟肝细胞功能的细胞。

（二）其他方法构建肝芯片

对器官体外模型优劣的评价，主要看其仿真程度。目前已经建立了静态和微流体培养中的单个器官模型，可用于模拟健康和疾病，然而这些系统缺乏对药物代谢和毒性的多器官相互作用的研究。对此，研究人员开发了一种新型肝芯片，利用多能干细胞诱导分化，并将细胞封装在聚乙二醇水凝胶中，防止过度生长并且有助于长期保存肝细胞结构。该装置还包含一个"C"形陷阱结构，可以轻易链接到蠕动泵上，有助于剪切应力和流量的控制，从而有利于和其他器官耦合相连并方便调节器官的生理贡献。

有研究突破膜的限制，利用其他方法改进肝芯片的性能，将晶格生长概念应用于组织培养，研究人员仿照肝小叶的结构，使培养液由正六边形的 6 个顶点向中央流入，发现肝板和肝血窦结构的三维重建效果非常好。证明了细胞到组织水平的生理学过程的可行性，并利用该芯片，考察了肝小叶中带状分布肝毒性的区域性问题（图 14-8）。

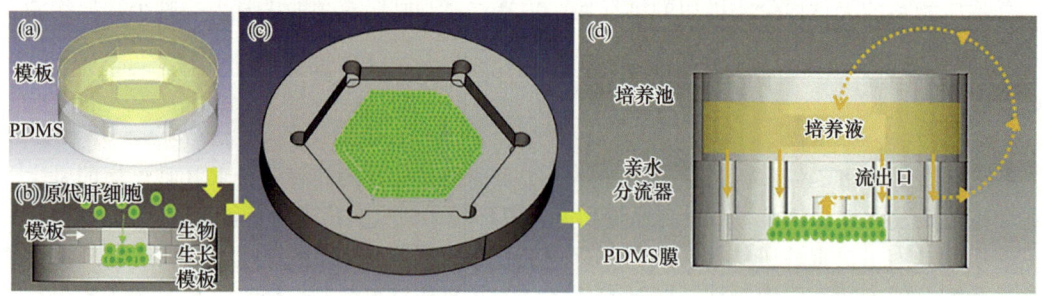

图 14-8　设计原理图

3D 打印技术在器官芯片方面也被广泛研究，如一种以三维人肝球体细胞长期培养为基础的肝芯片模型已用于药物毒性评估。该模型在芯片上设计生物反应器，可以实现在实验过程中直接进入肝脏结构内部对培养环境进行原位监测；并且可与 3D 生物打印机连接，直接制备肝脏三维结构。研究人员通过检测 Alb、胰蛋白酶等的分泌率以及肝细胞标志物等蛋白质的免疫染色，证明打印的肝结构在 30d 内仍保持功能；还做了肝结构毒性反应，认为这种肝芯片可以作为肝脏毒性评估的工具；除此之外，还可以将细胞种植在聚醚砜中空纤维膜上，模拟体内细胞层结构。

（三）肝芯片的应用前景和挑战

微流控肝脏系统在生物医学领域已被广泛应用，主要是通过对不同因素的时空控制来模拟体内的细胞微环境、氧气和营养物质的分布、代谢物的去除等，然而仍面临着一些挑战。材料上，一些聚合物膜可以吸收或释放疏水药物和激素，严重影响了肝毒性研究。为了解决这一问题，可以引入新的惰性、生物相容性、透明和透氧的合成聚合物；另外，可以考虑微流控通道或膜部分或全部由生物活性、可降解的天然聚合物（如胶原蛋白）制造，使支撑材料随着组织生长而降解，并实现无屏障的组织-组织连接，类似于在体环境。在细胞水平上，研究人员需要设想如何概括肝脏复杂的形态和氧/化学梯度，并整合患者特异性。

五、肾脏芯片

肾脏是人体血液净化系统的重要器官，调节着人体水盐代谢和离子平衡，也是药物在体内重要的代谢器官以及作用的靶器官。由于体外研究具有条件可控、易于观察等优点，因此在肾脏生理病理研究以及药物肾毒性筛选中具有重要地位，但传统体外试验难以使相关肾单位细胞在体外有序排列及运作，进而形成特定的结构和功能。肾芯片的出现为肾脏高仿生体外研究模型的研发提供了契机。

（一）肾芯片

芯片组装示意图见图 14-9，包括组装血液极块和尿液极块。对于血液极块，掩膜所制的 PDMS 芯片的小圆和以掩膜所制的 PDMS 芯片大圆打孔贯穿后，将两块 PDMS 芯片通道侧相对进行不可逆封接；对于尿液极块，把以右侧掩膜所制的 PDMS 芯片大圆打孔贯穿后，也进行相同处理。然后，将封接好的 PDMS 芯片与聚碳酸酯（polycarbonate，PC）盖板、聚四氟乙烯连接管组装成血液极块和尿液极块。肾小球单元被背靠背放置的种有血管内皮细胞和足细胞的多孔膜分隔出上、下两个独立腔室，模拟肾小球血管球的管腔和肾小管肾小囊结构。肾小管单元被背靠背放置的分别种有两种细胞的多孔膜分隔出上、下两个独立腔室，模拟肾小管的微血管管腔和肾小管管腔结构。人工血液由血液极块入口流入肾小球单元，流经血管内皮细胞表面，随后通过连接通道进入肾小管单元，流经血管内皮细胞表面，由血液极块出口流出。"人工尿液"由尿液极块入口流入肾小球单元，流经肾足细胞表面，随后通过连接通道进入肾小管单元，流经肾小管上皮细胞表面，由尿液极块出口流出。"人工血液"和"人工尿液"在种有细胞的多孔膜发生物质交换。

在体内，肾小球和肾小管的血管内皮细胞、上皮细胞紧密连接，从而形成类膜功能结构。通过对肾小球单元滤过功能、肾小管单元的重吸收功能和分泌功能进行评估。实验中，利用葡萄糖考查肾单位中肾小管单元的重吸收能力，肾单位芯片的尿液极块流出液葡萄糖浓度比肾小球芯片低，说明肾单位上的肾小管单元具有葡萄糖重吸收能力。与其他体外模型相比，肾单位芯片由于能够在结构和功能上更好地模拟体内肾单位生理病理情况，可以获得更多更接近体内实际状况的药物致肾损伤数据，肾单位芯片具有对致肾损伤靶细胞进行细致分型的能力，因此，芯片肾单位可用于药物毒性筛选以及药物致肾损伤机制的研究。

（二）肾近端小管芯片

通常的肾小管芯片是由 PDMS 构建的芯片肾小管微流控装置，见图 14-10，该装置的主通道被预先涂覆了 ECM 蛋白的多孔膜分隔成两个相邻的通道。肾小管上皮细胞顶端侧暴露在具有流体剪切应力的层流中，模拟肾小管管腔中尿液流动；下腔室灌满培养基，模拟肾间质间隙，进行跨膜转运分析；再把人肾细胞以相同密度涂覆在培养皿内类似的 ECM 涂层多孔聚酯膜上，作无流动培养以供对照。

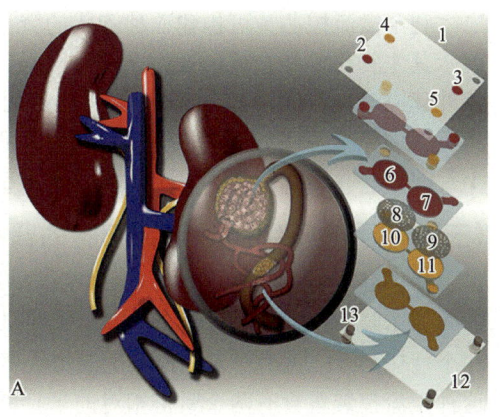

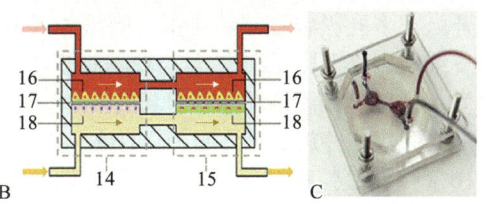

图 14-9 肾单位芯片示意图和实物图

A. 1 和 12 为聚碳酸酯盖板，2 和 3 分别为血液极块入口和出口，4 和 5 分别为尿液极块入口和出口，6 和 7 为血液极块的物质交换区域，8 和 9 为多孔膜，10 和 11 为尿液极块的物质交换区域，13 为螺钉；B. 肾单位芯片纵向结构示意图，粉色箭头标注的是"人工血液"的流动方向，黄色箭头标注的是"人工尿液"的流动方向，14 和 15 分别为肾单位芯片的肾小球单元和肾小管单元，16 为血管内皮细胞，17 为多孔膜，18 为足细胞；C. 肾芯片实物

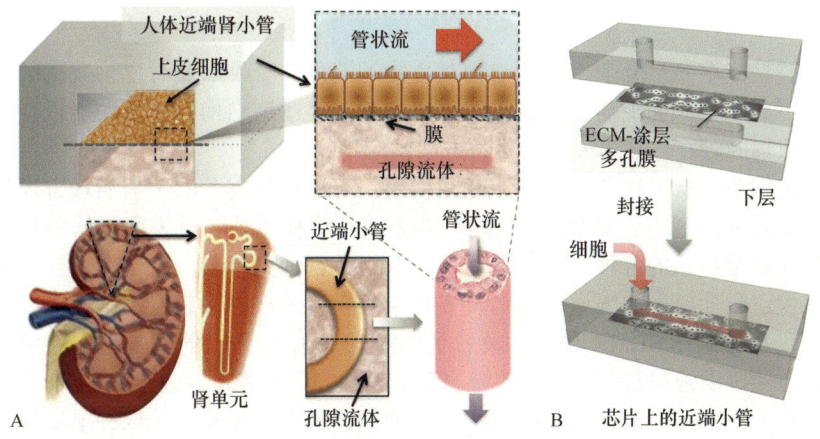

图 14-10 人肾脏近端肾小管芯片的设计示意图

A. 微流体装置的腔室被涂有 ECM 的多孔膜分隔成上、下两个通道，分别作为管腔通道和间隙空间。设计的基底外侧隔室便于液体取样和测试化合物添加，因此有利于上皮细胞的主动或被动转移；B. 器件组装：上层的聚酯多孔膜和下层通过表面等离子体处理封接在一起，人近端肾小管上皮细胞从装置入口接种到细胞外基质涂敷的多孔膜上

利用微流控芯片可构建一种管状的肾小管芯片,该芯片能够在体外重构近端小管的极性,并展示其生物化学和合成活性,以及体内与近端小管功能相关的分泌和重吸收过程。肾小管芯片在体外建立了一个高仿真系统,可对肾小管上皮细胞的基础生物学进行研究,它能以接近生理的方式有效地模拟基底外侧溶质转运、顶端溶质吸收和细胞内酶功能,其潜在的应用还包括药物在肾小管的分泌、外源性物质和尿毒症毒素等方面的影响,以及评估毒性损伤反应的能力。

(三)基于人干细胞分化足细胞的肾小球芯片

把人 iPSC 分化为足细胞,在置于微流控器官芯片上和肾小球内皮细胞共培养时,可实现 Alb 的差异清除。这种利用成熟足细胞构建的具有肾小球功能的体外模型(图 14-11)可用于药物开发和个性化治疗,同时尽可能准确地模拟人肾小球毛细血管壁三维横截面的结构、功能和力学特性。这种微流控装置含有两个紧密相对的平行微通道,由层粘连蛋白-511 涂敷的多孔柔性 PDMS 膜隔开。在多孔膜包被层粘连蛋白侧培养人 iPSC 诱导的足细胞,在多孔膜背面培养原代人肾小球内皮细胞,以重构足细胞-肾小球基底膜-内皮细胞界面,并分别模拟肾小球的泌尿和毛细血管管腔。为了模拟肾血流循环脉动引起的活体肾小球动态力学应变,还在中央微流控通道两侧加入了两个空心腔室,并施加循环吸力(1Hz,-85kPa),从而对包被层粘连蛋白并带有细胞层的柔性膜产生 10% 拉伸松弛的循环应变。在微流控装置中能够将人 iPSC 细胞分化为肾小球足细胞,并且可以在这种培养模式下存活较长时间。

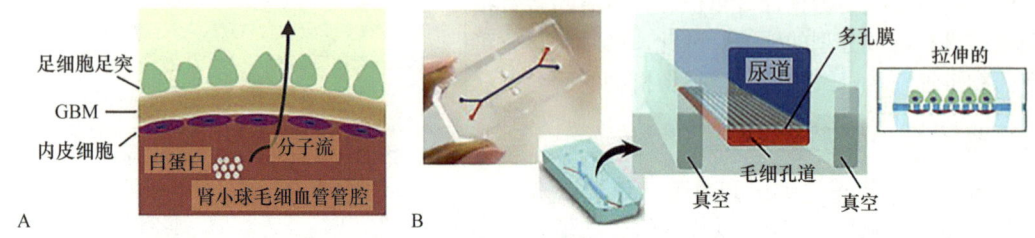

图 14-11 用器官芯片模拟人肾小球毛细血管管壁

A.肾小球基底膜分离的有足细胞和内皮细胞的肾小球毛细血管壁示意图。箭头显示分子从毛细血管流向尿液区;B.在微通道中重构肾小球的尿道和毛细血管,左为实物图,右为示意图。肾小球基底膜通过使用细胞外基质中的层粘连蛋白包被多孔、对柔性 PDMS 膜进行重构

六、肠 芯 片

肠道系统的功能重要且复杂,哺乳动物对食物的消化、吸收以及对食物残渣的排泄大多是在肠道内完成。因此科学家们亟需一种新的体系来模拟人类肠道结构、主要功能以及生理学病理学特点,以加速药物的研发与筛选等生命科学方面的应用。

传统的肠道细胞与微生物共培养存活时间极短,无法进行复杂的生理病理方面的研究。现阶段常用的体外肠道模型基本也是 2D 静态的培养方式,这种体外肠道模型无法模拟生理上肠道的三维结构、构建肠道体系的各种复杂功能以及与肠道菌群的共培养。基于微流控技术的发展,肠道芯片应运而生。早期研发的肠道芯片是将多孔柔性膜置于一种微装置上用以分隔成多个微流体通道;利用光刻技术制作 PDMS 芯片,最后制成内有主-微双通道的中空真空腔室,可以控制培养基的流动状态和可以施加应变循环力的键合装置来模拟肠道蠕动状态;由 Caco-2 自发形成具有起伏和褶皱结构的小肠绒毛来模拟人肠道的结构和生理功能。经验证,这种单层肠细胞芯片不仅能形成正常的肠屏障功能,还可模拟活性微生物和益生菌在体外增加细胞完整性的状态及其增强肠屏障的功能。之后这种芯片被升级为更复杂、仿生度更高的微流控通道芯片,使它们在模拟肠道的生理条件(具有流质及蠕动形变)下共同作用。

有研究者将能模拟人体肠绒毛的胶原支架结合微流体装置,而这种结合可以为细胞形成 3D

组织结构和流体剪切力。这种芯片是由 PDMS、载玻片和聚对苯二甲酸乙二醇酯（polyethylene terephthalate，PET）膜组成的三层结构，并使用光刻技术制造晶片模具用以复制具有绒毛结构的 SU-8 模具，再用其制成海藻酸盐反模板以复制胶原绒毛支架，然后溶解，将所制备的胶原绒毛结构固定到 PDMS 芯片内部的多孔膜支撑体上。经过一系列生物学验证发现，由于绒毛支架的存在使 3D 肠绒毛芯片中的流体剪切力比 2D 中更大，使得 3D 培养中绒毛形态保存更好。在这种培养条件下，细胞能够很好地增殖并形成肠道屏障。

根据肠道吸收功能，科学家们还考虑到口服类的药物都需要经过肠道吸收，然后通过肝脏的首过效应以及肾脏代谢的复杂过程，因此设计了基于肠的多种器官结合的微流控芯片。为了使体外模型能复合人体内口服药物的代谢顺序，有科学家开发了肠-肝芯片以模拟动态代谢过程。这种芯片由上层 Caco-2 和下层 HepG2 两个独立的 PDMS 薄层组成，药物按顺序在肠腔中被吸收并在肝腔中经历代谢反应。相似地，还有具有双层结构的肠-肾芯片模拟了药物吸收产生的肾毒性，在用具有一定肾毒性的药物进行的体外试验中，肠-肾芯片所表现出的肾毒性结果与临床观察的结果一致，对于临床前期预测具有重要意义。

此外，由于检验候选药物有效性和安全性时需要多个器官的系统性反应，有科学家建立了 4 种器官共培养微芯片模型，由 4 个组织培养隔室组成，分别为肠、肝脏、皮肤和肾脏，这 4 个模拟器官能保持超过 28d 的生存期。深入的代谢和基因分析表明了在至少 28d 内所有的 4 种组织之间可建立能再现的体内平衡，使得这种芯片可以进一步成为体外排泄和重复剂量毒性测试的理想平台。

七、血管芯片

血管是循环系统的组成部分，负责输送血液。根据结构和功能差异，血管分为动脉、静脉和毛细血管。毛细血管由单层内皮细胞组成，负责物质交换。构建血管芯片的策略分为两种：一是利用血管生成细胞自发形成血管网络，但难以模拟人体内控制因子网络；二是预先构建微流控通道，以内皮细胞为衬里制造微血管支架，可精确控制尺寸和流量。

亚伯拉罕 P. 李（Abraham P. Lee）团队利用血管生成细胞自发驱动在芯片上建立了微血管网络模型，能整合血管发育的不同阶段，如血管形成、内皮细胞内衬、血管新生和血管吻合。装置中间组织空腔中的血管生成细胞可用来诱导内皮细胞衬里沿着两侧的微通道，生成起动脉和静脉作用的血管，连接毛细血管，形成血管网络。该模型与传统模型相比，更完整地提供了具有动脉/静脉和毛细血管的微血管网络系统，连接紧密，几乎无渗漏，因此可以看作是血管生物学研究的重要发展。通过这一研究，有望加深我们对血管生物学的理解，为疾病治疗提供新的研究途径。

除了建立完整微血管网络芯片模型，更多设计已开始关注局部，研究单个血管及微环境。血管微环境多种多样，力学刺激为一大特点。蒋兴宇等提出了模拟力学微环境的微流体血管模型，可集成流体剪切力和循环拉力（图 14-12）。芯片由微通道层、弹性膜层和拉伸层集成，顶部弹性薄膜变形可促进剪切力和拉伸力分离细胞，可控制拉伸力频率、大小及流体强度和方向。

基于微流控芯片，可以建立各种病理模型来研究疾病机制、药物筛选等。以下是一些具体应用示例。

动脉粥样硬化：通过微流控芯片模型，可以模拟内皮细胞在人体动脉内受流体剪切力、循环拉力，从而重现动脉粥样硬化的早期症状。为了实现这一目标，可以通过改进芯片结构，实现单轴拉伸。可以观察内皮细胞形态、促炎反应、活性氧水平等，以深入了解动脉粥样硬化的发生和发展过程。

肿瘤侵袭：洛安尼斯 K. 泽万托纳基斯（Loannis K. Zervantonakis）等构建了一个肿瘤-血管界面模型，实现了三维肿瘤-血管内皮细胞内灌注。微流控芯片具有两个独立的微通道，分别接种肿瘤细胞和血管内皮细胞。通过这种基质，可以观察肿瘤细胞与内皮细胞之间的信息交流，从而深入研究肿瘤侵袭的机制。

· 372 · 组织工程与再生医学

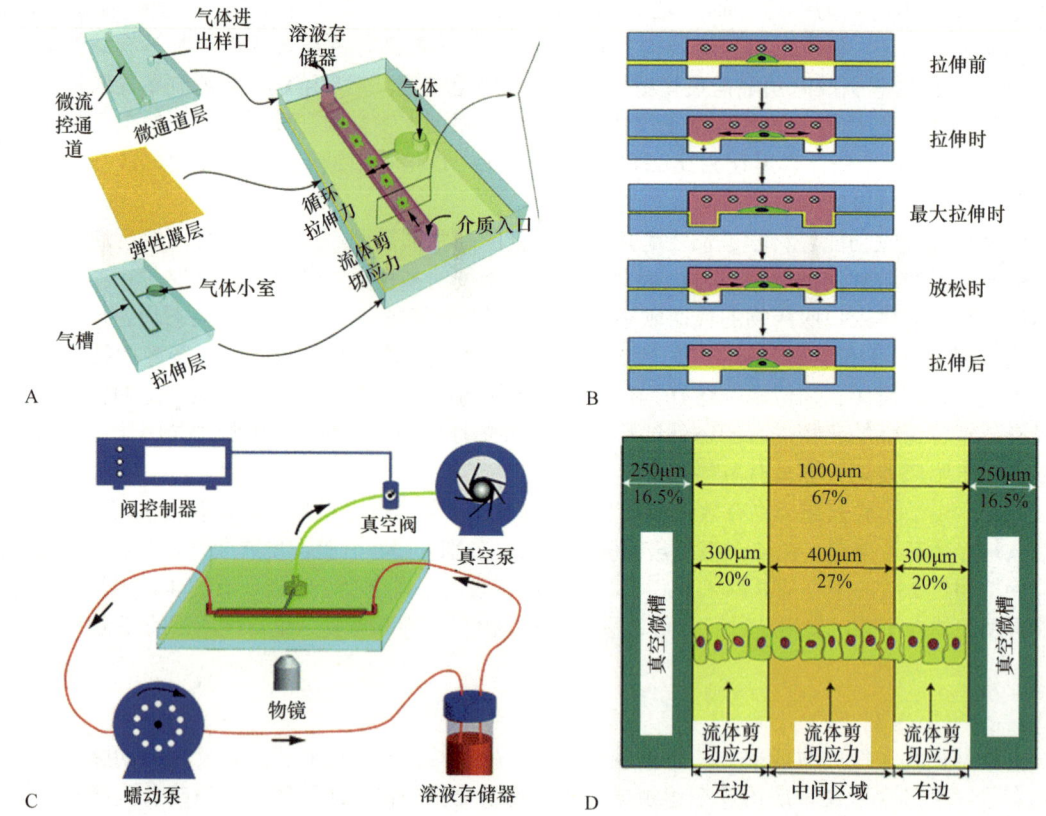

图 14-12 微流控流动拉伸芯片示意图

A. 微通道层、弹性膜层、拉伸层组成集成芯片,含两隔室,一个用于流体剪切应力生成,另一个用于循环拉伸力生成;B. 在工作机制上,细胞在弹性膜上经受拉伸和松弛;C. 整个芯片可以安装在显微镜上观察;D. 系统的工作过程中的流体剪切应力的分布示意图

急性呼吸窘迫综合征:基于微流控芯片可以模拟体内肺内皮血管形态学和血流动力学环境。将红细胞注入芯片,以模拟肺部急性内皮细胞损伤的特点。这种方法有助于更好地了解急性呼吸窘迫综合征的病理生理机制,并为药物筛选提供了新的平台。

血管糖萼芯片:血管糖萼是覆盖血管内皮腔表面的多糖-质膜蛋白复合体,在糖尿病条件下可发生变化。中国科学院工程研究所杜旭光团队与大连微流控芯片组罗勇课题组合作开展了血管糖萼的相关研究,构建了血管糖萼的生理病理模型。在糖萼培养基础上,添加葡萄糖,通过荧光显微镜观察糖萼的损伤情况。筛选发现了 4 种具有修复糖萼功能的低聚糖。

八、肿瘤器官芯片

肿瘤是以细胞异常增殖为特点的一大类疾病。恶性肿瘤呈侵袭性生长,可转移至淋巴结和远处器官,形成转移瘤或者转移灶。我们可以把肿瘤看作是一类特殊的器官,尽管这些肿瘤特异性的组织结构与其起源器官具有很大的差别,但它们仍然保存了起源器官的某些特征。微流控芯片技术目前已经成功被实验室证明是一种理想的研究平台,它可以用体外基因构建仿生智能器官系统。

(一)肿瘤细胞侵袭芯片

侵袭指细胞在三维基质内的移动,侵袭过程涉及三维基质的降解。微流控芯片在细胞三维培养和肿瘤侵袭研究方面具有独特的优势。刘婷姣等制备开发了另一种新型的微流控芯片,模拟生长因子诱导的肿瘤细胞在三维基质内的侵袭。该微流控芯片系统由两台注射泵、两个反应池、注射泵连接口、废液池等 4 个核心部分共同组成。在该微流控的芯片上,他们观察了表皮生长因子诱导的乳腺癌细胞株 MCF7 的侵袭，在使用芯片基础上能够使其更有效地为肿瘤细胞定向地诱导生长、分化与定向侵袭过程提供基于三维环境下的技术支撑，并能够运用层流原理在三维介质腔内快速形成相对稳定、可控的肿瘤生长分化因子浓度梯度，诱导肿瘤细胞在三维介质腔内进行定向侵袭（图 14-13）。与以往传统的 2D 细胞研究模式相比，该微环境流控器芯片是为抑制细菌的繁殖生长和病毒侵袭所提供的一种三维微环境，更能贴近真实人体状况，且该芯片的运算方式简便、快捷。

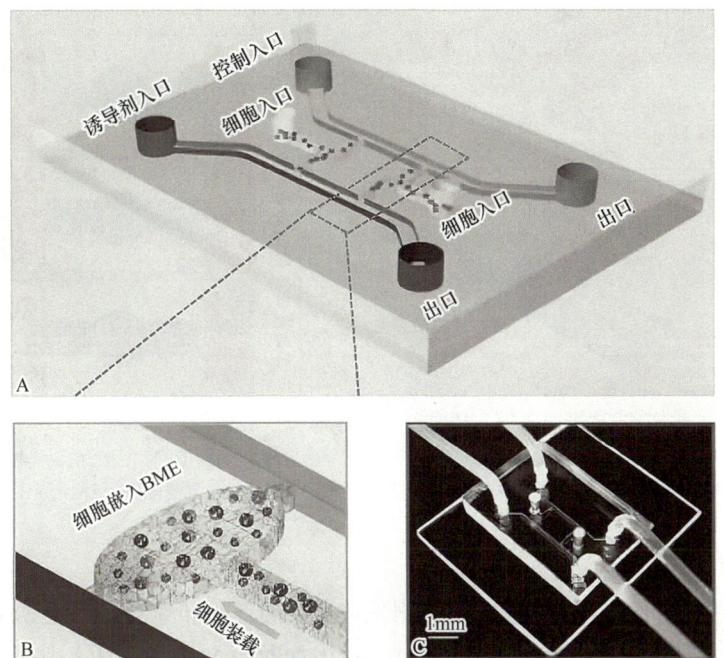

图 14-13 微流控芯片细胞定向入侵的三维环境

A. 芯片示意图；两条平行灌注通道分别为含引诱剂的培养基和对照，细胞-BME 混合物从细胞加载进入细胞培养室；B. 放大的插图为一个细胞培养室；C. 微流体照片芯片；BME. 基底膜基质

（二）肿瘤细胞诱导血管新生芯片

血管新生在肿瘤生长和转移过程中起着非常重要的作用。刘婷娇研究开发团队组以微流控芯片系统为核心成功构建了研究肿瘤细胞诱导血管生成的微流体装置，这是一个具有较多高通量、操作方式较简便且高效、安全的肿瘤细胞凋亡诱导血管细胞新生的模型和体外凋亡模型（图 14-14）。

（三）肿瘤多器官转移芯片

多数乳腺部位肿瘤容易发生的转移现象均可具有其一定的器官选择性，如在乳腺癌细胞中较容易出现可发生肿瘤直接转移的器官。为便于考察肿瘤细胞转移时的组织、器官选择性，常需要把肿瘤细胞注射入动物体内，一段时间后再检查各器官是否有转移灶。体内注射模型实验操作的难度大、实验进行周期太长、动物死亡率较高。因此，构建出一个最接近人体内的器官微生态环境、操作最为简单、实验周期短的肿瘤转移模型有望大幅度促进肿瘤转移研究的发展。

刘婷姣课题组以微流控芯片系统为主要平台，构建出了肿瘤细胞多发器官靶向转移的芯片模型。以来自不同器官来源的肿瘤原代细胞植代替移植器官，利用微量注射泵控制肿瘤原细胞在血管微通道腔内的流动，模拟循环肿瘤原细胞在血管系统内流经的各移植器官，并以此与其他动物肿瘤转移的模型加以比较，验证了芯片模型设计的安全、可靠性。

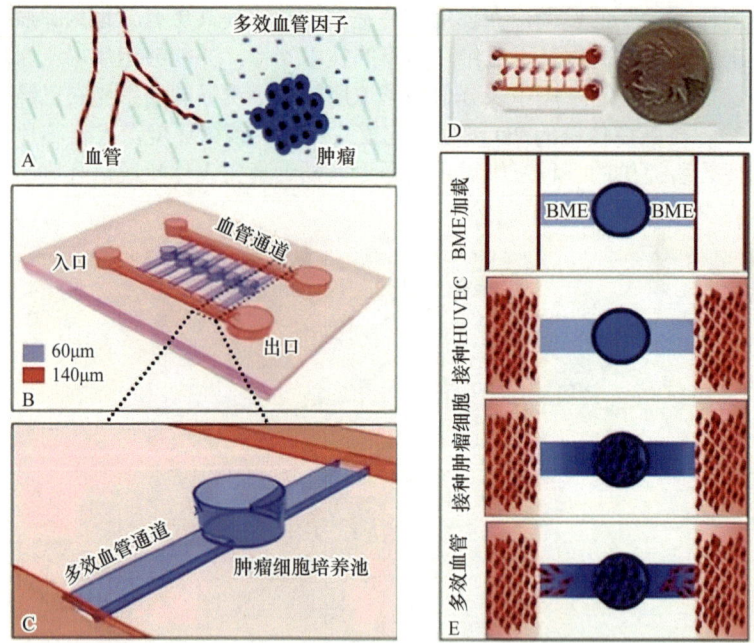

图 14-14 用于研究肿瘤诱导血管生成的微流体装置

A. 体内肿瘤诱导血管生成的过程；B. 芯片设计，该装置包括 6 个独立的血管生成单元和两个平行的血管通道；C. 血管生成单元放大图，包括一个开放式细胞培养室和两个血管生成通道；D. 微流控装置照片；E. 电池示意图加载步骤

（四）肿瘤诊断芯片

生物体内几乎所有的细胞外均具有可以自发产生的膜覆被和囊泡，并能够将所有这些囊泡全部分泌转移至其他细胞体外，即为细胞外囊泡（extracellular vesicle，EV）分泌。EV 可以同时在细胞表面和在细胞的内部之间运输各种蛋白质、脂类化合物和各种核酸，是细胞分子间进行传输信息的最主要媒介，其在各种癌症患者和其他相关疾病患者的康复治疗过程中有着巨大的潜在价值。刘婷姣研究组以微流控芯片技术构建了基于免疫磁性纳米粒子的 EV 捕获和检测平台，以乳腺癌为研究对象，对乳腺癌患者血清中的 EV 进行捕获和检测，并与健康人血清中的 EV 对照。

（五）肿瘤药物治疗芯片

化疗是指用化学药物杀死肿瘤细胞的肿瘤治疗方法。临床应用的化疗药物有数十种，常用的化疗药物有顺铂、紫杉醇、5-氟尿嘧啶等。化疗类药物本身在发挥快速杀伤肿瘤细胞、病毒作用的同时，对身体正常免疫组织或细胞自身也具有一定的损伤，能降低患者的生存质量。刘婷姣课题组以微流控芯片平台模拟肿瘤细胞在体内的细胞-细胞、细胞-ECM 之间的相互作用，以及化疗药物静脉注射给药方法透过血管内皮屏障作用于 3D 基质中肿瘤细胞的作用方式，并利用浓度梯度生成器生成多种药物浓度，并观察其对肿瘤细胞的作用，同时观察其对血管内皮细胞的损伤，以此选择最优的治疗方案。

九、多器官芯片系统

多器官芯片系统是通过微通道将多个器官芯片组合起来的三维集成单元，从而可以模拟完整组织、器官的功能。与单独的器官、组织相比，多器官芯片具有器官之间物质交换的能力，能够模拟真实的人体生命活动。本节主要阐述如何设计组合多器官芯片系统以及此系统的具体应用。

设计一个有效的多器官芯片系统需要考虑体循环与器官相结合。多器官芯片系统一般包括器官室、物质交换通道、液体循环通道、排入系统和排出系统（图 14-15），物质交换方式选择利用微通道或者物质交换膜组来完成不同器官之间的物质交换,因此多器官芯片具有良好的可修饰潜力,可以根据不同的需要对系统进行灵活修饰。

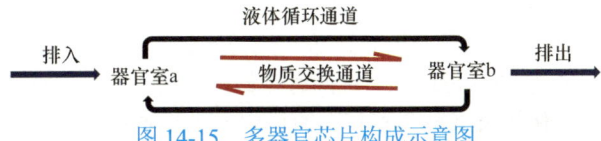

图14-15　多器官芯片构成示意图

多器官芯片构建的生理模型包括正常生理模型和病理模型。来自哥伦比亚大学欧文医学中心的一组研究人员开发了一种经典的多器官芯片形式的人体生理学模型,该芯片由工程化的人类心脏、骨骼、肝脏和皮肤组成,通过血管流动与循环免疫细胞相连,以重塑相互依赖的器官功能(图14-16)。这种多器官组织芯片在培养的过程中保持了不同人体组织(心脏、肝脏、骨骼、皮肤)的成熟表型并通过血液流动连接,使细胞因子、循环细胞和外泌体的交流成为可能,是一种具有复杂功能的多用途的芯片。

器官还可以与疾病组织相结合构成器官-病理多器官芯片系统以评估疾病状态下对其他脏器的影响。通过三维微流体装置,可同时培养具有多种衍生内皮细胞的肿瘤细胞球体,并通过修饰实现了不同功能,用于增强个性化药物检测的安全

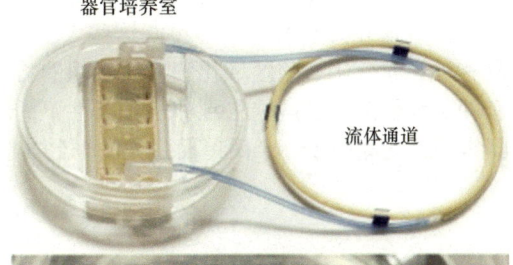

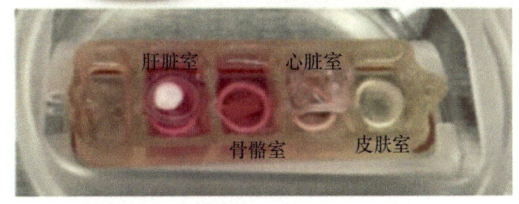

图14-16　接通了微通道的多器官芯片

性和有效性。由于该平台是非侵入性和非破坏性的,因此可用于重复测量,在降低成本的同时进行连续长期监测。

药物研究是器官芯片重要的用途之一,可以代替重复烦琐的传统动物实验。此外研究人员还可以在芯片系统内部设置人体屏障模拟药物在体内代谢、分布的过程。通过设计了一种多界面的集成共培养系统,可以加载多种细胞分化的细胞团以评估不同药物的效果和毒性。这种器官模型为长期细胞共培养、药物递送和代谢以及药物对疾病影响的实时分析提供了一个简单的平台。

多器官芯片系统还可以成为体外毒理试验很好的研究工具,比较经典的双器官芯片,其可以应用于毒性物质的生物转化、生物毒性以及与其他化学物质的相互作用。此芯片系统以流动依赖性的方式评估药物的毒性和代谢反应,体现了互联的多器官微流体装置在体外毒性测试中的重要性。

总之,多器官芯片作为组合单个器官芯片的三维系统,具有无可比拟的优势。我们可以用它模拟更加完整的器官功能,并且组合灵活,便于修饰,是医药研发过程中的绝佳工具,在生命科学领域具有极大的应用前景。然而现有的多器官芯片还有不少缺陷,离实际应用还有很大距离,因此需要研究更加高效、稳定、廉价的多器官芯片系统,以充分发挥它的价值。

第五节　类器官芯片

一、脑类器官芯片

(一)脑类器官微柱芯片

通常在三维悬浮培养中,脑类器官是由干细胞的多细胞聚集物分化而成的,称为拟胚体(embryoid body,EB)。EB显示出与早期胚胎发生有显著的相似之处,具有一系列时间依赖性的基因表达。通常这些EB悬浮培养,最终嵌入基质中,以快速扩张神经上皮,从而产生3D毫米大

小的大脑类器官。然而，培养过程中的可变性可能会影响对大脑类器官中一致表型的检测。微加工工艺创造的平台提供了一个有前途的观察细胞行为的模拟微环境，具有精确控制数量和浓度等多种因素的能力，这对干细胞培养和分化尤为重要。

为了以一种简单的方式生成大脑类器官，朱玉娟等设计了一种利用传统软光刻技术的 PDMS 制作的高通量微柱芯片。微柱芯片可以在微柱间有限的空间内可控地形成 EB，随后以简单的方式从分离的人 iPSC 中原位分化和发展脑类器官。通过微加工技术可以大大简化脑类器官形成方案，克服细胞污染、低通量和异质性等问题，从而提高生成 3D 脑类器官的效率。人 iPSC 在神经诱导分化培养基中快速扩张后，在微柱阵列上显示出显著的自组织能力，通过添加神经递质形成三维神经组织，尺寸优化的平底微柱阵列可以极大地促进液体基质凝胶在芯片周围扩张，从而创造了一个促进体外大脑发育的环境。这些大脑类器官被用来模拟妊娠早期体内的人类大脑器官发生，具有神经元分化、脑区域化和皮质组织的特定特征。随着生物工程工具的整合，脑类器官模型将有助于我们深入了解脑生理和病理条件下的表型基础，为大脑发育和神经系统疾病中的干细胞类器官的研究提供了一个简单而强大的平台（图 14-17）。

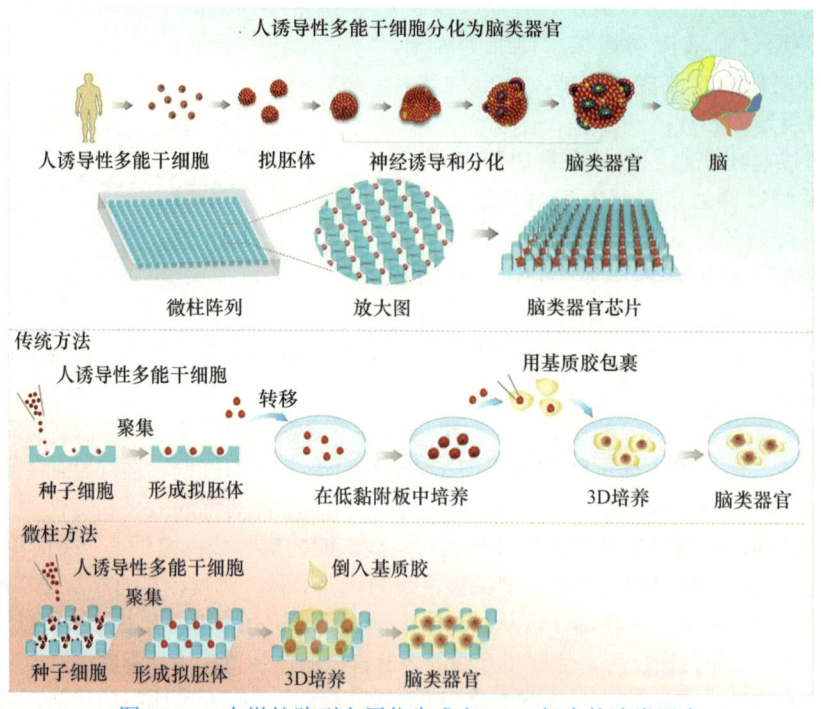

图 14-17　在微柱阵列上原位生成人 iPSC 衍生的脑类器官

（二）脑类器官芯片揭示折叠的物理原理

大脑皮质是哺乳动物大脑的一个中心区域，它控制着复杂的认知行为。皮质折叠使哺乳动物的大脑在体积上有明显的生长，并有助于大脑表面积扩张。皮质折叠减少是严重的神经发育障碍表现之一。皮质建模长期以来一直受到脑回化缺失的限制，脑回化是大脑获得折叠形态的过程。由于微环境的复制，微流体技术也对 3D 培养物产生了影响，它能够精确复制细胞与细胞接触、基质特征、生化和机械提示以及刺激。类器官芯片模型显示出了很大的前景，因为它们可以诱导营养灌注和避免坏死，这种坏死会抑制类器官的发育，并促使类器官中心的细胞死亡。

用涂有 PDMS 的微型培养皿室模拟人脑类器官的折叠。该微流控芯片可以与神经球体和类器官整合，并评估脑液流对体外 3D 皮质折叠动力学的影响。经过图像分析，研究人员能够推断出，表面的起皱和折叠是细胞骨架在中心的收缩和在周围的拉伸所致。微流控芯片可以复制一个微环境，在这个环境中，基质胶支架存在于一个有限的几何空间中，促进大脑类器官的褶皱结构，同时获得营养和废物交换。因此，微流控平台是异质组织复制以及观察和研究大脑发育中生物和生物物理机制的很好的候选平台。

二、心脏类器官芯片

（一）心脏类器官概述

人类心脏是一个有着极其复杂结构的复杂器官，是体外最难建模的器官之一。最开始，研究人员曾尝试在体外培养CM，但细胞呈团块状，并不能成为如体内那样完整的组织、器官，无法在此基础上进行心脏疾病的研究。心脏发育更是一个复杂的过程，包括形成成熟心脏所需的形态变化的自我组织，包括心管的形成、心管的环形结构以及带有心房和心室的腔心形成。所有主要器官都有特定组织，这让分化过程充满不确定性，想培养如真实心脏一样有具体结构和功能的类器官，其难度系数可想而知。目前有两种不同的生产心脏器官的方案——定向组装和自组装。

（二）心脏类器官研究进展

在定向组装中，干细胞衍生的分化心脏细胞或原生心脏细胞被共同培养并播种到支架或生物工程装置上，使其形成三维结构。先建造一个器官支架，再让CM来填充，进而形成心脏类器官。这种结构是通过简单地将细胞生长在ECM水凝胶或微孔模具中获得的，但也可以通过更复杂的手段，如使用生物相容性弹性支柱或定制设计的生物反应器。使用支架、模具、几何图形限制和蛋白质基质等生物工程方法已成功地应用于创建人工工程的心脏组织（通常被称为心脏类器官、微室等）。这些已被证明对测量收缩力、进行复合筛选、模拟结构肌肉和致心律失常障碍非常有用。

目前，已通过小鼠胚胎干细胞衍生的胚状体构建出了类似于正在发育的心脏三维功能性类器官。在层粘连蛋白-接触蛋白复合物和成纤维细胞生长因子4的存在下，在空间和时间上模仿体内的心脏发育过程，连续的形态变化以自组织的方式进行，所产生的体外心脏器官具有类似心房和心室的部分，包含心肌、传导组织、平滑肌和内皮细胞，表现为心肌收缩和动作电位。同时心脏类器官表现出的超微结构、组织化学和基因表达特征与体内发育的心脏相似。构建成功的心脏类器官包括完整的4个腔室以及传导系统的细胞。这种方法提供了一个具有简化分化方式发育中心脏样结构的生物模拟模型，可用于研究结构异常的先天性心脏缺陷的病理，而且可以作为筛选导致心脏缺陷潜在危险药物的工具。类似的小鼠和人类iPSC衍生的3D心脏模型，包括CM和心脏细胞类型的球形聚集物（微组织），已被确定为很有前途的高通量药物发现工具。

使用人iPSC培养体外心脏类器官模型也在被广泛研究。萨沙-门詹（Sasha Mendjan）团队使用人iPSC成功培养出了全球首个体外自组织心脏类器官模型，该模型可自发形成空腔，自主跳动，无须支架支持，他们在没有非心脏组织的情况下再现了室样形态发生，并使用它们来研究人类心脏基因的机制和心脏病。研究小组在培养皿中通过时间控制特定顺序激活参与胚胎心脏发育的所有已知信号通路，来诱使干细胞自我组织。依次将2D培养中的人iPSC指定进入中胚层、心脏中胚层和跳动的CM祖细胞，在培养基中补充选定的ECM蛋白质参与中胚层发育，刺激心脏固有3D结构形成。随着细胞的分化，它们开始形成单独的层状结构，类似于心脏壁的结构，经过1周的发展，自组织成了一个具有封闭的空腔3D结构，经过4周的培养，这些组织就显示出了所有被研究的PSC细胞系的类似成人的基因表达谱，包括显著和有组织的超微结构、生理性的肌节长度（2.2 μm）和线粒体的密度（30%）、横向小管的存在（T-小管）、氧化代谢以及功能性的钙处理。随后，研究人员发现心脏类器官中的心脏成纤维细胞可以向损伤部位迁移，并产生一些蛋白质来修复损伤。

三、胰岛类器官芯片

胰腺作为外分泌和内分泌器官，通过释放多种消化酶和胰腺激素，在调节营养素消化和代谢稳态中发挥着关键作用。作为内分泌腺，胰腺可分泌各种调节血糖水平的激素，其中内分泌细胞聚集在一起，形成胰岛。胰岛由 5 种不同的内分泌细胞类型组成，包括分泌胰高血糖素的 α 细胞，占胰岛细胞总数的 20%~30%；分泌 C 肽和分泌胰岛素的 B 细胞，占总细胞的 60%~70%；分泌生长抑素的 δ 细胞，占总细胞的 3%~10%；分泌胰多肽的 γ 细胞，占胰岛细胞总数的 3%~5%；分泌生长素释放肽的 ε 细胞，占胰岛细胞总数的 1%。

近年来，由受损胰岛引起的糖尿病发病率和病死率逐年增加。供体的缺少仍为胰腺 B 细胞替代疗法的一大障碍，人 iPSC 由于具有自我更新和分化能力，因此可以为疾病研究和细胞替代疗法获得无限来源的能够产生胰岛素的胰腺 B 细胞。人 iPSC 衍生的类器官代表了一类新的体外器官模型，可用于发育生物学研究、疾病建模和再生医学。干细胞类器官的突破通过自我更新和自我组织促进了原始组织或器官的高保真建模，这些类器官可以概括器官特异性功能、细胞结构和形态。类器官技术的显著进步导致在 3D 培养中可成功生成多种人类类器官，研究者试图从球体、微囊和支架培养形式的人 iPSC 中生成胰岛类器官，但体内胰岛器官发育受到了涉及血流、转录因子和多细胞相互作用的复杂和动态的细胞生态位信号的严格调节，从而产生控制葡萄糖稳态的功能性胰岛。因此，类器官芯片作为一个 3D 动态培养和仿生平台，具有整合不同细胞群并促进胰岛功能成熟的能力。

研究者们已经证明了在体外产生功能性胰岛 B 细胞的可行性，并且这些细胞能够分泌胰岛素，然而现有大多数的将 hiPSC 分化为胰腺 B 细胞的方法都是基于单层培养系统中的一系列连续化学物质或因子诱导而成，并且这些 B 细胞不能代表胰岛的多细胞组分和复杂生物学。相比之下，类器官芯片技术通过模仿多细胞结构、关键组织间界面和相关的物理微环境，能够在体内重建类似于人体的组织或器官。与传统的单层培养相比，器官芯片平台在提供动态 3D 培养和通过精确控制流体流动、生化信号、细胞间相互作用等提供仿生细胞或组织微环境方面具有显著优势。因此，类器官芯片和微加工方法以及人 iPSC 技术的集成已成为一个有吸引力且有前景的用于干细胞类器官协同工程的 3D 培养平台。

大连化物所秦建华等研究者提出了一种新的策略，使用器官芯片平台结合干细胞发育原理来设计源自人 iPSC 的胰岛类器官。类器官的特点是它们能够自发形成 3D 器官样组织。为了在体外生成胰岛类器官，最初由人 iPSC 形成胚状体，然后进行内胚层诱导、胰岛分化和成熟。在这项研究中，设计并制造了一种多层微流控芯片装置，以在动态细胞微环境中生成胰岛类器官。上层的微孔阵列由通孔 PDMS 膜和 PC 多孔膜组成，允许胚状体的 3D 培养以及培养介质的灌注，其中，PC 多孔膜用于互联装置的上部和底部通道中培养介质的交换。多层芯片设计允许循环流动，这有助于充分的介质交换和保持胰岛类器官流体应力的均匀。生成的胰岛类器官包含胰岛特异性 α 和 β 样细胞，具有良好细胞活力。与静态培养相比，在 3D 灌注培养条件下，还显示出胰腺 B 细胞特异性基因和蛋白质的表达增强，以及 B 细胞激素特异性胰岛素基因和 C 肽蛋白表达增加。B 细胞的一个关键功能特征是它们能够反复进行葡萄糖刺激的胰岛素分泌（glucose-stimulated insulin secretion，GSIS）。此外，钙通量在葡萄糖刺激 B 细胞分泌胰岛素中起重要作用，该胰岛类器官能够表现出更敏感的葡萄糖刺激胰岛素分泌（GSIS）和更高的钙通量。高血糖可诱导 B 细胞去极化，细胞外钙离子流入细胞，引起胰岛素胞吐，表明其在促进内分泌细胞分化和胰岛类器官成熟中的作用。

类胰岛芯片通过将芯片上的器官技术和干细胞发育生物学相结合，为来自人 iPSC 的异质胰岛类器官的协同工程提供了证据，之后该平台还可以进一步与其他微流控元件、先进的材料以及生物传感器集成，以促进体外环境中的人体胰岛成熟和功能监测，为发育生物学研究、糖尿病建模和药物测试带来巨大希望，它还有望扩展到基于干细胞的类器官工程和再生医学的广泛应用

（图 14-18）。

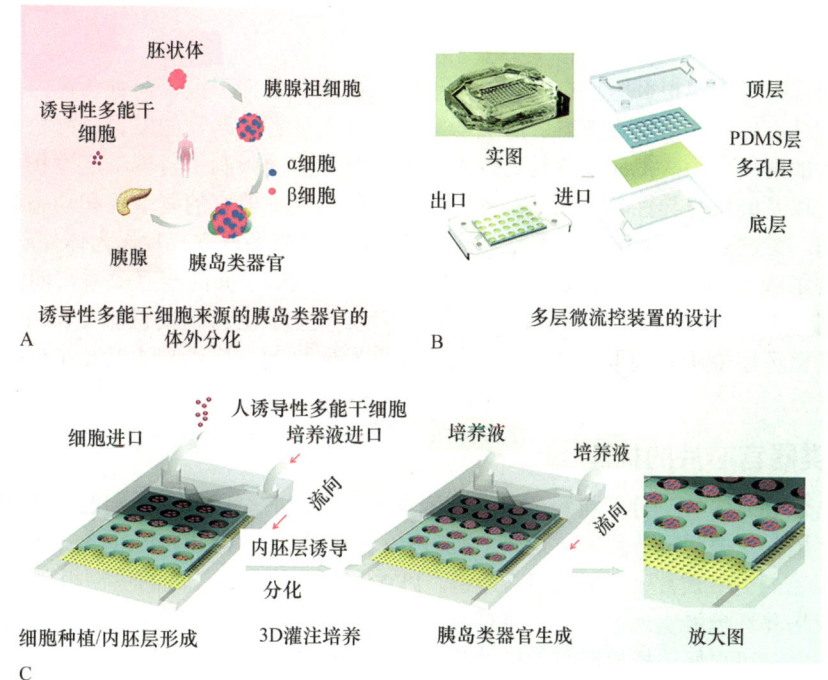

图 14-18　在 3D 芯片上灌注胰岛装置中生成人 iPSC 衍生胰岛类器官的示意图

A. 人 iPSC 体外分化胰岛类器官的过程；B. 胰岛芯片的配置，该多层芯片由顶层、通孔 PDMS 层、多孔层和底层 4 层组成；C. 3D 灌注培养条件下，基于人 iPSC 的胰岛类器官在芯片上的分化和生成过程

在过去的几十年中，已经引入了各种微流控装置来重建胰岛生理微环境，从而研究胰岛功能并评估这些胰岛的质量，以便进行体内移植。然而，与其他器官或组织相比，用于胰岛生理分析的胰岛器官芯片装置的研究仍然有限。有研究者评估了使用胰岛芯片分析单个胰岛以及研究长期胰岛试验的可行性。

研究者们开发了一种胰岛芯片类型，该设备与局部表面等离子共振（localized surface plasmon resonance，LSPR）传感模块相结合，用于在线监测胰岛的胰岛素分泌功能。这些生物传感器具有高灵敏度、可在线、无标记和低成本、高效益传感的优势，并显示出检测各种分子生物标志物的强大能力，与其他胰岛芯片不同，它基于多个微"井"，开发了一种三维异质多孔聚合物冷冻凝胶支架用于在空间上形成胰岛。研究证明，这些多孔支架可用于从大鼠胰岛素瘤细胞（INS-1E）中生成三维功能性 B 细胞簇，成为适合体外研究胰岛功能的模型。该仿生胰岛支架经微流控通道灌注，能够将不同浓度的葡萄糖转移到胰岛腔室，并有助于将分泌的胰岛素从胰岛芯片输送到 LSPR 芯片传感平台。两个平台的整合使得能够在生理条件下对胰岛的胰岛素分泌进行高度敏感和无标记的在线监测，为未来与糖尿病相关的生物医学和药物研究提供了有力的工具（图 14-19）。

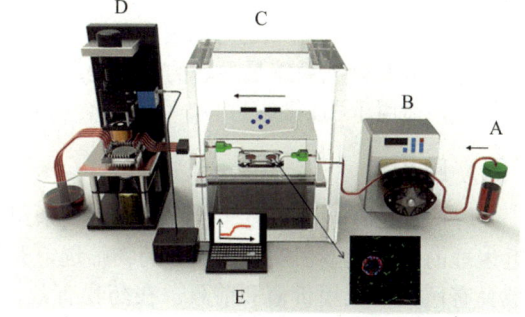

图 14-19　胰岛芯片（islet on a chip，IOC）设备与芯片上 LSPR 传感平台的示意图

A. 具有特定葡萄糖含量的缓冲液；B. 蠕动泵，用以驱动缓冲液进入 IOC 装置；C. 含有小鼠胰岛嵌入纤维素基支架的 IOC 装置；D. LSPR 传感平台；E. 监测葡萄糖刺激后的胰岛素分泌

四、肝脏类器官芯片

（一）概述

肝脏类器官既可以模拟肝脏特有的功能，也可以在生理条件下模拟药物在体内暴露后对肝脏的损伤和累积性毒性，这些特点使得肝脏类器官在模拟人体各种器官的发育、内稳态和疾病等应用中具有很大的发展潜力。然而，传统的静态培养系统一方面限制了营养供应并积累废物，导致肝细胞去分化以及肝脏特异性功能降低，另一方面在复现目标器官的复杂性和动态微环境方面也有一定的限制。在过去的几十年中，研究人员一直在开发肝脏类器官芯片作为体外动态培养模型，其不仅能实现细胞的3D培养，重现细胞之间以及细胞与基质之间的相互关系，而且可模拟靶器官在体内的间质流体、机械力刺激等重要的体内微环境。类器官芯片借助微流控和3D打印等技术，能够在仿生的微环境中研究个体遗传发育、疾病发生发展机制、药物筛选以及在免疫评价中发挥无可比拟的优势。

（二）肝脏类器官芯片的构建

微流控结合PDMS等高分子材料，可在细胞培养的特定时空中加入不同的生长因子来模拟体内动态生长环境。一般利用硅晶片光刻产生所需模具的底片后，将PDMS倒入该模具中，然后将该PDMS模具密封到载玻片上，形成闭路通道。PDMS由于其具有较好的生物相容性，易于复制，对细胞形态及培养环境能实现区域化、可视化控制，可塑性强，因此能够将微流体装置设计成具有复杂排列腔室，可更好地模拟肝脏的微结构。此外，微流控技术还能够实现体外管腔系统对流体参数的控制，包括浓度梯度变化、生物流体剪切力、功能组织界面等。

研究者利用人iPSC在3D灌注芯片中培养肝脏类器官创建了一个新的体外肝脏模型（图14-20）。该芯片利用软光刻技术，由PDMS制成含图案化微柱的底层和包含一个腔室的顶层构成。将人iPSC注入芯片并成功进行诱导分化形成的体外肝脏模型，可实现细胞的可控分布，进一步进行肝脏类器官的三维培养，同时该芯片上层的腔室能够允许可控的介质流入与流出，有利于营养物质的运输和废物的排出，可提高细胞的活力。利用芯片较强的可塑性，研究人员将下层的微柱设计成合适形状以及空间分布可以有效避免培养过程中相邻球体的融合，克服了传统的悬滴培养的局限性。微柱结构的设计可减少装置底部空间内球体表面上的剪切应力，特别是，在灌注培养条件下，经常观察到的细胞碎片可以很容易地去除，减少了对肝细胞生长的潜在损害。该研究显示，可灌注肝类器官芯片系统提供了一个简单、有效的平台，可以控制具有一致形态和大小的EB的生成，这对于减少肝类器官的变异性至关重要。

此外，3D打印技术也可以用于肝脏类器官芯片的制造，如细胞微阵列、微孔系统和悬挂滴剂。细胞微阵列和微孔系统最显著的特征是在早期阶段大规模筛选药物的高通量。微柱和相应的微孔相结合，适用于3D细胞封装，可对化合物肝毒性进行高通量评估。

（三）应用

肝器官芯片是基于充分了解人体的复杂组织、器官结构和生理功能特点而构建的，所以这种近生理的体外模型在疾病建模、药物筛选、开发与安全性评价、再生医学和个性化精准医学等领域具有巨大的应用价值和前景。在药物有效性和安全性评价中，肝脏类器官作为一个体外模型，突破了肝细胞2D培养局限性的同时可以避免动物模型与人的种属差异。一方面，肝脏类器官芯片具有多种细胞类型，能更加完整地重建药物的损伤通路，在药物对肝脏毒性的体外评估方面具有巨大的潜力；另一方面，一种药物可以增加或降低与代谢另一种药物相关的代谢酶活性，从而改变药物本身以及次级药物的降解速率，从而最终改变其治疗效果或毒性反应，肝脏类器官芯片是具有多细胞复杂性结构的体外模型，更接近体内细胞的生长状态和功能结构，与微流控技术结合能够实现长期的灌注培养，因而具有用于长期毒性研究的潜力和高水平的肝毒性检测灵敏度。

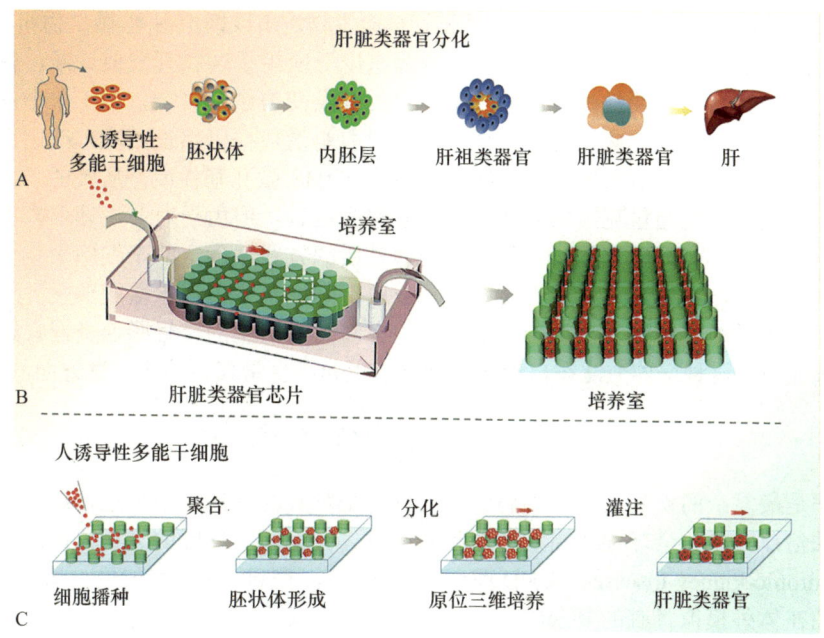

图 14-20 使用简单的 3D 可灌注芯片系统从人 iPSC 原位生成肝脏类器官的示意图
A. 人 iPSC 衍生肝脏类器官的体外分化过程；B. 肝脏类器官芯片系统的配置；C. 在芯片上从人 iPSC 分化和生成肝脏类器官的程序以及实验程序的概述

（四）未来和挑战

最近，肝脏类器官芯片的出现，通过将类器官与芯片技术相结合，开辟了生物医学领域新的研究前沿，通过提供生理相关的微环境，它们可以高保真地最大化干细胞类器官的潜力，部分解决现有类器官系统在体外创建真实器官模型方面的局限性。虽然这些系统在过去几年中极大地推动了芯片上器官技术的发展，但我们离真正的"人体器官"系统还有很长的路要走。究其原因在于，肝脏是一个复杂的系统，肝脏类器官芯片在微血管的构建、功能的再现以及细胞及代谢过程的在线监测等方面还需要进一步地探索和研究。

五、肠类器官芯片

肠类器官芯片是由原代人肠上皮细胞培养的一种三维细胞培养产物，大多是通过诱导性多能干细胞或者是从含有内源性肠细胞的肠隐窝分化而来。这种三维培养需要在添加了特定生长因子的特殊 ECM 凝胶中进行，以维持干细胞微环境和定向诱导肠上皮细胞的分化。从一些患者的肠道组织活检中可以提取各种类器官细胞系，这些类器官通过冷冻、复苏再生长可以重复地供给各种需求，这种诱导培养的肠类器官也可以自发地分化成为肠组织，也可以具有绒毛隐窝的形态。

目前的 3D 培养方法所得到的类器官是随机发育的组织，这些组织是封闭的囊状结构，限制了其寿命和大小，也限制了所模拟的组织稳态和平衡。通过诱导肠干细胞形成管状上皮细胞，使其具有管腔特点和人体肠道相似的隐窝和绒毛样的形态结构，可用来促进体外干细胞沿预定义的空间边界形成近似于肠表面的三维拓扑结构的模式。由 I 型胶原混合物组成的混合基质可提供相对较硬的黏性基材和含有天然基底膜关键成分的基质胶，最后生成了一种可渗透气体、营养物质和大分子的支架。将这些水凝胶集成在一个混合微芯片系统，该系统有一个用于水凝胶装载和之后进行类器官培养的中央室，两侧是一对（入口和出口）用于细胞加载和腔体灌注的储液器，以及通过水凝胶向组织基底侧提供培养基和生长因子的侧向液体库。微通道包含模拟小肠中天然隐窝几何形状的微腔，融合细胞片可以快速建立，其比在 3D 基质胶中生长的类器官大几倍。这些组织能够从管腔中去除死细胞以将组织寿命延长数周，并且还可以使试管被微生物定殖以模拟宿主-微生物相互作用。

由于现有方法难以标准化，胃肠类器官技术尚未广泛应用于药物开发或诊断，特别是在固化基质胶滴中生长类器官的必要性使得能够准确测定的开发变得越发复杂，由于单个三维生长的类器官位于不同的焦平面上，因此从此类成像实验中提取定量数据仍然很困难。改进用于筛选测定的胃肠类器官培养尝试是集中在聚（苯乙烯）涂层的 PDMS 微孔基板或基质胶的平面上衍生类器官。前一种方法适用于高通量克隆培养和单个类器官的检索，但由于对非生理聚合物底物的依赖会影响类器官的发育。有人研究出了一种以无固体基质的方式从确定的干细胞聚集体中高通量衍生上皮类器官的技术，具体来说就是在传统多孔板底部开发了微工程水凝胶薄膜，以在同一焦平面上的预定义位置同时获得数千个均匀的类器官。在对患者衍生的结直肠癌类器官进行的高通量抗癌药物筛选证明了这种培养方法在自动化类器官衍生和高含量表型药物测试方面的作用。

六、肾脏类器官芯片

肾脏疾病是最复杂的疾病之一，疾病进展的特点是肾脏的逐渐、不可逆转地丧失，很难用目前的治疗方法治疗，导致全球存在高发病率和死亡率。在美国，15% 的成年人被诊断出患有慢性肾脏疾病（chronic kidney diseases，CKD）。更重要的是，在过去的 20 年里，诊断率继续上升。几项研究试图在体外模拟肾脏的复杂结构和功能，包括后天性或遗传性肾脏疾病的建模，以确定更有效的医疗技术和药物。类器官是自组织多细胞组织，在体外从人 hiPSC 中衍生出来，最近已成为人类疾病的有前途的模型。

（一）用简单的电化学方法现场检测干细胞产生的肾脏类器官

PSC 已成功地分化为模仿肾脏隔间的肾脏状结构。PSC 产生的肾脏类器官由所有主要的肾细胞类型组成，包括肾小球、基质细胞和内皮细胞，具有独特的管状结构，这是肾脏的关键形态特征。最近的研究表明，分化肾脏器官可能用于为 CKD 患者制定治疗策略，也可以用作药物筛查和肾毒性测试的有效体外模型。虽然很有希望，但肾脏器官的重大缺点之一是分化期间和分化后存在偏靶细胞。

目前提出了一种新方法，可以实时评估来自干细胞的肾脏器官，有效地区分来自人 iPSC 的未成熟和成熟的肾脏器官。当放置在导电表面时，这些类器官会在 ≈ 0.3V 时产生独特的电化学信号，其强度与肾脏特异性细胞类型的数量成正比。高增殖细胞（如癌细胞和 PSC）在大约 0V（Ag/AgCl）的比电位下可产生独特的氧化还原信号，由于大多数非目标细胞也具有相似的特征（如快速生长速度），因此我们假设通过电化学方法可敏感地检测早期未分化的人 iPSC 及分化期间和之后生成的偏离目标细胞。通过改变涂层条件可测试各种 ECM 组件，以确定满足 iPSC 附着力的衬底，并且仅以最低程度地增加电极的电阻。把量化的电信号用作分化前初始细胞浓度的指标，这对降低类器官分化和成熟的变化至关重要。值得注意的是，与 iPSC 类似，基质细胞（即非目标细胞）和肾脏类器官特异性细胞类型在不同的电位下可产生不同的电化学信号，在整个分化期（3 周）中反复检测多个肾脏类器官，可以确认这两个不同峰值作为肾脏器官生成和成熟的关键指标的潜力，然后将电信号强度与肾特异性标志物（如肾脏祖细胞、多细胞、近端小管细胞和血管内皮细胞）的基因和蛋白质表达水平进行比较。这些数据表明，电化学方法能够对肾脏器官成熟和偏离目标细胞的产生进行无损和无标签检测，这种方法还可以应用于其他类型的类器官，并用作基于类器官的药物筛查、毒性评估和治疗的工具。

（二）微流体芯片上培养肾脏类器官流动增强血管化和成熟

来自 PSC 的人类肾脏类器官是疾病和再生的潜在新模型，为探索多细胞的转录可塑性提供了机会。肾脏不断过滤血液并保持液体稳态，功能依赖于与复杂血管网络集成的特殊肾小球和管状组织隔间。虽然肾脏器官表现出隔间，但它们的血管发育，如具有发光结构的血小板内皮细胞黏附分子-1 网络的形成，在静态培养中受到了限制。从人类多能干细胞中提取的肾脏器官表现出肾小球状和管状的隔间，这些隔间在静态培养中基本上是无血管和不成熟的。

目前提出了一种在微流控芯片上流动培养肾脏器官组织的体外方法，该方法扩大了其内源性内皮祖细胞库，并生成了由壁细胞包围的可灌注管腔的血管网络。与静态对照组相比，在流动条件下培养的血管化肾脏器官组织具有更成熟的荚膜和肾小管区，细胞极性和成体基因表达均得到增强。肾小球血管的发育经历了类似于哺乳动物胚胎肾脏形成毛细血管与足突相连的中间阶段。内源性血管内皮生长因子梯度被破坏后，血管与这些区段的联系减少。在体外流动条件下诱导肾脏器官组织大量血管化和形态成熟的能力为研究肾脏发育、疾病和再生开辟了新途径（图 14-21）。

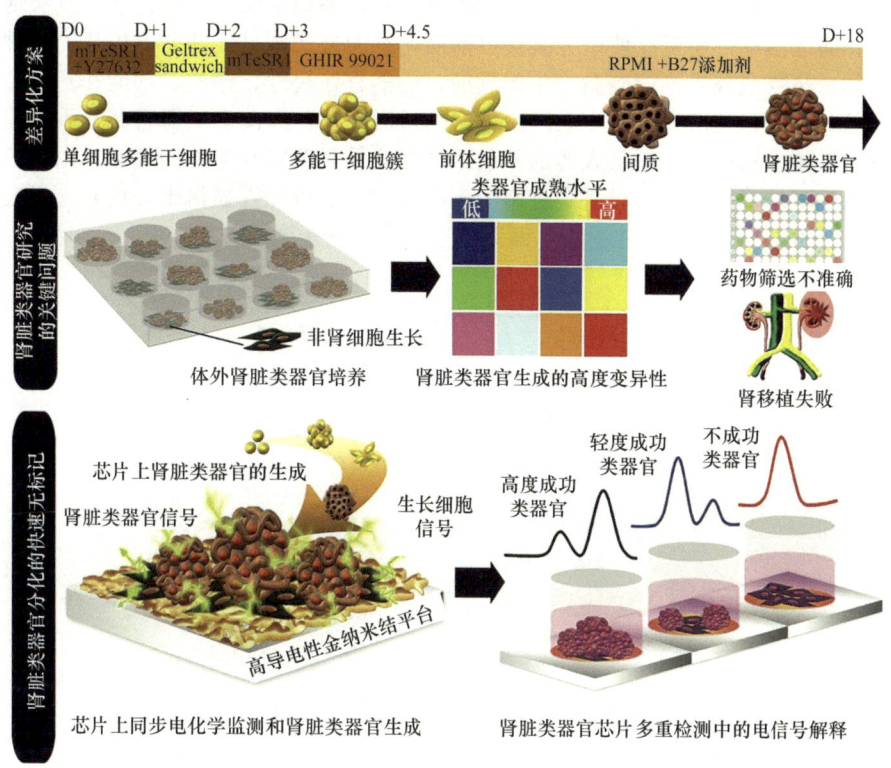

图 14-21　肾脏类器官和 ECD 方法的示意图

在 3D 打印的超流体芯片中，类器官通过受控壁流体剪切应力（fluid shear stress，FSS）进行聚集。在体外发育过程中受到高 FSS 的肾脏类器官在管状和肾小球室的血管丰度和成熟度显著增强，同时会伴随管状上皮细胞和足细胞的形态发生。FSS 是驱动生物发现的关键参数，而来自潜在 ECM、流量剖面或介质成分的其他化学线索也共同起作用。虽然现有的方法还不能确保这些肾脏类器官中的微血管网络易于渗透，但促进其体外流动增强发展的能力为使用简单的超流体芯片研究器官发生、肾毒性、管状和肾小球疾病以及肾脏再生开辟了新的途径。在体外从胚胎到功能更强的等效器官发育过程中，同样可以从受控的液体流动中受益（图 14-22）。

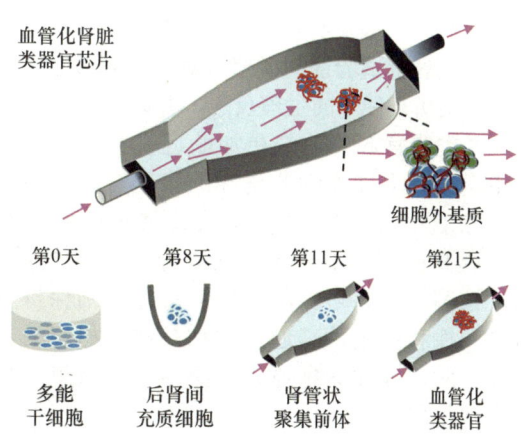

图 14-22　发育中的肾脏类器官被放置在可熔融超晶片中的工程细胞外基质上，并通过受控流体剪切应力而聚集（器官细胞未按比例绘制）

七、多类器官芯片系统

由 PSC 分化产生的各种类器官在器官发育、疾病建模和药物筛选研究方面显示出了巨大的潜力,但是类器官在更高仿生度、可控性、可重复性上受到了限制,而器官芯片在建模的可控性和标准化上具有优势,所以将类器官与器官芯片相结合所形成的类器官芯片已逐渐成为模拟人体系统的新方向,尤其是多类器官芯片的组合能够进一步模拟更加复杂的人体组织结构。

研究人员将多能干细胞灌注到精心设计的微培养室中,分别分化成为不同的类器官,再使用微流控技术在类器官之间灌注精确可控的微流体,形成多个类器官的集成单元,即多类器官芯片系统。由于类器官之间具有良好的微循环,多类器官芯片系统不仅可在体外接近真实地重现人体器官的生理、病理活动,还可能使研究人员以前所未有的方式来见证和研究机体的各种生物学行为,预测人体对药物或外界不同刺激产生的反应。类器官在尺寸、结构、功能和基因表达上具有可变性,而且多类器官共培养过程中会产生更多的协同作用,因此多类器官芯片系统需要更加精细地调控过程以减少随机性。模仿人体的复杂流动模式是类器官共培养的关键,由于培养条件非常精细,控制细胞培养中的压力以避免细胞受到机械应力的可能性显得十分重要。已有的文献表明,用于类器官的流动方式包括注射器、蠕动和压力驱动泵(图 14-23)。

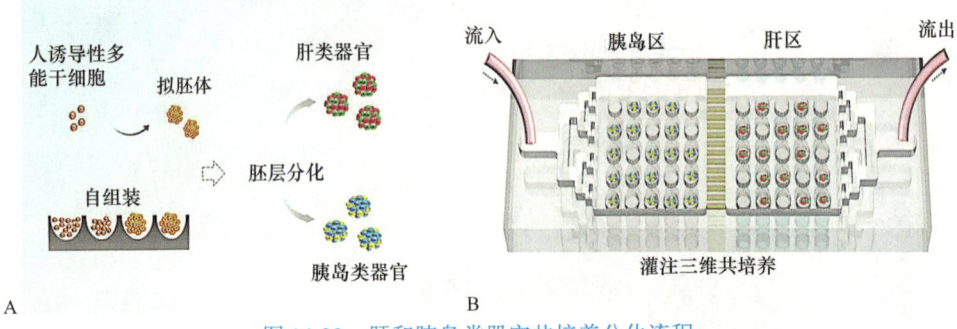

图 14-23　肝和胰岛类器官共培养分化流程
A. 肝和胰岛类器官分化示意图;B. 接种后的多类器官芯片系统

双芯片系统调控条件简单,可以基本满足研究需求,同时可以作为多类器官芯片系统的开发示例,是最重要的多芯片模型。该系统可以模拟基础的人体正常和疾病状态,从而实现了人器官轴功能。共培养的多类器官表现出优良的生长趋势和组织特异性功能。与单一培养相比,类器官在更加贴近真实的共培养中相互作用可以显示出更高的细胞活力,同时类器官在共培养中具有更高的存活率,这表明此多类器官系统在延长的培养期内促进了类器官的生长和细胞活力。此外还可以通过耐量试验证明类器官对物质刺激之后的响应效果,所给予诱导的此类多类器官模型可以表现出疾病条件下的生理反应,并研究其在复杂疾病条件下的多器官协同效果。

多类器官芯片系统更加贴近真实的人体组织结构,所以在药物毒理方面可以做到更好的应用。来自多能干细胞诱导的多类器官芯片系统能够评估药物经体外类器官代谢后对其的安全性。除了微流控管道之外,类器官芯片系统还可以使用多孔膜作为物质交换的通道,由顶层、多孔膜和底层构成经典的上、下分层结构的多类器官芯片系统(图 14-24)。与单独培养相比,该芯片上共培养的类器官能够分别保持良好的活性和器官特异性功能,从而表现出良好的均一性和稳定性。通过添加药物,相应的类器官中表达出特异信号,反映了药物依赖性的毒性反应,因此这种体外多类器官模型可用于评估不同响应机制的类器官毒性,并用于预测药物副作用。

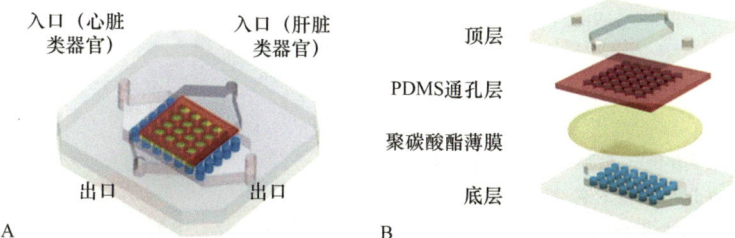

图14-24　肝-心脏多类器官芯片系统示意图

A.肝-心脏多类器官芯片；B.肝-心脏多类器官芯片分层

　　类器官以及多类器官芯片技术是一项全新的、颠覆性的研究领域，为人类的医药研究带来了难以估测的巨大潜力，但目前芯片上器官模型的标准化和规模化仍然具有挑战性。大多数方法需要外部泵、管路和连接器来操作，增加了系统的实现难度和成本。所有这些步骤也降低了微流控-有机体芯片模型的重现性。此外，从患者活检或干细胞中产生类器官几乎需要1个月的时间，这对于临床医师决定个性化的治疗方案是很长的，所以还需要开发更先进、成熟的筛选工程。

参考文献

丁斐, 刘伟, 顾晓松. 2012. 再生医学. 北京: 人民卫生出版社.

丁建东. 2022. 生物医用高分子材料. 北京: 科学出版社.

丁建东, 刘宣勇, 憨勇, 等. 2022. 生物材料表界面与表面改性. 北京: 科学出版社.

付小兵, 黄沙. 2020. 生物3D打印与再生医学. 武汉: 华中科技大学出版社.

金岩. 2014. 组织工程与再生医学. 北京: 人民卫生出版社.

庞希宁, 徐国彤, 付小兵. 2017. 现代干细胞与再生医学. 北京: 人民卫生出版社.

张菊芳, 沈海燕, 王佳鸣, 等. 2008. 构建含黑色素细胞组织工程表皮的实验研究. 组织工程与重建外科杂志, 4: 138-141.

Aldo F, Marco C, Akshay D, et al. 2011. Nanotopographic control of neuronal polarity. Nano Letters, 11: 505-511.

Anderson MA, O'Shea TM, Burda JE, et al. 2018. Required growth facilitators propel axon regeneration across complete spinal cord injury. Nature, 561: 396-400.

Anna O, Julia AS, Adam K, et al. 2022. 3D bioprinting in skin related research: recent achievements and application perspectives. ACS Synthetic Biology, 1: 26-38.

Assinck P, Duncan GJ, Hilton BJ, et al. 2017. Cell transplantation therapy for spinal cord injury. Nature Neuroscience, 20: 637-647.

Aurora AB, Olson EN. 2014. Immune modulation of stem cells and regeneration. Cell Stem Cell, 15: 4-25.

Ayala R, Zhang C, Yang D, et al. 2011. Engineering the cell material interface for controlling stem cell adhesion, migration, and differentiation. Biomaterials, 32: 3700-3711.

Bauerlein E. 2007. Handbook of Biomineralization. Weinheim: Wiley-VCH.

Bouzetos E, Ganar KA, Mastrobattista E, et al. 2022. (R)evolution-on-a-chip. Trends in Biotechnology, 40: 60-76.

Brassard JA, Lutolf MP. 2019. Engineering stem cell self-organization to build better organoids. Cell Stem Cell, 24: 860-876.

Cao B, Li Z, Peng R, et al. 2015. Effects of cell–cell contact and oxygen tension on chondrogenic differentiation of stem cells. Biomaterials, 64: 21-32.

Cao B, Peng Y, Liu X, et al. 2017. Effects of functional groups of materials on nonspecific adhesion and chondrogenic induction of mesenchymal stem cells on free and micropatterned surfaces. ACS Applied Materials & Interfaces, 9: 23574-23585.

Cao D, Ding J. 2022. Recent advances in regenerative biomaterials. Regenerative Biomaterials, 9: rbac098.

Carvalho CR, Oliveira JM, Reisl RL. 2019. Modern trends for peripheral nerve repair and regeneration: beyond the hollow nerve guidance conduit. Frontiers in Bioengineering and Biotechnology, 7: 337.

Chen C, Mrksich M, Huang S, et al. 1997. Geometric control of cell life and death. Science, 276: 1425-1428.

Collins MN, Ren G, Young K, et al. 2021. Scaffold fabrication technologies and structure/function properties in bone tissue engineering. Advanced Functional Materials, 31(21): 2010609.

Crapo PM, Gilbert TW, Badylak SF. 2011. An overview of tissue and whole organ decellularization processes. Biomaterials, 32: 3233-3243.

Cui FZ, Li Y, Ge J. 2007. Self-assembly of mineralized collagen composites. Materials Science and Engineering: R: Reports, 57(1): 1-27.

Cui S, Yu L, Ding J. 2018. Semi-bald micelles and corresponding percolated micelle networks of thermogels. Macromolecules, 51(16): 6405-6420.

Curran J, Chen R, Hunt J. 2005. Controlling the phenotype and function of mesenchymal stem cells in vitro by adhesion to silane modified clean glass surfaces. Biomaterials, 26: 7057-7067.

Dahl SLM, Kypson AP, Lawson JH, et al. 2011. Readily available tissue-engineered vascular grafts. Science Translational Medicine, 3: 68ra9.

Discher D, Janmey P, Wang Y. 2005. Tissue cells feel and respond to the stiffness of their substrate. Science, 310: 1139-1143.

Engler A, Sen, Sweeney H, et al. 2006. Matrix elasticity directs stem cell lineage specification. Cell, 126: 677-689.

Erbel R, Mario C, Bartunek J, et al. 2007. Temporary scaffolding of coronary arteries with bioabsorbable magnesium stents: a prospective, non-randomised multicentre trial. Lancet, 369(9576): 1869-1875.

Faulk DM, Johnson SA, Zhang L, et al. 2014. Role of the extracellular matrix in whole organ engineering. Journal of Cellular Physiology, 229: 984-989.

Formigli L, Benvenuti S, Mercatelli R, et al. 2012. Dermal matrix scaffold engineered with adult mesenchymal stem cells and platelet-rich plasma as a potential tool for tissue repair and regeneration. Journal of Tissue Engineering and Regenerative Medicine, 6: 125-134.

Fornasari BE, Carta G, Gambarotta G, et al. 2020. Natural-based biomaterials for peripheral nerve injury repair. Frontiers in Bioengineering and Biotechnology, 8: 554257.

Fubao L, Atulya P, Samantha WF, et al. 2020. Engineered fibronectin peptide resists elastase digestion, speeds healing, and attenuates scarring in porcine burns. Journal of Investigative Dermatology, 140: 1480-1483.

Galipeau J, Sensebe L. 2018. Mesenchymal stromal cells: clinical challenges and therapeutic opportunities. Cell Stem Cell, 22: 824-833.

Gantner CW, de Luzy IR, Kauhausen JA, et al. 2020. Viral delivery of GDNF promotes functional integration of human stem cell grafts in Parkinson's disease. Cell Stem Cell, 26: 511-526.e515.

Gao C, Wang G, Wang L, et al. 2023. A biosurfactant-containing TSD strategy to modify bovine pericardial bioprosthetic valves for anticalcification. Chinese Journal of Polymer Science, 41(1): 51-66.

Gao J, Xu X, Yu X, et al. 2023. Quantitatively relating magnetic resonance T_1 and T_2 to glycosaminoglycan and collagen concentrations mediated by penetrated contrast agents and biomacromolecule-bound water. Regenerative Biomaterials, 10: rbad035.

Gao J, Yu X, Wang X, et al. 2022. Biomaterial-related cell microenvironment in tissue engineering and regenerative medicine. Engineering, 13: 31-45.

Garreta E, Kamm RD, Chuva de Sousa Lopes SM, et al. 2021. Rethinking organoid technology through bioengineering. Nature Materials, 20: 145-155.

Gerry L, Koons MD, Mikos AG. 2020. Materials design for bone-tissue engineering. Nature Reviews Materials, 5: 584-603.

Giannoudis PV, Einborn TA, Marsh D. 2007. Fracture healing: the diamond concept. Injury, 38(Suppl 4): S3-S6.

Gnecchi M, Zhang Z, Ni A, et al. 2008. Paracrine mechanisms in adult stem cell signaling and therapy. Circulation Research, 103: 1204-1219.

Goritz C, Dias DO, Tomilin N, et al. 2011. A pericyte origin of spinal cord scar tissue. Science, 333: 238-242.

Gu X. 2017. Tissue engineering is under way. Engineering, 3: 2.

Gu X. 2021. Biodegradable materials and the tissue engineering of nerves. Engineering, 7(12): 1700-1703.

Gu Y, Li Z, Huang J, et al. 2017. Application of marrow mesenchymal stem cell-derived extracellular matrix in peripheral nerve tissue engineering. Journal of Tissue Engineering and Regenerative Medicine, 11: 2250-2260.

Gu Y, Zhu J, Xue C, et al. 2014. Chitosan/silk fibroin-based, Schwann cell-derived extracellular matrix-modified scaffolds for bridging rat sciatic nerve gaps. Biomaterials, 35: 2253-2263.

Hartgerink JD, Beniash E, Stupp SI. 2001. Self-assembly and mineralization of peptide-amphiphile nanofibers. Science, 294: 1684-1688.

Hench LL. 2006. The story of bioglass. Journal of Materials Science-materials in Medicine, 17(11): 967-978.

Henry JJD, Yu J, Wang A, et al. 2017. Engineering the mechanical and biological properties of nanofibrous vascular grafts for in situ vascular tissue engineering. Biofabrication, 9: 035007.

Hofbauer P, Jahnel SM, Papai N, et al. 2021. Cardioids reveal self-organizing principles of human cardiogenesis. Cell, 184: 3299-3317.

Hoffman AS. 2012. Hydrogels for biomedical applications. Advanced Drug Delivery Reviews, 64: 18-23.

Holst J, Watson S, Lord MS, et al. 2010. Substrate elasticity provides mechanical signals for the expansion of hemopoietic stem and progenitor cells. Nature Biotechnology, 28: 1123-1128.

Homan KA, Gupta N, Kroll KT, et al. 2019. Flow-enhanced vascularization and maturation of kidney organoids in vitro. Nature Methods, 16: 255-262.

Huang J, Ding J. 2010. Nanostructured interfaces with RGD arrays to control cell-matrix interaction. Soft Matter, 6: 3395-3401.

Huang J, Grater S, Corbellinl F, et al. 2009. Impact of order and disorder in RGD nanopatterns on cell adhesion. Nano Letters, 9: 1111-1116.

Huang S, Lu G, Wu Y, et al. 2012. Mesenchymal stem cells delivered in a microsphere-based engineered skin contribute to cutaneous wound healing and sweat gland repair. Journal of Dermatological Science, 66: 29-36.

Huh D, Matthews BD, Mammoto A, et al. 2010. Reconstituting organ-level lung functions on a chip. Science(New York, NY), 328: 1662-1668.

Hvistendahl M. 2012. China's push in tissue engineering. Science, 338(6109): 900-902.

Jiang X, Xiang J, Wu H, et al. 2021. Human stem cell-derived neurons repair circuits and restore neural function. Cell Stem Cell, 28: 112-126.

Kadoya K, Lu P, Nguyen K, et al. 2016. Spinal cord reconstitution with homologous neural grafts enables robust corticospinal regeneration. Nature Medicine, 22: 479-487.

Kaplan B, Levenberg S. 2022. The role of biomaterials in peripheral nerve and spinal cord injury: a review. International Journal of Molecular Sciences, 23: 1244.

Keefe KM, Sheikh IS, Smith GM. 2017. Targeting neurotrophins to specific populations of neurons: NGF, BDNF, and NT-3 and their relevance for treatment of spinal cord injury. International Journal of Molecular Sciences, 18(3): 548.

Khetan S, Guvendiren M, Legant WR, et al.2013. Degradation mediated cellular traction directs stem cell fate in covalently crosslinked three dimensional hydrogels. Nature Materials, 12: 458-465.

Kirschner C, Anseth K. 2013. In situ control of cell substrate microtopographies using photolabile hydrogels. Small, 9: 578-584.

Klimanskaya I, Chung Y, Becker S, et al. 2006. Human embryonic stem cell lines derived from single blastomeres. Nature, 444: 481-485.

Kratochvil MJ, Seymour AJ, Li TL, et al. 2019. Engineered materials for organoid systems. Nature Reviews Materials, 4: 606-622.

Kumamaru H, Kadoya K, Adler AF, et al. 2018. Generation and post-injury integration of human spinal cord neural stem cells. Nature Methods, 15: 723-731.

Langer R, Vacanti JP. 1993. Tissue engineering. Science, 260(5110): 920-926.

Levi-Montalcini R. 1952. Effects of mouse tumor transplantation on the nervous system. Annals of the New York Academy of Sciences, 55: 330-344.

Liu Q, Zheng S, Ye K, et al. 2020. Cell migration regulated by RGD nanospacing and enhanced under moderate cell adhesion on biomaterials. Biomaterials, 263: 120327.

Liu X, Liu R, Cao B, et al.2016. Subcellular cell geometry on micropillars regulates stem cell differentiation. Biomaterial, 111: 27-39.

Liu Z, Cai Y, Wang Y, et al. 2018. Cloning of macaque monkeys by somatic cell nuclear transfer. Cell, 172: 881-887.

Llorehs-bobadilla E, Chell JM, Le Merre P, et al. 2020. A latent lineage potential in resident neural stem cells enables spinal cord repair. Science, 370.

Ma P, Choi J. 2001. Biodegradable polymer scaffolds with well-defined interconnected spherical pore network. Tissue Engineering, 7: 23-33.

Maas AIR, Peul W, Thome C. 2021. Surgical decompression in acute spinal cord injury: earlier is better. Lancet Neurology, 20: 84-86.

Mandrycky C, Wang Z, Kim K, et al. 2016. 3D bioprinting for engineering complex tissues. Biotechnology Advances, 34: 422-434.

Mao T, He Y, Gu Y, et al. 2021. Critical frequency and critical stretching rate for reorientation of cells on a cyclically stretched polymer in a microfluidic chip. ACS Applied Materials & Interfaces, 13: 13934-13948.

Marconi GD, Fonticoli L, Rajan TS, et al. 2021. Epithelial-mesenchymal transition(EMT): the type-2 EMT in wound healing, tissue regeneration and organ fibrosis. Cells, 10: 1587.

Mikos AG, Bao Y, Cima LG, et al. 1993. Preparation of poly(glycolic acid)bonded fiber structures for cell attachment and transplantation. Journal of Biomedical Materials Research, 27: 183-189.

Mirjana P, Bela B. 2013. Stem Cells and Tissue Engineering. New York, NY: Springer.

Moya IM, Halder G. 2019. Hippo-YAP/TAZ signaling in organ regeneration and regenerative medicine. Nature Reviews Molecular Cell Biology, 20: 211-226.

Muneoka K, Dawson LA. 2021. Evolution of epimorphosis in mammals. Journal of Experimental Zoology Part B: Molecular And Developmental Evolution, 336: 165-179.

Nair L, Cato L. 2007. Biodegradable polymers as biomaterials. Progress in Polymer Science, 32: 762-798.

Nakao K, Morita R, Saji Y, et al. 2007. The development of a bioengineered organ germ method. Nature Methods, 4: 227-230.

Naseem S, Hussain T, Manzoor S. 2018. Interleukin-6: a promising cytokine to support liver regeneration and adaptive immunity in liver pathologies. Cytokine & Growth Factor Reviews, 39: 36-45.

Odelberg SJ. 2002. Inducing cellular dedifferentiation: a potential method for enhancing endogenous regeneration in mammals. Seminars in Cell & Developmental Biology, 13: 335-343.

Oktay AP, Nadir GM, Yalcin TM. 2014. Basic histological structure and functions of facial skin. Clinics in Dermatology, 32: 3-13.

Peng R, Yao X, Ding J. 2011. Effect of cell anisotropy on differentiation of stem cells on micropatterned surfaces through the controlled single cell adhesion. Biomaterials, 32: 8048-8057.

Peng Y, Liu Q, He T, et al.2018. Degradation rate affords a dynamic cue to regulate stem cells beyond varied matrix stiffness. Biomaterials, 178: 467-480.

Pgac D, Kllc D, Dghc E, et al.2020. Bioresorbable silk grafts for small diameter vascular tissue engineering applications: In vitro and in vivo functional analysis. Acta Biomater, 105: 146-158.

Piao J, Zabierowski S, Dubose BN, et al. 2021. Preclinical efficacy and safety of a human embryonic stem cell-derived midbrain dopamine progenitor product, MSK-DA01. Cell Stem Cell, 28: 217-229.

Poongodi R, Chen YL, Yang TH, et al. 2021. Bio-scaffolds as cell or exosome carriers for nerve injury repair. International Journal of Molecular Sciences, 22: 13347.

Potente M, Gerhardt H, Carmeliet P. 2011. Basic and therapeutic aspects of angiogenesis. Cell, 146: 873-887.

Rajnicek A, Britland S, McCaig C. 1997. Contact guidance of CNS neurites on grooved quartz: influence of groove dimensions, neuronal age and cell type. Journal Of Cell Science, 110: 2905-2913.

Rodríguez-Comas J, Ramón-Azcón J. 2022. Islet-on-a-chip for the study of pancreatic β-cell function. In Vitro Models, 1: 41-57.

Ronaldson-Bouchard K, Teles D, Yeager K, et al. 2022. A multi-organ chip with matured tissue niches linked by vascular flow. Nature Biomedical Engineering, 6: 351-371.

Roseti L, Parisi V, Petretta M, et al. 2017. Scaffolds for bone tissue engineering: state of the art and new perspectives. Materials Science & Engineering C-Materials for Biological Applications, 78: 1246-1262.

Sadahiro T. 2019. Direct cardiac reprogramming-converting cardiac fibroblasts to cardiomyocytes. Circulation Reports, 1: 564-567.

Sato T, Vries RG, Snippert HJ, et al. 2009. Single Lgr5 stem cells build crypt-villus structures in vitro without a mesenchymal niche. Nature, 459: 262-265.

Shen H, Fan C, You Z, et al. 2021. Advances in biomaterial-based spinal cord injury repair. Advanced Functional Materials, 32.

Shen Y, Zhang W, Xie Y, et al. 2021. Surface modification to enhance cell migration on biomaterials and its combination with 3D structural design of occluders to improve interventional treatment of heart diseases. Biomaterials, 279: 121208.

Sheng Yi, Yu Zhang, Xiaokun Gu, et al. 2020. Application of stem cells in peripheral nerve regeneration. Burns & Trauma, 8: tkaa002.

Shiying T, Markus K, Paul AK. 2015. A LncRNA-MAF: MAFB transcription factor network regulates epidermal differentiation. Developmental Cell, 32: 693-706.

Sorushanova A, Luis D, Wu Z, et al. 2019. The collagen suprafamily: from biosynthesis to advanced biomaterial development. Advanced Materials, 31(1): 1801651.

Steinberg T, Schulz S, Spatz J, et al. 2007. Early keratinocyte differentiation on micropillar interfaces. Nano Letters, 7: 287-294.

Stewart CE, Kan CFK, Stewart BR, et al.2020. Machine intelligence for nerve conduit design and production. Journal of Biological Engineering, 14: 25.

Suhito IR, Kim JW, Koo KM, et al. 2022. In situ detection of kidney organoid generation from stem cells using a simple electrochemical method. Advanced Science(Weinheim, Baden-Wurttemberg, Germany), 9: e2200074.

Takahashi K, Yamanaka S. 2006. Induction of pluripotent stem cells from mouse embryonic and adult fibroblast cultures by defined factors. Cell, 126: 663-676.

Tang J, Peng R, Ding J. 2010. The regulation of stem cell differentiation by cell-cell contact on micropatterned material surface. Biomaterials, 31: 2470-2476.

Tang Z, Li X, Tan Y, et al.2018. The material and biological characteristics of osteoinductive calcium phosphate ceramics. Regenerative Biomaterials, 5(1): 43-59.

Turnbull G, Clarke J, Picard F, et al.2018.3D bioactive composite scaffolds for bone tissue engineering. Bioactive Materials, 3(3): 278-314.

Ulrich M, Jörg H, Hans PW, et al. 2009. Fundamentals of Tissue Engineering and Regenerative Medicine. Berlin, Heidelberg: Springer.

Valentina L, Lee DT, Kevin JH. 2015. Laminins: roles and utility in wound repair. Advances in Wound Care(New Rochelle), 4: 250-263.

Van Sweringen HL, Sakai N, Tevar AD, et al. 2011. CXC chemokine signaling in the liver: impact on repair and regeneration. Hepatology(Baltimore, Md), 54: 1445-1453.

Vanessa LP, Kun Q, Jiajing Z, et al. 2021. Silk fibroin as a functional biomaterial for tissue engineering. International Journal of Molecular Sciences. 22: 1499-1526.

Vieira MS, Santos AK, Vasconcellos R, et al. 2018. Neural stem cell differentiation into mature neurons: mechanisms of regulation and biotechnological applications. Biotechnology Advances, 36: 1946-1970.

Wainwright JM, Czajka CA, Patel UB, et al. 2010. Preparation of cardiac extracellular matrix from an intact porcine heart. Tissue Engineering Part C-methods, 16: 525-532.

Wang M, Gage FH, Schafer ST. 2023. Transplantation strategies to enhance maturity and cellular complexity in brain organoids. Biological Psychiatry, 93: 616-621.

Wang Q, Liu Q, Gao J, et al.2023. Stereo coverage and overall stiffness of biomaterial arrays underly parts of topography effects on cell adhesion. ACS Applied Materials & Interfaces, 15: 6142-6155.

Wang S, Zhu C, Zhang B, et al. 2022. BMSC-derived extracellular matrix better optimizes the microenvironment to support nerve regeneration. Biomaterials, 280: 121251.

Wang X, Lei X, Yu Y, et al.2021. Biological sealing and integration of fibrinogen-modified titanium alloy with soft and hard tissues in a rat model. Biomaterials Science, 9(15): 5192-5208.

Webb A, Clark P, Skepper J, et al. 1995. Guidance of oligodendrocytes and their progenitors by substratum topography. Journal of Cell Science, 108: 2747-2760.

Weiner S, Wagner HD. 1998. The material bone: structure-mechanical function relations. Annual Review of Materials Research, 28: 271-298.

Wilcox M, Gregory H, Rebecca Powell, et al. 2020. Strategies for peripheral nerve repair. Current Tissue in Microenvironmental Reports, 1: 49-59.

Wilkinson AC, Igarashi KJ, Nakauchi H. 2020. Haematopoietic stem cell self-renewal in vivo and ex vivo. Nature Reviews Genetics, 21: 541-554.

Williams D, Zhang X. 2019. Definitions of Biomaterials for The Twenty-first Century. Amsterdam: Elsevier.

Wood A. 1988. Contact guidance on microfabricated substrata: the response of teleost fin mesenchyme cells to repeating topographical patterns. Journal of Cell Science, 90: 667-681.

Wu L, Ding J. 2004. In vitro degradation of three dimensional porous poly(D, L-lactide-co-glycolide)scaffolds for tissue engineering. Biomaterials, 25(27): 5821-5830.

Xiao Y, Kim D, Dura B, et al. 2019. Ex vivo dynamics of human glioblastoma cells in a microvasculature-on-a-chip system correlates with tumor heterogeneity and subtypes. Advanced Science(Weinheim, Baden-Wurttemberg, Germany), 6: 1801531.

Xiong M, Tao Y, Gao Q, et al. 2021. Human stem cell-derived neurons repair circuits and restore neural function. Cell Stem Cell, 28: 112-126.

Xu J, Fang S, Deng S, et al. 2023. Generation of neural organoids for spinal-cord regeneration via the direct reprogramming of human astrocytes. Nature Biomedical Engineering, 7: 253-269.

Xu X, Gao J, Liu S, et al. 2021. Magnetic resonance imaging for non-invasive clinical evaluation of normal and regenerated cartilage. Regenerative Biomaterials, 8(5): rbab038.

Yamanaka S. 2020. Pluripotent stem cell-based cell therapy-promise and challenges. Cell Stem Cell, 27: 523-531.

Yang F, Li J, Long Y, et al. 2021. Wafer-scale heterostructured piezoelectric bio-organic thin films. Science, 373: 337-342.

Yao X, Peng R, Ding J. 2013. Cell-material interactions revealed via material techniques of surface patterning. Advanced Materials, 25: 5257-5286.

Ye K, Wang X, Cao L, et al. 2015. Matrix stiffness and nanoscale spatial organization of cell-adhesive ligands direct stem cell fate. Nano Letters, 15: 4720-4729.

Yi S, Ding F, Gong L, et al. 2017. Extracellular matrix scaffolds for tissue engineering and regenerative medicine. Current Stem Cell Research & Therapy, 12: 233-246.

Yim E, Pang S, Leong K. 2007. Synthetic nanostructures inducing differentiation of human mesenchymal stem cells into neuronal lineage. Experimental Cell Research, 313: 1820-1829.

Yin X, Mead BE, Safaee H, et al. 2016. Engineering stem cell organoids. Cell Stem Cell, 18: 25-38.

Yu L, Ding J. 2008. Injectable hydrogels as unique biomedical materials. Chemical Society Reviews, 37(8): 1473-1481.

Yu X, Li G, Zheng Y, et al. 2022. "Invisible" orthodontics by polymeric "clear" aligners molded on 3D-printed personalized dental models. Regenerative Biomaterials, 9: rbac007.

Yu Y, Wang X, Zhu Y, et al.2022. Is polydopamine beneficial for cells on the modified surface. Regenerative Biomaterials, 9: rbac078.

Yun MH. 2015. Changes in regenerative capacity through lifespan. International Journal of Molecular Sciences, 16: 25392-25432.

Zhang H, Zhang W, Qiu H, et al. 2022. A biodegradable metal-polymer composite stent safe and effective on physiological and serum-containing biomimetic conditions. Advanced Healthcare Materials, 11(22): 2201740.

Zhang Q, Lu H, Kawazoe N, et al. 2014. Pore size effect of collagen scaffolds on cartilage regeneration. Acta Biomater, 10: 2005-2013.

Zhao YG, Zheng JC, Xiong Y, et al.2023. Hierarchically engineered artificial lamellar bone with high strength and toughness. Small Structure, 2200256.

Zhou B, Ma Q, Rajagopal S, et al. 2008. Epicardial progenitors contribute to the cardiomyocyte lineage in the developing heart. Nature, 454: 109-113.

Zhu B, Nahmias Y, Yarmush ML, et al. 2014. Microfluidic isolation of CD34-positive skin cells enables regeneration of hair and sebaceous glands in vivo. Stem Cells Translational Medicine, 3: 1354-1362.

Zhu Y, Wang L, Yu H, et al. 2017. In situ generation of human brain organoids on a micropillar array. Lab On A Chip, 17: 2941-2950.